分子基因药物学

主　编：许瑞安　陈　凌　肖卫东

北京大学医学出版社
北 京 大 学 出 版 社

图书在版编目（CIP）数据

分子基因药物学/许瑞安，陈凌，肖卫东主编．—北京：北京大学医学出版社，2008

ISBN 978-7-81071-968-1

Ⅰ．分… Ⅱ．①许…②陈…③肖… Ⅲ．基因—分子生物学：药物学 Ⅳ．R915

中国版本图书馆 CIP 数据核字（2007）第 169654 号

分子基因药物学

主　　编：许瑞安　陈　凌　肖卫东
出版发行：北京大学医学出版社（电话：010-82802230）
地　　址：（100083）北京市海淀区学院路 38 号 北京大学医学部院内
网　　址：http：//www. pumpress. com. cn
E - mail：booksale@bjmu. edu. cn
印　　刷：北京佳信达艺术印刷有限公司
经　　销：新华书店
责任编辑：安　林　　**责任校对**：金彤文　　**责任印制**：张京生
开　　本：787mm×1092mm　1/16　　**印张**：43　　**插页**：1　　**字数**：1094 千字
版　　次：2008 年 1 月第 1 版　2008 年 1 月第 1 次印刷　　**印数**：1—2500 册
书　　号：ISBN 978-7-81071-968-1
定　　价：138.00 元

简　介

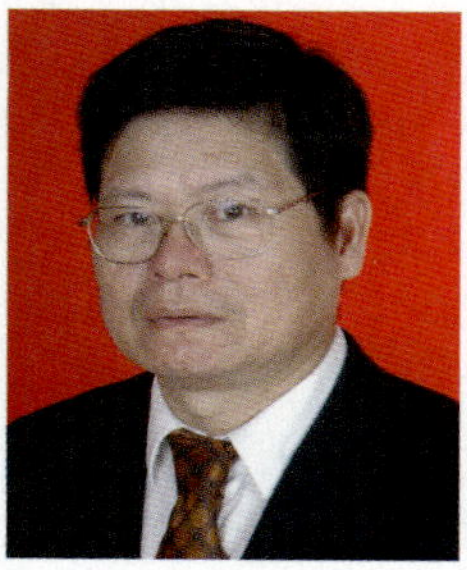

许瑞安博士：

原籍福建晋江，教育部分子药物工程研究中心主任，教授、博士生导师，华侨大学分子药物学研究所所长、国际癌细胞与基因疗法学会常务理事，新西兰食品研究院专业委员、国家863、“十五”、“十一五”肺癌临床前基因疗法首席科学家，国家863、“十五”肝癌临床前基因疗法课题组副组长，北京协和医学院荣誉教授、中国海洋大学海洋药物客座教授。《中国药理学报》编委、常务理事，《中国临床药理学与治疗学》编委、顾问。从事分子药物学，分子药理学、分子医学、生物技术和细胞工程研究。为口服基因疗法主要奠基人和开拓者之一。1983年录取教育部公派出国留学，1989年获得Otago大学博士。先后在新西兰、加拿大、美国，中国香港从事科研与教学。其部分研究工作发表于Nature Medicine，Cancer Research，Science，Molecular Therapy，Hepatology，PNAS等国际学术刊物。2007年入选美国Marquis科学与工程版Who′s who。

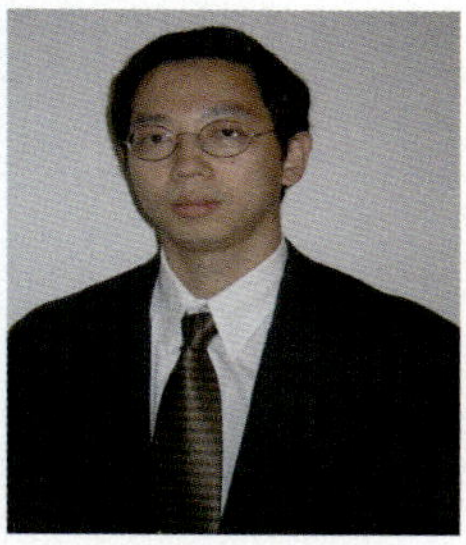

陈凌博士：

原籍福建晋江，中国科学院广州生物医药与健康研究院首任院长、研究员。中国科技大学医药生物技术系系主任，教授。2006年国家杰出青年科学基金（外籍）获得者。1984年毕业于上海医科大学，考取留美生物化学与分子生物学（CUSBEA）项目赴美留学。1991年获美国印第安那大学生化与分子生物博士学位。1992—1994年在美国哈佛大学医学院从事博士后研究。先后在哈佛大学医学院、美国Dana—Farber癌症研究所、Merck、Lexicon Genetics从事研究。研究工作涉及生物医药领域的前沿领域，包括癌症、艾滋病及其他病毒类疾病的发病机制和疫苗研究，研究成果发表于Nature，Journal of Clinical Investigation，Cancer Research，Journal of Virology，Vaccine等国际学术刊物，并有十多项国际发明专利。是默克研究实验室艾滋病疫苗的主要发明人，该疫苗被视为最有望成功的艾滋病疫苗并进入人体试验阶段。2004年4月回国筹建中国科学院广州生物医药与健康研究院。目前已发展为一支有200多名科研人员，100多名研究生，具有6大研究中心，20个研究室的国家级科技队伍。

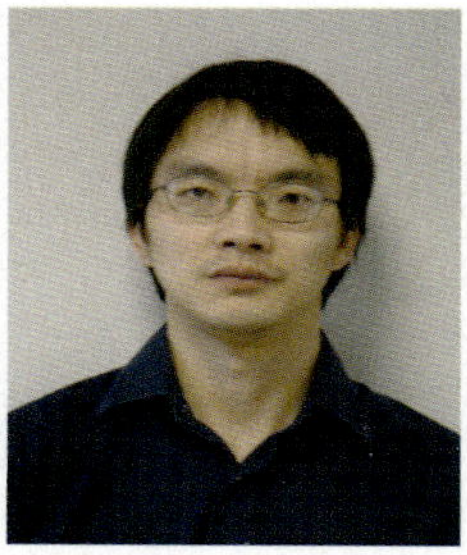

肖卫东博士：

原籍湖南衡阳，中国科学技术大学硕士、美国北卡大学博士、1996-1999年美国宾州大学医学院博士后。自1999年起为美国宾州大学医学院助理教授，副教授，教育部分子药物工程研究中心、华侨大学分子药物学研究所兼职教授。为AAV Ⅰ型病毒的发现者。国际知名的病毒载体和基因工程专家。研究成果发表于PNAS，Journal of Virology，Hepatology，Molecular Therapy，Blood等国际学术刊物。拥有多项美国发明专利。

献辞

经缀千重秀　博扬四季春

谨以此书敬献予文革“老三届”，这一历史的称谓和身世无疑地赋予其生命之途乖蹇与深沉！作为漂淌过文革大串联和世界大串联41年后的幸存者，心存涕零73级工农兵大学生施并章、陈敬聪、曾棠棣、蔡水银、王守纯、罗旋、朱明、白志健等始终如一，哪怕是间歇性的或曾经有过的一丝呐喊与扶持而鼓励我前行！

许瑞安

2007－7－15

中国历史文化名村晋江福全

ruianxu@yahoo. com

导　言

随着人类对生命本质的深入理解以及分子生物学技术和细胞工程技术的迅猛发展与巨大突破，分子药物学、分子医学、分子药理学，分子病理学、分子免疫学、分子毒理学等崭新的学科应运而生，把医学科学引入了一个广阔而美好的发展空间。人体分子基因药物治疗实质上是一种以预防和治疗人体疾病为目的，以基因工程和/或细胞工程技术为手段，籍以改变人体细胞中遗传物质为基础的生物医学治疗，通过将人正常基因或有治疗作用的基因采用不同的方式导入人体靶细胞，或者以基因为模板生产有治疗功效的蛋白产品，用以纠正基因的缺陷或者发挥治疗作用，从而达到治疗疾病目的。以基因治疗和干细胞研究为代表的分子基因药物学这一新兴学科，已经成为医学研究领域的热门学科，其诞生使医学研究由传统的针对基因异常导致的各种症状转变为直接针对疾病的根源——异常基因本身，是医学理念的重大突破，为攻克人类重大疾病带来了希望。

基因分子药物学与现代科学最有活力的其他分子生物学学科一样，取得了令人振奋的飞速发展，迅速增长的文献意味着一个崭新的学科的诞生和知识更新的迅猛。基因治疗的设想可以追溯到20世纪60年代。早在1966年，Joshua Lederberg 和 Edward Tatum 即提出了在基因水平上纠正机体疾病或缺陷的设想，并指出了基因治疗的基本原则。此后，在广泛的实践基础上，基因治疗得到了蓬勃的发展。1977年，Michael Wigler 和 Richard Axel 成功地将 TK 基因导入哺乳动物细胞，使基因治疗向前迈进了一大步。1979年，French Anderson 则首次利用显微注射基因转导技术纠正了小鼠细胞的遗传缺陷获得成功。20世纪80年代开始基因治疗有了长足进步。1980年，美国加州大学洛杉矶分校（UCLA）的 Martin Cline 教授将重组 DNA 导入两个患血液遗传病的病人（意大利和以色列），但是由于这一实验事先未经学校同意，也未经 NIH 批准，受到社会舆论的抨击。在这之后不久，权威性的基因治疗伦理分析报告“Gene Therapy in Human Beings：When Is It Ethical to Begin?”发表。1982年，美国国会发表了首个关于人类遗传工程的官方分析。1983年，多个研究小组成功的利用逆转录病毒将目的基因导入细胞。第一次体内基因转导的实验发表于1985年，Eli Gilboa 和 Anderson 利用逆转录病毒载体 N2 携带示踪基因导入小鼠。1989年，美国 NIH 正式批准国立癌症研究所（NCI）和 Rosenberg 等进行5例示踪基因的人体转移试验。1989年5月22日，5名进行性转移的黑色素瘤患者接受了这项试验。

20世纪90年代是基因治疗的辉煌年代。1990年11月，美国 NIH 的 Blease，Culver 和 Anderson 进行了首例人体基因治疗临床试验。他们利用逆转录病毒将 ADA 基因转移到 T 淋巴细胞中，再回输因腺苷酸脱氨酶突变而引起的复合性免疫缺陷症（ADA 缺陷症）的姐妹，这一方法取得了巨大成功，患者免疫力明显提高。自此以后，基因治疗呈现出迅猛发展的态势。1992年，Jim Wilson 利用转染有逆转录病毒（携带 LDLr cDNA）的肝实质细胞静脉灌注家族性血胆脂醇过多的患者，开创了靶向内部器官基因治疗的先河。同年，Gary Nabel 利用 DNA/脂质体复合物直接注入 HLA－B7 肿瘤，首次将非病毒载体应用于临床基因治疗。腺病毒载体、AAV 载体介导的第一次临床治疗则分别发表于 1993 和 1995 年。1996 年，美国基因治疗协会成立，并于 1998 年在西雅图召开第一次年会。2000 年，Alain Fischer 利用逆转录病毒载体携带 γC 基因感染造血干细胞，然后将干细胞回输体内治疗患有 SCID - X1 病症的儿童获得成功，这是第一例利用基因治疗治愈患者的报道。同年，基因治疗在肿瘤、心血管、遗传病上均获得成功。2004 年，第一个基因药物“今又生”在中国上市，它是利用腺病毒携带 p53 基因治疗 p53 缺陷的肿瘤。这也是目前世界上唯一上市的基因药物。

到 2007 年 1 月，世界范围各国批准的基因治疗临床实验项目数已经达到 1283 项。处于Ⅰ期临床有 787 项，Ⅰ/Ⅱ期有 256 项，Ⅱ期为 198 项，Ⅱ/Ⅲ期为 13 项，Ⅲ期为 19 项。在载体方面，以腺病毒应用最多，有 324 项，占 25%；其次为逆转录病毒，有 299 项，占 23%；其他依次为裸露/质粒、脂质体、牛痘病毒、痘病毒、腺相关病毒、疱疹病毒，分别有 102、90、86、47、43 项；其他类型的基因治疗共 89 项。选用的治疗基因以抗原最多，有 263 项，其次为各类细胞因子，有 245 项，其他依次为抑癌基因（154)、生长因子（104)、自杀基因（102)、缺陷基因（102)、受体（61)，另外还包括标记基因、复制抑制因子、siRNA、寡核苷酸等共 251 项。针对的疾病绝大多数为肿瘤（854)，依次为心血管疾病（117)、单基因疾病（108)、感染性疾病（83)、神经性疾病（17)、口腔疾病（12)，其他总和为 92 项。开展的基因治疗项目数量以美国居首（838)，其次为英国（150)、德国（74)、瑞士（42)、法国（20)、比利时（19）、澳大利亚（17)、加拿大（17）、日本（16)、意大利（15)、荷兰（13)、中国（8)。在时间上，以 1999 年开展的项目最多，达到 116 项，近年来则有赶超之势，2005 年和 2006 年批准的基因治疗临床项目分别为 98 和 97 项。

然而，基因治疗仍然是一门年轻的学科，它的发展必然经历了“乐观-怀疑-挑战”的过程。1999 年发生了首例基因治疗的死亡案例。严峻的临床实验结果警示着和激励着研究人员必须面对比人类初期预想更为复杂和纷繁的分子药物和基因治疗的安全性和有效性。近年来随着对分子药物研究不断深化，大量研究集中于改进其安全性和有效性，对于携带基因的载体的品种多样性，细胞特异靶向性，功能的专一性，目的基因表达的稳定性，治疗基因表达的可控性，蛋白产品的释放方式，给药途径的采用，免疫问题的祛除与克服，以及要求目的基因表达及其产物释放的时效性，即以分钟计算而不是以小时计算进而满足体内新陈代谢的生理需要等等皆取得了长足的进展。大规模载体的制备工艺，载体的检测技术，细胞工程，基因改造工程技术日臻成熟。

与此同时，基因治疗和分子药物的概念和内容也在不断地发展和充实，使其理论与技术越来越能切实贴近临床应用。目前，分子药物治疗中不仅可导入正常基因以纠正遗传性疾病的基因缺陷，也可导入特定的 DNA、RNA 片段以封闭或抑制特定基因的表达，如出现了利用反义技术和 RNA 干扰（RNAi）技术治疗肿瘤或病毒感染等疾病。尤其是 RNAi 技术，不仅可以作为一种研究手段，而且将会是一种非常有力的基因治疗策略。而新近发现的微小 RNA（miRNA）不但可能成为癌症、心血管等重大疾病的早期标识物，而且必将成为研究疾病机理并最终战胜疾病的天赐良药。

最近在分子药物学里，与基因治疗的进展交相辉映成趣，干细胞无疑是新近医学研究领域中又一令人振奋的亮点。随着胚胎干细胞、成体干细胞、肿瘤干细胞的分离鉴定技术以及胞内信号通道、自我更新及分化机理的不断发展和更新，基因治疗和干细胞技术的结合为解决体外组织、器官重建、高效获取各种分化细胞以及从肿瘤源头遏制癌症发展等医学难题带来了新希望的曙光，为生物医药研究开启了一扇崭新的大门。基因治疗具有传统疗法所不具有的独特优势，包括持续给药、靶向性给药等，但是如何尽最大可能发挥基因治疗的优势是摆在众多科学研究者面前的一项任务。越来越多的研究发现多基因联合治疗或者多手段联合治疗具有协同增效作用。因此如何选择合适的基因，或者将基因治疗与化疗、放疗等疗法有机地结合不仅能够降低传统疗法的毒性，更重要的是其具有协同增效的作用。因此，在大力发展基因治疗的同时也不该完全摒弃传统疗法，如何使基因治疗与传统疗法最有效地结合以达到更好的治疗效果是今后基因治疗研究领域的另一个发展方向。

本书深入浅出地介绍了现代基因分子药物学的基本知识范畴与主要科学技术成就，在力求反映本门学科最新进展的基础上，兼顾知识性和创新性。本书系统地介绍基因分子药物学的概念、范畴、研究方法、特点、用途。本书侧重地介绍 21 世纪的最新基因分子药物学、基因分子医学工程技术的研究方法、思路、成就、现状、存在问题及其在临床医学，尤其那些在传统医学上得不到根治疾病上的应用，以及该学科发展方向的前瞻。本书可作为生命科学高年级学生、研究生学习的入门；为从事医学、农学、生命科学领域的科研、教学的工作人员了解与掌握最先进的基因分子药物学技术提供一个新的平台，将有助于研究人员在课题设计和课题评估时的启示与借鉴。并作为他们在实验操作方面的参考。

许瑞安　分子药物教育部工程研究中心
ruianxu@hqu. edu. cn
陈　凌　中国科学院广州生物医学与健康研究院
chen _ ling@gibh. ac. cn
肖卫东　美国宾州大学医学院
wxiao@mail. med. upenn. edu

目 录

1 基因药物的构建与制备

王晋慧[1]　徐韬[2]　曲光[1*]

QU@email. chop. edu

[1]美国宾州大学医学院

[2]分子药物教育部工程研究中心，福建泉州　邮编 362021

目　录

1.1 概述

20 世纪 70 年代，美国科学家首次提出可以通过向人体导入外源 DNA 来治疗疾病的设想，从而产生了基因药物的概念和基因治疗这一人类药物开发的新领域。经历了几十年的研发，基因药物已经从实验室研究发展进入了临床试验和应用阶段。与此同时，基因治疗研究的范围也得到了扩大和发展，从最初导入一个正常的基因到人体的靶器官，通过基因表达来治疗遗传性疾病的设想发展到现今用 DNA 或者 RNA 来治疗遗传性疾病，后天获得性疾病，生产抗体，生产疫苗等多方面的医疗和药物开发，研究范围非常广泛。虽然现阶段多数基因治疗的研究仍然处于早期的探索阶段，但是，全世界已有上千例基因治疗的研究进入了人体临床实验，涉及的疾病类型不仅有先天遗传性疾病，如血友病，也有许多人类高危高发性疾病，如癌症、艾滋病、帕金森症等。世界第一例基因药物也已在我国研发成功并应用于多种肿瘤的治疗。可以期盼基因药物会不断得到更广泛的开发并造福于人类。

区别于其他传统药物，基因药物依赖于用载体将外源基因或核酸片段导入人体细胞内，使目的基因在靶细胞中表达，发挥生物学效应，达到治疗目的。如何针对不同的疾病和靶器官（靶细胞）选择合适的载体；根据治疗需要设计构建基因表达的功能片段来控制基因产物的适量表达；选用有效的给药途径都会直接影响到基因药物开发的成败。可见基因药物较一般传统药物更为复杂。它的构建与制备涉及分子生物学、生物化学、病毒学以及生产工艺等多个领域和学科。而且，针对不同疾病所设计的基因药物，从载体选择到功能片段的构建都会非常不同。要想全面具体地论述每一种基因药物的构建与制备将是一件非常困难的事情，因此本章将仅对目前应用较为广泛的载体，根据现有文献，对基因药物的构建与制备做一个一般性的概述，以供参考。

目前基因药物研发中应用的载体分可为两类：病毒载体和非病毒载体。病毒载体是将自然界存在的病毒用分子生物学的手段加以改造，去除掉部分或全部病毒基因，将治疗基因及基因表达所需要的功能片段克隆到病毒基因组中，再经过在细胞内包装而产生重组病毒。而非病毒载体则是载有治疗基因及其相关功能片段的 DNA，如质粒，或包埋有此种 DNA 的脂质体。病毒类载体一般具有对宿主细胞高效转染特点，因此是目前较为高效的基因传递载体。许多不同类型的病毒，如逆转录病毒、腺病毒、腺相关病毒、单纯疱疹病毒、痘苗病毒等，已先后被开发成了基因治疗载体，而每种病毒对不同宿主细胞的感染效率、途径及其在细胞内的存在及存在状态都非常不同，这些特质决定了在设计基因药物时，病毒类载体具有很高的选择性。目前多数基因研究采用了病毒类载体。但同时值得指出的是，虽然经过了重组改建，多数病毒载体还是具有较高的免疫原性及相关的毒性副作用，而非病毒类载体无论是质粒DNA还是DNA-脂质体复合体，虽然其免疫原性及相关的毒副作用较低，但其体内转染效率则普遍很低。可见这两类载体各自有其优点和局限性，而这些载体系统的固有特性在一定程度上限制了其在特定基因治疗中的应用。

基因治疗成功的关键是能将治疗基因有效地导入靶组织（靶细胞），并使产物的表达达到应有的治疗水平。而不同的疾病，对于导入基因的表达量和持续时间的要求不同，因此，必须根据治疗的需要选择最佳的载体和构建合适的基因表达系统。以利用腺苷脱氨酶（ADA）治疗联合免疫缺陷症（SCID）为例，由于SCID是基因缺陷型疾病，而靶细胞又是不断分裂代谢的细胞，要达到长期治疗的效果，转基因就必须整合到细胞基因组中才不会在细胞分裂的过程中丢失。因此，研究者选用了能将DNA整合到细胞基因组的逆转录病毒为载体以实现长期的基因表达。而血友病，虽然也是基因缺陷型疾病，但由于肝细胞代谢周期较长，研究者选用了转染效率高而大部分转基因以非整合状态存在的重组腺相关病毒载体，以降低插入突变的风险。而我国研发的“今又生”，则选择了免疫原性很高的腺病毒载体，对癌症采取了通过表达抑癌基因抑制肿瘤生长及促进癌细胞凋亡、病毒载体转染刺激人体免疫系统以增加对癌细胞的识别的综合治疗途径。另一方面，可以在基因功能片段设计上利用启动强度不同的启动子，或利用组织特异性的启动子或增强子来控制基因的表达，如上皮细胞特异的flt-1启动子、神经胶质瘤细胞特异的GFAP启动子等。有关这些基因治疗载体的构建以及靶向策略，我们会在随后详述。

基因药物的制备涉及载体的生物合成（biosynthesis），纯化以及相关的定性和定量分析。为了满足基因治疗的临床研究和将来基因药物市场化的需求，近年来基因药物的制备及生产方法也开始向工业化、大规模的生产与纯化方向发展。对每种不同的基因载体，都发展出了许多不同的生产和制备方法，利用这些新方法制备的基因载体在产量、规模、纯度、生物活性及药用安全等各方面都得到了显著的提高，使得基因药物的开发更接近可能。在后续的小节中，我们也将结合特定的载体，对其常用的生产制备方法加以叙述和讨论，并提供一些较为成熟的方法，以供研究者制备载体时参考。

1.2 逆转录病毒载体

1.2.1 逆转录病毒及其生活周期

逆转录病毒为RNA病毒，其遗传信息存录在RNA上。病毒感染细胞后，RNA基因组在病毒颗粒中携带的逆转录酶的作用下逆转录为双链DNA（因此被称为逆转录病毒），然后将这段逆转录的DNA插入细胞基因组中，病毒基因组再由细胞的转录机构（machinery）经由转录（transcription）、翻译（translation）产生病毒的RNA和蛋白质。逆转录病毒科下有α、β、γ、δ、ε、慢病毒（Lentivirus）及泡沫病毒（Spumavirus）共七属。成熟的逆转录病毒为球形，大小约为100nm（70～110nm，有时至200nm），外面为一层具有表面突起的脂蛋白外壳，外壳内有一个二十面体的核蛋白衣（capsid），核蛋白衣内有一螺旋结构的核糖核蛋白（图 1-1）。病毒颗粒在蔗糖密度梯度中的密度为 1.16～1.18 g/ml。逆转录病毒颗粒对热、去污剂和甲醛很敏感。

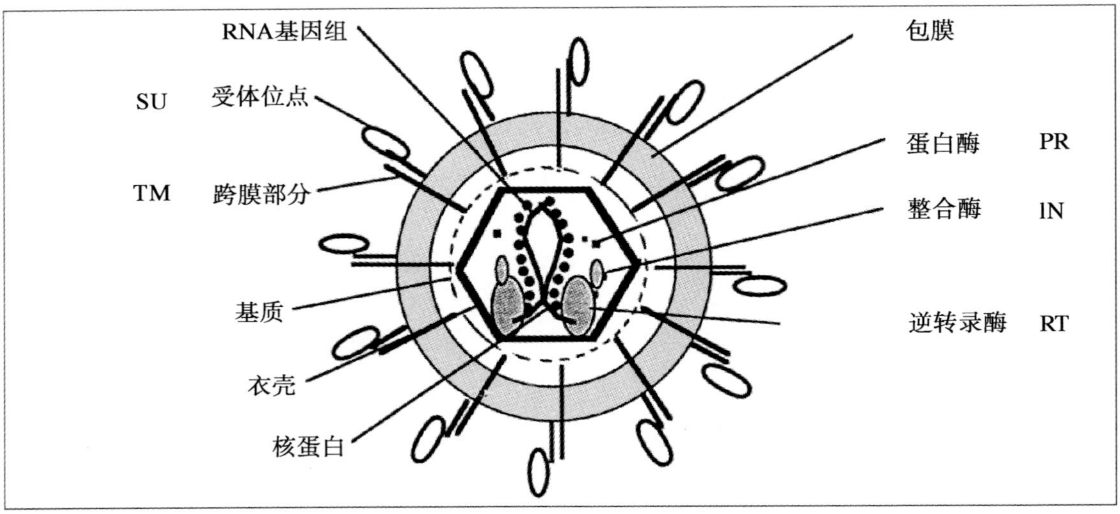

图 1-1 逆转录病毒的结构示意图

逆转录病毒基因组是由线性的正向单链 RNA 组成的同源二聚体，每条单体 RNA 长度为 7～13kb，因此一个病毒颗粒为功能双倍体。二聚体是由两条 RNA5′末端的二聚体链接结构（dimer linkage structure）相互作用形成的。RNA 基因组是由宿主的转录机制产生的，具有很多正常 mRNA 的结构和功能。在 5′末端有通常 m7G5′ppp5′Gmp 帽子结构，在 3′末端有约 200bp 的 poly（A）序列。除编码病毒蛋白外，这种 RNA 基因组还有许多顺式序列（如图 1-2），在病毒的生活周期中也发挥着重要作用。这些序列包括在 RNA 基因组的末端 R（repeated）序列，R 序列在基因组中有两个，一个处于 5′帽子下游，另一个处于 poly（A）尾巴上游。在 5′R 序列的下游有另外一个 U5 序列，是 5′特有的，U5 含有整合必须的 att 位点。U5 序列下游是 pbs（primer binding site）位点，是宿主 tRNA 结合以及负链 DNA 合成的起始位点。pbs 下游是病毒颗粒包装的信号 Psi 位点。Psi 下游是病毒蛋白的编码序列，至少包含三种基因，分别是 gag、pol 和 env，其中 gag 基因编码病毒的核心蛋白，pol 基因编码病毒复制所需的酶类，env 基因编码病毒的包膜糖蛋白。基因下游是一个短的 ppt（polypurine tract），包含至少 9 个 A 和 G，是正链 DNA 合成的起始位点。ppt 下游是 3′末端特有的 U3 序列，此序列包含许多病毒基因表达的顺式作用元件和另外一个 DNA 整合必须的 att 位点。R，U5，U3，pbs 和 ppt 序列在逆转录中发挥着重要作用。这些序列的长度在不同的逆转病毒中有所不同（表 1-1）。

逆转录病毒的生活周期可以用图 1-3 来概括。病毒的外壳蛋白和细胞表面的特定受体结合后，病毒的脂蛋白外壳与细胞膜融合，使病毒进入细胞。在细胞浆中脱壳，其 RNA 基因组在逆转录酶的作用下合成线性双链 DNA，DNA 经转运进入细胞核并整合到基因组中，形成前病毒（provirus）。随后，在宿主细胞的转录机制下，转录成病毒 RNA，经剪切后病毒 RNA 被转运到细胞质中，翻译产生病毒包装的蛋白质。这些病毒蛋白转运到细胞膜上，包装病毒 RNA 基因组，从细胞膜脱离成病毒颗粒，并释放到细胞外。这些病毒颗粒经过蛋白酶作用，将包装在颗粒中的病毒蛋白剪接，形成成熟的病毒颗粒（图 1－3）。在病毒的整个生活周期中，由 RNA 逆转录成 DNA，再由 DNA 转录成 RNA。如图 1－4 所示，在由 RNA 逆转录为 DNA 的过程中，U5 和 U3 序列在 5′和 3′末端被复制，和 R 序列一起形成了长末端重复（LTR，long terminal repeat）。在 DNA 整合过程中，这个 LTR 被一起整合到基因组中。当 DNA 转录为 RNA 时，转录从 5′端 R 序列开始到 3′端 R 序列结束，形成完整的病毒 RNA 基因组，并被包装进病毒颗粒。

表 1－1　不同逆转录病毒中 U3，R，U5 的长度

病毒（样本）	U3	R	U5
Alpharetrovirus（ALV）	150～250	18～21	80
Betaretrovirus（MMTV）	1200	15	120
Gammaretrovirus（MLV）	150	60	75
Deltaretrovirus（HTLV）	250～350	120～240	100～200
Lentivirus（HIV－1）	450	100	60～80
Spumavirus（HFV）	800	200	150

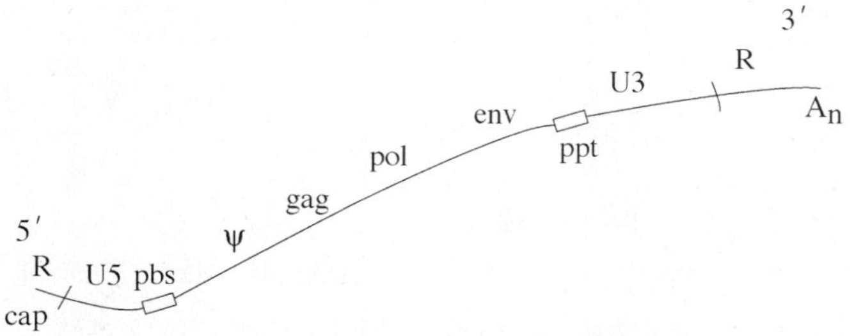

图 1－2　逆转录病毒的 RNA 基因组结构

由 5′到 3′序列包括 5′帽子（cap）；R，5′和 3′末端的重复序列；U5，5′末端特有序列；pbs，primer binding site 和负链 DNA 合成起点；ψ，病毒包装信号；gag，pol，env 基因；ppt，polypurine tract 和正链 DNA 合成起点；U3，3′末端特有序列；第二个 R 序列拷贝；3′poly（A）序列。

1.2.2　逆转录病毒载体的构建

逆转录病毒选择性地感染分裂细胞，并将病毒基因组整合到宿主细胞 DNA 上，长期存在。Anderson 和他的研究小组于 1990 基因治疗的临床实验就是采用了逆转录病毒载体（Blaese et al.，1995）。首先他们将患者骨髓中的 T 细胞分离出来，用逆转录病毒载体将治疗基因腺苷脱氨酶（ADA）转导入分离出来的 T 细胞中，然后再将此 T 细胞回输到两例由

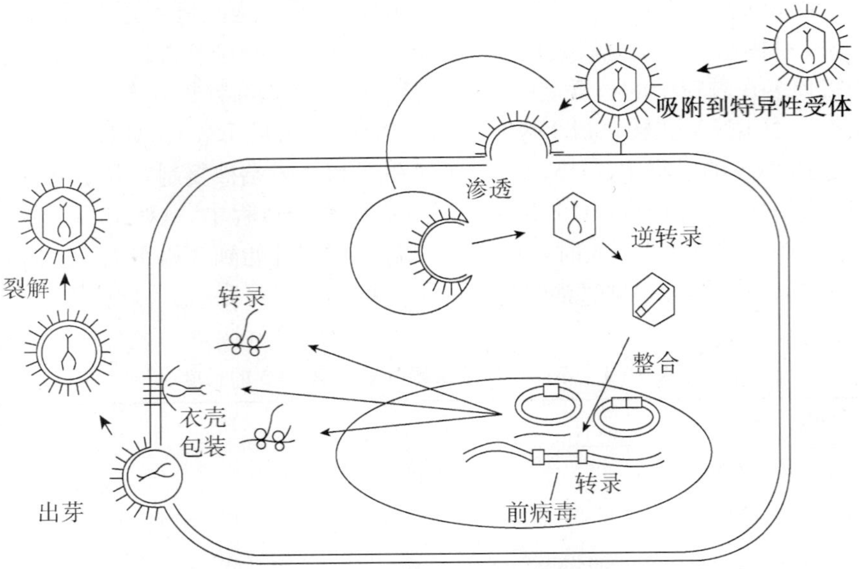

图 1－3　逆转录病毒生活周期示意图

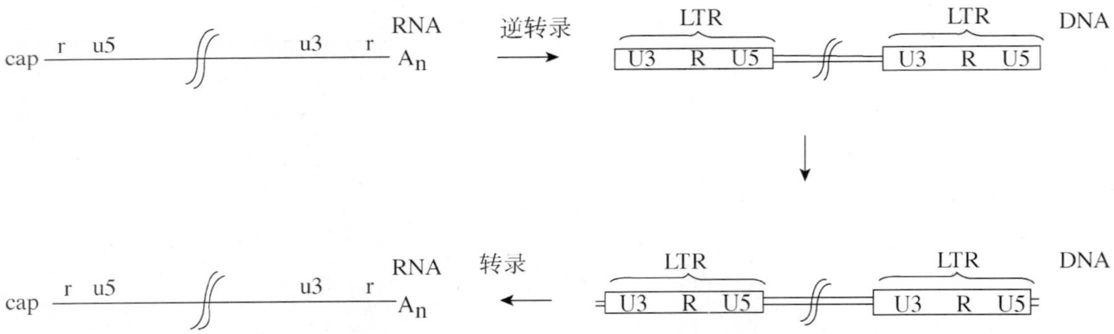

图 1－4　逆转录病毒基因组在生活周期不同阶段的末端结构

于该酶缺失导致的联合免疫缺陷症（SCID）患者骨髓中。这两例接受治疗的患者存活至今，而且细胞中仍可以检测到转基因的存在。目前利用的逆转录病毒多由小鼠白血病病毒（MuLV）改造而来，它属于 γ 逆转录病毒属。

根据逆转录病毒的基因组结构及生活周期，在构建基因治疗载体时，通常以其双链 DNA 中间体作为载体设计的构架。出于安全性考虑，所有编码病毒蛋白的病毒基因应全部从载体中除去，而代以欲转移的外源基因及基因表达的相关功能片段，在载体基因组中只保留病毒包装所需的顺式（cis）功能片段，这样，重组后的基因载体经转染进入靶细胞后，将不会复制产生新的病毒，也不表达任何病毒蛋白，而只表达治疗基因。

图 1－5 简述了逆转录病毒载体构建的基本要件及逆转录病毒载体的生活周期。载体质粒（图 1－5B）应包括 DNA 5′末端的长末端重复序列（LTR），运输 RNA 结合位点（primer transfer RNA biding site，PBS），包装信号（packaging signal，ψ），部分 5′端的 gag 基因

序列治疗基因及其功能片，PPT 以及 3′末端的长末端重复序列（LTR）。病毒载体的这些功能片段，ψ 序列装载着病毒颗粒包装 RNA 的识别信号，而研究证明，5′端的 gag 序列能大大增加病毒载体的滴度（50～200 倍），而载体基因中的 5′端及 3′端的长末端重复序列（LTR），运输 RNA 结合位点，包装信号 ψ 以及 PPT 提供了逆转录，载体插入宿主 DNA 所需的顺式功能。将载体质粒转染到包装细胞中，在细胞转录系统的作用下，载体质粒 DNA 被转录成载体 RNA（图 51－C）。在这个转录过程中，由于 5′端的 U3 区含有转录所需的启动子和增强子，而 poly A 则是紧接着 3′端的 R 序列，因此，转录出的载体 RNA 不含有 5′端的 U3 及 3′端的 U5。细胞中表达的病毒包装蛋白包装载体 RNA，形成前病毒载体颗粒，并释放到细胞外，再经过蛋白酶的剪切加工，形成成熟的病毒载体颗粒。当病毒载体颗粒被重新用来感染靶细胞，具有治疗功能的基因就被转导到细胞中。释放到细胞中的载体 RNA 由逆转录酶的作用，产生载体DNA，而5′端的U3 和 3′端的 U5 被再度产生出来（见逆转录病毒生活周期）。载体 DNA 将整合到宿主染色体中，形成前病毒（图 1－5D），而前病毒既可以通过细胞常规的转录途径，生产 RNA，表达治疗基因。值得指出的是，在构建逆转录病毒载体时，治疗基因片段不应含有 poly A 信号，否则，在转录成载体 RNA 时，会丢掉 3′端的 PPT、U3、R 以及 poly A 的整个区域。

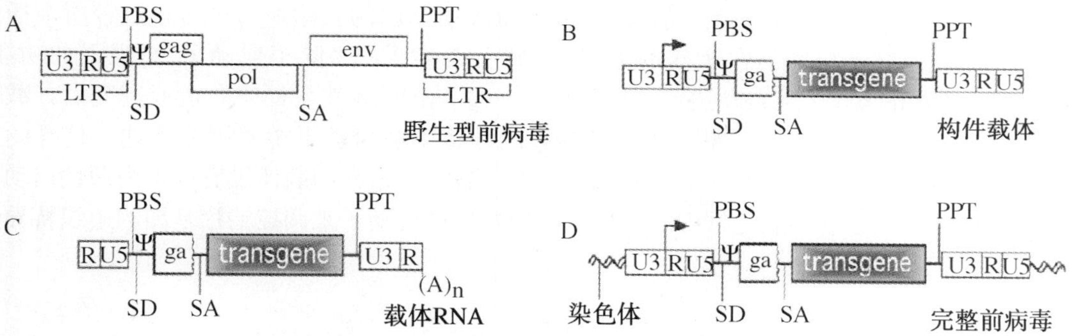

图 1－5　逆转录病毒载体的构建及其生活周期

A. 逆转录病毒的前病毒。B. 逆转录病毒载体。目的基因代替去除的病毒基因。其中，为了增强包装效率，gag 基因的一小部分被保留。C. 逆转录病毒载体整合到宿主基因组中，并由 5′长末端重复 U3 区的启动子/增强子区域起始转录。D. 转录的病毒 RNA 基因组在包装细胞中包装到病毒颗粒内。

病毒包装蛋白则由另外一个质粒，即辅助质粒反式（trans）提供。这可以通过两种途径来实现：一种是在转染包装细胞时，同时转入一个辅助质粒来表达这些蛋白，另一种途径是建立一个包装细胞系，稳定表达这些病毒基因质粒，以提供这些蛋白。

现今的逆转录病毒载体在宿主范围，药用安全性以及载体滴度上比起早期的载体都有很大的提高，这要归功于研究者对生产病毒所需的载体质粒，辅助质粒，病毒组装细胞（系）的不断研究与完善。

在宿主范围方面，早期的辅助质粒由于采用了 MuLV 的包膜蛋白 env 作为病毒的外壳蛋白，所产生的载体只能介导感染含有其特定包膜蛋白受体的细胞，如小鼠细胞，宿主范围很窄。为了扩展其宿主范围，后来将辅助质粒上的 MuLV 包膜蛋白基因替换为 amphotropic viruses 的包膜蛋白基因，这样包装出来的逆转录病毒含有 MuLV 的 gag 和 pol，amphotropic viruses（e. g.，4070A）的 env，载体可以感染小鼠和人的细胞。

早期制备的逆转录病毒载体中经常含有具有复制能力的重组病毒，是药用安全上的一大隐忧。这种病毒是在载体的生产过程中由载体质粒和辅助质粒经过重组产生的。在早期的病毒包装系统中，辅助质粒和载体质粒仍然有很多同源区。早期的辅助质粒（图 1－6B）基本上只去除了野生病毒的基因组（图 1－6A）中的病毒包装信号（ψ），当共转染到包装细胞中时，很容易发生重组产生野生型病毒。因此，后来对辅助质粒进行了一系列改进。首先将 3′端的 LTR 和 ppt 位点删除，代之以 SV40 的 poly（A），这样即使有辅助质粒 RNA 被包装进病毒颗粒，因其 RNA 基因组缺乏正链 DNA 的合成起始位点 ppt，也将无法被逆转录成双链 DNA；此外，5′端 LTR 的末端整合必需的顺式元件 att 也被去除，这样就可以避免含有辅助质粒的重组病毒整合到宿主基因组中。为彻底消除辅助质粒和载体质粒之间的同源性，后期的病毒包装系统更采用了两个辅助质粒，一个含有 gag 和 pol 基因，另外一个含有 env 基因（图 1－6C）。这样不仅极大地减少了病毒重组发生的几率，还可以更方便地改造 env，从而进一步扩展重组病毒的宿主范围。逆转录病毒载体使用中的另一个安全问题是来源于载体基因组整合到细胞基因组的过程，由于载体 5′端 LTR 的 U3 区域含有启动子/增强子，当整合后，启动子/增强子会随机启动下游基因甚至肿瘤基因的表达。为了防止这种所谓插入突变的发生，研究者巧妙的在 3′端的 LTR 区域引入突变，去除了启动子/增强子的功能。由于 5′端 LTR 的 U3 区域是在逆转录过程中，由 3′端的 U3 转录而来，造成突变后，载体 5′端的 U3 将不再具有启动子/增强子的功能，因此将不能启动下游基因的表达。这样的载体系统被称为自身灭活（self－inacticating，SIN）载体，这样的载体没有病毒内源性启动子的干扰，因此可以在基因表达框内随意加入组织特异性启动子来调控治疗基因的组织特异性表达。

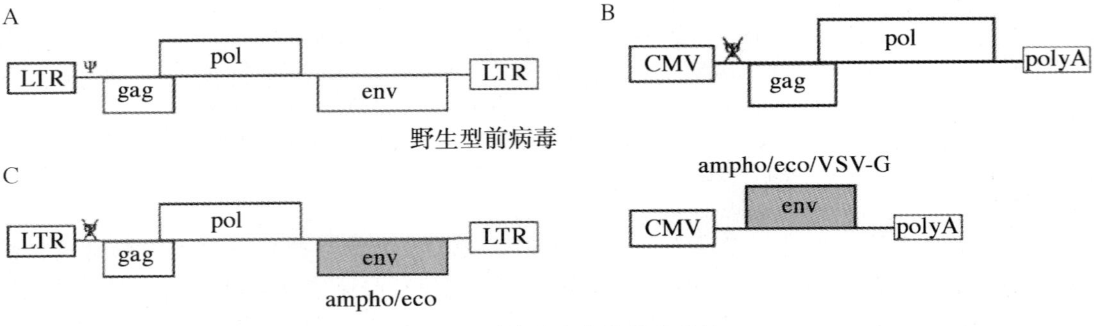

图 1－6　逆转录病毒的辅助质粒

A. 野生型逆转录病毒示意图。B. 第一代包装策略所用的包装质粒，去除了包装信号，并把原来的 env 替换为 amphotropic env（amph）从而增宽了宿主范围。C. 双包装载体策略。可以将 gag/pol 和 env 放到不同的包装质粒上共转染。

对于逆转录病毒载体滴度的提高主要得益于下述两个方面：一是在辅助质粒 5′端用巨细胞病毒（CMV）的早期启动子/增强子代替了 LTR 的 U3 区（图 1－6C），这样形成了

CMV/LTR 嵌合启动子，将这种新型辅助质粒与载体质粒共转染到人源 HEK293 细胞内，由于 HEK293 细胞表达腺病毒的 E1 基因，而 E1 的产物可以使 CMV 启动子介导高效转录，病毒载体的产量可以提高 100 倍。同时由于采用了人源的细胞株生产病毒，也因而解决了早期所用的鼠源的 NIH3T3 细胞株因含有许多内源的逆转录病毒基因组而容易造成污染，以及所产生的病毒载体易被人血清失活等问题。基于人源 HEK293 细胞的稳定包装细胞株已经发展出来并用于生产逆转录病毒载体。使病毒载体滴度获得显著提高的另一个技术突破是将水泡性口炎病毒（vesicular stomatitis virus）的 G 蛋白（VSV－G）引入到 MuLV 的包膜蛋白中，形成 VSV－G 的变型载体（pseudotype）。MuLV 包装的载体在通常的超速离心浓缩过程中很难保持病毒感染活性，引入 VSV－G 后，经过超离心纯化浓缩，病毒载体滴度可以达到 10^9 IU/ml（infection units/ml）。同时，由于 VSV－G 是通过于细胞质膜融合进入细胞，因而这种载体的宿主范围也得到了进一步的扩大（图 1－6C）。

1.2.3 慢病毒载体的构建

前面的小节中所阐述的逆转录病毒载体多数来源于 MuLV，属于简单逆转录病毒，慢病毒则系复杂逆转录病毒。由于近年来以慢病毒为基础的载体得到了很大的发展，而这种载体也具有一些普通逆转录病毒载体不具备的特质，后续的小节将专门来叙述慢病毒及其载体。

1.2.3.1 慢病毒的结构和生活周期

慢病毒载体多以 HIV－1 为基础构建，其基因组结构如图 1－7 所示。HIV DNA 前病毒的主要结构基因及其排列形式与其他病毒相同，均为 5′LTR－gag－pro－pol－env－3′LTR。其中 gag 基因编码病毒的核心蛋白，pol 基因编码病毒复制所需的酶类，env 基因编码病毒的包膜糖蛋白，pro 基因则编码切割蛋白前体所需的蛋白酶。其基因组含有很多开放读码框，编码不同的蛋白，与其他病毒不同的是，HIV 基因组尚有较多调节基因，其中属于 HIV 基因复制所必需的 tat 基因和 rev 基因，分别编码两个反式激活因子 Tat 蛋白和 Rev 蛋白，前者在 HIV 基因组复制和转录延伸过程中发挥重要作用，后者则可促使 HIV 基因的表达由早期向晚期转化。非 HIV 复制所必需的调节基因有 nef、vif、vpr 和 vpu。这些基因的编码产物都有各自的功能，有些尚未完全阐明，在此不详述。

HIV－1 病毒的生活周期与 MuLV 的生活周期类似。HIV－1 首先通过外壳上的 gp120 三聚体和细胞表面的 CD4 分子结合，CD4－gp120 复合体暴露了趋化因子（chemokine）受体结合位点，CD4－gp120 复合体与七跨膜的趋化因子受体 CXCR4 或 CCR5 结合后，构象的改变诱导病毒外壳与细胞膜的融合，随后使病毒进入细胞浆。在胞浆中，病毒部分脱壳并开始在逆转录酶作用下将 RNA 逆转录为双链 DNA。随后经整合、转录、翻译，病毒的外壳蛋白转运到细胞膜上，和病毒的 RNA 基因组一起从细胞膜脱离，进一步经过蛋白酶作用，成为成熟的病毒颗粒。

1.2.3.2 慢病毒载体的构建

HIV－1 载体的构建和 MuLV 载体构建类似。包装系统也由辅助质粒和载体质粒组成。辅助质粒由 HIV－1 基因组去除了包装、逆转录和整合所需的顺式作用序列而构建，能够反式提供产生病毒颗粒所必需的蛋白；载体质粒则与包装成分互补，包括两端的长末端重复以

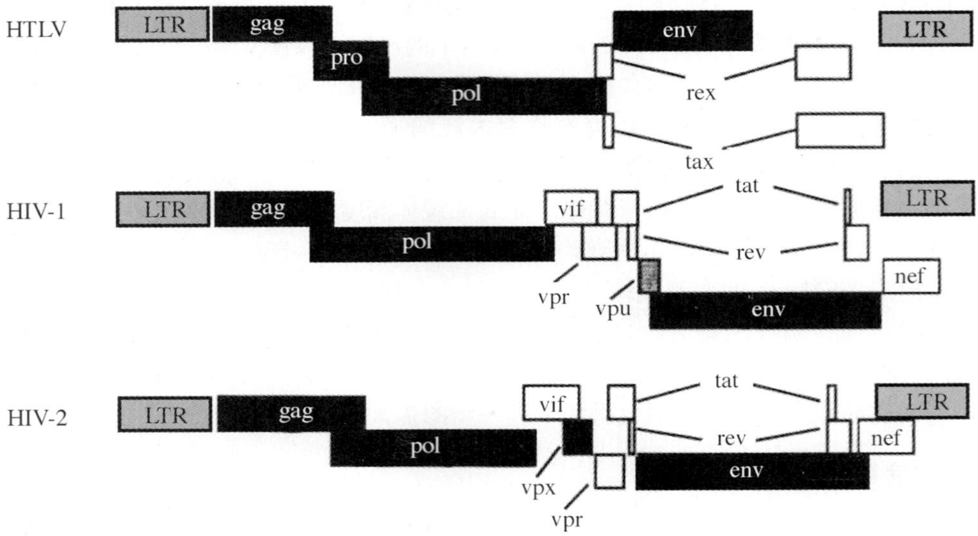

图 1－7 HIV 病毒的基因组结构。其结构被表示为前病毒的形式，包含两个长末端重复序列。

及 HIV 包装、逆转录和整合所需的顺式作用序列，同时具有异源启动子（如 CMV）控制下目的基因。与 MuLV 载体质粒相同，gag 的 5′端也被保留用来增强包装效率。为降低两种成分同源重组恢复成野生型病毒的可能，需尽量减少二者的同源性，如将辅助质粒上 5′LTR 换成巨细胞病毒（CMV）立即早期启动子、3′LTR 换成 SV40 polyA 等。辅助成分也可以被分开构建到两个质粒上，一个质粒表达 Gag 和 Pol 蛋白，另一个质粒表达 Env 蛋白，其目的也是降低恢复成野生型病毒的可能，并且可以通过改造 env 基因，从而改造病毒的宿主范围。载体质粒也可以用 CMV/LTR 嵌合启动子，并可通过 3′U3 区突变构建自身灭活（self－inactivating）载体。将辅助质粒与载体质粒共转染包装细胞（如人肾 293T 细胞），即可在细胞上清中收获只有一次性感染能力而无复制能力的、携带目的基因的 HIV－1 载体颗粒。

（1）辅助质粒

最初的辅助质粒也是去除了包装信号，5′LTR 和 3′LTR 分别由 CMV 和 poly（A）取代。尽管这样使辅助质粒无法逆转录和整合，但仍然包含 90%以上的 HIV 基因组。而且以此为辅助质粒包装出的病毒仅对 $CD4^+$ 的细胞具有亲嗜性。另外，产生野生型 HIV 的风险很高，包装出的病毒滴度很低，只有 10^1 到 10^2 IU/mL，无法有效浓缩。后来，将辅助质粒的 HIV 的表面蛋白 gp160 去除，并在包装时同时转染表达 amphotropic virus 外壳蛋白的质粒，可以大大扩展 HIV 的宿主范围。1996 年，Trono 课题组的 Naldini 等采用 VSV－G 替代 HIV 的外壳蛋白（Naldini L et al，1996），达到三方面积极意义：① 包膜的更换进一步降低了 HIV－1 载体恢复成野生型病毒的可能；②使 HIV 载体感染宿主的范围不再仅限于 $CD4^+$ 细胞，而扩大到几乎所有组织来源的细胞；③ VSV－G 赋予 HIV 载体颗粒高度的稳定性，使其能够通过超速离心而浓缩，滴度可达 10^8 IU/ml。这样的改进无疑是 HIV 载体系统走向应用而迈出的一大步。

辅助质粒的构建应在不影响重组病毒的装配和感染力的前提下，尽可能地减少无关的HIV－1蛋白的表达，为野生型病毒的恢复设置障碍。HIV－1不同于MuLV的一个特点是它能感染非分裂细胞和终端分化细胞，因此，病毒包装时，在考虑安全性的同时，要考虑其感染非分裂细胞所需的一些元件的功能。已知HIV－1的gag基因编码的三种蛋白MA、IN和Vpr，在整合前复合物的核转移过程中发挥着重要作用。因此，在基于HIV的慢病毒辅助质粒中保留了MA和IN的编码序列，Vpr被证明是非必需的。但对于要用来感染巨噬细胞的慢病毒载体，Vpr通常要予以保留。

第一代慢病毒辅助质粒pCMVΔ R9和pCMV Δ R8.2是由Naldini等在构建包装质粒时，分别在env基因阅读框架前插入了多个终止密码子或删除了env基因中1.4kp的序列，代之以终止密码子，以阻止env基因的表达（Naldini L et al，1996）。后来为了安全性考虑，在第一代的基础上，Zufferey等将辅助质粒上表达调节蛋白Nef、Vif、Vpr和Vpu的4个基因分别删除或联合删除（Zufferey R，1997），结果发现它们对于产生HIV－1载体颗粒是非必需的，即使完全删除，得到的载体颗粒仍具备转导非分裂细胞的能力。这4个调节蛋白或已被证实、或被高度怀疑是构成HIV毒性的因素。将其删除、加上包膜蛋白的替换，可使制备HIV载体过程中产生野生型病毒的可能性极大地降低。最近发展的第三代辅助质粒，进一步剔除了tat基因。单纯剔除tat基因使载体质粒上LTR启动的基因表达降低10～20倍，因为tat是一个很强的翻译激活因子。基于此，发展了CMV/RSV－HIV嵌合LTR，即在5′ LTR的U3区插入强启动子CNV或RSV，这可以大大提高tat缺失后载体质粒上的基因表达效率。另外，在第三代辅助质粒中，采取了双辅助质粒策略，在载体质粒上保留HIV的RRE（Rev－responsive element），在另外一个辅助质粒上表达rev基因，进一步增强了基因表达。如图1－8所示。

（2）载体质粒

载体质粒上HIV－1的顺式序列通常包括两端的LTR、剪切位点及包装信号Ψ等。此外，研究表明，gag基因5′端的序列可提高载体RNA的包装效率；Rev蛋白需要与Rev反应元件（RRE）相作用，将未剪切的载体转录产物从细胞核转运到胞浆。因此，Naldini等在载体上保留了gag基因5′端350bp的序列及位于env序列中的RRE（Rev－responsive element），提高了产生载体颗粒的能力（Naldini L et al，1996）。另外，所有慢病毒除了位于3′ U3区上游的ppt，还有一个中心ppt（cPPT），位于pol的编码区，是下游正链DNA的合成起始点。cPPT可以提高HIV－1载体系统的核转移能力，因此在载体质粒设计中也常予以保留。但研究发现，cPPT缺乏的病毒载体仍然可以正常转导神经元、肌肉、肝脏及视网膜光感受细胞等终末分化细胞。对于载体上需含有多少顺式作用序列为最佳，目前尚不完全清楚。

根据和HIV－1包装系统相似的方法，其他慢病毒载体如FIV、SIV、HIV－2等的包装系统也得到了发展，提纯后滴度可以达到10^7 IU/ml左右。

（3）包装细胞

目前大部分研究所用的慢病毒载体都是由辅助质粒和载体质粒共转染细胞如293T而包装出来的。与第三代辅助质粒（含VSV－G包膜）共转染，并经超离心纯化可以得到10^9～10^{10} U/ml的滴度。但这种包装方法所产生病毒的临床安全性还存在问题，因此需要发展稳

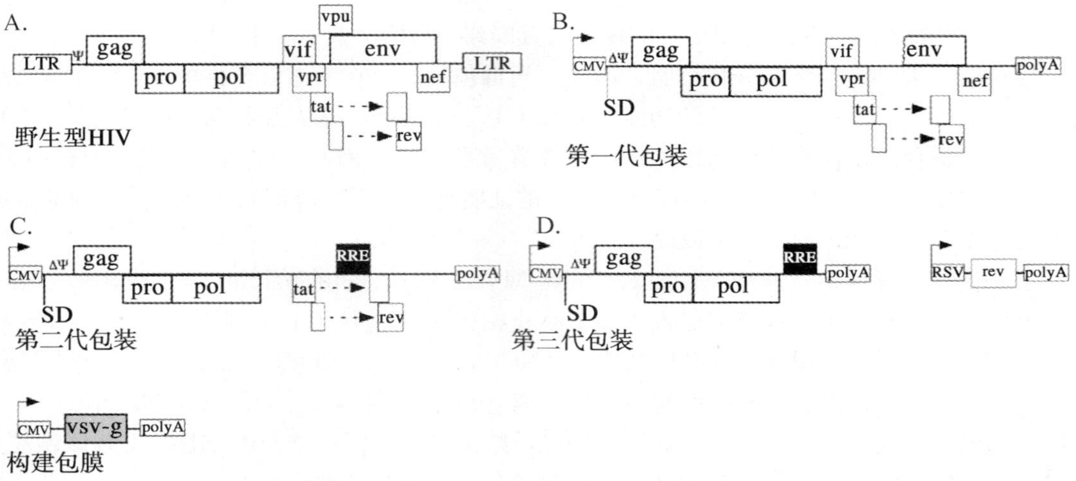

图 1-8 HIV 的辅助质粒

A. HIV 前病毒。B. 第一代辅助质粒。Env 和 vpu 的读码框被破坏，5′和 3′LTR 分别由 CMV 和 poly（A）取代［e. g.，pCMVΔR9］。C. 第二代辅助质粒，缺失了 env，vif，vpr，vpu，和 nef［e. g.，pCMVΔR8. 91］. D. 第三代辅助质粒，进一步去除了 tat。其中一个质粒包括 gag 和 pol［e. g.，pMDLg/pRRE］，另一个质粒反式提供 rev［e. g.，RSV－REV］。E. 慢病毒的外壳蛋白由表达 VSV－G 的质粒提供［e. g.，pMD. G］。ψ，包装信号；RRE，Rev 响应元件；SD，splice donor。

定表达辅助蛋白的包装细胞。

但由于 VSV－G 和一些慢病毒蛋白如 Vpr 会抑制细胞的增殖，Vpr、Gag 和 Tat 对细胞存在毒性，因此无法在细胞内稳定长期表达这些蛋白。基于此，后来在包装细胞内稳定转染诱导表达这些基因的质粒。Yu 等发展了第一个可以包装基于 HIV 的慢病毒载体的稳定包装细胞株（Yu et al，1996）。在这个细胞株中，HIV 的 rev 和 env 处于四环素调节系统的控制下，其晚期基因 Gag、Pol、Tat 和 Vif 处在另一个缺失 3′LTR、包装信号及其他 HIV 基因的质粒上。Rev 在四环素缺乏时表达，随即启动另一个质粒上其他 HIV 蛋白的表达。在细胞培养液中加入四环素，检测不到病毒颗粒的产生。Kafri 等发展的另一个包装细胞（Kafri et al，1999），除外壳蛋白之外所有的 HIV 基因都处于一个四环素调控表达框中。VSV－G 基因也处于四环素调控下。在四环素缺乏时转染载体质粒到此包装细胞中，可以连续 3－4 天产生滴度高于 10^6 IU/mL 的病毒颗粒。

1.2.4 逆转录病毒载体及慢病毒载体的生产和纯化方法

1.2.4.1 逆转录病毒及慢病毒载体的生产

逆转录病毒及慢病毒的生产可以通过将所需质粒共转染的方法或用建立的稳定的包装细胞系生产。目前实验室常用的方法可用图 1－9 简示。通常用两个辅助质粒分别提供如 gag 和 pol 等反式因子及提供外壳蛋白如 VSV－G，将这些辅助质粒和载体质粒共同转染包装细胞 HEK293T，再经过 36～48 小时的细胞培养，即可收集培养液而得到所需病毒载体。区别于常规的逆转录病毒载体，目前慢病毒载体的包装多用第二代辅助质粒，缺乏 vif，vpr，vpu 和 nef 基因。研究发现质粒间的比例、细胞培养条件以及转染条件都会影响病毒载体的产量。

1.2.4.2 逆转录病毒及慢病毒载体的纯化方法

限制于逆转录病毒及慢病毒载体的自身结构及理化特性，早期的载体纯化方法基本上是将所收集的细胞培养液用 0.45μm 的滤膜过滤后，既用于研究使用。用这种方法制备的载体滴度和纯度都很低，限制了载体的使用。

用 VSV-G 包装成的镶嵌型载体改变了逆转录病毒及慢病毒载体的稳定性，使得用一些理化方法浓缩，纯化上述载体成为可能。实验室中，可以在转染后 48 小时收集细胞上清，用 0.45 μm 的滤膜过滤掉细胞碎片。在上清中加入 0.5 体积的 30% PEG8000/0.4 M NaCl，混匀，于 4°C 沉淀过夜。随后于 4°C 下以 2000 rpm 离心 40min。弃去上清液，再用 0.5 ml TNE 溶液（10 mM Tris-Cl，150 mM NaCl，1 mM EDTA pH7.5）溶解沉淀，并置于 0.5 ml 20% 蔗糖溶液上（溶剂为 TNE）形成梯度。于 4°C 在 40000 rpm 超速离心 2 小时。形成的沉淀用培养液或 PBS 重悬，用于细胞的感染。这种方法制备的载体，其滴度和纯度也有所提高。

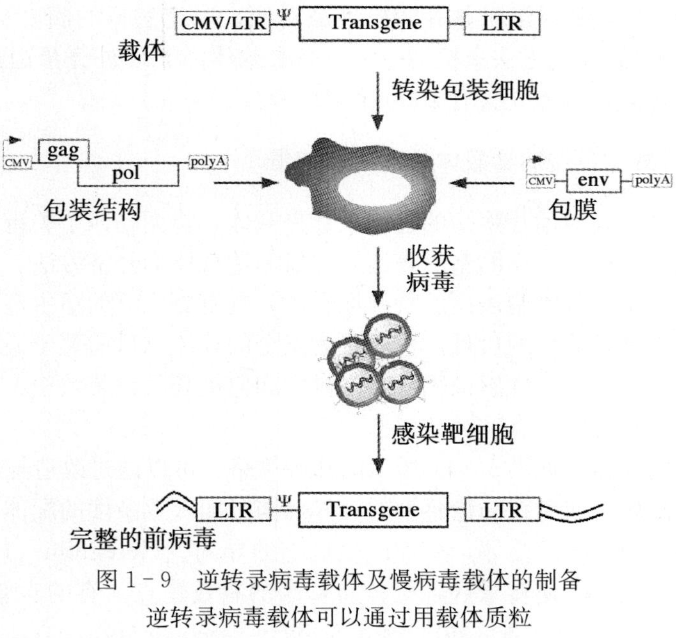

图 1-9 逆转录病毒载体及慢病毒载体的制备
逆转录病毒载体可以通过用载体质粒
（5′端包含 CMV-LTR 杂合启动子）包装质粒
（编码 gag 和 pol）及编码外壳蛋白的质粒，共转染 293 细胞来生产。

用 VSV-G 包装的镶嵌逆转录病毒及慢病毒载体也可以用离子交换柱液相层析法来分离纯化，而这种方法更适合病毒载体的大规模生产和纯化。大量的病毒载体生产，通常采用细胞工厂及生物反应器等大规模细胞培养技术，收集的病毒上清，经过超离心浓缩，并用阴离子交换柱纯化。Yamada K 等（Yamada K et al，2003）采用了阳离子交换柱，HiTrap™ Q（Amersham Biosciences）来纯化慢病毒载体。首先将离子交换柱置于 Dynamax HPLC 系统上，再用 5 倍柱体积的平衡缓冲液（PBS，pH 7.5）以 5 ml/min 的速度洗一次，随后用高盐缓冲液（1 M NaCl in PBS）以同样速度洗 5min，再用平衡缓冲液洗 5min。将经超离心浓缩的病毒用平衡缓冲液重悬后，于 6000 g 离心 5min 去除大的沉淀物。病毒重悬液通过 injection loop 注入交换柱，再用平衡缓冲液洗柱 5min，病毒载体及其他吸附于树脂上的蛋白则由线性增长梯度盐（0.1M NaCl）来洗脱。柱层析的过程可用紫外吸收谱来监控蛋白及载体的洗脱分布。洗脱样品用自动分部收集器收集，在出现紫外吸收的组分内，分析病毒的数量及转导效率。蛋白高峰组分的脱盐及富集用离心过滤系统 Centricon Plus－20（millipore）来进行。通过离子交换柱产生的病毒载体，纯度和滴度比传统的方法要高，因而，也适合大规模生产的需求。

1.2.4.3 逆转录病毒及慢病毒载体的定量

通常，纯化的病毒载体定量有下面几种方法：① 如果病毒载体内带有新霉素抗性基因等筛选基因，在用一定量病毒载体感染 293 等细胞后，用新霉素来筛选稳定的细胞克隆数目来确定病毒滴度。② 如果病毒载体带有 GFP 等报告基因，在病毒感染细胞后，可以观察 GFP 阳性细胞数目来确定滴度。③ 还可以用 ^{32}P 标记的探针，用 slot blot 等方法来确定一定量病毒载体内的 RNA 基因组量，并和标准品对照，确定病毒的滴度。④ 对于慢病毒载体，还可以通过用 ELISA 的方法来检测一定量病毒载体内 P24 外壳蛋白的量来确定病毒滴度，因为一个慢病毒载体其外壳含有 2000 个 P24 蛋白。

1.2.5 逆转录病毒载体及慢病毒载体的应用及前景

研究人员若要开发高效治疗疾病的逆转录病毒载体，将面临四个关键问题：获得高效输送、传导非分离细胞、维持长期的基因表达和开发制造载体的经济方法。此外，新建立的假型逆转录病毒载体，不依赖细胞表面的特异性受体，具有更广泛的宿主范围。此外，还必须深入研究逆转录病毒诱发癌症的机理，构建更为安全的载体。目前关于逆转录病毒载体的研究，主要集中在如何使其特异性感染靶向细胞以及如何提高其包装效率。

1.2.5.1 靶向性改造

关于其靶向性的改造有如图 1－10 所示的几种策略。可以通过改造辅助质粒，使病毒包膜表达特定类型的配体，或者在病毒感染的时候，同时加入双亲性的配体，一端结合病毒包膜，一端结合细胞表面特异的受体，从而改变病毒的导向。Heregulin（HRG）受体在许多肿瘤细胞表面过量表达，是逆转录病毒载体转基因的有效靶点。有的实验室用 TVA－her-beta1 桥连蛋白来引导 ASLV－A（subgroup A avian sarcoma and leucosis virus）逆转录病毒载体靶向表达 HRG 的细胞，这个桥连蛋白包括 ASLV－A 的 TVA 受体的胞外区以及 HRGβ1 的 EGF 相似域。其他一些双功能的桥连蛋白也被用来靶向肿瘤细胞表面的其他受体，如纤维原细胞生长因子受体（FGFR）和表皮细胞生长因子受体（EGFR）。这种桥连蛋白靶向策略有其不可避免的缺陷，就是这种双功能的分子和载体颗粒并非共价结合，因此，它们形成的复合体静脉注射后可能会在血液循环中解离。而且，这种方法的感染效率相对而言比较低。

对那些细胞表面受体缺乏的病毒，为了使其与靶细胞上特异表达的受体结合，病毒本身的结构被做了一些改造。一些实验室对基于鼠白血病毒（MLV）的载体改造做了多方面的尝试。有的在MLV载体的包膜里整合进去一个靶向细胞表面特异受体的配体多肽，可以提高载体的感染效率。其中靶向EGFR的实验已取得成功。有些病毒被改造来限制其感染特定的人类靶细胞。这种限制需要阻止病毒和其天然受体的结合，并使病毒重新导向仅在靶细胞上表达的受体。鉴于此目的，这些病毒表面和其天然受体结合的区域被突变或缺失，并用新的与靶细胞表面受体结合的结构域来代替。在逆转录病毒表面糖蛋白的N-末端或腺病毒表面纤维蛋白的球状域的C-末端表达高亲和力生长因子受体结合域，并突变载体与其天然受体的结合域，使其重新导向特定的靶细胞，如在表面结合有EGF的病毒载体对EGFR阳性的细胞有特异性的感染。另外，一种新型的策略是用一种可以被蛋白酶水解的受体阻抑域结合到病毒载体表面，这种结合阻止了病毒的感染，而在这种蛋白酶活性富集的靶细胞区，在病毒载体表面的受体阻抑域被水解，病毒的感染性被恢复。在这方面，细胞表面蛋白水解酶和可溶性水解酶的例子都有报道。

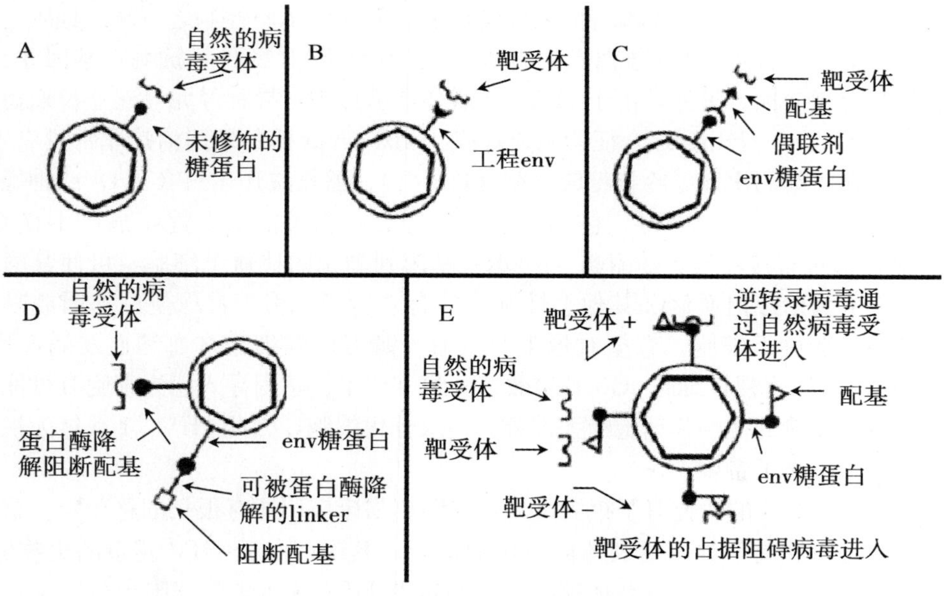

图1-10 逆转录病毒的靶向策略

（A）通过天然的病毒受体来感染。（B）改造的病毒包膜糖蛋白和细胞表面靶向受体结合介导病毒感染。（C）双亲性的桥连蛋白能识别病毒包膜和细胞表面靶向受体，介导病毒感染。（D）蛋白酶介导的靶向感染：逆转录病毒的感染被一种配体阻抑，当在微环境中有蛋白酶切割掉这种配体，病毒就能重新感染。（E）靶向的逆向策略：在逆转录病毒的包膜上表达一个多肽配体，这个配体能和细胞表面特定的受体结合导致病毒螯合并降解。在不表达这种受体的细胞，病毒能通过其天然受体感染细胞。

1.2.5.2 提高包装效率

与其他病毒不同的是，逆转录病毒很难承受超速离心，因此大大限制了其病毒滴度。后来，人们将水泡性口炎病毒的G蛋白（VSV－G）整合到MuLV的包膜蛋白上，不仅大大扩展了其宿主范围，而且使病毒通过超离心纯化浓缩，滴度能达到10^9 U/ml（infection units/ml）。

HIV－1载体无论对分裂细胞还是非分裂细胞均能转导，而且在用HIV－1载体已经进行的所有体内外实验中，未出现过有复制力的HIV，说明其安全性是有保证的。现在，基于HIV－1的慢病毒用于方方面面疾病的治疗。

获得性免疫缺陷综合征（AIDS）的基因治疗基本上是以逆转录病毒载体介导的方式，将抗病毒基因体外导入$CD4^+$T淋巴细胞或$CD34^+$的造血母细胞，再回输体内。但逆转录病毒无法将治疗基因转导入巨噬细胞和多能干细胞，因此难以重建免疫；此外，体外操作费用昂贵，不适于大规模应用。HIV－1载体的研究为AIDS的基因治疗带来了新的希望，它可能具有以下优势：第一，利用HIV－1本身包膜蛋白env包裹的载体颗粒可以将抗病毒基因直接运抵$CD4^+$T淋巴细胞和巨噬细胞，适于直接的体内治疗，而包被了VSV包膜的载体颗粒又能感染多能干细胞，有利于免疫重建；第二，患者体内的野生型HIV－1可将携带抗病毒基因的载体拯救出来，使载体扩增并扩散到周围更多的细胞中发挥抗病毒作用；第三，如果将抗病毒基因置于HIV－1本身的长末端重复序列（LTR）控制之下转导细胞，则只有当HIV－1感染该细胞时，Tat蛋白反式激活LTR中的TAR元件，抗病毒基因才会表达，使基因表达具有靶向性。另外，由于HIV－1载体能够体内转导神经元并建立长期稳定的表达，因此对于Lesch－Nyhan综合征、帕金森病、Alzheimer病的基因治疗非常具有吸引力。可以设想，分别将编码次黄嘌呤核糖转移酶（HPRT）、酪氨酸羟化酶（TH）或神经营养因子的基因通过HIV－1载体介导，体内注射至神经元，有可能对上述疾病产生良好效果。HIV载体则可通过直接转导多药耐药（MDR）基因到静止的造血干细胞，可使其耐受大剂量化疗，可能成为治疗白血病和其他恶性肿瘤的有效途径；将正常珠蛋白基因或凝血因子Ⅷ、Ⅸ分别导入造血干细胞，有望对地中海贫血、镰刀性红细胞贫血和血友病产生疗效。HIV－1载体还可以将视杆细胞cGMP磷酸二酯酶γ亚单位基因导入感光细胞有可能纠正视网膜退变，由于成熟的视网膜细胞绝大部分为终末分化细胞，因此HIV－1载体为视网膜病变的研究与治疗带来了希望。

尽管HIV－1载体的研究有了很大进展，但距离临床应用还有很长的路要走。首先，重组病毒的滴度还不够高，难以达到体内应用的需要；其次，由于HIV复杂的生物学性质，要像目前常用的小鼠逆转录病毒载体那样建立稳定的HIV载体包装细胞十分困难，已建立的包装细胞均不理想。在保证HIV－1载体的安全性上，迄今已做了种种努力，要产生有复制力的HIV，必须在不同的质粒上发生多次非同源重组事件。即使如此，一旦用于人体试验，仍然不能打消人们对感染有复制力的HIV－1的顾虑。更为谨慎的做法是，以非人类的慢病毒为基础构建载体，如猴免疫缺损病毒（SIV）、猪和牛免疫缺损病毒（FIV和BIV）、马传染性贫血病病毒等，而目前这些工作尚属空白。近年来，已有多个实验室建立了复制缺陷的HIV－1载体系统，用于不同目的的研究，如分析病毒的感染力、筛选抗病毒药物、评价Env糖蛋白的不同区域在介导病毒进入细胞中的作用等。而目前对于以基因治疗为目的的HIV－1载体系统，研究的焦点集中在如何扩大其嗜性范围、确保其安全性及提供其滴度和转导能力上。

1.3 腺病毒载体

1.3.1 腺病毒的结构和生活周期

腺病毒最初是人类腺样增殖体组织培养中分离得到的，因此被称为腺病毒。腺病毒可见于人、鸡、牛、狗、鼠、猪和猴中。腺病毒是一种无外壳的双链 DNA 病毒，基因组长约 36kb，衣壳（capsid）呈规则的 20 面体结构（图 1-11），直径约 80～110nm。衣壳含有 240 个六邻体（hexon）、12 个五邻体（penton）及 12 根纤维蛋白（fiber），除此之外还有其他一些辅助蛋白，如Ⅵ、Ⅷ、Ⅸ、Ⅲa 和Ⅳa2 等。六邻体是形成病毒衣壳 20 个三角形面的主要蛋白，12 个顶端是 5 个五邻体亚单位和 3 个纤维蛋白构成的复合物，12 根纤维蛋白以五邻体蛋白为基底由衣壳表面伸出，纤维蛋白顶端形成头节区（knob）。五邻体和纤维蛋白的头节区可与细胞表面的病毒受体结合，在病毒感染细胞过程中起着非常重要的作用。腺病毒的基因组以线性的双链 DNA 形式存在，由蛋白Ⅶ和一种称为 mu 的小蛋白紧密地环绕在其周围，起到类组蛋白样的作用。另一种蛋白Ⅴ将这种 DNA-蛋白复合物连接起来，并通过蛋白Ⅵ与病毒衣壳连接在一起。在两条链的 5′ 端各以共价键结合着一个被称为 DNA 末端蛋白（pTP）复合物（DNA-TPC）的特化的结构，与腺病毒复制密切相关。腺病毒基因组的两端各有一段 100bp 的反向末端重复序列（ITR），是复制的起始位点。在左端 ITR 的 3′侧有一段长约 300bp 的包装信号（ψ）介导腺病毒基因组包装入病毒衣壳。

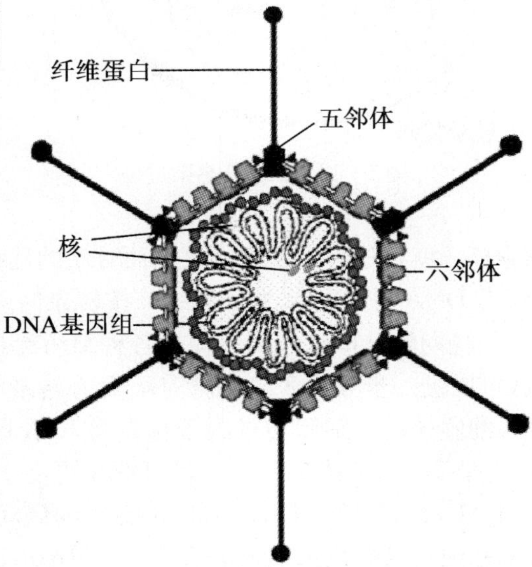

图 1-11 腺病毒结构及基因组

腺病毒感染细胞的过程是从腺病毒纤维蛋白的头节区黏附到细胞表面的特异性受体开始的。因为人腺病毒主要与柯萨奇 B 病毒共用一种受体，因此这种受体被称为柯萨奇/腺病毒受体即 CAR（coxsackie/adenovirus receptor）。接下来病毒纤维蛋白基底部五邻体表面的三肽 RGD 与细胞表面的 αvβ3 和 αvβ5 整合素结合，通过内吞作用将腺病毒内化到细胞中并进入溶酶体。在溶酶体的酸性环境下，腺病毒衣壳的构象将发生变化，被从溶酶体中释放出来，躲过溶酶体的消化作用。最后，腺病毒 DNA 通过核孔转运到细胞核内（图 1-12）。

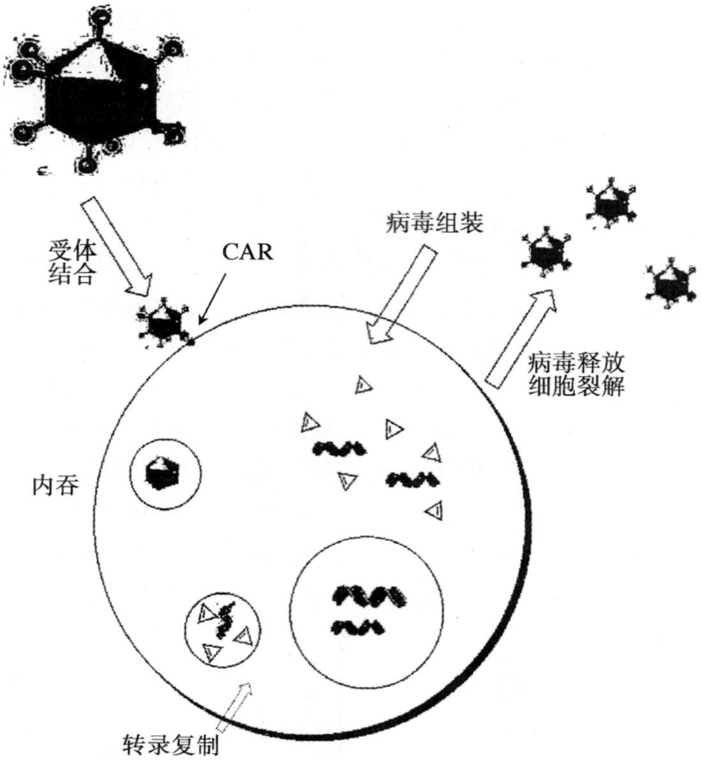

图 1-12 腺病毒感染过程

一旦病毒基因进入细胞核，就将进行一系列的复杂而有序的逐级放大的剪切和转录过程（图 1-13）。一般的，以病毒 DNA 开始复制为分界线，按转录时间的先后，将腺病毒基因大致区分为早期（E1～4）和晚期转录单位（L1～5）。各种腺病毒基因又可以进一步地分为更小的转录单位，如 E1 区可以进一步分为 E1A 和 E1B，每个转录单位都至少有一个独特的启动子。腺病毒基因组进入细胞核后，细胞转录因子首先与 E1A 区上游的增强子结合，表达 E1A 蛋白，该蛋白的作用是调节细胞代谢，使病毒 DNA 更易于在细胞中复制。E1A 蛋白还可以激活其他早期基因（E1B、E2A、E2B、E3 和 E4）的启动子，其中 E2B 驱动另外三个与病毒复制有关的早期基因转录单位末端蛋白前体（pTP，precursor terminal protein）、单链 DNA 结合蛋白（ssDBP，single - stranded DNA binding proteins）以及 DNA 聚合酶（DNA pol，DNA polymerase）的表达，这三个基因的表达产物紧密地结合成一个复合物，与至少三种细胞蛋白相互作用，启动病毒基因组的复制。腺病毒双链 DNA 的每条单链的 5′端有 pTP 蛋白结合，pTP 通过其 Ser - OH 与 DNA 5′端的 dCMP 5′磷酸之间形成磷酸二酯键。腺病毒的DNA复制首先是以5′端结合有pTP的dCMP作为引物，以3′端的末端反向重复序列（ITR）为模板，进行链置换（strand displacement）合成，置换出的单链分子可以自身退火环化，形成发夹状环形分子，然后这种环形分子再以相同的机制合成出子代双链DNA分子。

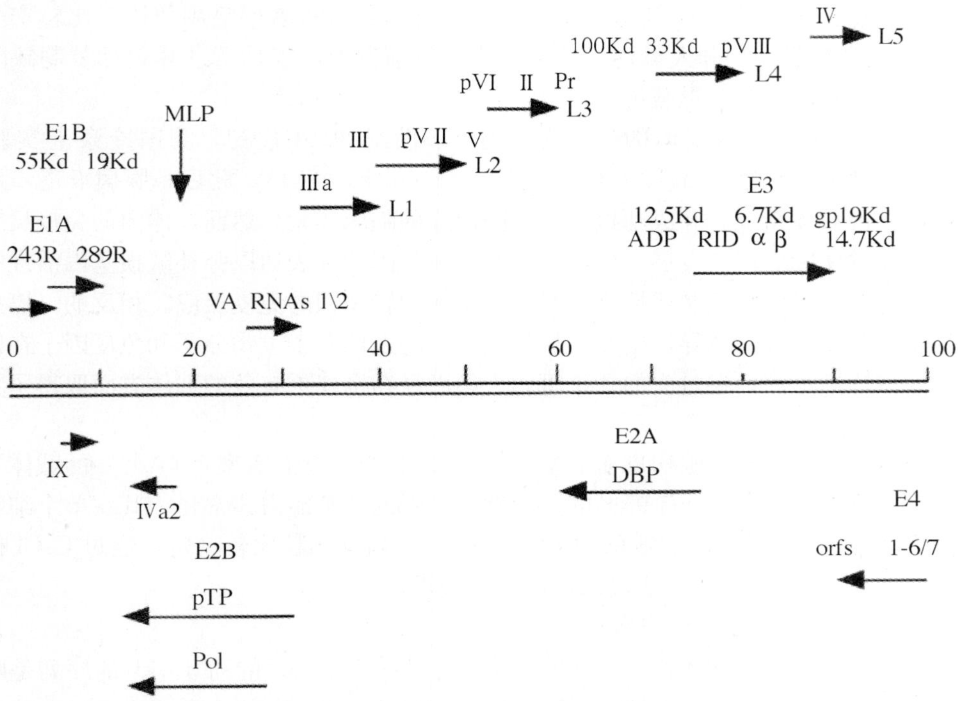

图1-13 腺病毒的基因组。

病毒基因组复制通常在感染后6～8个小时内开始，同时早期基因的转录和翻译被关闭，晚期基因开始表达。大部分的晚期基因的转录是以一个共同的主要晚期启动子（MLP，Major Late Promoter）调控的。实际上，MLP的活性与病毒基因组复制密切相关，有研究表明一旦腺病毒基因组开始复制MLP的活性将明显增强，对此我们将另外行文详述。晚期基因主要编码腺病毒的结构蛋白。病毒结构蛋白在细胞核内聚集形成病毒衣壳，病毒的基因组被包装进去，形成有感染能力的病毒颗粒，并最终裂解宿主细胞被释放出去，完成腺病毒的生活周期。这个阶段只需4～6个小时。

自20世纪50年代发现并成功分离腺病毒以来，已陆续发现了100余个血清型，其中人腺病毒有47种，分为A、B、C、D、E和F六个亚群。腺病毒的宿主范围相当广，可感染种类相当广泛的有丝分裂后细胞，甚至包括来自高度分化的组织中的细胞，例如骨骼肌细胞，肺细胞，脑细胞和心脏细胞。

1.3.2 腺病毒载体的构建

腺病毒载体是基因治疗中最常用的病毒载体。腺病毒载体受到普遍重视可归因于以下几个方面：① 腺病毒作为真核系统基因调控模型，其基因组结构和功能已有较广泛深入的研究，为研制基因载体提供了坚实的基础；② 包装容量较大，宿主范围广，感染效率高，对非增生分裂细胞也有感染性；③ 理化性质较稳定，制备方便且易纯化和浓缩，通常纯化载体的滴度可达 10^{12}～10^{13}空斑形成单位/ml（plaque-forming unit，pfu/ml）；④ 遗传毒性较低，因为腺病毒感染和复制过程无需整合入宿主细胞的基因组，由腺病毒转载的外源基因以附加型方式表达；⑤ 腺病毒作为活疫苗应用，没有引起接种者明显副作用，比较安全；⑥ Ad2 和 Ad5 对啮齿类动物和人类均无致瘤作用。目前发展的腺病毒载体包括复制缺陷型腺病毒载体和自主复制型腺病毒载体。

腺病毒作为基因表达载体的研制起源于 20 世纪 80 年代初，美国冷泉港实验室的 Solnick 首先报道使用腺病毒载体承载外源基因（Solnick，1981），此后，腺病毒逐步发展成一种重要的基因载体系统，并成功地用于基因治疗的临床实验。然而，体内的免疫反应限制了腺病毒载体的实际应用和发展。因此，在要求转基因持续表达以弥补缺损基因活性的病例中，非常关键的一点就是控制或抑制针对病毒载体和转基因的免疫反应。相反的，癌症治疗却可因活跃的免疫反应的诱导产生而增加疗效。随着人们对于生物分子和免疫因子在体内作用过程的理解逐渐加深，在过去的几年里，人们已经在构建更有效的载体方面取得了大跨步的发展。

目前研究最多的是基于腺病毒血清型 2（Ad2）和腺病毒血清型 5（Ad5）的载体，两者均属 C 亚群，在 DNA 序列上有 95%的同源性。二者的增殖能力非常强，其在单个细胞中的基因组拷贝数可达 10^4（约占细胞总 DNA 的 10%）。病毒颗粒比较稳定，通过 CsCl 梯度离心可以达到 10^{12}～10^{13} pfu/ml，满足动物实验的要求。

1.3.2.1 复制缺陷型腺病毒载体

在设计腺病毒载体的时候，其两端的 ITR 和包装信号（ψ）的约 0.5kb 的序列是顺式作用元件，必须由腺病毒载体自身携带，而其他一些包装所必需的蛋白质可以通过包装细胞或辅助质粒补充，包装出来的腺病毒由于缺乏一些关键的 DNA 序列，因此不能自主复制。

研究发现，腺病毒感染细胞后，可以环化并像细菌质粒一样扩增，而且两个含有部分共同核酸序列的质粒共同转染细胞，可以通过同源重组产生感染性的腺病毒颗粒。基于此，发展了第一代腺病毒载体（图 1-14）。第一代的腺病毒载体去除了包括 E1A 和 E2B 基因的约 3kb 的所有 E1 编码序列，并将目的基因插入相应的位置。由于 E1 基因是病毒早期基因转录的关键因子，因此这种腺病毒载体是在能持续表达腺病毒早一区基因产物 E1 的辅助细胞 HEK293 的协同下，完成腺病毒的包装。这类载体能容纳 4.7～4.9kb 的外源基因。虽然 E3 区有免疫抑制功能，但它对病毒的增殖并非必需，因此，在 E1 区缺失的基础上可以进一步去除约 3.1kb 的 E3 区，这样可以进一步扩大腺病毒载体的容量到 8.3kb。为了将目的基因插入腺病毒基因组，目的基因通常先克隆到一个穿梭质粒上面，穿梭质粒的基因克隆位点两端含有 E1 区两端的基因组序列，然后与 E1 区缺失的 Ad 基因组质粒在持续表达 E1 基因的 293 细胞中重组，目的基因就插入到 Ad 基因组的 E1 区。这样的方式可以在一个 10cm 培养皿中产生的病毒通常可以达到 10^{11} pfu/ml。第一代腺病毒载体包装过程中易引入野生型病毒污染，因此对 Ad 的基因组质粒进行进一步改造：将基因组质粒上的包装信号去除，或增加基因组质粒的长度，使其超过腺病毒的包装范围，从而抑制母体腺病毒的产生；在基因组质粒缺失的 E1 区加入一个筛选基因如胸苷激酶使其与野生型病毒区分。

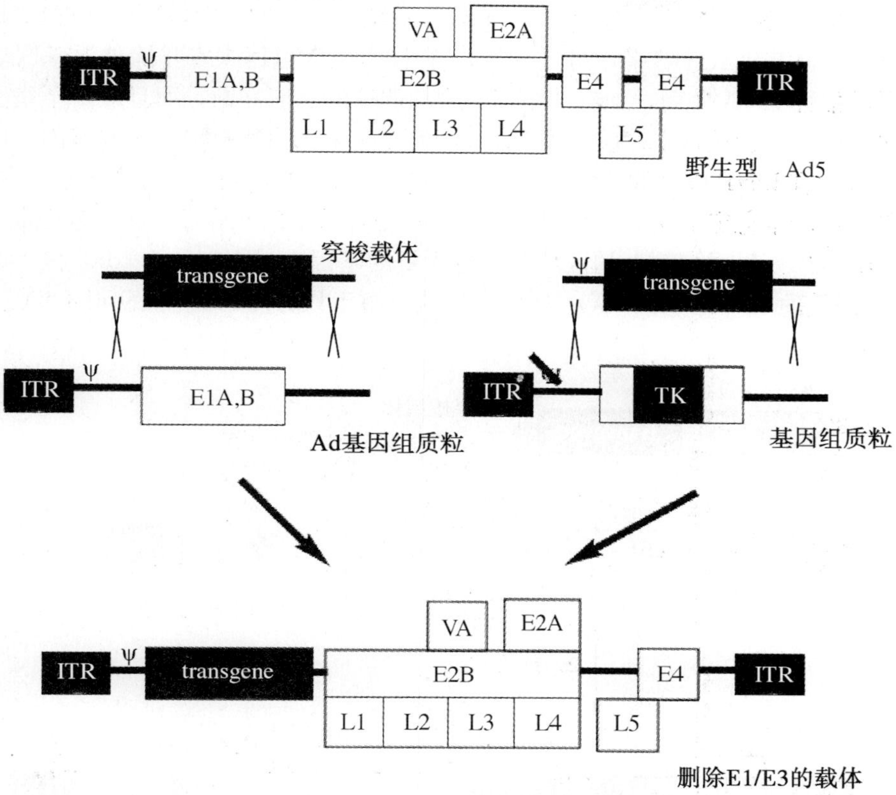

图 1-14 第一代腺病毒载体

A. 野生型 Ad5。B. 第一代腺病毒载体。目的基因两端的腺病毒基因组序列可以和腺病毒基因组质粒同源重组，从而可以将腺病毒的 E1 区替换为目的基因。在 E1 区插入一个筛选标记，如 TK 基因，可以大大减少未重组的病毒污染。

为了避免野生型腺病毒污染及降低免疫原性，发展的第二代腺病毒在第一代的基础上进一步缺失了 E2 和/或 E4 区。E2 区编码病毒基因组复制的关键基因末端蛋白（TP）前体、Ad DNA 合成酶及 DNA 结合蛋白（DBP）。Engelhardt 等在 E2A 基因上插入一个温度敏感的突变 DBP，在 39℃ 可以降低病毒的复制能力，此病毒在治疗鼠囊性纤维化的实验中已证实其较第一代的 Ad 有更好的表达和更低的免疫原性（Engelhardt JF，1994）。另外，此载体也可在反式提供基因末端蛋白前体、Ad DNA 合成酶及 DNA 结合蛋白的包装细胞中生产。E4 区编码病毒 DNA 复制、mRNA 剪切、晚期基因合成所需的蛋白。理论上，E4 区可以全部缺失，但 E4 缺失后病毒产量大大降低。因此，可以部分缺失 E4 区，或者在反式表达 E4 的细胞株中包装。研究发现，ORF6 产物可以完全替代 E4 的功能，但由于 ORF6 和 E1B 的产物共同作用对细胞有害，因此可以用四环素系统等调控 ORF6 的表达，来替代 E4。Lanuti 等证明第二代载体较之第一、二代的 Ad 具有肝毒性低、无病毒复制危险、表达持续时间长等优点（Lanuti M，1999）。

第三代的腺病毒载体是一种无病毒基本结构的新型腺病毒载体，称为“gutless vector”（“无内脏载体”）（图 1-15）。“gutless vector”系统最大可能地去除了腺病毒自身的基因，因此大大增加了其基因载导容量，可达 36kb，有许多空间可用来安排除外源基因表达装置以外的各种功能性 DNA 序列，如有关基因整合和调控的功能片断，而且减少了宿主的免疫反应。在第三代腺病毒载体中，应用了 Cre/LoxP 系统来去除野生型病毒的基因。Lieber 等构建了在两端含有 LoxP 位点的腺病毒基因组载体，并且和带有目的基因表达框的 E1 缺失的穿梭质粒共同转染稳定表达 Cre 重组酶的 293 细胞，重组的腺病毒去除了腺病毒基因组中包括 pIX，E2，L1-L4 约 25kb 的区域，只包含目的基因表达框、一个 loxP 位点、包装信号、E4 区及两端的 ITR（Lieber A，1996）。但这个由于只有约 9kb，因此很不稳定。

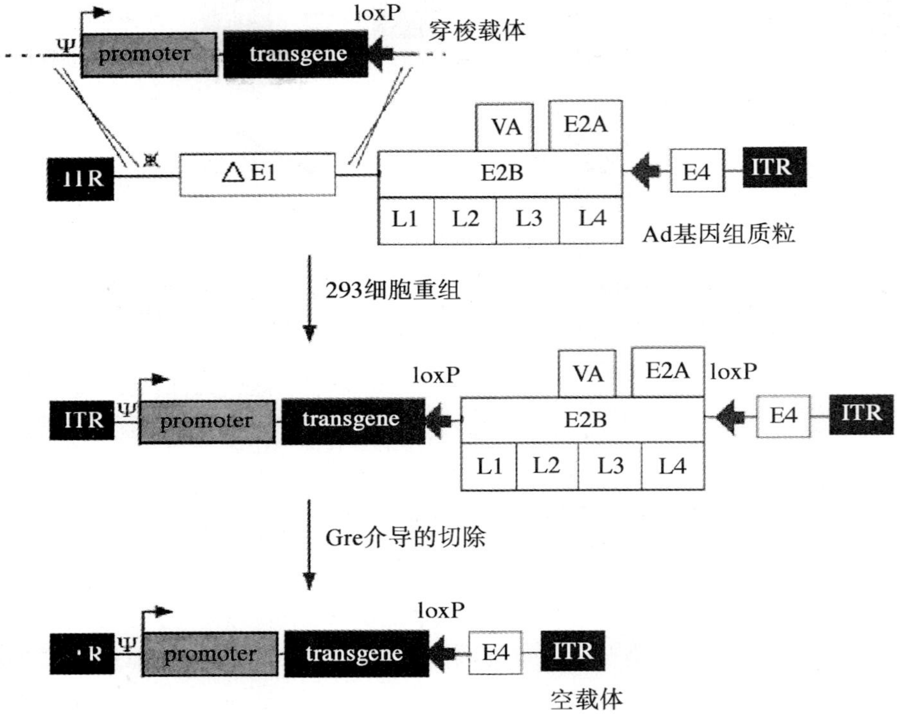

图 1-15　第三代腺病毒载体

可以在穿梭质粒末端以及腺病毒基因组质粒末端分别插入一个 LoxP 位点，
经过同源重组，表达 Cre 的 293 细胞通过两个 Loxp 位点之间的重组，
将几乎全部的腺病毒基因删除，形成 gutless 腺病毒载体。

1.3.2.2　增殖型腺病毒载体

在大多数基因治疗方案中，腺病毒增殖是不利的，但对于肿瘤的基因治疗，腺病毒在肿瘤细胞中增殖并裂解细胞释放出来，并持续感染邻近肿瘤细胞，治疗基因也随之扩散到邻近的细胞，大大提高了转基因的效率。很显然，这种策略的关键就是增殖病毒的复制周期应该局限在肿瘤细胞或者肿瘤的微环境中，而不会感染周边的正常细胞。

增殖性腺病毒载体的一个成功的例子是 ONYX-015，它由于 E1B 基因的突变，无法表达与抑癌基因 p53 相互作用的 E1B-55K 蛋白，因此能选择性在 p53 缺失的肿瘤细胞中增殖，从而裂解肿瘤细胞，达到治疗目的（Bischoff JR，1996；Heise C，1997）。E1B-55K 缺失的腺病毒和化疗结合已经在头颈部肿瘤治疗中进入三期临床，治疗效果达到 63%。

一般构建增殖病毒有两种策略：①完全或者部分缺失对病毒在正常细胞中复制必需而在肿瘤细胞中复制非必需的基因，如通过结合 p53 或者 Rb 激活细胞周期的基因。E1B 基因缺失的腺病毒能特异性地在 p53 缺失的肿瘤细胞中增殖。增殖性的单纯疱疹病毒载体不能产生脱氧核糖核苷酸还原酶，能选择性地在快速复制的细胞中增殖而在正常组织中不增殖。②用肿瘤特异性或者缺氧诱导的启动子来替换病毒本身的启动子控制病毒复制必需基因的表达。如用肿瘤特异的端粒酶启动子来控制腺病毒复制必需的早期基因 E1A 的表达，使腺病毒只在肿瘤细胞中增殖。

增殖病毒可以单独用来治疗，或者作为基因治疗的载体，也可以和化疗结合。在增殖病毒载体中加入治疗基因是提高病毒本身“效率/毒性”参数的一个有效途径。

1.3.3 腺病毒载体的生产和纯化方法

1.3.3.1 腺病毒载体的生产

腺病毒的常用的生产方法有两种，一种为将含有反式作用因子的辅助质粒和含有治疗基因及包装信号的载体质粒共同转染 HEK293 细胞，并用低熔点琼脂糖胶覆盖细胞限制使其保持单层细胞状态。辅助质粒经转录，翻译生成病毒蛋白，而载体质粒则复制出载体基因组，经包装产生病毒载体颗粒。经过 15 天左右的细胞培养，包装出的腺病毒会裂解细胞，并形成空斑。挑取空斑克隆，在新鲜的 HEK293 细胞中扩增，经过纯化，取得腺病毒。另一种方法为，将辅助质粒和载体质粒共同电转化到有重组活性的细菌株如 BJ5183 中，经过在细菌内的重组，产生一个新的病毒载体质粒，此质粒含有载体质粒上的治疗基因及包装信号，也含有辅助质粒上的反式因子。将此新的病毒载体质粒纯化，并转染 HEK293 细胞，经过 10 天左右的包装，细胞逐渐产生病变，收集细胞上清，并在 HEK293 细胞中扩增，经过纯化，取得腺病毒。

1.3.3.2 腺病毒载体的纯化

对于小规模的腺病毒纯化，常用的提纯方法有冻融法及 PEG8000 沉淀法，结合超速离心浓缩，能制备实验室所需的产量及纯度的腺病毒载体。

冻融法的过程为，将 293 细胞铺于 30～40 个 10 cm dish，至细胞长满，每块板加入合适滴度的病毒（约 10^7～10^8 pfu/ml）10 μl，感染细胞，待细胞全部病变后（4～7 天），收集细胞及上清到尖底离心瓶中，3000 rpm 15min，去除上清。加入 7 ml 10 mM Tris-HCl (pH 8.0) 重悬细胞沉淀，于 37℃/干冰上反复冻融 3 次。于 4000 rpm 离心，收集上清。随后制备 CsCl 梯度，从下到上依次为：2 ml 1.4g/ml CsCl/PBS，2.5 ml 1.25g/ml CsCl/PBS，7.5ml 病毒悬浮液。于 25000 rpm 离心 2 小时。收集密度在 1.30～1.40 g/ml 之间的病毒条带至透析袋中，在透析缓冲液（50 g 蔗糖，10 ml 1 M pH8.0 的 Tris·HCl 液，2 ml

1 M $MgCl_2$溶液定容至 1000 ml）中，4℃透析过夜，中间换一次透析液。收集病毒，测定病毒滴度。

PEG8000 沉淀法流程为，将 293 细胞铺于 30～40 个 10 cm dish，至细胞长满，每块板加入合适滴度的病毒（约 10^7～10^8 pfu/ml）10 μl，感染细胞，待细胞全部病变后（4～7 天），每块板中加入约 500 μl 10% Nonidet P 40（NP40）以裂解细胞。收集整个细胞裂解物，12000 rpm 离心 10 min，弃细胞碎片，收集上清。每 100 ml 上清加入 50 ml PEG8000（20% PEG8000，2.5 M NaCl），冰上 1 h 沉淀病毒。12000 rpm 离心上述混合物 20 min，弃上清，将沉淀物悬浮在 10 ml 密度为 1.10 g/ml 的 CsCl 溶液中（溶剂为 20 mM Tris · HCl，pH8.0）。随后制备 CsCl 梯度，从下到上依次为：2 ml 1.40 g/ml 的 CsCl，3 ml 1.30 g/ml 的 CsCl，5 ml 的病毒悬浮液。20000 rpm，室温离心 2 h。收集密度在 1.30～1.40 g/ml 之间的病毒条带至透析袋中，在透析缓冲液（50 g 蔗糖，10 ml 1 M pH8.0 的 Tris · HCl 液，2 ml 1 M $MgCl_2$溶液定容至 1000 ml）中，4℃透析过夜，中间换一次透析液。收集病毒，测定病毒滴度。

为了临床实验的需求，仍然需要大规模的生产及纯化。大规模的生产在细胞工厂或生物反应器中进行，而纯化同样也是基于柱层析。其基本流程如图 1 - 16 所示。腺病毒大量感染的细胞收集后，用 osmotic shock 方法裂解，随后用 DNAase 消化。离心，过滤去除细胞碎片后，此病毒悬液通过 7.0 厘米直径的 Fractogel 阴离子交换柱，用 NaCl 洗脱出来的半纯化的腺病毒载体，通过进一步的 ultrafiltration 浓缩，最后用一个 Sephacryl size - exclusive 层析柱，得到最后的纯化病毒（Kamen A et al，2004）。最后一步的纯化也可以用 PolyFlo flow - through 层析柱来完成，可以有效去除第一步的离子交换柱未能去除的宿主及病毒蛋白（Green AP et al，2002）。

1.3.3.3 腺病毒载体的定量

经过纯化的腺病毒载体定量方法一般有以下几种：（1）空斑形成法。即用少量的腺病毒载体感染 293 细胞，并在细胞表面覆盖琼脂糖凝胶，通过细胞形成的病毒感染空斑数来确定腺病毒的滴度。（2）real - time PCR 法。通过和标准品比较，来确定病毒的滴度。（3）点杂交法。用 P32 标记的探针来和病毒 DNA 杂交，通过和标准品比较，确定病毒滴度。（4）通过测定病毒在 OD260 的吸光光度来粗略估算腺病毒滴度。1OD 约为 10^{12}/ml。

1.3.4 腺病毒载体的应用及前景

中国深圳的“赛百诺基因技术有限公司”生产并成功上市了世界上第一个基因治疗药物“今又生”。“今又生”以复制缺陷型人类血清 5 型腺病毒为载体，在肿瘤细胞中表达抑癌基因 p53 从而抑制癌细胞的生长。于 2004 年 4 月上市用于治疗头颈部鳞癌（HNSCC），截止到 2005 年 7 月 31 日，已治疗了约 2600 名肿瘤病人。同时，“今又生”治疗其他类型肿瘤的临床试验已进入收尾阶段（Peng Z，2005）。

由于腺病毒广泛的宿主范围，导致其靶向性比较差。因此，如何提高其靶向性，成为研究的一个方向。腺病毒载体靶向性的改进方法有如下几种（图 1 - 17）：腺病毒也可以用类似的桥连蛋白靶向特定细胞，这种桥连蛋白是由抗腺病毒纤维蛋白球状域的抗体和能识别肿瘤细胞表面特异受体的配体联合组成的。例如，Kashentseva EA 等构建的一种双亲性桥连

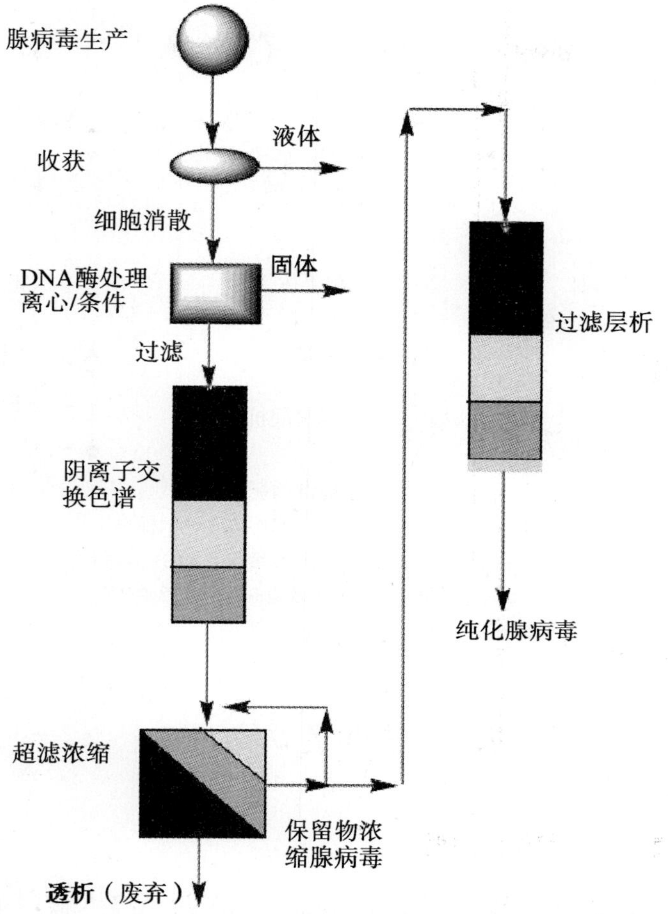

图 1-16　腺病毒的柱层析纯化法

蛋白，sCARfC6.5 由可溶性的柯萨奇病毒和腺病毒受体（sCAR）、T4 噬菌体 fibritin 多肽和 C6.5 抗 c-erbB-2 癌蛋白的单链片段可变域（scFv）组成的，这种桥连蛋白可以引导腺病毒靶向 c-erbB-2/HER-2/neu 癌基因表达的肿瘤细胞（Kashentseva EA，2002）。有的病毒载体被改造来提高其与特定靶细胞的亲和力而对非靶细胞的感染效率却不会提高。在腺病毒纤维蛋白上加入多聚赖氨酸尾巴或在外壳上连接与整合素结合的 RGD（Arg-Gly-Asp）能提高腺病毒对特定靶细胞（血管内皮细胞和平滑肌细胞，都表达包含 heparan 的细胞表面受体）的感染效率。

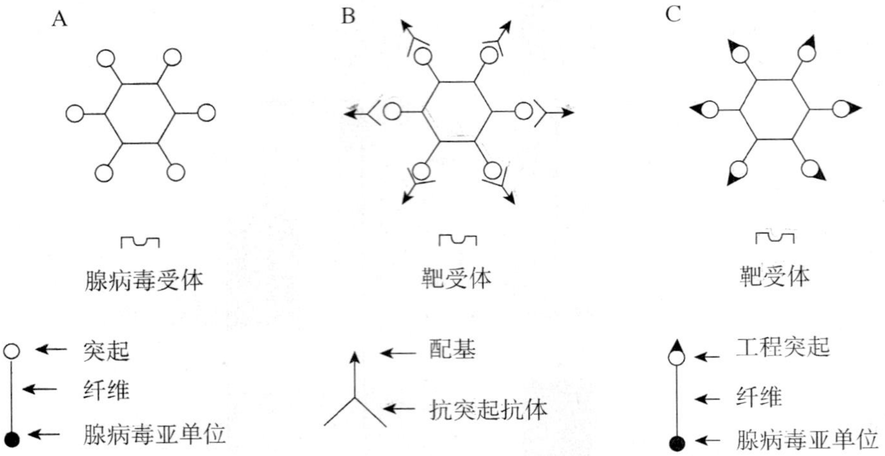

图 1-17　腺病毒的靶向策略

(A) 腺病毒通过天然受体感染。(B) 双亲性的桥连分子，能识别腺病毒的纤维蛋白球状域和细胞表面的靶向受体，从而介导病毒感染。(C) 基因改造的腺病毒能通过靶向受体感染。

1.4　腺相关病毒载体

1.4.1　腺相关病毒的结构和生活周期

腺相关病毒（ADENO-ASSCIATED VIRUS，AAV）是无包膜的单链 DNA 病毒，属于细小病毒家族。这种病毒是 20 世纪 60 年代在制备的腺病毒样品中被发现，也因此被称为腺相关病毒。AAV 病毒颗粒直径大约 20 nm，呈二十面体，分子量约为（5.5～6.2）$\times 10^6$ 道尔顿，在 CsCl 梯度中的密度为 1.39～1.42 g/cm。相较于其他病毒，腺相关病毒更加稳定，可以承受 60℃的温度及离子去污剂的作用。

在腺相关病毒被发现后的很长一段时间里，先后只有六种不同血清型（AAV-1-AAV-6）病毒被分离出来，其中只有 AAV-5 分离自人体组织，其他则分离自制备的腺病毒。腺相关病毒具有非常广泛的宿主范围，能有效地感染分裂细胞和分化细胞，而到目前为止，没有发现任何一种人类疾病与腺相关病毒感染有关。动物试验结果显示腺相关病毒介导的外源基因可以长期在动物体内表达，有的甚至在一次注射后，高效表达治疗基因长达数年时间，而且达到了治疗水平。许多人类疾病的动物模型，经腺相关病毒载体导入治疗基因后，相关疾病症状都得到了长期有效的改善，有的则彻底治愈。所有这些都使腺相关病毒作为基因载体极具有吸引力。20 世纪 80 年代，美国科学家 SAMULSKI 和他的研究小组成功地通过基因克隆的分子生物学手段，在体外培养的细胞中生产出腺相关病毒，使 AAV 基因载体成为可能（Samulski RJ，1982）。近年来，腺相关病毒被广泛的用于各种基因治疗的研究中，而在 AAV 载体的研究方面也取得了较大的进展，WILSON 实验室率先用 PCR 方法从灵长类组织中分离出新的血清型 AAV、AAV－7 和 AAV－8（Gao GP，2002）。目前，已经有 12 种 AAV 亚型被分离出来并用于基因载体的构建。在所有这些 AAV 亚型中，对 AAV2 的研究最为深入，其病毒颗粒的晶体结构也已建立。

AAV 基因组为线性单链的正链或负链 DNA，长度约为 4700 个核苷酸，包含两端的两个末端重复序列（ITR）和由 3 个启动子调控的两个基因（rep 和 cap）（图 1－18）。AAV 的 ITR 有 145 个核糖核酸，前 125 个核糖核酸形成一个 Y 形或 T 型的回文结构，是病毒包装、AAV 基因组的复制，以及整合的重要功能片段。rep 基因编码 DNA 复制和转录必需的非结构蛋白，而 cap 则编码三个组成病毒包壳的结构蛋白 VP1、VP2 和 VP3。AAV 是复制依赖型病毒，要在与辅助病毒如腺病毒或单纯疱疹病毒与其同时存在时才能在宿主细胞中复制、包装，产生新的病毒颗粒。而在没有辅助病毒时，AAV 基因组则通过其 ITR 整合到宿主基因组中，建立溶原性潜伏感染。野生型 AAV 潜伏感染人体细胞时大多整合到 19 号染色体的 AAV－S1 区。

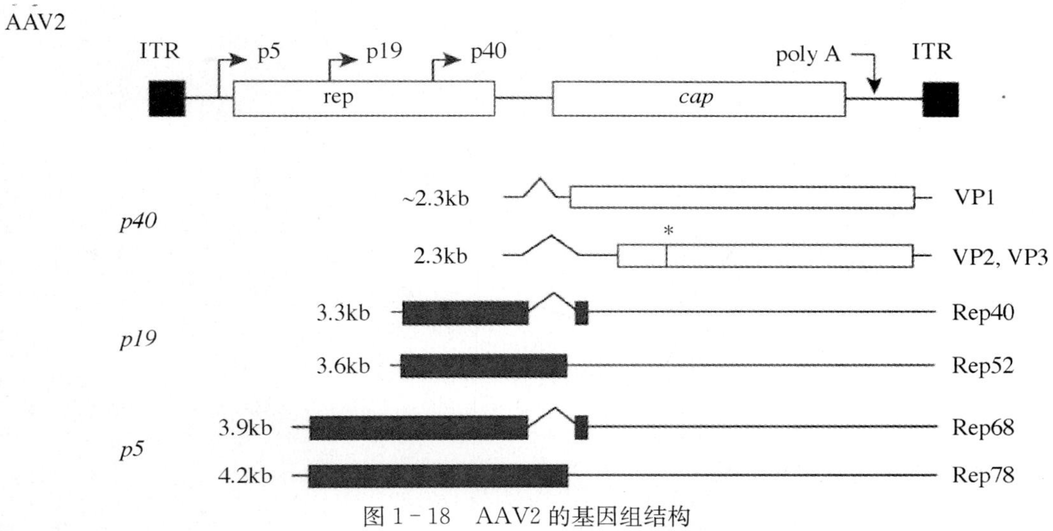

图 1－18　AAV2 的基因组结构

以 AAV－2 为例，腺相关病毒的生活周期简述如下（图 1－19）。AAV 与细胞表面的受体结合（AAV－2 的受体为 Heparan sulfate proteoglycan），并在其他辅助受体如 integrin avb5 及 fibroblast growth factor receptor 1（FGFR1）的作用下内吞入细胞，经过一系列的转运过程，病毒在细胞内脱壳，并将基因组转运到细胞核中。目前对于这些病毒在细胞内的转运过程及机制还在深入的研究中。在辅助病毒的存在下，AAV 的单链 DNA（ssDNA）通过末端的回文发夹结构，以自身为模板，合成一个双链 DNA 中间体。双链 DNA 通过链置换形成 ssDNA，并与外壳蛋白一起包装为感染性 AAV。但在缺乏辅助病毒的条件下，AAV 感染细胞后，可经正负链聚合（ANNEALNG）形成二聚体，或经过复制形成双链 DNA，并整合到宿主基因组，建立溶原性潜伏感染。前面提到，野生型 AAV 潜伏感染人体细胞时大多整合到 19 号染色体的 AAV－S1 区，但这种高效的位点特异性整合需要 Rep 蛋白的存在。由于用于基因转导的 AAV 载体缺乏 rep 基因，因此，作为载体的重组腺病毒这种特异位点的整合效率是很底的。AAV 载体的整合在增殖和非增殖的细胞中都有报道。除了定点整合，重组 AAV 大部分以基因组外随体的形式存在。这种随体形式在动物体中亦可以长期存在，特别是在细胞分裂缓慢的分化组织细胞中，甚至可以常年存在，因此被认为是介导基因长期稳定表达的主要形式。这种环状随体基因组的特征是它包含头-尾相连的两个病毒 ITR。目前，关于这种随体形成的机制仍然不清楚，但似乎是与两个病毒基因组之间的重组有关。

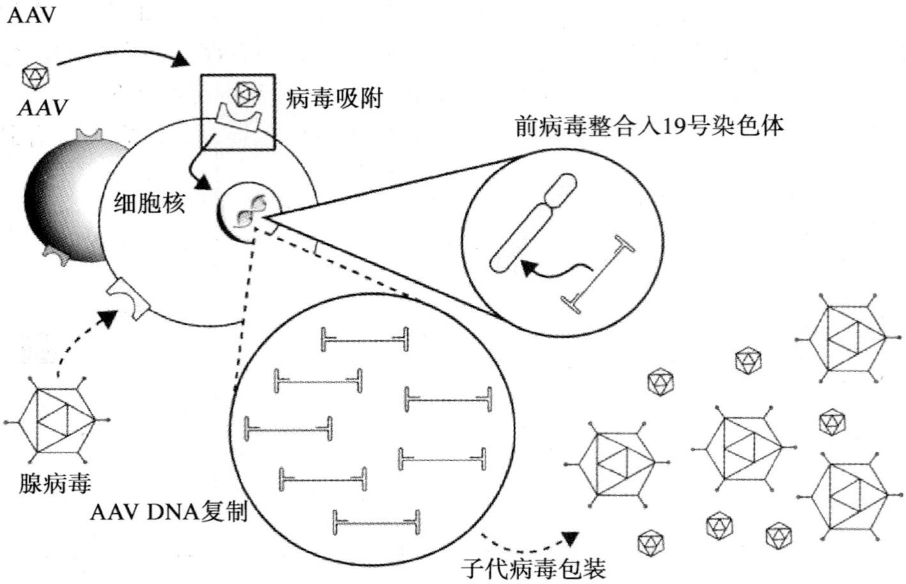

图 1-19　AAV 的生活周期

1.4.2　腺相关病毒载体的构建

腺相关病毒（AAV）因为不致病、宿主范围广、能够感染分裂与非分裂的细胞、能插入到宿主细胞染色体内或以染色体外串联体 DNA 的形式长期稳定表达等特点，被认为是目前最好的载体，在遗传病的基因治疗方面应用显示出优势，也被越来越多用于治疗恶性肿瘤、自身免疫性疾病、感染性疾病以及应用于器官移植和组织工程研究。

构建腺相关病毒载体遵循了构建其他载体相同的基本原则，即以外源基因及其功能片段替换病毒结构基因（rep 和 cap），保留两端的 ITRs 及其邻近的 45 个核苷酸序列以便包装重组病毒，并在病毒载体生产的过程中，尽量减少具有复制能力的类野生型病毒的产生。

由于腺相关病毒基组相对简单，因此其病毒载体的构建系统比较简单，而优于其他病毒载体的地方则是，在装载外源 DNA 的载体质粒中，病毒基因（rep 和 cap）已被全部去除，仅剩两端的 ITR 顺序（图 1-20），因此这种载体更加安全。研究者先后发展出许多不同的方法来构建及生产腺相关病毒载体。现在研究中比较常用的腺相关病毒生产采用了三个质粒共转染的方式。首先将治疗基因及其转录所需的功能片段取代病毒结构基因（rep 和 cap），克隆出载体质粒；再将 AAV 的 rep 和 cap 基因克隆到另一个质粒，形成 AAV 辅助质粒（图 1-21）；而将 AAV 载体生产所必需的辅助基因，如腺病毒的 E2A，E2B，E4，和 VA RNA 等基因克隆到第三个质粒中，形成 Ad 辅助质粒（图 1-20），而 E1A，E1B 则由包装细胞 HEK293 提供。将上述三个质粒共转染进 HEK293 细胞，经过培养，即可生产出病毒载体。功能方面，E1A 是 AAV 的 rep 和 cap 基因转录的反式激活因子。E1B 和 E4 结合，可以稳定 AAV 的 mRNA 并协助其转运到胞浆。E2A 和 VA RNA 也发挥相似的作用。研究还发现 Rep68/78 的过表达会抑制 AAV 的包装，因此可以用一个低效的 ACG 密码子取代 rep 基因的 ATG 起始密码子，从而降低 Rep68/78 的合成。

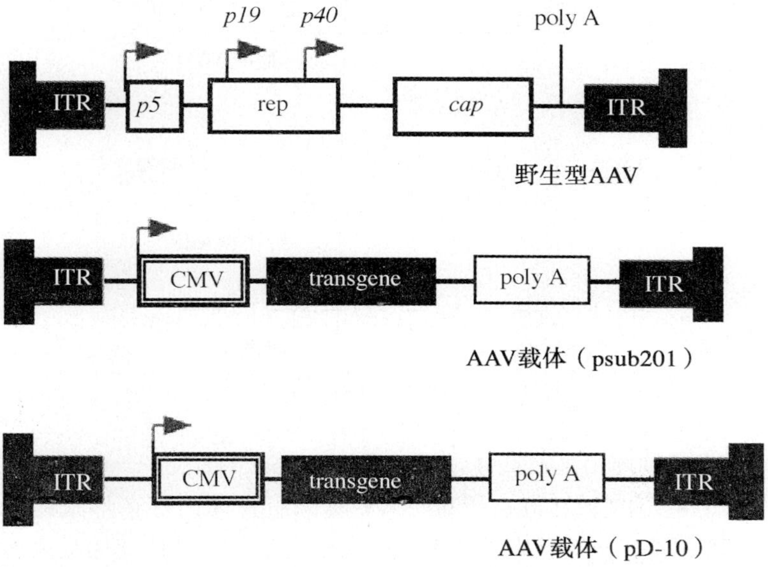

图 1-20 腺相关病毒载体

同其他病毒载体一样，重组野生型病毒也会在病毒载体的生产过程中通过重组产生。研究发现将 rep 的启动子 *P*5（如图 1-21）弱化可以大大地降低野生型病毒的产生。并在此基础上发展出许多不同的辅助质粒（rep 和 cap 及其的启动子）构建方法。有的在 *P*5 启动子和转录启始点中间插入一段 DNA 序列以减弱 *P*5 启动子；有的则在 *P*5 启动子的 TATA BOX 中引入突变或将有的在 *P*5 启动子克隆到辅助质粒 rep 和 cap 的 3′端，这些方法都很大程度上抑制了重组野生型病毒的产生。为了提高病毒载体的药用安全性，还必须在生产病毒载体时尽量减少载体质粒上的骨架 DNA 被包装进病毒颗粒中，因此，在构建载体质粒时，应将治疗基因及 ITR 以外的骨架 DNA 部分设计得大于 AAV 颗粒所能包装的 DNA 长度，一般应大于 7kb，这样，由于 ITR 之间的 DNA 超过了 AAV 所能包装的长度，骨架 DNA 被包装进病毒颗粒中几率也就随之减低。同时对包装进病毒颗粒的治疗基因及其功能片段的设计则尽量不要超过 5kb，有报道指出，当 DNA 片段（包括 ITR）大于 5.2kb 时，病毒的包装效率也会极速降低，影响病毒载体的产量。

很明显，腺相关病毒 5kb 左右的包装限度不能满足所有基因药物开发的需要。为了克

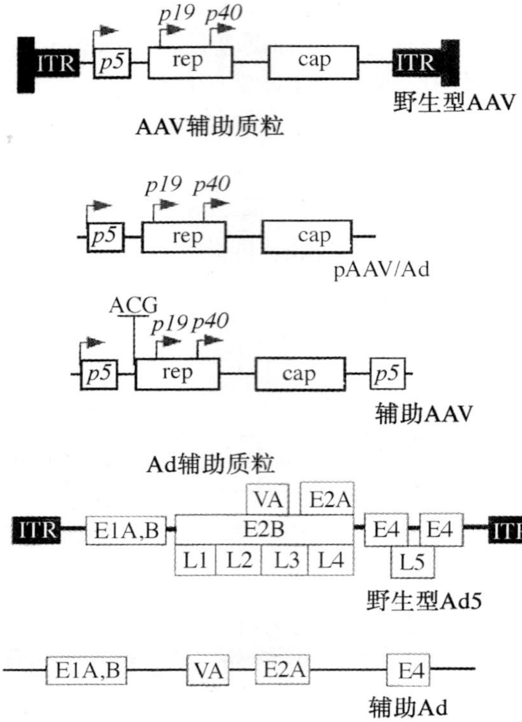

图 1-21　腺相关病毒的辅助质粒

服这一局限，研究人员发展出了双载体，反式剪接（dual vector，trans-splicing）的腺相关病毒载体系统。这个系统的研发得益于对 AAV 基因组在体内存在形式的研究。前面提到 AAV 载体进入细胞后多以游离于基因组外的随体形式存在，这种随体是由多个载体头尾相接形成的多聚体。双载体反式剪接的腺相关病毒载体系统正是利用了载体基因组的这一体内存在特点，将一个长基因分装在两个载体中，当两个病毒载体转染进了同一个细胞后，在 ITR 的同源介导下形成头尾二聚体，经过在 ITR 两端引进的剪接信号（splicing signals）之间反式剪接，原来被分开的基因又重新形成了一个完整的 DNA 分子。介于 DNA 分子中间的 AAV ITR，在 RNA 转录后剪接加工时被除去。已经有许多基因，如 *E. coli lacZ* transgene，荧光素酶报告基因等用这种方法成功地转染进了细胞中，并得到了表达。在构建这种载体时，不同剪接信号的选择会很大程度上影响基因表达的表达效率，应予注意。

腺相关病毒载体介导的基因体内表达通常须要 2～4 个星期才能达到高峰，然后进入稳态。这种现象通常被认为与病毒载体基因组的互补链的形成过程有关。Samulsky 及研究小组设计出了一种载体，称之为自我互补型载体（self-complementary vector）（McCarty DM et al，2003）。这种载体（图 1-22）由于只保留了 5′端的 ITR，而将 3′端 ITR 的 terminal resolution site（trs）删除，经过复制后，将产生正负链互补的 AAV 病毒载体 DNA，只要载体链长度不超过一定限度，这种双链载体还是会被包埋进病毒颗粒中。这种新型载体无论体内实验还是体外实验，其转染效果都好于单链腺相关病毒载体。

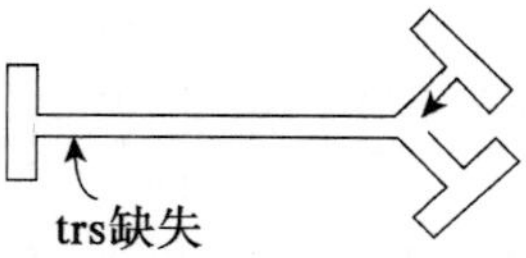

图 1－22　自我互补型腺相关病毒载体

1.4.3　腺相关病毒载体的生产和纯化方法

1.4.3.1　腺相关病毒载体的生产方法

目前常用的腺相关病毒生产是基于用载体质粒、腺病毒辅助质粒和腺相关病毒辅助质粒共同转染 293 细胞来实现的。如图 1－23 所示。而其他生产方法也有报道，如用昆虫的杆状病毒做辅助质粒。

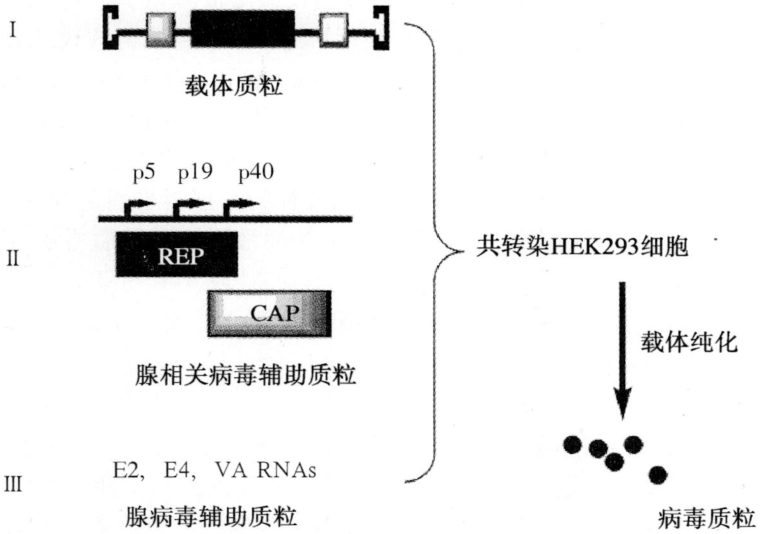

图 1－23　腺相关病毒的制备（换成三质粒转染的图）

1.4.3.2　腺相关病毒载体的纯化方法

同逆转录病毒及腺病毒不同，重组 AAV 不能分泌到包装细胞培养液中，只能在细胞内聚集。因此，提纯重组 AAV 必须裂解包装细胞。传统的提纯方法是用硫酸铵沉淀 AAV 病毒颗粒，然后经过三轮 CsCl 密度梯度离心。每一轮梯度离心后收集连续组分，并通过点杂交鉴定活性 AAV 组分。由于这个方法费时费力，而且会造成很多病毒损失，因此在此基础上改进优化，形成了基于 PEG8000 沉淀的小量腺相关病毒的提纯方法。具体操作流程为：HEK293 细胞培养在 10 个 2 L roller bottle 中，培养液为 200 ml DMEM＋10％FBS。当细胞密度约 70％时，将 1.25 mg 载体质粒、1.25 mg AAV 辅助质粒、2 mg Ad 辅助质粒加到 150 ml 300 mM $CaCl_2$溶液中混匀。随后加入 150 ml 2×HBS 混匀，溶液变为半透明的浑浊体。将此半透明的浑浊体直接加到 roller bottle 的培养液中，每个 bottle 加 30 ml。12 小时后，将培养液换为 100 ml 不含 FBS 的 DMEM，继续培养。3 天后，将细胞及培养液收集在 500 ml 尖底离心瓶中，3000 rpm 离心 15min，去掉上清。将沉淀悬浮在 100 ml TMS（50 mM Tris base，150 mM NaCl，2 mM $MgCl_2$）中，超声破碎 3 次，每次 1′30″。于 4℃ 3800rpm 离心 50min。将上清收集到新的 500 ml 尖底离心瓶中，并加入 2.5 ml 1M $CaCl_2$。于 4℃ 3800rpm 离心 40min，将上清收集到新的 500 ml 尖底离心瓶中，并加入 Benzonase（终浓度为 100 U/ml）于 37 度消化一小时。加入 25 ml 40%PEG8000/2.5 M NaCl，混匀，于 4℃沉淀 3 个小时。此过程中避免摇晃，直到出现沉淀。于 4℃ 3800 rpm 离心 30min，小心去掉上清。将沉淀重悬于 22 ml 的 HeBS（50 mM HEPES，150 mM NaCl，1% Sarcosyl，20 mM EDTA，pH 8.0）溶液中，并加入 10 μg/ml RNaseA。将重悬后的溶液在 37 度保温 1 小时，进行 RNaseA 消化。在透明离心管 PN344058 中设置 CsCl 梯度，从下到上依次为：5 ml 1.5g/ml CsCl，10 ml 1.3g/ml CsCl，22 ml 病毒重悬液。用 SW28 转子，于室温在 28000rpm 离心 17 小时。抽取所有的条带到 PN344060 离心管中，用 1.37 g/ml 的 CsCl 补满并平衡。于室温在 50000 rpm 离心 17 小时。分别收集完整的 AAV 颗粒、空颗粒条带。

仍然是由于 CsCl 梯度无法规模化，因此产生了适于临床纯化的规模化提纯方法，即基于柱层析的纯化。其流程如图 1-24 所示。由于 AAV2 能和 heparin sulfate 稳定结合，因此层析柱可以采用 heparin 亲和层析柱。而 AAV4 或 5 由于缺乏 heparin 结合特性，只能采用离子交换 HPLC 来纯化。因此可以根据腺相关病毒的不同特性来选用不同的层析柱。以 Biocad 700E HPLC 系统为例，基于层析柱的纯化流程为，层析柱首先用 10 倍柱体积不同 pH 的 20 mM HEPES/20 mM MES/20 mM NaAc 缓冲液平衡，随后将病毒悬液以 10 ml/min 的速度注入层析柱。随后，用 5～10 柱体积的含 0 M 及 150 mM KCl 的缓冲液洗层析柱，收集组分。最后，用含 150mM-1M KCl 的梯度盐溶液洗脱，并收集 1.5ml 的组分。所有组分都被检测 AAV 的含量。

1.4.3.3　腺相关病毒载体的定量

经过纯化的腺相关病毒载体定量方法一般有以下几种：（1）real-time PCR 法。通过和标准品比较，来确定病毒的滴度。（2）点杂交和银染结合的方法。用 P32 标记的探针来和病毒 DNA 杂交，通过和标准品比较，确定病毒 DNA 含量。通过银染，和标准品比较，确定病毒的外壳蛋白含量。通过点杂交及银染的结果结合，可以确定病毒的滴度。

1.4.4　腺相关病毒载体的应用及前景

AAV 载体的一个缺点是其包装容量小，最佳包装范围为 4.1～4.9 kb。因此对于基因组比较大的治疗基因，通常用双载体策略。将治疗基因分成两部分，放到两个表达框中，分别用 AAV 载体包装，共同感染后，由于 AAV 载体在体内形成头-尾相连的环状多聚随体，存在于两个表达框内的反向剪切序列（图 1-25）可以在剪切酶作用下，将两段基因合成一个完整的基因进行翻译（Lai Y et al，2005）。通过这种方法，大肠杆菌的 LacZ 基因、荧光素酶报告基因及人促红细胞生成素都得到成功转导。

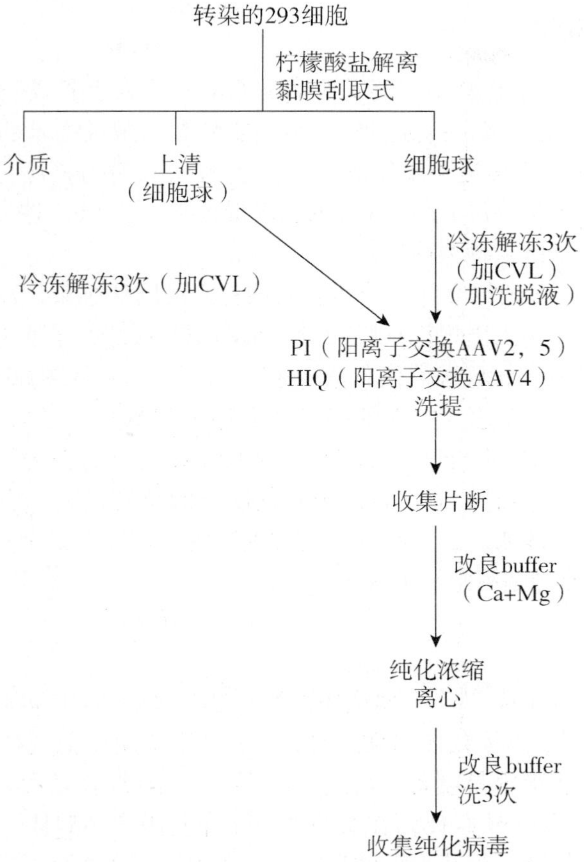

图 1-24　AAV 的柱层析纯化法

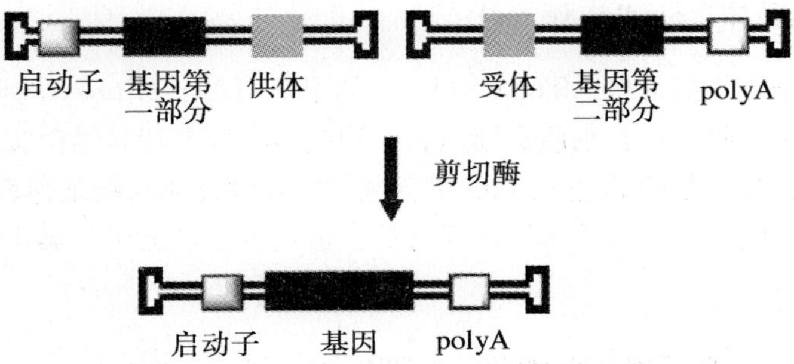

图 1-25　AAV 双载体反式剪切

1.5　其他病毒载体

除了常用的上述病毒载体，还有很多其他种类的病毒，由于其天然的某些特性，使其在特定的组织中。

1.5.1 单纯疱疹病毒载体

单纯疱疹病毒是大型有包膜双螺旋 DNA 病毒，其基因组长度为 120 ～ 230kb 不等。HSV 载体的优点在于广泛的宿主范围，易于感染非分裂细胞或终末期细胞，并具有嗜神经组织特性，在神经系统，尤其是脑组织基因治疗上有很大潜力；病毒容易制备，可达 10^8 pfu/ml；承载容量大，携带外源 DNA 片段的长度最大可达 30kb。这类病毒载体的开发也呈辅助病毒依赖型和辅助细胞依赖型两型。

理想的 HSV 载体可在靶神经细胞内建立长期稳定的隐伏感染，而不破坏细胞功能或诱导自体免疫反应。现已证实当出现隐伏感染时，编码调节蛋白的早期基因和编码结构及复制必需蛋白的晚期基因均失活而仅编码隐伏感染相关转录（LAT）的基因被活化。目前的研究主要致力于调控 LAT 的表达，使得这些启动子序列引导的目的基因能在隐伏感染期表达。已有 HSV 载体介导一些报告基因在海马、纹状体和皮质的表达的报道，但均未能获长期稳定表达（约持续一周左右）。总之，由于其基因组的结构复杂，病毒学机制不清，尤其是病毒的潜伏性机理有待阐明。加上有较强的细胞毒性，要进入临床实验，还有不少问题要解决，目前尚无 HSV 介导基因治疗的临床实验报道。

1.5.2 痘苗病毒载体（VV）

痘苗病毒（vaccinia virus，VV）属痘病毒科，是双链 DNA 有病毒包膜，在细胞浆中复制，基因组长度为 186kb。VV 载体的优点是：VV 已广泛用于免疫接种，预防天花，因而在临床上使用很安全；病毒容易制备，可达 10^9 pfu/ml；承载容量大，携带外源 DNA 片段的长度可超过 30kb。目前 VV 载体已在实验室里用作基因表达载体，有发展成疫苗载体的潜力。但这类病毒结构复杂，其基因组极为庞大，大约含有 200 个不同的蛋白质编码区，且为杀细胞性感染，因此作为基因治疗的载体尚待进一步研究。

1.5.3 辛培斯病毒载体（Sindbis vector）

辛培斯病毒属于披膜病毒科（Togaviridae）的甲病毒属（Alphaviruses），是一种 RNA 病毒，其外被脂蛋白包膜，内含细胞类脂质和一种或多种病毒特异性糖肽。根据其改建的辛培斯病毒载体可通过其外膜的 A 蛋白 IgG 结合域的特异性抗体与靶细胞表面的抗原相识别，从而起到靶向性治疗的作用。有关辛培斯病毒的报道较少，仅见于转染 Hela－$CD4^+$ 细胞和绒癌细胞株的实验研究。

1.5.4 泡沫病毒载体（spumavirus vector，Foamy vector）

泡沫病毒载体亦属逆转录病毒科，在许多脊椎动物体内均分离出泡沫病毒，但尚无其致病性的报告。人类泡沫病毒（HFV）是逆转录病毒科中具有最长的基因组者，除了主要的结构基因外，它有三个特异的开放阅读框架。复制缺陷型 HFV 载体的构建类似于 RV 载体：以目的基因替代编码包膜蛋白的基因和转录反式激活蛋白的启动子区域。HFV 也可整合入靶细胞的基因组并获稳定表达，与 RV 相比，其优势在于其不被血清灭活，且对非增殖期细胞转染效率高。有关 HFV 载体的基础性研究还在进行之中，虽然尚无相关的临床实验报告，但可以认为 HFV 在将来的 in vivo 基因治疗中还是比较有前途的。

1.6 嵌合病毒载体

近年来刚发展起来的嵌合（杂合）病毒载体（chimeric or hybrid vectors）研究是基因治疗载体研究的一个重要方面，并已取得一系列重大成果。这种方法的中心思想是通过分子生物学技术把两种或两种以上的病毒载体结构组合起来，从而得到一种具有各家之长的新型嵌合（杂合）病毒载体。下面简单介绍几种嵌合载体的研究情况。

1.6.1 单纯疱疹病毒/腺相关病毒嵌合载体

在构建过程中，所使用的单纯疱疹病毒载体已去除了所有病毒基因，只保留了复制起始顺序和病毒包装信号顺序。在这个载体上插入了腺相关病毒的 rep 基因和两个 IRT 顺序，目的基因则插在腺相关病毒的两个 IRT 之间。这个载体既具有单纯疱疹病毒能够进入并定位于细胞核的特点，又具有腺相关病毒能够扩增外源基因并将其整合在人类非分裂细胞染色体特定位置的特点；同时既克服了前者不兼容外源启动子的弱点，又避免了后者包装效率低的不足。离体实验证明，受此嵌合载体感染的分裂细胞经过一定时间的选择后可以形成稳定表达目的基因的细胞克隆，且细胞毒性很小。

1.6.2 腺病毒/腺相关病毒嵌合载体

这个载体是在一种第二代腺病毒载体上插入了腺相关病毒的 ITR 顺序，但 rep 基因并不包含在载体框架中，而是通过 poly－Lys 偶联在病毒颗粒表面。该载体既具有腺病毒感染效率高、制备容易的特点，又可在 rep 基因短期表达的帮助下像腺相关病毒一样发挥定点整合的作用，但目前尚无实验证明可以长期表达外源基因。如果使用去除了所有腺病毒基因的第三代载体做框架，再插入腺相关病毒载体的顺式作用原件，而将 rep 和 cap 两个基因置于可调控启动子如 Tet－on 启动子的控制之下，用四环素诱导 rep 基因的短期高效表达，这样也许更能发挥两种病毒的综合优势。

1.6.3 单纯疱疹病毒/EBV 嵌合载体

将 EBV（Epstein－Barr virus）的 ori－P 元件和 EBNA－1（EBV nuclear antigen I）基因插入已去除所有病毒基因但带有必需的病毒顺式作用元件的单纯疱疹病毒载体，就得到一种单纯疱疹病毒/EBV 嵌合载体。这种载体感染细胞后其 DNA 可以像 EBV 一样成为染色体外的自主遗传单位。将这种载体与辅助性单纯疱疹病毒共转染靶细胞，包装出的病毒中重组嵌合病毒占 93%。用带有选择基因的这种载体感染处于选择压力下的分裂细胞，获得的细胞克隆在培养液中可保持抗性达 6 个月以上。因此，这种载体可以广泛应用于以分裂细胞为对象的基因治疗如肿瘤基因治疗中。

1.6.4 腺病毒/逆转录病毒嵌合载体

这种载体首先由美国的 Feng M 于 1997 年构建成功并应用于离体研究（Feng M,

1997)。他们构建了两个载体。一个载体是在腺病毒载体上插入 5′和 3′端都带有逆转录病毒 LTR 的目的基因和逆转录病毒包装信号，另一个载体是在腺病毒载体上插入所有编码逆转录病毒反式作用因子的基因。这两种载体分别通过转染 293 细胞大量制备后，共转染同一种分裂细胞，第一个载体在第二个载体的帮助下可以产生带有目的基因的有感染能力的复制缺陷型重组逆转录病毒，并分泌到细胞外继续感染其他正在分裂的细胞。由于首先被嵌合病毒感染的细胞可以包装出带有目的基因的重组逆转录病毒并直接感染周围的细胞，因而其感染效率大大超过了一般的逆转录病毒。而且，这种嵌合病毒不是通过逆转录病毒的包装细胞如 PA317 细胞，而是由腺病毒的包装细胞包装出来，因而可以达到很高的滴度。所以，这是一种应用潜力很大的病毒载体。

1.7 非病毒载体

与病毒载体相比，非病毒载体系统尤其适合用作基因治疗，因为它相对于病毒系统有许多优点：使用简单、没有免疫原性、容易包装和大量扩增。虽然它对机体安全，但是裸 DNA 或脂质体- DNA 复合物（图 1 - 26）体内转染效率普遍很低。细胞表面受体的配体或结合域能直接和 DNA 或脂质体- DNA 复合物结合，从而提高其转染效率。细胞表面受体的配体包括 asialoglycoprotein、基本纤维原细胞生长因子、转铁蛋白和粘连分子。包含和整合素高亲和 RGD 结构域的多肽或多聚赖氨酸片段和 DNA 通过静电力结合能有效转基因入不同的细胞。通过这种方式得到高转基因效率已经在体外于多种细胞中得到证明，在体内，用这种方式转入支气管细胞中的基因表达能维持至少 3～7 天。非病毒转移系统和一种非侵入性的、临床上可行的影像分析相配合，必将对优化这种肿瘤基因治疗方法提供很大的帮助。

其他靶向的活体系统如细菌也被用作肿瘤基因治疗的载体。细菌有大的基因组，能被用来表达大量的治疗基因，它们的繁殖可以用抗生素来控制。

两种厌氧细菌（梭菌和双歧杆菌）被用作转基因的载体。这两种革兰阳性的非致病厌氧菌能特异性在实体瘤的坏死和缺氧部位生长和繁殖，这种特点使它们成为有前途的基因治疗载体（图 1 - 27）。在体内，静脉注射含胞嘧啶脱氨酶（CD）的梭菌孢子，随后系统给前体药物 5 - FC，能产生很明显的抗瘤效应。减毒的沙门菌营养缺陷突变体对肿瘤细胞有比正常细胞高 1000 倍的特异性。营养缺陷突变体使这些细菌高度安全并且有高度肿瘤特异性。当这些突变体腹腔注射入荷瘤小鼠体内，能抑制肿瘤的生长并使小鼠的平均寿命延长至非治疗组的两倍。并且，当动物被注射表达单纯疱疹病毒胸苷激酶（HSV - TK）的沙门菌，能产生 GCV 介导的、剂量依赖的抑瘤效应。与沙门菌相比，双歧杆菌的非致病性对人类的基因治疗来说是个优点。

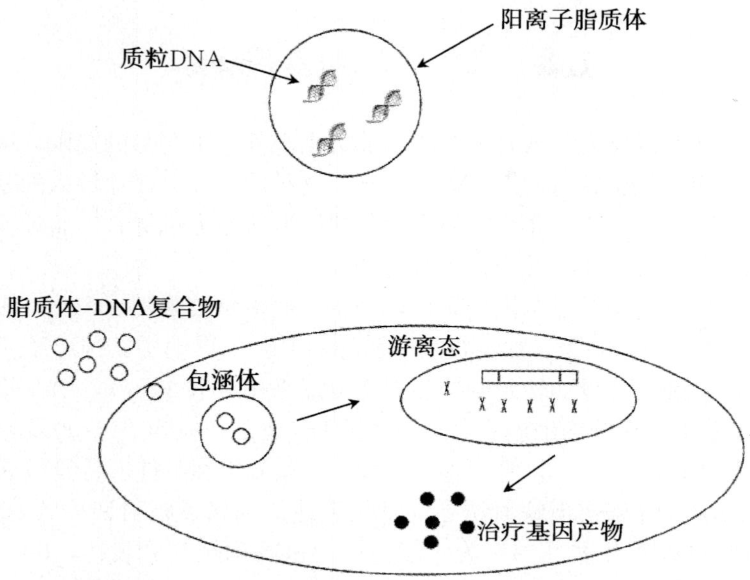

图 1-26 脂质体介导的 DNA 转染

用于基因治疗的脂质体通常是阳离子脂质体，能通过静电作用和 DNA 结合。这种复合体通过和胞膜融合将 DNA 导入靶细胞，复合体从内吞体解离，直接进核。进入核的 DNA 通常是游离状态的

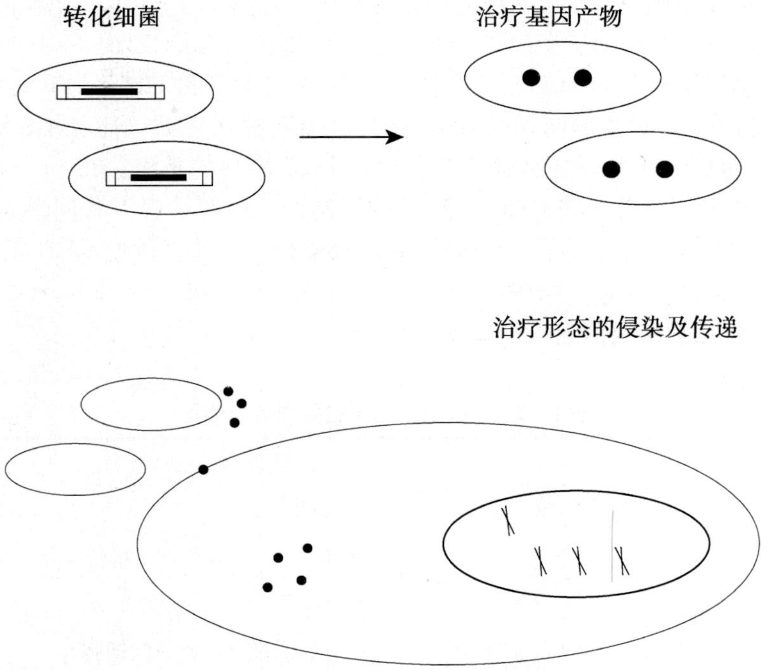

图 1-27 细菌介导的治疗基因的导入

一些原核载体如厌氧菌沙门氏杆菌和双歧杆菌能高效导入缺氧和坏死的肿瘤区域。它们在肿瘤组织中的增殖活性使它们有天然的抗瘤效应，并能作为载体体内导入肿瘤治疗基因

1.8 载体的靶向基因导入

所有的载体在将基因靶向导入目的组织的能力上有其不可避免的局限，因为载体所用的一些受体并非目的组织细胞特有的。所以为了补偿这种缺陷，可以让转入的基因在靶组织中特异、可调控的表达。在过去十年，在这方面的研究取得很大进展，实验证实靶向基因表达在大多数的病毒或非病毒载体系统中都是可行的。

目前，为了构建能靶向转导基因的载体，如下一些策略被采用。(1) 许多组织特异性的转录调控序列被采用（表 1-2)，如上皮细胞特异的 flt-1 启动子、神经胶质瘤细胞特异的 GFAP 启动子。(2) 肿瘤特异的转录调控序列也可以采用（表 1-2)，如在腺瘤细胞中特异性激活的 CEA 启动子、在肝癌细胞中特异的 AFP 启动子和在 85%～90%肿瘤中高活性的端粒酶启动子（hTERT)。(3) 其他一些能在特异病理或生理条件下特异激活的启动子也被采用，如用缺氧反应元件来实现缺氧诱导的基因表达，用离子辐射调控的 egr-1 基因启动子来实现辐射调控的基因表达。(4) 为了能在体内精确调控基因表达，tet-on 和 tet-off 系统能通过服口服药物四环素来调控治疗基因的表达，RU486 系统能通过口服药物 RU486 激活 GAL4 调控的基因表达来激活基因转录。

用细胞特异的启动子来调控基因的转录，也有一定的局限性，因为这些启动子在肿瘤细胞中的活性都不是很高。为了解决这个问题，可以采用 Cre/loxP 系统来提高基因表达。这个系统在最近的报道中用于 CEA 调控的肿瘤治疗中。在这个实验里，构建了一对重组的腺病毒，一个包含在 CEA 启动子调控下的 Cre 重组酶基因（Ad. CEA-Cre)，另外一个病毒包含强 CAG 启动子调控下的 HSV-TK 基因，CAG 启动子和 HSV-TK 之间被新霉素抗性基因（neo）间隔，neo 基因两端是 loxP 序列。当两种病毒共同感染 CEA 阳性的细胞，第一个病毒表达的 Cre 重组酶能通过第二个病毒 loxP 序列的重组，将 neo 基因切割下来，这样，HSV-TK 基因就处于强 CAG 启动子的控制下。这两种病毒共同感染与 Ad. CEA-TK（TK 基因受 CEA 启动子的直接调控）单独感染相比，前者能使 CEA 阳性的肿瘤细胞对 GCV 的敏感性提高 8.4 倍。瘤内注射 Ad. CEA-Cre 和 Ad. lox-TK，GCV 给药后，能使裸鼠的皮下肿瘤几乎完全消退（Kijima T，1999)。

表 1-2 一些组织和细胞特异性启动子

启动子	组织/肿瘤类型
胰岛素启动子	B-胰岛细胞
乳清酸蛋白启动子	乳腺
酪氨酸酶启动子	黑素细胞
GFAP（Glial fibrillary acidic protein）启动子	星形胶质细胞，胶质瘤细胞
白蛋白启动子	肝脏

续表

启动子	组织/肿瘤类型
CEA 启动子	GI 区域，乳腺，肺
T 细胞受体启动子	T 淋巴细胞
PSA 启动子	前列腺
AFP 启动子	肝癌
CLPI（circulatory leukoprotease inhibitor）启动子	癌细胞，如肺癌、结肠癌、乳腺癌、膀胱癌、卵巢癌
Her-2/neu 启动子	乳腺癌、胰腺癌、胃癌
Myc-Max 应答元件启动子	肺癌
骨钙蛋白质启动子	骨肉瘤
MUC-1 启动子	腺癌

总之，有最高效率和最小毒性的 DNA 载体系统并能实现目的基因在靶组织中以可精确调控的方式表达，就意味着基因治疗的成功和它被公众和临床接受的可能。很多问题需要考虑发展靶向有效的载体决定着各种基因治疗系统的成败。到目前为止，主要的临床实验都是用病毒载体，但是对病毒载体改造的安全性还存在争议。尽管如此，目前基因治疗领域所积累的数据是鼓舞人心的。目前最重要的问题，就是要发展一种高效的载体系统。这种神奇的载体应该是靶向的、不易降解的、没有免疫原性的、对接受治疗的个体及周边环境是安全的，可以由静脉注射给药，然后在体内聚集在靶组织周围，随后实现基因有效靶向转移入靶细胞，并且根据需要长时间、可调控表达目的基因。有些载体如逆转录病毒、腺病毒和脂质体已经应用到临床上，并且产生了不同的效果。为了克服低转移效率和对病人的毒性，人们也不断探讨新的治疗形式，出现了诸如细菌、腺相关病毒、单纯疱疹病毒、慢病毒、基因枪等基因转移方法。这些基因导入方式各有优缺点（如表 1-3 所示），需要不断改进和完善，也需要根据不同的情况选择不同的基因导入方式，实现最佳的基因导入效果。

表 1-3　各种基因治疗载体系统的比较

载体	优点	缺点
逆转录病素毒	基因组小并且简单	仅感染分裂细胞
	可稳定整合于宿主基因组	随机整合（可能导致突变）
	生物学特性清楚	常常只有短暂表达
	可高效转入复制中的细胞	病毒滴度低（107pfu/ml）
	对宿主细胞无害	可能会与有复制能力的病毒重组 插入容量有限（10kb）
腺相关病毒	基因组小（5kb）	尚未研究清楚

续表

载体	优点	缺点
	可特异整合于人 19 号染色体	需腺病毒辅助复制
	以人细胞作为宿主	携带外源基因能力有限（4kb）
	无毒、无致病性	难得到高滴度病毒
腺病毒	适于原位使用，尤其是肺	不与宿主基因组整合（只有短暂表达）
	（在不分裂细胞中可进行高效率的体内感染）	载本基因组复杂
	病毒滴度高（10^{10} pfu/ml）	病毒蛋白可能引起免疫反应及炎症反应
	生物学特性清楚	插入外源基因能力有限（7～8kb）
脂质体	无感染能力	无特异性靶细胞
	理论上无 DNA 大小限制	转染效率低
	毒性低	仅有短暂表达
		体内应用困难

参考文献

1. Bischoff JR, Kirn DH, Williams A, Heise C, Horn S, Muna M, Ng L, Nye JA, Sampson - Johannes A, Fattaey A, McCormick F. Science 1996; 274: 373 - 376.
2. Blaese RM, Culver KW, Miller AD, Carter CS, Fleisher T, Clerici M, Shearer G, Chang L, Chiang Y, Tolstoshev P, Greenblatt JJ, Rosenberg SA, Klein H, Berger M, Mullen CA, Ramsey WJ, Muul L, Morgan RA, Anderson WF. Science 1995; 270 (5235): 475 -80.
3. Engelhardt JF, Ye X, Doranz B, Wilson JM. Proc Natl Acad Sci U S A 1994; 91: 6196 - 6200.
4. Feng M, Jackson WH Jr, Goldman CK, Rancourt C, Wang M, Dusing SK, Siegal G, Curiel DT. Nat Biotechnol. 1997; 15 (9): 866 - 70.
5. Gao GP, Alvira MR, Wang L, Calcedo R, Johnston J, Wilson JM. Proc Natl Acad Sci U S A. 2002; 99 (18): 11854 - 9.
6. Green AP, Huang JJ, Scott MO, Kierstead TD, Beaupre I, Gao GP, Wilson JM. Hum Gene Ther. 2002; 13 (16): 1921 - 34.
7. Heise C, Sampson - Johannes A, Williams A, McCormick F, Von Hoff DD, Kirn DH. Nat Med 1997; 3: 639 - 645.
8. Kafri T, van Praag H, Ouyang L, Gage FH, Verma IM. J Virol 1999; 73: 576 - 584.
9. Kamen A, Henry O. J Gene Med. 2004; 6 Suppl 1: S184 - 92.
10. Kashentseva EA, Seki T, Curiel DT, Dmitriev IP. Cancer Res. 2002; 62 (2):

609 -16.

11. Kijima T, Osaki T, Nishino K, Kumagai T, Funakoshi T, Goto H, Tachibana I, Tanio Y, Kishimoto T. Cancer Res. 1999; 59 (19): 4906 - 11.
12. Lai Y, Yue Y, Liu M, Ghosh A, Engelhardt JF, Chamberlain JS, Duan D. 2005; 23 (11): 1435 - 9.
13. Lai Y, Yue Y, Liu M, Ghosh A, Engelhardt JF, Chamberlain JS, Duan D. Hum Gene Ther. 1999; 10 (3): 463 - 75.
14. Lieber A, He CY, Kirillova I, Kay MA. J Virol 1996; 70: 8944 - 8960.
15. McCarty DM, Fu H, Monahan PE, Toulson CE, Naik P, Samulski RJ. Gene Ther. 2003; 10 (26): 2112 - 8.
16. Naldini L, Blomer U, Gage FH, Trono D, Verma IM. Proc Natl Acad Sci U S A 1996; 93: 11382 - 11388.
17. Naldini L, Blomer U, Gallay P, Ory D, Mulligan R, Gage FH, Verma IM, Trono D. Science 1996; 272: 263 - 267.
18. Peng Z. Hum Gene Ther. 2005; 16 (9): 1016 - 27.
19. Samulski RJ, Berns KI, Tan M, Muzyczka N. Proc Natl Acad Sci U S A. 1982; 79 (6): 2077 - 81.
20. Solnick D. Cell, 1981; 24 (1): 135 - 43.
21. Yamada K, McCarty DM, Madden VJ, Walsh CE. Biotechniques. 2003; 34 (5): 1074 -8, 1080.
22. Yu H, Rabson AB, Kaul M, Ron Y, Dougherty JP. J Virol 1996; 70: 4530 - 4537.
23. Zufferey R, Nagy D, Mandel RJ, Naldini L, Trono D. Nat. Biotechnol. 1997, 15: 871 -875.

2 基因表达的调控系统

叶学海[1] 徐韬[2] 支炎[1]

[1]Division of Cellular & Molecular Therapy, Medical School of University of Pennsylvania, USA
[2]分子药物教育部工程研究中心，福建泉州 邮编 362021

目 录

2.1 绪论

近些年来，分子基因药物在应用技术方面取得了长足的进展，并发展出了一批可在体内进行高效表达的基因转移载体，特别是基因表达调控技术得到了进一步的深化、优化和细化。转基因治疗技术的应用要求必须将基因表达的时间和水平控制在治疗范围内。从理论上来说，可调控的基因表达系统应该具有以下几个特点：第一，特异性。例如，只能应用特异性的诱导物，并做出适宜的反应，而不能对内源性的激活剂产生应答或者是被细胞调控路径所干扰。第二，有效性。未经诱导时必须呈现较低的本底水平表达，一经诱导即能迅速产生高水平表达并可有效逆转。第三，诱导的基因表达水平必须具有剂量依赖性，单细胞群落对外来基因的表达模式必须一致。诱导剂最好是可口服的生理惰性化合物，并可由身体组织在一段合理的时间内清除或降解。第四，诱导系统的成分要具有低免疫原性。

目前，可诱导的基因表达系统主要是基于内源性的细胞元件、启动子和增强子，它们可对热、激素、低氧、细胞因子或金属离子等外源信号或者刺激做出反应。所有这些诱导剂的共同问题是诱导的多效性。结果，不仅导入的基因可接受特异性启动子的控制，一系列的胞内基因也成为诱导剂的靶点，这就使得对结果的解释更加复杂。尽管这些诱导剂的运送和剂量可以在组织培养时进行有效的调控，但是在实验动物或人体的调控却问题重重。为了解决这些问题，研究人员进行了多番努力，有效的诱导系统逐渐成形，由原核、真核生物和病毒蛋白的功能域融合来生产嵌合反式激活因子，包载入载体，产生的基因表达调控系统不再对内源性诱导做出反应，也不会与哺乳动物基因组的DNA元件相结合，而只依赖于外来药物的诱导。

迄今已形成四环素诱导系统、FK506/雷帕霉素诱导系统、RU486/米非司酮诱导系统和蜕皮素诱导系统四个各具特色基因表达调控系统。这四个系统将在下文一一详细予以介绍。

2.2 基因表达调控系统

2.2.1 四环素诱导系统

2.2.1.1 Tet-off系统

四环素（Tetracyclin）诱导系统是最常用的基因表达调控系统。它包含两种调控系统：Tet-off系统和Tet-on系统。Tet-off系统，最初由Gossen和Bujard[1]提出，通过Tet抑制蛋白（TetR）和四环素反应元件（TRE）起作用（图2-1A）[2]。23.6kD的TetR蛋白能抑制Tn10转座子上的四环素抗性操纵子基因的转录。当缺乏四环素时，细菌中TetR通过与Tet操纵序列（tetO）结合来阻止这些基因的转录。TetR与单纯疱疹病毒的VP16转录活化域组成融合蛋白，融合后使TetR由转录抑制剂转变为所谓的反式激活因子（trans-activator/tTA）的转录激活剂。tTA根据自身启动子和多腺苷酸序列起作用，通过TRE共同控制下游基因的表达。

研究人员设计出一种7个串联的tetO序列结构，它位于起始密码子和细小细胞巨病毒（hminCMV）启动子的上游，tetO序列与hminCMV启动子共同构成了TRE。当诱导物如四环素或强力霉素（Dox）与反式激活因子结合，复合物激活CMV启动子，使之调控目的基因表达。独立的启动子（如TRE和CMV或者其他细胞特异性启动子）控制目的基因与反式激活因子的表达。通过tTA编码的调节开关合成这种反式激活因子，以及反式激活因子与诱导物和TRE的相互作用，实现表达调控。

Tet-off系统工作原理是根据诱导剂的存在与否分别调控目的基因表达的“开”或“关”。当诱导物存在时，诱导物与tTA结合，抑制tTA与TRE中的tetO序列结合，从而阻止TRE后续基因的转录，Tet-off系统处于关闭状态。当移除诱导剂或诱导剂剂量很低时，tTA 与 TRE 上的 tetO 序列结合，从而激活 TRE 诱导基因表达，Tet－off 系统处于开启状态。该系统主要的缺点是在没有抗生素时，目的基因持续表达，而关闭系统需要四环素持续给药。另外，在循环系统中抗生素的持续高水平可能导致其他并发症，如增加人体对四环素衍生物的耐受性、四环素衍生物对人体产生毒性或不良反应等。

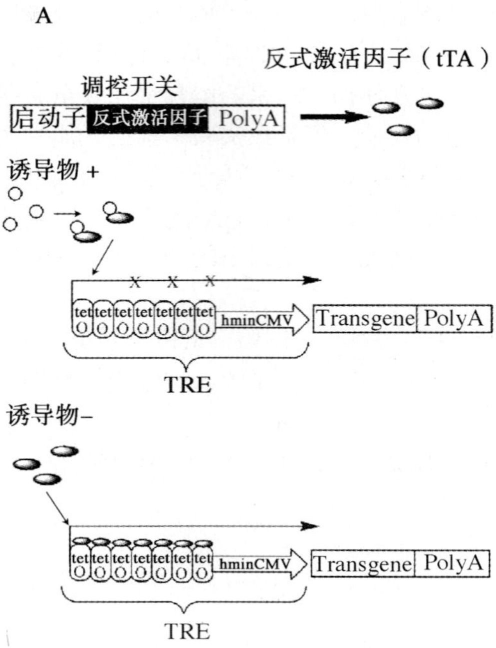

图 2－1A　Tet off 系统

2.2.1.2　Tet－on 系统

Tet－on 系统是从 tetR 突变产生相反表型的基础上发展起来的（图 2－1B）[2]。在 Tet－on 系统中，tTA 蛋白中有 4 个氨基酸残基发生突变，导致产生相反功能的蛋白，称之为 rtTA。只有当四环素或 Dox 存在时，才激活 TRE 触发转录，并激活沉默的 hminCMV 启动子。在没有诱导剂时，目的基因表达处于关闭状态。这一系统已经成功用于多种基因的表达调控，但是在基因调节的精度方面还存在缺陷。无论是停止使用诱导剂还是在缺少诱导剂的情况下，基于 Tet－on 的 rtTA 对 TRE 上的 TetO 具有一定的亲和力，在系统关闭的时候可仍可激活 CMV 启动子并诱导目的基因的低水平转录。也就是说，在系统关闭模式下，这种反应元件与激活因子之间的反应产生了本底活性，这是影响 Tet－on 基因表达调控系统精确性的主要不利因素。

Tet－on/off 系统有许多其他基因表达调控系统所不具备的优点。第一，诱导剂。诱导剂（四环素或 Dox）作为抗生素已经数十年，各种特性已经在临床上得到验证；在临床前和临床研究中所需的基因激活剂量远远低于对人体产生毒性的剂量；四环素及其衍生物 Dox 可在人体内快速代谢并排出体外；这些特点使它成为控制目的基因表达——快速提高表达量、长期表达或是快速降低表达量——的理想药物。第二，Tet 系统的调控元件识别特异性的 DNA 序列，并且 Dox 不影响人体自身蛋白，这样可以减少了 Tet－on/off 系统在使用过程中存在的潜在严重副作用。然而这些蛋白源自细菌，可能存在免疫原性，这一点值得注意。

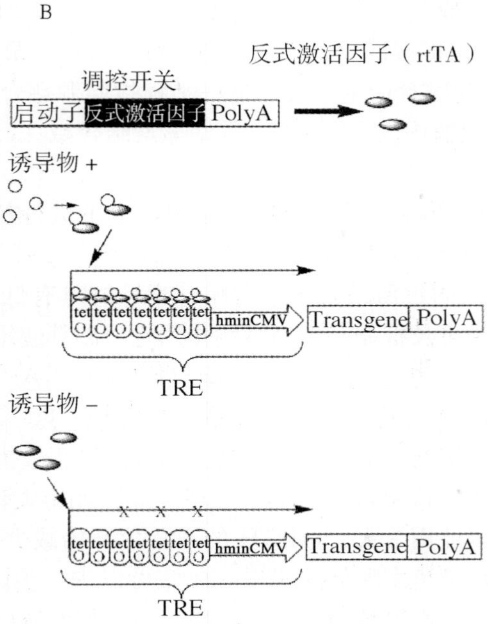

图 2－1B　Tet on 系统

2.2.1.3　改良型 Tet－on 系统

为了进一步改进 Tet－on 系统，Gossen 等人[3]在没有诱导剂的条件下获得了本底活性更低的 rtTA 突变。定量荧光测定显示，基于突变之一 rtTA2s－M2 构建的 Tet 调控开关，可以精密控制转染 HeLa X1/6 细胞中 β-半乳糖苷酶的表达[4]。

Bujard 及其同事找到另外一个减少系统（“关”）中多余基因表达的策略。由改良型的 TetR 融合 Kid 蛋白的转录沉默区制备了一种新的嵌合蛋白（tTS^{kid}），当 tTS^{kid} 与 rtTA 蛋白一起表达时，因为 TetR 元件二聚体形成区域表面形态的改变使得异二聚体无法形成。体外研究表明，当 Dox 缺乏时，tTS^{kid} 可使报告基因的表达降低 1000 倍[5]，但对报告基因的最大表达则无明显影响。

由四环素响应启动子、rtTA2 S－M2 反式激活因子、tTS^{kid} 抑制元件和内部核糖体结合位点（IRES）组成的多元调控开关，能非常有效地调控小鼠和非人灵长类动物的转基因表达[6,7]。在这个多元调控开关中，IRES 位于 TA2 S－M2 反式激活因子和 tTS^{kid} 抑制元件之间。Lamartina 等人设计并在体外检验了一个包含单一调控框的双顺反子表达载体，该载体包含了 rtTA2S－M2 和 tTSKid 元件。在缺乏 Dox 时，rtTA2S－M2/tTSKid 编码的 Tet 调控开关只产生微量的本底活性；当 Dox 存在时，血清碱性磷酸酶基因的表达可提高 1000 倍，对 Dox 的敏感度也得到提高[7]。这种新型的转录调控开关十分有利于转基因表达的精确调控，因而促进了其在基因治疗中的进一步应用。

2.2.2 FK506/雷帕霉素诱导系统

FK506/雷帕霉素诱导系统依靠具有细胞渗透能力的免疫抑制剂 FK506 和雷帕霉素，它们可与免疫亲和素蛋白家族成员结合，如细胞蛋白 FKBP12 和 FKBP12 雷帕霉素相关蛋白（FRAP）激酶。FK506/雷帕霉素诱导系统包含 2 个融合蛋白：第一个由 ZFHD1 DNA 结构域与 3 个 FKBP 12 重复序列融合产生，前者是一个锌指同源融合蛋白与复合识别序列的复合物；另一个由人 FRAP 激酶中的 FKBP12 -雷帕霉素结合域（FRB）与 NFkB p65 蛋白的羧基端活化域结合产生[8]。

当雷帕霉素缺乏时，两个融合蛋白不相互作用，也不进行转录。当雷帕霉素存在时，FRB 与 FKBP12 反应，导致 p65 NFkB 转录激活域结合到人 CMV 启动子上游的诱导启动子（包含 ZFHD1 结合位点）的附近激活转录。雷帕霉素系统具有低本底和诱导依赖的高水平表达特性，但是雷帕霉素的生长抑制和免疫抑制作用是限制其应用的潜在因素。在改良的雷帕霉素系统中，雷帕霉素类似物（rapalogs）不能与野生型 FRAP 激酶有效结合，但与 FRB 突变体具有较高的亲和力，形成 FKBP12 - rapalog 复合物，这一特点能很好地解决原有系统的不足之处。雷帕霉素系统的另一个问题是其去诱导的过程较为缓慢。在体外和体内试验中利用雷帕霉素系统调控人生长激素（hGH）表达，经雷帕霉素诱导 24 小时后报告基因表达即达峰值，但是雷帕霉素停用 3 天后，hGH 的产量才开始减少[10]。通过直接测量停用雷帕霉素后，该控制表达框转录速率降低的快慢，应该可以进一步阐述这个问题。尽管如此，对于那些对转基因表达时间不需要精确控制的应用，雷帕霉素诱导系统应当是最好的选择。

2.2.3 RU486/米非司酮诱导系统

人类孕酮受体（hPR）是核受体超家族的另一成员，同样适合由于药物诱导基因表达体系的构建。最初，该系统应用的是配体结合域被截短的 hPR[11]，它不能与其原有配基孕酮结合，但仍然具有结合抗孕酮素 RU486 的能力。

如图 2 - 2，在 RU486/米非司酮诱导系统中包含一个反式激活因子（GLVP），它由 HSV VP16 的反式激活域与酵母 GAL4 的 DNA 结合域加上人孕酮受体（hPRB891）的配体结合区（PR - LBDΔ）融合产生。诱导启动子由腺病毒 E1B 的 TATA 盒上游的一串 GAL4 识别序列组成[9]。加入 RU486 时，GLVP 与插入到最小启动子上游的 GAL4 DNA 结合位点结合，开启转录进行，而内源激素因无法与突变的配体结合区结合而不能开启转录。最初，研究者利用瞬时转染试验和体内细胞移植试验确定目的基因表达是否受 RU486 的控制。尽管报告基因表达的整体诱导水平相对温和（瞬时实验中 50 倍，鼠模型中 10 倍），但是低浓度的 RU486 即可有效而快速的诱导报告基因表达。在体外，即使 RU486 浓度低至 0.1 nM，也可在两小时内诱导报告基因表达，而当浓度达到 1nM 时，即可达最大诱导水平[11]。随后利用转基因小鼠（表达 GLVP 反式激活因子和可诱导的人生长激素基因 hGH）测定该诱导系统在体内的表达情况[12]。在这些小鼠中，口服 RU486 剂量分别为 250 μg/kg 和 500 μg/kg 时，生长激素的表达量分别提高了 1500 倍和 3500 倍，并具有剂量依赖性。进一步修饰 GLVP 反式激活因子可增加复合型诱导的转录激活能力和敏感度[13]。重新配置 hPR 的配体结合域和 VP16 的转录激活域可以得到一个最佳的反式激活因子 GLVPc′，这个因子在 RU486 的浓度低至 0.01 nM 时仍可激活靶基因的表达。

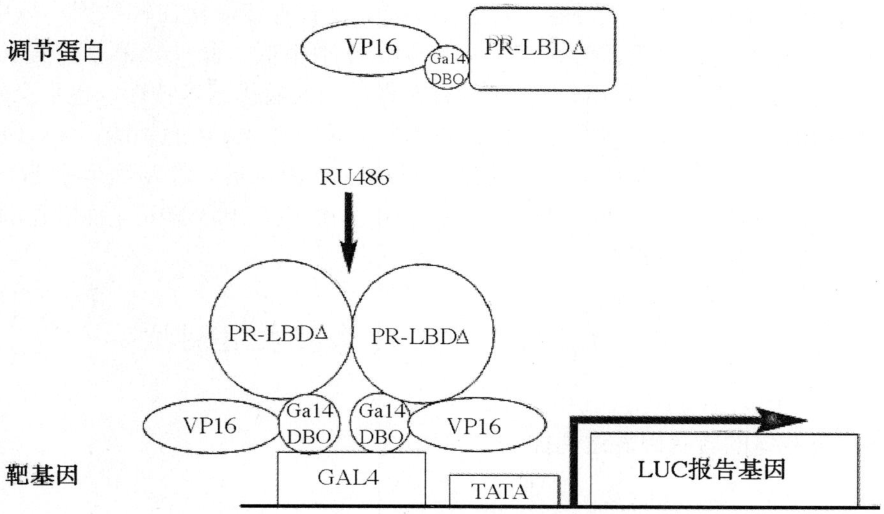

图 2-2　RU486/米非司酮诱导系统

RU486 是一种适于口服的脂溶性激素，其药代动力学特性已经基本阐明，这是其作为诱导复合物的一个优点。但是，RU486/米非司酮系统要想成功地用于未来的基因治疗，诱导基因表达的 RU486 浓度必须低于其发挥抗孕酮激素和抗糖皮质激素活性的浓度。原系统和改良系统显然都可以满足这一点，即在发挥抗孕激素作用之前 RU486 就可诱导 100～1000 倍的基因表达。但是，与四环素诱导系统类似，源自酵母和病毒蛋白的功能元件可能具有免疫原性，这一不足之处同样阻碍了 RU486/米非司酮诱导系统的应用。

2.2.4　蜕皮素诱导系统

昆虫的蜕皮素能够刺激黑腹果蝇蜕变。在果蝇中，此类类固醇激素的功能性受体是蜕皮素受体（EcR）与 ultraspiracle 基因（USP）的编码产物的杂二聚体。作为核受体超家族的成员之一，在激素存在时，EcR 可与蜕皮素反应元件结合，并激活包含这些元件的基因转录。

早期设计的用于哺乳动物细胞中调控基因表达的系统包含了 EcR 和 USP 基因，还包含一个蜕皮素反应受体结构。最初，在蜕皮素存在的情况下，诱导水平非常低（3～10 倍）[14]。后来发现，EcR 嵌合基因与 USP 或其脊椎动物的类似物之一类维生素 A X 受体基因（RXR）共表达，且当幕黎甾酮 A（蜕皮素的人工合成类似物）存在时，可以使报告基因的表达活性提高到 100～150 倍。而且在人 293 细胞中，幕黎甾酮 A 浓度为 1μmol/L 时，嵌合 EcR 基因表达系统即可诱导报告基因的表达提高 3000 倍[15]。

No 等人[16]后来优化了蜕皮诱导系统的结构组件，利用 1 μmol/L 幕黎甾酮 A 诱导稳定细胞系获得了高于本底水平 4 个数量级的诱导活性。优化的系统同时表达人类 RXR 蛋白与

EcR/VP16 融合蛋白[9]。为了减少可诱导性启动子的本底转录，重组受体被改变为由蜕皮素和糖皮质激素应答元件半位点组成的新元件—E/GRE，因而改变了其 DNA 结合特异性。体内研究证明，报告基因表达依赖幕黎甾酮 A，确认了该系统在体内研究的实用性。

蜕皮素诱导系统优点和缺点并存。尽管 No 等人没有直接量化在转基因小鼠中报告基因的诱导表达，但很明显在缺乏诱导剂时，本底转录水平很低。此外，幕黎甾酮 A 是一种脂溶性化合物，能在人体各组织分布；它还具有无毒、无致畸作用等特性，也不会对哺乳动物的生理产生任何影响。蜕皮素诱导系统的缺点之一是依赖于 RXR 的表达，RXR 也是一种内源的细胞受体，其过度表达可能会干扰类维生素 A、甲状腺激素以及维生素 D 等内源信号传导路径而产生多重影响[17]。另一个缺点是嵌合受体中 EcR 和 VP16 元件潜在的免疫问题，可能会引起转染细胞的免疫反应。

2.3 动物模型中的转基因表达调控

2.3.1 腺病毒载体的转基因表达调控

2.3.1.1 Tet - on/off 系统

在体内，许多研究已经成功地利用第一代腺病毒载体与 tet 调控系统进行针对特定大脑细胞类型的基因表达精确调控。Smith - Arica 等人[18]已经在细胞系水平、脑组织培养水平和动物体内脑组织水平分别建立了细胞专一性的有效的 Dox 依赖型转录调控体系。携带胶质纤维酸性蛋白启动子的第一代腺病毒载体，可在 Tet - off 系统的控制下调控 β-半乳糖苷酶表达，该载体分别在体外和体内都实现了在神经胶质细胞中 Dox 剂量依赖的 β-半乳糖苷酶表达[18]。另一个体内和体外研究也表明，在催乳激素细胞中 β-半乳糖苷酶的诱导性表达受 Tet - off 系统调控，所采用的第一代腺病毒载体编码携带垂体前叶催乳激素细胞特有的催乳素启动子[19]。

Tet - off 系统对酪氨酸羟化酶（TH）表达的成功调节，可导致体内雌激素诱导的垂体泌乳素腺瘤的有效消退[20]。TH 是多巴胺生物合成途径的限速酶。多巴胺的主要作用是保持基底神经节（basal ganglia）的神经传导通路完整性，还被确认具有抑制脑垂体的腺垂体催乳素生成细胞的功能。合并应用 TH 转基因盒及 Tet - off 系统的腺病毒载体，能调节垂体前叶（AP）细胞系中 TH 的表达[20]。同时，经雌激素诱导血脯氨酸过多症和脑垂体催乳细胞增生的大鼠，当缺乏 Dox 时，在垂体前叶注射上述载体后，也表现了垂体大部分的消退和血清促乳素水平正常化[20,21]。

Tietge 等人[22]成功地构建了一个编码人 IIA 血小板磷脂酶 A2（sPLA2）的重组腺病毒载体，sPLA2 是一种已证实能降解血浆膜磷脂以及对清除代谢受损细胞有重要作用的蛋白。不受调控的 sPLA2 的表达对 293 细胞是有毒性的，这一缺点会影响重组的腺病毒载体传代及工业化。当利用 Tet - off 系统调控编码人 IIA 血小板磷脂酶 A2 的重组腺病毒载体（rAd）时，只在体外能检测到 sPLA2 的表达。通过稳定转染或与表达 tTA 的腺病毒载体共转染方法提供额外的 tTA 蛋白，可以使 sPLA2 与 β-半乳糖苷酶的表达水平升高，血浆中 sPLA2 的表达呈 tTA 剂量依赖性，并可持续 7 天，在肺和肝中也观察到 β-半乳糖苷酶的表达，同样也具有 tTA 剂量依赖性[22]。该系统为制备编码潜在毒性基因的 rAd 载体提供了一个有用的工具，允许在无转基因表达时实现载体的有效复制。

将含有 Tet－on 系统并编码 hGH 的重组腺病毒载体注射至小鼠视网膜下腔，在给药 48 小时内 100％的视网膜色素上皮（RPE）细胞被载体感染[23]。视网膜产生的 hGH 水平呈 Dox 剂量依赖形式并分泌到血液。这一基因传递和表达调控方法，为评价眼内基因功能以及向视网膜传递治疗蛋白提供了新手段。

Tet－on/off 系统在癌症的研究中也有所应用。Block 等人[24]描述了 Tet 调控的腺病毒载体介导的鼠 IL－12 的表达。IL－12 能诱导抗肿瘤的免疫反应，促进 T 淋巴细胞与 NK 细胞增殖的。另外，IL－12 介导产生的干扰素－γ 能增强了 T 淋巴细胞与 NK 细胞的裂解活性。Dox 的存在使 IL－12 的表达量减少到原来的 1/6000，导致活化的脾细胞分泌的干扰素－γ 水平急剧降低，结果，免疫反应也随之减弱[25]。重组人 IL－12 的全身给药会引起严重的副作用，如出血性肠炎、白细胞减少、肝转氨酶升高，而重组的腺病毒载体可以实现肿瘤细胞内单链的 IL－12 调控性表达，提高细胞因子基因治疗的安全性。

为了将 Tet－on/off 系统应用于神经系统疾病，研究者编码神经趋向因子（胶质源性神经营养因子）（GDNF）的重组腺病毒载体直接注射到纹状体和黑质，结果表明 Tet－on/off 系统可诱导 GDNF 的表达，促进视觉多巴胺神经生长并可提供进一步的保护[26-28]。重组腺病毒载体介导的 GDNF 基因表达可以大幅减缓帕金森症患者的多巴胺神经细胞的损失[29]。

2.3.1.2 雷帕霉素诱导系统

Rivera 等人[30]将雷帕霉素诱导系统的三个元件组装到两个第一代腺病毒载体上。一个载体表达由激活域和 DNA 结合域融合而成的转录单位，这一转录单位内有一个内部核糖体进入位点。第二个载体包含一个 hGH 报告基因，由一个可被 ZFHD1 DNA 结合域识别的启动子操纵。在 A549 细胞转染相同剂量的两腺病毒载体（总 MOI 为 4），缺乏雷帕霉素时，hGH 的表达量仅仅是本底水平的 5 倍，而当雷帕霉素存在时，hGH 的表达超过本底水平的 100 倍。为了检测该系统在体内的效果，等量的两种腺病毒载体被注射到免疫缺陷小鼠的股四头肌及胫骨前部，当缺乏雷帕霉素时，血浆中 hGH 的本底水平低于检测的最低限度（50 pg/ml）。单次腹膜内注射雷帕霉素（5mg/kg）可使血浆中 hGH 升高至少 100 倍，但是 14 天后 hGH 的表达减弱到本底水平。之后 5 次雷帕霉素周期注射给药（超过 6 个月）都出现相似的诱导情况。诱导的 hGH 峰值与动物中注射等量的荷载 hGH 腺病毒载体（此腺病毒载体中 hGH 的表达受中早期 CMV 基因的增强子/启动子元件调控）的情况相似。进一步的试验证明，在 0.01～0.25 mg/kg 之间，hGH 的峰值与雷帕霉素的给药量成线性相关。采用口服给药，也观察到了类似相关性，但是释放同等水平的 hGH 要求雷帕霉素的口服剂量为注射给药的 4 倍，这一结果与口服雷帕霉素的生物利用率在 15％～20％的报道相符合。

为了测试雷帕霉素的剂量与 hGH 蛋白表达量和持续时间之间的关系，在 11 天内，2 组小鼠分别给药 0.5 和 0.05 mg/kg 雷帕霉素（每隔 2 天一次）。结果表明，在整个给药期内，hGH 浓度的持续水平取决于雷帕霉素的给药剂量，雷帕霉素剂量高（0.5 mg/kg）的一组 hGH 的水平要比另一组高 5 倍。停止给药，hGH 的水平在 2 周内就恢复到本底水平。重复 2 次上述实验，每次仅改变各组的给药量，得到了同样的 hGH 诱导过程。因此，hGH 生产的水平和持续时间可以受雷帕霉素剂量的精确调控。

但是，在免疫活性正常的动物中，hGH 在雷帕霉素给药后的峰值只为免疫缺陷型动物中 1/50，并且雷帕霉素二次给药不能诱导 hGH 的表达。这一结果可能是因为载体产物如人类嵌合转录因子、hGH、病毒蛋白等能引起了机体内的细胞和体液免疫反应。

Auricchio 等人[31]构建了含雷帕霉素调控体系的编码野生型胰岛素原（hIns－wt）的腺病毒载体，并通过肝管将病毒注入体内。在缺少药物雷帕霉素时，鼠肝内的激素分泌微不足道；而在雷帕霉素给药后即呈现剂量依赖性表达；停止雷帕霉素给药后胰岛素原可恢复原有的水平。这些数据表明药理学调控手段是实现体内胰岛素控释的另一条极具前景的途径。

Chong 等人[32]用雷帕霉素诱导系统调控增殖型腺病毒载体的增殖。在这个系统中，一个腺病毒载体（AdC4）表达转录因子，该因子活性受无免疫抑制活性的雷帕霉素类似物 AP21967 调控。第二个载体 Ad（Z12－I－E1aE1b19k）包含一个位于起调控作用的转录因子结合位点下游的 E1 基因。成对腺病毒载体共转染几个细胞系，都能导致依赖于 AP21967 的 E1 表达，增加病毒复制能力。此外，在 AP21967 存在时，成对转染条件复制缺陷型载体 Ad－GM－CSF，可使其中报告基因的表达增加到原来的 18 倍。当载体直接皮下注射到裸鼠 HT1080 移植瘤时，也获得了同样的结果。这些结果表明诱导表达调控系统可能是抗癌疗法中提高基因运送效率和安全性的一个有用工具。

Wang 等人[33]评价了雷帕霉素调控体系在鼠唾液腺内控制基因表达的情况，以及随之发生的蛋白质分泌情况。他们构建了两种腺病毒载体，Ad C4ZF3 编码由激活域和 DNA 结合域融合而成的多肽，Ad Z12－I－GH－2 编码 hGH。两种载体以导管灌注方式注入颌下腺，24 小时后行雷帕霉素给药。注射雷帕霉素后 20 小时可在唾液中检测到 hGH 的表达，且表达具有雷帕霉素剂量依赖性。在为期 16 天的试验中，3 次独立的雷帕霉素给药都能诱导唾液中依赖于雷帕霉素的 hGH 表达。这个研究表明，雷帕霉素诱导系统在口腔、口咽及上消化道疾病的治疗中具有一定的潜力。

2.3.1.3 RU486/米非司酮诱导系统

Molin 等人[34]在米非司酮诱导基因表达系统包装于两个腺病毒载体中。其中一个称为激活载体，它是将嵌合反式激活蛋白（hPRB891 配体结合域＋Gal4 DNA 结合域融合而成）和 HSV VP16 反式激活域（受 CMV 启动子）包装入 Ad5 dl309 载体实现的。hPRB891 配体结合域由人类孕酮受体相应区域突变而成，它并不结合孕酮或其他内源激素，但仍可以结合孕酮拮抗剂 RU 486。另外一个为报告载体（病毒 AdG5TripCAT），其 CAT 报告基因被克隆到一个 Gal4 增强子之后，该增强子含有 5 个 Gal4 DNA 结合位点，与最小主要晚期启动子（Major Late Promoter）及三重先导序列（Tripartite Leader）的结构融合而成。

为了检测此双载体系统的诱导潜力，HeLa 细胞同时感染激活载体和报告载体，MOI 为 10 PFU/细胞。在未经诱导细胞中未能检测到 CAT 活性。RU 486 给药剂量的增加能导致 CAT 活性的相应增加，并在诱导剂为 4 μmol/L 时获得了 CAT 的表达峰值。载体 MOI 在 1～20 PFU/细胞范围内获得剂量依赖性 CAT 的表达，但是总的 CAT 活性随着 MOI 的降低而减少。这些结果表明米非司酮诱导系统可以通过改变诱导剂剂量或腺病毒的 MOI 来控制报告基因表达。

Barbu 等人[35]用 RU 486 诱导性腺病毒载体，转染离体大鼠胰岛细胞或胰岛瘤（RINm5F）细胞，用于调控 bcl－2 基因表达。腺病毒载体可引起超过 70％的 β 细胞表达

Bcl-2，且Bcl-2表达水平对RU 486具有剂量依赖性。在胰岛细胞培养基中添加促炎性细胞因子IL-1、TNF-α、IFN-γ或线粒体解偶联剂FCCP，导致线粒体膜电位的破坏，和β细胞死亡。Bcl-2的过表达能够重新稳定RINm5F细胞线粒体膜电位并防止RINm5F细胞死亡，但是胰岛细胞的Bcl-2过表达却没有同样的作用。这些结果显示RU 486调控的腺病毒系统可以在腺病毒载体剂量较低时控制基因的传递。RU 486调控的腺病毒系统具备转移免疫调节基因、细胞保护基因或抗凋亡基因至胰岛细胞的能力，因此可以增强这些细胞对1型糖尿病中自身免疫破坏作用的抵抗力。

Bhat等人[36]研究了一种激活载体和一种报告载体，其中激活腺病毒载体包含GAL4-tk启动子操纵的米非司酮诱导表达系统，而报告腺病毒载体包含GAL4-E1b启动子控制的sFRP-1和荧光素酶报告基因。在A549细胞中共转染激活载体和报告载体，在乙醇处理的细胞中荧光素酶活性非常低，米非司酮处理的细胞中荧光素酶的活性增加了200倍。在A549、人成骨细胞或是CHO细胞系中，共转染激活载体和报告载体，或者先感染激活载体后感染报告载体，用米非司酮处理后都能获得功能性的sFRP-1。米非司酮处理后4小时就能检测到sFRP-1的表达，并在20小时达到峰值。sFRP-1蛋白存在于条件培养基中，它的功能是基于它抑制Wnt介导的TCF荧光素酶指示剂活性的能力。利用腺病毒基因表达调控载体调控sFRP-1的表达，为sFRP-1在调节干细胞分化、成熟及其功能的应用提供了一个机会（通过调节Wnt信号通路实现）。

2.3.1.4 蜕皮素系统

Johns等人[37]构建了一个通过内部核糖体进入序列（IRES）表达报告基因（GFP）和钾离子选择性内向通道蛋白（Kir2.1）的腺病毒报告载体（AdEGI-Kir2.1）和一个表达蜕皮/类维生素A X受体的腺病毒报告载体（AdVgRXR）。GFP-Kir2.1融合蛋白可便于跟踪Kir2.1的分布情况。用AdEGI-Kir2.1与AdVgRXR感染新生大鼠颈上交感节（SCGs）分离出的神经细胞。48小时后，在缺乏幕黎甾酮A时，只有微弱的荧光反应；相反，加入幕黎甾酮A 22小时后，出现GFP和Kir2.1的高表达。Kir2.1诱导的SCG神经细胞的动作电位和膜电位与对照组细胞相同。虽然对照组细胞的刺激阈对钡离子（Ba^{2+}）不敏感，而Kir2.1诱导的细胞在缺少钡离子时，达到刺激阈通常需要很强的刺激。此外，Kir2.1表达的浓度越高，细胞的刺激阈就增加越大。神经兴奋的阶段性和可逆性抑制是癫痫和顽固性疼痛治疗的合理目标。更重要的是，如果治疗被证明有害或无效，具有基因表达的调控开关的诱导系统就显得更安全，因为诱导剂可以暂时被撤销。

感觉毛细胞（sensory hair cells）的基因传递，为听觉和前庭神经的神经病学提供了很多机会。不幸的是，传统的基因传递技术，如阳离子脂质体、电击或基因枪都可能对细胞膜或转导机制存在潜在的破坏作用，但病毒载体为该类细胞提供了另外一种选择。Holt等人[38]筛选了3个病毒载体，包括疱疹病毒、腺相关病毒、腺病毒，在体外，它们可在鼠的听觉、前庭器官毛细胞中表达外源基因，但只有腺病毒适合将基因转移到内耳毛细胞。利用蜕皮素诱导系统在毛细胞中过表达Kir2.1，进一步表明了腺病毒能很好地传送目的基因并发挥功能。这一基因调控系统包含两种腺病毒：AdVgRXR表达CMV启动子控制下的蜕皮受体基因和RSV启动子控制下的视网膜X受体基因；Ad-GFP-Kir2.1表达Kir2.1基因，Kir2.1基因与GFP融合（处于可诱导的蜕皮素启动子控制下）。GFP单独表达时，在细胞体内以扩散的形式分配，在幕黎甾酮 A 存在时，Kir2.1 - GFP 融合蛋白分布仅限于细胞膜和少数核外点状区域。膜片钳记录证实，大的相内电流是 Kir2.1 过度表达的结果。综合这些结果表明， 基于蜕皮诱导系统的腺病毒载体提供了一个将基因转移到培养的前庭细胞与听觉器官毛细胞的有效方法，这可以用来研究基因产物对毛细胞功能的影响。

Perez - Garcia 等人[39]也利用了基于蜕皮诱导系统的腺病毒载体来确定 Kv 通道蛋白在兔 CB 化学受体细胞的表达情况，以及它们对自身 O（2）敏感性 K（+）电流中的作用。蜕皮素诱导系统控制性腺病毒载体 AdKv1. xDN 和 AdKv4. xDN，分别表达显性负突变蛋白，可以阻断 Shaker（Kv1.3）与 Shal（Kv4.3）的功能性 Kv 通道的表达。AdVgRXR 和 AdKv1. xDN 转染的化学受体细胞在用百日青蜕皮酮 A 诱导后，没有改变 O（2）-敏感性 K（+）电流。相反，AdVgRXR 和 AdKv1. xDN 的转染，时间依赖性地抑制了化学受体细胞的瞬间外向电流，细胞明显去极化，并且取消了因缺氧引起的去极化。所以，这个研究证明了 Shal K（+）通道基因是兔化学受体细胞瞬间外向、O（2）敏感 K（+）电流的基础，并且这个电流与低 pO（2）引起的细胞去极化有关。

磷脂酰肌醇 3 激酶（PI3 - kinase）是细胞质信号分子，它可以招募激活态的生长因子受体并参与调节刺激性胞吞和胞吐作用。由 PI3 -激酶激活的下游信号分子之一是 Akt 激酶。以往的研究表明，在 PS120 成纤维细胞中，PI3 -激酶是 Na^+/H^+ 转运蛋白 3（NHE3） 的基础转运和成纤维细胞生长因子刺激的 NHE3 活性所必需的。但是，PI3 -激酶的活性是否足以激活 NHE3，以及 Akt 是否参与了 PI3 -激酶的影响还不清楚。Lee - Kwon 等人[40]应用相似的基于蜕皮诱导系统的腺病毒载体来研究这个问题。感染后 48 小时（蜕皮素启动子激活 24 小时后），PI3 -激酶与 Akt 表达总量与活性都提高，同时 PI3 -激酶与 Akt 活性的增加促进 NHE3 的转运。另外，人造的跨膜 10 肽能够结合多磷酸肌醇（polyphosphoinositides）并增加 PI3 -激酶活性，同时提高 NHE3 转运活性并增加细胞膜上 NHE3 的百分比。组成型活性 PI3 -激酶，PI3 -激酶肽与组成型活性 Akt 对 NHE3 刺激的大小基本相同。这些结果说明在 PS120/NHE3 细胞中，PI3 -激酶或 Akt 的活性足以刺激 NHE3 的转运活性。用蜕皮素诱导系统选择性控制信号分子的表达时间，可以使细胞的分化状况的改变最小化。尽管蜕皮素诱导系统的 PI3 -激酶的表达水平没有与内源性水平相比，但是百日青蜕皮酮 A 刺激后 PI3 -激酶活性的增加与生长因子的作用相同。但是在研究中发现，在缺乏百日青蜕皮酮 A 时，蜕皮素诱导系统能产生低水平的目的基因转录。

Chen 等人[41]开发出一个类似的表达 KLF4 的蜕皮素诱导系统。KLF4 是一具有锌指结构的转录因子，在上皮细胞中含量丰富。在该系统中，百日青蜕皮酮 A 能诱导 KLF4 的表达。表达 VgRXR 的质粒与蜕皮素诱导启动子控制的表达 KLF4 的重组腺病毒载体复合转染，能够产生具有稳定转染性能的结肠癌细胞系 PKO。当百日青蜕皮酮 A 存在时，KLF4 的诱导表达使 PKO 的增殖率急剧下降。流式细胞分析显示 KLF4 的诱导表达使细胞周期阻滞于 G（1）/S 期。

Hoppe 等人[42] 改进了蜕皮素诱导系统。他们结合果蝇 DmEcR 与蚕蜕皮素受体（BmEcR）的优点，制备了果蝇/蚕蜕皮素嵌合受体（DB - EcR），该嵌合受体保留了与经修饰的蜕皮素启动子的结合能力，但该修饰使得该启动子不能与外源类维生素 AX 受体（RXR）相结合。因此，大为减少了潜在的 RXR 非特异性超表达。在培养的细胞中，DB -

EcR 诱导配体依赖性报告基因反式激活所需的化学蜕皮素拮抗剂 GS－E 浓度低于 VgRXR（DmEcR ＋ RXR）。心肌内注射这一载体，可以在成年大鼠体内进行有效的转基因表达。在 GS－E 刺激后，只有 DB － EcR 而非 VgRXR 能激活基因在体内表达（大于 40 倍的诱导）。因此，杂交的蜕皮素受体与先前的 VgRXR 相比取得了明显的进步，在体内和胚体基因转移调控中可能存在潜在的利用价值。后来，Hoppe 等人[43]又成功利用 DB－EcR 系统调控的腺病毒载体在豚鼠、大鼠中使 I_{to1} 过表达或抑制其表达。心肌注射腺病毒载体，并用腹膜注射蜕皮素类似物刺激载体表达，72 小时后分离心肌细胞。AdKv4.3 感染豚鼠心肌细胞引起了强烈的瞬时外向电流。I_{to1} 密度的增加逐渐降低了 AdKv4.3 感染的豚鼠心肌细胞的高电位，并减少了动作电位持续时间（APD）。体内注射表达显性负蛋白的 Kv4.3－W362F 腺病毒载体，抑制了大鼠心细胞中的 I_{to1} 峰值，升高平台电位高度，并大大延长 APD，最终导致表面心电图记录的 QT 间隔延长 30％。这些结果显示 I_{to1} 在调整平台电位和整体 APD 过程中起重要作用，支持抑制此电流能在心力衰竭的电生理改变中发挥作用的观点。心电图结果显示，躯体的基因转移可用于制作长 QT 综合征的特异性基因动物模型。

2.3.1.5 高容量腺病毒载体基因表达调控系统

可诱导的基因表达系统已经被成功地引入到高容量（HC），或无病毒基因的腺病毒载体当中。利用 HC－Ad 载体并结合 Tet－on 反式激活因子和抑制因子的第一个体内基因转移研究发现，与其他的调控系统相比，该系统在“开启”阶段具有最大的诱导量并且目的基因的表达受到严密的调控，而在“关闭”状态下，目的基因的本底表达最小[44]。在该系统中，设计的 Tet－on 反式激活因子为 $rtTA2^{S}$－M2，转录抑制因子为 $rtTS^{Kid}$。在 C57/B6 和 Balb/C 裸鼠中，心肌注射 HC－Ad 载体，依赖 Dox 的分泌型碱性磷酸酶报告基因的表达受到严密调控。在这个研究中，加入了 IRES 以保证 CMV 控制的反式激活因子下游的 $rtTS^{Kid}$ 沉默子的表达，可在稳定的 HeLa 细胞系中产生 100000 倍的转基因表达。使用头头联结构型启动子操纵报告基因与调控开关的 HC－Ad 载体，实现了报告基因表达的严密调控。这些数据显示，单一启动子与转基因以及反式激活因子编码框的定位，在诱导系统中扮演重要角色。

Burcin 等人[45]将米非司酮诱导系统的调节剂 GLp65 以及包含 17－mer GAL4 结合位点的可调控的人类生长激素靶基因插入到一个高容量的腺病毒载体中。调节剂与肝特异性启动子偶联以获得靶基因的组织特异性表达。在米非司酮存在时，利用此腺病毒感染 HepG2 细胞和实验鼠可以诱导人类生长因素的持续的高水平表达，而在缺少配基时，转基因的表达很难检测到。

Wang 等人[46]构建了包含米非司酮诱导系统的无病毒基因腺病毒载体，用于目的基因人 IL－12（hIL－12）（GL－Ad/RUhIL－12）和鼠 IL－12（mIL－12）（GL－Ad/RUmIL－12）的肝特异性表达。在 RU486 存在时，只有感染 GL－Ad/RUhIL－12 的肝细胞才高水平表达 hIL－12。注射 GL－Ad/RUhIL－12 的动物，RU486 的给药诱导血清 hIL－12 水平短暂增高，10 小时获得峰值，72 小时后完全消失。hIL－12 峰值对载体与诱导剂都具有剂量依赖性。每 12 小时或每 24 小时 RU486 给药都能使血清中 hIL－12 维持高水平。动物在单次注射 GL－Ad/RUhIL－12 后，至少在 48 周内，重复诱导都可获得持续的 hIL－12 表达。全身注射后，尽管可以在多个组织检测到载体，但是转基因的表达只能在肝中检测到。采用 5×

10^8感染单位的 GL－Ad/RUmIL－12 加 RU846 治疗肝癌转移，可导致所有动物的肿瘤完全退化。这些数据显示了被剔除病毒基因的腺病毒载体可实现长时间的肝特异性和可调控的转基因表达。这些载体是肝癌以及其他形式肝病的基因治疗的理想工具。

Schillinger 等人[47]使用带有米非司酮诱导基因调控体系的 HD 腺病毒载体控制体内 ANP 的表达。在 HTN 的 BPH/2 鼠模型中，在注射载体 120 天内，仍可观测到米非司酮诱导的 ANP 表达。ANP 的生理学影响，包括心肌收缩压降低、尿 cGMP 产量增加，心脏重量占体重的百分比的降低等，均在米非司酮控制之下。

2.3.2 逆转录病毒载体转基因表达调控

2.3.2.1 Tet－on/off 系统

经过改造的逆转录病毒载体也能利用 Tet－on/off 基因表达调控系统诱导转基因表达。最先应用在逆转录病毒载体中的 Tet 调控系统是一个经过修饰的 Tet off /tTA 系统，它能在缺少 Dox 诱导物的情况下，成功的诱导哺乳动物细胞系水泡性口炎病毒- G（VSV－G）毒素基因的表达[48]。在此项研究中，研究者将雌激素受体（ER）中的配体结合区域加到 tTA 的羧基末端上，形成 tTA－ER。四环素控制的此诱导系统用于逆转录病毒载体，可以调控 VSV－G 的表达。在转染的哺乳动物细胞系中，缺少诱导物 1713 雌二醇（1713－estradiol）时，VSV－G 的表达提高 30 倍，并且具有稳定的 tTA－ER 表达。此外，ER 的配体结合区域与 tTA 的结合，能减少诱导状态下 tTA 的毒性。

在另一个研究中也使用了 Tet－off 系统，单个逆转录病毒载体含有处于 tetO 合成启动子的控制下的 THE 和人类单纯疱疹病毒 1 型 TK 细胞毒基因。在缺少诱导物四环素时，在转基因鼠 NIH 3T3 细胞中具有高水平的 TK 基因表达[49]。NIH 3T3 细胞中 HSV－I－TK 酶活性与对照细胞相比增高 417 倍。这些体外研究证明 HSV－I－TK 的高水平表达，对于改进脑肿瘤基因治疗策略很有效。

Kenny 等人[50]成功建立了以 Tet－off 为基础的逆转录病毒载体，并证明了 THE 启动子在基因表达精确调节中的作用。通过比较 CMV 启动子、延伸因子 1a 启动子和磷酸甘油酸激酶- 1 启动子促进 tTA 表达的情况，他们发现只有 CMV 启动子和 THE 启动子联合，才能成功地在 HCll 鼠乳腺上皮细胞系中利用 Tet－off 调节开关控制 β-半乳糖苷酶表达。

虽然在逆转录病毒载体中能实现稳定有效的转基因调节，但是其 8kb 的克隆容量限制了它在基因治疗中的应用。Hofmann 等人[51]描述了一个独立的自动调整盒，包括串联的 Tet 操纵序列和巨细胞病毒最小的启动子，操纵双顺反子 mRNA 的表达，导致目的基因（β-gal）的转录以及内部的核糖体进入反式作用因子的控制位点（Tetrepressor－VP16 fusion protein)。这个系统允许转基因表达的可逆性诱导来适应 Tet；在缺少 Tet 情况下反式作用因子即自动调节环会增加，而且在 Tet 出现时，基因表达会被抑制。这种逆转录表达载体导致了可诱导基因快速传递进入一些直接转染效率低的细胞类型中，比如原代鼠肌原细胞。

2.3.2.2 雷帕霉素诱导系统

Pollock 等[52]改进了雷帕霉素诱导基因表达系统中的转录因子组分，并和靶基因一起组装成了一个二聚体响应型逆转录病毒载体。该单病毒体系对雷帕霉素具有很高的诱导率，并能在多种细胞类型发挥功能。这个系统的主要改进在于使用了一个高效激活区域，它既能提高目的基因对诱导剂的反应，又能提高诱导基因表达的峰值。这种提高对逆转录病毒体系具有显著的优势，因为逆转录病毒体系的低拷贝数通常导致低表达水平。特别是该 S3H 区域由人 p65 激活区和 HSF1 转录因子的序列组成。这些亚结构域似乎具有协同作用，因为无论是 p65 或是 HSF1 序列的串联重复都不能表现出与 S3H 相同的水平。而且，该改进的系统使用了 FKBP 雷帕霉素相关蛋白（FRAP）序列的雷帕霉素连接区域，并进行了修饰，对无免疫抑制作用的雷帕霉素类似物也可以产生基因表达调控响应。用这种病毒系统稳定转染的细胞本底表达很低，并且在雷帕霉素或无免疫抑制性雷帕霉素类似物存在时，诱导率至少在 1000 倍以上。诱导基因表达的水平可与那些具有组成型逆转录病毒长末端重复序列载体相媲美。该单一的逆转录病毒系统在四类不同的哺乳动物细胞系中表现良好。该二聚体敏感性逆转录病毒的调节非常严密，完全可以实现诱导性表达高毒性白喉毒素 A 链基因的细胞系的增殖。单一逆转录病毒的可诱导性雷帕霉素系统的严密基因调控能力，有利于其在更广泛的细胞类型中进行基因功能研究。

Indraccolo 等人[53]进行了基于成纤维细胞的两种细胞治疗的疗效比较，一种是组成型逆转录病毒载体，另外一种是雷帕霉素类似物（AP21967）诱导性逆转录病毒载体，均编码鼠 α 干扰素。结果表明，严重联合免疫缺陷小鼠腹腔移植卵巢癌的固体成分中可见被招募的成纤维细胞，尽管效率较低，但这个小细胞群对于荷瘤小鼠的存活率具有很大的作用，特别是在注入肿瘤细胞后的早期就进行细胞移植效果更佳。结果证明，雷帕霉素类似物（AP21967）诱导性逆转录病毒载体表达 α 干扰素是可行的。与组成型逆转录病毒转导的细胞相比，由 AP2196 诱导的可诱导载体转导的成纤维细胞在体外能释放出两倍水平的 α 干扰素，而且细胞因子的产生在体内和体外都受到诱导物的调控。这个诱导系统所包含的组分基本来自人类，并且雷帕霉素及其衍生物已经在临床上得到较为广泛的使用，因此推测由雷帕霉素类似物（AP21967）组成的可诱导的逆转录病毒载体应能够在临床上得到应用。在体外，AP21967 给药后可快速诱导产生 α 干扰素并持续大约 4 天。但是，相隔 48 小时重新诱导，只能在部分成纤维细胞中持续产生干扰素。在这个研究中，以 AP21967 代替雷帕霉素可以使二聚体的直接抗癌作用降到最低，因为已发表的数据表明，雷帕霉素比 AP21967 有更好的抗增殖和抗血管生成的作用。因此，雷帕霉素和雷帕霉素诱导性表达 α 干扰素的成纤维细胞有机结合的治疗方案，可能具有协同作用。总之，基于 α 干扰素基因工程成纤维细胞的基因治疗，需要持续产生 α 干扰素以达到持久的抗癌作用。

Crittenden 等人[54]设想以细胞为载体，直接在靶点生产载体，并用于全身治疗。T 细胞经改造，可以表达嵌合 T 细胞受体，它能特异性的识别表达肿瘤相关癌胚抗原（CEA）的靶细胞。这些 T 细胞也被改造来产生一种逆转录病毒，使用雷帕霉素诱导转录调节系统可以进行严格的药理学调控。特别是 C 型逆转录病毒载体的 5′- LTR 被雷帕霉素敏感的 Z12 启动子取代，而 3′- LTR 的病毒增强子和启动子被人类 CEA 启动子上一段 365bp 的序列所取代，这段序列能控制细胞毒素基因 HSV - tk 在结肠和直肠内的特异表达。

上述改造的逆转录病毒载体首先被用于转染人 Jurkat CEA T 细胞。然后，这些稳定转染的 T 细胞分别被编码雷帕霉素系统 DNA 结合区和活性区的腺病毒感染，编码产物分别是 Mo - MLV GAG、POL 蛋白和 GALV 包膜。结果表明，在体外，此类 T 细胞中产生载体产物和转基因的表达分别依靠于药理诱导剂和 CEA 在靶细胞中的表达。此外，转移性肿瘤荷瘤鼠移植这些 T 细胞后，可以在诱导剂的作用下表达 HSV－tk 基因，并显著延长荷瘤小鼠的存活率。有趣的是，疗效依赖于 T 细胞表面的肿瘤特异性嵌和受体。另外的研究证明，荷转移性瘤鼠经血液系统给予这种肿瘤特异 T 细胞后，导致非特异 T 细胞进入肿瘤位点。研究者认为，这种肿瘤位点靶向作用的促进，对于 T 细胞介导的逆转录病毒基因转移非常重要，应用这个原理来促进免疫细胞载体的系统治疗。

2.3.2.3 RU486/米非司酮系统

抗细胞凋亡蛋白 bcl－x（L）在各种实体瘤和原发性血液恶性肿瘤如多发性骨髓瘤中起正调节作用。活化的 caspase－3 能够裂解包括 bcl－x（L）在内的促细胞存活蛋白。为了研究 caspase－3 在恶性肿瘤治疗中作为细胞毒性与免疫刺激分子的潜力，Pollett 等构建了一个 RU486 诱导表达 caspase－3 的逆转录病毒[55]。该 RU486 诱导性反式作用因子由一个 GAL 4 DNA 识别区，RU486 结合区及 VP16 活性区融合而成，全长人 caspase－3 序列位于 GAL4 反应元件下游。这个调控系统被用于转导 3T3 细胞和鼠骨髓瘤 B9BM1 细胞（创建了 B9BM－C3 细胞系）。诱导后 4 小时，3T3 细胞和 B9BM1 细胞开始部分凋亡，48 小时后被转染的细胞完全死亡，但是非转染细胞仍然存活。锚锭蛋白染色证明在 12、18 和 24 小时时，凋亡细胞分别占 43％、76％和 98％。在被诱导的细胞中具有明显的 caspase－3 活性，并且 caspase－3 诱导的细胞凋亡可以通过添加 caspase－3 特异性抑制剂而阻止。能上调 bcl－x（L）的骨髓瘤相关癌基因 FGFR3 的过度表达，可延迟但不能阻止 caspase－3 介导的细胞凋亡。给鼠皮下注射 B9BM－C3 细胞形成肿瘤后，用 RU486 进行早期治疗可消除肿瘤。但是，再次利用 RU486 处理已经受过诱导的小鼠却没有疗效，表明存在免疫保护问题。这些结果证明，在恶性肿瘤细胞中通过诱导 caspase－3 表达可以达到治疗的目的，可能会在 bcl－x（L）阳性肿瘤中发挥作用。

2.3.2.4 蜕皮素系统

Stolarov 等人[56]构建了蜕皮激素诱导的哺乳细胞表达系统，可以实现逆转录病毒对体外培养的哺乳动物细胞的转染。胶质瘤细胞系 U87MG 本身缺少 PTEN 基因，PTEN 在 U87MG 中被诱导表达后，通过 cDNA 微点阵分析发现，PTEN 的基因表达受到药物的控制。经过诱导后细胞发生的改变与那些用 LY294002（PI3K 抑制物）处理后的情况相似。这说明 PTEN 具有拮抗 PI3K 的作用。LY294002 和蜕皮激素诱导的 PTEN 基因表达，都会抑制 TGF－β 基因和胆固醇生物合成途径中许多基因的表达。因此，这些结果表明，联合使用基因表达调控系统与 cDNA 微点阵分析能在基因功能的鉴定方面起到重要作用。

以载体为基础的基因表达调控系统能够精确调控体内基因表达，这对于研究各种生物体中的基因功能有很重要的作用，特别是对于发育过程，以及基因表达的时间和剂量对基因的功能起到决定性作用的生物学过程的研究尤其重要。Vaillancourt 等人[57]构建了一套基于鼠白血病病毒（MoMLV）的复制缺陷型逆转录病毒载体，可以转染哺乳动物细胞，并含有蜕皮激素诱导系统。pFB－ERV 载体包括一个三顺反子 CMV 病毒表达盒（RXR、VgEcR 和 neo－抗性标记）。诱导载体 pCFB－EGSH 包括一个蜕皮激素诱导表达盒，它位于病毒 LTRs 之间，方向与病毒启动子方向相反。来自原病毒 5′ LTR 的潜在干扰作用通过去除 3′LTR 的 SIN 来排除。诱导载体 pCFB－EGSH 和诱导剂联合使用后，NIH3T3 细胞中的报告基因萤火虫荧光素酶水平提高1000倍。

2.3.3 慢病毒载体转基因表达调控

2.3.3.1 Tet－on/off系统

慢病毒载体源自人免疫缺陷病毒1型（HIV－1），具有将外源基因转入分化或未分化的细胞的能力，并能在靶细胞中实现转基因的长期稳定表达。已经证明慢病毒载体能够在大量的哺乳细胞和动物模型中成功转导并表达基因。Tet－on和Tet－off系统也已成功地引入慢病毒载体，在体外（293细胞系和中枢神经系统细胞）和体内（鼠HD模型）都具有调节基因表达的功能[58,59]。Kafri等人证明给小鼠注射表达绿色荧光蛋白（GFP）的慢病毒载体后，在各种组织中，包括不同分化程度的神经元、血管、肝细胞和造血干细胞等，GFP的表达都受到Tet系统的调控，在饮用水中加入或取消Dox可严密调控GFP蛋白的表达。在转染的哺乳动物细胞系的培养基中撤销诱导物后，GFP水平增高500倍。在鼠脑的转导中也成功实现了体内的转基因调节；在末端分化神经元中同样观察到了依赖DOX的GFP表达。

除了单一的慢病毒载体被用于基因诱导性表达之外，Dox系统也同样可以在两个慢病毒载体中发挥作用。正如Reiser[60]所描述的，一个载体包载基于rtTA的Tet－on构件，另一个载体编码THE和EGFP报告基因，在DOX存在的情况下，原代人皮肤成纤维细胞（HSFs）中EGFP的表达受到DOX的有效调节。利用NL－rtTA/TRE－EGFP双顺反子载体转导HSFs后，经荧光显微镜检查发现，在存在和缺少Dox时的荧光亮度相差1.7倍。

在Tet－on系统的控制下，将编码CD81的慢病毒载体转入两组鼠的腹侧被盖区（VTA），一组的饮水中无DOX（表达CD81），另一组的饮水中添加DOX（下调CD81表达）。在VTA表达CD81的动物比CD81表达下调的Dox动物活动能力强3.2倍。而且，当对伏隔核（nucleus accumbens）进行病毒给药时效果更佳，活动能力增高了4.2倍[61]。

2.3.3.2 RU486/米非司酮系统

Sirin与Park[62]将GeneSwitch米非司酮调节体系包装入自我激活（SIN）慢病毒载体中，以测定其在体外转基因应用中的效果。为了便于利用FACS体外测定基础细胞活性和米非司酮的基因诱导活性，构建了表达红（DsRed2）和绿色荧光蛋白（EGFP）的慢病毒转移质粒。利用二元慢病毒系统，即将转激活因子、开关、可诱导的启动子-基因表达框克隆到不同的载体上，可以检测细胞的激活和转基因表达。值得注意的是，当反式激活因子被反向克隆时能更好地发挥作用，而诱导启动子的作用与其在慢病毒载体上的方向无关。无论中央聚嘌呤序列（ cPPT）存在与否，正向的转基因的表达更有效。这个二元慢病毒载体系统可以实现转基因表达的严密调控，在缺乏米非司酮时，只表现出低的本底，在1～10 nmol/L米非司酮剂量时，具有较高的灵敏度，并出现诱导基因的峰值。诱导之后，DsRed2和EGFP阳性细胞增加了41～275倍（n＝3）。为了确定GeneSwitch的诱导能力，人α（1）抗胰蛋白酶cDNA被克隆到优化的慢病毒载体上，并以递增的剂量转导HeLa和Huh7细胞。发现MFP可以诱导HeLa细胞中hAAT蛋白的表达，24小时时，细胞中的AAT的水平由原来的310 ng hAAT/10^6细胞增加到15000 ng hAAT/10^6细胞（48倍）。在huH7细胞中也观察到了类似的结果。总的来说，GeneSwitch米非司酮诱导体系与慢病毒载体联合使用，可以体外转染已往难以利用裸DNA方法转染的细胞系，或是满足需要长期转基因调控的间接体内基因疗法的要求。

2.3.3.3 蜕皮素系统

Galimi 等人[63]构建了基于慢病毒的基因转移系统来获得蜕皮素调控的转基因表达系统。以造血组织为模型，他们利用蜕皮素调节的 GFP 表达框转染小鼠祖细胞。蜕皮素基因开关可以有效地控制移植动物中的 GFP 表达的开或关，且本底活性很低。与组成性表达框比较，基因表达调节系统的一般缺陷是他们要求几个不同的转录单元（编码转基因以及所需的反式激活因子）在靶细胞中同时存在。当大量的 DNA 需要被转入到靶细胞中时，已经接近或超过了载体的最大包装容量，导致不同的启动子序列彼此非常接近。这对于整合型反转录病毒与慢病毒载体来说是个限制，会导致难以预料的干扰效应（启动子关闭），以及造成特异性改变或者表达活性降低。在这个研究中，产生不同构型的慢病毒蜕皮系统解决了这个问题。与单载体相比，把所需的转录单位分到不同的载体上，一个携带 VgEcR/RXR 盒，另一个携带蜕皮素反应盒，可以有效地绕开包装容量和转录干扰的问题。虽然双载体系统对于体内运送来说不是很理想，但是它为体外方法提供了一个很好的选择。

Pacchia 等人[64]构建了一个对百日青蜕皮酮 A 反应的基于 293T 的细胞系，可产生 HIV-1 结构蛋白与酶蛋白。共转染的质粒为 pVgRXR 和包装质粒 pEcgpr。质粒 pVgRXR 含有 VgEcR/RXR 杂二聚体与 zeocin 抗性的编码序列，包装质粒 pEcgpr 在蜕皮素启动子的上游含有转录的必需序列 gag，pol 与 rev，并删除了 tat，vif ，vpr，vpu 和 nef。膜壳质粒 pEcVIGhyg 包含诱导性蜕皮素启动子控制下的 VSV-G 蛋白与 GFP 的编码序列，以及潮霉素抗性基因。三个质粒共同用于这个诱导性包装细胞系的构建。为了避免 HIV-1 蛋白酶与 VSV-G 膜蛋白的保守表达带来的细胞毒性，包装与膜壳质粒的转录被蜕皮素诱导系统严密控制。利用这个细胞系，他们能够持续产生高浓度的假病毒原液，滴度在 10^8 U/ml 范围，该假病毒可以在体外有效地转染有分化活性的和生长受到抑制的细胞。更重要的是，HIV-1 附属物与 Tat 蛋白的缺乏，以及包装结构的病毒编码序列与膜壳质粒之间同源性的缺乏，排除了生产具有复制能力的 HIV-1 重组体的可能性。综上所述，这种慢病毒载体的新型包装细胞系，促进了复制缺陷型病毒的高滴度病毒原液的生产，并为未来的基因转移研究提供了一种重要的工具。

2.3.4 AAV 载体的转基因表达调控

2.3.4.1 tet-on/off 系统

重组 AAV 载体用于调控基因表达的第一次成功应用，是利用 Tet-on 系统有效的调控绿色荧光蛋白的表达。采用 2 个 rAAV 载体，一个含有 GFP 编码框，另一个含有两端为沉默因子的 rtTA Tet-on 反式激活因子 tTSKid-rtTA[65]。将 rAAV 载体分别注射到小鼠视网膜下，获得了 GFP 表达的严密调控。体外研究显示，同样在“开”的状态，编码沉默子的 AAV 载体与编码反式激活因子的 AAV 载体的高比例，较等比例时产生的基因表达水平为高。数据还显示二者比例为 8∶1 可以产生近 12 倍的基因表达。但是，二者等比例与 8∶1 时对比，在缺乏诱导剂时的本底表达并无明显抑制。

Rendahl 等人[66]的研究也报道了基于 Tet-on 的利用两种 rAAV 载体的体内严密基因调节，一个载体携带调节开关编码，另一个载体编码红细胞生成素（Epo）基因。在 Dox 存在时，小鼠肌肉注射载体后，tTSKid 抑制剂与 rtTA rAAV 载体产生了既严密又持久的 Epo 调控表达。在 32 周的时间内周期给药诱导剂，获得恒定的 Epo 表达，实现了长期的转基因调控。

在 Wilsey 等人[67]的研究中，年幼小鼠下丘脑注射两种 rAAV 病毒载体，获得了由 Tet - on 系统对瘦素表达的调控，在诱导状态获得了体重的增加。设计的转基因 rAAV 载体包含了诱导性 TetR 启动子，在转基因下游的土拨鼠肝炎病毒的转录后调节元件（WPRE）结构基础上操纵 Ob 与 GFP 的双基因的增殖表达。当 Dox 存在时，沉默子编码的 rtTA 诱导 Ob 基因表达，产生了 8 倍的丘脑瘦素。

在利用双 AAV 载体，实现四环素转基因成功诱导表达的基础上，用单 AAV 载体也可以同样有效[68]。该载体编码一个自动调节盒，其中含有依赖 Tet 调节系统的双向四环素反应启动子。含有双向四环素反应启动子编码盒的 Tet - off 系统设计的 AAV 载体，在非诱导状态也使转基因成功表达[69、70]。

Folliot 等人[71]利用缺乏沉默子的 Tet - off 调控开关构建单 rAAV 载体，这个载体能引起 GFP 基因表达的有效和长期的转基因调控。玻璃体内注射携带不稳定 GFP 基因以及 Tet -off tTA 调控盒的单 rAAV 载体，在 Dox 给药 48 小时后，体内仅仅产生了 5%的 GFP 剩余表达，在神经节细胞中 GFP 转导关闭长达一周。

在 Chenuaud 等人[72]最近的报道中，确定了一个优化的利用 2 个独立的启动子的单 rAAV 的设计方案。驱动 Tet - on 反式激活因子 rtTA2S - M2 的启动子，与红细胞生成素(Epo) 基因编码框的启动子彼此距离很远，但是在同一方向。当给小鼠肌肉注射后，在“关”的阶段产生了最大的诱导以及最小的本底活性。

2.3.4.2 雷帕霉素系统

Rivera 等人[73]展示了肌肉注射两个的腺病毒或腺相关病毒载体后体内的基因表达，一个载体编码可诱导人生长激素（hGH）靶基因，另一个编码二元雷帕霉素调控转录因子。Ad 或 AAV 载体系统引入免疫缺陷小鼠后，血浆中检测不到本底的 hGH 表达，但在雷帕霉素给药后可诱导其高水平表达。hGH 表达的水平与持续时间可以用雷帕霉素的剂量控制。在多月的时间内，采用单一剂量的雷帕霉素重复诱导后，诱导的情况相同。在免疫正常、免疫缺陷小鼠中，腺相关病毒载体实现了 hGH 稳定的调控表达，然而腺病毒载体的 hGH 表达在免疫正常小鼠中很快就消失了。这些研究表明经 AAV 传递到肌肉中的基于雷帕霉素的调控系统，可以满足基因治疗关于治疗蛋白安全有效的运送的必要条件。

Ye 等人[74]通过体内转基因获得了在药理学控制下治疗蛋白的稳定传递。在他们的研究中，由于 AAV 的包装限制，必须将雷帕霉素诱导系统的三个部件整合到 2 个载体上，一个载体表达来自一个带有内部核糖体进入位点的单独转录单元的转录因子，另一个载体包含 ZFHD1 DNA 结合域可识别启动子操纵下的治疗基因鼠或猴红细胞生成素。两种 AAV 载体的混合物被注射到免疫正常小鼠的骨骼肌。雷帕霉素给药导致了血浆红细胞生成素升高 200 倍，在免疫正常小鼠中，该系统可以稳定表达 6 个月以上。在非人的灵长类动物实验的成功，是评价这一系统能否用于人类的关键。将表达转录因子与来自 Z12 启动子控制下的猴 Epo 的两个载体混合注射到股四头肌，在 5 只恒河猴中分别获得了 Epo 的调控表达。载体注射后，在未进行雷帕霉素给药时，血浆 Epo 与血细胞压积都没有增长，诱导启动子确立了在体内的低水平或本底表达。雷帕霉素的给药导致了 Epo 的快速诱导并使血细胞压积急剧增高。一只恒河猴再次利用等剂量的雷帕霉素诱导，导致了同样的至少维持 3 个月的可逆性 Epo 表达。在某些情况下，因为腺相关病毒载体具有可避免对转录因子或基因产品产生破坏性免疫反应的能力，这个策略可以在正常免疫宿主内获得成功。采用该系统传递治疗蛋白，较传统的静脉反复注射方法具有几个明显的优点。由于治疗蛋白浓度稳定、可调节在治疗窗内，可以避免与毒性相关的峰值，使得治疗蛋白的药动学和药效学更为有利。

在随后的研究中，Rivera 等人[75]对 16 只非人灵长类动物肌肉给予 AAV 载体，来评价雷帕霉素基因表达诱导系统实现 Epo 长期可控表达的能力。通过静脉或口服服用雷帕霉素二聚体，或可减少免疫抑制活性的类似物后，所有动物显示了剂量应答和完全可逆性的 Epo 与血细胞压积的升高。应用优化的双 AAV2 载体的动物，在研究过程中表现了的持久的 Epo 调控表达，并没有出现对 Epo 或反式激活因子的免疫反应。该双 AAV2 载体分别表达反式激活因子和受 Z12 启动子控制的恒河猴 Epo。用同时表达以上反式激活因子和恒河猴 Epo 的单个 AAV2 载体也获得了同样的结果。显然，虽然载体上同时存在 Epo 靶启动子和强 CMV 增强子，但是没有证据显示 Epo 可在缺乏雷帕霉素类似物 AP22594 的条件下产生。因为已经证明 AAV1 是在小鼠和较大动物中经肌肉基因传递的更为有效的载体，所以构建了同时表达反式激活因子和 Z12 启动子控制的恒河猴 Epo 的单 AAV1 载体，并以 AAV2 载体剂量的 1/10 给药至恒河猴。对非饱和剂量的 AP22594，就获得了 5～10 倍的 Epo 表达水平的提高。此诱导持续超过了 18 个月。这些数据显示 AAV1 型载体可以增强灵长类肌肉的转导，并可以更低的载体剂量实现 Epo 的持续表达调控。对于研究时间最长的动物实验，表达调控已经持续 6 年以上，经过了 26 个诱导循环。这些数据表明，一次和间断性基因转移，随后以二聚体进行表达调控，是治疗蛋白释药大有希望的方法。

Auricchio 等人[76]在眼内给予构成性表达 Epo 的 AAV 载体，或雷帕霉素诱导表达 Epo 的 AAV 载体，希望在眼内释放 Epo。裸鼠玻璃体或视网膜空隙后传递构成性表达载体后，在前房及玻璃体液中都检测到了 Epo 蛋白。为了获得眼部转基因表达的药理学控制，将分别表达反式激活因子和诱导启动子控制的恒河猴 Epo 的两个 AAV 载体，给药至视网膜下空隙。在雷帕霉素诱导之前，眼内的 Epo 水平很低，甚至可以忽略。但是，雷帕霉素系统给药后，在前房检测到了 Epo，峰值出现在第三天，当停药后 2～3 周回到本底水平。前房中 Epo 峰值的诱导与雷帕霉素是成比例的，并且在血清中检测不到。在非人灵长类中，双 AAV 载体诱导系统的视网膜下给药也获得了相同的结果。因此，雷帕霉素诱导系统对遗传性视网膜变性以及眼部新血管生成的基因疗法将非常有用。

Johnston 等人[77]利用 AAV 载体的肌肉给药，为 β-地中海贫血小鼠模型传递 Epo 以治疗贫血。注射组成型启动子的 Epo 的载体，导致了 Epo 的过度生产并促进了红细胞生成，但是产生了严重的甚至致命的红细胞增多症。为了调整 Epo 的表达至治疗和无毒水平，分别构建了 2 个分别表达反式激活因子与诱导启动子控制的鼠 Epo 的 AAV 载体，来实现雷帕霉素诱导的 Epo 的表达。注射双腺相关病毒载体诱导系统的 β-地中海贫血小鼠，直到雷帕霉素规律给药后才表现出疗效，出现 Epo 的生成及血细胞比容的升高。Epo 的表达及其血液学的结果直接依赖于雷帕霉素的剂量，当雷帕霉素停药后则可以逆转。血细胞比容的升高是与红细胞形态异常的部分改善有关。这个研究证实了转基因表达的药理调控，对于开发生物活性蛋白的安全有效的基因疗法具有价值。

Wang 等人[78]评价了单个 AAV2 载体雷帕霉素诱导系统用于组织中转基因的长期表达控制的潜在能力。表达反式激活因子与雷帕霉素诱导启动子控制的人 Epo（hEpo）的单个 AAV2 载体被传递到小鼠唾液腺。在雷帕霉素未给药时，血清中 hEpo 或是血细胞比容的水平都没有增加。雷帕霉素给药诱导血清中 hEpo 增加，同时血细胞比容也相应改变，该变化呈剂量依赖、完全可逆、在实验过程中（6 个月）相对稳定。这些结果显示，单 AAV2 载体雷帕霉素诱导系统的唾液腺传递具有全身蛋白替代的应用价值。

基于 rAAV 载体的研究显示了利用这些载体调控基因表达的优点，然而当应用于人基因治疗临床时，也可能存在弊端。由于 AAV 载体的克隆容量仅为 5 kb，迄今为止，大多数研究利用两种载体分别传递转基因与调控系统，限制了转基因的选择范围。从临床的角度，为了获得高的转基因表达的水平，编码沉默子及反式激活因子的 rAAV 载体与编码治疗基因的载体的高比例投药，需要高剂量的混合载体的运送，由此会引起较大的不良免疫反应隐患。同时对调控系统与动物免疫系统的相互反应还没有完全了解。对病毒载体的免疫反应可能是一种或多种因素的后果，这些因素包括在靶点的传递方式和途径、细胞特异性的基因表达、载体衣壳的免疫原性质、形成调控开关的反式激活因子元件等。

2.3.5 疱疹病毒载体的转基因表达调控

经过大量研究成功制备了来源于 HSV－1 扩增子的有效的可调控转基因系统，应用的是 Tet－off 四环素响应系统。应用该系统，在小鼠的大脑齿状回中得到了局部的β半乳糖苷酶报告基因高水平表达，在 Dox 存在时，基因表达的抑制超过十倍，细胞毒性也得到控制[79]。

另一项利用基于 HSV 扩增子载体的 Tet－off 系统，在体内外皆能有效地调控报告基因的表达[80]。在四环素存在时，用设计的扩增子载体感染海马培养物，并产生了 50 倍的萤火虫荧光素酶报告基因表达抑制，并在四环素停药后 10～12 小时获得了最高的表达水平。在不含四环素的培养物中加入四环素，导致了基因表达的快速沉默，荧光素酶报告基因活性在 24 小时内减至 8%以下。来自于扩增子载体的基因表达最高水平出现在感染后的 2～3 天，随后逐渐下降。新型扩增载体与 Tet－on 和 Tet－off 的四环素调控系统技术的结合，可以产生更好更有效的源于 HSV－1 扩增子的基因转运手段。

Schmeisser 等人[81]的工作可以作为改进的 Tet －调控系统的成功实施的案例。为了寻找诱导性增强、可以灵活使用的合适的四环素诱导 HSV 载体系统，将 THE 调控/启动子元件进行组合，构建了几个联合载体，用来调控细胞中的 R 半乳糖苷酶报告基因的表达。这些启动子包含一个 THE，并连接有最小的 CMV 立即早期启动子，最小的 HSV ICPO 启动子，或是截短的 HSV ICPO 启动子。ICPO 启动子重组子表达 R－gal 的水平最高、最持久。还构建了同时表达 Tet 反式激活因子和 R－gal 报告基因的载体。结果由四环素诱导的基因表达不受细胞系限制，并且这个载体能在已发生不可逆分化的 NT2 细胞（NT 神经元）中诱导表达达数天之久。

在另一个研究中，Herrlinger 等人[82]示范了在感染的 Vero 细胞中，在源自 HSV－1 突变体的 Tet－off 或 Tet－on 系统的控制下，由四环素介导的荧光素酶报告基因的调控。研究揭示了编码立即早期基因的选择性反式激活因子的作用与重要性，及其对 THE 复合体与基因调控的效果。在未诱导状态下，特异性反式激活因子蛋白与病毒蛋白的存在，对 tetO/最小 THE 复合体具有诱导作用，干扰了四环素转基因诱导表达过程。

将表达 ICP4 与 VP16 反式激活因子的 HSV-1 突变体瞬时转导 Vero 细胞，在未诱导阶段 Tet-off 与 Tet-on 系统的转基因的本底表达不能最小化或消除。相反，缺乏 ICP4 与 VP16 的 HSV-1 突变载体消除了在未诱导阶段的本底表达，说明四环素调控系统在产生有效作用的过程中，特异性病毒蛋白所发挥的作用。这个研究表明在 HSV-1 基因组，特别是反式激活即时早期基因产物（ICP4，ICP27，与 ICPO）以及 VP16 外壳蛋白可以激活 tetO/最小 CMV 启动子，从而干扰整个四环素调控转基因表达。

为了在中枢神经系统（CNS）获得可调控的基因表达，Oligino 等人[83]制作了一个包含 RU486 诱导性反式激活因子与最小启动子转录控制的 lacZ 报告基因的复制缺陷基因组疱疹单载体。体内外实验表明，RU486 的给药可以调控载体的报告基因表达。在 RU486 浓度达到 10^{-8}M 时，细胞培养可以获得半量的最大表达，24 小时后达到其最大表达。将载体立体定向接种于小鼠海马区之后，RU486 的腹腔给药可增加表达水平 150 倍。这说明作为转基因表达严密调控开关的 RU486 系统可以调控 HSV 载体介导的大脑转基因表达。

2.4 调控系统的比较

许多研究已经对不同诱导系统的有效性进行了比较。例如，Tet-on 与米非司酮调控系统调控的腺病毒载体表达的氯霉素乙酰基转移酶（CAT）报告基因的对比。两个系统在体外都能严密控制 CAT 报告基因的表达，诱导水平大约可达 1800 倍（Tet-on 系统）与 600 倍（RU486 系统）[84]。尽管在体外米非司酮调控系统对报告蛋白的诱导表达更加敏感，但在体内则没有显著差异。在瞬时转染研究中，将蜕化类固醇调控系统与 Tet-on/Tet-off 调控系统进行了比较。蜕皮素幕黎甾酮 A 可提高报告基因活性近 1000 倍。与此相反，Tet-off 系统在缺乏 Dox 时只提高基因表达 59 倍，Tet-on 系统在 Dox 存在时仅仅诱导了 2.5 倍。Tet-on 系统的最大活性比其他所有的诱导系统都高，但是在缺乏 Dox 时，报告基因的本底活性也很高[16]。

Serguera 等人[85]构建了永生小鼠 NIH 3T3 成纤维细胞群，在 Dox 或米非司酮的刺激下，可分泌鼠 Epo。将工程细胞引入到 AN69 中空纤维，并接入到小鼠腹腔中。在 6 个月的实验观察期中，接受 Dox 或米非司酮的动物出现了稳定的多血症状与血清中 Epo 浓度的增加，而没有接受药物诱导的动物则血血细胞比容正常。Epo 的分泌可以被调节到“开”或“关”状态，这决定于饮用水中是否存在 Dox。相反，皮下注射米非司酮后多血症状很难逆转。与 Dox 诱导系统相比，米非司酮诱导系统对 Epo 的分泌诱导性较弱。可能的解释就是米非司酮存在时，GL-VP 嵌合反式激活因子对转录起始复合体的刺激，不如 Dox 对 rtTA 蛋白的刺激强。米非司酮对小鼠中的刺激作用没有可逆性，可能与其在芝麻油中的扩散性较弱有关，动物间差异大也提示了这一点。但是，因为在米非司酮停药后，Epo 的体外分泌仍可维持 2 天，所以不能排除持久的多血症部分源于残余的诱导作用。

Xu 等人[86]利用荧光素酶作为报告基因，直接比较了腺病毒载体的 5 种诱导系统（Tet-on，T－Rex，蜕皮素，米非司酮，雷帕霉素），在三个细胞系（SK HEP－1，HeLa，ECV304）中的性能。对各自诱导剂具有最高的敏感性的是雷帕霉素诱导系统，然后是米非司酮诱导系统。雷帕霉素诱导系统具有最低的本底表达与最高的诱导。此外，雷帕霉素和T－Rex诱导系统比其他三个系统体现了更高的诱导表达水平。各个系统特点的阐明能为这些系统的广泛应用和可行性提供重要信息。整体而言，这些结果似乎显示与腺病毒载体配合最恰当的诱导基因表达系统是雷帕霉素诱导系统。

Meyer－Ficca 等人[87]比较了以下启动子系统的表达的最大限度、诱导率和本底：1、两个四环素响应 Tet 系统（Tet－On，Tet－Off），2、糖皮质激素响应鼠乳房瘤病毒启动子，3、蜕皮素诱导启动子（EcP），4、T7 启动子/T7 RNA 聚合酶系统（T7P）。通过瞬间转染细胞中绿色荧光蛋白（EGFP）荧光素酶融合报告蛋白表达的增强，对这些系统进行分析。利用荧光显微镜观测 EGFP 进行定性评估，利用测定融合蛋白的荧光素酶的活性进行定量分析。本底表达水平顺序是 Tet－On＞Tet－Off＞MMTVprom＞EcP＞T7P；诱导率是 EcP＞MMTVprom ＞T7P ＞ Tet－Off ＞Tet－On；最大表达量是 Tet－On＞Tet－Off ＞MMTVprom ＞EcP＞T7P。为了增加 T7 启动子介导的表达，一个内部核糖体进入位点被插到了 T7 表达盒。在 T7 RNA 聚合酶存在时，这个改进的 T7 启动子达到了 Rous Sarcoma 病毒启动子 42％的表达水平，同时保证了非常低的本底表达。

2.5 结论

基因表达调控系统已经被广泛应用。这些系统允许对基因表达的控制程度加大，副作用减少，因此，可以为基因疗法的应用提供更广泛、更安全的临床条件。如上所述，载体的选择会影响调节系统的性能。在应用到临床研究之前，载体的整合与嵌合反式激活因子的免疫原性等问题仍然需要解决。对需要长期纠正的遗传缺陷，这些问题将更重要。此外，对用作基因表达诱导剂的药理活性物质需要不断改进，以得到更有效更安全的衍生物。

参考文献

1. Gossen and Bujard. Proc Nat/ Acad Sci USA 1992，89：5547－5551.
2. S. Goverdhana，M. Puntel，W. Xiong，J. M. Zirger，C. Barcia，J. F. Curtin，E. B. Soffer，. S. Mondkar，G. D. King，J. Hu，S. A. Sciascia Mol Ther 2005 12：189－211
3. Gossen，M.，and Bujard，H. Biotechniques 1995 19：213－216.
4. Urlinger，U. Baron，M. Thellmann，M. T. Hasan，H. Bujard，and W. Hillen. PNAS 2000 97，7963－7968.
5. Freundlieb S.，Schirra－Muller C. and Bujard H. A. J. Gene. Med. 1999，1：4－12.
6. Lamartina S，Roscilli G，Rinaudo CD，Hum Gene Ther 2002，13：199－210.
7. Lamartina S，Roscilli G，Rinaudo CD，Mol Ther 2003，7：271－280.
8. V. M. Rivera，T. Clarkson and S. Natesan Nat Med 1996，2：1028－1032.
9. Harvey and Caskey，Current Opinion in Chemical Biology 1998，2：512－518 .
10. Magari SR，Rivera VM，Iuliucci JD，J Clin Invest，1997，100：2865－2872.

11. Wang Y, O'Malley BW Jr, Tsai SY PNAS U S A, 1994, 91: 8180 - 8184.
12. Wang Y, DeMayo F J, Tsai S Y Nat Biotechnol, 1997, 15: 239 - 243.
13. Wang, Y. , Pierson, T. , O'Malley, B. , and Tsai, S. Gene. Ther. 1997 4: 432: 441.
14. Yao, T P : Segraves, W A : Oro, A E : McKeown, M : Evans, R M. Cell 1992 71: 63 - 72 (1992) .
15. KS Christopherson, MR Mark, V Bajaj and PJ Godowski Proc. Natl. Acad. Sci. USA, 1992 89: 6314 - 6318.
16. No D, Yao TP, Evans RM. [J] . PNAS USA, 1996, 93 (8): 3346 - 3351.
17. Bugge, T. H. , Pohl, J. , Lonnoy, O. and Stunnenberg, H. G EMBO 1992 J 11, 1409 -1418.
18. Smith - Arica J. R. 1, Morelli A. E. 1, Larregina A. T. 1, Smith J. 2Mol Ther 2000, 2: 579 - 587.
19. J. R. Smith - Arica, J. C. Williams, D. Stone, J. Smith, P. R. Lowenstein, and M. G. Castro Endocrinology 2001 142: 2521 - 2532.
20. Williams J. C. , Stone D. , Smith - Arica J. R. , Morris I. D. , Lowenstein P. R. , Castro M. G. Mol Ther, 2001, 4: 593 - 602.
21. Silvertown, J. D. , B. J. Geddes & A. J. Summerlee. Endocrinology 2003 144: 3683 - 3691.
22. Tietge, U. J. , Kozarsky, K. F. , Donahee, M. H. , and Rader, D. J. J Gene Med 2003 5, 567 - 575.
23. N S Dejneka, A Auricchio, A M Maguire, X Ye, G - P Gao, J M Wilson and J Bennett, Gene Ther, 2001, 8: 442 - 446.
24. Block A. , Freund C. , Chen S. - H. , Nguyen K. - P. , Finegold M. , Windler, E. , Anticancer Research 2000 22: 3285 - 3292.
25. Kluge S. , Kühnelt P. , Block A , J Gene Med 2003 5: 190 - 200.
26. Hurtado - Lorenzo A, David A, Thomas C, Castro MG, Lowenstein PR. Methods Mol. Med. 2003, 76: 113 - 133.
27. Lowenstein PR, Suwelack D, Hu J, Yuan X, Jimenez - Dalmaroni M, Goverdhana S, Castro MG. Int Rev Neurobiol. 2003, 55: 3 - 64.
28. Do Thi NA, Saillour P, Ferrero L, Gene Ther, 2004, 11: 746 - 756.
29. Choi - Lundberg DL, Lin Q, Chang YN, Science, 1997 275: 838 - 841.
30. Wilson, and Michael Gilman. Victor M. Rivera, Xuehai Ye, Nancy L. Courage, Jeff Sachar, Frank Cerasoli, Jr. , James M. PNAS USA 1999 96: 8657 - 8662.
31. Auricchio, A. , Gao, G. P. , Yu, Q. C. , Raper, S. , Rivera, V. M. , Clackson, T. , and Wilson, J. M. Gene Ther 2002 9: 963 - 71.
32. Chong H. , Ruchatz A. , Clackson T. , Rivera V. M. , Vile R. G. Mol Ther 2002, 5: 195 - 203.
33. J Wang, A Voutetakis, C Zheng and B J Baum, Gene Ther. 2004, 11: 729 - 33.

34. Molin M, Shoshan MC, Öhman - Forslund K, Linder S and Akusjärvi G , J Virol 1998 72, 8358 - 8361.
35. Andreea R. Barbu, . G? ran Akusj? rvi, . and Nils Welsh. Mol Med 2002 8: 733 - 41. (2002) .
36. Ramesh A Bhat , Barbara Stauffer , Barry S Komm , Peter VN Bodine, Protein Expr Purif. 2004, 37: 327 - 35.
37. David C. Johns, Ruth Marx, Richard E. Mains, Brian O' Rourke, and Eduardo Marbán, Journal of Neuroscience Mar. 1, 1999, vol. 19, No. 5, pp. 1691 - 1697.
38. JEFFREY R. HOLT. DAVID C. JOHNS. SAM WANG. ZHENG - YI CHEN. ROBERT J. DUNN. EDUARDO MARBAN, J Neurophysiol. 1999 Apr, 81 (4): 1881 - 8.
39. Perez - Garcia MT, Lopez - Lppez JR, Riesco AM, J Neurosci, 2000, 20 (15): 5689 - 95.
40. W. Lee - Kwon, D. C. Johns, B. Cha, M. Cavet, J. Park, P. Tsichlis, and M. Donowitz J Biol Chem. 2001 Aug 17, 276 (33): 31296 - 304.
41. Chen X, Johns DC, Geiman DE, Marban E, J Biol Chem. 2001 Aug 10, 276 (32): 30423 - 8.
42. Hoppe U. C. , Marban E. , Johns D. C. Mol Ther. 2000 Feb, 1 (2): 159 - 64.
43. Hoppe UC, Marban E, Johns DC. J Clin Invest. 2000 Apr, 105 (8): 1077 - 84.
44. Salucci V. , Scarito A. , Aurisicchio L. Gene Ther. , 2002, 9: 1415 - 1421.
45. Burcin, Mark M. , Schiedner, Gudrun, Kochanek, Stefan, Tsai, Sophia Y. , O'Malley, Bert W. PNAS USA, 1999 96: 355 - 60.
46. Wang L, Hernandez - Alcoceba R, Shankar V, Zabala M, Kochanek S, Sangro B, Kramer MG, Prieto J, Qian C. Gastroenterology. 2004, 126: 278 - 89.
47. Schillinger KJ, Tsai SY, Taffet GE, Reddy AK, Marian AJ, Entman ML, Oka K, PNAS 2005, 102: 13789 - 94.
48. A Iida, S T Chen, T Friedmann, and J K Yee. J. Virol. 1996, 70 (9): 6054 - 6059.
49. J J Hwang, Z Scuric, and W F Anderson J. Viral. 1996 70: 8138 - 8141.
50. Kenny PA, Enver T, Ashworth A. BMC Mol. 2002 Biol. 3: 13.
51. Hofmann A, Nolan GP, Blau HM. PNAS USA 1996, 93 (11): 5185 - 5190.
52. Pollock R, Issner R, Zoller K, Natesan S, Rivera VM, Clackson T. PNAS USA. 2000 Nov 21, 97 (24): 13221 - 6.
53. S Indraccolo, L Moserle, V Tisato, E Gola, S Minuzzo, V Roni, L Persano, L Chieco - Bianchi and A Amadori , Gene Ther. 2006 Jun, 13 (12): 953 - 65.
54. Marka Crittenden, Michael Gough, John Chester, Tim Kottke, Jill Thompson, Anja Ruchatz, Tim Clackson, Francois Luic, Cancer Res. 2003 Jun 15, 63 (12): 3173 - 80.
55. Jonathan B. Pollett1, Yuan - Xiao Zhu1, Sonal Gandhi1, Meena Bali1, Esther Masih - Khan1, Zhihua Li1, Mol Ther. 2003 Aug, 8 (2): 230 - 7.
56. Morse K, Olsen J. Cystic , Methods Mol Med. 2003, 76: 331 - 42.

57. Vaillancourt P, Felts KA. Biotechnol Prog. 2003 Nov-Dec, 19 (6): 1750-5.
58. Kafri T, van Praag H, Gage F H, Mot. Ther 2000 1: 516-521.
59. Regulier E, Pereira de Almeida L, Sommer B, Aebischer P, Deglon N, Hum. Gene Ther. 13: 1981-1990.
60. Reiser J, Lai Z, Zhang XY, Brady RO, J. Viral. 2000 74: 10589-10599.
61. Bahi, A., Boyer, F., Kafri, T. & Dreyer, J. L. Eur. J. Neurosci. 2004 19: 1621-1633.
62. Sirin and Park, Gene. 2003 Dec 24, 323: 67-77.
63. Francesco Galimi, Enrique Saez, Jason Gall, Nien Hoong, Gerald Cho, Ronald M. Evans and Inder M. Verma, Mol Ther. 2005 Jan, 11 (1): 142-8.
64. Pacchia A. L., Adelson M. E., Kaul M., Ron Y., Dougherty J. P., Virology 2001 Mar 30, 282 (1): 77-86.
65. McGee Sanftner, L. H., Abel, H., Hauswirth, W. W. & Flannery, J. G. Mol. Ther. 2001 3: 688-696.
66. Rendahl KG, Quiroz D, Ladner M, Hum Gene Ther, 2002, 13: 335-342.
67. Wilsey J, Zolotukhin S, Prima V, Shek EW, Matheny MK, and Scarpace PJ Gene Thee 2002 9: 1492-1499.
68. Chtarto A, Bender HU, Hanemann CO, Kemp T, Lehtonen E, Levivier M, Brotchi J, Velu T, Tenenbaum L, Gene Ther. 2003 10: 84-94.
69. Gallia, G. L., and Khalili, K. Oncogene 1998 16: 1879-1884.
70. Strathdee CA, McLeod MR, Hall JR. Gene. 1999 229: 21-29.
71. FOLLIOT S., BRIOT D., CONRATH N., PROVOST N., CHEREL Y., MOULLIER P. ROLLING F. J. Gene Med. 2003 5: 493-501.
72. Pierre Chenuaud, Thibaut Larcher, Joseph E. Rabinowitz, Mol. Ther. 2004 9: 410-418.
73. Rivera, Victor M., Ye, Xuehai, Courage, Nancy L., Sachar, Jeff, Cerasoli, Frank, Jr., Wilson, James M., Gilman, Michael, PNAS USA. 1999 Jul 20, 96 (15): 8657-62.
74. Ye X, Ricera VM, Zoltick P, Science. 1999 Jan 1, 283 (5398): 88-91.
75. Victor M. Rivera, Guang-ping Gao, Rebecca L. Grant, Michael A. Schnell, Philip W. Zoltick, Leonard W. Rozamus Blood. 2005 Feb 15, 105 (4): 1424-30.
76. Auricchio A., Rivera V. M., Clackson T., O'Connor E. E., Maguire A. M., Tolentino M. J., Bennett J., Wilson J. M., Mol Ther. 2002 Aug, 6 (2): 238-42.
77. Johnston J, Tazelaar J, Rivera VM, Clackson T, . Gao GP, Wilson JM., Mol Ther. 2003 Apr, 7 (4): 493-7.
78. Wang, J., Voutetakis, A., Papa, M., Rivera, V. M., Clackson, T., Lodde, B. M., Mineshiba, F. and Baum, B. J. Gene Ther. 2006 Jan, 13 (2): 187-90.
79. Fotaki ME, Pink JR, Mous J. Gene Ther. 1997 4: 901-908.

80. Ho D. Y. , McLaughlin J. R. , Sapolsky R. M. , Mol. Brain Res. 1996 41：200 - 209.
81. FALKO SCHMEISSER, MEGAN DONOHUE, and JERRY P. WEIR Hum. Gene T-her. 2002 13：2113 - 2124.
82. Herrlinger U, Pechan PA, Jacobs AH, Gene Med. 2000 2：379 - 389.
83. Oligino T, Poliani PL, Wang Y, Tsai SY, Gene Ther. 1998 Apr, 5 (4)：491 - 6.
84. Molin M, Shoshan M C, ? hman - Forslund K, Linder S, Akusjärvi G. , J. Viral. 1998 72：8358 - 8361.
85. Serguera C, Bohl D, Rolland E, Prevost P, Heard JM, Hum Gene Ther. 1999 Feb 10, 10 (3)：375 - 83.
86. Xu ZL, Mizuguchi H, Mayumi T, Hayakawa T. , Gene. 2003 May 8, 309 (2)：145 - 51.
87. M. L. Meyer - Ficca, R. G. Meyer, H. Kaiser, A. R. Brack, R. Kandolf and J. H. Kupper, Anal Biochem. 2004 Nov 1：334 (1)：9 - 19.

3 分子药物传递途径及纳米颗粒肠道吸收

许瑞安[1,2*]　王峰[1,2]　马旭[3,4]

ruianxu@hqu. edu. cn

[1]分子药物教育部工程研究中心，邮编 362021

[2]国立华侨大学分子药物学研究所（院）

[3]国立台湾阳明大学；[4]台北荣民总院整形外科中心

目　录

3.1 绪论

目前普遍认为分子基因药物传输途径、技术以及在靶细胞内的高效表达与有效调控是基因治疗成功与否的关键。有效、安全、稳定、经济、给药方便、细胞靶向性和专一性强是理想的基因传输系统的关键因素。不同基因药物传递途径已经在分子疗法中得到广泛的应用，不同的途径与不同的载体优劣互见，有待进一步提升和优化。

口服给药乃是疾病防治的主要手段之一，由于方便、有效、舒适、安全受到患者与医生的普遍欢迎。但是大分子药物在肠道的摄取和吸收仍然缺乏详尽的有效研究。最近十多年来，利用纳米技术开展大分子药物在肠道的摄取和吸收方面的研究取得了可喜的进展。系统地阐述纳米颗粒、蛋白转导、纳米微粒在肠道的摄取位点、摄取细胞种类与吸收的关系，认真地分析口服给药基因治疗这一新颖的给药途径存在的问题，详细地说明基因病毒载体在摄取后的分布、途径、动力学、基因产物表达及机制，深入地总结与讨论目前基因药物传递和表达的主要障碍和探索口服医用纳米未来发展趋势，必将有助于口服医用纳米材料的研发和产业化。

3.2 分子基因药物传递途径

自上世纪首次进行人类疾病的基因治疗试验以来，基因药物和细胞疗法作为一种全新的医疗手段日益引起了人们的重视，特别对于那些不能使用传统医疗手段，不能彻底治愈的疾病，如帕金森病、糖尿病、血友病、乙肝、癌症和艾滋病等。基因药物即为那些利用DNA基因及其蛋白产品对人体或动物体疾病能够有效防治的一类药物，胰岛素便是最著名的基因药物之一。几多起伏，几多磨难，基因药物和细胞疗法在理论探索、治疗技术、医治伦理等方面都积累了相当丰富的知识与经验[1]。尤其最近几年，基因治疗在目的基因的运载工具设计、调控、组装、生产上都有了长足的进展和改进，疗效更优的目的治疗基因不断地被发现与开发确确实实地为新一轮的临床应用和研究提供雄厚的临床实验基础。目前基因治疗运载工具研究集中在具有细胞特异靶向性、安全、高效表达、低毒、可控、稳定、长效使用的研发。基因药物传递途径对基因的表达和治疗有着极大的关联和影响[2]。离体实验的成功难于直接推断体内实验的结果，基因药物传递途径对体内实验的成功具有非常关键的作用。最新的药物市场显示纳米科技商机无限，新加坡生物工程与纳米科技研究院估计，仅以输送癌症药物的载体全球市场为例，到2008年将达一百五十四亿美元。但充当载体的合成材料却经常引起发炎等副作用，因而诱发研究纳米载体材料的热潮。据统计在每年的用药中，口服药占总量的一半[3]。纳米药物主要是那些颗粒长度大小介于1～100nm的药物。系统地研究发现，颗粒大小在20～50nm的药物最易被胃肠道吸收。药物口服纳米化故而成为纳米载体材料研发的热点。

3.2.1 基因药物传递途径的选择

分子基因药物治疗主要是通过向靶细胞引入正常的有功能的基因来表达该细胞本来不表

达的基因产物，或由于体内原有细胞遭受损伤或机能的缺失导致表达蛋白产物水平太低不能满足维持体内新陈代谢的需要（如糖尿病Ⅰ型）或不能抑制癌细胞的繁殖而加强表达，或者采用特定方式关闭、抑制异常表达基因，从而达到治疗疾病的目的。纳米药物主要是那些颗粒长度大小介于1～100nm的药物。基因药物则是指利用DNA基因及其蛋白产品对人体或动物体疾病进行有效防治的一类药物，胰岛素便是最著名的基因药物之一。其治疗的有效性主要依赖于外源基因在靶细胞内的高度或适量的表达以及其蛋白产品及时有效传递至患病组织、作用部位或特定细胞。

3.2.2 目前可供选择的基因药物传递途径

3.2.2.1 离体转基因后体内植入法

该方法是从血管、心脏、胚胎、肿瘤、肌肉、外周血或骨髓取出所需的细胞，在体外把基因药物转移到细胞内，然后再把转基因细胞导入血管或心肌[4]。其优点是在一个可控的体外环境中进行，因而可得到最佳的转染效果，还可以避免载体的裸露所引起的免疫刺激。

3.2.2.2 定位注射途径

在基因治疗大脑疾病的试验和临床治疗中，目前最普遍的方法是采用立体定位技术向大脑注入基因载体[5,6]。这种方法虽然较为直接，定位准确，但是转染范围局限性强，同时不利于反复的操作，且注射的体积也有一定的限制，否则会引起附近脑结构的挤压、扭曲[7]。为了摆脱立体定位技术向大脑注入基因载体转染范围局限性强的问题，During及其同事采用mannitol与AAV载体混合注射方法，转染效率提高3倍[8]。Muzzin等则尝试通过脑室穿刺将带有目的基因的载体注入脑脊液循环中实现脑组织的基因转染。这种途径侵入性较小，可以通过脑脊液循环得到更为广泛的扩散。而心血管疾病多数采用心电标测定位注射系统辅助定位注射携带目的基因载体转染心脏或血管壁上的细胞，从而取得较佳的转染效果。

瘤内注射在肿瘤治疗中得到广泛地应用，因为瘤内注射可减少机体与载体的接触面积，减少机体的免疫反应和载体的毒副作用[9]。瘤内注射是利用基因表达药物的毒性作用直接作用于肿瘤细胞或肿瘤组织血管内上皮细胞，使肿瘤细胞变性坏死或自动凋亡，并且还可通过改变正常细胞和肿瘤细胞的比例来提高宿主的免疫水平，间接作用于肿瘤细胞。宿主免疫反应是重组腺病毒作为基因治疗载体的重大障碍。瘤内注射在癌细胞凋亡基因治疗、抗血管生成因子肿瘤治疗、免疫基因治疗、抑癌基因治疗、自杀基因治疗、反义基因治疗以及多种基因联合治疗中都得到广泛的应用。实验动物和临床研究已经表明，腺病毒载体P53直接进行瘤内注射，可使肿瘤局部有较高的目的基因表达，结果显著减少了肿瘤的生长，同时减少了全身性毒副作用的发生，因而瘤内注射是一种有效的给药途径。但瘤内注射时病毒载体分布不均匀，尤其是形态不规则或多灶性病变，需要多点、多次注射。脾内注射是一种安全有效的肝癌基因治疗的新途径。其可能机制是IL－12激活脾内淋巴细胞，同时脾静脉血通过门静脉进入肝脏，脾内产生的IL－12部分进入肝癌局部，直接激活肝癌组织浸润淋巴细胞对肝癌的杀灭作用。Hurford在IL－2和IL－4的联合基因治疗中亦用到脾内注射途径[4]。

目前较方便、有效并具有临床应用潜力的肿瘤基因治疗给药方式是肌肉注射，我们给予负荷50mm^{3}肝肿瘤或肺肿瘤块实验裸鼠（n＝6）肌肉注射重组AAV2/1－S3C，经PCR和Western Blotting检测肌肉注射部位皆显示基因产物的存在，同时我们的实验结果还显示血清中的基因蛋白水平维持在 1.5± 0.8 μg/ml 以上达 98 天，并且显著地抑制肝肿瘤或肺肿瘤细胞的生长[10]。

对于肿瘤的基因治疗，关键还在于治疗基因靶向性和表达效率的问题；而对神经肌肉疾病（如 Duchenne muscular dystrophin）的基因治疗，其关键在于表达的蛋白怎样传递到大量的肌肉组织，尤其是心肌、膈肌这些难以到达而对患者生存又至关重要的位置；对于病理状态下的血脑屏障，也是影响治疗性肽或蛋白大分子药物难以通过的障碍。而新近发展起来的蛋白转导则可有效地解决以上这些问题，它不仅可以带领治疗性的 DNA、多肽或蛋白通过一般的细胞，还可导入破骨细胞、外周血单核细胞及原代干细胞等常规方法难以转染的细胞，甚至可以逾越心肌和血脑屏障等难以到达的位置。

3.2.2.3 血管注射途径

该方法是目前较为有效并具有临床应用前景的基因治疗方法，包括经外周浅静脉、门静脉或肝动脉给药，这种方法适于靶向性较高的载体介导的治疗[11]。研究人员业已发现和克隆多种“自杀基因”其中包括单纯疱疹病毒胸苷激酶（HSV-tk）基因、水痘带状疱疹病毒胸苷激酶（VZV-tk）基因、胞嘧啶脱氨酶（CD）基因、细胞色素 P-450 基因、黄嘌呤-鸟嘌呤磷酸核苷转移酶（XGPRT）基因等[4]。而且通过静脉注射 Ad. CMV. CD 能使大部分肝脏细胞表达 CD，将 5-FC 转化为足量的 5-FU，从而发挥其自杀效应，抑制转移癌的生长。近来有研究发现，经外周静脉引入超声造影剂后，用超声照射靶组织可明显促进基因在瘤内的转化率。这与造影剂微气泡能降低超声空化阈值，增强其空化效率，提高细胞膜的通透性有关。

门静脉注射是一种较常用的给药方式。我们采用门静脉注射方法传递重组的 AAV 病毒载体治疗肝癌或肝硬化动物模型，转基因产物 10 周内在肝脏里可以有效地表达，同时在血清中也可以检测到达一定水平的目的基因蛋白，并获得了相当不错的疗效[12]。由于门静脉对少血供肝癌、小肝癌、门静脉癌栓、卫星结节、大肝癌的周边包膜的供血起重要作用，而且胃肠道肿瘤主要通过门静脉循环转移至肝脏，因此，也不能忽视经门静脉途径注射基因治疗药物的辅助补充作用。腺病毒介导的 HSV-tk 的转移率及其催化 GCV 磷酸化反应的能力和治疗效果显示，尽管大的癌瘤的转染效率很低，HSV-tk/GCV 系统还是有很好的破坏肿瘤的作用，表明门静脉注射基因治疗药物不失为一种可供选择的途径。

对于原发性肝癌，其主要由肝功脉供血，且血供丰富，采用肝动脉途径优于经门静脉途径导入，且操作相对简单、可重复治疗、药物在病灶内分布均匀、多发病灶可同时治疗并可联合其他介入治疗方法，因而成为广泛应用的基因导入方法。

Anderson 等采用肝动脉和大鼠尾静脉输送重组腺病毒载体，然后对不同的给药方式进行比较。他们发现肝动脉内注射能更有效地提高肿瘤组织的转基因表达，并减少了载体在全身的暴露。经肝动脉插管注射重组腺病毒治疗大鼠转移性肝癌的实验研究结果显示，经肝动脉插管单一注射 TNF-α 或 IL-2 重组腺病毒，能有效地延长荷瘤大鼠的存活期，联合注射 TNF-α 和 IL-2 的重组腺病毒比前两者更有效。因而经肝动脉插管注射目的基因重组腺病毒可能是基因治疗肿瘤的一种较为有效的途径，为细胞因子基因的临床应用打下了基础。牛津大学科研人员正尝试给病毒穿上一聚合体外壳，使其隐身，像化疗药物一样通过血液传递到肿瘤，从而有效抑制癌细胞。这一方法成功的关键在于，它有效地避免病毒中途被人体免疫系统清除。

血管内注射对其他疾病可能是更加接近临床的选择。但是对于大脑疾病而言，无论静脉或动脉注射均存在难以通过血脑屏障的问题[6,13]。不少学者曾经做了一些有益的探索，如有学者通过注射甘露醇的方法使脑血管通透性增加，来增加血管内途径基因治疗的效率[8]。Shi 等通过聚乙二醇将带外源性基因的脂质体与能够结合血脑屏障转铁蛋白的特异性单抗连接，并在静脉注射脂质体实验中，发现中枢神经系统能够广泛的表达这种外源性基因。

3.3 基因口服传输可行性与临床应用的探索

3.3.1 引言

据统计在每年的用药中，口服药占总量的一半[3]。口服基因治疗为基因性疾病或常规方法不能治疗的疾病提供了方便的途径[14]。

在肠道上皮细胞中有许多由利贝昆腺窝衍化来的循环细胞，同时，由于在肠上皮细胞层附近有丰富的毛细血管，这使得在上皮细胞中外源基因编码的蛋白质表达分泌后不仅可进入体循环，而且可以使外源 DNA 或携带有外源 DNA 的载体通过细胞运输（利用胞吞作用），或细胞旁路途径（利用细胞间紧密连接的瞬间断裂的空隙），经体循环进入到许多器官[15]。肠道可提供近 300m^2 的黏膜表面，其中含有丰富的免疫介导组织，如上皮内淋巴细胞和固有膜及 Peyer′s 淋巴结（统称肠相关淋巴组织 GALT）等[4]。基因经口服传输后，具有在人体肠道细胞持续表达蛋白产物的潜力，治疗性蛋白产物能进入到病人的血液中去，而并不需要注射给药，是蛋白药物传输系统的一种更加便利和有效的方法。口服给药的基因治疗是这一领域中的一种新颖的给药途径，因为相对于传统的侵入性的给药途径，在剂量和安全性方面存在的问题要小得多[16, 17]。

除了进行消化道基因治疗外，通过消化道进行基因疫苗的免疫也具有可能性[14,18]。因为除了使用方便、成本低廉外，核酸疫苗的另一个优点就是它的免疫过程模仿了自然的感染过程，因为所编码的抗原蛋白是以主要组织相容性复合体Ⅰ和Ⅱ的形式提呈的，不仅可通过派尔斑上的 M 细胞进行全身免疫，而且能够建立黏膜免疫，这就为经肠道、泌尿道、呼吸道黏膜感染的病原体对机体的侵袭产生了第一道防线。其主要的优点在于方便，既可以提供肠胃的治疗，又可以提供系统治疗。对于 DNA 疫苗，消化道途径同时可以刺激黏膜免疫反应。现今，消化道基因治疗及免疫已成为基因治疗领域研究的热点。

3.3.2 纳米微粒和微粒在胃肠道中的摄取

在过去的 20 年中，已经有大量的关于聚合物纳米和微米微粒在口服后经胃肠道（GIT）吸收的研究[19,20]。PLGA poly（lactic - co - glycolic acid）和乙交酯共聚物（PLA）是两种经美国食品药品管理局（FDA）批准可用于口服的聚合物，目前已广泛地用于可生物降解的生物相容性纳米和微米微粒[4]。但是大部分肠道中微粒的吸收研究，采用的都是聚苯乙烯橡胶（PS），因为 PS 是研究微粒摄取非常有用的聚合物。PS 的表面可以带上电荷，所以能够被蛋白质或黏附因子轻易覆盖[21-23]。另外，可以与荧光探针共价结合的特点，使得 PS 微粒成为研究口服微粒命运的一种有效的工具。但是，PS 不具生物降解性，这限制了它的临床应用。

微粒包裹技术已经应用于亲水性和疏水性荧光素[24]、荷电化合物[19]或放射性分子的包裹[25]。探针包裹需要实现最小泄漏，因为探针的无意释放将导致过高的定量评估，和过深的显微分析背景。多聚体可以放射性标记[26]，也可以与荧光素直接结合[27]，后者尚没有被应用到口服吸收的研究中。荧光能够使得组织中的微粒更加清晰可见，并提高定量分析的灵敏度。因此荧光性的纳米和微米微粒应是研究肠道摄取最流行的定性（组织学）和定量工具。而且，使用不同的荧光物标记微粒，可以区别跟踪它们被摄取的途径[27]，以及比较不同包衣的微粒的摄取[28]。Balb/c 小鼠口服 PLGA -包裹的 DNA（编码 HIV 衣壳糖蛋白 gp160）后，产生了黏膜和系统免疫反应。PLA 包裹技术的不断发展，已经可以实现 60% 的 DNA 包裹效率，DNA 释放速率因处方而异。另外，通过 DNA 的超螺旋程度测定，发现从 PLGA 复合物中释放的 DNA 表现出较好的稳定性。但是，在 PLGA 发生自身降解的环境中，DNA 会发生一定程度的酸性水解[3]。

3.3.3 微粒摄取的主要位点

肠道上皮细胞由不同类型的细胞组成，包括吸收性肠细胞、杯状细胞和 Peyer′s 淋巴结（Peyer′s patches，PPs）的 M 细胞。大量的证据表明 M 细胞是关键的进入通道，它不仅可以摄入一些直径大小为 500nm 的微粒，还允许一些病原体，包括细菌、病毒和朊病毒在肠道相关淋巴组织中的呈递。虽然 PLG 微粒不像聚乙丙烯微粒那样选择性地靶向结合于 M 细胞的表面，但是结合到 M 细胞上的大部分 PLG 微粒都是以转细胞运输方式摄入，其传输效率为 $1.5 \times 10^4/mm^2$ FAE（滤泡相关上皮细胞）。这是 PLG 微粒经 M 细胞进行跨上皮细胞传输的首次直接证明，也表明 M 细胞将在应用该载体进行药物和疫苗的口服传递时发挥重要的潜在作用。天然 PLG 微球体不能靶向作用于 M 细胞表面，所以通过表面修饰极有希望改进它的摄取效果[29]。已有人提出 PPs 的 M 细胞是微粒摄取位点，并在黏膜免疫的级联过程中发挥关键作用[30, 31]。利用扫描电镜（SEM）研究了黏附在细胞表面的微粒的分布情况，该技术能够分辨肠细胞中的 M 细胞。

近期研究指出 M 细胞和 Peyer′s 淋巴结并不是唯一的摄取位点，肠道黏膜上皮细胞在微粒的肠上皮细胞间转位过程中起着积极的作用。采用易追踪标记物胶体金的研究表明，聚 FASA 微粒在口服后一小时通过转细胞和细胞旁两种路径转移通过黏膜上皮细胞和覆盖有 PPs 的 FAE。在脾脏和肝脏中同样观察到了微粒体。肠道黏膜上皮细胞对肽包裹微粒的吸收程度还存在争议。因为 M 细胞的数量远远少于肠黏膜上皮细胞数量，所以微粒摄取与免疫结果之间的关系很难预测[31]。最近的一项研究表明微绒毛对 PLG 微球体和脂质体的摄取非常少[32]。但是也有实验显示，大鼠体内正常肠道黏膜上皮细胞对直径为 300nm 左右的氰基丙烯酸纳米微粒有显著的吸收[33]。所有有核细胞的膜表面存在糖脂类受体 GM1 神经节苷脂，霍乱毒素（CTB）的 B 亚单位与 GM1 神经节苷脂具有很强的亲和力。将 CTB 与包裹抗原的脂质体表面相结合，小鼠经口服给药后，导致黏膜 IgA 和血清 IgM 水平的升高。尽管 GM1 对 M 细胞不具有特异性，但由于 M 细胞的胞外多糖层较薄，M 细胞比相邻的肠道黏膜上皮细胞更加容易接近。最后，病原体也可能使用最近发现的肠腔的非 PP 途径，如树突状细胞[34]。这些非 PP 途径也是病原体和疫苗构建的潜在目标。

3.3.4 体内微粒及其摄取效果

控制肠道内微粒吸收的关键因素目前已经研究得相当清楚。它们包括微粒的性能和大小、zeta 电位、媒介、表面修饰如用血凝素或其他的黏附因子覆盖。食物的存在同样被认为是影响微粒摄取的关键因素[15]。

3.3.4.1 微粒的性能

壳聚糖（一种源于甲壳类动物外壳的天然生物可降解的黏膜粘连的多糖）已经被证明能够提高大分子通过转细胞和细胞旁转运方式穿过肠道上皮细胞层的效率。口服壳聚糖以减少食物中脂肪和胆固醇的吸收已经被应用；最近壳聚糖又被成功地用于经口传输基因到肠黏膜上皮细胞、PPs 和肠系膜的淋巴结中[35]。这项研究表明了在口服 Arah－2－壳聚糖复合物后产生了抗花生敏感症的保护性免疫反应。其他的生物可降解聚合酐，如富马酸和癸二酸，也已经被应用于 DNA 的口服传输。

3.3.4.2 微粒表面

一些研究已经试图确定在体内生理学条件下，微粒表面的改变如何影响被 M 细胞吸收的能力。Smith 等[30]发现了微粒表面物质对 M 细胞结合的选择顺序：bGH＜bSA＜hIgG（小鼠）和 bGH＜bGH－Ab（大鼠和小鼠）。在微球体进入 M 细胞对微粒的摄入也可见同样的选择性（bGH＜ bSA＜ hIgG；bGH＜ bGH－Ab）。蛋白包衣微粒在大鼠肠系膜淋巴的呈现也具有类似于 M 细胞结合和摄入的选择性（bGH＜ bGH－Ab）。M 细胞胞转的传输选择性，强调了 M 细胞表面是决定何种类型的抗原能在随后的肠道免疫系统中被呈递的首要位点[3]。

3.3.4.3 微粒的大小

研究表明微粒的大小是摄取的关键参数。虽然直径 10μm 的微粒也能被 M 细胞所吞噬，但是更小的微粒（100 nM）的吸收会更充分[24]。因为摄取是在 PPs 和其他的肠道伴随淋巴组织（GALT）中进行的。微粒的吸收程度次序为：大鼠＞仓鼠＞小鼠。造成这种区别的因素不止一个。PPs 被认为是微粒摄取的主要位点，所以可以假设具有较多数量 PPs 的动物如兔子将比其他动物具有更高的微粒摄取比率。

但是，不同的研究采用的微粒摄取评价模式因人而异，定量分析结果也大相径庭[36，37]。还没有一种假设能够解释这些相互矛盾的结果[20]，尽管这些不同很可能源于分析方法和模型的区别。最好的摄取研究办法应是整体动物实验，结果应较真实。运用闭合肠道环模型可能会减少差异。放射性标记具有合适的灵敏度，可以检测在不同组织中的少量的信号。但是，放射性很难将微粒本身，可能的代谢物或降解产物分辨开来[38]。尽管利用了这些灵敏和可靠的方法，但发表的数据仍相互矛盾，令人迷惑。这些矛盾已引起科学界的关注，但是还没有令人满意的解释。以山羊 PPs 为模型，Sigur－dardottir 等试图显示分枝杆菌是如何利用顶膜整合素入侵 M 细胞，并对巨噬细胞表现出一定的抗性的。该研究结果表明，通过阻止分枝杆菌进入 M 细胞，和激活 PPs 区域的巨噬细胞，可以控制反刍动物的分枝杆菌疾病。

3.3.4.4 动物的年龄

一些研究表明动物的年龄也可能影响摄取率。缓慢注射 1.8μm 以羧化若丹红 B 标记的 PS 微粒后，成年鼠（18 个月）比幼鼠（24 天）具有更高的摄取率（分别为 124120 和 56549 个微粒）[39]。Seifert 等进一步确定了在不同年龄的大鼠胸淋巴中摄取的动力学[40]。年长动物摄取率高，可能意味着随着年龄的增长 PPs 的功能变得更好。LeFevre 指出年长动物微粒转运慢，与上皮细胞接触时间长，造成了上述结果的区别。动物的免疫状态[29, 41]和病理状态[42]也可能有一定的影响，因当黏膜系统被触发时，PP 的数量会增加[29,42]。

3.3.5 蛋白转导

1988 年，Green[53]和 Fankel[54]分别发现了从 HIV-I 病毒分离出的 Tat 蛋白可通过细胞膜进入细胞，并报道了蛋白转（protein transduction）导这一现象。所谓蛋白转导就是在几个短的碱性小肽组成的蛋白转导域（protein transduction domain，PTD）的介导下，能促使蛋白跨越细胞膜，从而实现蛋白在细胞与细胞间的传递。研究发现，此类结构域的转导不仅不依赖于能量、胞吞作用、受体及离子通道等作用，而直接穿越脂质双分子层完成跨膜转运，还可以携带其他 DNA、多肽及异源蛋白等化合物通过细胞间的转运而对细胞没有造成任何损伤，而且蛋白转导没有明显的细胞选择性，可以转导不同类型的培养细胞[55]。

迄今有许多具有蛋白转导潜能的天然蛋白或多肽被发现，主要有与人类免疫缺陷病毒 I 型反式激活蛋白 Tat（48～60）结构相似的多肽，由果蝇同源异型转录因子 ANTP（43～58）衍生的多肽以及来源于 Karpori 成纤维细胞生长因子的膜转位疏水序列肽和由神经肽、甘油肽、胡蜂毒肽和肥大细胞脱粒肽组成的嵌合体，其转导效率以 HSV-VP22、ANTP、HIV-I Tat 为最佳，其他转导效率都不尽理想[2]。进一步研究发现这三种蛋白都含有具有特定的 PDT 片断，即：VP22R 267～300 残基（DAA TAT RGR SAA SRP TER PRAPAR-SASRPRRPVE）；ANTP 的第三个 α 螺旋 43～58 氨基酸残基（RQIKIWFQNRRMKWKK）和 HIV-I Tat 的 48～60 氨基酸残基（GRKKRRQRRRPPQ）。研究还发现其各自的 PTD 上都含有精氨酸和赖氨酸，这些碱性氨基酸存在的数量与蛋白转导过程中其细胞摄入的转运速度密切相关。由此推测这些特定的 PDT 片断对蛋白的穿脂或同脂作用可能起着重要的作用。这些蛋白的转导完全不同于那些已经发现的经典的依赖于内质网/高尔基体的分泌蛋白。这些蛋白通过非常规分泌途径分泌，在 4℃和 37℃时均能以浓度依赖方式进入所有细胞，而且其 PTD 既不是通过膜通道进入细胞，也不是采用常见的内吞机制。研究还发现肽链骨架和氢键的结构在蛋白转导中并不是必需的，PTD 的转导作用也不需要通过细胞受体与配体的相互作用[55]。

VP22、ANTP、Tat 转导机制相似而不尽相同[56]。VP22 主要与外源基因融合在真核表达载体和病毒载体中形成真核表达融合蛋白进行转导，而 ANTP 和 Tat 主要以与外源基因构成原核表达纯化的蛋白进行转导。目前对 VP22 的具体转导机制虽然不完全清楚，还需进一步的验证。但光谱分析发现在 VP22 核心蛋白（159～301 氨基酸）处存在 α 螺旋和 β 折叠结构，可能归因于 VP22 存在 α 螺旋结构，在生理 pH 值条件下，带净正电荷的碱性氨基酸残基暴露于一侧，形成极性分子，通过 α 螺旋结构的特殊性而将它们所承载的物质通过浆膜，并在细胞内积累。而 ANTP 的蛋白转导作用主要是由其同源结构域引起的，它能穿透核膜到达细胞核。由于 ANTP PTD 富含精氨酸和赖氨酸等碱性氨基酸，使之在生理上 pH 值下带有正电荷，因此 ANTP 穿透胞浆膜可能是形成“嵌入式微团”的内在化模式通过的。在此过程中，带正电荷的 ANTP 募集细胞膜上带负电荷的磷脂，同时伴随着形成亲水性的“嵌入式微团”后穿过胞浆膜，进入细胞质。Tat 蛋白穿膜作用与 ANTP 有些类似，它也富含精氨酸和赖氨酸等碱性氨基酸，通过 LINUS 预测其 47～57 氨基酸结构呈 α-螺旋结构，通过一系列的 Ala 对其他氨基酸的替换来稳定 α 螺旋，发现得到的肽链有更强的转导效率，由此显示 α-螺旋在 PTD 的穿膜过程中起着重要的作用；另外 Tat 蛋白 PTD 还依赖于细胞表面硫酸肝素（HS）的存在。Wender 等[57]发现含有胍基的非天然肽链也有穿过细胞膜能力。然而迄今不同的实验支持不同的结果，使得 Tat 蛋白进入细胞的机制仍然难以做出明确的结论。有研究表明 Tat 蛋白转导进入细胞是通过其 49～57 位氨基酸残基与细胞表面的一个 90kb 蛋白以较低的亲和力相结合进行运作。但更多的实验证明 Tat 的蛋白质转导可能并不需要细胞受体的作用，Eguchi 等[58]对 Tat 蛋白介导的外源基因输送进行了制菌霉素试验，制菌霉素能够抑制外源物质通过小窝途径穿过细胞；采用药物 fillipin 抑制小窝途径也得到了类似结果，从而证明 Tat 蛋白可能是通过小窝途径穿过质膜的。而 Del 等[59]通过缺失细胞膜表面磷脂酰丝氨酸发现 Tat 转导后引起了膜磷脂的重排，并发现使用带正电荷的聚赖氨酸可阻止膜磷脂的重排，从而说明了 Tat 转导过程中未通过静电的相互作用而引起磷脂酰丝氨从质膜内转移到质膜外。可是有的学者采用 GFP 与 PTD 融合后转染细胞，在细胞质或细胞核并没有观察到 PTD 的存在，只观察到 PTD 较强地吸附在活细胞表面，但将转染细胞用甲醇固定后则可在细胞质和核中观察到 PTD 的存在。因而声称 PTD 现象仅仅是与其他阳性大分子一样，吸附在细胞膜表面后通过传统的内吞作用形成包涵体而进入细胞质或核内的。

由此可见，对蛋白转导的真正机制有待于进一步地探索，才能对这一奇特的现象作出完整解释。也只有在真正阐述正确的蛋白转导机制后，才能对蛋白介导感染性疾病例如疯牛病的防治开启一个新纪元[55]。

3.3.6 口服基因传输载体系统

至今口服基因运送系统已开发出病毒载体、化学合成载体包括多聚体载体和脂质体载体、物理方法和细菌运送系统。Takamura 等[60]发现质粒 DNA 能在体外被包装成病毒样微粒（VLP），它由肝炎病毒 E（一种可口服传输的病毒）的开放性阅读框架组成，这些 VLPs 能在体内把这个外来的 DNA 传输到肠道黏膜中。用编码人类免疫缺陷病毒的包膜蛋白（HIV env）gp120 进行的免疫组化法可以证明质粒 DNA 被传输到小肠黏膜。口服给药含有 HIV env cDNA 的 VLPs 后，在排泄物的提取物和血清中发现有高水平的对 HIV env 特异的 IgG 和 IgA。而且，研究中使用的小鼠在脾脏、PPs 和肠系膜淋巴结中表现出对 HIV env 特异的细胞毒性 T-淋巴细胞反应。这些发现表明源于口服性载体的 VLPs 能作为载体口服传输基因到黏膜组织中可以起到 DNA 疫苗作用和基因治疗的效果。

重组细菌是理想的口服外源抗原传输载体。通常采用的有重组沙门菌和志贺菌。重组细菌感染后，志贺菌载体存在于宿主细胞质中，而沙门菌载体则导致宿主细胞凋亡，DNA 疫苗被运送到附近的树突细胞中去。研究表明，用减毒的沙门菌为载体携带李斯特病菌的单细胞毒力因子基因，小鼠给药后发现明显的细胞毒性及辅助 T 细胞反应，并产生了抗体。

多年的观察与实验业已清楚地证明病毒载体是体内最有效的基因传输工具，并具有容易调控、组织特异性等突出优质与性能。有些病毒系统在传输基因的过程中可促使传输基因片段整合到染色体中，因而有长期基因表达的潜力[13]。病毒载体利用了野生型病毒结构中容易感染的固有功能，但是经过改变使它们的复制和细胞溶解的功能最小化或完全消失。各种病毒载体系统已经被应用到传输 DNA 到肠道组织中，用来进行基因治疗修正和产生黏膜免疫。

3.3.6.1 口服性病毒载体的摄取

虽然最常见的重组病毒载体口服后的摄取位点还没有被明确确定，但是以前关于病原体和朊病毒在肠道中感染的研究，提供了病毒先与在肠道 PPs 的 M 细胞受体结合，然后转上皮细胞进入的证据。呼吸道肠道病毒是一种通过与蛋白σ-1 结合，经 M 细胞进入宿主的病毒。而且，呼吸道肠道病毒 σ-1 蛋白配基最近被偶联到聚赖氨酸上，用来靶向作用于鼻腔相关的淋巴组织 M 细胞，从而达到 DNA 疫苗传输的效果[61]。和其他嗜好 M 细胞的许多病原体一样，呼吸道肠道病毒也能够结合普通的肠黏膜上皮细胞受体，如上皮细胞紧密连接处的结合粘连分子（JAM）[62]。

共培养模型已经被用来说明从感染的羊脑匀浆中得到的羊痒病朊病毒（PrP^{sc}）穿过 M 样细胞的效果比穿过 Caco-2 细胞好；当被注射到小鼠的脑内时，转运的物质还保持有感染性[63]。当遗传敏感羊经口传播羊痒病时，发生了朊病毒的 PP 吸收[64]，最近有证据表明正常 PP 的 M 细胞在牛海绵状脑病相关的朊病毒的口服传输中发挥作用[65]。McPress 认为 M 细胞是羊经口传播羊痒病过程中重要的入侵口。绵羊 PPs 组织学表明，肠道神经系统在 PP 圆形区域有着很高程度的神经分布，通过神经转运和淋巴排泄共同作用，PrP^{sc}被快速转移出肠道淋巴结。Huang（2002）等[66]将该理论进行拓展得出一效率很差的机制，通过该机制 PrP^{sc}从肠道转移到 PP 圆形区 B 细胞滤泡中的滤泡状树突状细胞中。和 M 细胞一样，正常树突状细胞也从肠道中直接摄取朊病毒。Ghosh（2002）认为朊病毒可能以穿过 PPs 一样的方式穿过刷状缘上皮细胞，并认为前者代表淋巴系统而后者代表肠道神经系统[67]。

最近的研究表明层粘连蛋白受体前体（LRP）可能在刷状缘中作为朊病毒的受体。如果能确定在人类 PPs，以及在最近在研究发展起来的人 M 细胞样组织培养模型中，LRP 基因是否上调将具有里程碑式的意义。但是，还需进一步研究朊病毒与 M 细胞和各种树突状细胞亚型是怎样相互作用的，以此来确定为什么种间朊病毒口服性感染会没有效果。种属特异性降解途径和 PrP 的遗传多样性可能使易感性受到影响。最近的研究指出，朊病毒可能与肠道刷状缘中 37-kDa 的层粘连蛋白受体前体结合[68]。小鼠 FAE 的基因表达和原位杂交研究进一步确定了层粘连蛋白 beta 3 是作为一种可诱导的 FAE 特异基因[69]，并很容易设想这个顶膜蛋白可能也与口服的朊病毒相互作用。但是，朊病毒对哺乳动物宿主的感染可能通过多种途径发生。

证据证明 M 细胞是从 PP 的 FAE 黏膜上皮细胞进化而来，或作为它临时表现型后，鉴定人 M 细胞受体的能力得到进一步地发展[42]。当人类 Caco-2 肠道上皮细胞层和小鼠 PP 淋巴细胞共培养，得到的 B 细胞/ Caco-2 细胞层混合体表现出很多与人 M 细胞显型一致的特征。最显著的特征是微粒的转位被加强，和霍乱弧菌对修饰过的上皮细胞层的黏附力被提高。在它被应用到大量的包括 HIV[70]和脊髓灰质炎病毒[71]等病原菌的检测后，原来的共培养模型逐渐地为人们所接受，并成为一种观察人类模型M细胞生物学的方法。从共培养模型中获得的脊髓灰质炎的数据，和最近研究中有关PP的CD155受体可能在人类脊髓灰质炎病毒的吸收中起重要作用的结论是一致的[72]。

迄今为止，能把人类M细胞与其他的上皮细胞（肠道黏膜上皮细胞、杯状细胞）区别开来的细胞表面结构很少被描述。最近通过单克隆抗体鉴定了兔M细胞顶膜上的一种205 kD的黏液素相关抗原[73]。这个抗原被鉴定是人MUC2（肠道组织分泌的主要黏液素）的兔同类物。研究认为，如覆盖M细胞的黏液缺失，M细胞膜相关MUC2可以成功地参与病原体的结合竞争，但人M细胞上的黏液素型受体还未被确认。

3.3.6.2 选择适当的口服病毒载体

适当的口服病毒载体选择依赖于治疗目的和病毒载体的特征。短暂表达基因的腺病毒载体可以作为疫苗、抗过敏、或杀死肿瘤细胞的载体，但是糖尿病治疗或抗血管生成的治疗则需要可以长期表达基因的病毒载体如AAV或逆转录病毒。细胞特异靶向性和转导效率也是非常重要的因素[2]。

腺相关病毒（AAV） AAV的一些特征使得它非常适合作为一种研究工具，并是口服治疗的潜在候选者。AAV为单链DNA病毒，是尚未引起过人体疾病的特殊病毒，被认为是人类基因治疗的潜在载体[74]。AAV是一种缺陷性、依赖辅助病毒的病毒，野生型的AAV对人体和其他动物都没有病原性[13]。十二种主要的AAVs已经被分离出来；通过抗体交叉反应研究确定其中七种具有不同的血清型。AAV 6是AAV1和AAV2的重组体。血清流行病学研究指出AAV血清型2、3和5都存在于人体，而AAV4则主要感染非人灵长类。AAV 1和AAV6的宿主还不清楚，因为它们还没有从组织中被分离，但是人类和非人灵长类中却存在其抗体。每种类型AAV的靶向性使得它们适合体内应用[74]。现有AAV载体不能复制，但是保留了感染分裂和不分裂细胞的能力。AAV载体比腺病毒和逆转录病毒免疫原性小，其生产可完全不需要辅助病毒。重组AAV载体缺失了全部的编码序列，只保留了145个碱基对的末端重复序列。由于这种载体不含所有的病毒基因，使得任何重组和病毒基因表达的可能性达到最小。虽然AAV可能引起免疫反应，但是和早先的腺病毒所引起的炎症相比而言，其引起的反应非常轻微。AAV载体的一个显著的优点是长期的转基因表达，其原因可能是含有外源基因的AAV基因组可以整合到宿主染色体中。

使AAV特别适合作为基因口服传输载体的另外的一个特点是它的耐受性。AAV可以耐受温度、极端pH和溶剂。在感染人体时，在呼吸器官和胃肠道分泌物中都发现了野生型的AAV。因此肠道是AAV的常见的宿主组织[13,15]。当在体内给药时AAV载体能在末端分化细胞中产生长期的基因表达[75]。早期的实验业已证明在原始干细胞、肠道细胞、神经细胞、固有膜细胞中转基因的表达可持续数月。因为AAV载体的容量有限，所以它在很长时间里不被用于一些需要传输大片段基因进行基因治疗的疾病。但是，最近的研究表明这个局限性可以被克服。Xiao等通过DNA的杂二聚化作用克服了AAV载体在携带外源基因大小的容量限制问题，从而使得其在经消化道传递的基因治疗及基因疫苗中的应用更具潜力[76]。更重要的是，口服基因治疗可以传输多种载体；多种基因可以在同一时间被传输而不受载体本身DNA插入大小和长度的限制[16]。在需要使用长片段基因进行治疗时，这是一个显著的优点。总之，AAV载体作为一种有效的口服性传输工具，用于基因修正治疗和基因疫苗潜力巨大。目前还没有 AAV 和腺病毒经肠道组织传输 DNA 的直接比较研究。但是，相关研究表明，AAV 载体免疫反应少，转基因表达久，因而是一种更加有效的 DNA 传输工具。尽管多数专家指出，腺相关病毒是一种经过大量研究证实的比较安全的载体，是基因疗法和遗传工程常用的媒介。很多国家在生物医学研究中都广泛使用这种病毒来运载基因，输送到人体和生物体中特定的器官和组织。2005 年秋，FDA 批准在美国的 20 个地方进行多剂量的风湿性关节炎的基因疗法试验，招募了两批共 201 名病人（其中有 32 人用的是安慰剂），没有人出现任何严重副作用。但是今年美国 36 岁的 Jolee Moh 在二次给药后出现高烧和呕吐、全身广泛性出血和肝脏衰竭而死亡再次引发腺相关病毒安全性的争议，美国马塞诸塞大学医学院院长 Terry Flotte 认为既然 TNF 抑制蛋白可以抑制免疫系统，因此这种蛋白可能与乔妮的死亡有关，比如导致脓毒症和细菌性感染。但是，卡特尔认为 TNF 抑制蛋白并不一定有问题，因为它在灵长类或人的血清中尚未检测到，只出现在关节中。而哈佛医学院的分子整形外科医师 Christopher Evans 则认为其症结也许在于进行基因疗法试验的次数，比如比 Jolee 更前面的病人多接受一次注射。这有可能让病人对腺相关病毒变得更敏感，从而导致有害反应，而且这种情况以前就发生过在美国宾州两名以腺相关病毒作为运载工具在肝部接受给药的病人产生了中度免疫反应。

逆转录病毒　逆转录病毒是最早通过动物模型实验证明，可以把 DNA 传输到胃肠道（GI）的上皮细胞的病毒载体。之所以最早选择逆转录病毒，是因为它仅转导 M 阶段细胞[4]，而 GI 上皮组织具有不断增殖的特性。

以小鼠白血病病毒为基础的重组逆转录病毒是基因治疗常用的一种载体。因为它们的生物学特性被研究得非常透彻，转基因能高效整合到宿主染色体中。而且，其长末端重复片段（LTR）区域中的病毒启动子在很多培养细胞型中都构成性存在。但是，当普通细胞被转导并移植到动物体内时，转基因的表达通常会减少，经常会低于检测水平。转导基因表达的丢失在一些系统中被观察到，包括造血细胞、肝细胞、成纤维细胞和角质细胞[77,78]。体内表达低的原因一般被解释为转导细胞一旦被转移到动物体内，转基因的转录就会特异性减少。前病毒序列的选择性甲基化被认为是失活的一种可能机制。载体设计和转导方法的特征，宿主的免疫反应，也可能和转基因表达的问题有关[79]。体内转导效率低限制了逆转录病毒的广泛应用。但是，最近经常有更清洁的生产过程，和高效的逆转录病毒载体生产的研究报道。而且，源于慢病毒的载体系统已经被证明能成功的转导分裂的和非分裂的细胞。目前尚不清楚近期载体技术的发展能否克服逆转录病毒肠道基因传输的局限性，使其重新成为肠道基因治疗的潜在的候选者[3]。但是，体内的低转染效率限制了反转录病毒在口服基因治疗中的应用。

腺病毒（Ads）　腺病毒是双链 DNA 病毒，其在感染靶细胞时，首先由病毒衣壳纤维蛋白的 knob 结构域识别并结合细胞表面的“柯萨奇病毒和腺病毒受体”（coxsackie and adenovirus receptor，CAR），然后通过外壳互邻体蛋白与细胞表面的整合素家族分子相互作用，内化进入细胞。重组的腺病毒是现今基因治疗中应用最广泛的病毒载体，其中 Ad2 和 Ad5 最为常用。在用腺病毒转导肠上皮细胞的体内实验研究中，Foreman 等发现病毒所携带的外源碱性磷酸酶（SEAP）基因得到表达并分泌进入血液；而 Walter 等体外实验发现，由病毒载体所携带的 IL-1 受体拮抗物基因表达后，经基底膜分泌至胞外，证实了经腺病毒介导，可将消化肠道细胞作为合成外源基因的场所，以达到基因治疗的目的。另外，腺病毒也广泛地应用于运送编码抗原蛋白的异源基因在消化道产生黏膜免疫。Croyle 等鉴定出一种小肠血清型腺病毒 Ad41。与 Ad5 相比，Ad41 对分化的小肠上皮细胞具有更好的趋向性，被认为是第一种消化道基因运送的组织特异性载体。与反转录病毒载体相比，腺病毒载体对肠上皮细胞的转染效率高，但由于其本身的基因组不能整合到宿主细胞的染色体上，所以腺病毒介导的外源基因的表达时间较短，需要重复给药，所带来的影响是免疫原性副作用的产生。

腺病毒家族有超过 50 个哺乳动物病毒病原体，它的非包膜蛋白衣壳包含一个双链 DNA 基因组拷贝[80]。基于它们黏附血红细胞的能力和基因组的同源性，腺病毒被分为 A－F 型。腺病毒具有明显的上皮细胞靶向性，转导效率高，以游离态持久存在，无插入突变的风险。其生命周期已经被研究透彻，源于 Ad2 和 Ad5 的重组体容易生产、增殖和纯化。这使它们成为人类基因治疗中潜在的基因治疗载体的有力候选者。但是，在过去的 20 年中，基于 Ad 的载体的大量使用揭示了这种载体系统的局限性，减慢了它在临床应用上的发展。其中一个障碍就是腺病毒对某些类型的人类细胞的基因传输效率比较低，给药后病毒的分布不理想[81]。而且，腺病毒蛋白的表达会引起人体和细胞的强烈免疫反应；这将限制转基因的表达时间和重复给药。空心（Gutless）Ads 的发展解决这一问题提供了希望。除了 2 个反向的末端重复序列和包装信号序列外，它不含任何腺病毒的基因，因此不能表达任何腺病毒产物，所以不会引起针对 Ad 载体的免疫反应；这可以使转基因表达的时间更长[82]。而且，Ad 载体在细胞中长期处于游离态提高了这种病毒的安全性。最后，切除了所有的病毒基因使得 Ad 载体具有相当大的空间，可以安置载体基因或复杂的调控序列[82,83]。

GI 腔道的稀释作用要求使用的病毒滴度较高，因为能够生产高滴度腺病毒，所以它可以作为口服性基因治疗的有希望的载体。已经证明腺病毒转导肠道上皮细胞后，能在体内分泌转基因编码的蛋白（丙氨酸磷酸化酶）到血液中，并在体外通过外侧基底膜分泌白细胞介素-1 受体拮抗物；确定了肠上皮细胞可以作为外源基因表达产物合成工厂的潜力。Wirtz 进行的腺病毒介导的体内结肠上皮细胞转导实验，表明大肠炎小鼠的效果比未经治疗小鼠的效果好，通常由腺病毒引起的炎症或免疫原性副作用大为减少。这些发现说明在结肠中使用经包裹的腺病毒具有控制释放的价值。腺病毒除可以作为基因治疗的载体外，还已被广泛用于通过口服的方式传输编码抗体蛋白的外源基因，从而引起黏膜免疫。

Ad 载体是非整合性的载体，在增殖细胞中它们的基因组出现丢失。通过纤维蛋白的球突状区域与柯萨奇病毒和腺病毒受体（CAR）的结合，能够确定这些腺病毒的细胞趋向性[84]。CAR 为紧密结合处的一种跨膜蛋白[85]，CAR 结合的消除一般不足以改变 Ad 的趋向性[86]。为了加强 Ad 在基因治疗的应用，可采用另一个血清型 Ad 的纤维伪装 Ad5，从而改变 Ad5 的趋向性[86]。为了评价 Ad 重新靶向作用于活化上皮细胞的可能性，Molema 把双功能聚乙二醇（PEG）偶联到 Ad 衣壳，以抑制病毒球形突出物和柯萨奇病毒和腺病毒受体（CAR）之间的相互作用。随后，把一种 αv 整合素特异性 RGD 肽或 E-选择素特异抗体引进到 PEG 分子的另一个功能基团，希望 Ad 重新靶向作用于活化内皮细胞。体外研究表明这种方法导致转基因不能进入 CAR-阳性细胞，可以转移到活化的内皮细胞中去。这些结果给未来 Ad 基因治疗载体的发展打下了基础，治疗基因向疾病的内皮细胞转运基因的特异性和效率均可以提高，药代动力学也会得到改善[87]。

作为病毒的分散剂，环糊精增强了 Ad 在分化的 Caco－2 单层和小鼠空肠的吸附和内吞。环糊精阻止了病毒的聚合，并增加了与肠上皮细胞接触的病毒微粒的数量。最近鉴定出一种肠趋向性 Ad 血清型- Ad41，Ad41 对各种分化的肠道上皮细胞的趋向性比 Ad5 高得多，被认为是肠道基因传输的首选组织特异性载体。虽然 Ad5 在作为基因肠道传输的口服性载体方面表现出很好的前景，但要取得很好的治疗效果，它的转基因效率必须得到进一步的提高。

其他病毒载体系统　尽管有许多病毒载体能够产生黏膜免疫反应，但其中只有一部分能够用于经消化道途径的外源基因的运送。这反映了病毒载体在消化道中的安全性和基因运送效率性方面的困难。Gherardi 等[88]通过实验证实，无论是载体特异性抗原还是编码的重组产物，以痘苗病毒为载体经口服途径在小鼠动物模型中都产生了黏膜免疫反应和体液免疫反应。同时，在这一研究中他们还发现能够在肠相关淋巴组织及脾脏中检测到病毒所携带的报告基因，说明经过肠道淋巴组织，病毒携带的外源基因可进入体循环从而到达其他器官。另外，植物特异性病毒也能够在基因经消化道运送途径中表达外源抗原产物以导致免疫反应。通常，这类病毒以植物细胞包裹的方式进入消化道来运送基因，因而能够较好地防御肠道微环境的干扰作用，产生更好的免疫效果。其他用于消化道基因运送途径的病毒载体还有：骨髓灰质炎病毒（具有天然的肠细胞趋向性）、新培斯病毒、委内瑞拉马病毒等[2]。

3.3.7　口服基因传输的消化环境

虽然口服性病毒传输发展的信息依然很有限，但是 TNO 胃-小肠系统（TIM－1）是在消化环境下评价重组微机体的生存能力和外源基因活性的合适的模型[89]。与动物实验相比较，TIM－1 具有精确性高，再现性好，容易操作和可以在消化管道的任何位置和任何时间收集样品，并且没有伦理上的限制。这个多室、动态、电脑控制系统的设计，可以利用从人类志愿者体内研究中获取的参数和数据。消化主要的参数，如 pH、温度、蠕动混合、胃的、胆汁的与胰腺的分泌和营养物质与水的被动吸收，被尽可能准确地复制。通过多种研究这个系统已经可用；这些研究包括营养物质的消化，消化产物的吸收，矿物质、维生素与食物中致突变物的吸收的有效性和微机体的生存率[2, 90]。

Taieb 等[91]报道细菌载体表面寡糖和鞘糖脂为病原体靶向作用于刷状缘提供了一个特殊的基质。同时显示了脂质载体能被用来作为药物负荷内吞的港口。但是，对于病毒载体，这个条件是否必须仍不清楚。

重组微生物在消化道中的分泌效率从来没有被直接量化过。我们首次证明了重组 AAV 载体能在动物消化道环境中，引起不同大小的蛋白的合成和分泌[13]。我们证明了口服 AAV 载体后，引起肠道上皮细胞和固有层细胞长期表达 β-半乳糖苷酶。这项研究直接在消化道中分泌化合物，为发展创新性药物传输载体开启了一扇大门。

3.3.8　提升纳米颗粒在肠道摄取方法及其应用

一种纳米和微米微粒口服传递的有效方法仍然在摸索中。合成的微粒传递系统免疫原性小，可重复给药（基因），在理论上没有包装容量限制，相对便宜且易保存。而且合成的载体操作更加灵活，容易偶联黏膜粘连多聚体和靶向配基。因此，合成微粒代表了一种真正的进步。对很多研究者来说，使用生物可降解的丙交酯和乙交酯共聚物（PLG）微粒进行的多肽口服的失败，推动了受体靶向型 PLG 的研究[43]。其他人则选择研究其他类型多聚体的口服制剂[44]，或发展鼻腔传递系统[45]。然而，过去的 20 年中，提高微粒肠道摄取率的材料和方法被广泛地加以研究，特别是肽、疫苗和大分子。在 20 世纪 90 年代早期，常用的方法包括使用吸收促进性辅料[46,47]，以打开上皮紧密连接，在结肠局部传递方面取得了很好的效果[48]。研究者们还在继续进行各种方法的探索，包括载药的生物可降解微粒、合用药物吸收促进剂和局部靶向给药系统。

因为 PP FAE 代表了向淋巴组织直接传输的位点，Eldridge 等研究了 PLG 纳米微粒负荷疫苗被肠道 PPs 的 M 细胞吸收，从而引起黏膜免疫的能力[49]。将侵袭素片断与纳米微粒体偶联，确实是促进啮齿类动物体内肠道微粒吸收的最早研究之一[50]。

另外一个可供借鉴有效的例子是采用靶向性 CTB 与纳米金微粒偶联，在兔体内进行的实验[23]。在这个研究中，M 细胞也是重点研究对象，因为小微粒通过 PPs 比通过非 PPs 肠上皮细胞更加容易。正常 M 细胞可以将负载物直接传递至上皮细胞下面的免疫反应组织，作为直接传输路径具有明显的优点，因此在疫苗传输中将病原体抗原在普通上皮细胞和 M 细胞中表达具有重要价值。共聚焦显微镜也被用于研究小鼠体内聚合物化的稳定脂质体对 M 细胞的靶向研究[51]。但是，已经进行人体实验的几种口服肽类的传输技术，主要是基于肽和载体/表面活性剂的联合服用，或与吸收促进剂偶联的肽的合成。从人类 M 细胞模型中确定的顶膜靶的选择性，最近在完整的 FAE 中被证实。已知的在 FAE 中表达量提高的基因包括 μ - protocadherin、层粘连蛋白- β3、基质金属酶 15 和产气荚膜梭菌肠毒素受体。

肠道上皮由大量的源于小肠腺（它的细胞表面有治疗基因转导的大片区域）的连续循环的细胞构成。促进与 M 细胞结合的研究，使用了一个新的 UEA -类似物，它是从组合库中得到，通过结合亲和力筛选而选择出来的。因此，一种四没食子酰 D -赖氨酸酰胺结构对L -海藻糖的亲和力比 UEA 增长 500 倍。但是，合成微粒传输系统的一些局限限制了其在临床中的广泛应用。首先，UEA 不是人类 M 细胞的普遍受体[52]。其次，高亲和力配基的靶向性使得微粒对 M 细胞的黏附水平很低。再次，在抗原处理过程的选择条件（耐受/扩增）下，剂量和反应之间的关系还不清楚。最后，这些系统的转导效率虽然一直在提高，但还比不上病毒系统。结果，病毒载体作为口服传递系统依然魅力犹存，值得继续阐明。

为了探索口服基因传输治疗糖尿病的潜力，我们首先利用 STZ 大鼠进行了可行性研究。AAV 载体使用的是构成性启动子和未修饰的人胰岛素基因，STZ 大鼠口服该 AAV 载体后，观察肠道转基因的表达。STZ 大鼠具有糖尿病的特征：葡萄糖水平高（$>$20 mmol/L），循环性 C -肽水平低（$<$20 pmol/L）和大鼠胰岛素水平低（$<$3.8 μU/ml）。STZ 大鼠（n=16）口服剂量为 2×10^{11} 个 rAAV/hIns（hIns，人胰岛素）病毒，通过胃管给药。该病毒载体可表达人胰岛素原 cDNA。对照组大鼠则口服能表达 β -半乳糖苷酶的 rAAV/lac（ n=6），或能表达荧光素酶的 rAAV/luc（ n=6），剂量相同。STZ 大鼠口服 rAAV/hIns 后，血糖在 12 小时内从大约 30mM 降到不足 3 mM。

大鼠口服 2×10^{11} 个 rAAV/RIP - furIns 后，在靶细胞中 mRNA 的表达情况。在口服 1 和 3 个月后，采用 RT - PCR 法分析转基因的表达。在肠道和肝脏中获得 mRNA 的扩增（图 3 - 1D），而在脾脏、睾丸、肺、胃或脑中未检测到表达（图 3 - 1D）。通过原位杂交进一步确定了胰岛素基因在肠道中表达的具体位置（图 3－1C 和 D）。分别在给药 3、17、30 和 90 天（n＝4）时处死大鼠，然后检测靶小肠细胞中的胰岛素原的表达（图 3－1E）。使用胰岛素原单克隆抗体检测发现，转基因表达主要发生在固有层细胞（图 3－1H 和 I），与前述 rAAV/lac 的结果相同[13]。正常鼠，rAAV/lac 和 rAAV/luc 对照控制组未检测到胰岛素的免疫反应。DNES 细胞为被转导细胞的一个亚群，基因表达可持续 3 个月（图 3－1F 和 1G）。但是，这些细胞中只有约 5%被转染（用激素原转化酶的免疫反应确定）。

进一步地采用特异的抗人胰岛素抗体，检测肠道和肝脏中的 mRNA 是否能有效地翻译成蛋白质。在口服 1 和 3 个月后，观察到人胰岛素的表达。在后面的时间点，肠道中只有少量的散在上皮细胞还在表达转基因，大量的表达发生于固有层细胞和分散的 DNES 细胞。用高倍共聚焦显微镜观察，胰岛素的表达出现锯齿状过程。这和早期报道的在人肝脏细胞系中引入胰岛素 cDNA 可以导致胰岛素的合成、储存和急剧的释放相一致[92]。转基因胰岛素分泌的动力学是各时间点各种被转导细胞类型的功能和数量的反映。血浆中胰岛素浓度的经时过程和肝脏细胞中的异位胰岛素的量相平行，而在这段时间里肠道固有层细胞的表达却没有变化[13,14]。

接受 RIP－furIns 治疗 STZ 鼠中，人胰岛素的浓度和葡萄糖水平呈现一种反比关系。实验鼠在口服载体给药后 6～12 小时内有明显的基因表达和胰岛素释放。患病鼠的动物血糖在 10～14 小时内降到 2～5 mM。在接受 RIP－furIns 治疗三天后，葡萄糖水平回升到原先的水平，而胰岛素水平降到＜0.7 μU/ml。这种方式是和肠道上皮细胞（一种快速增殖的细胞群，每 2～3 天就增殖一次）早期的转导是一致的。Lozier 等[93]用腺病毒转导肠道上皮细胞中近腔蛋白分泌已经存在。过了 1～3 天后，肠道上皮细胞从肠腺中迁移并从肠绒毛顶部脱掉，24 小时后血浆胰岛素水平的降低和这些细胞的脱落是一致的。在大约 3～5 个星期后，胰岛素水平轻微回升并且这个回升会伴随着相应的血糖水平的降低，但都没有恢复到正常血糖浓度。肝细胞中的表达起初（1 个月前）很低，之后逐渐升高。肝细胞这种基因表达的延迟与 AAV 载体基因组转化成复制形式的双链整合，以改进的形式进入到转录机制这一过程是相吻合的[94]。

3.3.9 口服病毒载体传输途径、分布以及转基因产物的药代动力学

为了研究禁食动物的最佳口服给药时间，选用 280～300 克的大鼠 10 只，禁食 12 小时后对小肠近端进行分析。六只小鼠的胃和小肠近端仍然有残余食物存在，说明禁食 12 小时不足以把小肠近端和胃含物清空。胃和肠道中食物的存在明显减小载体的转导效率。

研究病毒载体在不同组织的分布和清除，将有助于深入了解药效的药代动力学参数和基因表达水平。Wistar 大鼠给药后处死，PCR 法测定 AAV 的分布。结果显示 AAV 载体只存在于肠道和肝脏，脾脏、睾丸、脑和肺部没有发现。这说明在口服给药 AAV 载体 6 小时之后，AAV 载体进入这两种组织。组织化学染色进一步证明了这一结论。

AAV 载体口服后的传输途径和经时过程的研究，将为口服基因治疗的临床提供了强有力的实验证据。AAV 载体口服后，采用 PCR 法测定门静脉和尾静脉血样中的未经消化的 AAV 基因组 DNA。结果表明 AAV 载体直接通过门静脉被传输到肝脏中（图 3－1K）。所有门静脉血样都检测到了阳性的 PCR 片段，但在尾静脉样品中没有检测到或量非常少。在

口服给药后 1 个小时，即发现有微量的阳性片段存在。肠道上皮是一个高度血管化的组织，毛细管与上皮细胞层非常接近。AAV 的血浓峰值出现在口服给药后 3 小时，然后逐渐降低（图 3－1K）。Real－time 定量 PCR 进一步扩大检测范围，确定了病毒载体在不同细胞内的数量和具体位置，并确定了载体在不同的肠道和肝脏细胞中的相对结合率。PCR 检测显示，口服给药后 6 小时（图 3－1K）和 8 小时 AAV 载体存在于肝脏中。所有的这些数据清楚地指出，病毒载体，如 rAAV，可以通过跨细胞和细胞间途径穿过 GI 上皮细胞，经门静脉进入肝脏。

为了确定在 AAV 载体口服给药后，肠道中转基因明显表达所需要的时间，我们分别在 Wista 大鼠口服给药 AAV/RIP－furin－insulin 后 1、6 和 12 个小时进行了检测。在口服给药后 1 小时很难检测到 AAV/insulin 的表达，在口服 6 小时后肠道中基因表达开始出现。这说明在口服给药后，rAAV 病毒和正常的食物一样从胃中转移到肠道，并被肠道吸收。

为了确定肠道中产生的胰岛素是否在口服给药 6 小时后被转移到体循环和肝脏中去，我们进行了有关的实验研究。Wistar 大鼠口服 AAV/RIP－furin－insulin 后，经门静脉和尾静脉取血，IRMA 法测量胰岛素浓度。IRMA 法（IMX，Abbott Lab，Tokyo）对人成熟胰岛素具有高度特异性，对胰岛素原只有＜0.005％的交叉反应，C－肽、胰高血糖素或大鼠胰岛素无交叉反应。门静脉和尾静脉的血样中胰岛素浓度分别为 6.2 ± 2.8 μU/ml（n＝6）和 1.8 ± 0.9 μU/ml，对照组动物检测不到。这表明肠道上皮是一种高度血管化的组织，毛细血管和上皮细胞层非常接近。肠道上皮组织编码的蛋白可以分泌到门脉循环，使门静脉中的转基因胰岛素的水平达到峰值。还有一种可能，就是肠绒毛中末端开口的淋巴通道可以使胰岛素进入到淋巴液中，然后通过静脉循环连接的胸管把胰岛素转移到血液中。给药 6 小时后门静脉中高的成熟胰岛素水平，说明肠上皮细胞中产生和释放的成熟胰岛素能穿过上皮细胞膜和毛细血管膜进入循环系统。而且，这可能是成熟胰岛素传输的主要通道。

3.3.10 潜力和问题

胃肠道拥有超过 300m^2 的黏膜表面，大量的肠上皮细胞是转基因潜在的加工厂。肠道相关的淋巴组织，如上皮内淋巴细胞、固有层淋巴滤泡和 PPs，是基因黏膜免疫的良好入口。所以经口传输是基因治疗和基因免疫颇具潜力的方法，值得深入研究和探索。

在经口胰岛素载体治疗的大鼠，血糖和人胰岛素水平呈反比关系，并且在研究过程中血糖和酮水平保持或者接近正常生理水平。这些数据表明，血液中转基因胰岛素在一定程度上经过了加工，并表现出生物活性。而且胰岛素的合成具有连续性，其释放动力学接近于正常生理水平。但获得的成熟胰岛素水平比正常鼠低很多，这和其加工过程的不充分，以及胰岛素原；使用一些生物功能（把转化成胰岛素）进行部分加工的理论是一致的。肠道上皮由大量的源于小肠腺（它的细胞表面有治疗基因转导的大片区域）的连续循环的细胞构成，但是过了 1－3 天后，肠道上皮细胞从肠腺中迁移并从肠绒毛顶部脱掉。这个现象就引发了怎么样才能通过口服的方式保持稳定的基因表达的问题，以治疗一些治疗周期较长的疾病如糖尿病等。肝细胞的口服转导提供了一个新方法。然而口服 rAAV/RIP－furIns 后，大鼠肝脏成熟胰岛素的水平比正常小鼠中的低很多。这说明口服传输具有低的肝脏细胞转导效率。

迄今为止，载体很难高效率地传递到靶向细胞，并产生足够多的蛋白质，以实现直接治疗的目的，且载体传递非常耗时。一种实行肝脏灌注的循环系统，以含有逆转录病毒（1.5×10^8pfu/ml，β-半乳糖基因）的培养基作为灌注液。然后用一个单肝脏通路的系统持续灌注 30 分钟，灌注液用不含有逆转录病毒的培养基。同时对流进物和流出物进行病毒滴定，表明在灌注 1 小时后，在肝脏流出的灌注液中还能被检测到逆转录病毒（大于 2.0×10^7pfu/ml）。肝脏冲洗 30 分钟会显著减少流出物中逆转录病毒的泄漏，表明病毒载体在肝脏细胞里的传输需要一定的时间[15]。

GI 道中引起病原体结合并发生内吞作用的受体已经被确定，因此它有很多靶向区域可被利用[3]。肠道中受体靶向的肽传输必须考虑到很多生理上的因素，如在不同的饲养和禁食的情况下不同区域中传输时间，微生物和酶的攻击，pH 的变化和在穿过肠道时干扰液体、固体和气体的存在。在病毒载体的实验中必须要仔细地考虑到这些问题。基因改造过的病毒载体能作为在人消化道和肝脏中表达肽或蛋白质的基因传输的转运者，所以它使防止和治疗各种疾病的创新方法得以发展。把口服性基因治疗技术用于临床的 DNA 疫苗是目前最有前景的基因系统之一。而且提高 DNA 传输到肠道上皮细胞的效率上的进步使得全身和局部的基因治疗能取得比预期更好的效果。

口服性病毒载体传输系统比传统技术具有以下优点：① 它允许服用已知对消化分泌物敏感的载体。因为基因表达途径是可调控的，所以可以靶向作用于消化道中特异位点，并且控制释放。更低的剂量可以达到相同的效果，并避免在吸收或反应位点活性物质被酸或蛋白酶的降解。② 重组病毒载体能执行生物转化，和产生直接作用于消化道的化合物。例如，重组病毒载体能修正因胃或肠道中酶的不足或器官衰竭引起的代谢紊乱[95]。③ 活性产物可通过细胞裂解释放，或在消化环境中被分泌[96]。④ 可以使用多种口服病毒载体[16]。⑤能同时传输多种基因，没有基因插入容量的限制[16]。

口服基因载体在口服 DNA 疫苗的发展方面同样具有潜力[98]。这种疫苗能够在肠道淋巴组织中表达蛋白抗原。这种方法能限制传输的 DNA 在肠道中的分布并保持了非病毒基因传输所有安全性上的优点，包括反复给药。

口服基因载体主要的限制因素是基因表达的效率太低，如何在特定的靶向组织、正确的时间表达合适的量，是今后应探索的关键。

为了更充分地探索口服传输的潜力，有必要确定 AAV 从胃肠道转移到肝脏中的途径。我们还不清楚肝脏中转基因产物是直接释放到循环系统，还是通过胆汁管传输[15]。而且，口服病毒载体还有很多问题需要系统研究，如巨大的转导效率个体差异，潜在的细胞毒性，和消化环境对病毒载体吸收动力学的影响等[2]。

3.4 结论与前瞻

基因药物传递途径的选择事关治疗的最终效果和成败[97]。病毒载体虽然是口服基因治疗的首选，但还没有最优化[2]。相对于非病毒载体如脂质体来说，相关的生物学太复杂，研究难度大。口服载体在基因治疗的应用，仍然面临着药物传输上的障碍与挑战，包括肠道中 DNA 酶的降解作用、体内体液屏障、细胞的进入、细胞间的转运、细胞核的进入、基因表达效率低、和缺乏特异靶向性。因而需要进一步完善摄取位点和动力学、微粒大小的影响、肠道上皮的渗透通过和基因输载体性质方面的知识。知识上的完善将使我们能够建立理想的基因治疗传输技术，它能靶向作用于特异的细胞、延长基因表达的时间、提高转导效率、优化游离病毒基因组的表达，减少反复给药所引起的免疫副作用。随着技术进一步完善，目前的障碍逐渐被清除，口服性病毒基因治疗的临床试验将变得切实可行。纳米材料在口服药物研究的应用必将加快这一进程的到来。

参考文献

1. 许瑞安　中国临床药理学与治疗学杂志（2007）3，1009－2501.
2. 许瑞安、刁勇、谢海棠　中国临床药理学与治疗学杂志（2006）11，1092－1097
3. Page DT，Cudmore S Drug Discov Today（2001）6，92－101.
4. 王弘、郑文岭、马文丽 生命的化学（2002）22（4）353－355.
5. Xu RA，Janson CG，Mastakov M，Lawlor P，Young D，Mouravlev A，Fitzsimons H，Choi KL，Ma H，Dragunow M，Leone P，Chen Q，Dicker B，During MJ Gene Ther.（2001）8，1323－1332.
6. Luo J，Kaplitt MG，Fitzsimons HL，Zuzqa DS，Liu Y，Oshinsky ML，During MJ（2002）Science 298（5592）：425－9.
7. Xu RA，Ma H，Fung PCW，Chang Q，Xu S，During MJ Mel. Sci. Mon.（2005）11（9）BR 305－308.
8. Mastakov，M.，Baer C.，Xu RA，Fitzsimons H.，During MJ Mol. Ther.（2001）3，225－232.
9. Diao Y，Ma J.，Sun X.，Xiao W，Luo J，Fung PWC，Habib N，Farzaneh F.，Xu RA（2007）World J Gastroenterology
10. Shi J，Shi J，Liu Y，Guo Y.，Jinchun Zhang，Cheung，PT.，Zheng D，Xu RA Cancer Research（2006）66（24）：11946－53.
11. Xu RA，Sun X，Tse LY，Li H，Chan PC，Xu S，Xiao W，Kung HF，Krissansen GW，Fan ST. Hepatology.（2003）37，1451－1461.
12. Xu RA，Herrison P，Chen M，Li XY，Tsui D，Li H，Cheung PT，Krissansen GW，Xu S，Farzaneh F Mol. Ther.（2006）
13. During MJ，Symes CW，Lawlor PA，Lin J，Dunning J，Fitzsimons HL，Poulsen D，Leone P，Xu RA，Dicker BL，Lipski J，Young D Science（2000）287，1453－1560.
14. During MJ，Xu RA，Young D.，Kaplitt MG.，Sherwin R. S. and Leone P. Nat. Med.（1998）4，1131－1136.
15. Xu RA，Ma H，Li H，Lam KSL Chapter 8 Trends in Gene Ther. Res.（2006）NOVA Science Publisher，New York，U. S. A
16. Xu RA Cancer Gene Ther（2004）11，843.
17. Xu RA，Li H，Tse L，Kung HF，Lu H，Lam KSL. Curr Gene Ther（2003）3（1），65－83 .
18. Xu RA，Cai KX，Zheng D，Ma H，Xu S，Fan ST. Curr Gene Ther（2003）3（4），341－

355.
19. Neutra MR, Phillips TL, Mayer EL, Fishkind DJ Cell Tissue Res (1987) 247, 537 - 46
20. Delie F Advanced Drug Delivery Reviews (1998) 34, 221 - 233.
21. Pappo J, Ermak TH Clin. Exp. Immunol. (1989) 76, 144 - 148.
22. Florence AT, Hillery AM, Hussain N, Jani PU J Drug Target (1995) 3, 65 - 70.
23. Frey A, Giannasca KT, Weltzin R, Giannasca PJ, Reggio H, Lencer WI, Neutra MR J Exp. Med. (1996) 184, 1045 - 1059.
24. Desai MP, Labhasetwar V, Amidon GL, Levy RL Pharm Res (1996) 13, 1838 - 1845.
25. Bonduelle S, Carrier M, Pimienta C, Benoit JP, Lenaerts V Eur. J. Phar. Biopharm (1996) 42, 313 - 319.
26. Nefzger M, Kreuter J, Voges R, Liehl E, Czok R J. Pharm Sci. (1984) 73, 1309 -1311
27. Wells Cl, Maddaus MA, Erlandsen SL, Simmons RL Infect Immun. (1988) 56, 278 -282.
28. Smith MW, James PS, Tivey DR Am J Pathol., (1987) 385 - 389.
29. Jepson MA, Clark MA, Foster N, Masson CM, Bennett MK, Simmons NL, Hirst BH J. Anat. (1996) 189, 507 - 516.
30. Smith MW, Thomas NW, Jenkins PG, Miller NG, Cremashi D, Porta C. Exp Physiol. (1995) 80, 735 - 743.
31. Jepson MA, Clark MA, Hirst BH Advanced Drug Delivery Reviews (2004) 56, 511 -525.
32. Brayden DJ, Baird AW Advanced Drug Delivery Reviews (2004) 56, 721 - 726.
33. Pinto - Alphandary H, Aboubakar M, Jaillard D, Couvreur P, Vauthier C Pharm Res. (2003) 20, 1071 - 1084.
34. Rescigno M, Urbano M, Valzasina B, Francolini M, Rotta G, Bonasio R, Granucci F, Kraehenbuhl JP, Ricciardi - Castagnoli P. Nat immunol (2001) 2, 361 - 367.
35. Roy K, Mao HQ, Huang SK, Leong KW Nat med (1999) 4, 387 - 391.
36. Pappo J, Ermak TH Clin. Exp. Immunol. (1989) 76, 144 - 148.
37. Bhagat HR, Williams W, Metelitsas D, Monash TP Proc. Int. ontrol Release Bioact. Mater (1994) 21, 579 - 580.
38. Le Ray AM, Vert M, Gautier JC, Benoit JP Int. J. Pharm. (1994) 106, 201 - 211.
39. LeFevre ME, Boccio AM, Joel DD Proc. Soc. Exp. Biol. Med (1989) 190, 23 - 27.
40. Seifert J, Haraszti B, Sass W J. Anat. (1996) 189, 483 - 486.
41. McMinn LH, Hodges GM, Carr KE J Anat (1996) 189, 553 - 559.
42. Kerneis S, Bogdanova A, Kraehenbuhl JP, Pringault E Science (1997) 277, 949 - 952
43. Lambkin I, Pinilla C Expert. Opin. Biol. Ther. (2002) 2, 67 - 73.
44. Thanos CG, Liu Z, Reineke J, Edwards E, Mathiowitz E Pharm. Res (2003) 20, 1093 -1100.
45. Vajdy M, O'Hagan DT Adv. Drug Delib Rev (2001) 51, 127 - 141.

46. Aungst BJ J Pharm Sci (2000) 89, 429 - 442.
47. Brayden DJ, Baird AW Advanced Drug Delivery Reviews (2004) 56, 721 - 726.
48. Haupt S, Rubinstein A Crit Rev. Ther. Drug Carr. Syst. (2002) 19, 499 - 551.
49. Eldridge JH, Meulbroek JA, Staas JK, Tice TR, Gilley RM Adv. Exp. Med. Biol. (1989) 251, 191 - 202.
50. Hussain N, Florence AT Pharm. Res. (1998) 15, 153 - 156.
51. Clark MA, Blair H, Liang L, Brey RN, Brayden D, Hirst BH. Vaccine (2001) 20, 208 -217.
52. Giannasca PJ, Giannasca KT, Leichtner AM, Neutra MR Infect Immu. (1999) 67, 946 -953.
53. Green M, Loewenstein PM. Cell (1988) 55: 1179 - 1188.
54. Frank AD, Pabo CO. Cell (1988) 55: 1189 - 1193.
55. 熊符，张成，于美娟 国际生物学工程杂志，2006; 29: 250 - 254.
56. Elliott G, O'Hare P Cell (1997) 88, 223 - 233.
57. Wender PA, Baryza JL, Clarke MO, Craske ML, Horan JC, Meyer T Curr Drug Discov Technol. (2004) 1 (1): 1 - 11.
58. Eguchi A, Akurta T, Okuyama H J. Biol. Chem. , (2001) 276 26204 - 26210.
59. Del G, Moore V, Payne RM J. Biol. Chem. , (2004) 179 32541 - 32544.
60. Takamura S, Niikura M, Li TC, Takeda N, Kusagawa S, Takebe Y, Miyamura T, Yasutomi Gene Ther. (2004) 11, 628 - 35.
61. Wu Y, Wang X, Csencsits KL, Haddad A, Walters N, Pascual DW PNAS (2001) 98, 9318 - 9323.
62. Tyler KL, Clarke P, DeBiasi RL, Kominsky D, Poggioli GJ Trends Microbiol. (2001) 9, 560 - 564.
63. Heppner FL, Christ AD, Klein MA, Prinz M, Fried M, Kraehenbuhl JP, Aguzzi A. Nat Med (2001) 7, 976 - 977.
64. Heggebo R , Gonzalez L, Press CM, Gunnes G, Espenes A, Jeffrey M J. Gen. Virol. (2003) 84, 1327 - 1338.
65. Terry LA, Marsh S, Ryder SJ, Hawkins SA, Wells GA, Spencer YI Vet Rec. (2003) 152, 387 - 392.
66. Huang FP, Farquhar CF, Mabbott NA, Bruce ME, MacPherson GG. J Gen Virol. (2002) 83, 267 - 71.
67. Ghosh S. Z Gastroenterol. (2002) 40, 37 - 39.
68. Shmakov AN, Bode J, Kilshaw PJ, Ghosh S. J Pathol (2000) 191, 318 - 322.
69. El - Bahi S, Caliot E, Bens M, Bogdanova A, Kerneis S, Kahn A, Vandewalle A, Pringault E. J Immunol. (2002) 168, 3713 - 3720.
70. Fotopoulos G, Harari A, Micheetti P, Trono D, Pantaleo G, Kraehenbuhl JP PNAS (2002) 99, 9410 - 9414.

71. Ouzilou L, Caliot E, Pelletier I, Prevost MC, Pringault E, Colbere - Garapin F J Gen. Virol. (2002) 83, 2177 - 2182.
72. Iwasaki A, Welker R, Mueller S, Linehan M, Nomoto A, Wimmer E. J Infect. Dis. (2002) 186, 585 - 592.
73. Lelouard H, Reggio H, Roy C, Sahuquet A, Mangeat, Montcourrier P Infect Immun (2001) 69, 1061 - 71.
74. Gao GP, Alvira MR, Wang L, Calcedo R, Johnston J, Wilson JM PNAS (2002) 99, 11854 - 11859.
75. Kaplitt MG, Leone P, Samulski RJ, Xiao X, Pfaff DW, O'Malley KL, During MJ Nature genetics (1994) 8, 148 - 154.
76. Sun L, Li J, Xiao X Nat med (2000) 6, 599 - 602.
77. Strauss, M Gene Therapy (1994) 1, 156 - 164.
78. Ghazizadeh S, Carroll JM, Taichman LB J. Virol. (1997) 71, 9163 - 9169.
79. Riviere I, Brose K, Mulligan RC PNAS USA (1995) 92, 6733 - 6737.
80. Shenk T (1995) Adenoviridae: the viruses and their application, Vol 2 Lippincott/The Willams and Wilkins C0. , Philadelphia Pa.
81. Korokhov N, Mikheeva G, Krendelshchikov A, Belousova N, Simonenko V, Krendelshchikova V, Pereboev A, Kotov A, Kotova O, Triozzi PL, Aldrich WA, Douglas JT, Lo KM, Banerjee PT, Gillies SD, Curiel DT, Krasnykh V. J. Virol. (2003) 77, 12931 -12940.
82. Kochanek S Hum. Gene Ther. (1999) 10, 2451 - 2459.
83. Morsy MA, Caskey CT Mol Med Today (1999) 5, 18 - 24.
84. Bergelson JM, Cunningham JA, Droguett G, Kurt - Jones EA, Kirthivas A, Hong JS, Horwitz MS, Crowell RL, Finberg RW Science (1997) 275, 1320 - 1323.
85. Cohen CJ, Shieh JT, Pickles RJ, Okegawa T, Hsieh JT, Bergelson JM PNAS (2001) 98, 15191 - 15196.
86. Einfeld DA, Roelvink PW Curr Opin Mol. Ther. (2002) 4, 444 - 451.
87. Ogawara K, Rots MG, Kok RJ, Moorlag HE, Loenen A - M V, Meijer DK, Haisma HJ, Molema G Human Gene Therapy (2004) 15, 433 - 443.
88. Gherardi MM Vaccine (1999) 17, 1074 - 1083.
89. Minekus M, Marteau P, Havenaar R Alternative to Laboratory Animals (1995) 23: 197 - 209.
90. Drouault S, Corthier G, Ehrlich D, Renault P Appl. Environ Microbiol. (1999) 65, 4881 - 4886.
91. Taieb N, Yahi N, Fantini J Adv Drug Deliv Rev. 2004 56, 779 - 94.
92. Simpson AM, Marshall GM, Tuch BE, Maxwell L, Szymanska B, Tu J, Beynon S, Swan MA, Camacho M. Gene Ther. (1997) 4, 1202 - 1215.
93. Lozier JN, Yankaskas JR, Ramsey WJ, Chen L, Berschneider H, Morgan RA Hum.

Gene Ther. (1997) 8, 1481 - 1490.

94. Miao CH, Snyder RO, Schowalter DB, Patijn GA, Donahue B, Winther B, Kay MA Nat. genet. (1998) 19, 13 - 15.

95. Chang TM, Prakash S Mol Med. Today (1998) 4, 221 - 227.

96. Steidler L, Hans W, Schotte L, Neirynck S, Obermeier F, Falk W, Fiers W, Remaut E Science (2000) 289, 1352 - 1355.

97. Ma H, Xu RA, Cheng H, Kuo HS, During MJ, Fang RH J. Trauma (2003) 54 (3): 569 - 573.

98. Rosenkranz CD, Chiara D, Agorio C, Baz A, Pasetti MF, Schreiber F, Dematteis S, Martinez M, Sztein MB, Chabalgoity JA Vaccine (2003) 21, 798 - 801.

4 适体分子药物学

林俊生[1,2*] 许瑞安[2,3]

Jun. Lin@agresearch. co. nz

[1]AgResearch Invermay，Dunedin，New Zealand；
[2]分子药物教育部工程研究中心，福建泉州 邮编 362021
[3]国立华侨大学分子药物学研究所 福建泉州 邮编 362021

目 录

4.1 引言

适体（aptamer）是能够与靶标分子相结合的单链核酸片段。核酸是以核苷酸（nucleotide，nt）为单体以特定序列排列聚成的长链结构。核苷酸是由戊糖、含氮碱基和磷酸组成的。戊糖和碱基以糖苷键连接成核苷，核苷中戊糖的羟基再以磷酸酯键与磷酸连接，构成核苷酸分子。核苷酸之间的连接方式是：一个核苷酸的 5′位磷酸与下一个核苷酸的 3′位羟基形成磷酸二酯键，构成不分支的线性核酸大分子。其中磷酸基和戊糖基构成核酸长链的骨架，可变部分是碱基排列顺序。组成核苷酸的戊糖有核糖和脱氧核糖两种，含脱氧核糖的核苷酸也称为脱氧核苷酸。相应地，核酸就有脱氧核糖核酸（deoxyribonucleic acid，DNA）和核糖核酸（ribonucleic acid，RNA）之分。核酸之间的区别在于所含的四种碱基的排列顺序不同。核苷酸中的碱基都是含氮的杂环化合物，主要是：鸟嘌呤（guanine，G）、腺嘌呤（adenine，A）、胞嘧啶（cytosine，C）、胸腺嘧啶（thymine，T）和尿嘧啶（uracil，U）。DNA 含 G、A、C 和 T，而 RNA 含 G、A、C 和 U。随着分子生物学和基因工程的深入发展，人们已经注意到核酸不但具有储存和传递遗传信息的功能，还参与生命过程的其他许多环节。蛋白质与核酸之间的特异性结合在自然界中屡见不鲜。例如：转录因子与其相应的启动子，限制性内切酶与其靶标序列，病毒蛋白与其单链 RNA 基因组的结合，等等。天然 DNA 大多数属双链结构 DNA（dsDNA），也不乏以单链结构存在，如某些病毒单链 DNA（ssDNA）。天然 RNA 多以单链形式存在。单链核酸可以自身折叠盘绕形成诸如发夹等结构，由碱基互补结合形成局部双螺旋部分称之为茎（stem），非螺旋部分称为环（loop）。相对于双链 DNA，单链核酸在结构上具有更丰富的多态性。不同的核苷酸序列决定了不同单链核酸的空间结构。单链核酸和靶标之间结合的亲和力（affinity）和特异性（specificity）都取决于两者空间分子结构的锁钥关系。基于这种认识，科学家正在深入研究单链核酸，从而开垦一个崭新的药物研发领域，适体应运而生。适体通常是通过人工制备的方法而获得的能够专一地与靶标结合的一类单链核酸，包括单链 DNA 和 RNA，一般含有 15～60 个核苷酸。

人工制备适体的方法是通过筛选步骤从随机合成的长短一样而序列不同的单链核酸文库中筛选出专一结合于靶分子的适体。1990 年两个不同的实验室分别研制成功 RNA 适体[1,2]。其中 Gold 实验室将其制备方法称之为指数富集的配体系统进化（systematic evolution of ligands by exponential enrichment，SELEX），Ellington 实验室将其制备方法称之为体外筛选（in vitro selection）并引用拉丁文 aptus（适合、适应的意思）和希腊文 meros（局部、部分的意思）将其产物命名为 aptamer（适体）。从此有关适体的基础研究和应用研究都进展得十分迅速。新研制成功的适体药物已陆续进入临床试验和使用。

适体的分子空间结构主要是由其所含的核苷酸序列所决定。在体外筛选过程，借助于靶标选择和多聚酶链式反应（polymerase chain reaction，PCR）的扩增效应，适体得以繁殖、传代和进化（详见下述适体的制备）。在这个意义上，适体所含的核苷酸序列可以被认为是适体的基因型（genotype），而适体所体现的空间结构可以被认为是适体的显型（phenotype）。

适体不是抗体，又胜似抗体。适体的作用机理跟抗体基本相似。都是通过与靶标相结合而起作用。在与靶蛋白亲和力方面的比较，一般而言，适体和单克隆抗体两者相当。解离常数（K_d）通常在高皮摩尔（picomolar）至低纳摩尔（nanomolar）之间。但在其他诸多方面，适体更具优点，如：

- 可以离体制备，不需要免疫动物，也不需要杂交瘤细胞培养；
- 一旦序列确定，可以随时合成；
- 可以通过进一步体外定向进化而得以优化，通过化学修饰而得以改善；
- 容易保存，容易应用；

- 分子量小，有利于进入肿瘤深部组织；
- 不影响体内免疫系统，无过敏反应报告。

适体这一概念已经在延伸，目前不但包括从文库筛选出能与靶分子特异结合的单链核酸，也包括筛选出能与靶分子特异结合的多肽。适体的应用范围包括药物，检测试剂和生物感应器芯片，体内定向造影剂，以及作为工具用来分离纯化靶分子和研究核酸与蛋白的相互关系等。本章仅在单链核酸的范围介绍适体的药物学研究进展。

4.2 适体的制备

适体具有一定的空间分子结构，既定的靶分子也有其特定的空间结构。利用适体和靶分子两者空间结构之间的锁钥关系，在一定条件下，通过靶分子在含有大量随机序列的核酸文库中搜索，能够与之相结合的核酸片段便是该特定靶分子的适体。适体可以是 RNA 也可以是单链 DNA。两者的具体制备过程有所不同，基本流程分述如下。

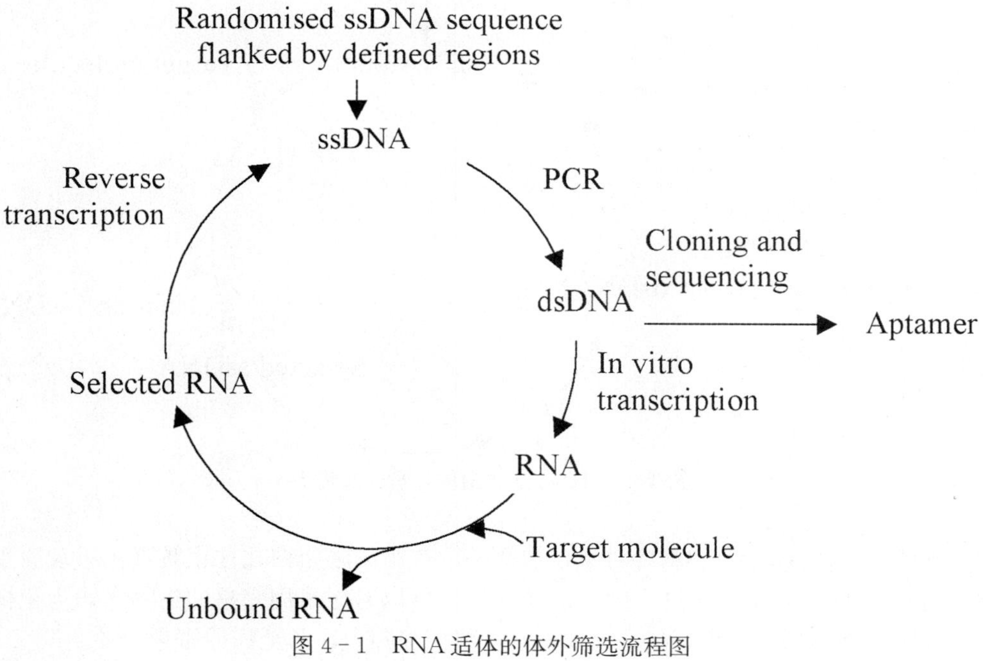

图 4-1 RNA 适体的体外筛选流程图

RNA 适体的制备（图 4-1）：开始是人工合成的单链 DNA 文库（分子数目约 10^{14}～10^{15}），每一单链 DNA 包括中段的随机序列及其两端的定义序列区段。随机序列长度通常为 20～60 碱基位点，四种碱基（A，T，C，G）随机出现在每一位点上。定义序列区段可以包括体外转录、逆转录和 PCR 引物的互补结合序列，还有 T7 RNA 多聚酶的启动子正链序列。必要时加上限制性内切酶的位点序列，以便后续克隆步骤地实施。DNA 转录为 RNA 再与固定在固相上的靶分子（如固定在柱子上的蛋白质）结合。弃去未结合的 RNA，用适当缓冲液洗脱中选 RNA。经过逆转录（Reverse transcription）和 PCR 反应建立第二轮 DNA 文库，进入第二循环筛选。通常经过 5～20 循环后可以进行 PCR 产物的克隆和测序。一旦序列明确，即可人工合成适体。

DNA 适体的制备（图 4－2）：开始也是人工合成的单链 DNA 文库（分子数目约 10^{14}～10^{15}），每一单链 DNA 包括中段的随机序列及其两端的定义序列区段。随机序列长度通常为 20～60 碱基位点，四种碱基（A，T，C，G）随机出现在每一位点上。定义序列区段一般就是 PCR 引物的互补结合序列。文库中有的单链 DNA 能够与固定在固相上的靶分子（如固定在柱子上的蛋白质）结合而中选，弃去未结合的 DNA。用适当缓冲液洗脱中选 DNA，并作为模板经过 PCR 扩增。将 PCR 产物的正负链分离，正链即为第二轮单链 DNA 文库，进入第二循环筛选。通常经过 4～16 循环后可以进行 PCR 产物的克隆和测序。一旦序列明确，即可合成适体。

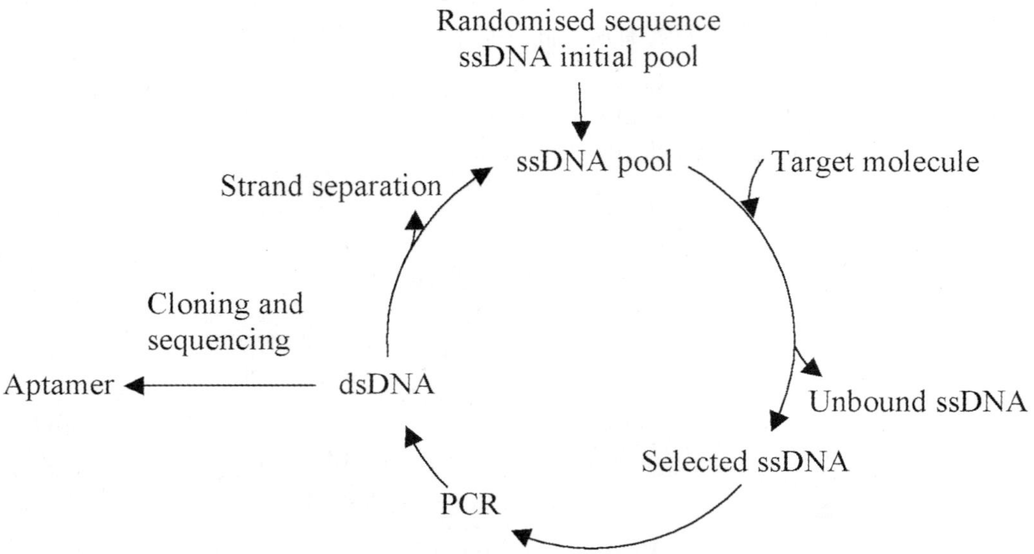

图 4－2　DNA 适体的体外筛选流程图

适体固然是以靶标分子为结合对象，然而基因重组的膜蛋白往往很难真正重现膜蛋白原有的表位空间结构。为了解决这个问题，体外选择可以考虑采用完整的生物体作为靶标来筛选适体。如巨细胞病毒（cytomegalovirus）[3]，整个细胞[4]，乃至病原寄生虫[5]。

在适体的制备过程中常常会遇到这样的一个问题：究竟需要几个循环才可获得适体？按笔者的经验，不同的靶标分子，不同的制备方法，以及不同的适体类型（RNA 或 DNA 适体）所需要的循环数目不尽相同。所以需要引入一个监测步骤。以抗蛋白质的 DNA 适体为例，在 PCR 正链引物的 5′端加上生物素（biotin）。通常在五个筛选循环之后，用一部分候选适体做点印迹。基本操作是将靶蛋白固定在硝酸纤维素膜（nitrocellulose membrane）上，先后与带有生物素的正链 DNA，和带有过氧化物酶的抗生蛋白链菌素（streptavidin－peroxidase polymer）在室温孵育。再按普通点印迹步骤进行曝光显影。图 4－3 是在制备抗卵泡刺激素（FSH）适体时用来监测富集过程的点印迹结果。

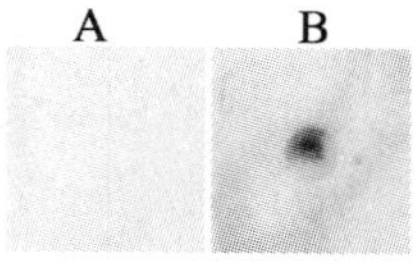

图 4-3　点印迹显示中选的适体
固定在硝酸纤维素膜上的靶蛋白
recombinant FSHα 分别与单纯缓冲液（A）和
第十一循环中选的带有生物素的正链 DNA（B）孵育。
图 B　印迹阳性点提示该循环已筛选出能够与
靶蛋白相结合的候选适体。

点印迹阳性初步证明已获得适体。至于适体的质量如何，即其特异性和敏感度还需要进一步检测。这里介绍一下东方印迹（Eastern blotting）的概念。在分子生物学中除了点印迹以外，普遍应用的印迹技术已经有：用抗体检测蛋白的西方印迹（Western blotting），用探针检测 DNA 的南方印迹（Southern blotting），及检测 RNA 的北方印迹（Northern blotting）。东方印迹是用适体来检测蛋白的方法。操作步骤基本与西方印迹相同，用带有生物素的适体替代西方印迹的一级抗体，用带有过氧化物酶的抗生蛋白链菌素替代二级抗体。根据东方印迹显示的阳性带的分子量大小和信噪比可以进一步了解适体的特异性和敏感度。以此来决定是否需要进一步进入筛选循环，或是开始适体的克隆。图 4-4 是在制备抗卵泡刺激素适体时用来检测适体质量的东方印迹结果。结果显示经过十二次筛选所获得的多克隆适体能够与卵泡刺激素特异性结合，东方印迹的本底并不太强。可以对该循环的 PCR 产物进行克隆和测序。

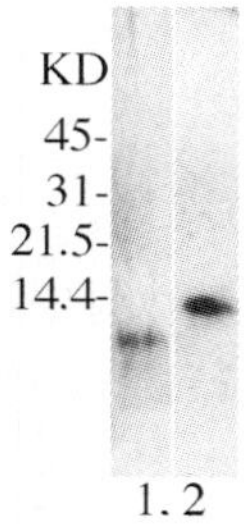

图 4-4　东方印迹显示中选适体与靶蛋白的结合
利用第十二循环中选的带有生物素的正链 DNA
检测出标本中分别含有较低分子量的非糖基化的重组 FSHα（1）和
较高分子量的天然糖基化的 FSHα（2）。通过阳性带的分子量以
及印迹的信噪比初步评估该循环中选适体的特异性和敏感度。

适体克隆和测序之后，很重要的一个环节是序列分析，包括同源比较和二级结构预测和分析，确定单克隆适体序列及其有效的最少碱基数目。再通过实验证实。目前用于序列分析有许多软件可供选择，这里不一一赘述。

4.3 适体的修饰

单链核酸尤其是 RNA 容易降解，其血浆半衰期很短。适当的修饰可以延长单链核酸的半衰期。常用的化学修饰包括碱基修饰和骨架修饰：

- 在核酸链的两端加帽（phosphorothioate - linked polydeoxythymidine caps）。

用合成的非天然核苷酸取代原有的核苷酸。核苷酸的化学修饰一方面要求能够延长终末产物即适体的体内半衰期，另一方面如果是制备 RNA 适体，还要求在制备过程中体外转录和逆转录能够顺利进行。虽然用氟或氨基取代嘧啶上戊糖的 2′羟基（图 4 - 5A）都可以满足这些要求，但实践中还是多用氟取代。原因是用氟取代的工艺较简单，合成成本较低，而亲和力和稳定性都较高。用 2′- O -甲基取代嘌呤上的 2′-羟基（图 4 - 5B）可以进一步提高 RNA 的抗降解能力。新近发展的核酸合成技术可以用修饰过的核苷酸单体直接合成修饰核酸。

- 与某些碳水化合物偶联。Archemix 公司宣称适体与 20kD 和 40kD 的聚乙二醇（polyethylene glycol，PEG）偶联可以使适体在动物体内的半衰期长达 12 小时。
- 锁核酸（locked nucleic acid，LNA，图 4 - 5C）是一种新型的寡核酸衍生物，结构中 β - D -呋喃核糖的 2′- O，4′- C 位通过缩水作用形成环形的氧亚甲基桥、硫亚甲基桥或胺亚甲基桥，呋喃糖的结构锁定在 C3′内型的 N 构型，形成了刚性的缩合结构。有良好的应用研究前景。

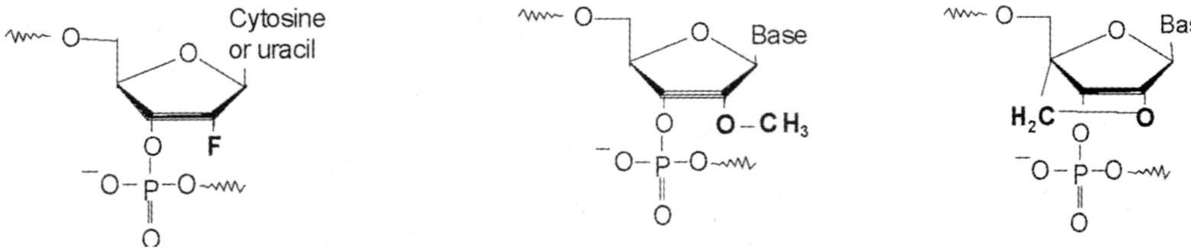

图 4 - 5　用来制备适体的几种常见核苷酸修饰。

A）2′- Fluoropyrimidine（2′F - Py）；B）2′- O - methyl NTP；

C）Locked nucleic acid

生命的基本物质是核酸和蛋白质。核酸和蛋白质均是不对称分子，它们的单体即核苷酸和氨基酸等，也都是不对称分子。组成生命蛋白质的氨基酸都是 L 型，组成核酸的核糖和脱氧核糖分子都是 D 型。D - DNA 和 D - RNA 很容易受到自然存在的酶所降解。为了提高适体的稳定性德国 Klussmann 实验室发明了镜像适体（Spiegelmer）源于德语 spiegel（镜子的意思）。用合成的靶标分子的对映结构体作为镜像靶标来选择适体。再根据中选适体的序列合成手性倒置的 L - DNA 或 L - RNA 镜像适体。NOXXON 公司根据这一原理，已经成功地合成了稳定性很强的抗生长激素释放肽（ghrelin）镜像适体。动物试验显示了这种镜像适体对生长激素释放肽的生物抑制性作用[6]。

Carrasquillo [7] 等人报道了一种适体缓释制剂：将适体包裹在用 poly (lactic - co - glycolic) acid (PLGA) 制成的微球内，能够以每天 20 μg 的稳定速度释放适体，一直持续 20 天。

4.4 适体药物的研究

迄今已有众多针对不同靶标分子的不同适体见诸报道，希望用于防治不同疾病。例如：靶向自体抗体的适体可能用于防治自体免疫性疾病（系统性红斑狼疮[8]，重症肌无力[9]等），靶向神经病理性分子的适体用于老年痴呆症[10]，等等。

下面着重讨论近年来有关影响血液凝固，血管生成，以及抗肿瘤，抗病原微生物等方面的适体研究进展。

4.4.1 抗体液分子适体

作为药物来研发，适体的靶标通常是细胞表面或体液内的分子。最早选出的是抗凝血酶适体[11]。当血管破裂出血，在凝血酶的催化下可溶性的纤维蛋白原聚合为不溶性的纤维蛋白，在止血过程中起了重要作用。但在一些手术过程中，例如心脏冠状动脉搭桥手术为了保持血流通畅，目前常用肝素来抑制凝血酶借以延长凝血时间。问题是肝素的半衰期很长，用量不易控制，过量的肝素导致出血不止。抗凝血酶适体的有效链长为 15nt，亲和力强（Kd = 20nM），半衰期很短（约 108 秒）。容易用来控制延长的凝血时间，但必须反复用药，成本不菲。一个命名为 ARC183 的抗凝血酶适体的临床一期实验结果表明，ARC183 通过静脉滴注抗凝迅速，量效正关系稳定，停药后凝血时间恢复快。但在冠脉搭桥手术中的用药量不易控制在理想范围。厂家（Archemix 公司）宣布结束一期临床试验，并已开始研发第二代抗凝血酶适体，一个可望用来延长凝血时间的抗凝血因子 IXa 适体。经过包括 2′F - Py 和 5′端连接一个胆固醇分子的修饰，其半衰期从 5～10 分钟延长到 1～1.5 小时。动物实验证明以 0.5mg/kg 的用量，适体在血液内的有效止血浓度可维持长达一小时。半衰期延长了，就必须考虑不容易控制凝血时间的隐患。Rusconi 小组巧妙地设计了一段 17nt 长的反义 RNA 片断，以此与抗凝血因子 IXa 适体互补结合。从而中和过量的抗凝血因子 IXa 适体。凝血时间得以控制在适当范围内[12,13]。由 Regado Biosciences 公司申请的一对单链 RNA 现在也已通过了一期临床实验。这对单链 RNA 被称为 REG1 包括抗凝血因子 IXa 适体及作为解毒剂的反义 RNA。临床实验证明了抗凝血因子 IXa 适体的抗凝效果。追用反义 RNA，5 分钟血凝恢复正常。

Pegaptanib (Macugen) 是美国食品与药物监督管理局（FDA）批准的一种抗血管内皮生长因子（vascular endothelial growth factor，VEGF）适体药物。这是在全球范围内的第一个适体制剂作为药物在临床上的正式使用。Pegaptanib 主要用于治疗年龄相关性黄斑变性 (age - related macular degeneration，AMD)。年龄相关性黄斑变性也称老年性黄斑变性，是一种慢性眼病，常为两眼先后发病，虽不会引起疼痛，却是中年以上人群视力减退的一个主要原因，也是全球成年人致盲的首要疾病之一。年龄相关性黄斑变性分两种不同类型：①萎缩性黄斑变性（干性），在眼底可见玻璃膜疣，逐步引起黄斑区变薄，色素紊乱。黄斑部无出血，无渗出，亦无隆起的瘢痕。出现视力模糊，通常呈缓慢进行性的视力下降。有的病例的病理变化加剧成为湿性变性。②渗出性黄斑变性（湿性），在黄斑部的视网膜下出现异常的脉络膜新生血管网（choroidal neovascularization，CNV），可引起视网膜出血、水肿、色素沉着过度、色素上皮脱离及视网膜组织的破坏，最终皱缩而在后极部遗留一明显隆起的瘢痕，多引起视力障碍，而且进展迅速，甚至导致严重的中心视力丧失。

治疗年龄相关性黄斑变性药物的研究主要是针对如何控制脉络膜的异常血管生成。血管生成的定义是指在原有的血管网络基础上长出新的血管。生理性的血管生成如在子宫内膜周期性修复过程中是一个正常现象。而在一些疾病的病变过程中，如视网膜病和年龄相关性黄斑变性，病理性血管生成的程度往往是疾病发展的一个决定性因素。针对脉络膜新生血管的一些治疗方法如光动力学疗法（photodynamic therapy，PDT），对选择性地封闭 CNV 有一定疗效。但 CNV 的复发亦非少见，所以寻找新的治疗方法势在必行。血管内皮生长因子具有促进内皮细胞有丝分裂的作用，是最重要的促进脉络膜病理性血管生成的因子。动物模型研究证明单用血管内皮生长因子可以激发脉络膜病理性血管生成，而屏蔽血管内皮生长因子，可以抑制脉络膜的病理性血管生成[14]。血管内皮生长因子家族包括 VEGF－A、VEGF－B、VEGF－C、VEGF－D、VEGF－E 以及胎盘生长因子（placenta growth factor，PlGF）。VEGF－A 基因含 8 个表达子，基因全长 28kb，编码基因长 l4kb。由于拼接方式不同，至少有 9 个表达产物，包括 ：VEGF121、VEGF145、VEGF148、VEGF162、VEGF165、VEGF165b、VEGF183、VEGF189 和 VEGF206[15,16]。各表达产物诱导血管内皮细胞增殖和新生血管形成的活性，以及在人体内的含量不尽相同，其中以 VEGF165 的活性最高，在人体内的含量也最多。VEGF165 是以二硫键相连合的寡二聚体糖蛋白。分子量为 45KD。体内 VEGF165 约 50％以分泌型存在，其余则与胞膜上含硫酸乙酰肝素的蛋白多糖结合。NeXstar Pharmaceuticals 公司率先开展抗血管内皮生长因子适体的研究。1994 年获得了抗血管内皮生长因子 37 个候选适体，序列相似。体外试验证明这些适体与血管内皮生长因子结合，从而阻断血管内皮生长因子与其受体相结合[17]。1995 年以高亲和力、有效最短链长为 24nt 的适体为基础，用氨基修饰提高了适体抗酶解能力[18]。随后用氟修饰提高适体与血管内皮生长因子的亲和力。1998 年发现通过用 2′－O－甲基取代嘌呤上的 2′－羟基加上脱氧胸腺嘧啶以反向磷酸二酯连接在 3′ 端位点（3′－3′dT）的修饰，使抗血管内皮生长因子适体的稳定性，特异性和亲和力均取得最佳状态。其中的一个候选适体含有 27 个碱基（CG-GAAUCAGUGAAUGCUUAUACAUCCG）加上修饰的 3′－3′dT 被用来进一步研发为日后称为 pegaptanib 的商品化抗血管内皮生长因子适体[19]。美国 FDA 批准的 Pegaptanib 是一个含有 28 个碱基的抗血管内皮生长因子 RNA 适体，其 5′端与两个 20kD 聚乙二醇（poly-ethylene glycol，PEG）以共价键相连，借以有效地延长适体在体内的半衰期。Pegaptanib 能够特异性地与 VEGF165 亲和结合，解离常数（K_d）在皮摩尔范围。从而有效地抑制了血管内皮生长因子的活性，阻止脉络膜病理性血管生成。恒河猴试验表明 pegaptanib 的半衰期，静脉注射为 9.3 小时，皮下注射为 12 小时。在恒河猴玻璃体内注射的 pegaptanib 经血浆清除，注射后 28 天在玻璃体内还可以检测出具有生物活性的 pegaptanib。美国进行了一项被命名为 VISION（VEGF Inhibition Study in Ocular Neovasculatization）的有关 pegap-tanib 的临床试验。每六星期局部注射一次，为期两年。病人按血管造影分类。这项包括

1186 名患者在内的前瞻，随机，双盲，多剂量（0.3mg，1.0mg 和 3.0mg），多中心控制的临床第二和第三期联合试验表明三种剂量对所有血管类型的病人均有效。用药一年（注射九次）与对照组比较，用药组病人平均视力障碍明显改善。第二年继续用药，维持疗效[20]。副作用主要缘于局部注射过程，包括眼内炎（1.3%），视网膜剥离（0.6%），和创伤性白内障（0.7%）。未见全身性毒副作用。美国 FDA 于 2004 年 12 月批准了 pegaptanib 以 0.3mg 作为一次剂量用于治疗湿性年龄相关性黄斑变性。之后加拿大和巴西也相继批准了 pegaptanib 的临床使用。Pegaptanib 用于治疗糖尿病性黄斑水肿也进入第二期临床试验。

4.4.2 抗肿瘤适体

传统认为明确肿瘤细胞的特征性靶标是研发抗肿瘤适体的关键环节。这种特征性靶标可能只是靶分子表面的一部分，例如膜蛋白的膜外区域（extracellular domain），但是对于整个靶分子来说必须符合以下特点：

- 靶分子的表达形式及其在信号传递通路上所起的作用，在肿瘤和非肿瘤细胞之间存在着目前技术上可区分的差别。这些差别有质的差别，更多的情况是量上的差别。比如前列腺癌细胞膜上高表达的前列腺特异性膜抗原（prostate - specific membrane antigen，PSMA）。
- 作为药物的靶标，靶分子与适体结合之后，或其促瘤活性被抑制，或其所在的细胞被由适体所携带的抗癌药物所攻击。
- 具备足够量的靶分子来启动体外筛选步骤。靶分子可以是纯化了的基因重组蛋白，或者人工合成，或者直接从组织萃取，或带有足够靶分子的细胞。

核仁素（nucleolin）一般出现在正常细胞核和细胞质内，并不在细胞表面表达。但核仁素会在肿瘤细胞膜表面异常表达。由 Antisoma 公司研发的抗核仁素适体，称为 AS1411，是一个 26 个碱基长的单链 DNA。AS1411 富含鸟嘌呤，未经化学修饰就有很强的稳定性。早期的研究表明 AS1411 与核仁素结合之后的复合体经过内转过程（internalization）进入细胞，并阻断核因子-κB（nuclear factor，NF-κB）在细胞内的信号传导。NF-κB 是一种重要的细胞内抗凋亡因子。其信号传导过程受到阻断，肿瘤细胞周期停留在 S-期，DNA 复制受到抑制，乃至出现细胞凋亡。从而肿瘤得以控制。AS1411 是第一个用于临床试验的抗肿瘤适体。用量为 10～22mg/kg/day，为期 7～14 天。抗核仁素适体的临床一期试验结果表明，晚期肾细胞肉瘤对 AS1411 治疗的综合获利率（complete response＋partial response＋stable disease）达 75%。继续加量至 40mg/kg/day，连续 7 天未见明显毒性反应。AS1411 正准备进入临床二期试验。

β-catenin 是一种致癌基因转录激活因子。在肿瘤发生的早期 T 细胞因子-1（TCF-1）与 β-catenin 形成转录复合体而表达多种致癌基因。Lee 等人成功地用抗 β-catenin 适体抑制了结肠癌细胞内致癌基因的转录[21]。将含抗 TCF-1 适体的载体转染哺乳动物细胞，可以观察到致癌基因的表达受到抑制[22]。细胞毒 T 淋巴细胞相关抗原-4（cytotoxic T cell antigen-4，CTLA-4）是主要表达于活化 T 细胞表面的一种跨膜糖蛋白分子，属免疫球蛋白超家族成员，在 T 淋巴细胞的活化反应中发挥着负性调节作用。抗 CTLA-4 适体能够抑制

CTLA－4 的负调节作用，在试验鼠体内提高抗肿瘤免疫力[23]。表皮生长因子受体（epidermal growth factor receptor，EGFR）家族属于Ⅰ型受体酪氨酸激酶家族。当其异常表达时，可干扰胞外信号的正常传递而致癌。人类表皮生长因子受体－3（HEGFR－3）在多种恶性肿瘤中异常高表达。抗 HEGFR－3 适体已见报道[24]，但其抑瘤作用如何有待进一步研究。令人振奋的是直接用白血病细胞作为靶标来筛选适体，而无需明确具体靶标分子结构细节，就可以获得抗白血病细胞适体[4]。

恶性肿瘤的浸润转移是一个复杂的过程，也是临床上治疗肿瘤失败的主要原因之一。恶性肿瘤细胞和细胞外基质（extracellular matrix，ECM）的黏附是肿瘤浸润转移的首要步骤。其黏附是通过细胞膜表面的特异黏附分子介导的，其中最重要的黏附分子为整合素（integrin）家族。固生蛋白（tenascin）是细胞外基质中一种具有独特六臂体结构的寡聚糖蛋白，也是整合素 integrinβ1 的重要配体之一。固生蛋白在乳腺癌、口腔癌等许多恶性肿瘤中都有高表达，在体内可促进肿瘤细胞扩散，加速肿瘤侵袭性生长。体外试验证明固生蛋白促进骨肉瘤细胞迁移[25]。由体外筛选技术选出的抗固生蛋白适体[26,27]，经过 2′－O－甲基和锁核酸修饰，显著增强了抗固生蛋白适体的稳定性。唾液酸化的路易斯寡糖－X（sialyl Lewis－X，sLeX）抗原是表达在胚胎组织及上皮性肿瘤组织细胞表面糖脂及糖蛋白上的含有寡聚糖的一组碳水化合物抗原。高 SLeX 抗原的表达与肿瘤转移密切相关。体外试验证明抗 sLeX 适体能够有效地阻止细胞黏附过程[28]。

适体可以用来制作生物导弹。Rarokhzad 及其同事于 2004 年首先设计了这种带适体的生物导弹[11-13]。用可降解的多聚体，如聚乳酸（poly－lactic acid，PLA），聚羟基乙酸（poly－glycolic acid），和聚已酸内酯（polycaprolactone）等，作成直径在 50－150nm 之间的微粒，包裹抗肿瘤化疗药，再在微粒外周衬一层适体。这种生物导弹进入体内特异性地结合在肿瘤细胞表面，化疗药物在局部从微粒释放出来直接杀伤肿瘤细胞。新近的设计是以 PLA－PEG 共聚物为材料制成微球包裹肿瘤化疗药物。带有羧基端的 PEG 再与末端带有胺的修饰了的适体结合而成生物导弹。Farokhzad 小组[29]用抗 PSMA 适体制成的生物导弹能够特异性追踪 PSMA 高表达的前列腺癌细胞，与之结合并有效地杀伤癌细胞。通过异种移植前列腺癌的裸鼠动物模型进行试验。三组（生理盐水，不带适体的微球和带适体的微球）各七只动物。肿瘤长至体积约为 300mm^{3}时于瘤内注射。注射后第 109 天检测瘤体大小。用药组的肿瘤基本消失[30]。

4.5 抗病原体适体

4.5.1 抗 HIV 适体

人类免疫缺陷病毒（Human Immunodeficiency Virus，HIV）为获得性免疫缺陷综合征，俗称艾滋病（Acquired Immunodeficiency Syndrome，Aids）的病原体。HIV 是一种逆转录病毒，基因组为单链 RNA。HIV 主要类型为 HIV－1 和 HIV－2，艾滋病大多由HIV－1 引起。HIV 呈球形，外层囊膜系双层脂质蛋白膜，囊膜外面嵌有 gp120 和 gp41，囊膜内面为 P17 蛋白构成的衣壳。病毒核心呈圆锥状，由核心蛋白（P24）包裹而成，内含 RNA

基因组和酶（逆转录酶、整合酶、蛋白酶）。HIV 基因组含 gag、pol、env3 个结构基因，及至少 6 个调控基因（tat、rev、nef、vif、vpu、vpr）并在基因组的 5′端和 3′端各含长末端序列（LTR）。LTR 含顺式调控序列，它们控制前病毒基因的表达。

HIV-1 的 gag 基因编码约 500 个氨基酸组成的聚合前体蛋白（P55），经蛋白酶水解形成包括核衣壳（nucleocapsid，NC）和衣壳（capsid，CA）等许多分子量大小不等的蛋白。NC 在病毒的组装过程发挥重要作用。NC 在成熟的病毒体内与基因组 RNA 处在结合状态。Allen 等人经过 16 次循环筛选出的抗 NC 适体，其中 55 个适体经过测序。分析发现含 14 个碱基的保守序列恰与 NC 结合在病毒 RNA 基因组的三个已知位点相似[31]。

HIV-1 的 pol 基因编码聚合酶前体蛋白（P34），经切割形成蛋白酶、整合酶、逆转录酶、核糖核酸酶 H，均为病毒增殖所必需。HIV 的单链 RNA 由病毒逆转录酶（reverse transcriptase，RT）逆转录成 cDNA 继而合成互补链而成双链 DNA，再在整合酶（integrase，IN）的作用下整合到宿主基因组里。逆转录酶和整合酶的功能决定了逆转录病毒的繁殖特征。从理论上可以认为这两个酶应该是抗 HIV 适体的关键靶标。这为抗 HIV 药物的研究提供了很好的线索。目前经美国 FDA 批准的逆转录酶抑制剂已有十一种，均有一定的抗病毒作用，但也带有明显的毒副作用。除此之外，耐药毒株日益增多，包括耐多种药物的 HIV 不断出现。据估计散播的病毒约有四分之一是耐药的[32-34]。新的逆转录酶抑制剂的研发已备受人们的关注。越来越多的抗逆转录酶适体已见报道，包括 RNA 适体和单链 DNA 适体。其中 RNA 适体多含有假结（pseudoknot）。Joshi 和 Prasad 合作将六个不同的带假结 RNA 适体与前病毒 HIV（provial HIV）的 DNA 共转染人 293T 肾细胞。培养之后收获的病毒体，90%～99%失去再传染力[35]。点印迹表明 RNA 适体与这些收获的病毒体共存，提示 HIV 在宿主细胞内增殖过程中适体被一起组装进去并抑制了逆转录酶的功能，使病毒失去传染力[36]。HIV 的逆转录酶具有双重功能。除了以 RNA 为底物逆转录合成 DNA 链形成 RNA/DNA 杂交双链，还消化并清除杂交双链上的 RNA（即核糖核酸酶 H 的功能）。Andreola 小组筛选出了抑制 HIV 核糖核酸酶 H（HIV-RNase H）功能的适体。实验证明抗 HIV-RNase H 适体对 HIV 的传染力具有很强的抑制作用[37]。Allen 等人报道他们筛选出高亲和力的抗整合酶适体[38]。基于 HIV 编码的整合酶和核糖核酸酶 H 在结构上的高同源性，Andreola 小组发现他们原有筛选出来的抑制 HIV-RNase H 功能的适体，其中 93del 和 112del 具有很好的整合酶抑制功能，亲和力在纳摩尔范围[39]。

HIV-1 的 env 基因编码约 863 个氨基酸的前体蛋白并糖基化成 gp160。酶切之后成为 gp120 和 gp41。糖蛋白 gp41 的两个螺旋区 HR1 和 HR2 卷曲形成三螺旋的超螺旋结构（three-helix coliled-coil）。随着糖蛋白 gp120 与宿主细胞膜上受体 CD4 和趋化因子受体 5（chemokine receptor5，CCR5）结合，HR1 和 HR2 返卷而形成六螺旋的束状结构（six-helix bundle）。HIV 病毒外层囊膜籍此接近细胞膜，进而融合并进入细胞。由于糖蛋白 gp120 与 CCR5 结合的位点紧挨着高变区（hypervariable regions），抗体很难屏蔽 gp120 上的 CCR5 结合位点。牛津大学的 James 小组筛选出一个含 77 个碱基的 RNA 适体，成功地屏蔽了 CCR5 结合位点[40,41]。用 2′F-Py 加以修饰，病毒复制抑制率比对照组高达一万倍[42]。

HIV-1 的 rev 基因表达产物病毒基因表达调节子（Regulator of Viral Gene Expression，Rev）是一种顺式激活因子，能对 env 和 gag 中顺式作用抑制序列（Cis-Acting repression sequance，Crs）去抑制作用，增强 gag 和 env 基因的表达，以合成相应的病毒结构蛋白。抗 Rev 适体与 Rev 结合的解离常数可达 1. 3nM。实验表明抗 Rev 适体与 Rev 的 RNA 诱饵（RNA decoy）在细胞中共表达可以有效抑制病毒的增殖[43]。

HIV - 1 的 tat 基因表达产物病毒蛋白转录反式激活子（transActivator of transcription，Tat）可与病毒 RNA 基因组 5′端的反式激活应答元序列（transactivation response element，TAR）结合，以增加病毒所有基因转录率，也能在转录后促进病毒 mRNA 的翻译。Yamamoto 等人报道他们筛选出来的抗 Tat 适体与 Tat 亲和力（Kd＝0. 12nM）比 Tat - TAR 之间的结合力高出两个数量级[44]。

4. 5. 2 抗其他病原体适体

丙型肝炎病毒（hepatitis C virus，HCV）的非结构性蛋白 NS3 具有包括蛋白酶，磷酸核苷酶（NTPase）和解旋酶（helicase）等多重功能，是目前抗 HCV 适体研究最受重视的一个靶标分子。Hwang 等人筛选出了抗 HCV - NS53 适体[45]能够抑制 Huh - 7 肝癌细胞中 HCV 的 RNA 合成。除此之外，针对 HCV 的 NS5b 蛋白的适体也正在研究中。

Jeon 等人筛选了能够与流感病毒红细胞凝集素（Hemagglutinin，HA）结合的抗流感病毒适体。该适体抑制流感病毒与靶细胞的受体结合从而阻止病毒进入宿主细胞[46]。Misono 和 Kurmar 采用表面等离子体共振（surface plasmon resonance，SPR）筛选出抗 HA 适体，并确定了与流感病毒 HA 结合保守区序列为 5′- GUCGNCNU（N)$_{2?3}$GUA - 3′[47]。

牛传染性海绵状脑病（bovine transmissible spongiform encephalopathy，BSE）俗称疯牛病（mad cow disease)，是一种慢性消耗性、中枢神经系统退行性疾病。疯牛病被认为与朊毒体（prion）有关，朊毒体是由正常朊蛋白（prion protein，或者 prp^{C}）发生构象改变后形成的异常蛋白（PrP^{Sc}）。Rhie 等人筛选出的抗朊毒体适体与 PrP^{Sc}结合比与 prp^{C}结合的亲和力高十倍[48,49]。

锥体虫（*Trypanosoma brucei*）是引起昏睡病的病原寄生虫。昏睡病是一种人畜共患病。锥体虫寄生在许多哺乳动物体内。由于锥体虫表面衬着一层变异表面糖蛋白（variant surface glycoprotein，VSG）从而逃逸宿主的免疫系统。Homann 和 Göringer 用锥体虫的完整虫体作为起始靶标通过十二循环筛选出多克隆适体，其中 106 克隆的适体经过测序，再做序列同源分析，二级结构预测。其中一个适体与血液期的锥体虫呈高亲和结合（Kd＝60nM)。进一步确定该适体实际上是与锥体虫鞭毛口袋里的一个蛋白相结合。2003 年同一个实验室又用 2′- F -修饰的 RNA 文库筛出能与 VSG 深面的蛋白保守区相结合的稳定适体[50]。Ulrich 等人也选出了能够与另一株锥体虫（Trypanosoma cruzi）的虫体表面受体结合的适体。该适体可以阻止寄生虫进入宿主细胞[51]。

4.6 问题与展望

4.6.1 细胞膜屏障

作为药物应用，适体必须具备的条件包括：高特异性、高亲和力，适当的稳定性和溶解性。靶标，尤其是病原体和肿瘤细胞的靶标分子，很大一部分是位于细胞内。单链核酸带负电荷且有较强的亲水性，所以不易透过由脂质双分子层构成的细胞膜进入细胞内。如果适体的靶标在细胞内，适体就必须能够溶解于水且又能透过细胞膜。这样适体的水溶性与脂溶性必须有一个恰到好处的平衡。这是今后适体的化学修饰研究应当考虑的一个方面。另一方面，可以用带有编码适体的载体（如逆转录病毒载体）转染细胞，在细胞内表达适体，（称为胞内适体，intramer），继而在胞内与靶标分子结合从而阻断病理过程。例如将细胞通过转染而表达 RNA 适体就是很好的尝试[22,52]。Chaloin 等人设计的螯合 RNA 是在人起始 tRNA（$tRNA^{Met}$）序列的 3′端与抗 HIV－RT 适体（33nt）序列相连而成。螯合 RNA 和 HIV－1 在 293T 细胞内共表达，该螯合 RNA 对 HIV 的复制抑制率高于 75％。从理论上说，胞内适体可以长久不断地生成并与其靶标相结合。这项技术的发展可以与基因疗法结合起来，提供新的治疗手段。

4.6.2 体外筛选自动化

适体的体外筛选过程，基本上是处于手工多步骤操作的阶段。自动化体外筛选适体的初级仪器模型已见报道[53]，可以同时进行多靶标分子的筛选程序。但是由于不同靶标分子的理化特性不尽一样，即便是同一靶标分子，在不同的筛选循环阶段其最佳选择参数也不尽相同。操作起来还不尽理想。加上价格高昂，目前还无法普及。但是随着基础研究的不断深入，加上不同学科的横向渗透，可以预期体外筛选自动化仪器很快即将普及。希望有一天我们能用上多功能仪器，可以集自动体外筛选、序列测定、解离常数测定、和结构分析于一体，也可以自动化制备蛋白组（proteiomes）或代谢物组（metabolomes）的特异性适体组（aptaomes）。

虽然适体药物学还是一个很年轻的学科，但已经展示出令人十分振奋的前景。适体已经作为一种生化药物应用在临床。随着相关理论和技术的发展，科学家筛选出越来越多的适体。必将有品种更多，质量更高，用途更广的适体药物进入临床应用。

参考文献

1. Ellington，A. D. and J. W. Szostak，Nature，1990. 346（6287）：818－22.
2. Tuerk，C. and L. Gold，Science，1990. 249（4968）：505－10.
3. Wang，J.，H. Jiang，and F. Liu，RNA，2000. 6（4）：571－583.
4. Shangguan，D.，et al.，PNAS，2006. 103（32）：11838－11843.
5. Goringer，H. U.，M. Homann，and M. Lorger，International Journal for Parasitology，2003. 33（12）：1309－1317.

6. Helmling, S., et al., PNAS, 2004. 101 (36): 13174－13179.
7. Carrasquillo, K. G., et al., Vis. Sci., 2003. 44 (1): 290－299.
8. Kim, Y. M., et al., Biochem Biophys Res Commun, 2003. 300 (2): 516－23.
9. Hwang, B., K. Han, and S. W. Lee, FEBS Lett, 2003. 548 (1－3): 85－9.
10. Ylera, F., et al., Biochem Biophys Res Commun, 2002. 290 (5): 1583－8.
11. Bock, L. C., et al., Nature, 1992. 355 (6360): 564－6.
12. Rusconi, C. P., et al., Nature, 2002. 419 (6902): 90－4.
13. Rusconi, C. P., et al., Nat Biotechnol, 2004. 22 (11): 1423－8. Epub 2004 Oct 17.
14. Garrett, K. L., W. Y. Shen, and P. E. Rakoczy, J Gene Med, 2001. 3 (4): 373－83.
15. Eubank, T. D., et al., J Immunol, 2003. 171 (5): 2637－2643.
16. Ferrara, N., Curr Top Microbiol Immunol, 1999. 237: 1－30.
17. Jellinek, D., et al., Biochemistry, 1994. 33 (34): 10450－6.
18. Green, L. S., et al., Chem Biol, 1995. 2 (10): 683－95.
19. Ruckman, J., et al., J. Biol. Chem., 1998. 273 (32): 20556－20567.
20. Gragoudas, E. S., et al., N Engl J Med, 2004. 351 (27): 2805－16.
21. Lee, H. K., et al., Cancer Res, 2006. 66 (21): 10560－6.
22. Choi Kh Fau－Park, M. W., et al., Mol Cancer Ther., 2006. 5 (9): 2428－34.
23. Santulli－Marotto, S., et al., Cancer Res, 2003. 63 (21): 7483－7489.
24. Chen, C. H., et al., roc Natl Acad Sci U S A, 2003. 100 (16): 9226－31. Epub 2003 Jul 21.
25. Tanaka, M., et al., Int J Mol Med, 2000. 5 (5): 505－10.
26. Schmidt, K. S., et al., Nucleic Acids Res, 2004. 32 (19): 5757－65. Print 2004.
27. Hicke, B. J., et al., J Nucl Med, 2006. 47 (4): 668－78.
28. Jeong, S., et al.. Biochem Biophys Res Commun, 2001. 281 (1): 237－43.
29. Cheng, J., et al., Biomaterials, 2007. 28 (5): 869.
30. Farokhzad, O. C., J. M. Karp, and R. Langer, Expert Opin Drug Deliv, 2006. 3 (3): 311－24.
31. Allen, P., et al., Virology, 1996. 225 (2): 306－15.
32. Yerly, S., et al., Lancet, 1999. 354 (9180): 729－33.
33. UK Collaborative Group on Monitoring the Transmission of HIV Drug Resistance: Analysis of prevalence of HIV－1 drug resistance in primary infections in the United Kingdom. BMJ, 2001. 322 (7294): 1087－8.
34. Phillips, A., Nat Med, 2001. 7 (9): 993－4.
35. Joshi, P. and V. R. Prasad, J. Virol., 2002. 76 (13): 6545－6557.
36. Joshi, P. J., T. S. Fisher, and V. R. Prasad, Curr Drug Targets Infect Disord, 2003. 3 (4): 383－400.
37. Andreola, M. L., et al., Biochemistry, 2001. 40 (34): 10087－10094.
38. Allen, P., S. Worland, and L. Gold Virology, 1995. 209 (2): 327－36.

39. de Soultrait, V. R. , et al. , J Mol Biol, 2002. 324 (2): 195 - 203.
40. Dey, A. K. , et al. , J. Virol. , 2005. 79 (21): 13806 - 13810.
41. Dey, A. K. , et al. , RNA, 2005. 11 (6): 873 - 84.
42. Khati, M. , et al. , J. Virol. , 2003. 77 (23): 12692 - 12698.
43. Good, P. D. , et al. , Gene Ther, 1997. 4 (1): 45 - 54.
44. Yamamoto, R. , et al. , Cells, 2000. 5 (5): 371 - 88.
45. Hwang, B. , et al. , RNA, 2004. 10 (8): 1277 - 1290.
46. Jeon, S. H. , et al. , J Biol Chem, 2004. 279 (46): 48410 - 9. Epub 2004 Sep 8.
47. Misono, T. S. and P. K. Kumar, Anal Biochem, 2005. 342 (2): 312 - 7.
48. Rhie, A. , et al. , J. Biol. Chem. , 2003. 278 (41): 39697 - 39705.
49. Sayer, N. M. , et al. , J Biol Chem, 2004. 7: 7.
50. Lorger, M. , et al. , Eukaryot Cell, 2003. 2 (1): 84 - 94.
51. Ulrich, H. , et al. , . Biol. Chem. , 2002. 277 (23): 20756 - 20762.
52. Chaloin, L. , et al. , Nucleic Acids Res, 2002. 30 (18): 4001 - 8.
53. Cox, J. C. , et al. , Nucleic Acids Res, 2002. 30 (20): e108.

5 基因药物安全性和免疫性

钟理[1]　Roland W. Herzog[1]

lzhong@gtc. ufl. edu

[1]Division of Cellular & Molecular Therapy, Department of Pediatrics, University of Florida College of Medicine, Gainesville, FL 32610;

[2]Department of Pharmaceutics, University of Florida College of Pharmacy, Gainesville, FL 32610

目　录

近二十年来，基因治疗的基础与临床试验研究取得了巨大进展。基因作为一种全新的药物，其安全性日益引起重视。同时，基因治疗所引起的免疫反应也成了一个热点问题。本章主要从基因治疗研究常用载体及表达产物两方面对基因药物的安全性和免疫性进行探讨。

5.1　基因药物的安全性

5.1.1　病毒载体（viral vectors）的安全性

目前基因治疗临床试验用的载体仍然以病毒载体居多，占 75%以上。其中，腺病毒（adenovirus）和逆转录病毒（retrovirus）载体占了大部分[1]。病毒是在漫长的自然进化过程中存活下来的没 有细胞结构的最小、最简单的生命寄生形式。在几千年的自然进化过程中，它可以找到最有效的途径进入人体。而病毒载体则利用了病毒天然的或改造的外壳和（或）外膜结构来装载目的基因。由于病毒本身是种病原体，这就决定了其安全性问题的存在。下面将讨论几类常用病毒载体的安全性问题。

5.1.1.1 腺病毒载体

腺病毒载体较稳定，可获得高滴度的病毒颗粒，感染宿主细胞范围较广，不整合于宿主细胞染色体，表达外源基因时间短，但免疫原性强，毒性较大，可引发机体产生强烈的炎症反应和免疫反应。2002 年，美国国立卫生研究院（NIH）专门对腺病毒载体的安全性和毒性做了评估报告[2]。事件起因于 1999 年 9 月美国宾夕法尼亚大学一位鸟氨酸转甲酰酶缺乏症（a partial deficiency of ornithine transcarbamylase 病人死于基因治疗[1,2]。宾大的这次临床试验本打算检测由第二代剔除 E1 和 E2 基因的腺病毒载体介导的 OTC 基因治疗的安全性。但是由于基因治疗对象选择有误及用药剂量过大（3.6×10^{13} particles），导致病人死于 DIC（disseminated intravascular coagulation）和多器官衰竭。随后的检测表明，腺病毒载体直接导致了病人的死亡。病检发现，虽然载体经肝动脉直接灌注到肝脏，但是仍有大量载体扩散到循环系统，并在脾脏、淋巴结和骨髓中累积，因此引发了严重的炎症反应，导致 DIC，呼吸窘迫症和多器官衰竭[2,3]。这个事件导致当时很多基因治疗方案推迟实施，并唤起了人们对基因治疗安全性的再次思考。

随后在灵长类身上的研究进一步表明，通过肝门静脉输注后，腺病毒的外壳蛋白，而不是它所携带的基因产物，通过作用于抗原递逞细胞导致了系统性细胞因子综合征，从而触发了早期的一系列炎症反应[4]。一系列的动物实验进一步阐明了上述观点。大剂量腺病毒载体通过系统给药后，腺病毒颗粒将会激活机体免疫系统，导致急性炎症反应[5]。研究表明，腺病毒载体导致的炎症反应和毒副作用与其所用的剂量有关。例如，Thomas 等用 1×10^6～1×10^9感染单位［infection unit（iu）］的腺病毒载体注射到免疫适能（immune - competent）大鼠的大脑，发现腺病毒外壳所引起的炎症反应与其所用剂量呈正线性相关[6]。同时，该研究与另外的研究都表明，腺病毒载体剂量与细胞毒性之间的这种关系具有"阈值效应"，即细胞毒性只发生在一个很小剂量范围内，也就是只有超过一定阈值（比如 1×10^8感染单位，在 Thomas CE 等的研究中）才会导致严重的细胞损伤[6,7]。可见，我们也许可以通过病毒的剂量来预测其毒副作用。但是，由于存在免疫反应的个体差异，这种预测用于人体试验不太实际。1999 年的那次事故表明，即使使用相同剂量的病毒载体，不同的病人会产生明显不同的炎症和免疫反应。因此，在 2002 的 NIH 评估报告中特别指出[2]："所有牵涉到基因治疗临床试验的研究都应该在使用载体前后监测数种可预测急性毒性反应的指标，包括试验个体的免疫状态，细胞因子的分泌情况，预先了解可能提高个体对特定载体敏感性的条件等等。"

为了减少腺病毒载体的毒性反应，研究人员采用了许多方法来提高其安全性。比如，第一代腺病毒载体只剔除了腺病毒早期基因 E1 和 E3，其他病毒基因虽然表达量很低，但仍能诱导严重的毒性反应。第二代腺病毒载体在第一代的基础上又剔除了 E2 和/或 E4 基因，动物实验表明能使毒性反应大大降低[8-10]。然而其仍然存在很大的风险，1999 年事故中使用的就是第二代腺病毒载体。因此，如果能完全剔除腺病毒基因，将会大大提高其安全性。辅助依赖性腺病毒（helper - dependent adenovirus，HD - Ad）载体的发展为这种设想提供了可能[11]。HD－Ad 载体剔除了所有病毒编码基因，只留下顺式作用元件，包括 ITR 序列（病毒复制所需）和包装序列（病毒基因装配到病毒外壳所需）[11,12]。由于剔除了所有病毒编码基因，HD－Ad 载体的包装必须依赖于辅助病毒，这种辅助病毒实际上就是一种第一代腺病毒，它能提供 HD－Ad 载体包装所必需的病毒基因产物。小动物和灵长类动物实验表明 HD－Ad 载体能降低细胞免疫反应，减少载体介导的细胞因子反应，不会造成肝脏的显著损伤[13-16]。但是，有研究发现 HD－Ad 载体并不能防止病毒外壳介导的炎症和急性毒性反应[17-19]，这表明腺病毒外壳蛋白在产生载体毒性反应中具有重要作用。因此，还有待进一步的研究，找到更有效的方法来改进腺病毒载体，比如使用不同腺病毒血清型和非人类腺病毒，运用靶向特意性载体等等，使其更加安全可靠。

5.1.1.2 逆转录病毒（retrovirus）载体

逆转录病毒属于 RNA 病毒，通过其本身逆转录酶的作用，形成双链 DNA 原病毒，然后整合于宿主细胞染色体中，因而能长期稳定表达。其感染细胞范围较广，感染率比较高。由于结构基因均被删除，因此免疫原性较低，对感染细胞无毒性作用。

但是，因为逆转录病毒整合于宿主细胞染色体是随机整合，所以具有插入突变的危险。插入突变常可激活原瘤基因或使抑瘤基因失活，导致细胞的肿瘤转化。虽然一般认为单一的插入突变并不足以导致肿瘤的产生，但是最近一系列研究对这种观点提出了挑战。2002 年，在一项小鼠骨髓细胞移植实验中发现，移植了感染逆转录病毒的骨髓细胞的小鼠可产生白血病[20]。有人认为，转入基因的表达产物以及逆转录病毒整合所导致的急性粒细胞白血病相关转录因子突变一起导致了白血病的产生[21]。2000 年，法国巴黎 Necker 医院 Fischer 教授对 11 名患 severe combined immunodeficiency（SCID）－XI 的小孩实施逆转录病毒介导的基因治疗，当时 9 名患儿疗效很显著[22]。但是在 2003 年，其中 2 名患儿出现白血病症状，目前有一个患病小孩已经死亡，现在第三个患儿也出现了白血病症状[23-26]。在第一个患儿的白血病细胞克隆中，发现在原瘤基因 LIM domain only 2（LMO2）第一个内含子内插入了一个逆转录病毒载体的拷贝。在第二个患儿白血病细胞克隆的 LMO2 第一个外显子上游大概 3 Kb 处发现了同样的拷贝。插入逆转录病毒载体的拷贝后，LMO2 被激活，可能导致了这些细胞的恶性转化[23,24,26,27]。现在一般认为，逆转录病毒载体导致的插入突变，转入基因（白介素受体 γ_c）的表达以及（SCID）－XI 疾病本身共同导致了白血病的发生。为此，当时美国 FDA 暂停了所有逆转录病毒载体介导的造血干细胞基因治疗临床试验。NIH Recombinant DNA Advisory Committee（RAC）也建议：对于 X－linked SCID，只有在同型干细胞移植失败或找不到合适的干细胞供体的情况下，才考虑逆转录病毒介导的基因治疗[28]。另外，最近有证据表明，逆转录病毒整合于宿主细胞染色体并不是完全随机的，它更倾向于整合到活性基因的部位[29,30]。这表明由逆转录病毒插入宿主细胞染色体导致细胞原瘤基因激活的风险比预期的还要高。以上的这些发现都是基于逆转录病毒感染造血干细胞，而增殖细胞本身容易导致恶性转化。因此，对于逆转录病毒用于非造血细胞基因治疗的致肿瘤风险还有待进一步研究和观察。

为了提高逆转录病毒载体的安全性，科研人员采用了许多方法。比如，通过改造病毒载体，使其特异性地感染靶细胞，将会大大降低其毒副作用。通常对逆转录病毒的包膜（envelope）蛋白进行修饰，加上一些多肽序列，如表皮生长因子（epidermal growth factor receptor，EGFR）受体的结合区[31,32]，胶原结合多肽序列（collagen-binding polypeptide sequence）[33]，以及 IL-2 [34] 等等，这样病毒载体就会特异性地感染 EGFR 阳性细胞，肿瘤细胞和表达 IL-2 受体的细胞。我们也可以考虑使用细胞特异性启动子来控制基因表达，使目的基因只在靶细胞产生作用。局部给药对于降低逆转录病毒载体的风险也有很大帮助，因为这样病毒载体将被限制在靶器官。为了降低病毒载体插入突变的危险，有人考虑将自杀基因，如 Herpes Simplex Virus thymidine kinase（HSV-tk）基因构建到逆转录病毒载体内作为一个开关。如果感染细胞出现异常，就可使用 ganciclovir 将这些细胞清除。更进一步的是，有人尝试通过将病毒整合酶（integrase）与来源于 λ 噬菌体抑制子（repressor），细菌 LexA 或者锌指蛋白（zinc finger protein）zif268 的序列特异性 DNA 结合区融合在一起，从而使逆转录病毒特异性地整合到宿主细胞染色体预设的位置[35-37]。然而，这些尝试并未达到预期效果，病毒的整合性质只得到了部分改变。近来，有人尝试使用修饰后的噬菌体 ΦC31 整合酶，使外来基因特异性地整合到人类 8 号染色体，这项实验取得了一定成功 [38]。随后，一系列的非病毒载体实验利用噬菌体 ΦC31 整合酶系统在小鼠和人类获得了特异性整合 [39-41]。因此，如果能将序列特异性整合酶，比如噬菌体 ΦC31 整合酶，构建到逆转录病毒载体内，也许能达到染色体特异性整合的目的，这样逆转录病毒载体安全性将会得到极大提高。根据在染色体中插入位置的不同，逆转录病毒载体介导的基因表达常会受到不同的影响，甚至会被失活。为了防止位置效用，人们用一些 DNA 序列作为隔离体（insulator）来阻断整合部位对目的基因的影响，从而提高逆转录病毒载体介导的基因表达[42]。有趣的是，隔离体同样对宿主基因也起到了保护作用，能减低原瘤基因的激活，从而提高了逆转录病毒载体的安全性[42]。

除了插入突变，逆转录病毒载体还存在被具有复制能力逆转录病毒（replication competent retroviruses，RCR）污染的危险。在病毒的包装过程中，如果逆转录病毒载体质粒 DNA 与包装系统中的 gag，pol 以及 env 等编码序列发生同源重组，便会产生 RCR。因此，作为常规，在逆转录病毒载体的包装过程中，因该尽量降低各基因序列间的同源性，同时尽量将 gag，pol 和 env 等基因分开放入不同的表达控制区。常规病毒包装方法虽然能降低 RCR 的污染，但并不彻底。为了提高病毒的产率和感染效率，在载体中常保留一些 gag，pol 和及 env 的残留序列，这将提高 RCR 污染的几率。近来，有人报道完全剔除这些残留序列对病毒的感染效率没有明显影响，而 RCR 污染的几率大大降低[43]。为了降低 RCR 的产生，有人发展出了自我失活（self-inactivating，SIN）的逆转录病毒载体，SIN 病毒通过在病毒 3′ LTR 的 U3 区域剔除一部分序列来产生，这个区域含有病毒所有的增强子和启动子活性 [44]。因此，即使通过重组获得了 gag，pol 和及 env 的序列，但在病毒的 5′ LTR 区也产生了同样的缺失，导致不能合成可供包装的 RNA，这样的病毒颗粒没有活性，因此大大减低了 RCR 的产生。SIN 载体还有另外一个优点，因为在病毒的 LTR 区缺乏启动子活性，这样在整合部位由 LTR 介导的原瘤基因激活现象也将大大减低。它的缺点就是，目的基因必须使用自身的增强子和启动子，其活性往往较低，因此，有待提高自身增强子和启动子的活性。除了 SIN 载体，人们还发展出了断裂内含子（split-intron）逆转录病毒载体[45]。将一个强大的合成剪接供体（splice donor，SD）插入到病毒 3′ LTR 的 U3 区域与 R 区域之间，同时在包装信号的下游插入一个合成剪接受体（splice acceptor，SA）。在病毒的逆转录过程中，插入到 3′ LTR 的 SD 会被复制到 5′ LTR。从理论上讲，在感染细胞中，这样所有转录出来的产物都会被剪接，包装信号就会被剔除掉，因此产生 RCR 的可能性就会明显减少。

可见，通过改造基因治疗载体，解决逆转录病毒的安全性问题，使之更为安全有效，是未来基因治疗研究和临床 试验的一大热点和难点问题。

5.1.1.3 慢病毒（lentivirus）载体

慢病毒是逆转录病毒家族的一个成员，它包括人类免疫缺陷病毒（HIV）和其他非人类慢病毒，如猿免疫缺陷病毒（simian immunodeficiency virus，SIV）等。近来，由慢病毒改建而来的载体系统以其高效稳定的基因转移效率而备受关注。与其他逆转录病毒载体相比，慢病毒载体不仅能感染分裂细胞，也可以感染分裂缓慢及处于分裂终末期的细胞，包括干细胞，处于分化终末的神经元，肝实质细胞等[46]。

慢病毒也同样存在与其它逆转录病毒类似的安全性问题。由于慢病毒家族中的 HIV 及其他病毒对人类和动物有极大的危害性，因此慢病毒载体的安全性问题更加引起了人们的重视。在细胞培养实验中，有人分析了数百个 HIV 的染色体整合位点，发现 HIV 更倾向于整合到具转录活性的基因位置，而不是染色质的非编码区[29]。比较逆转录病毒-鼠白血病病毒（murine leukemia virus，MLV）与 HIV 的整合特点表明，MLV 更倾向于整合到转录单位的起始位置，而 HIV 常整合到转录单位的任何位置[29,30]。这说明 HIV 与其他的病毒的染色体整合机制不一样。对于整合机制的深入研究将提高病毒载体的安全性。因此，对于慢病毒载体可引起肿瘤的危险性不容忽视。与逆转录病毒有被 RCR 污染的可能一样，慢病毒载体也存在同样的问题，即产生野生型的可复制慢病毒（Replication Competent Lentivirus，RCL），并且后果更严重，这也是慢病毒载体用于临床时主要需考虑的安全问题之一。

提高逆转录病毒安全性的策略同样也可用于慢病毒载体的设计。如靶向感染，特异性整合，设计 SIN 载体等等。为减少 RCL 的产生，一般将慢病毒（如 HIV）包装系统分为三个部分：（1）含有目的基因和极少量的 HIV 顺式作用元件的载体质粒；（2）含有除包膜（*env*）基因外所有 HIV 病毒基因的包装质粒；（3）含 *env* 基因的包膜表达质粒，其提供包装用的包膜蛋白。一般使用口腔炎疱疹病毒的糖蛋白 G（Vesicular Stomatitis Virus - Glycoprotein G，VSV - G）作为包膜蛋白[47]。在病毒包装过程中，使用质粒作瞬时转染比使用稳定包装细胞系更容易产生重组，因此最好使用稳定慢病毒包装细胞系来包装慢病毒载体[48,49]。这个系统称为第一代慢病毒载体系统[50,51]。第二代慢病毒载体系统是以 SIN 慢病毒载体为代表（详见逆转录病毒部分）[52,53]，其删除了 3′ LTR 的 U3 区，使该载体系统更加安全。第三代慢病毒载体系统又称可调控性慢病毒载体，它是将可诱导性基因插入慢病毒载体，可以人为地控制转移基因的表达，又可保留自身失活的特性，其安全性也大大提高[54,55]。具体到 HIV 病毒载体，当其用于 HIV 阳性病人时，载体序列与体内本身的 HIV 序列发生重组的可能性也不容忽视。由于 HIV 载体用于人体时存在的安全隐患，科研人员开始开发一些非人类的慢病毒载体系统，比如 SIV，Feline Immunodeficiency Virus（FIV），Equine Immunodeficiency Virus（EIAV）等等[56-58]。但是这些非灵长类慢病毒载体系统的安全性还有待进一步研究。

虽然第三代慢病毒载体已经极大提高了安全性，但要使慢病毒载体系统应用于临床，还需要作出进一步的努力。必须在临床应用前对其进行多方面的安全性检测和分析。

5.1.1.4 腺相关病毒（adeno-associated virus，AAV）载体

AAV属细小病毒科，不致病，为单链DNA，约4.7 kb，能感染分裂期和非分裂期细胞，并能整合于宿主细胞染色体，长期稳定表达，无不良反应，AAV的复制依赖于辅助病毒，如腺病毒或疱疹病毒等。AAV被认为是较安全的载体。

AAV外壳蛋白一般不会引起炎症反应和有效的固有性（innate）免疫反应，并且重组AAV载体不含病毒基因，不会产生针对病毒基因编码蛋白的炎症及免疫反应，因此AAV载体即使大剂量地系统给药，也不会引发急性炎症反应和毒副作用。野生型AAV能够特异性整合到人类19号染色体（19q13.3-qter）[59,60]。然而重组AAV载体丧失了这种特性，只能随机整合到宿主细胞染色体[61]，因此从理论上讲也存在导致插入突变的危险。最近有研究表明，与逆转录病毒载体类似，重组AAV也倾向于整合到具转录活性的基因位置，而不是染色质的非编码区[62]。基于X-linked SCID临床试验中逆转录病毒载体导致白血病的事实，并且有人在经重组AAV处理的长期动物实验中观察到有肿瘤的发生[63]，因此有人认为重组AAV载体也具有同样的致癌风险[64]。为此，斯坦福大学的Mark Kay教授对此疑问进行了解答[65]，他认为AAV载体介导的染色体整合与逆转录病毒载体具有实质性的区别：首先，重组AAV的整合率很低，比如在肝脏中只有不到10%的载体整合到染色体内，大部分以染色体外遗传物质（外质体，episomal）的形式存在[66]；其次，逆转录病毒载体含有一些调控因子能激活插入位点附近的基因，而AAV载体不具有这些成分；再有，逆转录病毒载体含可致染色体DNA断裂的因子，而AAV载体不含这些因子，其更倾向于整合到DNA已发生损伤的区域。体外细胞培养实验表明，能导致双链DNA断裂的试剂可提高重组AAV的整合率[67,68]。超过一定阈值后，继续增加重组AAV的剂量并不能提高其在小鼠中的整合率[69]。这说明重组AAV本身并不会造成DNA损伤；另外，大部分AAV载体都是用于非增殖细胞。因此，AAV载体导致肿瘤的危险很小，可以认为是安全的。事实上，从数百例正常小鼠用重组AAV载体处理所得到的数据来看，AAV载体并没有致癌的危险[65]。

最近，Moscioni等报道AAV介导的基因治疗在两个种系（spf和spf-ash）的鸟氨酸转甲酰酶缺乏症（OTC-deficient）小鼠获得了成效，但在这项长期实验结束时却发现有些处理组的小鼠得了肝脏肿瘤[70]。这个发现又重新引起了人们关于AAV载体是否有致癌危险的讨论。为了回答这个问题，James Wilson教授的小组对此进行了详细的研究[71]。最初的结果表明，AAV载体处理的spf-ash和野生型小鼠肝脏肿瘤发生率确实高于未经处理的对照组。然而，进一步的分析发现，肝脏肿瘤发生率的升高与对照AAV载体中的LacZ基因有关，而与治疗基因OTC无关。并且，从肿瘤组织中发现的载体拷贝数要低于周围正常肝脏组织，而且大部分肿瘤组织没有转基因的表达。经Southern分析发现，四个肿瘤中仅有一个含有整合的AAV载体拷贝。可见，肿瘤的产生与AAV载体的整合无关。另外，在3个月大的年青小鼠都没有发现肿瘤产生，可见肿瘤的发生与年龄有关。至于为何LacZ基因与肿瘤发生有关，现在还不能解释。因为以前有研究表明，使用含LacZ基因的载体并未发现提高了肿瘤的发生率[72]。以往的数据表明，经AAV载体处理后，在早期，肝脏肿瘤尤其是肝细胞癌（hepatocellular carcinoma，HCC）的发生率并未提高[63,71,72]。至于长期的

观察，还有待进一步用更完善的实验来确认 AAV 载体是否有促进肿瘤发生的危险。不过，现在我们至少可以得出谨慎的结论：使用携带治疗基因的 AAV 载体很可能并不会提高罹患肝脏肿瘤的风险。

虽然 AAV 被认为是目前最安全的载体，为了提高其临床应用的安全性，必须进一步对其进行各方面的安全检测和分析。

5.1.1.5 Ⅰ型单纯疱疹病毒（herpes simplex virus－1，HSV－1）载体

HSV－1 是一种具有包膜的双链 DNA 病毒，它是现在已知用于基因治疗中最大和最复杂的病毒载体，能携带大片段的外源性基因。它能感染分裂期和非分裂期细胞，并且不整合到宿主细胞染色体。HSV－1 载体主要用于肿瘤和神经系统疾病的基因治疗。

虽然 HSV－1 不整合到宿主细胞染色体，不用考虑插入突变的危险，但是病毒本身是一种感染细胞广泛、复制能力极强的病原体，因此 HSV－1 载体介导的基因治疗的安全性问题必须引起重视。例如，在肿瘤基因治疗中，HSV－1 载体也有可能在非肿瘤细胞中复制，对正常组织造成严重的损伤，特别在全身系统给药时，危险性更大。很多措施被用来减少 HSV－1 载体的毒性作用。比如，通过剔除所有或者联合剔除病毒裂解感染（lytic infection）和表达其他病毒蛋白所必需的五个立即早期（立早）（immediate－early，IE）基因（ICP0，ICP4，ICP22，ICP27 和 ICP47）来构建复制缺陷型 HSV－1 载体。但是，研究人员发现 ICP0 的表达产物既能引起严重细胞毒性反应，又是转基因高效稳定表达所必需的[73]。因此，突变或剔除这些立早基因会导致转基因表达效率下降，这是一个令人头痛的问题。最近，有人发现 HSV－1 2 kb 潜伏相关转录子（latency－associated transcript）编码的一种蛋白能在潜伏期激活并替代 ICP0 的功能，克服由于 ICP0 缺失所致的转基因表达抑制[74]。因此，在制缺陷型 HSV－1 载体中用这种蛋白替代 ICP0 既能提高转基因表达，又能降低细胞毒性作用，从而提高载体的安全有效性。另外，为了制备可用于肿瘤基因治疗的肿瘤选择性裂解病毒，也常采用多种方法，如构建条件复制型（replication－conditional）HSV－1 载体，使用肿瘤特异性或组织特异性启动子，以及修饰病毒表面蛋白，使其靶向感染[75]。条件复制型 HSV－1 载体通过剔除或突变病毒在正常细胞中复制起关键作用，但在肿瘤细胞中复制不重要的相关基因来获得，例如 thymidine kinase，DNA polymerase，uracil DNA glycosylase，ribonucleotide reductase（RR），ICP34.5 等[75,76]。

复制缺陷型和条件复制型 HSV－1 载体应用于动物实验和临床试验虽然有着良好的安全记录，但仍存在许多安全隐患。特别是这些载体使用于本身携带有潜伏期野生型 HSV－1 的人群，外来的载体序列有与人体细胞本身存在的野生型病毒序列发生同源重组的可能，这样就有可能产生携带有生物活性基因并具完整毒性的野生型 HSV－1。尽管动物实验并未发现这种危险[77,78]，但使用于患者身上时不能完全排除这种风险。为了防止这种危险，有必要将目的基因插入到病毒基因组负责病毒复制的区域，这样病毒复制所需的基因就会被打断，不再具有活性，从而达到避免产生同源重组的目的。在包装复制缺陷型 HSV－1 载体过程中，载体序列与细胞内的 HSV－1 病毒序列也有可能产生同源重组，导致载体被 replication－competent HSV－1（RCH）污染。因此，在设计载体时，应尽量减少或避免载体与包装细胞内病毒序列的同源性。如果不必要的复制已经发生，也可考虑用 HSV－tk 基因作为控制开关，用 ganciclovir，famciclovir 或 penciclovir 等来清除这些细胞。科研人员采用这

种方法已在体外和体内实验中成功地抑制了 HSV－1 的复制[79-81]。

关于 HSV－1 载体安全性的研究虽然取得了很大进展，但仍有许多问题有待解决。还需要作出进一步的努力，使其能安全有效地用于临床基因治疗。

5.1.2 非病毒载体（nonviral vectors）的安全性

为了克服病毒载体的一些缺点，如插入突变、致癌、细胞毒性较强等，人们开始关注非病毒载体在基因治疗中的应用。非病毒载体易于使用，对基因大小没有限制，无传染性，相对安全，并且相对便宜，可大量制备，缺点是转导效率比较低，所转基因难以长期表达。目前，非病毒载体主要包括天然高分子（如脂质体（liposome），多糖（藻酸和右旋糖酐等），蛋白（如胶原蛋白）以及多肽等）和合成高分子（如聚赖氨酸（poly－L－lysine，PLL）、聚乳酸、聚乙烯醇、聚乙烯亚胺（polyethyleneimine，PEI）等）。也可将外源基因构建于真核表达质粒，即裸 DNA（naked DNA）中，然后借助物理或机械方法直接将其导入宿主组织细胞内，如基因枪（gene gun），电穿孔（electroporation）等。非病毒载体虽然毒性小，但仍存在一些安全问题，其安全性与两类因素有关：一类是 DNA/载体复合物的制备成分、结构、比率、电荷及分子量大小等；另外一类是载体作用时间、靶细胞及组织的类型、及体内应用时与血浆中循环物质的相互作用等。因此，对非病毒载体的安全性应根据在不同细胞类型间最优化使用载体所需条件的差异来评估。下面将对不同类型的非病毒载体的安全性进行探讨。

脂质体是应用最早和最广泛的非病毒载体，它分为两类：一类为阳离子脂质体，其表面带正电荷，可浓集和缩合 DNA，形成阳离子脂质体 DNA 复合物（lipoplex），另一类脂质体表面带负电，DNA 被包埋在内部水相中。目前基因治疗所用的非病毒载体绝大多数是阳离子脂质体。许多研究表明阳离子脂质体载体存在细胞毒性，例如：有些阳离子脂质体对小鼠中枢神经系统具有很强的毒性，含 lecithin－cholesterol－dicetyl phosphate or lecithin－cholesterol－stearylamine 的阳离子脂质体载体注射后可立即导致呼吸衰竭及广泛的组织坏死[82]；含十八烷胺（Stearylamine，SA）的阳离子脂质体载体在体外可抑制^{3}H 标记的胸腺嘧啶脱氧核苷（^{3}H－thymidine）对 L1210 细胞 DNA 的渗入，即抑制 L1210 细胞增殖[83]；含二甲基双十八烷基铵溴（dimethyldioctadecyl－ammonium bromide，DDAB）、二油酰基磷酸脂酰乙醇胺（dioleoylphosphatidylethanolamine，DOPE）、N－[1－（2，3－dioleoyloxy）propyl]－N，N，N－trimethylammonium－methylsulfate（DOTAP）的阳离子脂质体对宫颈癌细胞系 CaSki 细胞具细胞毒性，且 DDAB/DOPE 比 DOTAP 的毒性强[84]；含 SA、N－[1－（2，3－dioleyloxy）propyl]－N，N，N－trimethylammonium chloride（DOTMA）、氯化十六烷基羟丙基三甲铵（dihexadecyloxylpropyltrimethylammonium chloride，BisHOP）或 cholesteryl－3（beta）N－dimethyl aminoethyl（DC－Chol）的阳离子脂质体载体可与血浆蛋白及红细胞作用，分别导致严重的凝血或溶血反应[85-87]。在大鼠肺移植模型中，阳离子脂质体/DNA 复合物对肺同系移植物具有毒性[88]；阳离子脂质体 Lipofect（LF）可明显诱导人表皮细胞系 A431 细胞晚期凋亡（细胞膜和 DNA 损伤），而 Oligofectamine（OF）可明显诱导 A431 细胞早期凋亡（仅细胞膜损伤），这表明阳离子脂质体可改变细胞的凋亡状态[89]；还有人发现当阳离子脂质体载体 DOPE/DOTAP 在肺部给药时，可导致终末和呼吸性支气管，肺泡导管及肺泡的表皮细胞坏死[86]。研究表明阳离子载体与DNA复合后可发生电中和，某种程度上可减小其对细胞膜的破坏作用，降低其细胞毒性[90]。

1997年Filion等对由不同的阳离子脂质体和DOPE混合组成的脂质体载体的毒性作用进行了系统研究[86]，发现DOPE与二酰基三甲铵丙烷（diacyltrimethylammonium propane）来源（dioleoyl -，dimyristoyl -，dipalmitoyl -，disteroyl -：DOTAP，DMTAP，DPTAP，DSTAP）或DDAB来源的阳离子脂质体混合组成的载体在体外对吞噬细胞（巨噬细胞和单核细胞样U973细胞）毒性很强，但对非吞噬性T细胞没有毒性。它们对巨噬细胞的毒性（ED50）见表1。是否携带DNA对其毒性影响不大。尽管阳离子脂质体本身也具有毒性，而DOPE可明显提高它的毒性。这可能是由于DOPE可使内涵体（endosome）膜变得不稳定，从而使阳离子脂质体释放到胞浆中，导致毒性提高。因为二棕榈酰卵磷脂dipalmitoylphosphatidylcholine（DPPC）没有这种作用，用它代替DOPE，可降低载体的毒性[91]。因此，阳离子脂质体载体用于体内治疗，尤其用于巨噬细胞基因治疗或携带需长期大量给药的反义寡核苷酸等药物时，必须谨慎行事。现已有报导发现DC－Chol剂型的阳离子脂质体载体携带寡核苷酸药物用于小鼠体内时，造成了肺毛细血管栓塞[92]。

表5－1 DOPE/阳离子脂质体对吞噬细胞的毒性[86]

	DOPE/DDAB	DOPE/DOTAP	DOPE/DMTAP	DOPE/DPTAP	DOPE/DSTAP
*ED*50	<10 nmol/ml	12 nmol/ml	50 nmol/ml	400 nmol/ml	>1000 nmol/ml

由合成高分子构建的合成型载体一般毒性比较低。但是，阳离子型合成型载体由于带正电，还是存在细胞毒性的问题。有证据表明在细胞培养和动物实验中，低分子量聚阳离子（polycation）比如低分子量壳聚糖（chitosan）、低分子量PEI、含多聚物的β－环式糊精（β－cyclodextrin）等明显比高分子量聚阳离子如高分子量壳聚糖、高分子量PEI等的毒性大[93-65]。另外，对以β－环式糊精为基础的聚阳离子研究发现，其分子骨架上的电荷中心之间的距离对它的毒性也有影响[95]。另一方面，高分子量聚合物能够有效地介导基因传递，因此聚阳离子的分子量最好应该在细胞毒性和基因传递效率之间达到一个平衡。可见，我们可以通过改变载体分子结构来调控其毒性和效率。聚阳离子如PLL和PEI对细胞膜有较高的亲和黏附作用，它们能够结合到带负电的原生质体膜上并使之不稳定，其破坏程度可由乳糖脱氢酶（lactate dehydrogenase，LDH）释放实验来评估[96]。科研人员用体外培养的牛微血管内皮细胞、小鼠腹膜巨噬细胞和大鼠肝细胞分析了一些大分子物质的细胞毒作用，发现一些聚阳离子如鱼精蛋白和高分子量PLL（MW 39800）可导致所有细胞高LDH释放率，并使培养细胞形态发生明显改变；其他的聚阳离子如组蛋白（含12.9 wt％赖氨酸，14.9 wt％精氨酸）等、阳离子化的牛血清白蛋白（BSA）、二乙氨乙基-右旋糖酐（diethylaminoethyl－dextran）等的毒性作用很低；而中性右旋糖酐或聚阴离子如BSA及其衍生物、硫化右旋糖酐等对细胞没有毒性[96]。这项研究同时发现不同细胞对这些大分子物质的毒性敏感性也有差异：其中巨噬细胞的敏感性最高[96]。可见，从安全性考虑，中性多聚物和聚阴离子也不失为一种可行的载体。而使用阳离子型合成型载体时，对其安全性应引起足够重视。

2003 年，有人[97]用小鼠成纤维细胞系 L929 细胞比较了数种聚阳离子的毒性，发现它们的毒性具有结构依赖性。细胞毒性评估后表明其毒性大小排列如下：聚乙撑亚胺［poly (ethylenimine)］＝聚赖氨酸［poly (L-lysine)，PLL］＞聚氯烯丙基二甲铵［poly (diallyl-dimethyl-ammonium chloride)］＞二乙氨乙基-右旋糖酐 (diethylaminoethyl-dextran)＞聚溴化乙烯吡啶［poly (vinyl pyridinium bromide)］＞Starburst dendrimer＞阳离子化的白蛋白 (cationized albumin)＞白蛋白 (native albumin)。多聚体的毒性大小呈时间和浓度依赖性。聚阳离子的分子量及正电荷强度是其与细胞膜相互作用，导致细胞损伤的关键参数。该实验表明，为了对非病毒载体的毒性及生物适应性作最优化设计，必须洞察其结构-毒性关系。

最近，Uchida[98]等研究了多种已商业化的非病毒载体在数种人类细胞系和原代细胞中转导基因时影响安全性的因素。这些载体包括 Lipofectin (DOPE/DOTMA)、LipofectAMINE PLUS (DOPE/DOSPA)［DOSPA：聚阳离子 2，3-diolexyloxy-N-［2 (Spermine carboxamido) ethyl］-N，N-dimethyl-1-propanammonium trifluoroacetate］、SuperFect (聚阳离子 polyamidoamine dendrimer)、Effectene (非脂质体脂质加 DNA 浓缩增强剂)、DMRIEC［(阳离子脂质体 DMRIE 加胆固醇 (cholesterol)］及阳离子脂质体 DOTAP 等。研究发现，DNA/载体复合物不仅能对细胞膜产生急性细胞毒作用，也可在其被细胞吞噬后基因表达时产生毒性作用。血细胞和肝脏细胞对 DNA/载体复合物介导的细胞毒性作用比其他细胞，如脐带血管内皮细胞和平滑肌细胞、皮肤成纤维细胞等更加敏感。因此，在这些细胞作为基因治疗的靶细胞时，对载体进行优化处理很有必要。另外，研究还发现，血清可抑制除 Effectene 外的所有载体的转基因效率，并减低其细胞毒性。此项研究再次证实了载体类型、DNA/载体比率、靶细胞的种类及血清等因素对于非病毒载体的转基因效率和安全性具有重要的影响。

为了提高非病毒载体的安全性，研究人员采取了许多措施。除了对 DNA/载体复合物的制备成分、结构、比率、电荷及分子量大小等进行优化设计，选用合适的靶细胞和适当的作用时间外，还对载体进行包装修饰来提高其安全性。例如，阳离子载体表面所带正电荷可导致细胞损伤，而用亲水性聚合物聚乙二醇［Poly (ethylene glycol)，PEG)］结合阳离子载体后与 DNA 形成的复合物能够降低与细胞膜的作用，从而减少毒性[99]。另外，载体与 PEG 结合后还可降低其与血浆蛋白的结合，从而增加其稳定性，减少聚集，防止栓塞形成[99,100]有研究表明，结合有 PEG 的聚阳离子载体在小鼠体内可大大降低细胞毒性、载体聚集及与蛋白质的非特异性吸附[101]。Choi 等人合成了载体 PEG-grafted-PLL (PEG-g-PLL)，发现其在 HepG2 细胞的毒性低于 PLL[102]。FOL (叶酸)-PEG-PLL/PEI、PEI-g-PEG、PEI-g-PEG-RGD (RGP peptide：ACDCRGDCFC)、Folate-polyethylene glycol-folate-grafted-polyethylenimine (FPF-g-PEI) 等复合型载体也比 PEI 载体毒性低[103-106]。另外，也可把一些特异性的抗体、多肽等分子结合到非病毒载体表面，以定位到特定的靶细胞，这样也可大大降低载体的毒性[107]。

总的来说，相对于病毒载体，非病毒载体更安全，但基因转移效率不高。目前，人们已经采取了许多措施来提高其效率。在提高其效率的同时，对其安全性的监测也不容忽视，做到既要高效，又要安全低毒，这样才能保证其更好地用于临床基因治疗。

5.2 基因药物的免疫性

目前，虽然基因治疗研究取得了可喜的进展，但仍有许多障碍有待克服，其中最主要的一个障碍是宿主对基因治疗载体和/或转基因产物产生的免疫反应。基因药物既可能引起固有性（innate）免疫反应，又可引发适应性（adaptive）免疫反应。固有性免疫反应常引起炎症性细胞因子和趋化因子（chemokine）分泌增加，导致急性炎症和毒性反应。适应性免疫反应包括 $CD8^+$ T 淋巴细胞介导的针对表达转基因的细胞的细胞毒作用，和抗体介导的针对病毒以及转基因产物等的体液免疫。在基因治疗中，有可能产生免疫反应的抗原包括病毒和非病毒载体、病毒基因编码的产物、转基因产物、病毒基因组来源的或质粒载体中细菌来源的 CpG（cytosine－phosphate－guanine）DNA 和 siRNA（small interfering RNAs）等。这些抗原中的 MHC（major histocompatibility complex）I 类多肽通过抗原递呈细胞（antigen－presenting cell，APC）递逞给 $CD8^+$ T 细胞，$CD8^+$ T 细胞可激活分化为细胞毒 T 淋巴细胞（CTL），对表达抗原的靶细胞产生细胞毒作用；MHC II 类多肽通过 APC 细胞递逞给 $CD4^+$ T 细胞，$CD4^+$ T 细胞激活分化为辅助 T（T helper，Th）细胞，然后激活 B 细胞，产生针对抗原的中和抗体；如果缺乏激活或协同刺激信号，抗原递逞可诱导 T 细胞耐受（图 5－1）[108]。

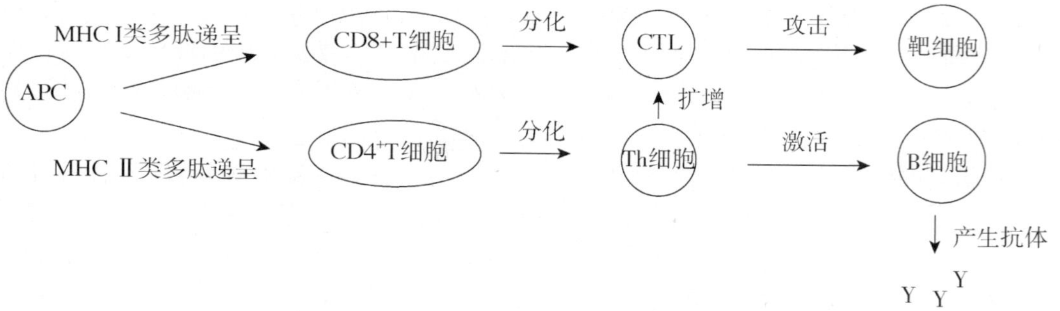

图 5－1 抗原递逞给 T 细胞导致抗原特异性细胞和体液免疫应答反应[108]。
MHC，major histocompatibility complex；APC，antigen－presenting cell；CTL，cytotoxic T lymphocyte；Th，T helper.

免疫反应常导致基因表达效率下降，不能持久，尤其是导致再次使用相同载体时没有疗效，以及产生严重的毒副作用。因此，为了实现基因治疗的长期疗效，必须想办法减低免疫反应，诱导免疫耐受。本节主要从基因治疗常用载体及表达产物等方面对基因药物引起的免疫反应及解决办法进行探讨。

5.2.1 载体引起的免疫反应

5.2.1.1 病毒载体

5.2.1.1.1 腺病毒载体 腺病毒载体是已知病毒载体中免疫原性最强的。腺病毒载体通过静脉给药后，其外壳蛋白被网状内皮系统的巨噬细胞和树突状细胞识别，激活细胞内的

MAPK (mitogen-activated protein kinase) 及 NF-κB 信号途径，导致炎症性细胞因子和趋化因子，如白介素 (interleukin，IL) -6、IL-8、IL-12、肿瘤坏死因子 (tumor necrosis factor，TNF) -α、interferon-inducible protein (IP) -10、RANTES (Regulated on Activation，Normal T-cell Expressed and Secreted)、巨噬细胞炎症蛋白 (macrophage inflammatory protein，MIP) -1β 及 MIP-2 等表达增加，从而引起固有性免疫反应，导致急性炎症反应[5]。同时，腺病毒病毒基因编码产物和外壳蛋白又可引发适应性免疫反应，导致转基因表达效率下降。例如，剔除了病毒早期基因 E1 的第一代腺病毒载体仍然能表达一些病毒早期和晚期基因，足以引起细胞和体液免疫反应[5]。病毒基因编码产物和外壳蛋白也可通过 MHC I 类途径将抗原递遈给 $CD8^+$ T 细胞，产生 CTL，对转导了腺病毒载体的靶细胞产生细胞毒作用，导致基因传递效率下降[5,109,110]。腺病毒外壳蛋白还可通过 MHC II 类途径将抗原递遈给 $CD4^+$ T 细胞，在再次给药时通过激活 B 细胞产生针对病毒的特异性中和抗体，明显抑制病毒的感染[111,112]。由于大部分人群一生中都或多或少感染过各类血清型的腺病毒，例如 50%的人群可检测出有针对 5 型人类腺病毒 (HAd5) 的免疫反应 [113]。因此大部分人可能预先存在针对不同血清型腺病毒的免疫力，当用这种血清型腺病毒载体进行基因治疗时，就会可能产生大量针对载体的中和抗体，使载体被迅速清除，导致治疗失败 (图 5-2)[5,113]。

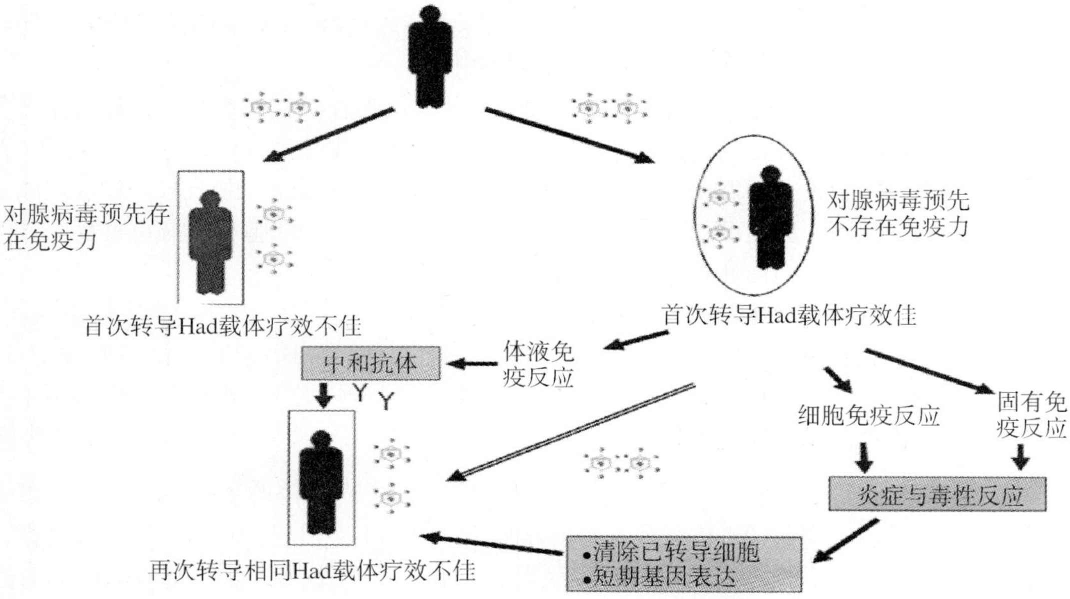

图 5-2 腺病毒载体引起的免疫反应。

在预先对腺病毒有免疫力的人群，首次转导人腺病毒 (HAd) 载体即可产生严重的免疫反应，导致疗效不佳；对于预先不存在腺病毒免疫力的个体，首次治疗也许会成功，但再次使用同样载体将引起严重的细胞和体液免疫反应，导致疗效降低 [5]。

为了促进腺病毒载体的临床应用，必须想办法降低载体引起的免疫反应，提高基因转移效率。人们采取了以下多种措施，并取得了一定成绩[5]，但仍需进一步努力来达到满意的效果。

- 免疫抑制或免疫调制：使用免疫抑制剂如：环孢霉素（cyclosporine）、环磷酰胺（cyclophosphamide）、deoxyspergualin、CTLA4 - Ig 等，或使用抗 CD4 抗体暂时清除 $CD4^{+}$ T 细胞，使用抗 CD40 配体抗体阻断 CD40 - CD40 配体相互作用，来调制免疫反应。也可通过使用脂质体封装的二氯亚甲基双膦酸酯（liposome - encapsulated dichloro - methylene - biphosphonate）等来短期清除巨噬细胞和/或树突状细胞，可减少细胞因子分泌，降低免疫反应。
- 对腺病毒外壳进行共价修饰：如将一些聚合物 PEG 或 N -（2 - hydroxypropyl）methacrylamide（HPMA）等结合到腺病毒外壳可减少抗体介导的病毒中和作用及躲避固有性免疫反应。
- 改变腺病毒载体与细胞表面受体的相互作用：如把腺病毒 Knob 特异性中和抗体与另外一个受体或配体特异性抗体形成一个复合物，使之既能与 Knob 结合，又能与特异性受体结合。这样，腺病毒载体就可靶向定位到一些含特异性受体，如叶酸、表皮生长因子、肿瘤相关糖蛋白（TAG）- 67 等的细胞。HAd5 的 fiber Knob 常可诱导固有性免疫反应，因此对 Knob 进行修饰后可大大降低固有性免疫反应。
- 封装腺病毒载体：使用 polyethylene glycol - cationic lipid、poly（lactic - glycolic）acid（PLGA）copolymer、基于藻酸钠的可生物降解的微粒及双层阳离子脂质体等封装腺病毒载体，可躲避病毒特异性抗体的中和作用。
- 选用合适的 HAd 血清型：现有超过 50 种 HAd 血清型存在，而针对腺病毒的体液免疫反应是血清型特异性的，因此使用不同的血清型可减少免疫反应。
- 使用 HD - Ad：关于 HD - Ad，详见腺病毒载体的安全性部分。由于 HD - Ad 剔除了所有的病毒基因，因此可大大降低病毒基因编码产物引起的细胞和体液免疫反应，但这种载体仍可引起病毒外壳介导的固有性免疫反应。
- 使用非人类腺病毒载体：因为腺病毒具物种特异性，所以非人类腺病毒未感染人类，不会预先存在免疫力。使用这些载体，如牛 3 型腺病毒（BAd3）、犬 2 型腺病毒、猪 3 型腺病毒、绵羊腺病毒及黑猩猩腺病毒等，可躲避针对 HAd 的中和性体液免疫反应，从而提高基因表达效果。

5.2.1.1.2 腺相关病毒（AAV）载体　一般来说，AAV 载体的免疫力比较低，很少导致严重的免疫反应。重组 AAV 载体不含病毒基因，因此不会引起针对病毒基因编码蛋白的炎症及免疫反应。研究已经表明，与腺病毒载体不同，AAV 载体不会引起有效的固有性免疫反应，因此不会产生严重的炎症及毒副作用[114]。但值得注意的是，大剂量的 AAV 载体能诱导机体产生一过性的（6 小时内）细胞因子/趋化因子，如 TNF - α、RANTES、IP - 10、MIP - 1β、MCP - 1 及 MIP - 2 等[115]。研究人员发现这种短暂的固有性免疫反应的激活可能有助于适应性免疫反应的产生，如分泌的 TNF - α 有可能启动 B 细胞介导的体液免疫，产生针对 AAV 外壳的中和抗体[114]。因此对这方面机制的研究有助于对 AAV 载体引起的适应性免疫反应的深入理解。

AAV 载体虽然不含病毒基因，但病毒外壳蛋白可通过 MHC II 类途径将抗原递逞给

CD4$^+$T 细胞，当其再次与机体接触时可激活 B 细胞，产生针对 AAV 的特异性中和抗体，明显抑制 AAV 载体介导的基因传递。如在免疫适能小鼠与恒河猴的实验中发现，肌肉注射 AAV2 载体的外壳蛋白可激活 Th2 细胞及 B 细胞，产生 AAV2 特异性的 IgM 及 IgG[116]。AAV 载体除了能诱导 T 细胞依赖性的 B 细胞反应外，还可诱导 T 细胞非依赖性的 B 细胞反应。有研究发现，通过脾脏将 AAV 载体输入到小鼠门脉循环可诱发部分 T 细胞非依赖性的 B 细胞反应，其持续时间比 T 细胞依赖性的 B 细胞反应要短[117]。由 AAV 病毒外壳蛋白引起的体液免疫反应还与其使用剂量有关，降低载体剂量可大大减少体液免疫反应的产生[118,119]。由于人群中感染 AAV2 相当普遍，流行病学调查发现人群中 35－80% 有抗野生型 AAV2 的抗体[114]。在 AAV2 介导的基因治疗临床试验中已发现一些受试者体内产生了针对 AAV2 的中和抗体[120]。因此，体液免疫反应成为了阻碍 AAV 载体介导的基因治疗取得成功的一个主要因素。人们也采取多种措施来防止这种体液免疫反应介导的抗体中和作用，现讨论如下。

- 改变外壳蛋白：对 AAV 外壳蛋白进行修饰，最初是用于靶向感染特定的靶细胞。现在发现，外壳结构改变后，AAV 载体的免疫性也发生了变化，这样就有可能克服机体预先存在的针对 AAV 的免疫力。研究人员已经鉴定出 AAV2 外壳蛋白内含主要免疫原性抗原决定簇的部位[121,122]，因此对这些抗原决定簇进行修饰能降低 AAV 载体的免疫原性[123]。
- 选用不同的血清型 AAV 载体：现在已经发现许多种在功能和结构上不同于 AAV2 的 AAV 血清型，如 AAV1、AAV3－12 等。把含 AAV2 ITR 的载体基因包装到其他 AAV 血清型的外壳内，构建成新的血清型 AAV 载体。这些新的载体能避免针对 AAV2 的免疫反应，在人群中预先存在的免疫力也相对很低。比如，在人类血清中很少有抗 AAV7 和 AAV8 的中和抗体存在，这两种载体也不会被其他血清型 AAV 载体产生的抗血清中和。但是，由于与 AAV2 的宿主范围不一样，因此选用不同的血清型 AAV 作为再次治疗的载体时可能会有所限制。更进一步的是，现在有人考虑使用 Marker rescue 和 DNA shuffling 等技术，将不同血清型 AAV 及其他细小病毒如细小病毒 B19 等编码外壳的基因序列随机重组，产生出新的杂合 AAV 病毒载体[124]，不但有可能提高转基因效率，也可能减少由病毒外壳引起的免疫反应。
- 初次基因治疗时进行免疫抑制：与腺病毒类似，也可在初次基因治疗时进行免疫抑制，以减少再次免疫反应。虽然一些实验结果令人鼓舞，但由于这种方法主要适用于宿主从未接触过载体的情况，而人群中预先存在 AAV2 中和抗体的情况很普遍，因此用于人体时效果不见得理想。

然而，最近的血友病基因治疗临床试验却表明，在通过肝动脉途径给药后，AAV2 外壳而非转导的 IX 因子（FIX）启动了 CD8$^+$T 细胞介导的，针对转导了载体的肝细胞的细胞毒作用，从而使有效的 FIX 表达只持续了 8 周，导致治疗失败[125]。研究人员认为，患者曾经感染过 AAV2，并在机体存在有针对病毒的记忆性 CD8$^+$ T 细胞，在接受基因治疗后，AAV2 外壳激活了这些记忆性 CD8$^+$T 细胞，导致了含有 AAV2 载体的肝细胞被免疫系统清除[125]。因此，对于 AAV 载体介导的免疫反应，尤其是在人体产生的免疫反应还有待深入研究，以保证基因治疗能在临床取得成功。

5.2.1.1.3 逆转录病毒和慢病毒载体 重组逆转录病毒和慢病毒载体基本上都删除了所有的病毒结构基因，因此免疫原性较低，不会产生针对病毒基因编码蛋白的炎症和免疫反应，但仍然存在针对病毒本身（包膜蛋白等）的免疫力。有人在小鼠和灵长类动物实验中，通过肌肉注射逆转录病毒 MLV 载体到动物体内，发现载体诱导了针对 MLV 的特异性体液免疫，产生了抗 MLV 抗体[126]。慢病毒载体在动物体内也能诱导出针对其包膜蛋白如口腔炎疱疹病毒糖蛋白 G（VSV - G）的中和抗体[127]。

由小鼠及犬类来源的包装细胞生产的 MLV 逆转录病毒载体在人体内还有可能被其激活的补体系统攻击，导致失去活性。这可能是由于 MLV 的包膜蛋白被糖基化等修饰后或包膜蛋白本身启动了体内的补体系统[128-130]。与之类似，作为慢病毒载体包膜糖蛋白的两个常用来源，VSV - G 及来源于 baculovirus 的 gp64，也能激活人体补体系统，导致载体被灭活[131,132]。人体本身细胞可通过其表面表达的补体调控蛋白（complement regulatory proteins，CRPs），比如 CD46/membrane cofactor protein（MCP）、CD59 和降解加速因子（decay - accelerating factor，DAF/CD55）来避免补体系统的攻击。因此，可将人 CRPs，如 DAF 等整合到 MLV 逆转录病毒载体及慢病毒载体的包膜内，这样产生的新病毒载体对人类补体具有抗性，称之为补体抗性病毒（complement - resistant virus），有可能成为一种新的基因治疗工具[128,133]。

5.2.1.1.4 Ⅰ型单纯疱疹病毒（HSV - 1）载体 野生型 HSV - 1 能诱导固有性免疫反应和适应性免疫反应，并可引起快速细胞因子反应。HSV - 1 既能引起 Th1 型细胞因子，如 INF - γ 等分泌，有可诱导 Th2 型细胞因子如 IL - 4、IL - 10 等的生成，但以 Th1 型细胞因子为主。人群中超过 90% 的人具有抗 HSV - 1 的抗体[134]，绝大部分是针对病毒的糖蛋白外膜，主要是糖蛋白 B、C 和 D 等，它们能抑制病毒粘附及进入细胞，并诱导抗体依赖性细胞介导的细胞毒作用[135,136]。然而有趣的是，野生型 HSV - 1 能逃避这种免疫系统的防御作用，可感染或再次感染宿主[137]。这提示 HSV - 1 载体仍可用于已存在野生型 HSV - 1 免疫力的患者。事实上，有研究表明预先存在的 HSV - 1 免疫力，包括体液和细胞免疫并未对 HSV - 1 载体的作用产生严重负面影响[138,139]。但是，也有人发现，机体产生的高滴度抗 HSV 抗体抑制了 HSV1716 或类似 HSV - 1 载体在中枢神经系统中的复制[140,141]。在动物实验中也发现在预先不存在对肿瘤裂解 HSV - 1 载体及 HSV - 1 病毒免疫力的情况下，肿瘤裂解 HSV - 1 载体可诱导出固有性免疫反应[142]。研究人员发现剔除了神经毒性基因 $\gamma_1 34.5$ 的 HSV - 1 载体在 BALB/c 小鼠能诱导出以 Th2 型细胞因子如 IL - 4、IL - 10 为主的细胞因子反应，而野生型 HSV - 1 诱导出以 Th1 型细胞因子如 INF - γ 为主的细胞因子反应[142]。更进一步的研究表明，$\gamma_1 34.5$ 在 HSV - 1 对抗干扰素的抗病毒功能，逃避免疫反应中起重要作用[144]。可见，对于 HSV - 1 载体引起的免疫反应也不容忽视。

总之，HSV - 1 载体能诱导免疫反应，导致载体存活及复制能力下降。对于 HSV - 1 载体引起的免疫反应还有待进一步深入研究。HSV - 1 载体介导的特异性 Th1 型或 Th2 型细胞因子反应可有利于一些治疗如疫苗接种，肿瘤裂解疗法等，但是其免疫机制极易发生改变，因此应仔细评估所有的危险因子，尽量避免副作用的产生。

5.2.1.2 非病毒载体

相对于病毒载体，非病毒载体的免疫原性都比较低，一般不会引起严重的免疫反应。但是，非病毒载体并非完全没有免疫力。比如，阳离子脂质体 DNA 复合物（lipoplex）在小鼠肺内能引起炎症反应，并使炎症性细胞因子如肿瘤坏死因子 α（TNF－α）、IL－6 及 INF－γ 等分泌增加[145]。动物实验表明，静脉注射 lipoplex 不仅导致炎症反应，而且在重复给药时导致基因表达效率下降[146]。在用 lipoplex 介导的囊性纤维性变（CF）基因治疗临床试验中也同样发现了类似的炎症反应副作用，而单独使用阳离子脂质体却没有这种反应[147]，这表明 lipoplex 中的 DNA 成分在免疫反应起到了关键作用。

有研究表明，细菌或质粒 DNA 中未甲基化的 CpG 序列是细菌 DNA 或质粒引起细胞因子分泌，启动免疫反应的关键因素[148]。细菌 DNA 中 CpG 序列甲基化的频率很低，而哺乳动物 DNA 中高达 75％ 的 CpG 序列发生了甲基化[149]。因此，这种细菌 DNA 与哺乳动物 DNA 之间的结构差异正是引发机体产生固有性免疫反应的信号。并且我们已经知道，作为一种危险信号或免疫刺激因子，细菌或质粒 DNA 中未甲基化的 CpG 序列可被免疫细胞，如 B 淋巴细胞、自然杀伤（NK）细胞、单核/巨噬细胞及树突状细胞（DC）等，通过其表面的 toll－like 受体识别，引起机体的免疫反应[150]。有研究发现 CpG 寡脱氧核苷酸（ODN）能刺激 DC、单核/巨噬细胞及 NK 细胞分泌 Th1 型细胞因子如 IL－2、IL－6、IL－12、TNF－α 和 INF－γ 等[151-153]。CpG DNA 还能直接刺激 B 淋巴细胞增殖，分泌免疫球蛋白[148]。另外，CpG DNA 还能调控适应性免疫反应。比如，CpG ODN 可调节 Th1 的功能[154]，还可在不需要 $CD4^+$ T 细胞的辅助下促进针对蛋白质抗原的 B 细胞及细胞毒 T 细胞反应[155]。因此，CpG DNA 有可能作为佐剂用于 DNA 疫苗的研究与应用，以及用于抗过敏和抗肿瘤治疗。最后，值得注意的是，在病毒载体中也同样存在 CpG 序列，因此对其在病毒载体引起的免疫反应也要引起重视。

为了提高非病毒载体的安全性及提高其基因传递的效率，我们因该尽量减少非病毒载体的免疫力。为了达到这个目的，我们可以采取以下措施。

- 使用 CpG 信号途径的特异性抑制剂，如氯喹（chloroquine）、奎纳克林（quinacrine）及其结构类似物，来降低炎症反应[156]。
- 对载体中的 CpG 序列进行修饰，包括甲基化或剔除这些序列。例如，用一些 DNA 序列，如 GCGGG 或 ACGGG 替代 GCGTT 或 ACGTT，能特异性抑制 CpG ODN 的识别及其信号传导，从而降低其免疫力。减少了 CpG 的质粒载体的免疫力也大大降低，并可减少 IL－12、IL－6 及 INF－γ 等细胞因子的分泌。但是，由于质粒的 CpG 序列常靠近启动子及复制起始区，甲基化或突变 CpG 序列可影响启动子的活性和质粒的复制，因此这种方法存在局限性[113]。
- lipoplex 与脊椎动物 DNA 或游离的阳离子脂质体等联合使用可降低免疫反应[157,158]。
- 用阳离子脂质体封装炎症抑制剂如肾上腺糖皮质激素（地塞米松、强的松、消炎痛等）抑制 NF－κB 信号途径，再将其与质粒 DNA 混合，构建成阳离子脂质体/炎症抑制剂/质粒 DNA 复合体，即无免疫原性的新型安全型非病毒载体（safeplex）[159]。这种载体既能有效地传递基因到靶细胞，又能抑制炎症细胞因子分泌，是一种理想的非病毒载体。

5.2.2 转基因产物引起的免疫反应

除了载体引起的免疫反应，转基因产物引起的免疫反应在基因治疗的免疫性中也占了很重要的地位。由于一般需转入的目的基因本身在宿主内已完全突变或表达缺失，因此转基因所表达的产物对于宿主免疫系统来说属于外源性蛋白，往往会诱发机体的免疫反应，包括 $CD8^+$ T淋巴细胞介导的细胞毒作用（CTL）和抗体介导的体液免疫，导致转基因效率下降，表达不能持久。例如，肌肉注射表达卵白蛋白（ovalbumin，OVA）或人IX因子（hFIX）的重组AAV2载体到C57BL/6小鼠可诱导出针对OVA或FIX的特异性抗体[160,161]，而腹腔、静脉及皮下注射AAV2-OVA载体可引起针对OVA的特异性抗体以及CTL反应[160]。在小鼠实验中，发现表达LacZ的腺病毒载体也可诱导出针对转基因产物的CTL反应[162]。在基因治疗过程中，存在多种因素能影响针对转基因产物的免疫反应，人们也采取了不少措施来减少这种免疫反应以提高基因治疗的效率，现详细讨论如下。

5.2.2.1 影响转基因产物特异性免疫力的因素

5.2.2.1.1 载体选择和设计的影响 载体不但自身可引起免疫反应，也可提高机体对转基因产物的免疫应答。如载体引起的固有性免疫反应产生的炎症细胞因子可促进APC的激活，增强其递逞抗原的能力及放大T细胞反应。有研究表明，在一些对腺病毒载体有较强免疫反应的小鼠种系如BALB/c小鼠，产生抗转基因产物如Ⅷ因子（FⅧ）抗体的机会也高很多[163]。细胞因子如IFN-γ可促进MHC I型抗原递逞到 $CD8^+$ T细胞[164]，引发CTL反应，而CTL反应又可清除掉表达有转基因的靶细胞。腺病毒外壳蛋白引起的CTL反应如果选用合适的载体，其对APC，尤其是DC没有转导能力，或选用组织特异性启动子，使转基因不在APC内表达，这样就可避免激活 $CD8^+$ T细胞，减少免疫反应。腺病毒载体能有效地转导DC，而慢病毒载体可有效地转导肝窦内的巨噬细胞，因此使用这些载体时应尽量设计组织特异性的启动子，以减少激活CTL反应的风险[108]。另外，有人发现在系统性转基因后，脾脏中的APC表达转基因产物可能增强Th细胞依赖性抗体的形成[165]。可见，减少载体对APC的转导或降低转基因在APC中的表达也可能减低机体的体液免疫反应[166]。AAV2载体一般不会引起有效的固有性免疫反应，并且转导DC及其他APC的能力也很低，因此为了降低转基因产物的免疫力，AAV2载体是一种合适的选择。至于其他血清型AAV载体，这方面的数据还不多，有待进一步研究。在小鼠肌肉转基因实验中，有人比较了腺病毒载体与AAV2载体介导的LacZ或hFIX基因表达，发现腺病毒载体转导的肌肉细胞可被转基因产物特异性的CTL反应破坏清除，而AAV2载体转导的细胞可存活下来，因为没有产生针对转基因产物的CTL反应[161,167]。进一步使用FⅧ基因治疗及在犬类的实验中也证实了这点，即AAV2载体较少引起针对转基因产物的免疫反应[168-170]。通过对腺病毒载体进行改造，构建出不含病毒基因的HD-Ad，并使用肝细胞特异性启动子，由于其在APC不再表达出病毒抗原和转基因产物，因此减少了针对转基因产物的CTL反应[171,172]。可见，载体的选择和设计对转基因产物所引起的免疫反应具有重要影响。

5.2.2.1.2 内源性缺陷基因突变类型的影响 基因治疗中需要治疗的内源性缺陷基因本身的类型也在形成转基因产物免疫力方面具重要作用。在机体免疫系统的发育过程中，内源性基因所表达的T细胞抗原决定簇可诱导出免疫耐受。因此内源性缺陷基因的突变类型的不同，决定了表达 T 细胞抗原决定簇的差异，导致了机体成熟后对该基因产物免疫力的不同。比如，现在有三种乙型血友病动物模型，其 FIX 基因的突变类型各不相同，因此对 AAV2 载体介导表达的基因产物 FIX 所产生的免疫反应也存在差异。在乙型血友病小鼠模型中，大部分 FIX 基因（包括启动子和前三个外显子）缺失，在转入载体后 4～8 周可稳定产生以 IgG1 为主的抗鼠 FIX 的抗体，这表明激活了以 Th2 为主的免疫反应[173,174]。在存在 FIX 基因无义突变（提早出现终止密码，导致几乎完全没有 FIX 表达）的乙型血友病犬类模型中，载体处理后 2 周也观察到了稳定高滴度的抗犬 FIX 抗体[175,176]。与此相反的是，在存在 FIX 基因错义突变（379 位 Gly 被 Glu 替代，虽然在循环中缺乏犬 FIX 抗原，但在肝脏中 FIX 转录水平正常）的乙型血友病犬类模型中，载体转入后未发现抗犬 FIX 抗体形成，并取得了稳定的基因表达和治疗效果[177,178]。因此，在肌肉注射 AAV2 - FIX 的一期临床试验中现只选用存在 FIX 基因错义突变的血友病病人[179]。这些数据与临床用凝血因子治疗甲、乙型血友病病人所观察到的结果也是一致的，即基因倒置、缺失或终止密码突变等比错义突变更容易形成抑制物（抗体）。

5.2.2.1.3　载体进入体内途径的影响　由于不同组织中的 APC 及局部细胞因子环境存在差异，不同组织递逞给免疫系统的信号也不相同。因此，基因治疗中载体进入体内的途径对转基因产物引起的免疫反应也会产生重要的影响。例如，肌肉注射重组 AAV - FIX 载体到 C57BL/6 小鼠可诱导出针对 FIX 的特异性抗体[108]，而通过肝脏门静脉输注则可避免形成针对转基因产物的抗体[165,166,180-182]。在非人类灵长类动物实验中也发现，如果通过静脉或肌肉给药，腺病毒与 AAV 载体介导的 人 FIX 基因转导都可诱导出抗 FIX 的特异性抗体[108]，而通过门静脉将 AAV - FIX 载体转导到肝细胞，5 例动物中仅有 1 例产生了抗 FIX 的特异性抗体[183]。另外，通过体外基因转导，再回输到体内，如造血干细胞基因治疗与移植，从理论上讲，可以避免激活机体免疫系统，因此是一种很好的选择。但是，最近有研究发现用慢病毒- hFVIII 载体感染小鼠同系骨髓细胞后移植到甲型血友病小鼠会产生针对 hF-VIII 的中和抗体[184]。虽然这次实验并未使用造血干细胞作为靶细胞，而是使用骨髓单个核细胞，并不能完全说明问题，但是它提示对于这方面的研究还有待深入。

5.2.2.1.4　载体剂量的影响　通过肌肉注射将 AAV - FIX 载体转导到乙型血友病犬类模型的实验中发现，针对 FIX 的免疫反应与载体使用剂量成正相关，降低载体的使用剂量可减少机体产生针对 FIX 的抗体形成[185]。在类似实验中也发现，载体剂量在一定阈值下时，并不会产生或只会一过性产生针对转基因产物的抑制性抗体，超过这个剂量才会产生稳固的抗体[186]。有趣的是，在肝细胞基因转导实验中却发现，提高基因表达水平有利于诱导免疫耐受而不会提高免疫力，这表明在肌肉和肝脏组织中局部抗原递逞的方式及途径存在差异[182]。用 AAV1 - FIX 载体介导小鼠骨骼肌基因转导时发现，即使使用大剂量的载体也不会产生或只会产生临时性的针对 FIX 的抗体，这可能是由于大剂量载体诱导了免疫耐受[186,187]。这些都是动物实验观察到的结果，对于临床应用还有待进一步研究。

5.2.2.2　克服转基因产物特异性免疫力的策略与方法

5.2.2.2.1　在转基因时诱导免疫耐受　免疫耐受是指机体免疫系统对抗原的免疫不应答。免疫耐受可以在免疫系统发育过程中形成，也可在免疫系统发育成熟后通过诱导来产生。一般来说，可以通过以下方法来建立免疫耐受：清除抗原特异性 T 细胞；诱导出 T 细胞无能（anergy），即 T 细胞对抗原刺激无应答状态；产生调节或抑制性 T 细胞。这三种机制常可相互影响，一般通过联合使用这些方法来诱导免疫耐受。除了这些方法，抗原的稳定存在也是维持免疫耐受所必需的。为了减少机体对转基因产物的免疫反应，通过各种方法来诱导出对这些活性产物的免疫耐受很有必要。通常在转基因过程中就可通过基因表达本身来诱导出免疫耐受。

1）将目的基因转导到肝脏细胞诱导免疫耐受

多项研究已表明以肝脏为靶器官的基因转导不引起针对转基因产物的免疫反应，而其他途径的基因转导往往诱发针对转基因产物的抗体生成。Mingozzi 等通过 AAV2 载体将 hFIX 基因转导到成年免疫适能小鼠的肝细胞，发现这种方案不但可得到稳定的外源性基因系统表达，还能诱导出抗原特异性免疫耐受。而且诱导的免疫耐受不需要 $CD8^+$ T 细胞及 γδ－T 细胞的参与，但与 Fas－FasL 诱导的细胞凋亡有关[182]。进一步的研究表明，AAV2 载体介导的体内肝细胞基因表达可诱发 $CD4^+$ T 细胞无能（anergy）及导致 $CD4^+$ T 细胞被清除，从而诱导出 $CD4^+$ T 细胞型免疫耐受[188]。Dobrzynski 与 Herzog 等给出了一个简易模型（图 5－3）[189]，我们能更好地理解 AAV 载体介导的体内肝细胞基因转移诱导的针对转基因产物的免疫耐受。如图所示，通过肝脏的循环系统输注将携带目的基因的 AAV 载体转入肝细胞并使其表达（绿色荧光）。接下来，转基因产物来源的多肽通过 MHC II 型分子及 APC 递逞给原始（naïve）$CD4^+$T 细胞，由此诱导出 T 细胞无能（anergy）及导致转基因产物特异性的 T 细胞被清除，或激活调控性 T 细胞（Treg）。激活的 Treg 可抑制所有剩下的有反应性的 $CD4^+$T 细胞，使其不能激活分化为辅助性 T 细胞（T help）。在这些机制的共同作用下，机体缺失正常的辅助性 T 细胞反应，从而不能激活 B 细胞和 $CD8^+$ T 细胞，最终导致抗体生成及细胞毒 T 细胞反应受限或缺失。

2）将目的基因转导到造血干细胞诱导免疫耐受

研究表明，通过体外基因转导到造血干细胞，再移植到体内，也可诱导出机体免疫耐受。例如，在逆转录病毒载体介导的造血干细胞（人 $CD34^+$ 细胞）基因转导及小鼠移植实验中，研究人员发现通过 $CD34^+$ 细胞表达的外源性蛋白（小鼠 MHC I 型 H－$2K^b$ 分子）可在小鼠体内产生免疫耐受，免疫耐受小鼠能接受表达有 H－$2K^b$ 分子的皮肤移植[190,191]。进一步研究发现，为了诱导出免疫耐受，成熟淋巴细胞必须有抗原表达。并且免疫耐受也导致了中枢免疫系统中的抗原特异性 $CD8^+$ T 细胞被清除，因此进一步诱导出中枢耐受[192,193]。在恒河猴自体造血干细胞移植实验中，逆转录病毒载体介导的新霉素抗性基因表达也诱导了免疫耐受[194]。除了逆转录病毒和慢病毒载体，腺病毒载体介导的骨髓细胞基因转移也可能产生抗原特异性免疫耐受[195]。AAV 载体也有可能用于造血干细胞基因治疗及诱导免疫耐受[124]。可见，造血干细胞作为基因治疗的靶细胞将是一个很好的选择。

3）转基因到新生儿或经子宫途径进行基因转导诱导免疫耐受

在免疫系统发育完善前，机体接触抗原可诱导出免疫耐受，不产生针对该抗原的免疫反应。因此，可考虑转基因到新生儿，甚至经子宫途径进行基因转导，这样可有效地诱导出免疫耐受。有人静脉注射腺病毒－hFIX 载体到新生小鼠（出生 48 小时内）能获得稳定的 hFIX 表达，并且再次转导同样载体到免疫适能的这些小鼠，发现不会产生免疫反应[196]。在用逆转录病毒载体介导的新生小鼠基因转导实验中也得到了类似的结果[197,198]。这表明在新生儿

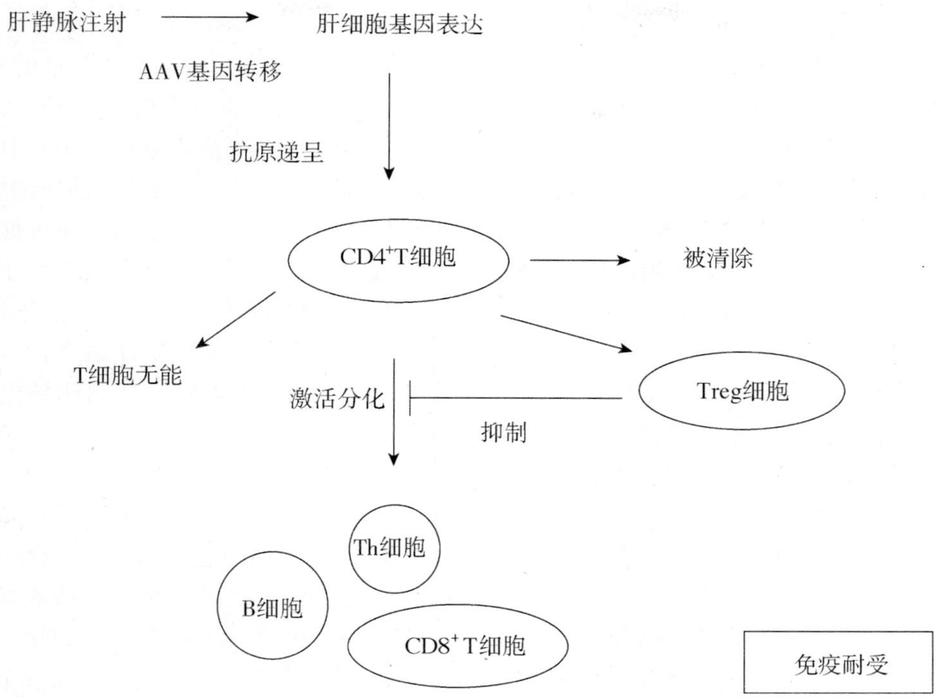

图 5-3　AAV 载体介导的体内肝细胞基因转移诱导的针对转基因产物的免疫耐受模型[189]

期间进行基因转导有可能诱导免疫耐受。然而有研究发现[199]，新生儿期间诱导的免疫耐受存在个体差异，这可能是由于不同个体存在遗传差异，免疫系统的发育程度也不一样造成的。因此，新生儿期间诱导的免疫耐受很可能存在一个关键的临界点。另外，人类的免疫系统在出生时发展更成熟。由此可见，在人类新生儿期间通过基因转导诱导免疫耐受更复杂，更难把握[200]。

人们对在更早阶段通过子宫途径进行基因转导诱导的免疫耐受也进行了探讨。实验中大多用的是腺病毒载体，结果都不是很理想[108]。通过子宫途径进行基因转导并不是一项简单的任务，它受到许多因素的影响。随着机体的发育，非整合性载体常常会丢失，导致基因表达消失。载体介导的基因表达能否在胸腺实现还不清楚，因此在胸腺发育过程中基因转导能否诱导出中枢耐受还有待进一步探讨。虽然如此，但是最近有人报道将腺病毒-hFIX 载体经子宫注射到小鼠周边卵黄囊血管，在小鼠出生后可获得延长的 hFIX 表达，并诱导了免疫耐受[201]。对这些小鼠成年后的研究表明，再次腹腔注射 hFIX 蛋白或相同的携带 hFIX 的载体，有大概 50% 经子宫转导了腺病毒-hFIX 载体的小鼠没有产生针对 hFIX 的免疫反应。可见，通过子宫途径进行基因转导诱导免疫耐受还是可行的。

5.2.2.2.2　在转基因前使用蛋白质或多肽等抗原诱导免疫耐受　除了通过转基因表达来诱导免疫耐受，还可考虑在转基因前使用更传统的方法如蛋白质和多肽等抗原来诱导出免疫耐受。常用的方法包括口服蛋白质等抗原和经鼻腔给予多肽等抗原。

1）口服抗原诱导免疫耐受

口服抗原后，可使抗原递逞到肠相关淋巴组织（gut - associated lymphoid tissue，GALT），并诱导出免疫耐受。这种免疫耐受有两种机制参与[108]：当给予低剂量的抗原时，可激活 $CD4^+$ T 细胞，其分化为 Th3 细胞并分泌大量的免疫抑制性细胞因子 TGF - β，TGF - β 可抑制 DC 和 T 细胞的活化及促进 T 细胞清除。Th3 细胞还可进入肠外组织和其他淋巴器官，促进对抗原的不应答；当给予高剂量的抗原时，可通过激活 T 细胞，诱导细胞凋亡，导致识别抗原的 T 细胞被清除。这个过程不但使 GALT 内的 $CD4^+$ T 细胞，还可使其他淋巴器官内的 $CD4^+$ T 细胞被清除，从而导致中枢及周围免疫耐受。这可能是由于给予高剂量的抗原时常发生抗原全身性扩散造成的。有研究发现，在小鼠新生儿期给予口服含 hFIX 的转基因牛奶，数周后进行基因转导，小鼠体内仍保持有针对 hFIX 的免疫耐受[108]。另外，有人发现给小鼠口服质粒 DNA 也可使目的基因转导到肠及其他器官，从而诱导出免疫耐受[202]。这为口服抗原诱导免疫耐受提供了一个新思路。

2）经鼻腔给予抗原诱导免疫耐受

反复经鼻腔给予抗原可使抗原递逞到气道内的黏膜相关淋巴组织（mucosa - associated lymphoid tissue），从而诱导出免疫耐受。抗原可以使用完全的蛋白质或具抗原性的多肽。一般多肽抗原更安全，因为其产生的抗体很难与蛋白质抗原有效结合，不会造成破坏。反复经鼻腔给予抗原可促进 T 细胞无能并产生 Treg 细胞，如 Th3 细胞，导致免疫耐受。由于存在个体差异，不同个体对多肽抗原的反应也不一样，因此如果能鉴定出能被大部分个体识别的普遍抗原决定簇，那就能解决这个问题。另外值得注意的是，在用多肽治疗自身免疫性疾病的临床试验中发现多肽抗原可诱导出 CTL 反应[203]，这在基因治疗中应尽量避免。

5.2.2.2.3 暂时性免疫抑制 如果接受转基因的受体没有产生针对转基因产物的免疫耐受，可以考虑通过免疫抑制来阻止免疫反应。由于抗体等抑制物的产生是一个 T 细胞依赖性的过程，因此通过干扰 T 细胞功能或阻断 T 细胞与 APC 之间的协同刺激信号来发挥作用的免疫调节药物可以起到抑制免疫反应，甚至促进免疫耐受的作用。由于长期免疫抑制会产生很多副作用，因此在转基因时实施暂时性免疫抑制比较理想。基因治疗动物实验中常用免疫抑制剂有环磷酰胺（cyclophosphamide）等[173]，也可用 CTLA4 - Ig 阻断 APC 表面分子 B7.2 与 T 细胞上的表面抗原 CD28 之间的相互作用[204]，使用抗 CD40 配体抗体阻断 CD40 -CD40 配体相互作用[205]或使用抗 CD4 抗体暂时清除 $CD4^+$ T 细胞[169]来暂时抑制免疫反应，这些都取得了一定效果。

5.2.3 siRNA 引起的免疫反应

RNA interference（RNAi）可导致序列特异性的基因沉默（gene silencing），是一个基本的广泛存在的基因表达调控机制。RNAi 有可能成为基因治疗中的一个强有力的工具。可以考虑将特定基因的 small interfering RNA（siRNA）构建到病毒或非病毒载体内，通过转导这个载体来调控特定基因的表达。现在发现，siRNA 也会引起机体的免疫反应，主要是引起通过双链 RNA 依赖性蛋白激酶（PKR）介导的干扰素（INF）反应[206]。INF - α/β 可刺激 DC 表达多种表面抗原如 CD83、MHC I & II 分子、CD40 及 CD80 等，同时可刺激 T 细胞增殖。因此，INF - α/β 可提供启动机体适应性免疫反应的信号，从而增强免疫反应。虽然将 siRNA 用于基因治疗才刚起步，但为了保证其将来能安全有效地应用于临床，对其可能引起的免疫反应及毒副作用应引起重视。

参考文献

1. Thomas, C. E. , A. Ehrhardt, and M. A. Kay Nat Rev Genet, 2003. 4 (5): 346 - 58.
2. Assessment of adenoviral vector safety and toxicity: report of the National Institutes of Health Recombinant DNA Advisory Committee. Hum Gene Ther, 2002. 13 (1): 3 -13.
3. Marshall, E. , Science, 1999. 286 (5448): 2244 - 5.
4. Schnell M. A. , Zhang Y. , Tazelaar J. , Gao G - p. , Yu Q. C. , Qian R. , Chen S - J. , Mol Ther, 2001. 3 (5 Pt 1): 708 - 22.
5. Bangari, D. S. and S. K. Mittal, Curr Gene Ther, 2006. 6 (2): 215 - 26.
6. Thomas CE, Birkett D, Anozie I, Castro MG, Lowenstein PR, Mol Ther, 2001. 3 (1): 36 - 46.
7. Morral N, O'neal WK, Rice K, Leland MM, Piedra PA, Aguilarcordova E, Carey KD, Beaudet AL, Langston C. , Hum Gene Ther, 2002. 13 (1): 143 - 54.
8. Lerondel S, Le Pape A, Sene C, Faure L, Bernard S, Diot P, Nicolis E, Mehtali M, Lusky M, Cabrini G, Pavirani A. , J Virol, 1998. 72 (3): 2022 - 32.
9. O'Neal WK, Zhou H, Morral N, Aguilar - Cordova E, Pestaner J, Langston C, Hum Gene Ther, 1998. 9 (11): 1587 - 98.
10. Andrews, J. L. , Kadan, M. J. , Gorziglia, M. I. , Kaleko, M. and Connelly, Mol Ther, 2001. 3 (3): 329 - 36.
11. Morsy, M. A. and C. T. Mol Med Today, 1999. 5 (1): 18 - 24.
12. Mitani K, Wakamiya M, Hasty P, Graham FL, Bradley A, Caskey CT. , Somat Cell Mol Genet, 1995. 21 (4): 221 - 31.
13. Morsy MA, Gu M, Motzel S, Zhao J, Lin J, Su Q, Allen H, Franlin L, Parks RJ, Graham FL, Kochanek S, Bett AJ, Caskey CT, Proc Natl Acad Sci U S A, 1998. 95 (14): 7866 - 71.
14. Pastore L, Morral N, Zhou H, Garcia R, Parks RJ, Kochanek S, Graham FL, Lee B, Beaudet AL. , Hum Gene Ther, 1998. 9 (18): 2709 - 16.
15. Morral N, O'Neal W, Rice K, Leland K, Kaplan J, Piedra PA, Proc Natl Acad Sci U S A, 1999. 96 (22): 12816 - 21.
16. Chuah MK, Schiedner G, Thorrez L, Brown B, Johnston M, Gillijns V, Hertel S, Van Rooijen N, Lillicrap D, Collen D, Blood, 2003. 101 (5): 1734 - 43.
17. Thomas CE, Edwards P, Wickham TJ, Castro MG, Proc Natl Acad Sci U S A, 2000. 97 (13): 7482 - 7.
18. Stilwell JL, McCarty DM, Negishi A, Superfine R, Samulski RJ. , J Virol, 2003. 77 (23): p. 12881 - 5.
19. Brunetti - Pierri N, Nichols TC, McCorquodale S, Merricks E, Palmer DJ, , Hum Gene

Ther, 2004. 15 (1): 35 - 46.

20. Li Z, Dullmann J, Schiedlmeier B, Schmidt M, von Kalle C, Meyer J, Forster M, Stocking C, Wahlers A, Frank O, Ostertag W, Kuhlcke K, Eckert H G, Fehse B, Baum C. , Science, 2002. 296 (5567): 497.
21. Baum C, Dullmann J, Li Z, Fehse B, Meyer J, Williams DA, von Kalle C. , . Blood, 2003. 101 (6): 2099 - 114.
22. Cavazzana - Calvo M, Hacein - Bey S, de Saint Basile G, Gross F, Yvon E, Nusbaum P, . Selz F, Hue C, Certain S, Casanova JL, Science, 2000. 288 (5466): 669 - 72.
23. Hacein - Bey - Abina S, von Kalle C, Schmidt M, Le Deist F, Wulffraat N, . McIntyre E, N Engl J Med, 2003. 348 (3): 255 - 6.
24. Kohn, D. B. , M. Sadelain, and J. C. Glorioso, Occurrence of leukaemia following gene therapy of X - linked SCID. Nat Rev Cancer, 2003. 3 (7): 477 - 88.
25. Marshall, E. , Science, 2003. 299 (5605): 320.
26. Check, E. , Nature, 2005. 434 (7030): 127.
27. Kaiser, J. , Science, 2003. 299 (5606): 495.
28. Friedmann, T. , Mol Ther, 2003. 8 (1): 5 - 7.
29. Schroder AR, Shinn P, Chen H, Berry C, Ecker JR, Bushman F. , Cell, 2002. 110 (4): 521 - 9.
30. Wu X, Li Y, Crise B, Burgess SM, Science, 2003. 300 (5626): 1749 - 51.
31. Cosset FL, Morling FJ, Takeuchi Y, Weiss RA, Collins MK, Russell SJ, J Virol, 1995. 69 (10): 6314 - 22.
32. Peng KW, Morling FJ, Cosset FL, Murphy G, Russell SJ. , Hum Gene Ther, 1997. 8 (6): 729 - 38.
33. Allen DA, Pham P, Choong IC, Fahr B, Burdett MT, Lew W, DeLano WL, Gordon EM, Lam JW, O'Brien T, Lee D. , Cancer Res, 2000. 60 (13): 3343 - 7.
34. Maurice M, Mazur S, Bullough FJ, Salvetti A, Collins MK, Russell SJ, Cosset FL. , Blood, 1999. 94 (2): 401 - 10.
35. Goulaouic, H. and S. A. Chow, J Virol, 1996. 70 (1): 37 - 46.
36. Katz, R. A. , G. Merkel, and A. M. Skalka, Virology, 1996. 217 (1): 178 - 90.
37. Bushman, F. D. and M. D. Miller, J Virol, 1997. 71 (1): 458 - 64.
38. Sclimenti, C. R. , B. Thyagarajan, and M. Calos, Nucleic Acids Res, 2001. 29 (24): 5044 - 51.
39. Olivares EC, Hollis RP, Chalberg TW, Meuse L, Kay MA, . Calos MP. , Nat Biotechnol, 2002. 20 (11): 1124 - 8.
40. Ortiz - Urda, S. , Thyagarajan, B. , Keene, D. R. , Lin, Q. , Fang, M. , Calos, M. P. , and Khavari, P. A. , Nat Med, 2002. 8 (10): 1166 - 70.
41. Groth, A. C. , Olivares, E. C. , Thyagarajan, B. & Calos, M. P. , Proc Natl Acad Sci U S A, 2000. 97 (11): 5995 - 6000.

42. Yi, Y., S. H. Hahm, and K. H. Lee, Curr Gene Ther, 2005. 5 (1): 25-35.
43. Yu, S. S., J. M. Kim, and S. Kim, Gene Ther, 2000. 7 (9): 797-804.
44. Yu, S. S., Kim, J. M. and Kim, S., Proc Natl Acad Sci U S A, 1986. 83 (10): 3194-8.
45. S. I. Ismail, S. M. Kingsman, A. J. Kingsman, and M. Uden, J Virol, 2000. 74 (5): 2365-71.
46. Buchschacher, G. L., Jr. and F. Wong-Staal, Blood, 2000. 95 (8): 2499-504.
47. Burns JC, Friedmann T, Driever W, Burrascano M, Yee JK., Proc Natl Acad Sci U S A, 1993. 90 (17): 8033-7.
48. D. Farson, R. Witt, R. McGuinness, T. Dull, M. Kelly, J. Song, R. Radeke, A. Bukovsky, A. Consiglio and L. Naldini., Hum Gene Ther, 2001. 12 (8): 981-97.
49. Xu K, Ma H, McCown TJ, Mol Ther, 2001. 3 (1): 97-104.
50. Naldini L, Blomer U, Gallay P, Ory D, Mulligan R, Gage FH, Verma IM, Trono D. Salk Institute, La Jolla, Science, 1996. 272 (5259): 263-7.
51. Kafri T, Blomer U, Peterson DA, Gage FH, Verma IM., Nat Genet, 1997. 17 (3): 314-7.
52. Zufferey R, Dull T, Mandel RJ, Bukovsky A, Quiroz D, Naldini L, Trono D., J Virol, 1998. 72 (12): 9873-80.
53. Iwakuma, T., Y. Cui, and L. J. Chang, Virology, 1999. 261 (1): 120-32.
54. Kafri T., van Praag H., Gage F. H., and Verma I. M., Mol Ther, 2000. 1 (6): 516-21.
55. Reiser J, Lai Z, Zhang XY, Brady RO., J Virol, 2000. 74 (22): 10589-99.
56. Poeschla, E. M., F. Wong-Staal, and D. J. Looney, Nat Med, 1998. 4 (3): 354-7.
57. Pandya, S., Boris-Lawrie, K., Leung, N. J., Akkina, R. and Planelles, V., Hum Gene Ther, 2001. 12 (7): 847-57.
58. Bienemann AS, Martin-Rendon E, Cosgrave AS, Glover CP, Wong LF, Kingsman SM, Mitrophanous KA, Mazarakis ND, Uney JB., Mol Ther, 2003. 7: 588-96.
59. Dutheil, N., Shi, F., Dupressoir, T., and Linden, R. M., Proc Natl Acad Sci U S A, 2000. 97 (9): 4862-6.
60. Young, S. M., Jr. and R. J. Samulski, Proc Natl Acad Sci U S A, 2001. 98 (24): 13525-30.
61. Monahan, P. E., K. Jooss, and M. S. Sands, Expert Opin Drug Saf, 2002. 1 (1): 79-91.
62. Nakai H, Montini E, Fuess S, Storm TA, Grompe M, Kay MA., Nat Genet, 2003. 34 (3): 297-302.
63. Donsante, A., Gene Ther, 2001. 8 (17): 1343-6.
64. Check, E., Nature, 2003. 423 (6940): 573-4.
65. Kay, M. A. and H. Nakai, Nature, 2003. 424 (6946): 251.

66. Nakai H, Yant SR, Storm TA, Fuess S, Meuse L, Kay MA, J Virol, 2001. 75 (15): 6969-76.
67. Russell, D. W., I. E. Alexander, and A. D. Miller, Proc Natl Acad Sci U S A, 1995. 92 (12): 5719-23.
68. Alexander, I. E., D. W. Russell, and A. D. Miller, J Virol, 1994. 68 (12): 8282-7.
69. Nakai H, Thomas CE, Storm TA, Fuess S, Powell S, Wright JF, Kay MA, J Virol, 2002. 76 (22): 11343-9.
70. Koeberl, D. D., Mol Ther, 2006. 14 (1): 1-2.
71. Peter Bell, A. David Moscioni, Robert J. McCarter, Di Wu, Guangping Gao, Albert Hoang, Julio C. Sanmiguel, Xun Sun, Nelson A. Wivel, Mol Ther, 2006. 14 (1): 34-44.
72. Peter Bell, Lili Wang, Corinna Lebherz, Douglas B. Flieder, Mark S. Bove, Di Wu, Guang Ping Gao, James M. Wilson and Nelson A. Wivel, Mol Ther, 2005. 12 (2): 299-306.
73. Samaniego, L. A., N. Wu, and N. A. DeLuca, J Virol, 1997. 71 (6): 4614-25.
74. RS Coffin, SK Thomas, NS Thomas, CE Lilley, AR Pizzey, CH Griffiths, BJ Gibb, MJ Wagstaff, J Virol, 2002. 76 (8): 4056-67.
75. Shen, Y. and J. Nemunaitis, Cancer Gene Ther, 2006. 13 (11): 975-92.
76. Lou, E., Acta Oncol, 2003. 42 (7): 660-71.
77. Sundaresan P, Hunter WD, Martuza RL, Rabkin SD, J Virol, 2000. 74 (8): 3832-41.
78. Speck, P. G., S. Efstathiou, and A. C. Minson, J Gen Virol, 1996. 77 (Pt 10): 2563-8.
79. Pyles R B, Warnick R E, Chalk C L, Szanti B E, Parysek L M., Hum Gene Ther, 1997. 8 (5): 533-44.
80. Kasuya H, Pawlik TM, Mullen JT, Donahue JM, Nakamura H, Chandrasekhar S, Kawasaki H, Choi E, Tanabe KK., Cancer Res, 2001. 61 (14): 5447-52.
81. Pawlik TM, Nakamura H, Mullen JT, Kasuya H, Yoon SS, Chandrasekhar S, Chiocca EA, Tanabe KK., Cancer, 2002. 95 (5): 1171-81.
82. Adams. DH, Joyce G, Richardson. VJ, J Neurol Sci, 1977. 31 (2): 173-9.
83. Campbell, P. I., Cytobios, 1983. 37 (145): 21-6.
84. Lappalainen, K., Jaaskelainen, I., Syrjanen, K., Urtti, A. and Syrjanen, S., Pharm Res, 1994. 11 (8): 1127-31.
85. Senior, J. H., K. R. Trimble, and R. Maskiewicz, Biochim Biophys Acta, 1991. 1070 (1): 173-9.
86. Filion, M. C. and N. C. Phillips, Biochim Biophys Acta, 1997. 1329 (2): 345-56.
87. H Schreier, L Gagné, T Bock, GW Erdos, P Druzgala, JT Conary, BW Müller, Pharm Acta Helv, 1997. 72 (4): 215-23.

88. Nagahiro I, Mora BN, Boasquevisque CHR, Scheule RK, Patterson. GA., Transplantation, 2000. 69 (9): 1802－5.
89. Omidi, Y., J. Barar, and S. Akhtar, Curr Drug Deliv, 2005. 2 (4): 429－41.
90. Son KK, Patel DH, Tkach D, Park A., Biochim Biophys Acta, 2000. 1466 (1－2): 11－5.
91. Zhou, X. and L. Huang, Biochim Biophys Acta, 1994. 1189 (2): 195－203.
92. Litzinger DC, Brown JM, Wala I, Kaufman SA, Van GY, Farrell CL, Biochim Biophys Acta, 1996. 1281 (2): 139－49.
93. Richardson, S. C., H. V. Kolbe, and R. Duncan, Int J Pharm, 1999. 178 (2): 231－43.
94. Fischer, D., T. Bieber, Y. Li, H. P. Elsasser, T. Kissel, Pharm Res, 1999. 16 (8): 1273－9.
95. Hwang, S. J., N. C. Bellocq, and M. E. Davis Bioconjug Chem, 2001. 12 (2): 280－90.
96. Choksakulnimitr, S., Masuda, S., Tokuda, H., Takakura, Y. and Hashida, M., Journal of Controlled Release, 1995. 34: 233－241.
97. Fischer D, Li Y, Ahlemeyer B, Krieglstein J, Kissel T., Biomaterials, 2003. 24 (7): 1121－31.
98. Uchida, E., Mizuguchi, H., Ishii－Watabe, A. and Hayakawa, T., Biol Pharm Bull, 2002. 25 (7): 891－7.
99. Lee, M. and S. W. Kim, Pharm Res, 2005. 22 (1): 1－10.
100. Ogris M, BrunnerS, Schuller S, Gene Ther, 1999. 6 (4): 595－605.
101. Harada－Shiba, M., Yamauchi, K., Harada, A., Takamisawa, I., . Shimokado, K. and Kataoka, K., Gene Ther, 2002. 9 (6): 407－14.
102. Y. H. Choi, F. Liu, J－S Kim, Y. K. Choi, J. S. Park, S. W. Kim, J Control Release, 1998. 54 (1): 39－48.
103. Cho KC, Kim SH, Jeong JH, Park TG., Macromol Biosci, 2005. 5 (6): 512－9.
104. Petersen, Petra M. Fechner, Alison L. Martin, Klaus Kunath, Bioconjug Chem, 2002. 13 (4): 845－54.
105. Suh W, Han SO, Yu L, Kim S, Mol Ther, 2002. 6 (5): 664－72.
106. Benns, J. M., Maheshwari, A., Furgeson, D. Y., et al., J Drug Target, 2001. 9 (2): 123－39.
107. Park, T. G., J. H. Jeong, and S. W. Kim, Adv Drug Deliv Rev, 2006. 58 (4): 467－86.
108. Herzog, R. W. and E. Dobrzynski, Semin Thromb Hemost, 2004. 30 (2): 215－26.
109. Thomas CE, Edwards P, Wickham TJ, Castro MG, Hum Gene Ther, 2001. 12 (7): 839－46.
110. Kafri T, Morgan D, Krahl T, Sarvetnick N, Sherman L, Verma I, Proc Natl Acad Sci

U S A, 1998. 95 (19): 11377 - 82.
111. Toogood, C. I., J. Crompton, and R. T. Hay, JGen Virol, 1992. 73 (Pt 6): 1429 -35.
112. Dong JY, Wang D, Van Ginkel FW, Pascual DW, Frizzell RA, Hum Gene Ther, 1996. 7 (3): 319 - 31.
113. Zhou, H. S., D. Liu, and C. C. Liang, Med Res Rev, 2004. 24 (6): 748 - 61.
114. Zaiss, A. K. and D. A. Muruve, Curr Gene Ther, 2005. 5 (3): 323 - 31.
115. Zaiss, A. K. Liu, Q. Bowen, G. P. Wong, N. C. Bartlett, J. S. Muruve, D. A., J Virol, 2002. 76 (9): 4580 - 90.
116. Chirmule N, Xiao W, Truneh A, Schnell MA, Hughes JV, Zoltick P, Wilson JM., J Virol, 2000. 74 (5): 2420 - 5.
117. Xiao W, Chirmule N, Schnell M A, Tazelaar J, Hughes J V, Wilson J M., Mol Ther, 2000. 1 (4): 323 - 9.
118. Song S, Morgan M, Ellis T, Poirier A, Chesnut K, Wang J, Brantlv M, Muzyczka N, Byrne. BJ, Atkinson M, Flotte TR., Proc Natl Acad Sci U S A, 1998. 95 (24): 14384 - 8.
119. Halbert CL, Standaert TA, Wilson CB, Miller AD, J Virol, 1998. 72 (12): 9795 - 805.
120. McPhee SW, Janson CG, Li C, Samulski RJ, Camp AS, Francis J, Shera D, Lioutermann L, Freely M, Freese A, Leone P., J Gene Med, 2006. 8 (5): 577 - 88.
121. M. Moskalenko, L. Chen, M. van Roey, B. A. Donahue, R. O.. Snyder, J. G. McArthur, and S. D. Patel, . J Virol, 2000. 74 (4): 1761 - 6.
122. Wobus, C. E., Hugle - Dorr, B., Girod, A., Petersen, G., Hallek, M., and Kleinschmidt, J Virol, 2000. 74 (19): 9281 - 93.
123. Huttner NA, Girod A, Perabo L, Edbauer D, Kleinschmidt JA, Buning H, Hallek M., Gene Ther, 2003. 10 (26): 2139 - 47.
124. Zhong L, Zhao W, Wu J, Maina N, Han Z, Srivastava A., Curr Gene Ther, 2006. 6 (6): 683 - 98.
125. Manno CS, Arruda VR, Pierce GF, Glader B, Ragni M, Rasko J, Ozelo MC, Hoots K, Blatt P, Konkle B, Dake M, Kaye R, Nat Med, 2006. 12 (3): 342 - 7.
126. JE McCormack , D Martineau , N DePolo , S Maifert , L Akbarian , K Townsend , W Lee , M Irwin , N Sajjadi, Hum Gene Ther, 1997. 8 (10): 1263 - 73.
127. Racek, T., G. Jarmy, and C. Jassoy, AIDS Res Hum Retroviruses, 2006. 22 (11): 1162 - 6.
128. Hauser H, Spitzer D, Verhoeyen E, Unsinger J, Wirth D., Cells Tissues Organs, 2000. 167 (2 - 3): 75 - 80.
129. Pensiero MN, Wysocki CA, Nader K, Kikuchi GE., Hum Gene Ther, 1996. 7 (9): 1095 - 101.

130. Takeuchi, Y., Cosset, F. L., Lachmann, P. J, Okada, H., Weiss, R. A. and Collins, M. K., J Virol, 1994. 68 (12): 8001-7.

131. DePolo, N. J., J. D. Reed, P. L. Sheridan, K. Townsend, S. L. Sauter, D. J.. Jolly, and T. W. Dubensky, et al., Mol Ther, 2000. 2 (3): 218-22.

132. Schauber, C. A., Tuerk, M. J., Pacheco, C. D., Escarpe, P. A. & Veres, G., Gene Ther, 2004. 11 (3): 266-75.

133. C Schauber-Plewa, A Simmons, MJ Tuerk, CD Pacheco, Gene Ther, 2005. 12 (3): 238-45.

134. Corey, L. and P. G. Spear, N Engl J Med, 1986. 314 (11): 686-91.

135. Glorioso J, Schroder CH, Kumel G, Szczesiul M, Levine M., J Virol, 1984. 50 (3): 805-12.

136. Martin, S. and B. T. Rouse, J Immunol, 1987. 138 (10): 3431-7.

137. Davis-Poynter, N. J. and H. E. Farrell, Immunol Cell Biol, 1996. 74 (6): 513-22.

138. Delman KA, Bennett JJ, Zager JS, Burt BM, McAuliffe PF, Petrowsky H, Kooby DA, Hawkins WG, Horsburgh BC, Johnson P, Hum Gene Ther, 2000. 11 (18): 2465-72.

139. Brockman, M. A. and D. M. Knipe, J Virol, 2002. 76 (8): 3678-87.

140. Papanastassiou V, Rampling R, Fraser M, Petty R, Hadley D, Nicoll J, Harland J, Mabbs R, Brown M, Gene Ther, 2002. 9 (6): 398-406.

141. Rueger MA, Winkeler A, Miletic H, Kaestle C, Richter R, Schneider G, Hilker R, Heneka MT, Ernestus RI, Hampl JA, Fraefel C, Jacobs AH, Gene Ther, 2005. 12 (7): 588-96.

142. Wakimoto H, Johnson PR, Knipe DM, Chiocca Ea., Gene Ther, 2003. 10 (11): 983-90.

143. Broberg EK, Peltoniemi J, Nygardas M, Vahlberg T, Roytta M, Hukkanen V., J Virol, 2004. 78 (23): 13139-52.

144. Cheng, G., M. E. Brett, and B. He, Virology, 2001. 290 (1): 115-20.

145. Scheule R. K., St George J. A., Bagley R. G., Marshall J., Kaplan J. M., Akita G. Y., Wang K. X., Lee E. R., Hum Gene Ther, 1997. 8 (6): 689-707.

146. Li, S., Wu, S. P., Whitmore, M., Loeffert, E. J., Wang, L., Watkins, S. C., Pitt, B. R. and Huang, L., Am J Physiol, 1999. 276 (5 Pt 1): L796-804.

147. Alton EW, Geddes DM, Gill DR, Higgins CF, Hyde SC, Innes JA, Porteous DJ., Gene Ther, 1998. 5 (3): 291-2.

148. Krieg AM, Yi AK, Matson S, Waldschmidt TJ, Bishop GA, Teasdale R, Koretzky GA, Klinman DM, Nature, 1995. 374 (6522): 546-9.

149. Bird, A. P., Nature, 1986. 321 (6067): 209-13.

150. Hemmi, H., O. Takeuchi, T. Kawai, T. Kaisho, S. Sato, H. Sanjo, M. Matsumoto, K. Hoshino, H. Wagner, K. Takeda, and S. Akira., Nature, 2000. 408 (6813):

740－5.

151. Yasuda, K., Ogawa, Y., Kishimoto, M., Takagi, T., Hashida, M., Takakura, Y., Biochem Biophys Res Commun, 2002. 293 (1): 344－8.

152. Shoda LK, Kegerreis KA, Suarez CE, Mwangi W, Knowles DP, and Brown WC., J Leukoc Biol, 2001. 70 (1): 103－12.

153. Yamamoto, S., Yamamoto, T., Tokunaga, T., Springer Semin Immunopathol, 2000. 22 (1－2): 35－43.

154. Chu RS, Targoni OS, Krieg AM, Lehmann PV, Harding CV.,. J Exp Med, 1997. 186 (10): 1623－31.

155. Lipford GB, Bauer M, Blank C, Reiter R, Wagner H, Heeg K., Eur J Immunol, 1997. 27 (9): 2340－4.

156. Macfarlane, D. E. and L. Manzel, J Immunol, 1998. 160 (3): 1122－31.

157. Tan Y, Li S, Pitt BR, Huang L., et al., Hum Gene Ther, 1999. 10 (13): 2153－61.

158. Elouahabi A, Flamand V, Ozkan S, Paulart F, Vandenbranden M, Goldman M, Ruysschaert JM., Mol Ther, 2003. 7 (1): 81－8.

159. Liu, F., L. M. Faseb J, 2004. 18 (14): 1779－81.

160. Brockstedt DG, Podsakoff GM, Fong L, Kurtzman G, Mueller－Ruchholtz W, Engleman EG., Clin Immunol, 1999. 92 (1): 67－75.

161. Fields, P. A., Kowalczyk, D. W., Arruda, V. R., McCleland, M. L., Armstrong, E., Hagstrom, J. N., Pasi, K. J., Ertl, H. C. J., Mol Ther, 2000. 1 (3): 225－35.

162. Yang Y, Jooss KU, Su Q, Ertl HC, Wilson JM., Gene Ther, 1996. 3 (2): 137－44.

163. Chuah MK, Schiedner G, Thorrez L, Brown B, Johnston M, Gillijns V, Hertel S, Van Rooijen N, Lillicrap D, Collen D, VandenDriessche T, J Thromb Haemost, 2004. 2 (1): 111－8.

164. Duan, D, P Sharma, J Yang, Y Yue, L Dudus, Y Zhang, KJ Fisher,, Proc Natl Acad Sci U S A, 1995. 92 (16): 7257－61.

165. De Geest, B. R., S. A. Van Linthout, and D. Collen, Blood, 2003. 101 (7): 2551－6.

166. Pastore L, Morral N, Zhou H, Garcia R, Parks RJ, Kochanek S, Graham FL,. Lee B, Beaudet AL., Hum Gene Ther, 1999. 10 (11): 1773－81.

167. Fisher KJ, Jooss K, Alston J, Yang Y, Haecker. SE, High K, Pathak R, Raper SE, Wilson JM, Nat Med, 1997. 3 (3): 306－12.

168. Sarkar, R., W. Xiao, and H. H. Kazazian, Jr., J Thromb Haemost, 2003. 1 (2): 220－6.

169. Sarkar R, Gao GP, Chirmule N, Tazelaar J, Kazazian HH Jr., Hum Gene Ther, 2000. 11 (6): 881－94.

170. Scallan, C. D., Lillicrap, D., Jiang, H., Qian, X., Patarroyo－White, S. L., Parker, A. E., Liu, T., Vargas, J., Nagy, Blood, 2003. 102 (6): 2031－7.

171. Balague C, Zhou J, Dai Y, Alemany R, Josephs SF, Andreason G, Hariharan M,

Sethi E, Prokopenko E, Jan HY, Lou YC, Hubert-Leslie D, Ruiz L, Zhang WW., Blood, 2000. 95 (3): 820-8.
172. Yant SR, Ehrhardt A, Mikkelsen JG, Meuse L, Pham T, Kay MA., Nat Biotechnol, 2002. 20 (10): 999-1005.
173. Fields PA, Arruda VR, Armstrong E, Chu K, Mingozzi F, Hagstrom JN, Herzog RW, High KA., Mol Ther, 2001. 4 (3): 201-10.
174. Lin HF, Maeda N, Smithies O, Straight DL, Stafford DW., Blood, 1997. 90 (10): 3962-6.
175. Herzog, R. W., J. D. Mount, V. R. Arruda, K. A. High, and C. D. J. Lothrop., Mol Ther, 2001. 4 (3): 192-200.
176. Mauser AE, Witlark J, Whitney KM, Lothrop CD., Blood, 1996. 88 (9): 3451-5.
177. Herzog, R. W. and K. A. High, Thromb Haemost, 1999. 82 (2): 540-6.
178. Evans JP, Brinkhous KM, Brayer GD, Reisner HM, High KA. Canine H., Proc Natl Acad Sci U S A, 1989. 86 (24): 10095-9.
179. Manno CS, Chew AJ, Hutchison S, Larson PJ, Herzog RW, Arruda VR, Tai SJ, Ragni MV, Thompson A, Ozelo M, Couto LB, Leonard DG, Blood, 2003. 101 (8): 2963-72.
180. Nathwani AC, Davidoff AM, Hanawa H, Hu Y, Hoffer FA, Nikanorov A, Slaughter C, Ng CY, Zhou J, Lozier JN, Mandrell TD, Vanin EF, Nienhuis AW., Blood, 2001. 97 (5): 1258-65.
181. Mount JD, Herzog RW, Tillson DM, Goodman SA, Robinson N, McCleland ML, Bellinger D, Nichols TC, Arruda VR, Lothrop CD Jr, High KA., Blood, 2002. 99 (8): 2670-6.
182. Mingozzi F, Liu YL, Dobrzynski E, Kaufhold A, Liu JH, Wang Y, Arruda VR, High KA, Herzog RW., J Clin Invest, 2003. 111 (9): 1347-56.
183. Nathwani AC, Davidoff AM, Hanawa H, Hu Y, Hoffer FA, Nikanorov A, Slaughter C, Ng CY, Zhou J, Lozier JN, Mandrell TD, Vanin EF, Nienhuis AW., Blood, 2002. 100 (5): 1662-9.
184. Kootstra, N. A., R. Matsumura, and I. M. Verma, Mol Ther, 2003. 7 (5 Pt 1): 623-31.
185. Arruda VR, Stedman HH, Nichols TC, Haskins ME, Nicholson M, Herzog RW, Couto LB, High KA., Hum Gene Ther, 2002. 13 (11): 1281-91.
186. V. R. Arruda, H. H. Stedman, T. C. Nichols, M. E. Haskins, M. Nicholson, R. W. Herzog, L. B. Couto, Blood, 2004. 103 (1): 85-92.
187. Chao H, Mansfield SG, Bartel RC, Hiriyanna S, Mitchell LG, Garcia-Blanco MA, Walsh CE., Mol Ther, 2001. 4 (3): 217-22.
188. Dobrzynski E, Mingozzi F, Liu YL, Bendo E, Cao O, Wang L, Herzog RW., Blood, 2004. 104 (4): 969-77.

189. Dobrzynski, E. and R. W. Herzog, . Clin Med Res, 2005. 3 (4): 234-40.
190. Bagley J, Tian C, Sachs DH, Iacomini J, Blood, 2002. 99 (12): 4394-9.
191. J. Bagley, Y. Wu, D. H. Sachs and J. Iacomini. , J Immunol, 2000. 165 (9): 4842-7.
192. Kang, E. S. and J. Iacomini, J Immunol, 2002. 169 (4): 1930-5.
193. Tian, C. , J. Bagley, and J. Iacomini, J Immunol, 2002. 169 (7): 3771-6.
194. Heim DA, Hanazono Y, Giri N, Wu T, Childs R, Sellers SE, Muul L, Agricola BA, Metzger ME, Donahue RE, Tisdale JF, Dunbar CE. , Mol Ther, 2000. 1 (6): 533-44.
195. Fry, J. W. , P. J. Morris, and K. J. Wood, Gene Ther, 2002. 9 (3): 220-6.
196. Walter J, You Q, Hagstrom JN, Sands M, Proc Natl Acad Sci U S A, 1996. 93 (7): 3056-61.
197. Xu L, Mei M, Haskins ME, Nichols TC, O'donnell P, Cullen K, Dillow A, Bellinger D, Blood, 2003. 101 (10): 3924-32.
198. Ye J, Wang L, Zhang X, Tantishaiyakul V, Rojanasakul Y. , Blood, 2004. 103 (1): 143-51.
199. VandenDriessche T, Vanslembrouck V, Goovaerts I, Zwinnen H, Vanderhaeghen ML, Collen D, Chuah MK. , Proc Natl Acad Sci U S A, 1999. 96 (18): 10379-84.
200. Ponder, K. P. , Mol Ther, 2003. 7 (1): 7-8.
201. Waddington SN, Buckley SM, Nivsarkar M, Jezzard S, Schneider H, Dahse T, Kemball-Cook G, Miah M, Tucker N, Dallman MJ, Themis M, Blood, 2003. 101 (4): 1359-66.
202. Roy K, Mao HQ, Haeng SK, Leong KW. , Nat Med, 1999. 5 (4): 387-91.
203. Pugliese, A. , J Clin Invest, 2003. 111 (9): 1280-2.
204. Qian, J. , et al. , Blood, 2000. 95 (4): 1324-9.
205. Rossi, G. , J. Sarkar, and D. Scandella, Blood, 2001. 97 (9): 2750-7.
206. Sledz, C. A. , et al. , . Nat Cell Biol, 2003. 5 (9): 834-9.

6 血友病诊断与分子治疗

陈陵霞　陆晖

lingxia _ chen@yahoo. com　　luhui@email. chop. edu

Department of Pediatrics，University of Pennsylvania，PA

目　录

6.1　绪论

6.1.1　血友病的一般特征及诊断

血友病是由于先天性凝血因子缺陷造成凝血活酶生成障碍的出血性疾病。早在 18 世纪就有了最初关于血友病的记载。19 世纪血友病开始在欧洲的一些皇室传播就更引起了人们的注意。在临床上，血友病以凝血因子减少或缺乏，自发性出血或轻微外伤后出血为特征。

根据缺乏因子的不同血友病可分为：血友病甲（缺乏凝血因子Ⅷ，又称血友病 A）、血友病乙（缺乏凝血因子Ⅸ，又称血友病 B）。血友病甲和血友病乙均属 X 性连锁隐性遗传病，一般由女性传递，男性发病。在人群中男性的发病率为 1/5000。血友病甲的发病率是血友病乙的 6 倍左右。

血友病甲以凝血因子Ⅷ的缺乏或减少为特征，而血友病乙以凝血因子Ⅸ的缺乏或减少为特征。按照凝血因子促凝活性的减少血友病分为：重型＜1％，中型 1％～5％，轻型＞5％。血友病中最常见的是血友病甲，约占 80％，其次常见的是血友病乙，在血友病发病中占 11％～15％。

6.1.2 血友病的治疗

6.1.2.1 替代治疗

6.1.2.1.1 血浆来源的凝血因子 由于血友病甲及乙分别由血浆中的凝血因子Ⅷ或因子Ⅸ的缺乏或异常所引起。最直接简单的替代治疗方式就是通过静脉内输注补充Ⅷ因子或Ⅸ因子。随着对血液凝固机制的日益了解，替代治疗也越来越趋于完善。20 世纪 40 年代血浆被第一次应用于临床治疗，在 20 世纪 50 年代出现了血浆浓缩液，由于冷凝蛋白质分离技术的发展，1968 年成功制备出了冻干Ⅷ因子，使凝血因子的储存和使用更加方便。

6.1.2.1.2 重组凝血因子的发展 在临床治疗过程中，医生们发现血友病病人在接收血浆来源制品时极易被感染上甲型、乙型或丙型肝炎。更为严重的是，在 20 世纪 80 年代中期，已有证据明确显示人类免疫缺陷病毒（HIV）污染了血库，因而大量的血友病病人成为 HIV 感染者。由于血制品极易被病毒污染，使得人们更加关注重组Ⅷ因子这一更安全的凝血因子制品的发展。20 世纪 80 年代研究者们完成了对Ⅷ因子和Ⅸ因子基因的成功克隆，同时针对血友病的单克隆纯化抗体技术有了迅速的发展。在 1992 年重组Ⅷ因子被食品与药品管理委员会（FDA）批准使用，重组Ⅸ因子在 1997 年也被批准使用。在发达国家，重组凝血因子已逐渐取代血浆来源血制品而成为血友病替代治疗的主要来源。

6.1.2.1.3 替代治疗存在的问题 目前在美国的血友病治疗涉及Ⅷ或Ⅸ因子的频繁输注，这些凝血因子或者从人体血浆纯化而来，或者由重组 DNA 技术生产出来。尽管这种替代治疗有效地控制了出血事件，但仍然存在一些重要问题，比如费用问题及仍然存在的其他污染问题。人类血浆来源的凝血因子的单克隆抗体纯化技术和重组Ⅷ因子或Ⅸ因子技术的发展，有效减少了血源传播和病毒传播疾病的危险。但是，细小病毒或感染性蛋白颗粒还是可能污染这些凝血因子产品。另一方面，由于这些重组 DNA 技术及其产品的纯化过程需消耗大量资金，因而血友病的治疗费用也被大幅度提高。更进一步的问题是，由于这些重组凝血因子的昂贵价格和周围静脉途径具有的局限性，很多病人只是在出血事件发生时得到临时的对症治疗，而不是防止出血的预防性治疗。这一治疗体系导致的后果是病人关节腔内的慢性失血，最终导致远期的组织损伤。

多项研究证实，对凝血因子的预防性补充可有效限制血友病相关的出血事件的发生率。但是最终，大约 20％的病人出现对Ⅷ因子的抑制性抗体，对Ⅸ的相对较少，只有 3％。对产生抑制性抗体的病人，可换用重组活性Ⅶa 因子治疗，但其治疗费用亦相当昂贵。

6.1.2.2　基因治疗

于目前血友病治疗的局限性，研究者们寄希望于对凝血因子认识的更深发展和体细胞基因治疗的发展，以突破目前治疗的局限性，达到对血友病甲和乙的遗传学治愈目的。目前在血友病动物模型中，已经获得了非侵入性的、长期的、安全的和有效的Ⅸ因子和Ⅷ因子表达水平，这些研究成果为最终达到人类血友病遗传学治愈的目标提供了切实可靠的信息。

体细胞基因治疗对于长期纠正出血异常提供了极具吸引力的治疗前景。许多研究已证实，在血友病甲和乙的动物模型中进行基因治疗，其出血倾向可得到长期的纠正。因而，血友病极有可能成为第一个利用体细胞基因技术被治愈的遗传性疾病。

6.2　Ⅷ因子与Ⅸ因子的结构和功能

6.2.1　血友病甲-Ⅷ因子

6.2.1.1　Ⅷ因子的功能

血浆中，Ⅷ因子以非共价键与 von Willebrand 因子（vWF）结合存在于循环中。Ⅷ因子在内源性凝血途径中作为辅因子加速Ⅹ因子被Ⅸa 激活的过程，而发挥凝血功能。这一过程发生于钙离子存在的带负电的磷脂表面。然后，激活的因子Ⅹa 与它的辅因子（因子Ⅴa）一起使凝血酶原转化为它的活化形式-凝血酶。凝血酶使纤维蛋白原转化为其不可溶形式-纤维蛋白，从而在损伤的血管内生成纤维网促使凝血发生。

6.2.1.2　Ⅷ因子的结构

克隆的 cDNA 相应的Ⅷ因子的氨基酸序列被定义为一种结构域结构 A1 - A2 - B - A3 - C1 - C2（图 6 - 1）[1]（Toole et al.，1984）。Ⅷ因子被合成时，是一条含有 2351 个氨基酸的单链多肽结构，多肽链中包含 19 个氨基酸的信号肽在转运至内质网时被切下。当Ⅷ因子从细胞分泌出时，它被加工成一种异二聚体，包含有 80 kD 来源于羧基端的轻链和 200 kD 的来源于氨基端的重链。轻链与重链间通过金属离子依赖的形式相联。

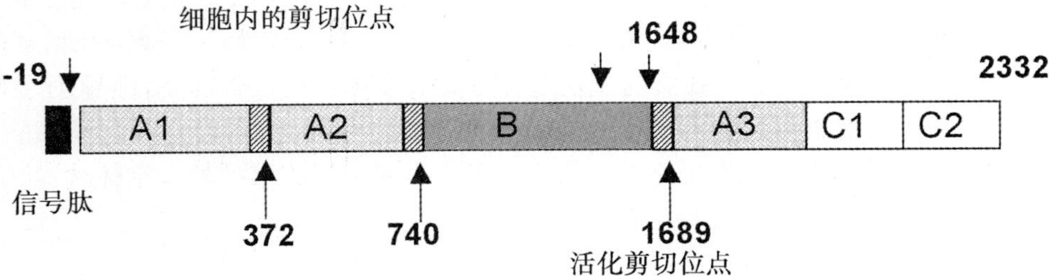

图 6 - 1　合成的Ⅷ因子蛋白结构简图

在Ⅷ因子内 A 结构域中含有 40%的与凝血因子Ⅴ的 A 结构域同源的氨基酸序列，它们与铜结合蛋白血浆铜蓝蛋白同源，这提示其具有与铜离子结合的功能。实际上，Ⅷ因子内 A1 结构域与铜离子的结合在轻链与重链相联的过程及活化过程中是必要的。由于铜离子的减少并不存在于真核细胞的分泌途径中，这提示一种铜离子传递系统肯定存在，以使得铜离子能够被Ⅷ因子利用。

C结构域显示出与V因子C结构域40%的同源性，同时与带负电的糖联的磷脂亦有40%的同源序列[2]（Stubbs et al.，1990）。

B结构域由单一的外显子编码，与V因子的B结构域几乎没有相同序列。然而，这两者的B结构域均含有极大量的门冬酰胺连接的糖基化位点。研究证实，B结构域内N端连接的寡糖可促进Ⅷ因子的分泌。

在血浆中，Ⅷ因子轻链的氨基端和羧基端均以非共价键形式与vWF的氨基端结合（图6-2）。Ⅷ因子与vWF的相互作用使Ⅷ因子在循环中的半衰期由2小时延长至12小时。

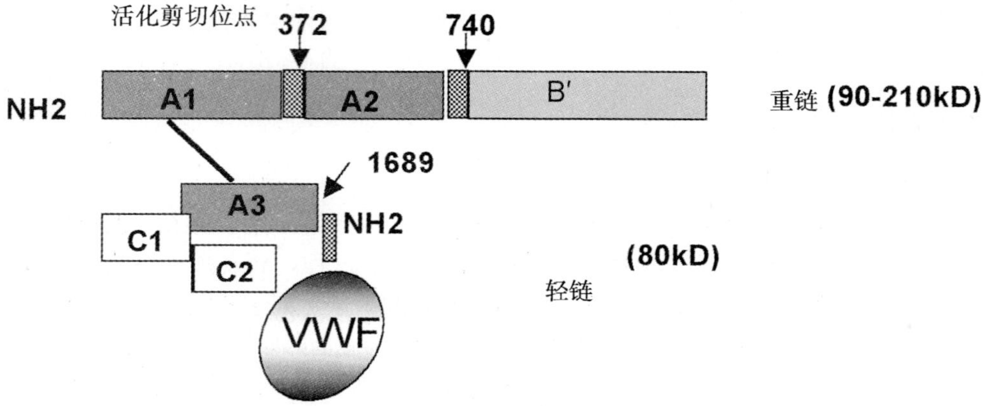

图6-2 分泌的Ⅷ因子蛋白结构简图

6.2.1.3 Ⅷ因子的激活过程

在体内，Ⅷ因子以非活性因子形式存在于循环中，在经过某些分解蛋白的切割反应后才能发挥其凝血活性。Ⅷ因子的活化和失活均受蛋白分解的切割反应调控。

在凝血酶激活Ⅷ因子的过程中，同时存在着高达50倍的增长和随后的促凝活性的衰减。在激活反应中，重链精氨酸残基740后的切割反应产生了90kD的多肽链，随后在精氨酸372（Arg-372）后的切割，产生50和43kD的多肽链。同时，80kD的轻链在精氨酸1690后被切割产生73kD的多肽链。凝血酶激活Ⅷ因子时对轻链的切割，使活性Ⅷ因子与vWF分离，同时增强了其促凝活性。同时在重链中精氨酸372后的切割改变了分子构象。这些都是凝血因子激活的必要步骤。凝血酶激活的Ⅷ因子由金属离子连接的异三聚体构成，包含有50kD，43kD，和73kD的三个片段（图6-3）。

6.2.1.4 Ⅷ因子的失活

在暴露于完整的血管壁时，活化的因子Ⅷa和Ⅴa必须要有失活的过程，以保持适当的止血效果，同时防止血栓的形成。因子Ⅷa和因子Ⅴa均能在活化蛋白C（APC）作用下失活。当血栓调理素（thrombomodulin）存在时，由凝血酶引发的切割反应在完整的内皮细胞上发生。在Ⅴ因子中的常见突变（Arg506Gln）位于APC切割位点上，使因子Ⅴa能抵抗APC的切割。这一突变在患有深静脉血栓的高加索白人（Caucasians）人群中有40%的出

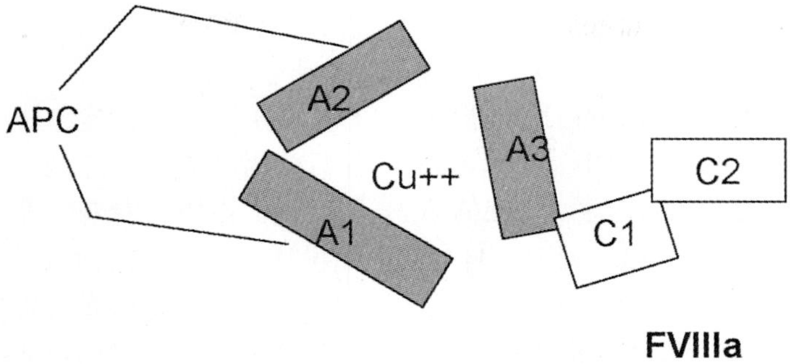

图 6-3 活化Ⅷ因子结构简图

现几率。在因子Ⅷa 中，APC 的切割发生于 残基 336 和 562 后，这两种切割均与因子Ⅷa 的部分失活有关。

目前的研究资料显示：43kD 的 A2 多肽链从异三聚体中的解离反应导致了Ⅷ因子被凝血酶激活后的促凝活性的丢失。这一反应发生于生理的 pH 条件下，是一种可逆过程。初步的研究结果表明，A2 结构域的解离也许是体内Ⅷa 因子失活的主要因素。基于这一发现，研究者们设计出一种重组的Ⅷ因子，其中 A2 结构域被融合至轻链，以至其不能在凝血酶激活后被解离。相反，野生型Ⅷ因子在被凝血酶激活后 10 分钟即完全失活。这种抗解离的Ⅷ因子在凝血酶激活后 4 小时仍保存了相当于高峰值的 40%的活性，而且显示 5 倍的特异活性。利用这一具较高特异活性的Ⅷ因子可以减少治疗剂量，同时减少治疗花费和抗原刺激以减少病人抑制性抗体的产生。

6.2.1.5 影响Ⅷ因子表达的因素

有证据表明，肝细胞和网状内皮细胞是体内Ⅷ因子的主要来源地[3]（Kelly et al, 1984）。另外，也有一些未知的细胞株和原代细胞表达Ⅷ因子。

目前对于Ⅷ因子表达的认识只是局限于解释将Ⅷ因子 cDNA 转入哺乳细胞中所致的表达。在应用相同的载体和相同方法的转染系统中，Ⅷ因子的表达较其他基因低 2-3 倍。有研究表明，至少有三种原因造成了这种低水平表达。第一：Ⅷ因子 mRNA 的低效表达。第二：最初的翻译产物不能有效地从内质网转运至高尔基体。第三：在环境中需要高水平的 vWF 促进Ⅷ因子的稳定聚集。

对于在转染细胞中限制Ⅷ因子聚集的因素，目前了解的并不是很清楚。尽管一些逆转录病毒的实验结果提示影响Ⅷ因子合成的因素主要是转录衰减。但是更多的使用腺病毒和慢病毒载体的研究结果显示，转录并不是问题所在。某些试验结果显示，主要的限速步骤发生于转录后水平上。

有一种 B 结构域读码框缺失的Ⅷ因子结构可显著提高 mRNA 和翻译蛋白的水平，因而可显著提高Ⅷ因子的生成。尽管这种 B 结构域缺失的Ⅷ因子的分泌效率减少，但是其合成水平的显著提高仍然使Ⅷ因子分泌产物明显增多。B 结构域缺失的Ⅷ因子蛋白不论在体外或体内，也不论在犬或人体上都是有功能的。B 结构域缺失的Ⅷ因子（4.35 kb）长度正好是能被有效包装入 AAV 的极限。另外一些研究显示，分别表达重链及轻链也能产生有功能的

Ⅷ因子[4]（Nordfang，1988）。这使得在独立的AAV载体上分别表达Ⅷ因子的重链和轻链成为可能。但是，有报道称在细胞内重链和轻链的结合效率很低，可能并不能达到治疗的目的。

Ⅷ因子与一种称为免疫球蛋白结合蛋白（BiP）的分子伴侣的结合是导致其低效分泌的重要原因。BiP是一种在内质网腔内的78 kD的葡萄糖调节蛋白，它 属于内质网内应激诱导的热休克蛋白家族，BiP显示出肽-依赖的ATP酶活性。内质网内未折叠蛋白或未聚集蛋白亚基的存在可诱发BiP的表达。Ⅷ因子自身的表达可诱导BiP基因的转录。这一诱导过程与内质网内的细胞应激反应有关。Ⅷ因子在分泌通路上的聚集对细胞是有毒性的，因此在稳定转染的细胞株上难以获得高水平的Ⅷ因子的表达。Ⅷ由BiP释放且被转运出时，内质网需要细胞内较高水平的ATP。但是，与其同源的凝血蛋白V因子并不与BiP结合，而且分泌时不需要高水平的ATP。

通过表达各种不同的cDNA，研究者发现位于Ⅷ因子A1结构域内的110个氨基酸片段是抑制分泌的。突变基因的研究表明，在这一区域内的Phe309Ser（苯胺酸309丝氨酸）的单点突变可促进Ⅷ因子的分泌，减少其ATP的需要量，及减少其在哺乳动物细胞内表达所产生的毒性。这种Phe309Ser的分子显示出野生型Ⅷ因子特异的活性，且分泌水平高，更利于表达。因为它的毒性减少，使其可能有利于将来的基因治疗研究。

6.2.1.6　Ⅷ因子的翻译后修饰

Ⅷ因子需要大量的翻译后修饰，这包括信号肽的剪切，富含甘露糖的N-连接的寡糖核心的修饰等。在内质网内，野生型Ⅷ因子B结构域内核心寡糖的葡萄糖修饰促进了至高尔基体的有效转运。

在高尔基体中，Ⅷ因子在酪氨酸残基346 ，718，719，723，1664及1680上是硫化的。在1680的酪氨酸硫化能使Ⅷ因子与vWF的亲和力增加5倍 。在凝血酶于精氨酸-372和精氨酸-1689后的剪切反应中，必须要有346和1664的酪氨酸硫化。在残基718，719和723上的硫化对功能的重要性，目前还不甚清楚。

在高尔基体中，N连接的寡糖被修饰成为复杂的形式，在B结构域内它被加上大约15个精氨酸和苏氨酸，单链分子被剪切成为重链和轻链的异二聚体。目前，是否所有的细胞都能行使大量的翻译后修饰尚不清楚，但这些修饰对于Ⅷ因子适当的合成水平，血浆中的半衰期，及Ⅷ因子的活性都是必需的。

应该指出的是，在不同细胞中的表达可能产生不同特性的分子。例如，在小鼠体内一种改变N-乙酰半乳糖转移酶表达的突变可导致vWF水平的减少，这种酶在上皮组织中能正常表达。这种突变激活了N-乙酰半乳糖转移酶在内皮细胞的表达，因此产生的vWF具有额外的糖修饰，在循环中被更快的清除。

6.2.1.7　vWF对Ⅷ因子的调控

研究者观察到，血友病甲患者可防御缺血性心脏病的发生；同时回顾性分析发现Ⅷ因子水平的增高可能与血栓性疾病相关 。这些发现激发了人们了解血浆内调控Ⅷ因子表达机制的兴趣，同时引起了人们对基因治疗中适当表达及调控Ⅷ因子研究的关注。

vWF的存在使Ⅷ因子在血浆中的半衰期由2～3小时延长至12～14小时[5]（Weiss et al.，1977）。除此之外，在组织培养中，vWF促进了稳定的Ⅷ异二聚体从细胞内释放。vWF

与Ⅷ因子的相互作用需要在细胞表面进行，这表明Ⅷ因子基因转导的靶细胞在循环中应该具有与 vWF 接触的途径。在血浆中 vWF 以异多聚体形式循环于血液中，这种异多聚体由 2～100 个亚基组成。尽管每个 vWF 单体分子包含一个Ⅷ因子的结合位点，且在体外的结合研究中显示所有的位点都能被占据，但是在体内观察到的循环Ⅷ因子与 vWF 亚基的比例实际上是保持在 1∶50。

血浆中 vWF 水平的改变常常同时伴随Ⅷ因子水平的改变。在将 vWF 输入 vWF 缺乏的动物或人体内后，Ⅷ因子的水平随即增加。有趣的是，Ⅷ因子的增高是恒定的，即使 vWF 水平随时间而被清除减少。研究表明，Ⅷ因子在此条件下于血浆中的继发增高并不来源于Ⅷ因子 mRNA 在肝脏中的增加。vWF 似乎是促进了Ⅷ因子从储存部位的释放，有可能是从细胞表面释放。如果事实果真如此，那么在基因治疗方面，并不需要关注合适的Ⅷ因子和 vWF 的混合产物。因为，随着循环中 vWF 的增高，Ⅷ因子的 mRNA 水平并不能如预期般改变。

输注精氨酸加压素（1 - desamino - 8 - D - arginine vasopressin，DDAMG）可同时快速提高 vWF 和Ⅷ因子的水平，这提示可能存在一个Ⅷ因子- vWF 复合物的储存池，DDAMG 可使这些复合物释放[6]（Mannucci，1988）。实际上，内皮细胞的研究指出 vWF 可作为一种分子内的分子伴侣发挥作用，指挥Ⅷ因子进入 Weibel - Palade 储存颗粒，在合适的刺激下被释放。这些研究表明，在某种特殊的细胞内可能存在受调控的 vWF -Ⅷ因子储存池，这些细胞有可能是网状内皮细胞。如果这一假设被证实，这类细胞很有可能被考虑为血友病甲基因治疗的靶向细胞。

6.2.2 血友病乙-Ⅸ因子

6.2.2.1 Ⅸ因子的结构和功能

血友病乙是由Ⅸ因子的缺陷所致。Ⅸ因子在循环中以酶原的形式存在，Ⅶa -组织因子复合物可在精氨酸- 145 和精氨酸- 180 后将其切断。Ⅺa 因子在体外也能有效地激活Ⅸ因子，尽管这一反应在体内的意义尚不清楚。

Ⅸ也具有结构域结构[7]（Choo et al，1982）。它的氨基端的信号肽在定位于内质网腔时被切断。信号肽之后紧跟的前多肽结构介导了成熟多肽链氨基端内的谷氨酸残基的羧基化，这一过程是维生素 K 依赖的。在穿过高尔基体的运输过程中，前多肽被切下。在成熟的Ⅸ因子的氨基端内包含有富含 γ -羧基谷氨酸的区域（Gla)，其内有一段短的 α 螺旋的芳香族氨基酸的折叠结构。在 Gla 后的是两个类表皮生长因子的区域。再其后的区域是活化多肽，它在蛋白水解激活过程中被切割。Ⅸ因子的余下部分包括丝氨酸蛋白酶区，此区可聚集功能活性所需的催化三体：门冬氨酸-组氨酸-丝氨酸。

6.2.2.2 Ⅸ因子的翻译后修饰

Ⅸ因子在体内由肝细胞产生。此蛋白需要大量的翻译后修饰，才能发挥适当的功能。Ⅸ因子是翻译后被转运至内质网腔内，同时发生信号肽的剪切，和富含甘露糖的寡糖核心加至多肽内的门冬酰胺残基上的。

在内质网内，多肽链被修饰，这包括门冬酰胺（N）-连接的寡糖核心结构的葡萄糖修饰，12 个氨基端谷氨酸残基的 γ -羧基化，门冬氨酸- 64 残基的一部分分子的 β -羟基化。

在至高尔基体的转运过程中，蛋白通过很多方式被进一步修饰。这包括：N-连接的寡糖的复杂修饰；酪氨酸-155的硫化；非典型O-糖基化；丝氨酸-61残基（包含有带唾液酸末端的四糖结构，例如：N-乙酰神经氨酸-半乳糖-N-乙酰糖胺-海藻糖-丝氨酸-61），丝氨酸-53残基（包括木糖-木糖-葡萄糖-丝氨酸-53）及在活性肽内苏氨酸-159，-160，-172，和-179的部分O-糖基化；及前肽的剪切。Ⅸ因子的大部分修饰发生于活性肽内，这些修饰可能调控Ⅸ因子的活性。

适当的γ-羧基化和前肽的剪切是分泌的Ⅸ因子具有功能活性的必要条件。这两种过程在各种表达Ⅸ因子的细胞中均能达到饱和。在组织培养中，这些活动在表达水平大约为1 mg/106 细胞/天时达到饱和。许多其他的修饰可能也影响Ⅸ因子的活性，但其机制尚不清楚。这些修饰过程的存在和程度由于产生Ⅸ因子的细胞的不同而各有所异。例如：具体比较由中国鼠卵巢细胞（CHO）产生的重组Ⅸ因子和从人体血浆中获得的Ⅸ因子时，发现苏氨酸-155在血浆来源的Ⅸ因子中是完全硫化的，同时丝氨酸-158也是完全磷酸化的。但是在重组的Ⅸ因子中酪氨酸-155只有15%硫化，而丝氨酸-158并没有磷酸化。在重组Ⅸ因子中这些修饰的缺乏可以解释当其被输注入循环后，与血浆来源的Ⅸ因子相比，其活性大约减少了约40%。

6.2.3 Ⅷ因子和Ⅸ因子的结构研究及其应用前景

重组Ⅷ因子或重组Ⅸ因子的替代治疗费用是非常昂贵的，平均每个病人每年花费10万美金。这使得重组Ⅷ因子或Ⅸ因子在发展中国家的应用非常有限。对重组凝血因子的生物工程研究很有希望克服这些治疗上的局限性。目前很多研究致力于克服重组Ⅷ因子的先天缺陷，以提高其生物合成、分泌及功能。某些重组Ⅷ因子已经逐渐商业化，并且用于基因治疗。某些还处于临床前评估阶段。提高功能的重组Ⅸ尚处于临床前研究中，可能被批准运用于血友病乙的临床基因治疗试验中。

在重组Ⅷ因子的研究中，运用了这样的策略，即首先了解重组Ⅷ因子的局限性及其对治疗的影响，然后明确了解蛋白的主要功能区，最后靶向改变重组Ⅷ因子的特性。目前有三种成功构建的重组Ⅷ因子。

生物工程技术构建重组Ⅷ因子最成功的例子是B结构域缺失的Ⅷ因子（BDD）-FⅧ[8]（Pittman DD et al，1993）。由于大约38%原始cDNA的B结构域序列可被移除而并不影响Ⅷ因子的促凝活性，运用这种策略能显著提高rFⅧ 的产量。这是由于mRNA水平的提高及翻译水平的提高。BDD-FⅧ 因为具有比野生型更小的体积而更易于被包装入某些病毒载体中。临床研究已经显示BDD-FⅧ的安全性及耐受性均较好，是有效的血友病甲治疗药物。而且，其抑制物形成的比例与全长的体外重组Ⅷ因子相比是一样的。这表明修改过的Ⅷ因子蛋白并没有更多的免疫原性。

第二种Ⅷ因子涉及Ⅷ因子内疏水的A1结构域，此区含有与BiP结合的位点，BiP在FⅧ分泌的过程中与其结合，使FⅧ滞留于内质网内。A1结构域的Phe309Ser突变减少了FⅧ与BiP的结合，增加了FⅧ的分泌[9]（Miao HZ，et al，2004）。另外，在FⅧ的转运过程中还涉及一种蛋白复合物（LMAN1、CFD2），这种复合物装载蛋白从内质网到达高尔基体。此复合物与所装载蛋白的反应位点在门冬酰胺N-连接寡糖的甘露糖残基上。多数FⅧ

的N-连接寡糖在其B结构域内。所以即使加入小部分的FⅧ的B结构域序列，比如含有6个N-连接寡糖的226个氨基酸序列226aa/N6，也能使FⅧ的分泌效率较BDD-FⅧ增加5～10倍。当Phe309Ser与226aa/N6合在一起时，其分泌效率是BDD-FⅧ的25倍。上述这些方法有可能被成功运用于基因治疗。

凝血酶激活的Ⅷ因子FⅧa是由A1，A2及轻链组成的异三聚体结构。这种异三聚体是不稳定的，在生理条件下，由于A2结构域的解离，其促凝活性可自发衰减。由于A2的解离是促凝活性消失的关键步骤。研究者们通过将A2结构域加至轻链，研制出一种抗失活的Ⅷ因子（IR8），其自发解离过程被成功抑制。此外，发生在活化蛋白C的失活切割位点的错义突变也能抑制FⅧa的进一步裂解。最近，在血友病甲鼠中进行的临床前试验也显示，IR8较rFⅧ更能有效止血。而且，在具有较高的特异性及稳定性的同时，血友病甲鼠的颈动脉损伤模型中，并没有发现IR8更易导致血栓形成。在另外一项研究中，半胱氨酸替代了664和1826，从而在FⅧ中产生了A2和A3间的双硫键，使FⅧa趋于稳定。这一策略使FⅧ在血浆中的功能效率得以提高。即使当血浆中的FⅧ蛋白水平并未达到有效水平时。由于FⅧa活性时间延长，仍然可以达到有效的止血效果。

尽管目前尚未构建出Ⅷ因子的晶体结构，但是基于Ⅷ因子A结构域和C结构域分别与血浆铜蓝蛋白和半乳糖氧化酶有同源区域的事实，可构建出其大概的分子模型。在A结构域的模型中，A2结构域内Ⅸa因子结合位点的残基（残基558 - 565），是暴露于表面的。猪的Ⅸ因子的三维晶体结构显示出表面残基的分配情况及可变区域，这有利于鉴别出可能的与Ⅷ因子相互作用的残基。在Ⅸa因子内与Ⅷa结合的位点被鉴定出位于螺旋结构330 - 338，这提示Ⅷ因子A2结构域与螺旋结构330 - 338的结合引发了Ⅸa因子活性位点内的构象改变。

除此之外，有研究者提出表皮生长因子1（EGF1）与Ⅷ因子轻链相互作用，可在细胞膜表面使Ⅸa适当定位，从而与X因子相互作用。对Ⅷa-依赖的构象变化的了解使发展小分子肽或仿肽成为可能，这些物质可以诱发相同的Ⅸa因子的构象变化。像这样一类模拟Ⅷa因子功能的小分子物质的发现可用于血友病甲的口服活性制剂的研制。

对于Ⅷa因子-Ⅸa因子复合物的更深层次的了解，最终会推动模拟Ⅷ因子和/或Ⅸ因子作用的口服化合物的发展。有报道指出由Ⅷ因子分离的43kD的A2结构域片段能增加100倍Ⅸa因子的活性。虽然这种增加较Ⅷa因子的作用（10000倍）而言还是很小，但是这样的观察结果提示了获得模拟Ⅷ因子功能的小分子物的设想是可行的。

6.3 血友病基因治疗

6.3.1 以腺相关病毒AAV为载体的血友病基因治疗

AAV作为极具吸引力的基因治疗载体，有其独有的特性。这包括：它主要以非整合形式存在，因而减少了引起插入突变的风险；它可以有效地转入不分裂的细胞；而其本身并不具有致病性。当AAV携带目的基因被转入有丝分裂期后的组织后，可诱导长期的基因表达。这些组织主要包括那些相对静止的，存活时间长的细胞，比如：脑，肌肉，肝脏等，在这些细胞中它们主要以游离体的形式稳定下来，而并非整合形式。

6.3.1.1　腺相关病毒 AAV-血友病乙

6.3.1.1.1　以肌肉为靶向组织的治疗

6.3.1.1.1.1　安全性　肌肉组织是血友病基因治疗的良好靶向组织。因为即使在那些有严重肝脏疾病的病人中，通过骨骼肌的转导过程仍然是安全的，但针对肝脏的转导并不一定安全。由于有相当数量的血友病病人存在肝炎病毒的感染，肌肉转导方式因其具有的安全性而具有一定的优势。但是肌肉转导也有一些缺点，这其中最主要的是对转入的基因产物的免疫反应。当然通过应用免疫抑制剂可克服这类问题，比如在血友病犬中，使用 6 周的免疫抑制剂可以抑制免疫反应。但是在某些病人身上，这种方法并不可取，比如在患有艾滋病的患者中。

6.3.1.1.1.2　实施方法及效果

直接肌肉内注射　最初，在血友病犬中使用了直接肌肉内注射载体的方法。在肌肉内注射 AAV-犬Ⅸ因子载体后，犬Ⅸ 因子循环水平显示出剂量依赖型的增长[10]（Herzog，et al.，1999）。达到循环水平＞1%的所需载体剂量为 8.5×10^{12} vg/kg（vg/kg ，“vector genome/kg”，即载体基因组/千克）；同样的剂量在小鼠中可达到更高的表达水平[11]（Herzog et al.，1997），相当于 5%～7%。但这种结果可能是由于在不同物种间启动子效率的不同所致，或转运至循环中的效率的差别所致，或者存在其他的一些尚不清楚的因素。

在血友病犬中的研究已经清楚地显示，在单一注射点上增加被注射的载体剂量使抑制型抗体更易形成 。在运用人体肌管组织培养的研究中发现骨骼肌合成活性的Ⅸ因子的能力是可饱和的 ，因此剂量上的增加需要注射点数量的增加，而不是在同样数目注射点的情况下持续增加载体剂量。但是这样的目的并不容易达到，因为在载体剂量为 1.8×10^{12} vg/kg 时就需要 80～95 个独立的肌肉注射点。但另一方面，研究显示最高至 1.8×10^{12} vg/kg 的肌肉注射剂量是安全的，而且在载体注射后最长达 3.5 年的时间内，对注射部位肌肉活检组织免疫过氧化物酶染色及免疫荧光染色阳性，均显示出Ⅸ因子的表达[12]（Manno，et al.，2003）。此外，骨骼肌转导的一般特征在小鼠，犬和人体中都是相同的 。

独立肢体灌注

由于大量不同肌肉注射点给实际操作所带来的不便，使得研究者们开始关注使大量的肌纤维被转入载体，而不实行成百上千的不同的肌肉注射点注射的导入方法。

同样，研究肌营养不良疾病的研究者也同样关注这一问题。研究者中的 Greelish 等在小动物模型上，使用了一种称为独立肢体灌注的方法。此方法最早用于单个肢体的高剂量化疗。它利用肌肉内丰富的血管网络来扩大 AAV 的转导范围。此方法同样适用于血友病。

在这一方法中，研究者们使用绷带阻断肢体循环与体循环的连接，同时外科手术分离股动脉和股静脉，使之从体循环中分离出来，形成独立的肢体循环。药物或一些试剂被输入这一循环通路中，短暂停留后，再被撤出，之后重建肢体与体循环的连通。为了使载体穿过内皮细胞屏障，在输入载体时需同时输入血管渗透剂-组胺。最近，Arruda 等已证实这一策略可用于大动物，如血友病犬[13]（Arruda，et al. 2005）。通过此方法，可达到Ⅸ因子表达的治疗水平（正常的 4%～14%），其载体剂量（3×10^{12} vg/kg）接近于已测试过的直接肌肉注射的人体研究结果。这一途径较直接肌肉注射可能更为有效，因为可接触更多的肌纤维。

然而，它的缺点包括：需要手术程序以触及股动脉及静脉，并且组胺这种血管渗透剂并不允许运用于人体。另外，在治疗中需要短暂使用免疫抑制剂以防止对 IX 因子抗体的形成 。

另外的新型血管内注入方式

最近，Arruda 等发展出另一种新的血管注入途径可达到与独立肢体灌注同样的治疗效果[13]（Arruda，et al.，2005）。此方法通过静水的压力迫使载体穿过内皮细胞屏障，且并不需要组胺或外科手术。在血友病犬中，这种方法可达到更高的Ⅸ因子表达水平（13%～25%）。但是，仍然需要短期运用免疫抑制剂，以阻断抗Ⅸ抑制物的形成。Regorevic 等报道通过简单的静脉内注入 AAV－6 可达到小鼠肌肉内的广泛转导效果。然而，简单的静脉内注入是否在大的物种中也能达到同样广泛的转导效果尚不明确，初步的研究结果并不乐观。

6.3.1.1.2　以肝脏为靶向组织的治疗　不论在正常的或血友病的小鼠，犬及灵长类动物中，通过肝脏注入腺相关病毒可达到长期的治疗水平的Ⅸ因子表达。

同时，Ⅸ因子的表达水平因为载体的设计不同而各有所异。以肝脏为靶组织的基因传递方式对于 rAAV－FⅨ载体是最为适宜的，因为其比肌肉组织转导更易达到高水平的Ⅸ因子表达，同时可有效减少免疫反应的发生。这是由于，由 AAV 介导的肝脏的基因转导途径可诱导调节性 $CD4^+$ T 细胞对Ⅸ因子产生耐受，且可能与 Fas/FasL－诱导的细胞凋亡有关。含有肝特异性启动子的 AAV－FⅨ载体，经肝脏转导途径转入体内后，可达到5%～14%的Ⅸ因子表达。但非肝特异启动子的载体并不能达到这种效果。比如在短尾猿的研究中，运用一种广泛表达的 CMV－β 肌动蛋白启动子合成 hFⅨ－AAV 载体，经肝导入猿体内。两只猿达到了长期的治疗水平表达（4%～10%）；两只只显示出低水平表达，且 15 周后就检测不到了；而另外一只产生了抗Ⅸ因子的抗体，只有Ⅸ因子的短暂表达。

由于多数人体内早已存在对 AAV 的特异性中和抗体，其中多数为针对 AAV2 的。在被转入 AAV 时，这些抗体会干扰转导过程。所以在进行体内的基因治疗临床试验前，这些抗体应被有效清除。为了克服这一问题，研究者们使用了其他的一些 AAV 血清型。血清型的选择应依照不同的靶器官，载体的剂量，导入的方式等具体选择。然而，目前对于不同血清型对肝脏和肌肉的转导的研究结果并不一致。目前所知的，对肝脏基因转导最有效的是 AAV8，其转基因的表达水平较 AAV2 高 10 倍。尤其体现在，经过门静脉注射 AAV8 入小鼠后，Ⅸ因子表达水平可超过正常值（大约 300%）。

AAV1 对肌肉转导途径而言是最有希望的，在血友病犬中，可达到比 AAV2 高 10～1000 倍的Ⅸ因子表达；在血友病鼠中，其表达水平较 AAV2 高 50 倍。抑制物出现在除最高剂量外所有剂量的 AAV1 治疗中。这提示，高水平的循环Ⅸ因子水平可能最终导致对Ⅸ因子的免疫耐受。

1999 年，第一次成功报道了在血友病乙犬中 AAV 介导的肝脏定位的基因转导过程[14]（Snyder，et al.，1999）。2×10^{11} 的载体颗粒通过门静脉被输入，在循环中得到了 1%～2% 的水平。其后，更高载体剂量或使用在肝脏中高效表达的启动子均使 FⅨ达到了更高的治疗水平。最近，应用 AAV8 的高剂量导入（5.25×10^{12} vg/kg）血友病乙犬，达到了 10%～26% 的表达水平。这些研究成果被进一步扩展至了非人类的灵长类动物体中。在恒河猴中通过门静脉注入 4×10^{12} vg/kg 的 AAV－2 人 FⅨ载体后，FⅨ有了长期的表达，其循环水平为 1%～2%[15]（Nathwani，et al. 2002）。目前，已经成功建立了 AAV 介导的 FⅨ在肝脏的长期表达模型。

6.3.1.2 腺相关病毒 AAV-血友病甲

对于血友病甲的 AAV 介导的基因治疗落后于血友病的主要原因是，FⅧ不能被有效表达。除此之外，FⅧ cDNA 的超大体积及 AAV 包装空间的限制也是重要原因。即使是 B 结构域缺失的 BDD-FⅧ的 cDNA 亦有 4.3 kb，这样几乎没有空间留给调控子（图 6-4A）。因此，某些特殊技术被用于扩展 AAV 的包装能力。

首先，扩大 AAV 包装体积的策略利用了 AAV 特有的两种特性，称为病毒 DNA 环化（concatemerization）及异二聚体的形成。利用此特性，FⅧ表达框被分别装入两个 AAV 载体。一个载体包含增强子、启动子，其连接在 FⅧ一部分 cDNA 的 5′端，随后是连接供体；第二个载体包含连接受体，及 FⅧ余下的表达框（图 6-4B）。同时注射相同剂量的两种载体（2×10^{11}）至免疫缺陷鼠中，可获得 2%的 FⅧ表达水平。这种策略依赖于头尾相连的异二聚体的形成，但这种几率在所有异二聚体中只有 1/10。因此形成高水平表达的几率并不高。

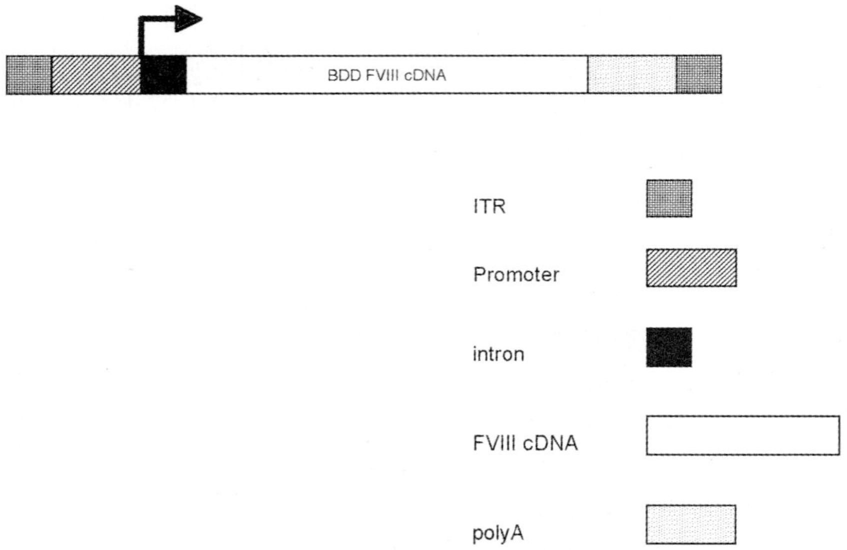

图 6-4A 单链的 BDD-FⅧ rAAV 载体

另外，研究者们注意到 FⅧ因子合成时虽然是单链，但在细胞内即被加工成重链和轻链。利用这一原理，研究者们使用两种载体分别编码重链或轻链，两种载体分别表达的重链和轻链能相互作用形成有功能的Ⅷ因子（图 6-4C）。例如，使用两种载体分别编码重链（AAV-FⅧ-HC）或轻链（AAV-FⅧ-LC），且两种载体均使用非特异的 EF1α 启动子[16]（Burton M，et al. 1999）。将相同剂量的两种载体同时注入 C57Bl/6 鼠体内（3×10^{11} vg/小鼠），能够产生超生理剂量的 FⅧ抗原（~4μg/ml）且持续 1 年以上。随后，研究者们运用肝特异性启动子（ApoE HCR/hAAT）的两种载体 AAV-FⅧ-HC 和 AAV-FⅧ-LC 同时注入血友病甲鼠中。同样，在等于或超过 3×10^{11} vg/小鼠 的剂量时，被注射动物表达出超

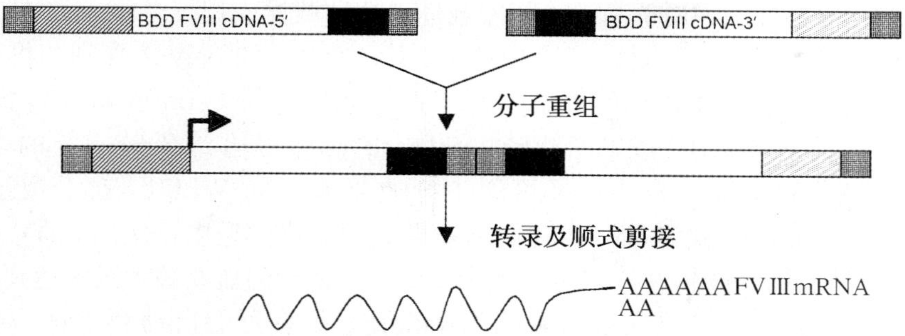

图 6-4B 利用顺式剪接反应的双载体系统

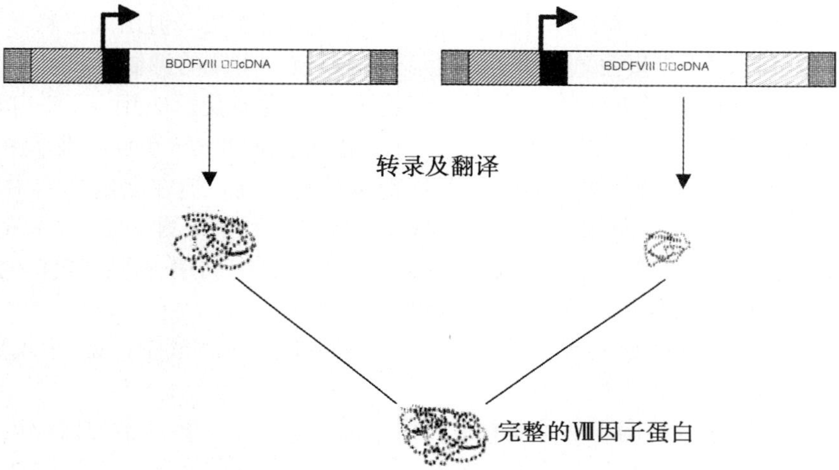

图 6-4C 分别表达重链和轻链的双载体系统

生理剂量的具有生物活性的FⅧ，同时出血现象得以纠正。然而研究者们也同时观察到，在分泌过程中重链及轻链的双链不平衡现象。这并不能以基因转导或转录的不同来解释。研究者们希望能利用不同的启动子分别表达重链和轻链提高多肽分泌的比例，从而提高完整的有功能FⅧ的产量。

将FⅧ cDNA包装入单个AAV载体虽然有一定困难，但目前已经取得了不同程度的成功。4.3 kb的BDD-FⅧ具有完整的生物活性和表达框，利用这种FⅧ的微小基因及最小量的转录调控因子，可以用来包装入AAV载体。第一个单链FⅧ的载体运用了人体U1-1 snRNA启动子启动BDD FⅧ的表达。其包装体积是野生型AAV的107%。这种载体以较低的滴度包装成病毒颗粒，可以分泌出低水平的FⅧ因子。研究者们将一种具有乙肝病毒增强子及疱疹TK启动子的AAV载体，通过门静脉注入免疫缺陷鼠体内，其剂量为1.5×10^{11} vg[17]（Chao, et al., 2000）。在第30天时，血浆FⅧ水平达到了55 ng/ml（27%正常水平）。最近有研究者运用一种最基本的白蛋白启动子在单链AAV载体中表达Ⅷ[18]（Sarkar, et al., 2003）。这种载体被导入血友病甲鼠中后可达到2%～8%的表达水平，这种表达水平在9个月的研究过程中呈现逐渐下降的趋势。但出血倾向得到部分纠正。另外，研究者们发展优化出另外一种用于基因治疗的载体。这种载体应用了一个小的 转甲状腺素蛋白启动子（transthyretin）(TTR)，一个内含子，及一个合成的 poly A 序列。将2.2×10^{11} vg 的这种载体注入血友病甲鼠中，可获得 6%的 FⅧ表达水平[19]（Couto，et al.，2002)。随后在血友病甲犬中注入 6×10^{12} 或 2.7×10^{13} vg/kg 的载体可达到 2%～4%的表达水平[20]（Scallan et al. 2003)。这一表达水平可纠正全血凝血时间 WBCT，部分凝血活酶时间 aPTT，及表皮出血时间。这是第一次在血友病甲的大动物模型中，使用 AAV 达到治疗水平的 FⅧ。当 FⅧ表达框被装入 AAV6 壳蛋白中时，被治疗的血友病甲鼠可达到超出生理剂量的 FⅧ水平。如果这一结果能在血友病犬中重复，很有可能启动利用这一载体的临床试验。

肝静脉内注射 AAV－FⅧ至免疫缺陷鼠中，可获得治疗水平 FⅧ（30%）的长期表达。但在有免疫能力的鼠中，抗－hFⅧ的抗体导致了 FⅧ表达的丢失。但出人意料的是，在注射病毒后的 10 个月后，hFⅧ蛋白重新有了表达。同时，抗－hFⅧ的抑制性抗体也消失了。这些结果都提示，基因治疗后 FⅧ的持续表达可能诱导免疫耐受。应用 TTR 启动子表达犬(c) FⅧΔB 的 AAV 载体，可以在血友病甲鼠（相当于正常 8%活性）及犬中（1.5%～2.5%）表达治疗水平的 FⅧ。虽然所需的载体剂量相对较高，但在犬的模型中，出血倾向可得到部分的纠正。已有文献报道，利用 AAV 载体可达到犬 FⅧ 2%～3% 的长期表达，甚至可以达到 5%。因此，可以假设，如果在血友病乙患者中利用 AAV 载体可获得Ⅸ因子的长期表达的话，在血友病甲中同样可获得Ⅷ的长期表达。

AAV 不同的血清型对Ⅷ的表达也有影响。比如在血友病鼠中，运用 AAV8 载体较 AAV2 载体更能表达出高水平的Ⅷ因子。

为了防止对Ⅷ因子或Ⅸ因子的抑制物的产生，最近出现了一种新型的治疗策略。这种基于 AAV 的策略将经过修改的Ⅷ因子基因导入动物体内，此基因产物在细胞内被加工，最终以活性Ⅷ因子 FⅧa 的形式被分泌出来。FⅧa 不依赖人体Ⅷ因子或人体Ⅸ因子而具有促凝活性。这种重组的活性人体Ⅷ因子已被成功输入产生抑制物的患者体内。

6.3.2 以腺病毒为载体的血友病基因治疗

6.3.2.1 腺病毒的特性

人类腺病毒（Adenovirus，Ad）是一群分布广泛的呼吸道病毒，直径 80～90nM，无包膜，呈 20 面体立体对称型。分为大约 47 个血清群，其中 Ad2、Ad4、Ad5 和 Ad7 被广泛应用于疫苗和基因转移载体研究方面。腺病毒粒子衣由 252 个壳粒组成，几何排列成 240 个非顶角六邻体和 12 个五邻体。基因组为双股 DNA，呈线性，长度大约 36kb。腺病毒的转录区分早期（E1、E2、E3、E4）转录区和晚期转录区。复制周期大约为 32～36 小时。

腺病毒载体是基因治疗中最有前途的转基因载体之一。其生物学特性因得到广泛研究而被深入了解。Ad 有一个中等大小的基因组（平均 36kb），适合于容纳大片段基因，与逆转录病毒载体相比，腺病毒载体能有效地将外源基因转导入各种靶细胞或组织中。

6.3.2.2 腺病毒 Ad－血友病甲及血友病乙

6.3.2.2.1 临床前 早期产生的腺病毒载体，由于至少有一个病毒调控基因（E1）被移除，而呈现出复制缺陷的特性。在不同的动物模型上，这种载体能达到治疗量的 FⅧ或 F

Ⅸ的表达。然而这些载体仍然含有残留的病毒基因，即使在缺乏 E1 的情况下，这些基因仍然能被低度表达。这是被细胞内 E1 蛋白激活的结果。

由于在动物和人体临床试验中均观察到了第一代腺病毒产生的炎症反应和毒性反应。研究者们逐渐发展出了高容量腺病毒（HC－Ad），这种载体缺乏所有的腺病毒基因。注射编码全长或 BDD－FⅧ的含有肝特异启动子的 HC－Ad 载体至 FⅧ缺陷的鼠中，可获得长期的超生理剂量的 FⅧ表达，同时出血现象得以纠正。然而在某些动物中，由于抗 hFⅧ的中和性抗体的产生，而不能获得长期的表达。同时也没有产生与载体有关的组织病理学改变或毒性反应。研究者们在一系列的试验结果中观察到一种明显的非线性的阈值效应。这一现象至少可以部分归咎于抗原呈递细胞（APCs）对病毒颗粒的摄取和降解。在基因转导过程前，当体内的 APCs 暂时被消耗后，FⅧ的表达水平有了很大的提高及稳定。在血友病鼠及血友病-联合免疫缺陷病 SCID 鼠中均能观察到这种现象。这提示通过减少其与 APCs 的反应，可以提高 HC－Ad 载体的治疗效果。

静脉内注射 HC－Ad－cFⅧ载体至血友病甲犬中，可达到暂时的治疗量的 cFⅧ水平，全血凝血时间可得到部分的纠正。同时抗 cFⅧ的抑制性抗体并未出现，也没有发现任何肝毒性或血液学的异常。当高剂量的 HC－Ad － cFⅧ载体被注入血友病犬中时，治疗量的 cFⅧ 表达水平得以长期保持，但同时伴随着短暂的急性毒性反应。在血友病乙及正常的小鼠中，利用肝特异的启动子的 HC－Ad 载体可以达到超生理量的表达（最高达 800％）。但是，血中Ⅸ浓度在 1 年内下降了 95％。这可能归因于载体基因组的逐渐丢失。这种现象有可能依靠转位子技术得以克服。

一些研究者报道了在血友病犬中应用完全去除腺病毒基因的病毒载体表达 FⅧ或 FⅨ的结果。虽然并没有完整的超过 1 年的且表达水平维持于 5％的报道，但目前已有摘要报道了这类研究结果。在已发表的研究结果中，可以得到的比较一致的结论是：第一，最初的表达水平均较高，但极快地下降，在某些情况下达到稳定的平台期[21]（Brunetti－Pierri，et al.，2004），而另一些情况下可下降至检测水平以下[22]（Brown，et al.，2004）。第二，在许多研究中报道，载体输入后立即出现转氨酶的增高（高于基线水平 8～15 倍），但这种升高在不做任何治疗的情况下可迅速恢复。同样载体输入后立即出现的血小板减少（最低至 40000～50000）也可以迅速自愈。第三，载体呈现出一种阈值效应，而不是线性的剂量-反应关系。例如：载体剂量低于某个阈值时，转基因并不能得以表达。在目前的报道中，效应剂量的范围是：在血友病乙犬中，6×10^{11} vp/kg（vp/kg，“vector particle/kg”，即载体颗粒/公斤）载体可得到高于基线的表达水平，并持续 3 个月[23]（Ehrhardt，et al.，2003）；3×10^{12} vp/kg 的载体剂量可获得 3％～5％ 的长达 418 天的表达水平。有研究结果显示，在血友病甲犬中，1.25×10^{12} vp/kg 载体剂量在一只犬中可获得 1％的稳定表达（最长达 168 天），但在其余相同治疗剂量的犬中并没有这种现象。

6.3.2.2.2 临床　在早期腺病毒载体的研究中表明，1×10^{10} vp/kg 的载体剂量虽然引起暂时的全身反应，但在人体上是安全的。但是，在一项治疗鸟氨酸氨甲酰转移酶缺陷的试验中，两个被输入 6×10^{11} vp/kg 载体的个体中有一个在载体输入后几天就死去了。许多研究证实，辅助病毒依赖型腺病毒的毒性作用与最早的腺病毒载体有很多共同之处（转氨酶增高和血小板减少）但是在 Ehrhardt 等的研究中，这些毒性反应并没有被观察到，但同时也没有长期的表达[23]（Ehrhardt，et al.，2003）。有一个接收 4.3×10^{10} vp/kg 辅助病毒依赖型腺病毒输注的病人也表现出了转氨酶增加和血小板减少[24]（Fang，et al.，2001）。当然还需要更多的关于辅助病毒依赖型腺病毒的临床试验，以利于更进一步研究其毒性作用，及其与第一代的腺病毒载体相比是否具有更小的毒性作用。Chuah 等的研究结果显示，小鼠肝内巨噬细胞的短暂消耗可以使辅助病毒腺病毒的表达水平更高。这表明天然的免疫反应可能只起到较局限的作用。

在过去几年中，利用腺病毒载体治疗血友病的安全性和有效性已经有了很大的提高。这主要因为在腺病毒支架中删除了大量的病毒基因，产生了高容量的腺病毒载体 HC-Ad。虽然在犬和鼠的动物模型中，最早的腺病毒载体可产生 FⅧ和 FⅨ的治疗剂量，但它们同时引起了急性和慢性的毒性及炎症反应，尤其是在大动物模型中（血友病犬或灵长类动物中）。高容量腺病毒载体的安全性较最早的腺病毒载体有了一定的提高，而且可延长 FⅧ或 FⅨ的表达。尽管有些血友病犬的研究指出，HC 腺病毒载体可以获得治疗量的 FⅧ或 FⅨ水平而不引起或引起很小的毒性反应[25]（Brown et al. 2004），但是 HC 载体在犬中的转导效率并没有在鼠中的高。导致这一区别的原因并不清楚，但这现象有可能反映了生物分布上的区别，或者是由于解剖学屏障或 CAR 受体及 αv-整合素的表达形式在各物种间有区别所导致的[26]（Fechner，et al.，1999）。另外，腺病毒基因组的稳定是受腺病毒的末端蛋白影响的[27]（Ehrhardt，et al.，2003），其稳定性在各物种间也是不同的。尽管动物模型在测试基因治疗结果方面是极有意义的，但是对各种研究结果应慎重解释，因为病毒载体在不同物种间的行为特点是不同的。这使得依靠动物实验对临床人体试验的结果进行预测非常困难。

虽然鼠和犬中的 HC 研究显示转入的基因可获得长期的表达，但是其表达水平是逐渐下降的。导致这一现象的部分原因是腺病毒基因组的逐渐丢失。通过整合腺病毒载体的发展，及应用腺相关病毒 AAV-HC 腺病毒杂交系统或应用转位子技术[28]（Yant，et al.，2002），是有希望解决这一问题的。但是，整合载体系统引发了其他的安全性问题，如随机整合引起的肿瘤形成。另外，基于 Epstein-Barr 病毒的游离型复制系统可能用于 HC 腺病毒载体的重组技术[29]（Kreppel，et al.，2003）。

6.3.2.2.3 应用腺病毒基因治疗面临的问题　应用包括 HC 在内的腺病毒载体的主要障碍是，它们很快被抗原呈递细胞摄取，尤其是 Kupffer 细胞和脾的巨噬细胞，这使得参与肝细胞转导的病毒数量减少。腺病毒载体被 Kupffer 细胞的摄取可能是阈效应的原因，它反映出在载体剂量和生物学反应间并不是线性关系[30]（Ehrhardt，et al.，2002）。而且，APCs 细胞可能参与了抗转基因产物的免疫反应[31]（Chuanh，et al.，2003）。腺病毒载体颗粒暴露于 APCs 可能导致免疫“危险”信号，壳蛋白成分可能作为辅助因素。这诱发了针对载体和/或转基因产物的获得性免疫反应。更进一步的是，转基因在 APCs 中的表达增强了对转基因产物的免疫反应，这提示研究者们，应使用组织特异性启动子而不是在各种组织中广泛表达的启动子。

腺病毒的全身毒性症状可能与 Kupffer 细胞的激活和损伤有关，这反映在注射后立即发生的血压下降[32]（Schiedner，et al.，2003）。尽管运用 HC 腺病毒载体可有效减少毒性及炎症反应，但这些副作用仍然不能完全被消除。旨在减少病毒颗粒被摄取入 Kupffer 细胞及增加肝细胞转导的策略有可能提高腺病毒载体的治疗窗。有一种方法是修整载体的壳蛋白，比如利用聚乙二醇 PEG 来源的载体（i. e.，PEGylation）[33]（Croyle，et al.，2002）。或者是对腺病毒纤维的修饰，或抗体介导的肝细胞重新定位。

尽管在应用腺病毒基因治疗血友病甲和乙方面已取得了巨大进步，但仍然需要广泛的临床前研究进一步提高其效率，同时提高其安全性及减少抗体形成。

6.3.3 以逆转录-慢病毒为载体的血友病基因治疗

6.3.3.1 逆转录病毒

6.3.3.1.1 逆转录病毒与血友病乙基因治疗 在成功的转导系统中，逆转录病毒可被转导入正在分裂的靶细胞。因为逆转录病毒不能穿过核膜，而只能在有丝分裂核溶解过程中进入细胞核。由于肝细胞的更新在成人中非常缓慢，所以需要运用刺激剂刺激其分裂而使逆转录病毒被成功导入。最初的尝试是由 Kay 等在 1993 实施的在血友病乙模型中对肝细胞的导入[34]（Kay，et al.，1993）。部分肝切除诱导了肝细胞的复制，然后由门静脉输入载体。即使在部分肝切除后，肝组织的活检只显示了极低水平的转导及 FⅨ表达水平（相当于 0.1% 的正常循环水平）。这些结果似乎并不理想。

在 1999 年，Vanden Driessche 等实施了这样一项试验。他们将表达 FⅧ的逆转录病毒转入新生的血友病小鼠中[35]（Vanden，et.，1999）。由于新生小鼠的肝细胞仍然处于快速增殖期，研究者们成功获得了 FⅧ的持续表达（长达 14 个月 ，这项研究中的最长观察时间），表达范围为相当于正常水平的 5%至 670% 。这项研究中的载体剂量为 10^{10} cfu/kg。4 年之后，Ponder 等成功地将这一方法应用至了血友病乙的动物模型[36][37]（Ponder，et al.，2002；Xu，et al.，2003）。在新生小鼠中，约 1×10^{10} 转导单位（transducing units，TU）/kg 的逆转录病毒被注入，此载体表达 FⅨ，具有肝特异的启动子 α1 - antitrypsin 抗胰蛋白酶启动子。在这一体系中表达出了治疗水平的 FⅨ，并在活性分析中达正常水平的 2.5%～6.7% ，抗原分析检测中显示出更高的水平，此表达至少持续了 1 年。在载体输入后，除了轻微的血小板减少外没有其他副作用发生，而血小板减少不经治疗即可自愈。Ponder 等进一步证实，在成年小鼠中，如果在输入逆转录病毒前事先输入肝细胞生长因子 HGF，以刺激肝细胞复制，则肝细胞被成功转导，但其基因表达蛋白的循环水平较相同剂量治疗的新生小鼠明显降低。这可能由于，新生小鼠肝细胞增殖速率明显高于 HGF 诱导的成年小鼠的肝增殖。对新生动物后人体的肝细胞增殖速率的了解仍需要更多的研究结果。同样需要研究 HGF 处理后的肝细胞增殖情况，以最终达到成功利用这种方法治疗成年或新生血友病患者的目的。

6.3.3.1.2 逆转录病毒与血友病甲的基因治疗 FⅧ基因长 186 kb ，这对于逆转录病毒而言太大。但是，长 4.6 kb 的 BDD - FⅧ易于被包装入一种原癌（onco - retroviral）逆转录病毒中。与其他的相同大小的转基因载体相比，第一代的原癌逆转录 FⅧ载体的滴度很低，FⅧ的表达水平也很低。这可能是由于 FⅧ cDNA 中抑制性序列的存在干扰了转录过程的启动和延伸[38]（Lynch，et al.，1993）。研究结果显示在 FⅧ cDNA 上游加入一种内含子可以增加病毒滴度至正常水平。研究者们将原癌逆转录载体转入原代细胞中可以获得循环中可检测的或治疗量的 FⅧ水平。但其结果因植入位置，靶细胞类型，载体设计的不同而各有所异。

第一个利用（ex vivo）回体基因治疗技术成功表达 hFⅧ（最高至 100 ng/ml）已被报道。将被载体转导的纤维母细胞定位于胶原包被的人造纤维上，然后将这些抑制物移植至免疫缺陷的小鼠腹腔内[39]（Dwarki，et al.，1995)。但其所致的表达是暂时的，这可能是由于在新器官中这些生物工程改造过的细胞存活率比较有限，或者是由于转录的失活造成的。

6.3.3.1.3　临床　逆转录病毒的短期安全性在一项重型血友病甲的临床试验中得以证实。这些病人被静脉输入最高达 8.8×10^8 TU/kg 的逆转录病毒载体[40]（Powell. et al.，2003)。这一试验中并未使用诱导肝细胞复制的方法，比如部分肝切除或 HGF 的输入。所以肝细胞被转入病毒载体的可能性是几乎不存在的。但是其他一些正在分裂的细胞是可能被转入的。Ponder 等总结了这一策略临床应用的主要障碍。逆转录病毒对新生肝脏的转导具有引起插入突变的风险性。为了解决这一问题，首先要做的是，查明其在新生或 HGF 刺激肝细胞中的整合位点。几乎所有关于逆转录病毒整合位点的研究都是在造血细胞中进行的[41,42]（Mitchell，et al.，2004；Schroder，et al.，2002)。避免或减少插入突变风险性的研究在这几年得到了充分的重视。可能的解决方式包括：利用一些物质避免供体基因的启动子影响邻座基因或被邻座基因影响；在转基因中加入一种“自杀”基因，使被转细胞易于被抗生素杀灭；新的整合载体的发展，这种载体在哺乳细胞基因组中只有有限的整合位点。

6.3.3.2　慢病毒

6.3.3.2.1　慢病毒的特性　慢病毒载体来源于慢病毒，慢病毒较原癌-逆转录病毒具有更复杂的基因组和生命周期。慢病毒结合了逆转录病毒在分裂及非分裂细胞中均能被转导的优势以及慢病毒整合前复合物能定位于靶位细胞核的特性，这减少了诱导肝细胞增殖的需要。慢病毒的原型是人类免疫缺陷病毒 1（HIV－1)。尽管多数载体是来源于 HIV－1，仍有其他一些载体来源于 HIV－2，猿免疫缺陷病毒（SIV)，猫免疫缺陷病毒（FIV)，马传染性贫血病毒（EIAV)，及牛免疫缺陷病毒（BIV)。

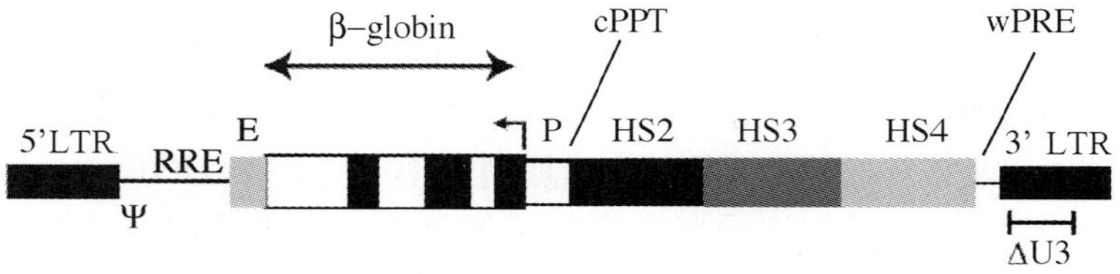

图 6－5　HIV 载体图示。

该示例载体编码的是反向定向的β-球蛋白（双向箭头区域)，因此内含子（图中显示为白框）将被保留在转染细胞内。载体两端显示为两侧 LTR，其中 ΔU3 为自身失活的病毒载体的删除序列，RRE 为 Rev 应答元件，cPPT 为中心多嘌呤区，WPRE 为土拨鼠肝炎病毒转录后调控子，HS2－4 为 DNA 酶 I 高敏感部位，P 及 E 分别为β-球蛋白转录的启动子及增强子。为包装慢病毒载体，该质粒需与病毒携带有反式功能质粒如 Gag、Pol、Env、Tat 和 Rev 一起转染细胞。

为了达到最大限度的安全性，发展了最新一代的慢病毒载体。这些载体不含有任何慢病毒基因。更进一步的发展是自身失活的病毒载体，这类载体删除了在载体进入宿主细胞基因组的整合过程中被复制至 5′-LTR 端的 U3 区 3′-LTR 的主要部分，从而阻止载体被野生型 HIV 活化过程。由于这种 3′-LTR 区内的缺失致使其功能上的失活，所以必须设计内在的启动子以引导转基因的表达。另外一些载体设计上的改进包括引入 POL 基因中中心多嘌呤区（cPPT）序列从而促进慢病毒整合前复合物进入细胞核，引入土拨鼠肝炎病毒转录后调控子（Woodchuck hepatitis virus posttranscriptional regulatory element，WPRE）以增加转基因的表达，这些使慢病毒载体成为血友病基因治疗的优良载体。

6.3.3.2.2 临床前 慢病毒既能被转导入正在分裂的细胞又能被转导入未分裂的细胞，因此不需要实施肝部分切除术。将编码 hFⅧΔB 的慢病毒载体输入 5 周龄的血友病甲小鼠中，可获得治疗水平的 FⅧ表达（最高达 75%）。同样，在血友病乙新生小鼠动物模型中亦能获得稳定的 FⅨ治疗水平表达（9%～16%）。将 HIV-1 pol 基因（尤其是中心的多嘌呤管或 cPPT 结构）基因的顺式作用序列并入慢病毒载体，可促进基因的转导。这可能通过慢病毒整合前复合物在细胞核内的转运来完成的，因而促进了 FIX 的表达。慢病毒载体能有效的转导 APCs，这使得产生抗转基因产物的中和性抗体的危险性增高。可以应用肝特异的启动子来减少这一风险。通过大动物模型的研究和进一步改造载体设计，使慢病毒载体应用于血友病基因治疗。

6.3.3.3 原癌-逆转录病毒及慢病毒的安全性 大量的小鼠和非人类灵长动物的临床前研究显示，没有被具复制能力物质污染的原癌-逆转录病毒及慢病毒，与各种恶性转变事件并无关联。尽管最新一代的原癌-逆转录病毒及慢病毒有极好的安全性记录且不会导致急性或慢性的毒性作用，但是对插入引起的肿瘤形成的风险度的关注还是持续存在的。

第一例证实基因治疗可以纠正致命性疾病的例子是利用原癌-逆转录病毒转导患一种罕见的免疫缺陷疾病儿童（SCID-X1）的骨髓干细胞/祖细胞。这种疾病由于编码一种各类细胞因子受体的共有链（γc）的基因缺陷所致，没有这条 γc 链，则不能产生成熟的 T 细胞、B 细胞及自然杀伤细胞。在参与这项试验的 11 名儿童中的 9 名，其免疫缺陷在基因治疗后得以纠正。但是另外的 2 名出现了类白血病的情况，即异常的 T 细胞增殖。研究者们相信，LMO-2 转录共激活蛋白的插入性激活是这两名儿童 T 细胞增殖失控的原因。染色体移位至 LMO-2 位点导致了 LMO-2 蛋白的异常表达，在小鼠胸腺细胞，LMO-2 的被迫表达导致 T 细胞白血病的试验结果表明 LMO-2 的异常表达在肿瘤形成中起了重要作用。因此，在这一位点的插入性突变形成可能是这些病人淋巴细胞增殖异常的原因。

尽管 SCID-X1 基因治疗试验的证据表明，整合性载体在某些特殊环境下可能导致插入性原癌基因形成，但这仍然是很少发生的事件。因为这一事件的发生需要很多因素参与，而且只能发生于对快速增殖的细胞存在极大的选择性压力情况下。比如在 SCID-X1 的试验设置上，整个淋巴造血系统的构建必须来源于有限数量的造血干/祖细胞。这意味着，经生物工程处理的细胞必须快速增殖才能获得完全有功能的淋巴造血系统。更进一步的是，由于 γc 的过度表达，使被生物工程处理的细胞具有选择性的生长优势。这样，那些快速生长的细胞更易于被选择出，包括那些过度增殖的细胞，如白血病前细胞或白血病细胞。

但是 FⅧ或 FⅨ并不影响细胞增殖，因而并不会带来选择性的生长优势。而且，血友病的基因治疗与 SCID-X1 的基因治疗是完全不同的，因为血友病表型的纠正并不严格依赖于生物工程细胞的选择性增殖。此外治疗量的 FⅧ或 FⅨ水平可以由非增殖靶细胞的转导而得来，比如肝细胞，这减少了肿瘤的形成可能性。尽管FⅧ或FⅨ的原癌-逆转录或慢病毒的转导极少引起插入性原癌基因的形成，但这一可能并不能完全排除，尤其在那些靶细胞需扩增的情况下，例如回体基因治疗。这种扩增可能导致对快速分裂细胞的无随机性选择，而这些快速分裂的细胞可能是来源于生长调控基因的插入性激活。不过，慢病毒产生原癌基因的可能性较原癌-逆转录病毒载体是减少的，因为慢病毒载体与原癌-逆转录病毒载体相比，其整合位点较邻位基因启动子的位点更远。这一类整合病毒的安全性可以通过改善载体例如运用与绝缘序列相联的自体失活的载体来实现。

6.3.3.4　逆转录病毒及慢病毒基因治疗血友病的前景及存在问题

由于逆转录病毒和慢病毒能稳定整合入宿主细胞基因组而并不表达病毒基因，使得它们成为血友病基因治疗的良好载体。利用回体基因治疗技术，在血友病犬和鼠中可获得治疗量水平的FⅧ或FⅨ表达。

但是，其表达量或太低或持续时间太短。造成这一现象的原因包括转录抑制，移植的低效性或暂时性，或这些机制的结合。有一些独立的试验研究进一步证实，在FⅧ cDNA内的序列可能导致了转录抑制和体内的短期表达。不过，这些缺陷可以通过在病毒载体中并入强的细胞启动子而得以克服。而且，某些细胞具有更好的移植特性，比如血管内皮细胞及MAPCs。直接的全身性导入逆转录病毒及慢病毒载体在试验动物中可获得高水平的FⅧ及FⅨ表达。尽管逆转录病毒的体内基因治疗只限于新生或幼年动物中，但在人为应用生长因子或部分肝切除致肝细胞增殖后，仍可应用慢病毒载体治疗成年动物。在成年鼠中，可观察到FⅧ和FⅨ的长期表达。但慢病毒载体目前尚未被应用于犬或灵长类动物等大动物模型，因此在临床实验前仍需要大量的大动物研究结果。

抗转基因产物的抗体产生及可能诱发的细胞免疫清除了被转导的靶细胞是逆转录病毒或慢病毒载体基因治疗血友病研究中的另一问题，这种免疫反应导致了基因导入后凝血因子的短暂表达。通过应用肝特异的启动子使凝血因子局限于肝脏表达，可能减少产生中和性抗体的风险，这仍需要更广泛的临床前试验来证实逆转录病毒及慢病毒载体治疗血友病的安全性及减少抑制性抗体形成。

6.3.3.5 回体基因治疗技术

通过转导入一种编码BDD－FⅧ和绿色荧光蛋白的双顺反子（bicistronic）慢病毒载体，可以制造出稳定分泌FⅧ的造血干细胞。FⅧ在红细胞系和巨核细胞系中可有效表达，但B和T淋巴细胞只能表达低水平的FⅧ[43]（Tonn T. et al.，2002）。用一种改进的HIV来源的慢病毒载体，在体外的去成熟细胞组分（lineage－negative）细胞和人脐带血成熟细胞组分（lineage－positive）细胞中，均能检测到FⅧ表达。这种载体使用了鸡β-肌动蛋白启动子/巨细胞病毒增强子及大的合成内含子（比如CAG启动子）[44]（Kootstra NA，et al.，2003）。经这样的造血干细胞（HSCs）移植的FⅧ缺陷小鼠在2个月内，aPTT水平有了轻微改善，但是最终仍然降至了治疗前水平，这与抗FⅧ的抑制性抗体的产生同时发生。重复培养的外周血单核细胞（PBMCs）也可以分泌FⅧ的现象进一步提示，慢病毒结构在被转细胞中保持了转录活性，但是在4个月后，被转的肝细胞被动物的免疫反应完全清除。

对慢病毒转导的HSCs移植物缺乏免疫耐受的结果与Evans和Morgan先前的结果相反[45]（Evans GL，et al.，1998），他们的报道显示在逆转录FⅧ载体转导造血干/祖细胞移植入小鼠体内后，小鼠能够产生免疫耐受。可能慢病毒转导导致的高水平 FⅧ表达诱发了免疫反应，同时引起了 APC 的 FⅧ表达。另一项研究显示，慢病毒转导的 CD34＋移植物异体移植至非肥胖糖尿病（NOD）/SCID 鼠中，并未引起循环中 FⅧ的表达。但是从这些鼠骨髓中分离的 NOD/SCID（SRC）-来源人体单核细胞，在经回体治疗后且能分泌功能性重组 FⅧ。另外，SRC-来源人体淋巴细胞不能分泌 FⅧ的现象提示，FⅧ产物仅限于特殊的造血干细胞，尤其是在髓系细胞中[46]（Tiede A，et al.，2003）。

6.3.4 利用非病毒载体的血友病基因治疗

FⅧ和 FⅨ表达的低效性和暂时性限制了非病毒载体在基因治疗中的应用，但是最近，利用优化的 FⅨ表达结构通过水动力转染，可获得长期的治疗量的 FⅨ表达（10%～40%）。水动力转染的方法使大体积溶液中的质粒被迅速注入体内。并且，基于转座酶（transposase）或重组酶介导的整合性非病毒系统已经被成功应用，这一方法可达到稳定的治疗量 FⅨ表达，但是，由于蛋白表达引起的潜在的免疫和细胞改变仍然需要被进一步阐明。更进一步的是在进行体内基因治疗前，需要发展出可行的有效的非病毒转染方法。其中很有希望的是靶向定位颗粒的应用，这种颗粒具有特异性携带治疗基因进入人体肝细胞的能力。

非病毒方法应用于回体转染技术中。例如，由血中获得的人体内皮细胞能够通过非病毒的方法被转入 hFⅧΔB 表达质粒和特殊的标志基因，在选择性培养介质中可选择出稳定表达的细胞，然后将这些细胞注射入免疫缺陷的小鼠中。在小鼠中可获得治疗量甚至是超生理量的 FⅧ 表达水平（600%），这些被转染的细胞只聚集于骨髓核脾脏[47]（Lin Y，et al.，2002）。但是，这些被移植入的细胞在体内似乎可以增殖，这又引发了新的对安全性的关注。

6.3.4.1 裸 DNA 及质粒 DNA 最简单的引入

DNA 的方法是直接注射入质粒 DNA。而且，无任何携带分子的裸 DNA 的应用也是目前可行的最安全的基因治疗方法。但是，非病毒载体面临的特殊挑战主要是，血清中存在的核酸酶对 DNA 的快速降解，及网状内皮系统对 DNA 的清除。已经有研究显示，通过短暂的限制肝脏血流可提高对肝脏的基因转导，短暂限制肝血流可通过腔静脉，肝动脉系统或是门静脉系统。

FⅨ和 FⅧ自然情况下是产生于肝细胞的，而且不是每种细胞都能实现产生功能凝血因子所需的一系列翻译后修饰。并且，FⅧ需要与 von Willebrand Factor（vWF）结合以保持其稳定性。在肝细胞内表达这些凝血因子可最大程度的减少由于长期异位表达带来的副作用，比如局部的血栓形成。因此，肝脏使血友病基因治疗的理想靶器官。

另一方面，肝脏也许并不总是血友病基因治疗的理想靶器官，尤其是在那些已感染了乙型或丙型肝炎病毒的血友病人中。在血友病人群中肝炎的普遍存在使治疗复杂化，可能会影响以肝脏为靶器官的基因治疗的有效性。因此，在肝以外的器官表达凝血因子也是一种值得考虑的方法。裸 DNA 传递至肌细胞可能是有一种希望的策略。因为肌肉组织有较大的体积及重量，它在人体的总重量中占到 40%，是转导基因的理想途径。除此之外，肌肉细胞能够产生生物活性的 FⅨ。最近，研究者们发展了一些增高裸质粒 DNA 至肌肉细胞转入效率的方法，例如高压水动力注射，超声法和电转法。某些方法已用于血友病，且获得了较好的效果。但是，对于这种异位的凝血因子产生的后果，仍需要大量的试验以说明。

高压水动力注射是通过尾静脉快速静脉内注入大体积DNA溶液的方法。这一技术可达到极有效的基因转导效果。在5秒钟内注入大剂量溶液（每只小鼠大于1ml）可导致DNA的高水平摄取，尤其是在肝脏中。通常10%～15%的鼠肝细胞能被转导，有报道甚至超过40%[48](Herweijer H, et al., 2001)。在基因转导24小时后，超生理量的具治疗效果的凝血因子可以产生，如55 μg/ml的FⅨ及1.6 μg/ml的FⅧ。这一方法是目前可行的最有效的非病毒载体转导系统，而且在长达1年的时间内，凝血因子得以长期表达。但是除了在肝脏，在其他气管内也有转基因的低量表达，比如心脏，脾脏及肾脏。这种方法很有希望应用于血友病的临床治疗。

电转法是应用短的、可控制的电脉冲促进外源物质如DNA等渗入细胞。在肌肉细胞经过肌肉内注射FⅨ质粒后，通过电脉冲促进肌肉细胞对基因的摄取，在鼠血浆中可获得可监测水平的FⅨ（hFⅨ）。有报道证实，运用电转法将质粒注入鼠骨骼肌细胞，可获得长期较高水平的人FⅨ表达。这种肌肉内的电转技术较简单的肌肉内质粒注射，可以增加报告基因的分泌30～150倍。hFⅨ血浆中的水平最高达220 ng/ml，这种浓度在血友病人中是具治疗效果的[49]（Bettan M 2002）。而且，在免疫缺陷鼠中，hFⅨ的分泌保持了稳定并长达2个月。这一发现提示，非肝靶向的非病毒基因治疗策略对血友病同样有效。

6.3.4.2 DNA复合物

裸质粒DNA作为基因传递工具还是有一定的局限性。这包括DNA在细胞外环境的不稳定性，进入细胞的低效性，易成为细胞内降解途径靶物质的特性，及不能有效进入细胞核等。因此，几种阳离子复合物被用于提高基因的传递效率。这些系统提高传递效率的机制尚不完全明了，但靶细胞的特性是非常重要的。

已有报道，将脂质体与FⅨ质粒相联，这种脂质体复合物通过静脉注射入小鼠体内，可在肝脏、脾脏中检测到hFⅨ的表达，同时在肺、心脏和肾脏中也有极小量的表达。但是循环中的hFⅨ水平只是少量的（190～650 pg/ml），质粒作为一种游离体在小鼠肝脏中存在了7天。

利用可生物降解的二聚体DNA也可以提高基因的传递效果。某些二具体具有较低的毒性和较高的生物相容性。近些年来，壳聚糖作为一种多阳离子基因携带物显示出有效的DNA结合性，而且可以部分防止核酸酶对DNA的降解。壳聚糖颗粒的口服导入是一种非侵入性的、新型的基因传递方法，被摄取的DNA在肠道进入上皮细胞，转基因在此表达。经口服导入hFⅨ的壳聚糖颗粒的小鼠，循环中被检测到了治疗水平的hFⅨ。这一结果显示，DNA导入的口服途径是切实可行的。

具有保护性，相互作用及非凝固的传递系统（PINC）是基于一种聚谷氨酸盐的非离子二聚体。PINC提高转基因表达的部分原因可能是增加了质粒在骨骼肌的滞留。肌肉内注射复合性hFⅨ DNA，然后应用电转法，在血友病乙小鼠及犬模型中可获得35 ng/ml的hFⅨ表达。

聚赖氨酸和其衍生物是在基因治疗中应用最广的多肽工具。它与细胞膜失稳定剂联合使用可以增加转染效率。这些细胞膜失稳定剂包括失活的病毒颗粒，病毒融合肽及受体配体等。当溶于半乳糖化聚赖氨酸（galactosylated poly-l-lysine）的hFⅨ质粒DNA被注射入成年鼠近尾部的腔静脉时，被结合的DNA被特异性地定位于肝脏，在其他组织中没有检测

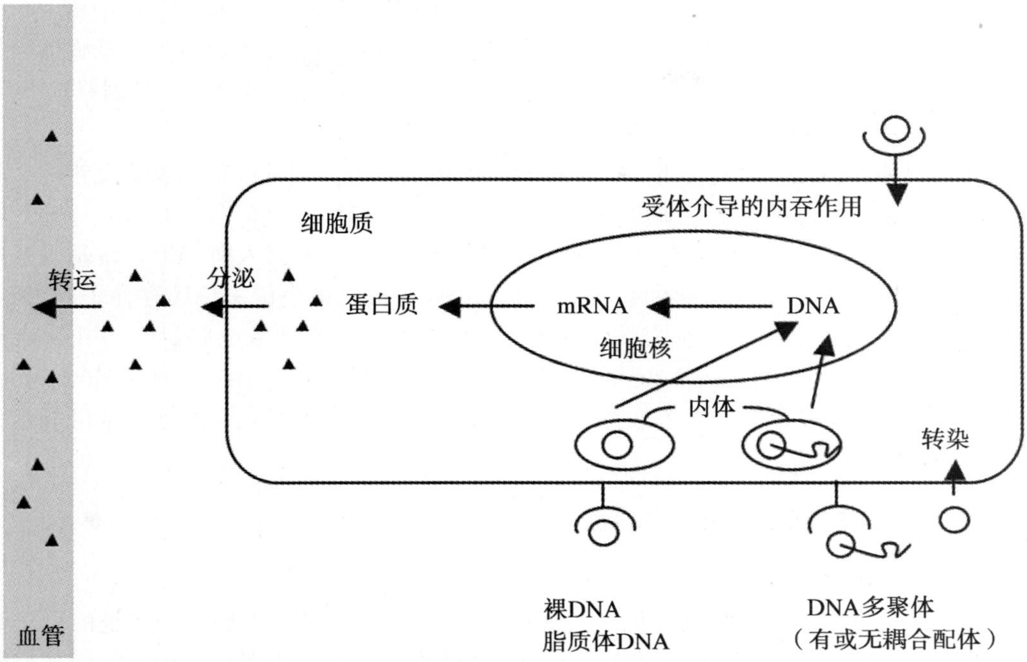

图 6-6 非病毒 DNA 载体进入靶细胞及其编码基因转录和蛋白质合成

到这种外源性的 DNA。FⅨ质粒作为一种游离体以非整合形式存在于小鼠肝细胞中，一直持续至治疗后 32 天。在治疗后 140 天，仍存在基因有效传递的证据，这包括 hFⅨ DNA、mRNA 及有功能的蛋白。

病毒载体比质粒更能有效进入细胞核，这是因为它们有特殊的病毒蛋白与细胞核受体作用。因此，许多由病毒蛋白衍生来的多肽被用于促进质粒的传递。最近报道了一种新方法，利用病毒融合肽靶向定位基因至肝细胞。HBV 是一种肝脏特异的人体致病原。在酵母中产生重组 HBV 包裹蛋白形成病毒空壳颗粒的产物，已被用于人类抵抗病毒性疾病的免疫预防。Yamada 等利用空的 HBV L-颗粒及 hFⅨ质粒 DNA，用电转的方法转入体内，在已植入人体肝肿瘤细胞的免疫缺陷小鼠中表达 hFⅨ。其血浆 hFⅨ水平达到 3.5% 的生理剂量，这一剂量已足以使中型血友病转为中型血友病，但仍然需要免疫反应方面的研究，以判断这一方法对血友病的可行性。

6.3.4.3 非病毒回体基因治疗策略

回体基因治疗策略是，将经过基因修饰表达治疗产物的细胞移植入体内的方法。对于细胞的正确选择是转基因持续表达的关键所在。由于纤维母细胞和肌原细胞等间质细胞易获取且在体外培养中易于扩增，因此是较常用的细胞类型。目前自体同源重组纤维母细胞已被用于临床试验，在 SCID 小鼠中的研究证实，利用重组纤维母细胞传递 hFⅨ的方法是可行的。Wang 等[50]（Wang JM，et al.，1997）发现，将经非病毒载体转染的纤维母细胞重复肌肉内注射，hFIX 的表达可达 4%～5%的生理水平，这一水平可改善重型血友病的临床症状，更为重要的是这一治疗效应至少持续了 10 个月。

Lin 等[47]（Lin Y，et al.，2002）报道了将 FVIII 质粒转染的人血管上皮细胞（human blood outgrowth endothelial cells，BOEC）直接注入免疫缺陷鼠体内，被治疗动物体内循环 FⅧ水平最高达 581 ng/ml 且持续了至少 156 天。研究者们认为，可以将经基因修饰 BOECs 的自体移植作为血友病甲基因治疗的可行策略。

然而，自体移植是非常费力的。异体细胞可能更加适宜，但其经常诱发免疫排斥，其可能的解决方法是对细胞的包装。1996 年 Hortelano 等[51]（Hortelano G，et al.，1996）将分泌 FⅨ的异基因肌原细胞包装入藻酸盐的微囊中，使其适于被移植入宿主中。转基因是可以透过微囊的，但宿主的免疫介质不能透过微囊。hFⅨ在被移植小鼠中持续存在了 14 天，随后检测到了抗 hFⅨ的抗体。在血友病乙鼠中有相同的发现。在免疫缺陷鼠中，hFⅨ水平持续了至少 11 周，其高峰值为 600 ng/ml，部分凝血活酶时间（activated partial thromboplastin time，aPTT）得以降低。如果细胞被证实是安全的且适合于病人，回体技术可能是另一种可行的治疗措施。

6.3.5 其他的血友病基因治疗替代策略

6.3.5.1 RNA 修复

6.3.5.1.1 RNA 修复的发生机制　通过 DNA 重组修复 DNA 突变是传统的分子修复策略。但是 DNA 修复水平较低，且常需要重新筛选正确细胞的步骤。一种新的纠正遗传性疾病的方法是，在前信使 RNA 水平，应用剪接体介导的 RNA 反式剪接（spliceosome - mediated RNA trans - splicing）。尽管在 RNA 水平的修复水平不高，但不需要对细胞的再选择，因此可在体内修复基因缺陷。反式剪接较传统的基因治疗方式有明显的优势，可以应用于血友病甲的体内治疗。

基因的转录产生了信使 RNA 的前体（pre - mRNAs），它包含了外显子和内含子。内含子从 pre - mRNA 中被移除，其相邻的外显子连接在一起形成成熟的 meRNA。这一过程如发生于一个 pre - mRNA 内则被称为 pre - mRNA 顺式剪接，这一反应被一种酶复合物-剪接体催化。pre - mRNA 中被剪接体识别的外显子-内含子的边界被定义为四种保守顺式剪接元件，包括① 5′剪接位点，② 3′ 剪接位点，③ 移位点及④ 多嘧啶区。5′ 剪接位点的 U2 内含子序列为 AG | GURAGU（| 示外显子-内含子连接点），内含子 3′ 端包含移位点，其在哺乳动物中极不保守，其序列为 YNYURAC（A 是移位点），其多嘧啶区在哺乳动物中是高度保守的，3′ 剪接点均含有 YAG | G。

6.3.5.1.2 RNA 反式剪接（trans - splicing）　自然发生的 RNA 剪接的另一种不太被人知晓的形式是反式剪接，它发生于两个独立的转录 RNA 前体间，形成复合 mRNA。在不同的物种中存在不同的反式剪接方式，但在哺乳动物中，反式剪接较顺式剪接发生的较少。但在最近的计算机分析结果中显示某些公共数据库中的序列可能是反式剪接的产物，这提示将来可能发现更多的这样的例子。

哺乳细胞执行 RNA 反式剪接的能力是在 1992 年被第一次发现的，利用这种方式有可能在 RNA 水平改变基因表达而达到治疗干预的目的。

一种方法是可以利用生物工程分子，即称为剪接体介导的 RNA 反式剪接（SMaRT），它能够在哺乳细胞中加工 RNA。SMaRT 利用一种称为反式剪接前分子的特殊物质（pre -

trans-splicing molecules，PTMs）在细胞核内结合特殊的mRNA前体pre-mRNAs，在靶向RNA和间引发由剪接体诱导的反式剪接反应。PTMs原型包括三个区 ①与靶向内含子互补的结合区，使PTM与靶位的特殊部位结合。②一个剪接区，包括与顺式剪接前体相等的剪接元件（cis-splicing precursors）。③ 一个编码区，包括反式剪接至靶位的一个或多个外显子。结合区和顺式剪接元件并不留在最终的修饰RNA产物中。剪接区被设计成最大限度发挥反式剪接活性的结构，因而通常含有一个移位点序列（branchpoint sequence，BP）（UACUAAC），及一个长的多嘧啶序列（polypyrimidine tract，PPT）。典型的结合区大小为70～150碱基。其编码序列可以是一个或多个外显子，一个完整的编码序列或者是基因组片段。SMaRT反应导致从靶向pre-mRNA的RNA序列的同时引入和移除。对于所有形式的SMaRT修复，每种PTM只需要带入转基因有缺陷的部位，这与传统的基因替换中需替换整个基因有所不同。对于PTM类型的选择可以根据靶 RNA水平，变换所需要的水平，需要修饰的靶向区域等来决定。

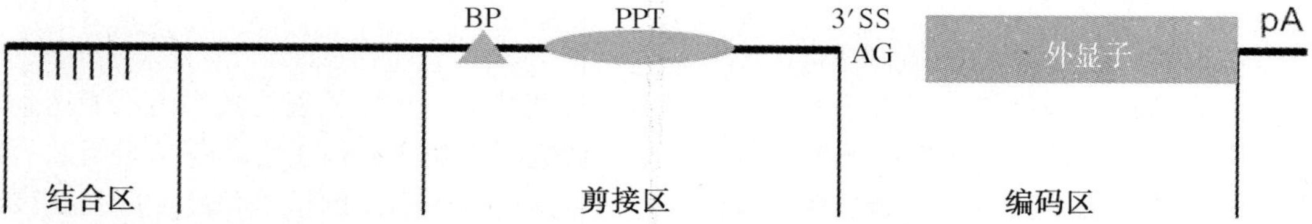

图，反式剪接分子的 结构

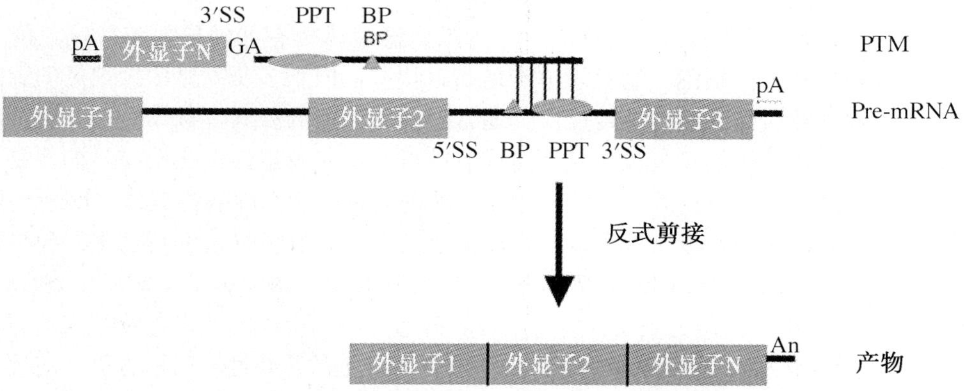

图 6-7 剪接体介导的RNA反式剪接（SMaRT）的作用机理

6.3.5.1.3 RNA剪接用于治疗血友病 SMaRT与传统的基因治疗相比有几种优势：① 由于只是基因的一个片段被应用，使得转基因的大小被缩小，这是其利于治疗大基因的疾病，比如FⅧ基因。② 被修复基因的内在调节。因为被修复的转录产物应该具有与内源物质相同的时间和空间的表达模式。③ 能够产生正常长度的mRNA。④ 调控序列具有更宽的选择范围。⑤ 消除了转基因的异位表达的可能性，因为RNA修复是依赖于靶细胞的存在。

SMaRT作为一种RNA修复的技术被应用于各种模型，包括体外，回体及体内。在组织培养细胞中，SMaRT的RNA修复水平远远超出预想的水平。在第一个体内试验中，

SMaRT 用于血友病甲鼠中，这种鼠的 FⅧ基因外显子 16 中插入了抗新霉素基因（F8 E16 knockout mice），由于缺少 FⅧ轻链，FⅧ蛋白不能在这些动物中被检测到。在此研究中，一种 PTM 被设计来反式剪接至内源 FⅧ pre-mRNA 的外显子 15 上，这正好处于被破坏的外显子 16 的上游，正好替代了外显子 16～26 的编码区。这一研究显示，被修复的 FⅧmRNA 存在于 PTM 处理的鼠的肝中，同时循环中有 FⅧ蛋白存在，在 8 周的时间内，FⅧ活性最高达到了正常水平的 25%。最终，接受 PTM 修复的 F8 E16 鼠在断尾试验中能存活下来[52]（Chao H，et al.，2002）。

应用 SMaRT 的 RNA 治疗技术为基因治疗提供了一种全新的方法。通过进入在疾病细胞的细胞核中存在的突变 pre-mRNA 中，准确切除突变区，代之以正常编码序列 。与传统的基因替代治疗相比，这一方法具有很多优点。SMaRT 联合病毒载体可能为许多遗传性及获得性疾病提供新的治疗方法。

6.3.6 基因治疗中存在的免疫问题

6.3.6.1 免疫反应发生的机制

非病毒载体无疑是最简单直接的方法，但由于目前其基因转导及表达效率尚不能达到良好的治疗目的，因此现阶段针对血友病的基因治疗研究仍以病毒载体主为，包括重组腺病毒载体，腺相关病毒载体以及逆转录病毒载体。因而，这些载体引发的机体免疫反应是基因治疗过程中一个不可避免的障碍，免疫反应不但降低转导效率（体液免疫反应），而且细胞免疫反应会清除已转导的细胞。

6.3.6.1.1 针对腺病毒载体的免疫反应 尽管腺病毒载体具有如转导效率较高，能感染处于增殖状态和静息状态的细胞，制备简单产量高等特点，但众多研究显示大剂量的腺病毒载体会引起不同程度的机体天然性免疫反应，通常经静脉注射的腺病毒载体会被肝脏网状内皮细胞摄取，引发及机体天然免疫反应从而造成肝脏毒性反应及急性炎症反应，即使是只保留了腺病毒基因组两端 ITR 结构及包装信号序列的辅助病毒依赖性腺病毒载体（helper dependent adenovirus，gutless adenovirus 或 HD-Ad）仍会在应用后数小时内引发宿主的免疫反应[53-55]（Muruve DA，et al，2004；Chuah MK，et al.，2003；Brown BD，et al.，2003）。Stilwell 等[56]（Stilwell，et al. 2003）的研究表明针对野生型腺病毒、腺病毒载体及未包装基因的腺病毒载体壳的细胞反应是相似的，这提示腺病毒载体壳在其毒性上的重要性。另一方面，应用剂量对毒性反应也有明显影响，门静脉内注射 7.5×10^{12} particles/kg 体重的 E1 缺失腺病毒-5 载体，病毒蛋白壳激活巨噬细胞及树突状细胞而导致肝细胞及脾细胞的凋亡[57]（Schnell，et al.，2001），低于 7.5×10^{12} particles/kg 体重的载体剂量所引起的肝脏炎症反应是局限性的，这提示可以通过降低剂量来减轻或消除载体对机体的毒性。腺病毒载体同时也能由与 Kuffer 细胞的相互作用激活内皮细胞，而产生磷酸化 Akt/PKB 激酶、活化的内皮细胞一氧化氮合酶（eNOS）及硝基酪氨酸，腺病毒载体蛋白壳上的保守序列精氨酸-甘氨酸-天冬氨酸（RGD）在内皮细胞的激活过程中起到了很重要的作用。在肝硬化大鼠动物模型，大剂量应用腺病毒载体不但使 TNF-α、IL-6 表达上调，且使凝血时间明显延长，甚至导致肺出血。因此就血友病的基因治疗而言，还需发展更好的策略以减少甚至消除这种免疫反应对机体的损害。

6.3.6.1.2 针对重组腺相关病毒 rAAV 的免疫反应 目前绝大多数血友病治疗的临床

前研究和临床试验都是以 AAV2 为载体，与腺病毒载体不同的是，AAV 载体在体外不会引起上皮细胞表达细胞因子及趋化因子，但在 DBA/2 鼠动物模型种，静脉注射 AAVlacZ 能引起肝脏众多细胞因子及趋化因子的迅速表达，如 TNF－α、RANTES、IP－10、MIP－1β、MCP－1 及 MIP－2 等，并伴随暂时的 CD11b 阳性中性粒细胞在肝脏聚集，6 小时后这些细胞因子及趋化因子的 mRNA 水平恢复到注射前，另一方面在没有 Kupffer 细胞的情况下，这些反应也不复存在[58]（Zaiss，et al. 2002）。Kupffer 细胞的激活是许多病毒体内清除的关键步骤，同时 Kupffer 细胞也是重要的 APC，能表达 MHC II 类分子并提供针对 B 细胞的刺激以产生体液免疫反应。总体而言，AAV 不像腺病毒载体那样能有效地激发机体天然免疫反应，然而这种短暂的免疫反应有可能引起获得性免疫反应及产生中和抗体。了解机体对 AAV 的天然免疫反应有助于发展降低获得性体液免疫反应的策略。

正常人群感染非致病性的 AAV2 非常普遍，野生型病毒感染后，天然免疫的发生可能比较慢但不会使之消除，流行病学调查显示 35％～80％的人血中有抗野生型 AAV2 抗体。因此，体液免疫是 AAV 再感染的一个主要障碍。AAV 载体引起的针对载体蛋白壳的中和抗体在很大程度上制约了下一步以 AAV 为载体的基因治疗。在恒河猴模型中，除经鼻粘膜免疫，所有通过其它途径免疫的动物均出现了 AAV 中和抗体。应用重组 AAV2 表达人九因子（rAAV2－hFⅨ），经门静脉注射入鼠动物模型中，在那些没有经 AAV 免疫的动物中出现九因子的表达，而经免疫动物则没有表达[59]（Moskalenko，et al.，2000）。此外，在那些反复接受 AAV2 载体的动物体内可检测众多炎症因子，同时可发现细胞毒性损伤及高滴度 AAV2 中和抗体[60]（Peden et al.，2004）。

目前对 AAV 体液免疫反应的认识为 B 细胞通过与细胞膜结合作为 B 细胞受体的免疫球蛋白分子（BCR）识别病毒颗粒抗原决定簇，BCR 与抗原结合后被迅速内吞，从而使病毒多肽呈现在 MHC II 类分子上，同时 $CD4^+$ T 辅助细胞上的 T 细胞受体（TCR）识别结合于 MHC II 类分子上的病毒多肽，T 辅助细胞激活后除了分泌各种细胞因子外，同时还会表达能与 B 细胞表面 CD40 相互作用的 CD40 配体（CD40L）。激活后的 B 细胞可向两个方向分化，一是 B 细胞克隆扩增并分化为能分泌抗体的浆细胞，这类细胞的寿命很短；二是开始形成对抗体长期表达及记忆 B 细胞至关重要的生发中心（germinal center，GC）。激活的 T 细胞表达 CD40L 对 GC 的形成和维持是必须的，有研究显示，在 CD40L 基因缺陷老鼠或应用抗 CD40L 抗体，会使已形成的 GC 迅速消失，以激活的 T 细胞表面的 CD40L 刺激 B 细胞表面的 CD40 可避免 GC 内 B 细胞凋亡[61]（Mills et al.，2003）。抗体的产生甚至可以在抗原消失后持续较长时间，这可能是由于一些长寿命浆细胞（long lived plasma cell）在骨髓内持续存在及抗原在淋巴结内滤泡状树突细胞中长时间保留。总体而言，在没有 $CD4^+$ T 细胞的情况下，抗体的产生将受严重影响。另一方面 B 细胞分化为短寿命浆细胞（short lived plasma cell）是非 T 细胞依赖的，那些通过 BCR 就能激发非常强烈的或持续时间较长刺激的抗原，能减少对来自 T 细胞可溶性或细胞依附刺激的需求。但无论是来自淋巴细胞抑或是其他类型细胞如巨噬细胞，细胞因子在抗体产生过程中是必不可少的，$CD4^+$ T 细胞则是产生记忆细胞及常寿命浆细胞所必需的[62]（Welsh，et al.，2004）。

AAV 能诱导非 T 细胞依赖及 T 细胞依赖的 B 细胞免疫反应，在鼠及恒河猴的动物模型中，通过肌肉注射 AAV 载体引起的针对 AAV 蛋白壳的 B 细胞免疫反应是 T 细胞依赖的[63]

(Chirmule, et al., 2000)，有其他一些研究表明，在鼠动物模型中，给药途径会影响针对载体的B细胞反应途径。通过尾静脉注射，B细胞反应是T细胞依赖的，且能被抗CD4抗体抑制；通过脾将载体注射入门静脉系统引起的B细胞反应是部分非T细胞依赖。这些发现为多次用药避免T细胞反应提供了可行的方法。与T细胞依赖的B细胞反应相比非T细胞依赖的B细胞反应是短暂的[64] (Xiao, et al., 2000)。一些研究显示通过降低rAAV的使用剂量以预防针对AAV的体液免疫，但是由于只能到达很小的转染效率，因此小剂量使用载体并不实用。有意思的是，AAV引发天然免疫反应也是剂量依赖的，只有最大剂量的注射AAV-lacZ才会引起一过性的细胞因子表达上调及中性粒细胞浸润[58] (Zaiss, et al., 2002)。小剂量的情况下可能不会产生足够强的信号激活B细胞。

6.3.6.1.3 针对逆转录病毒及慢病毒载体的免疫反应 逆转录病毒载体和慢病毒载体引起的机体免疫反应非常轻微，目前的研究显示全身应用载体后几乎无急性毒副反应，尽管目的基因在宿主DNA内有效的整合是这些载体的优势所在，但是这也是其临床应用中最大的问题。在最近的一个对新生小鼠应用慢病毒载体转导FIX的研究了，研究者发现部分小鼠出现了肝脏肿瘤[65] (Themis M, et al., 2005)，因此目前逆转录病毒及慢病毒载体的临床安全性是其需首要解决的问题。

6.3.6.1.4 针对Ⅷ因子及Ⅸ因子抑制物产生的机制 血友病基因治疗中另一个非常重要的免疫问题是机体对FⅧ及FⅨ的抑制物，在目前临床替代治疗中，血友病患者可产生各种类型的抑制性抗体，将近20%～30%接受FⅧ蛋白治疗的血友病甲患者会产生抑制性抗体，在接受FⅨ治疗的血友病乙患者中有3%产生抑制性抗体，目前抑制物形成的病因学尚不明确。

近年来的研究显示，在接受替代治疗的血友病患者中，抑制物的形成与其遗传性病变密切相关。血友病甲和乙在突变频率上的区别与这两种基因的大小密切相关，编码Ⅷ因子的基因长186 kb，而编码Ⅸ因子的基因长38 kb。此外，将近三分之一的血友病患者有自发突变，这些突变在父母的DNA中没有被检测到。而且，大约40%血友病甲的基因突变来源于此基因3′末端的一种常见的倒置，这要归结于X染色体重复序列间的同源重组[66] (Lakich, et al., 1993)。在重型血友病甲中，由于其基因内3′末端的倒置，而导致此蛋白不能被分泌入循环。因此，Ⅷ因子基因是突变的更大目标。在血友病甲患者中，一些与基因产物缺失相关的突变如22内含子及1内含子倒置、大片段缺失、剪切位点突变及无义突变等所引起的临床表型通常是重型的，临床资料这部分患者更容易形成抑制物；而错义突变引起的抑制物形成，在重型和轻、中型患者中相当。对FⅨ的抑制反应少的原因是FⅨ基因较小，因而其突变的几率较少，没有发现在FⅧ基因中常见的那种倒置。目前研究结果显示，抑制物形成与遗传性病变的关系并不能完全预测抗体形成的倾向，也很难明确抑制物的滴度或是持续时间。

早期研究表明，FⅧ的A2区和C2区是抑制性抗体出现的主要部位，另外，在A3区的一个区域可能也具有抗原性[67] (Scandella D, et al., 1989)。目前，通过分子杂交技术可以精确定位血友病患者体内抑制物针对的Ⅷ因子表位（如表6-1所示）。通过比较患者的抑制性抗体与人和猪的FⅧ的反应，可以精确定位FⅧ的抗原决定部位。由于对人的FⅧ抑制性抗体并不与猪的FⅧ发生交叉反应，这使得对已产生抗人FⅧ抑制物的病人，可以用猪FⅧ

代替治疗。Lollar 等利用这一无交叉反应的特性，构建出一种人-猪的杂交分子来更精确的定位 FⅧ中的抗原表位（epitopes）[68]（Lollar P，et al.，1997）。这些研究鉴别出一种常见的抑制性表位，位于 A2 区的 484 至 508 残基。事实上，这一区域内的单个氨基酸突变即能减小单克隆抗体或病人血清的抑制性活性，同时并不影响 FⅧ的特异活性。这些发现也提示，生物工程制造抗原性较小的 FⅧ是切实可行的。

表 6-1　Ⅷ因子各结构域中主要的抑制物表位

抑制物针对八因子抗原表位主要的氨基酸残基序列	所在结构域	该表位相关功能
351-365	AR1	FX 结合位点（349-372）
484-508	A2	FⅨa 作用位点
1649-1689	AR3	vWF 结合位点
1778-1823	A3	FⅨa 作用位点（1811-1818）
2181-2243，2199-2200	C2	血小板及 vWF 结合位点
2248-2312，2251/2252	C2	血小板及 vWF 结合位点
2253-2270	C2	FⅨa 作用位点

在免疫反应方面，目前对血友病抑制物的形成的认识是Ⅷ因子抑制物的形成是 T 细胞依赖的[69,70]（Reding MT et al.，2000；Singer ST et al.，1996），在激活 T 细胞过程中，至少需要两个来自抗原递呈细胞（APC）的信号。一个是 T 细胞激活特异的，此过程由外源性的 FⅧ/FⅨ蛋白被分解成小片段多肽开始，与 MHC Ⅱ类分子结合，将抗原递呈至 APC 表面。T 淋巴细胞介 T 细胞受体（TCR）识别该 MHC Ⅱ类分子/多肽复合物，从而激活 T 细胞。第二个激活信号是非特异性的，其中最重要是通过 B7：CD28/细胞毒性 T 细胞相关抗原（CTLA4）复合物介导的。CD80（B7.1）及 CD86（B7.2）与 CD28 的结合促进了多种细胞因子的分泌，如 IL-1，IL-2，IL-4，IL-5 和 TNF 等，同时使 CD2，CD30，CD40L 和 CD28 等分子在 T 细胞表面的表达上调，这些分子与 B 细胞表面相应分子间的相互作用导致了 B 细胞的增殖并分化为能分泌特异性抗体的浆细胞[71,72]（Lechler R，et al.，1996；Lenschow DJ，et al.，1996）。相反的是，CTLA4 对 T 细胞的作用是负反馈抑制，其结果是使 T 细胞处于增殖性无反应状态及耐受来限制免疫反应。在基因治疗过程中，FⅧ和 FⅨ抑制物的形成及其机制还有待于进一步探讨。

血友病基因治疗的阳性临床前结果在 1998 年底被报道，关于抑制性抗体的形成观察结果尚需要更深的调查及研究。在 FⅧ和 FⅨ的自体同源基因治疗中，仍然出现了抑制性抗体。在 Verma 进行的研究中，两只 Auburn 犬（一只接受了慢病毒，另一只接受了 AAV，均转导至肝）均出现了针对基因传递的 FⅨ的抑制抗体；但是，这些犬并没有在被输入含 FⅨ蛋白的犬的血浆后产生抑制性抗体。这些犬的突变是一种缺失突变，可能预期抑制物形成。此外，Lillicrap 等进行的研究鉴别出了一种抗 FⅧ的抗体，这种抗体产生于四只接受 cBDD-FⅧ腺病毒载体的治疗的犬中，其中两只接受了高剂量，另外两只接受了低于 5 倍的低剂量载体治疗。高剂量中的一只被遗传性预测易于产生抗体，这只犬出现了高达 1000 Bethesda units（BU）的抑制性抗体，而后在 15 个月后降至 40BU。另外 3 只出现了暂时性抑制物，接受低剂量治疗的犬出现了 1～2 BU 的抑制物，且仅持续了 1～2 周。

这里应该指明的是，这些犬均出现了与病毒感染相关的肝脏炎症反应。相反的是，1999 年，High、Herzog 及 Samulski 等分析了 7 只接受 rAAV 传递 cFⅨ基因至骨骼肌的结果，发现只有一只犬在注射后 2～3 周的时间出现了暂时性的抑制物，这只犬在接受载体注入时出现了皮肤感染，这可能刺激了抑制物形成的免疫反应。除此之外，Snyder 等在接受 rAAV－FⅨ们静脉注射的血友病乙犬中，并未检测到抑制物的形成。

在凝血因子基因传递的过程中，抑制物形成的原因是什么一直是研究者们关心的问题。当然有宿主的因素，它决定了免疫反应的程度，这是某种基因缺陷的先天性质。在 High、Samulski 及 Kay 等研究中应用的来自 Chapel Hill 的血友病乙受体，具有错义突变，这一突变并不影响 FⅨ mRNA 的水平，但其并不能产生循环 FⅨ蛋白。相反，Verma 等应用的 Auburn 犬具有一种缺失突变，这一突变导致 FⅨ的低水平转录，因而不具有循环中可监测的 FⅨ蛋白。当大量的 mRNA 产生时，蛋白将会被翻译，即使其并不能被分泌入循环，但已足够使动物产生耐受。因此，免疫反应的区别有可能源于基因的缺陷，但是目前还不清楚引起狗血友病甲 FⅧ缺乏的基因缺陷是什么。所有产生抑制物的动物，其靶器官均是肝脏，其表达也在肝细胞。相反，所有经肌肉组织接受 rAAV 载体的大部分犬中，并不产生抑制性抗体。尽管肌肉可能是免疫反应的一种保护位点，但不支持这一理论的证据是，肌肉常常用于表达基因携带的抗原以诱发对不同蛋白的免疫反应。另外一种可能的解释是，抑制性抗体来源于针对病毒感染的炎性反应，这种炎性反应促进免疫系统将凝血因子识别为外源蛋白。这种共同刺激效应可能诱发了感染部位的局部宿主反应，这是病毒蛋白表达或细胞死亡的后果。用于 AAV 载体制备的氯化铯离心可能使病毒蛋白或污染物变性。在这种情况下，炎性反应可能激活了淋巴因子产物及增加 MHC Ⅰ 及 MHC Ⅱ 分子的表达以促进抗原表达。另外，重组腺病毒可能感染抗原呈递细胞，比如 B 细胞，巨噬细胞或树突状细胞，这使得抗原呈递更加有效。目前对 FⅧ的体液反应已经有较清晰的了解，进一步的研究将阐明在血友病基因治疗中出现的抑制性抗体是否与替代治疗中出现的抗体具有相同的反应表位，及 T 细胞表位在两种治疗中是否一致。

在慢病毒中，情况比较复杂。Kay 等发现，慢病毒在门静脉注射时能有效转导肝非实质组织，也能转导脾细胞。并且，慢病毒感染可致血浆中肝酶的短暂升高，这在 rAAV 中并未观测到。如果抗体的产生是来源于病毒制备，载体或特殊类细胞感染的话，这种问题应该可以被克服。抗体只产生于基因传递凝血因子，而不产生于蛋白传递凝血因子的原因可能是，细胞外抗原只能与 MHC Ⅱ反应被加工和呈递。而细胞内抗原，如那些细胞内合成的凝血因子需被 MHC Ⅰ分子加工和呈递。

6.3.6.2 抑制免疫反应的方法

6.3.6.2.1 针对腺病毒载体 尽管诸如环孢霉素、环磷酰胺、脱氧精胍菌素、FK506、CTLA4IG 或抗 CD4 单克隆抗体等药物可用于抑制体液及细胞免疫反应，但这些药物的临床应用同时也会产生相应的毒副作用，因此近年来的研究更集中于一些针对人类腺病毒血清型 5（HAd5）的特殊方法。

改变 HAd5 与细胞表面受体的相互作用，目前认为 HAd5 与细胞的结合需经腺病毒纤维突触与细胞表面的柯撒奇病毒腺病毒受体（CAR）、MHC I 类分子的 α2 结构域、硫酸肝素葡萄糖胺聚糖或唾液酸多糖之间的相互作用，此外 HAd5 五邻体基质能与玻璃体结合蛋白整合素相互作用而使细胞摄取病毒，特别是 αvβ3 及 αvβ5。这个过程是通过五邻体基质 RGD 基序实现的，而这个 RGD 基序也存在于许多已知能与整合素相互作用的黏附分子内。针对 HAd5 纤维节突区（fiber knob）和 CAR 的相互作用，应用突出特意性抗体可中和它们之间的结合，对其他非 CAR 受体，可将纤维节突区特异性抗体与特异的配体或受体特异性抗体结合，这样可使 HAd5 与特异的受体结合，这个方法可以使腺病毒靶向性地与多种受体结合，如叶酸酯、表皮生长因子、成纤维细胞生长因子、上皮细胞黏附分子、肿瘤相关糖蛋白- 67 及 CD40，这样修饰的 HAd5 可以被那些特定的细胞所摄取。HAd5 纤维节突区能诱导树突状细胞（DC）的激活和成熟，未成熟的 DC 与无纤维节突区的 HAd5 共同培养时，病毒诱导成熟的 DC 显著减少，因此，应用经整合细胞配体纤维的 HAd5 能使腺病毒载体更具靶向性且减少其免疫原性。另一方面，HAd5 纤维节突区与 CAR 的相互作用被认为使载体在肝脏内聚集的重要因素，而摄取载体后，肝细胞及 Kupffer 细胞内各类细胞因子及趋化分子的 mRNA 表达明显上调，从而加强了机体内的免疫反应，对此可以应用杂和体病毒壳（HAd35）或纤维假型（ Fiber - pseudotyped Ad）病毒载体来减少病毒壳的抗原性。值得注意的是，纤维的修饰只能降低机体内在免疫反应，但对适应性细胞及体液免疫反应没有影响。由于针对病毒壳的中和性抗体主要与腺病毒六邻体有关，故提示对六邻体的修饰可能规避针对载体的免疫反应。此外腺病毒载体的靶向性作用也可由融合细胞结构域 CAR 至多肽靶向的配体，已有相关报道将小片段多肽插入载体纤维、蛋白Ⅸ或以噬菌体 T4 鞭毛代替纤维，但通过这种方法插入的多肽大小有限。

腺病毒载体存在不同血清型，迄今为止已有超过 50 种不同类型的 HAd。由于针对腺病毒的体液中和反应是血清型特异的，因此克服这种免疫反应的另一个办法就是使用不同的血清型构建载体。B 亚群腺病毒如 HAd3、HAd11 及 HAd35 通过细胞膜表面的 CD46 作为附着分子，由于 HAd5 主要通过 CAR 介导入胞，因此这些类型的载体可用于 HAd5 不易感染的情况。此外，由于 HAd11 和 HAd35 的血清阳性率较低，适于体内应用，HAd35 是一类自我复制缺陷的载体，可有效转染人类细胞并规避已存在于机体内对腺病毒载体的免疫，同样也是自我复制缺陷的 HAd11 具有更广的组织趋向性[73]［Gao，et al.，2003］，这以在鼠及大型非人类的哺乳动物模型中得到证实。

应用辅助病毒依赖性腺病毒载体（HD - Ad），HD - Ad 载体仅保留了腺病毒基因组两端 ITR 结构及包装信号序列，从而消除了 E1/E3 删除的腺病毒载体引起的病毒残余基因表达的问题。早期的研究结果显示，HD - Ad 具有引起的细胞免疫反应较为局限、大容量及在动物模型中能长期表达等优势，但其引起的载体特异性免疫反应与 E1 删除的 HAd 类似。静脉注射 HD - Ad 后，能引起一些与第一代 HAd 类似的诸如 IP - 1、MIP - 2 及 TNFα 等炎症因子和细胞因子的早期表达，也能引起 CD11b 阳性中性粒细胞在肝组织内的聚集，但是不出现第一代 HAd 载体引发的第二阶段炎症反应，包括相关炎症基因表达上调及 CD3 阳性淋巴细胞在组织内的浸润[53]（Muruve et al.，2004）。全身应用 HD - Ad 引发的机体内免疫反应在大动物模型中呈剂量依赖，另一方面尽管序贯应用不同血清型的 HD - Ad 亦能在动物体内到达长期的目的基因表达，但不能防止或减轻针对载体壳的免疫反应[56]（Stilwell et al.，2003），这表明载体蛋白在诱导免疫反应中的重要性，而与包装的基因无关。由于HD-Ad载体包装的基因不能整合到细胞基因组内，目前有学者利用杂和病毒载体，如HD-Ad与AAV。或应用两性的HD-Ad-Epstein-Barr（HDAd-EBV）病毒杂和系统以在哺乳动物细胞内达到稳定的基因表达，这个系统内包括一个cre重组酶表达HD-Ad、一个携带有EBV游离基因的HD-Ad及两端有loxP位点的目的基因。

有研究使用聚乙二醇（PWG）、甲基丙烯酸羟基丙基酯（HPMA）及将载体微囊包裹（Microencapsulation）可减少抗体对HAd5的中和作用，同时由于超过70%藻酸盐中心体的大小在5～10 μm，因此绝大多数藻酸盐中心体能被巨噬细胞及树突状细胞吞噬，这使得针对巨噬细胞及树突状细胞的基因转导变为可能，但仍需对藻酸盐中心体对巨噬细胞及树突状细胞免疫调节进行深入探讨，另一方面此类经微囊包裹的HAd5，其基因表达较水平较非包裹载体低50%～70%，这可能是和HAd5从包裹体上释放缓慢有关。

应用非人类腺病毒载体也是减轻机体免疫反应的有效方法，由于腺病毒是种属特异性的，因此应用非人类腺病毒载体可逃避人类免疫系统的反应。目前已有牛腺病毒3型（BAd3），狗腺病毒2型，羊腺病毒，猩猩腺病毒及猪腺病毒3型（PAd3）被用于构建新的腺病毒载体，在体外细胞感染实验种，这些载体能实现目的基因的表达。由于HAd5、BAd3及PAd3的中和抗体没有交叉反应，可籍此避免种属特异的中和反应，序贯应用不同种属的腺病毒载体为避免机体中和反应提供了一个可行的策略。

6.3.6.2.2 针对重组腺相关病毒rAAV载体 克服针对AAV蛋白壳体液免疫的策略，首先可改变AAV蛋白壳，AAV蛋白壳的修饰最初是用在一些对AAV2不敏感的特殊细胞类型上的，但改变蛋白壳结构有可能改变其免疫功能而克服已经存在的机体免疫反应。抗AAV2抗体的特征[74]（Wistuba，et al.，1997）及所针对的蛋白壳结构域已经明确[59，75]（Moskalenko，et al. 2000，Wobus，et al. 2000）。有学者通过修改这些抗原决定簇来降低AAV颗粒的抗原性，这项研究中的6种在AAV蛋白壳表面暴露环形区域内插入不同多肽的突变体中，有2个突变体与野生型AAV相比和抗体的亲和性降低了70%，值得一提的是其中一个突变体在有中和血清存在的情况下也能有效地转导细胞[76]（Huttner，et al.，2003)。另一个研究比较了在鼠脑内应用AAV包装不同目的基因，其结果显示AAV包装的基因序列对AAV颗粒表面有重要影响，宿主免疫反应程度与包装基因相关，包括未包装的AAV，在一定程度上，通过改变AAV包装基因启动子或cDNA序列逃避宿主免疫反应。其结果提示，AAV蛋白壳随包装基因不同而变化，单链基因组的二级结构对载体的抗原性有着重要影响[77]（Mastakov，et al. 2002）。

其次应用其他血清型AAV载体，目前越来越多的研究者开始注意其他7种不同天然存在的AAV血清型（AAV1及3-8)，这些血清型在结构和功能上与AAV2有所不同。现阶段已可以将AAV2载体基因包装入其他AAV血清型载体内，从而产生了假血清型（pseudotyped）AAV载体。众多研究结果都证实相继应用不同血清型AAV载体为避免抗AAV2的免疫反应提供了可能性[78]（Grimm，et al.，2003）。人群能中和AAV7及AAV8这两种非人类AAV病毒非常少，且其他血清型的AAV抗体与这两种载体的蛋白壳不发生交叉反应。进一步的研究结果提示，在动物模型中即使动物已经其他血清型AAV载体免疫，

AAV8 作为载体表达 FIX 的效率不受影响[73]（Gao et al.，2002）。此外，在许多健康人血清中不存在针对 AAV5 的抗体；就 AAV6 而言，使用 AAV6 预先免疫动物，再次应用 AAV6 载体，其转导效率也只是被部分影响，这与 AAV2 不同，重复应用 AAV2，会导致转导效率大大降低。另一方面，先应用 AAV2 或 AAV3，再应用 AAV6，并不影响基因的表达效率，反之亦是如此[79]（Halbert，et al.，2000）。总之，从目前对动物及人的血清学分析来看，新的 AAV 血清型比 AAV2 的抗原性要低。

另一个实现重复应用载体的策略是在第一次应用 AAV 载体的同时对机体进行免疫抑制，在鼠动物模型中，使用针对 CD40L 的单克隆抗体 MR1 能明显抑制抗体的产生，而应用一种可溶性的 CTLA4 免疫球蛋白融合蛋白 CTLA4Ig 可成功地在鼠肺内重复应用 AAV 载体进行基因转导。此外使用 CD4 抗体可特异性抑制 $CD4^+$ T 细胞从而抑制抗载体的免疫反应，再次应用 AAV 载体也不影响基因表达[63]（Chirmule，et al.，2000）。

6.3.6.2.3　其他一些抑制免疫反应的方法

非抗原特异策略

对 FⅧ的抑制物形成始终是困扰临床医生及基础科学研究者的一大问题，许多研究者致力于研究新的治疗手段，以防止或抑制 FⅧ的特异性抗体形成，目前临床使用较多应对抑制物的方法是对患者进行诱导免疫耐受。在此我们主要介绍其他一些方法，首先是非抗原特异的策略来控制 FⅧ抑制物形成，例如运用抗 CD40L、B7 分子或 CD20B 细胞表面标志的抗体。研究结果显示出以下特性：首先，FⅧ是一种大分子蛋白，针对它的免疫反应如何产生还不清楚，尤其是在 T 细胞表位层次上；其次，针对 FⅧ的免疫反应非常多样化，包括有高比率体突变的高亲和力抗体及有效的记忆，这些现象在血友病甲鼠中被观察到。实际上，这种情况提示非抗原特异性的治疗手段可能并不理想。

抗原特异策略

另外还有研究采用抗原特异策略，为了防止某些病人免疫系统产生的副作用，抗原特异的策略可能更加有效，这些病人常常以接受了一定程度的免疫抑制治疗。通常有三种方式实现抗原特异的免疫下调：利用抗原及其衍生物，靶向作用特异的 B 细胞或靶向作用特异的 T 细胞。靶向作用 T 细胞是非常有吸引力的，但是正如前面提到的，研究者们对 T 细胞还没有足够的了解，如何及何时建立对 FⅧ的耐受是目前要解决的主要问题。

选择 B 细胞为靶向的抑制物治疗有其主要的优点，这是由于 B 细胞受体（BCR）自身有高度的特异性和亲和力。并且，最近关于配体结合后信号传导的研究显示，存在几种导致 B 细胞无能或凋亡存在的可能性。但是仍有很多因素阻碍 BCR-定向治疗的发展。这包括① B 细胞池在整个生命周期中是不断地被补充的，暂时成功的方法可能需要更复杂的改进。② B 细胞的记忆使诱导其无能的过程非常脆弱，即使是类似于感染的非特异性事件也能激活记忆性 B 细胞，使其朝浆细胞分化。③ 位于骨髓的分泌抗体的浆细胞会使大量受体的表面表达下调，因而长期存活。

尽管如此，研究者们正在研究控制 FⅧ抑制物的方法，这种方法应既中和其抑制活性又中和其产物，目前的研究集中于抗独特型抗体的应用。首先，输入大量的 FⅧ诱发的免疫耐受是与抗独特型抗体的产生相关的。其次，抗 FⅧ的人类抗体的克隆分析显示，至少在抗 C2 区的抗体中，运用了少量的 VH 族，因此可能减少了抗独特性免疫反应的多样性。第三点，免疫球蛋白的输入可以成功中和抑制物，而这些免疫球蛋白中是含有抗独特型抗体。大量的人体单克隆抗体被用于生产抗独特型抗体，这些单克隆抗体具有抑制 FⅧ功能的特性，而且是病人的 B 记忆细胞来源的。第一个这类抗 FⅧ的抗体 BO2C11，其晶体结构与 C2 区的结合已经被成功描绘出来。它识别 C2 区的磷脂结合位点。鼠抗 BO2C11 的抗独特型抗体不仅能在体外中和抑制物的活性，而且在 FⅧ和 BO2C11 的再生系统中能中和血友病甲鼠中 FⅧ的活性。有趣的是，抗独特型抗体对 BO2C11 的结合亲和力与其对 BO2C11－FⅧ复合物的亲和力是相当的。因此，50％的 FⅧ抑制活性的中和是通过等分子的 BO2C11 和其相应的抗独特型抗体 mAb14C12 获得的。试验结果显示，在不同病人中得来的抗 FⅧ抑制物中，被在具抗 C2 抑制物的病人中 50％表达被 mAb14C12 识别的独特型。这显示，某些抗独特型抗体在病人间存在广泛的交叉反应。利用抗原自身或其衍生物的方法正在研究中。目前最好的方法是利用抑制物结合表位突变的 FⅧ分子，这样阻止抗体的结合。

抗独特型抗体有下调其表达相应独特型抗体的 B 细胞功能的能力，而不仅仅是一种循环抑制物的中和剂。这种生物工程的抗体分子是否能用于靶向定位，使具相应独特型的 B 细胞失能或诱导其凋亡，正是目前试验所要探究的问题。初步的试验结果指出，针对抗 A2 抑制物抗体的抗独特型抗体具有上述的特性。研究者们相信，单独依靠这一方法或与其他方法联合是治疗有抑制物形成病人的良好方法。

另外一种补充方法是利用从丝状噬菌体中衍生的模拟表位肽（peptidic mimotopes derived from filamentous－phage）。这种短肽以一种高特异性结合方式与抑制物抗体结合部位结合。这些模拟表位肽因其序列及/或被抗体识别的 FⅧ区构象的不同而各不相同，几乎不干扰 FⅧ的功能。不管是在体外试验或是血友病甲鼠的体内试验中，这种模拟表位肽与 rFⅧ 重构时，均能成功地中和抑制物。如果利用这类肽在体内的半衰期能够被延长的话，这种治疗在某些危急的状态下比如在术前可能是有用的。

6.3.7 血友病甲及乙的基因治疗临床试验

6.3.7.1 血友病乙

目前已启动了几项针对血友病的临床试验。第一例血友病的临床试验在中国实施。在此试验中，将被导入 FIX 逆转录病毒的自体皮肤纤维母细胞，移植至患有血友病乙，FIX 基线水平为 2％的两兄弟[80]（Lu DR，1993）。

由 CMV 启动的编码 FⅨ的 AAV 载体经肌肉注射至严重的血友病乙病人体内，尚无证据显示产生针对 FⅨ的抗体、炎症反应或是生殖系统的传递，组织活检证实了 FⅨ基因的转入和表达，同时观察到一些轻微的临床终点事件，包括轻微增加的循环 FⅨ水平和 FⅨ输入频率的减少。在另一项试验中，AAV 载体通过门动脉输入，这一载体应用了肝细胞特异的表达 hFⅨ迷你基因。其循环 FⅨ水平最高达正常水平的 10％，但同时出现了针对被载体转入的肝细胞的免疫反应，有很少数量的载体 DNA 在体液中被检测到，比如在注射后10～12周的精液中被发现。这一结果与临床前的鼠及犬中观察到的结果是相反的。这一才意外地发现促进了对兔动物模型的研究。在兔中，随着载体剂量的增加，在精液中发现载体 DNA 的几率亦增加，其结果呈现剂量依赖性。最终载体序列在精液中被彻底清除，但高剂量载体需要更长的时间。其后还有一些研究显示，AAV 的基因组与精液中无活力的精子比例是有关系的。

在 Mount 等实施的对严重血友病乙治疗的临床试验中，在同时输入 FⅨ的保护下，载体通过肝动脉植入的导管中输入。接收 8×10^{10} 或 4×10^{11} $\mu g\cdot kg^{-1}$ 的研究对象没有表现出肝脏毒性，但同时循环 FⅨ水平也没有超过 1%。第一个接收 2×10^{12} $\mu g\cdot kg^{-1}$ 剂量的病人，其 FⅨ水平达到 10%～12%，但在 4 周后逐渐下降，且在载体输入后 10 周后降至 1%的基线水平以下。无症状的转氨酶增高出现于载体输入后 4 周，在 FⅨ表达丢失的同时转氨酶亦降至正常。虽然犬的动物模型正确预计了载体的治疗剂量，但是在试验动物中，不管是基因表达的短暂性或是转氨酶的增高，均未被观察到。这提示某些人体特有的因素导致了这一结果。可能存在的因素包括：在治疗前已存在的肝炎病毒感染，可能以某种微妙的方式改变了肝脏的微环境。另一方面，人体已经在自然环境下感染了野生型 AAV2，而载体正是来源于这种病毒。这可能与循环中早已存在的针对 AAV2 外壳的记忆 T 细胞或效应 T 细胞有关，这种情况并不存在于大部分动物模型中，因为动物并不是 AAV2 的天然宿主。多项研究结果似乎更支持后一种假设。转氨酶升高出现于载体输入后 4 周，这更支持免疫介导的病因学假设，而不是来源于载体的直接毒性，因为载体的直接毒性一般指在载体输入后立即发生的。正在进行的研究集中于：短期的免疫抑制是否能阻断这样的反应，而达到治疗前几周治疗水平的长期表达。

另一值得关注的现象是，通过 PCR 方法，所有治疗个体的精液样品都呈现出载体序列的短暂阳性结果。在载体注入后 4～12 周，所有被治疗对象精液中的载体序列均被清除。但是并没有精细胞被转导入载体的确切证据。因此，在 AAV2 剂量最高达 2×10^{12} vp/kg 时，似乎并没有发生精细胞或精原细胞的转导。但是需要对参与体细胞基因治疗的个体严格监控。而且剂量的增加和 AAV 血清型的改变都可能导致不同的结果。目前，参与体细胞 AAV 基因治疗的个体都被建议储存精子，以备生育之用。

6.3.7.2 血友病甲

第一例血友病甲的基因治疗试验是应用回体技术导入非病毒载体治疗严重的血友病甲患者，应用电转技术将表达 FⅧ的质粒转染入皮肤纤维母细胞。在经过筛选和增殖后，克隆细胞经腹腔注射至网膜。在此试验中并未发生严重的负性事件，也没有针对 FⅧ的抗体产生。6 个患者中，有 4 人的血浆 FⅧ水平较治疗前提高。FⅧ水平相当于正常的 1%～2%，最高者达到了 4%。FⅧ活性的提高与出血的减少是同时发生的，同时对外源性 FⅧ的需求也减少。尽管最终 FⅧ水平还是降至了不被检测到的水平，在 FⅧ表达水平最高的病人，其临床获益时间一直持续了将近 10 个月。

在一项临床试验中，表达 BDD－FⅧ的逆转录病毒载体通过静脉被注入重型血友病甲患者体内。临床观察这些病人并没有发生副反应，载体持续存在于周围血单核细胞中至少 6 个月。虽然没有一例病人持续保持高于 1%的表达水平，但某些病人表现出了一定的 FⅧ表达，而且出血发生的频率较治疗前有所减少。事实上，有一例血友病甲病人在接收编码全长 FⅧ的 HC－Ad 载体后，FⅧ 水平超出了 1%。但是由于暂时的肝毒性副作用，这一试验被暂时搁置了。

6.3.8 血友病基因治疗的前景及展望

近来基因转导技术的发展推动了血友病甲及乙的基因治疗的发展。在正常或患血友病的鼠，犬及灵长类动物中，均获得了稳定的治疗量的FⅧ或FⅨ的表达。在某些血友病甲和乙的Ⅰ期临床试验中，已获得了一些好的结果。但是一些可变的因素可能影响血友病病人基因治疗的有效性，包括载体的类型，载体的纯度，所使用的启动子，转导的位置和细胞类型等。上述这些因素也可能影响抑制物的形成。与蛋白替换治疗相比，不管基因治疗是增加还是减少了抑制物形成的可能性，这始终是值得进一步研究的问题。临床前的血友病模型的进一步研究，有利于正确评价基因治疗用于血友病人的安全性，有效性及获益性。同时，发展不同的策略也有利于使血友病完全治愈的理想更接近于现实。

参考文献

1. J.J. Tooled et al., Nature (London) 312, 342 (1984).
2. J.D. Stubbs et al., Proc. Natl. Acad. Sci. U.S.A. 87, 8417 (1990).
3. D.A. Kelly et al., Br. J. Haematol. 56, 535 (1984).
4. O. Nordfang et al., J. Biol. Chem. 263, 1115 (1988).
5. H.J. Weiss et al., J. Clin. Invest. 60, 390 (1977).
6. P.M. Mannucci et al., Blood 72, 1449 (1988).
7. K.H. Choo et al., Nature (London) 299, 178 (1982).
8. D.D. Pittman et al., Blood 81 (11): 2925 (1993).
9. H.Z. Miao et al., Blood 103 (9): 3412 (2004).
10. R. Herzog et al., Nat Med 5: 56 (1999).
11. R. Herzog et al., Proc Natl Acad Sci U S A 94: 5804 (1997).
12. C.S. Manno et al., Blood 101: 2963 (2003).
13. V.R. Arruda et al., Blood 105 (9): 3458 (2005).
14. R.O. Snyder et al., Nat Med 5: 64·C70 (1999).
15. A.C. Nathwani et al., Blood 100: 1662·C9 (2002).
16. M. Burton et al., Proc Natl Acad Sci USA 96: 12725 (1999).
17. H. Chao et al., Blood 95: 1594 (2000).
18. R. Sarkar et al., J Thromb Haemost 1: 220 (2003).
19. L.S.C. Couto et al., Blood 100 (suppl): 117a (2002).
20. C.D. Scallan et al., Blood 102: 2031 (2003).
21. N. Brunetti—Pierri et al., Mol Ther 9: S62 (2004).
22. B.D. Brown et al., Blood 103: 804 (2004).
23. A. Ehrhardt et al., Blood 102: 2403 (2003).
24. X. Fang et al., Thromb Haemost Suppl 2001 (Abstract OC2490).
25. B.D. Brown et al., Blood 103: 804 (2004).
26. H. Fechner et al., Gene Ther 6: 1520 (1999).
27. A. Ehrhardt et al., J Virol 77: 7689 (2003).
28. S.R. Yant et al., Nat Biotechnol 20: 999 (2002).
29. F. Kreppel et al., Mol Ther 7: S192 (2003).

30. A. Ehrhardt et al., Blood 99: 3923 (2002).
31. M. K. Chuah et al., Blood 101: 1734 (2003).
32. G. Schiedner et al., Mol Ther 7: S7 (2003).
33. M. A. Croyle et al., Hum Gene Ther 13: 1887 (2002).
34. M. A. Kay et al., Science 262: 117 (1993)
35. T. Vanden Driessche et al., Proc Natl Acad Sci U S A 96: 10379 (1999)
36. K. P. Ponder et al., Proc Natl Acad Sci U S A 99: 13102 (2002).
37. L. Xu et al., Blood 101: 3924 (2003).
38. C. M. Lynch et al., Hum Gene Ther 4: 259 (1993).
39. V. J. Dwarki et al., Proc Natl Acad Sci USA 92: 1023 (1995).
40. J. S. Powell et al., Blood 102: 2038 (2003)
41. R. S. Mitchell et al., PLoS Biol 2: E234 (2004)
42. A. R. Schroder et al., Cell 110: 521 (2002)
43. T. Tonn et al., J. Hematother. Stem Cell Res. 1, 695 (2002).
44. N. A. Kootstra et al., Mol. Ther. 7, 623 (2003).
45. G. L. Evans et al., Proc. Natl. Acad. Sci. USA 95, 5734 (1998).
46. A. Tiede et al., Gene Ther. 10, 1917 (2003).
47. Y. Lin et al., Blood 99, 457 (2002).
48. H. Herweijer et al., J. Gene Med. 3, 280 (2001).
49. M. Bettan et al., Mol. Ther. 2, 204 (2000).
50. J. M. Wang et al., Blood 90, 1075 (1997).
51. G. Hortelano et al., Blood 87, 5095 (1996).
52. H. Chao et al., Nat. Med. 9, 1015 (2003).
53. D. A. Muruve, Hum Gene Ther. 15, 1157 (2004).
54. M. K. Chuah et al., Blood 101, 1734 (2003).
55. B. D. Brown et al., Blood 103, 804 (2003).
56. J. L. Stilwell et al., J. Virol. 77, 12881 (2003).
57. M. A. Schnell et al., Mol. Ther. 3, 708 (2001).
58. A. K. Zaiss et al., J. Virol. 76, 4580 (2002).
59. M. Moskalenko et al., J. Virol. 74, 1761 (2000).
60. C. S. Peden, J. Virol 78, 6344 (2004).
61. D. M. Mills et al., Semin. Immunol. 15, 325 (2003).
62. R. M. Welsh et al., Immunol. 22, 711 (2004).
63. N. Chirmule et al., J. Virol. 74: 2420 (2000).
64. W. Xiao et al., Mol. Ther. 1, 323 (2000).
65. M. Themis et al., Mol. Ther. 12, 763 (2005).
66. D. Lakich et al., Nat. Genet. 5, 236 (1993).
67. D. Scandella et al., Blood 74, 1618 (1989).

68. P. Lollar, Thromb. Haemost. 78, 647 (1997) .
69. M. T. Reding et al. , Thromb. Haemost. 84, 643 (2000) .
70. S. T. Singer et al. , Thromb. Haemost. 76, 17 (1996) .
71. R. Lechler et al. , Immunol. Rev. 151, 51 (1996) .
72. D. J. Lenschow et al. , Annu. Rev. Immunol. 14, 233 (1996) .
73. G. P. Gao et al. , Proc. Natl. Acad. Sci. USA 99, 11854 (2002) .
74. A. Wistuba et al. , J. Virol. 71, 1341 (1997) .
75. C. E. Wobus et al. , J. Virol. 74, 9281 (2000) .
76. N. A. Huttner et al. , Gene Ther. 10, 2139 (2003) .
77. M. Y. Mastakov et al. , J. Virol. 76, 8446 (2002) .
78. D. Grimm et al. , Curr. Gene Ther. 3, 281 (2003) .
79. C. L. Halbert et al. , J. Virol. 74, 1524 (2000) .
80. D. R. Lu et al. , Sci. China B. 36, 1342 (1993) .

7 帕金森病的分子疗法与前瞻

罗嘉[1,2*]　许瑞安[2,3]

jialuo@uic. edu

[1] Dept. of Medicinal Chemistry & Pharmacognosy,
University of Illinois at Chicago, IL 60612

[2]分子药物教育部工程研究中心，福建泉州　邮编 362021

[3]国立华侨大学分子药物学研究所，福建泉州　邮编 362021

目　录

7.1 帕金森病的特征与解剖

7.1.1 什么是帕金森病

帕金森病（Parkinson's Disease，PD）又称“震颤麻痹”，是一种中枢神经系统渐进性退行性疾病。其主要特征是位于中脑部位“黑质”（substantia nigra，SN）多巴胺能致使神经元退行性变和坏死，导致纹状体多巴胺（dopamine，DA）水平降低，以及异常蛋白聚集而形成路易小体（Lewy body）（如图 7-1）。帕金森病是以震颤，肌僵直，行动迟缓和运动不能为特征的中老年神经系统变性病。这是由于纹状体多巴胺水平的降低引起其抑制乙酰胆碱的功能降低，乙酰胆碱的兴奋作用相对增强。两者失衡的结果便出现了“震颤麻痹”。此外病人还可出现自主神经功能紊乱，以及精神方面的症状如抑郁、痴呆等。PD 是基底神经节疾患中最常见的一种。

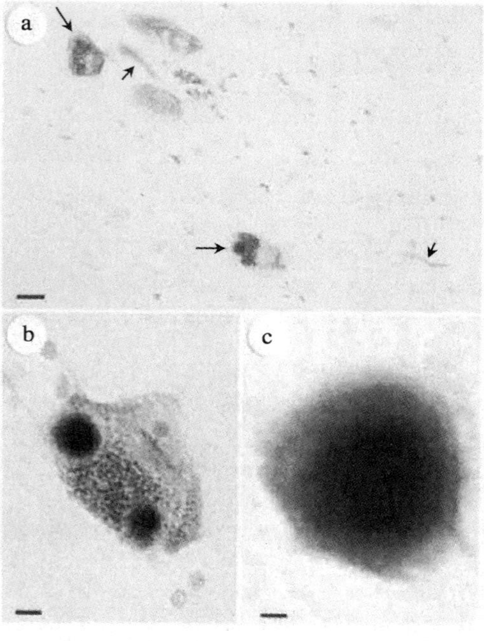

图 7-1 帕金森病人的黑质的 a-synuclein 免疫染色

a. 两个有色素沉淀的神经元，内含 Lewy 小体（长箭头）；阳性 Lewy 轴突（短箭头）。b. 内含两个 a-synuclein 免疫阳性 Lewy 小体的色素沉着神经元（标尺，8mM）。c. 细胞外的 a-synuclein 阳性 Lewy 小体（标尺，4mM）。（Nature，388（6645）. 1997，839-840.（1），授权发表）

人们很早就认识到帕金森病和进行治疗的不同尝试，但直到 1817 年英国的詹姆士·帕金森（James Parkinson）医生才真正第一次描述了此神经综合征。他在一篇名为《震颤麻痹论文》的论文（Essay on the Shaking Palsy）中描述了这些症状：行动迟缓、肌肉僵直、四肢颤抖、步伐拖曳、忧郁及痴呆等（图 7－2）。而对于此病与脑中神经递质多巴胺的生物化学改变的认识却是在 1950s 年代，主要从瑞典科学家 Arvid Carlsson 的研究工作中得到证实，Carlsson 因此在 2000 年获得了诺贝尔生理或医学奖。1967 年左旋多巴（L－dopa）第一次被用于 P D 的临床试验，而在 1968 年发表了第一篇论文证明了 L－dopa 对 PD 的有效改善。

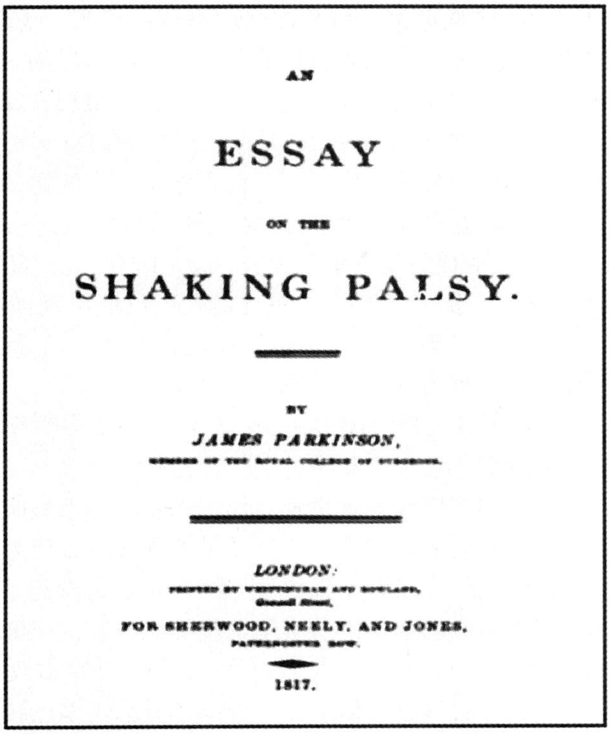
AN

ESSAY

ON THE

SHAKING PALSY.

BY

JAMES PARKINSON,

LONDON:

FOR SHERWOOD, NEELY, AND JONES,

1817.

图 7－2　詹姆士·帕金森的“Essay on the Shaking Palsy”是第一篇描述了 PD 综合征的论文

帕金森病的平均发病年龄为 60 岁左右，但有 5%～10%的病人在 40 岁前发病。在中国 55 岁以上的老年人口中，大约有 1%以上的人患此病。西方发达国家的发病率和我国的差不多，在美国有一百万以上的人患有此病。由于中国公众健康水平的提高和人口老龄化，帕金森病的患病人数也在逐渐增加。中国每年有近 10 万人成为帕金森病的新发病人。

帕金森病的发病主要为散发性，只有 20%～30%的病人有家族史。黑质多巴胺能神经元退行变性是 PD 的直接病因，但如何会引起多巴胺能神经元丢失的发病机制仍不清楚。目前的研究倾向于认为由年龄老化、易感性遗传和环境因素等综合原因所致。这些因素通过引起神经元线粒体功能异常（mitochondrial dysfunction）、氧化应激（oxidative stress，OS）和兴奋性细胞毒性（excitotoxicity）而最终导致黑质多巴胺能神经元变性坏死。PD 相关基因的突变，如 α－synuclein 基因（PARK1）、parkin 基因（PARK2）或泛素羰基末端水解酶（UCH－L1）基因（PARK5）的变异能通过影响泛素—蛋白体系统（UPS）的功能导致神经元死亡而诱发帕金森病。其他的基因 PINK1（PARK6），DJ－1（PARK7），LRRK2

（PARK8）和 Nurr1 被认为与家族性帕金森有关。

帕金森病的主要临床表现为：（1）静止性震颤（resting tremor）：震颤是帕金森病最为常见的首发症状，约 75%病人首先出现该症状。震颤是由于肢体的协同肌与拮抗肌发生连续的节律性的收缩与松弛所致。帕金森病典型的震颤为静止性震颤，即病人在安静状态或全身肌肉放松时出现的震颤。静止性震颤是一种复合震颤。发病早期，静止性震颤具有波动性，在随意运动时减轻或暂时消失，但数秒后又出现；至后期震颤在随意运动时仍持续存在，情绪激动、焦虑或疲劳时震颤加重，但在睡眠或麻醉时消失。（2）肌僵直（rigidity）：肌僵直是指锥体外系病变而导致的协同肌和拮抗肌的肌张力同时增高。病人感觉关节僵硬以及肌肉发紧。僵直可累及四肢、躯干、颈部和头面部肌肉，而呈现特殊的姿势。（3）运动不能和行动迟缓（akinesia and bradykinesias）：这是由于肌肉的僵直和姿势反射障碍，引起的一系列运动障碍，主要包括动作缓慢和动作不能，前者指不正常的运动缓慢；后者指运动的缺乏，及随意运动的启动障碍。这是帕金森病最具致残性的症状之一。（4）其他症状包括：① 因迷走神经背核损害造成自主神经功能的紊乱。病人由于食道、胃及小肠的运动障碍常引起顽固性便秘以及吞咽困难、食道痉挛等。同时病人还可能出现面部皮脂分泌增多，尿急、尿频和排尿不畅以及性功能障碍。② 许多帕金森病人嗅觉减退或缺乏。③ 帕金森病人还可以出现精神方面的症状，表现为抑郁和（或）痴呆的症状。

目前对 PD 的临床治疗主要有药物治疗和手术治疗，此外结合物理治疗、语言训练和身体锻炼等。药物治疗主要包括症状性治疗和神经保护性治疗：

症状性治疗主要在提高脑内多巴胺的含量及其作用以及降低乙酰胆碱的活力，多数患者的症状可因而得到缓解，但这不能阻止病变的自然进展。现多主张当患者的症状已显著影响日常生活工作，表示脑内多巴胺活力已处于失代偿期时，才开始投药。这类药物有抗胆碱能药、多巴胺能药、多巴胺能受体激动剂，以及金刚烷胺等。（1）抗胆碱能药（如安坦、苯甲托品）抑制乙酰胆碱的活力，相应提高脑内多巴胺的效应和调整纹状体内的递质平衡。（2）多巴胺能药（如左旋多巴、美多巴、信尼麦）用以补充脑内多巴胺的不足。外源性多巴胺不能进入脑内，但左旋多巴（L－dopa）则可通过脑屏障，入脑后经多巴脱羧酶的脱羧转变成多巴胺，以补充纹状体内多巴胺的严重不足而发挥效用。复方左旋多巴则系左旋多巴与本身不能透过血脑屏障的脑外脱羧酶抑制剂的混合制剂，可减少左旋多巴的脑外脱羧，从而增加左旋多巴进入脑内的含量以及减少左旋多巴的日剂量，减轻左旋多巴的周围性副作用。（3）多巴胺能受体激动剂（如溴隐亭、里舒麦角晶碱）直接作用于纹状体上的多巴胺受体而起到治疗作用，可与左旋多巴合用或在左旋多巴失效时应用。其代表药为溴隐亭、里舒麦角晶碱。（4）金刚烷胺能加强突触前多巴胺的合成和释放，减少多巴胺的重吸收，尚有抗胆碱能作用。可与抗胆碱能药或左旋多巴合用。

神经保护性质治疗的目的是保护黑质神经细胞免遭进一步损害，起到阻抑疾病发展的作用。主要药物有单胺氧化酶 B（monoamine oxidase B，MAO－B）抑制剂（如 selegiline，deprenyl）和儿茶酚 O－甲基转移酶（COMT）抑制剂，以及抗氧化剂维生素等。除此之外，凋亡相关蛋白抑制剂、非甾体类抗炎药等新的治疗药物也在研究发展中。总的来说药物必须长期服用，一旦停止治疗，病情则会复发。在最初几年药物治疗效果最佳，虽然多数病人长期应用仍然有效，但在长期服用以后，病人会感到药物作用时间在缩短，有些病人会产生剂末现象和“开、关”波动。药物治疗有一定的局限性，通常经过3～5年的治疗后病情会变得难以控制，药物的副作用与其疗效会功过相抵，病人感到日常生活能力受到很大限制。

帕金森病后期的治疗手段是外科手术治疗，这主要有神经核团细胞毁损手术（细胞刀）与深部脑刺激（deep brain stimulation，DBS）两种方式，原理都是为了抑制脑细胞的异常活动，以达到改善症状的目的。前者是在异常活跃的神经核团内制造一个小的直径约3毫米的毁损灶，后者则是埋植入刺激器，通过高频电刺激来抑制神经核团达到类似毁损的效果。从外科手术操作技术上讲两者并没有太大的区别，电刺激比毁损或许更简单安全一些。

由于帕金森病人脑内病变的根源是神经细胞功能的减退，所以从理论上讲，PD的基因治疗和干细胞移植技术有很好的发展前景，但目前还停留在实验阶段。目前美国最新的对丘脑底核谷氨酸脱羧酶基因移植的治疗正处于一期临床试验中，初期结果已显示其安全性和对病情的有效缓解，这也是世界上第一个PD基因治疗的临床试验[2-4]。

7.1.2 帕金森病的解剖与病理

7.1.2.1 基底神经节和其神经环路

人体的运动受到三个主要脑区：大脑皮层、小脑和基底神经节的控制。其中基底神经节（basal ganglia）有重要的运动调节功能，它对随意运动的稳定、肌紧张的控制、本体感觉传入的神经冲动信息的处理都有关。基底神经节是由一群位于端脑（telencephalon）、间脑（diencephalon）和中脑（mesencephalon）的核团组成。其结构包括纹状体（striatum，由尾状核、壳核和伏核组成）、苍白球（globus pallidus，GP）由苍白球内侧核GPi和苍白球外侧核GPe组成）、黑质（substantia nigra，SN）和丘脑底核（或底丘脑核）（subthalamic nucleus，STN）。其中黑质由多巴胺能神经元密集的黑质致密带（substantia nigra pars compacta，SNc）和黑质网状带（sustantria nigra pars retculata，SNr）组成。虽然丘脑（thalamus）和杏仁核（amygdaloid bodies）不再被认为属于基底神经节，但这些核团的有些区域也参与了运动相关的运动。

与纹状体相关的运动功能包括两条通路和一条投射，即直接通路、间接通路及多巴胺能投射。从大脑皮层发出的这两条神经环路之间有非常敏感的平衡关系，这种平衡关系的一部分是由黑质分泌到纹状体的多巴胺来调控的。SNc释放的多巴胺通过作用于纹状体的多巴胺D2受体来抑制间接通路；同时通过作用于纹状体多巴胺D1受体来激活直接通路。多巴胺通过这两条通路都达到易化运动的作用。神经环路中的神经递质的缺乏会引起这个平衡被打破，表现为运动功能的障碍。帕金森病就是由于黑质纹状体多巴胺的缺乏引起（图7-3）。

1. 直接通路—易化运动

从大脑皮层输出到纹状体是兴奋性递质谷氨酸；从纹状体输出到GPi和SNr的是抑制性神经递质GABA和P物质；从GPi / SNr输出到丘脑中的也是GABA；再由丘脑返回到大脑皮层的辅助运动区，则是兴奋性的。所以当大脑皮层发出兴奋性冲动下行传至纹体使其兴奋时，这使GPi和SNr核中的抑制细胞抑制，从而激活丘脑神经元，其通过运动前区和辅助运动区来激活运动皮层、脑干及脊髓的投射，从而起到易化运动的效果（图7-4A）。

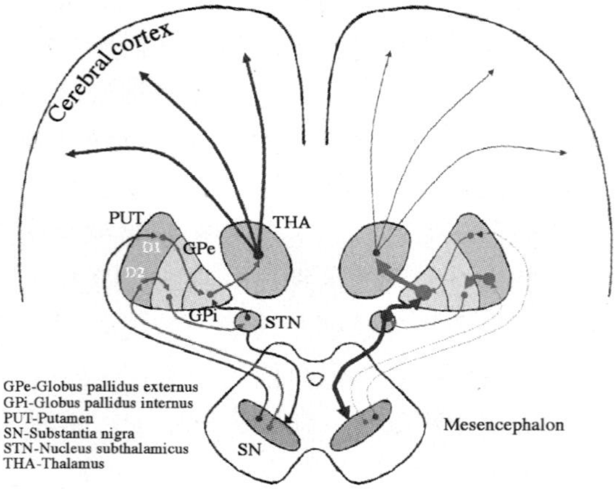

图 7-3 脑内多巴胺能通路在正常人（左）和帕金森病人（右）间的比较

图中红箭头显示抑制性靶通路，蓝箭头显示兴奋性靶通路。

2. 间接通路—抑制运动

从纹状体输出到 GPe 的是抑制性递质 GABA 和脑啡肽；从 GPe 输出到底丘脑核（STN）的是抑制性递质 GABA；从 STN 输出到 GPi / SNr 的是兴奋性谷氨酸。所以当大脑皮层及纹状体输入核兴奋而使 GPe 抑制时，STN 因 GPe 对其的抑制减弱而兴奋（去抑制），这就兴奋了输出核 GPi / SNr，从而抑制丘脑，降低了辅助运动区的兴奋性，最终产生抑制运动的效应（图 7-4A）。

3. 多巴胺能投射—易化运动

从 SNc 的 DA 能神经元发出的纤维投射到纹状体的神经递质 DA 对纹状体的神经元起到两种不同的作用：一是对直接通路起到兴奋作用，即作用于 D1 受体使纹状体输入核通过 GABA 和 P 物质抑制输出核，兴奋丘脑，最终起到易化运动的效果；另一种是对间接通路起到抑制作用，即是作用于 D2 受体使纹状体抑制，而 GPe 因纹状体的抑制减弱而兴奋，GPe 的兴奋抑制 STN，从而兴奋了丘脑，最后也对运动起到易化作用（图 7-4A）。

4. 多巴胺与帕金森病

最初的病理学研究发现，PD 病人的大脑从大体上看其黑质颜色变浅，进而发现黑质多巴胺神经元的丢失和纹状体多巴胺水平显著的降低。纹状体多巴胺的缺乏破坏了通过纹状体的两条神经通路——易化运动和抑制运动两者的平衡，其结果是引起丘脑的过度抑制，最终抑制了大脑运动前区和辅助运动区，因而抑制了运动。由于失去了 DA 的易化作用，PD 病人的 STN，GPi 和 SNr 核团都处于超激活状态（图 7-4B）。

7.1.2.2 神经环路中的神经递质

神经环路中神经元之间的信息传递是通过其特殊传递结构—突触（synapse）来完成的，突触包括有化学传递突触，电传递突触和免疫突触。其中化学突触（chemical synapse）最为广泛，所以人们通常所指的突触多为化学突触（如图 7-5）。神经元轴突末梢膨大形成突触前体，突触后膜则可位于其他神经元的树突、细胞体或细胞其他部分的表面。当电冲动传递到神经末梢，突触前膜释放神经递质（neurotransimitters），进入突触间隙后，运动至突

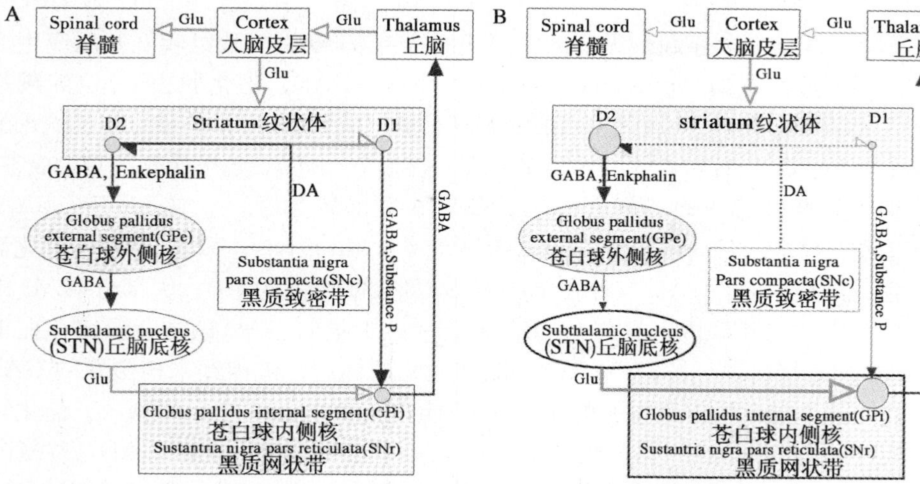

图 7－4　正常和 PD 病的基底神经节中的主要神经通路

图中箭头线的粗细表示其神经递质信号的强弱。

触后膜，与其特异性受体结合引起突触后神经元的兴奋或抑制。因此，神经递质起着神经调节的作用，它是神经元合成的化学物质，储存于神经末梢的突触小泡（synaptic vescicle）中，起着传导信息的作用。

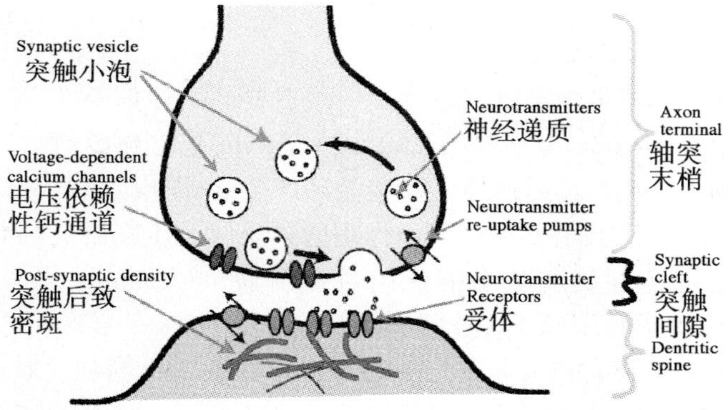

图 7－5　突触示意图

基底神经节神经环路中的神经递质的缺乏或异常会引起运动功能的障碍。当黑质纹状体系统缺乏多巴胺能神经递质时，就会发生帕金森病。基底神经节的神经环路中有关的神经递质主要有：GABA，谷氨酸，多巴胺，脑腓肽，P 物质。相关的神经递质还有乙酰胆碱等。

1. γ-氨基丁酸（gama－amino butyric acid，GABA）

GABA 的合成：GABA 是基底神经节的主要抑制性神经递质。脑内直接生产 GABA 的物质是谷氨酸（glutamatic acid，Glu）。葡萄糖是脑组织的主要能源物质，也是 GABA 合成的主

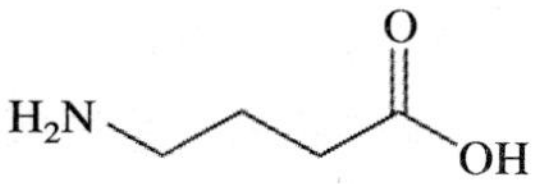

要前体。GABA 的合成过程属于三羧酸循环的 GABA 旁路（GABA shunt）。GABA 旁路闭合成环，其第一步反应是将三羧酸循环的中间代谢产物 α-酮戊二酸经转氨基反应生成谷氨酸，谷氨酸经谷氨酸脱羧酶（glutamate decarboxylase，GAD）催化脱去 α-位的羧基形成 GABA。此后，GABA 再经 α-氧化戊二酸氨基转移酶（GABA-T）的催化生成琥珀酸半醛（succinic semialdehyde，SSA），这一转氨基反应只能由 α-酮戊二酸接受氨基并生成谷氨酸。这样，每降解一分子 GABA 时，就有一分子 GABA 的前体谷氨酸生成；最后，SAA 经活力极强的琥珀酸半醛脱氢酶（succinic semialdehyde dehydrogenase，SSADH）的催化而氧化成琥珀酸回到三羧酸循环。GAD 仅存在于产生 GABA 的神经细胞中，大部分 GAD 以游离形式存在于轴突末梢的胞浆内，参与 GABA 的合成，少量的 GAD 以结合形式存在于线粒体，所以 GAD 的直接抗体可被用于 GABA 能神经元的标记。被神经末梢摄取的 GABA 可以被重新利用，然而被胶质细胞摄取的 GABA 不能重新利用而是经 GABA-T 催化转氨基反应生成 SAA，并使 α-酮戊二酸转变成谷氨酸。由于胶质细胞内缺乏 GAD，谷氨酸不能转变成 GABA，而是在谷胺酰胺合成酶（glutamine synthetase）催化下转变成谷胺酰胺。谷胺酰胺再回到神经末梢，在谷胺酰胺酶催化下生成谷氨酸，这样在神经元和胶质细胞之间形成了谷胺酰胺环，并提供了 GABA 的前体——谷氨酸。

GABA 神经元定位：基底神经节中的 GABA 能神经元主要位于纹状体、苍白球和黑质。纹状体是基底神经节中最大的核团，由尾状核、壳核和伏核组成，其中尾状核和壳核构成纹体背侧，是基底神经节的主要输入核，伏核构成纹状体的腹外侧。GP 由苍白球内侧部（GPi）和苍白球外侧部（GPe）构成。GPi 和黑质网状带（SNr）是基底神经节的主要输出核。

2. 谷氨酸（glutamate，Glu）

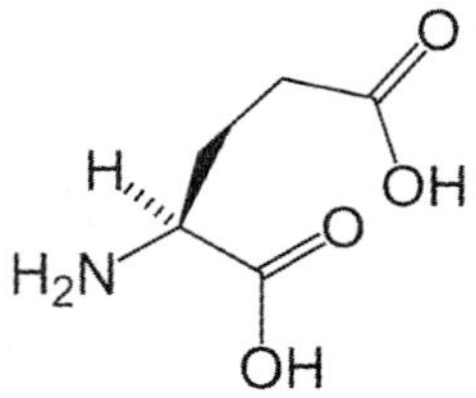

谷氨酸是哺乳动物中枢神经系统（CNS）中最重要的两种内源性兴奋性氨基酸（excitatory amino acid，EAA）之一。Glu 是由葡萄糖和其他一些前体在脑中合成。葡萄糖经三羧酸循环产生 α-酮戊二酸，α-酮戊二酸通过转氨基作用或谷氨酸脱氢酶作用的逆反应，还原加氨基生成 Glu；Glu 还可经谷氨酰胺酶催化由谷氨酰胺（glutamine，Gln）水解产生。Glu 也是 GABA 合成的前体。

谷氨酸广泛分布于 CNS，以大脑皮层含量最高，其次为小脑和纹状体，再次为延髓和脑桥。基底神经节中的 Glu 能神经元主要位于丘脑底核 STN。在帕金森病中，由于多巴胺的缺乏引起对 STN 的去抑制，从而导致 STN 谷氨酸能神经元处于超激活状态。STN 的兴奋性 Glu 传到 GPe，GPi，SNr 和脚桥核（pedunculopontine nucleus，PPN）。除此之外，由于 SNc 含有 Glu 受体，而电刺激 STN 也可诱发 SNc 多巴胺神经元的爆发式放电，所以 STN 被认为还可能将兴奋性 Glu 传入到 SNc。这种来自 STN 的过量的 Glu 所引起的兴奋性毒性可能进一步诱发 PD 黑质多巴胺能神经元的死亡[5]。

3. 多巴胺（Dopamine，DA）

多巴胺是去甲肾上腺素和肾上腺素的前体物质，是下丘脑和脑垂体腺中的一种关键神经递质，属于儿茶酚胺家族，主要位于中枢神经系统，在神经末梢突触前膜内合成。首先细胞内的酪氨酸（tyrosine）在酪氨酸羟化酶（tyrosine hydroxylase，TH）作用下转化为 L-DO-

PA，L-DOPA 再在芳香族氨基酸脱羧酶（aromatic amino acid decarboxylase，AADC），又名多巴脱羧酶（dopa decarboxylase）作用下脱羧而形成 DA，DA 在单胺转运蛋白（monoamine transporter 2，VMAT2）的作用下汇集储存于突触小泡内，随突触前动作电位刺激由小泡释放于突触间隙。突触间隙内剩余的 DA 被突触前膜上的糖蛋白分子——多巴胺转运体（dopamine transportor，DAT）重新摄取回突触前膜内。在这里 DA 可以重新进入突触小泡，或在单胺氧化酶（monoamine amine oxidase type B，MOA-B）的作用下降解为 3，4-二羟苯酰乙酸（3，4-dihydroxyphenylacetic acid，DOPAC）（图 7-6）。多巴胺在突触小泡中也可由多巴胺 β 羟化酶催化进一步合成去甲肾上腺素，并贮存于小泡内。

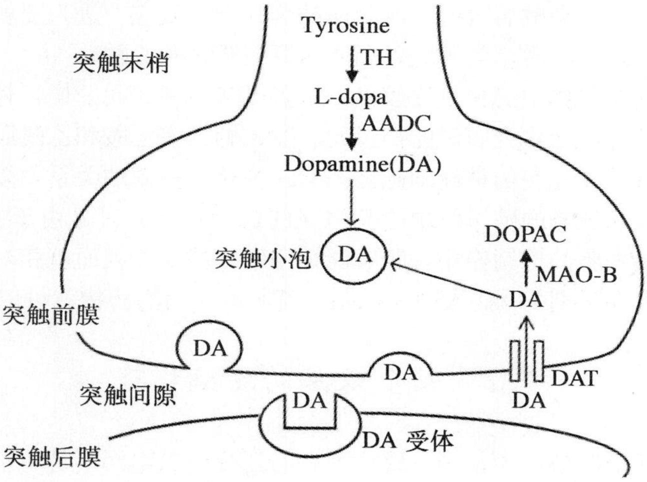

图 7-6　DA 能神经末梢

在中枢神经系统中，多巴胺能投射系统包括了起始于中脑和间脑的神经回路。中脑有三个多巴胺能神经细胞群：位于黑质致密带的神经元投射到纹状体尾状核、壳核；中脑边缘多巴胺系统中位于中脑腹侧被盖区（ventral tegmental area，VTA）的神经元主要投射到伏核（accumbens）、嗅结节、中隔、杏仁体（amygdala）和海马（hippocampus）；以及中脑皮层系统中位于 VTA 的神经元投射到不同的皮层区[6,7]其中后两者通常被统称为中脑——皮层——边缘多巴胺系统（mesocorticolimbic dopamine system）。

皮层和纹状体中的多巴胺信号传递是由多巴胺受体（包括 D1 类—D1，D5 和 D2 类—D2，D3，D4）的活性来调控的。不同种多巴胺受体的激活调节其相关的运动、行为和认知功能[6]。

4. 乙酰胆碱（Acetylcholine，ACh）

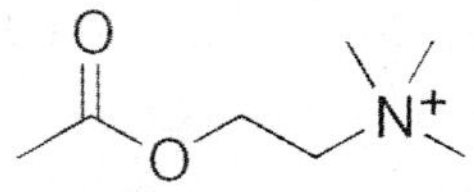

乙酰胆碱也是大脑内许多化学递质中的一种，能特异性的作用于各类胆碱受体，在组织内迅速被胆碱酯酶破坏，其作用广泛，选择性不高。肽类递质的合成与其他肽类激素的合成完全一样，它是由基因调控的，并在核糖体上通过翻译而合成的。

在神经细胞中，乙酰胆碱是由胆碱（choline）和乙酰辅酶 A（acetyl coenzyme A，Acetyl-CoA）在胆碱乙酰移位酶（choline acetyltransferase，ChAT；或胆碱乙酰化酶）的催化作用下合成的。由于该酶存在于胞浆中并随轴浆转运至末梢，因此乙酰胆碱是在胆碱能神经末梢内合成，合成后由小泡摄取并贮存起来。当神经冲动到达神经末梢时，以胞裂外排方式释放到突触间隙，与突触后膜的胆碱受体结合并产生效应。进入突触间隙的乙酰胆碱作用于突触后膜发挥生理作用后，就被胆碱酯酶水解成胆碱和乙酸。

乙酰胆碱在大脑纹状体中的含量比较多。和多巴胺能神经元一样，神经细胞兴奋时释放乙酰胆碱神经递质的神经元称为胆碱能神经元。在大脑内多巴胺和乙酰胆碱之间维持着一种平衡，这两种化学递质和相应的神经细胞之间有一种相互抑制的关系，多巴胺能够抑制胆碱能神经细胞。帕金森病患者的脑组织中乙酰胆碱的含量正常，只是由于多巴胺的含量降低，减弱了对胆碱能神经细胞的抑制作用，胆碱能神经细胞的功能因而就相对亢进，并引起了帕金森病的症状。所以在早期 PD 病人中，抑制乙酰胆碱作用的药物就可以减轻病人的症状。

7.2 帕金森病的发病机理

帕金森病的发病机制被认为是多种致病因素的复合结果，而不是由单个基因或单一环境因素所致。至今为止对 PD 的发病机理存在着各种假说，由基因与环境影响因素引起紊乱。这些机制包括氧化应激与清除自由基能力下降、线粒体功能异常/障碍、兴奋性氨基酸的毒性作用、神经炎症机制、泛素蛋白酶体系统（ubiquitin-proteasome system，UPS）功能障碍、一氧化氮（nitric oxide，NO）毒性作用、神经营养因子的缺乏和凋亡等。这些机制并非为 PD 独有，其特异性及其各自发生的次序又如何仍待进一步的研究。

7.2.1 环境影响因素

根据环境假说，帕金森及相关的神经退行性疾病可因接触了多巴胺能神经毒而引发。环境因素导致 PD 发病的学说起源于 1983 年。当时美国一群年轻瘾君子在吸食毒品后出现了严重的不可逆性 PD 样综合征，对他们吸食的合成毒品进行检测发现内含有 1-甲基-4 苯基-1，2，3，6-四氢吡啶（1-methyl 4-phenyl 1，2，3，6-tetrahydropyridine，MPTP）。研究证实 MPTP 能通过血脑屏障而被多巴胺能神经元摄取，然后在单胺氧化酶 B（MAO-B）作用下生成甲基-苯基吡啶离子（1-Methyl-4-phenylpyridinium，MPP^+），随后 MPP^+ 被多巴胺神经元选择性吸收，MPP^+ 能抑制线粒体复合体 Ⅰ（mitochondrial complex Ⅰ）的活性，导致 ATP 合成障碍，最终使多巴胺能神经元变性死亡。随后进行的流行病学调查显示一些除草剂、杀虫剂等农药也是 PD 的重要致病因素，经常饮用井水、农村的居民等接触农药的人群的 PD 患病率明显高于非暴露人群[8]。此外，其他环境毒物还包括工农业废物与毒物、微量金属、氰化物、油漆稀释剂、有机溶剂、一氧化碳、二硫化碳等。动物实验证实环境毒素抑制线粒体复合酶活性可导致 PD 的发生。MPTP 被广泛引用于 PD 研究中动物模型的建立。此外，农药鱼藤酮（rotenone）和两种杀虫剂（paraquat 和 maneb）[9]，以及一些水果和茶叶中发现的 annonacin 等也是广泛的线粒体复合酶 Ⅰ抑制剂，当直接被注射到大鼠皮下或静脉内也能诱发 PD 样综合征，表现为大鼠大脑 α－synuclein 蛋白明显增多，类 Lewy 小体的形成，以至黑质多巴胺能神经元的最终变性死亡[10-12]。

7.2.2 线粒体功能缺陷与细胞死亡

近几十年，线粒体被认为是 PD 病原学中的最重要因素之一，但迄今为止这仍然只是个假设。人们对 PD 与线粒体关系的研究最初起源于人们对神经毒素 MPTP 的认识。MPTP 的代谢产物 MPP^+ 被多巴胺转运体摄取后在多巴胺神经元内聚集，并抑制了线粒体呼吸链复合体Ⅰ的功能，导致细胞变性死亡。这种设想在 PD 患者的研究中得以进一步开展及证实。多个 PD 患者的尸检结果表明 PD 病人黑质致密部、骨骼肌和血小板线粒体的 complex Ⅰ活性下降，尤其是在脑区的研究中发现这种功能缺陷具有高度的解剖选择性，主要发生在黑质致密部，而网状部、大脑皮层、小脑、顶盖区、苍白球等脑区却基本正常。呼吸链的其他组分中 complex Ⅳ活性也有所减低，辅酶 Q 含量下降，而 Complex Ⅱ和Ⅲ功能未受影响。

目前认为线粒体功能缺陷的原因与线粒体基因组的异常相关。虽然线粒体酶复合体蛋白由核和线粒体基因共同编码，两者的异常都可导致其功能障碍。但相对而言，在遗传或环境因素的作用下，线粒体 DNA（mitochondrial DNA，mtDNA）比核 DNA 更易发生突变。mtDNA 序列中包含大量顺式重复序列，在遗传重组时容易发生自发性的缺失，形成缺失突变。同时 mtDNA 易受到线粒体中自由基和活性氧的攻击而发生突变，脑组织线粒体中也缺乏组蛋白的保护和能对受损 DNA 进行修复的酶[13,103]。在黑质区多巴胺能细胞的高氧化应激环境中这种情况更易发生。多个实验已证实 PD 患者中 mtDNA 突变明显高于正常人[14,103]。早期研究发现黑质区 mtDNA4977 碱基对的缺失发生率较高[15]。该区域 mtDNA 片断编码 complex Ⅰ的大部分基因，complex Ⅳ 1 个亚基的基因，complex Ⅴ 2 个亚基的基因和 5 个 tRNA 基因，因此它的缺失可能引起 complex Ⅰ的亚基构成缺陷，活性下降。其后研究者陆续发现数种与 PD 可能相关的 mtDNA 基因突变，并发现参与编码 complex Ⅰ基因的多态性与 PD 的易感性有关[16,103]。Amoi 等则通过建立 cybrid 系统，将 PD 患者的线粒体与线粒体缺失的正常细胞融合，发现 complex Ⅰ活性下降 20%，活性氧产生增多，进一步证实 mtDNA 损伤是复合体Ⅰ功能缺陷的关键因素[17]。线粒体是细胞的能量工厂，也是体内氧自由基产生的重要部位。其功能失调必然导致 ATP 合成不足，细胞内外离子失衡，Ca^{2+} 内流增加，激活细胞内蛋白酶、脂肪酶及核酸内切酶，介导兴奋性氨基酸的细胞毒性损伤作用。同时 complex Ⅰ功能缺陷使活性氧簇（reactive oxygen species，ROS）增加，造成细胞内蛋白质、脂质、DNA 的氧化损伤。此外，线粒体在细胞凋亡过程中具有重要调控作用，其损伤可导致跨膜电位改变，内膜去极化，外膜通透性增加，细胞色素 C 及凋亡诱导因子释放，促使 caspase－9 活化，诱发凋亡。

7.2.3 线粒体功能缺陷与氧化应激

几乎所有的分子氧都是通过线粒体代谢，氧化剂超氧自由基和过氧化氢不停地在此过程中被产生。线粒体 complex Ⅰ功能的抑制会导致 ROS 的增加，从而可能形成二代自由基如羟自由基（- OH)。这些氧化剂可以通过与核酸、蛋白质和脂类的反应来损伤线粒体自身的呼吸链而引起神经元的死亡。PD 患者神经元内氧化应激反应异常和自由基生成增多。研究表明，多巴胺代谢过程中可产生过氧化氢，进而生成- OH 自由基和有毒的半醌，引起 DA 能神经元凋亡。同时，PD 患者抗氧化及自由基清除机能下降也是导致氧化应激和自由基损伤，诱导细胞凋亡的一个重要原因。补铁蛋白可以和金属铁离子结合，保持其正常生理状态，其含量减少可引起铁离子浓度增加，从而间接地引起自由基生成过多和生物膜损伤。谷胱甘肽具有很强的抗氧化作用，是维持机体正常生理状态的重要物质。PD 患者谷胱甘肽和补铁蛋白的含量均明显降低。内源性毒素 6 - OHDA 可能是通过氧化应激机制导致 DA 能神经元死亡的。除了直接产生活性氧自由基外，还包括线粒体功能的损害、离子释放、巯基族氧化、酶抑制等作用。黑质内增加的铁及过氧化氢（H_2O_2）可通过 Fenton 反应生成毒性很强的羟自由基（- OH)，进而导致细胞死亡。

7.2.4 神经炎性介质与神经元的损伤和死亡

越来越多的证据显示在帕金森疾病过程中，中枢神经系统的免疫异常和炎症反应参与了神经元的变性坏死，主要表现为小胶质细胞和星型胶质细胞的过度激活及其分泌的细胞因子水平升高。激活的小胶质细胞聚集凝聚于剩存的神经元周围，形成噬神经细胞现象。某些损伤信号如重金属、内源性化学物质、崩解的神经元、细胞因子等都能诱导小胶质细胞的增生、活化，使其形态和功能发生改变，释放出多种细胞因子和神经营养因子。帕金森病患者的尸检研究显示黑质区活化的小胶质细胞数量明显增加，而且以神经元变性最明显的区域最为显著。激活的小胶质细胞和星型细胞在吞噬细胞的作用下可产生一系列的炎性介质（TNF - α，IFN - γ，IL - 1β 及 IL - 6 等）和其他毒害分子，包括 ROS 和 NO。Mogi 等报道 PD 病人的脑组织和脑脊液中 TNF - α 的浓度是正常人的 4 倍[18]。这些炎性介质和毒害分子进而引起细胞的氧化应激和线粒体功能障碍，加重神经元的损伤。此外，这些炎性细胞因子还可以进一步激活周围更多的小胶质细胞和星型胶质细胞，从而强化炎性反应以至损伤周围更多的神经元；Hunot 等发现 IFN - γ 与 TNF - α 和 IL - 1β 不仅能激活周围其他的胶质细胞，还能通过促胶质细胞表达 FcepsilonRII/CD23 而诱发 iNOS 产生和更多 TNF - α 的释放[19]。细胞因子也可能通过与多巴胺神经元表面的细胞因子受体直接反应[20]，而促发细胞内的信号系统，从而开启细胞凋亡。小胶质细胞的激活还可使金属基质蛋白酶的表达显著增加，降解细胞外基质成分，对神经元膜的结构和功能造成破坏[21]。研究表明小胶质细胞和星型胶质细胞的活化具有双重作用，它也可通过抗氧化酶、胶质源性神经生长因子及免疫吞噬功能发挥神经保护作用。但在 PD 中过度的小胶质细胞激活、持久的免疫反应及细胞因子在局部的持续性增高却最终导致了损伤效应，所以对 PD 早期病人进行抗炎性反应的治疗可能有助于延缓病程的进展，这是 PD 治疗的另一个研究方向。

7.2.5 神经细胞兴奋性毒性

细胞兴奋性毒性是源于过量谷氨酸（Glu）和天门冬氨酸（Aspartate，Asp）通过作用于N-甲基-D-天门冬氨酸（N-methyl-D-aspartate，NMDR）受体而改变细胞膜对钙离子的通透性，从而引起细胞内钙超载而导致神经元的退化死亡。Glu诱导的兴奋性细胞毒性被认为是脑缺血和癫痫的主要损伤机制，近来被认为也参与了帕金森病的发展。钙超载可能引起过量的NO生成[22]，线粒体功能障碍[23]。黑质纹体多巴胺能神经元有丰富的谷氨酸受体，广泛接受来自大脑皮层和底丘脑核的谷氨酸神经支配。因为黑质致密带神经元接受大量的谷氨酸能神经输入，而且PD丘脑底核STN谷氨酸能神经元处于超激活状态而分泌过量的Glu，所以人们推测谷氨酸能的细胞兴奋性毒性可能进一步加速了黑质多巴胺神经元的死亡[5]，加速了PD的病情发展。为了证实谷氨酸介导的细胞兴奋性毒性也参与了PD的发病机制，Turski和Crossman及Greenamyre等分别在MPTP诱发的PD大鼠和猴模型上证明了NMDA受体拮抗剂能防止黑质多巴胺能神经元的进一步丢失和改善运动障碍[23-25]。

法国的Benabid和他的同事们第一次提出了针对中晚期的PD病人的高频率（130Hz）深部脑刺激（deep brain stimulation，DBS）来抑制STN的过度激活的治疗方案[26]。PD的DBS治疗在1997年2月的迈阿密国际研讨会上得到广泛的认同和推广。大量的临床试验证明了在显著降低L-dopa的用量下，STN的DBS仍能有效地控制帕金森的主要症状，包括静息颤抖[27,28]。相对于神经核团细胞毁损手术来抑制STN的过度激活，DBS更为安全可行。

总之，随着近年来对家族性致病基因的陆续发现，人们对PD发病机制认识的研究有了新的进展。α-synuclein是Lewy小体的重要成分，环境和遗传因素可能引起这种蛋白的聚集，从而导致神经元的功能障碍及死亡。Pakin和UCHL1基因在UPS中的作用提示我们，蛋白降解异常可能在PD发病机制中起重要作用；同时DJ-1，PINK1和LRRK2/dardarin的突变也可致损伤或错误折叠蛋白的蓄积增加，引起多巴胺神经元死亡。而神经炎性反应、细胞兴奋性毒性和细胞凋亡可能是整个神经元退化过程的关键调节因素，同时可能是作为PD发病机制中的下游影响因素。环境毒素可影响线粒体的能量代谢或引起氧化应激而导致细胞的损伤和死亡。而不同的个体对环境损害的应激能力取决于其个体对内源性或外源性毒素降解能力的遗传多态性[106]。

7.3 帕金森病的遗传学

近年来研究发现某些单基因的突变与家族性帕金森病有关，这只是一小部分PD病人的致病原因，因为PD中95%的发病为散发型（sporadic PD），其病因仍不十分清楚。在一小部分具有常染色体显性遗传和典型的Lewy体病变特性的PD家族中，研究发现其α-synuclein基因的突变。这些蛋白在Lewy体中的聚集很可能是家族性和散发型PD的分子水平发病机理的重要环节。对PD的遗传性因素理解的更新是在20世纪90年代，这主要依据三类证据：① 大量的案例研究显示家族病史是一个重要的发病因素[29-31]，相对于在普通人群中大约2.3%的发病率[32]，某些临床中心PD的发病率高达14%[33]；② 在对亚临床双生子的研究中，^{18}F-fluorodopa PET扫描研究显示同卵双生子的黑质纹体多巴胺能系统的一致性显著高于异卵双生子[34]；③ 一些家族研究显示，PD有相当高的显性的[35]或隐性的[36]外显性特征。随着人们对PD家族性认识的提高和分子遗传学基因定位技术的迅速发展，科学家们发现了多个不同的基因与单基因遗传型PD有关，虽然这些不同的单基因遗传型PD可能与散发型PD有不同的病理学特征，但其在临床特征上又有许多一致。这些研究结果不仅使我们开始对帕金森病以基因缺陷特征分类有新的理解，这同时也引起大家认识和关注由分子因素所导致的相关神经退行性变。虽然目前的研究中这些PD相关的基因突变和基因定位只与单基因型家族性PD有关，但对其分子通路（molecular pathway）的研究也很可能会有助于我们对散发型PD的理解。迄今为止，已经确定了PARK1－PARK11等10个单基因与PD的发生有关。其中三个基因产物与家族性PD有关，它们分别是α－synuclein（PARK1）、parkin（PARK2）和泛素蛋白C末端羟化酶-L1（PARK5），它们均参与Lewy小体的形成，在PD的发病过程中扮演重要角色。虽然另外几个基因对应的蛋白或对应蛋白的功能未知，但已经在染色体上找到相应的位置。PD遗传学的研究将有助于PD的早期诊断，并且有可能为PD的治疗提供新的靶点。

7.3.1 帕金森病的单基因型

在有典型临床特征的帕金森病人中，只有很少数有符合孟德尔遗传规律的（常显或常隐）。总的来说，家族性PD的发病比散发型PD的发病年龄早，但其临床症状上看与散发型并无明显差异。在病理学上看都主要表现为黑质多巴胺神经元的退化，尽管某些类型的病理变化过程更具选择性（如parkin基因相关的帕金森症）而其他多数类型的退化过程更广泛；某些类型具有典型的Lewy体（PARK1，PARK3），而其他类型可能有其不同的典型病理特征（表7－1）。

表7－1 帕金森病及帕金森症候群的遗传学

Locus/ gene	Inheritance pattern	Age of Onset	Pathology	Map position	Gene	Reference
PARK1	autosomal dominant，a d	40s	Nigral degeneration with lewy bodies	4q21	a－synuclein	(37) 1997
PARK2	autosomal recessive	20s	Nigral degeneration without lewy bodies	6q25.2－q27	pakin	(38) 1998
PARK3	a d	60s	Nigral degeneration with lewy bodies, Plaques and tangles in some	2p13	?	(39) 1998
PARK4	a d	30s	Nigral degeneration with lewy bodies，vacuoles in neurons of the hippocampus	4q21	a－synuclein duplication and triplications	(40) 2003

续表

Locus/gene	Inheritance pattern	Age of Onset	Pathology	Map position	Gene	Reference
PARK5	a d	~50s	No pathology reported	4p14	Ubiquitin C - terminal hydrolase L1	(41, 42) 1998
PARK6	a r	~40	No pathology reported	1p35 - 37	PINK1	(43) 2004
PARK7	a r	~40	No pathology reported	1p36	DJ - 1	(44) 2002
PARK8	a d	~50	Variable a - synuclein and tau pathology	12cen	LRRK2	(44) 1998
						(46) 2002
PARK10	a d	50 - 60	No pathology reported	1p32	?	(48) 2002
PARK11	a d	late	No pathology reported	2q36 - 37	?	(49) 2002
						(49) 2003

7.3.1.1 常染色体显性帕金森症

在显性遗传的帕金森家族中，一些相关的基因位点已被确定。到目前为止，人们已发现的与家族性 PD 相关的基因有：

PARK1/4：a - synuclein 基因的突变或/a - synuclein 基因的重复

α - synuclein 是第一个被发现的与 PD 相关的基因，其定位于 4 号染色体的长臂(4q21)。这个常染色体显性遗传的发病年龄较轻（从 35～45 岁），平均约 44 岁。该基因编码 α - synuclein 蛋白。目前已鉴定出 3 个错义突变（53 号位点上丙氨酸为苏氨酸所取代——Ala53Thr，30 号位点上丙氨酸为脯氨酸所取代——Ala30Pro，以及 46 号位点上的谷氨酸为赖氨酸所取代——Glu46Lys)[37,50,51]。在意大利南部的一个大家族中鉴定出外显子 4 上的 Ala53Thr 突变。外显子 3 上的 Ala30Pro 突变是在一个德国的家族鉴定出来的，Glu46Lys 突变是在一个西班牙家族鉴定出来的。该基因的二重复和三重复也导致帕金森病[40]。这些基因突变或重复并未在散发型 PD 中发现[105]。虽然 a - synuclein 基因突变非常少发，然而该基因突变的发现却非常重要，因为其编码的蛋白是组成 Lewy 小体的主要原纤维丝。目前的假说认为 a - synuclein 蛋白中氨基酸的改变使其原纤维丝难以降解而聚集。然而，这种蛋白丝的聚集如何致细胞死亡的具体机制还并不清楚。假说认为难以降解的 a - synuclein 蛋白酶体可能引起一些毒素的聚集而最终导致细胞的死亡。从临床上看，这种 PD 患者的临床和病理特征与原发 PD 患者类似，如临床上对左旋多巴治疗有反应，黑质有 Lewy 小体，但其发病年龄更小，而且病程进展也比散发型更快[52]。

PARK3：PD 与 2 号染色体

PARK3 位于染色体 2p13，被发现于一些常染色体显性遗传家族中，有典型黑质 Lewy 小体。患者临床和病理特征与原发患者类似，包括相似的发病年龄（平均约 59 岁）。此突变的外显率约 40%，提示它也可能与散发型 PD 的发病有关。到目前为止，我们虽然发现了

PARK3 的染色体定位，但还没能从许多可能的基因中将其确认[53]。两个独立的研究分别报道了 PARK3 位点可能对家族亲属 PD 发病年龄有影响，尤其在兄弟姐妹对的研究中[54,55]。欧洲的另一个对兄弟姐妹对的研究也定义了这个区域中的连锁峰[56]。更新的一个研究认为它可能与墨蝶呤还原（sepiapterin reductase，SPR）基因有关[57]。而 SPR 基因又与多巴胺系统有关。SPR 基因被证实对散发型和家族型 PD 的发病年龄的调节都有关[58]。

PARK5：UCHL1 基因突变

UCHL1 是泛素羧基端水解酶 L1（ubiquitin carboxy－terminaI hydrolase L1）的缩写，该酶是神经元特异性泛素再循环酶。UCHLl 基因在 4 号染色体短臂上（4pl4）。该基因全长 10kb，有 9 个外显子。UCHLl 水解泛素羧基末端的小附加物，产生泛素的单体。该基因第 4 外显子 93 位上的异亮氨酸蛋氨酸（I93M）突变，在一个德国的帕金森病家族中发现[42]。目前，没能在另外的家族中找到 I93M 突变，但在寻找过程中，以前未知的 UCHLl 多态性 S18Y 被发现[42]。后来发现 S18Y 与帕金森病易感性有联系[61]。UCHLl 功能异常可损害蛋白酶体降解蛋白的总效率，因而导致被损伤或错误折叠的蛋白蓄积增加，引起神经元死亡。

PARK8：LRRK2/Dardarin 基因

PARK8 基因位于 12 和 13 号染色体上（12p11.2－q13.1)，与常染色体显性迟发型 PD 有关。该基因编码的蛋白命名为 LRRK2 或 dardarin。LRRK2 是 Leucine－rich repeat kinase 2 的缩写。LRRK2/dardarin 基因是新近加到正在增长与 PD 有关的单基因病因基因名单中。该基因全长 144kb，有 51 外显子，编码 2527 个氨基酸。该基因的几种突变是迄今检测到的一些常染色体显性遗传性 PD 和散发型 PD 的致病原因[39]。该基因位点最初是在一个日本家族被发现定位在 12 号染色体短臂上（12p）的。这一定位在加拿大和美国的至少两个家族中被证实。该基因突变被鉴定出 7 种不同的错义突变。在几个欧洲人群中，一个特别常见的 Gly2019Ser 突变被发现是在一个起始人的单倍型基因上。该种突变在几个大的患有显性帕金森病的家族中占到 5%～6%，甚至在散发晚期发病的患者中占 1%～2%，而在相应的对照组中，没有发现这种突变。基因外显率呈年龄依赖性，从 50 岁的 17 %增加到 70 岁的 85%。LRRK2 G2385R 在中国人群中是更常见的危险因素[46]。LRRK2/dardarin 基因突变患者的临床症状与大多数的典型散发 PD 相似，发病平均年龄＞50 岁。然而有关的病理却呈明显的变异。病理改变包括有 Lewy 小体的帕金森病、弥散性 Lewy 小体病、没有明显的组织病理学变化的黑质变性和进行性核上性瘫的聚集改变。因此，LRRK2/dardarin 突变是导致有不同病理改变的早期因素。迄今，在所有已确定的 PD 基因中，LRRK2 基因是最有可能在典型晚期发病的帕金森病中起作用的基因。

7.3.1.2 常染色体隐性帕金森综合征

PARK2：Parkin 基因突变与常染色体隐性青少年帕金森综合征（AR－JP）

PARK2 基因有 12 个外显子，编码 Parkin 蛋白，位于 6 号染色体长臂上（6q25.2～27)，其突变是第一个被发现的与常染色体隐性青少年帕金森综合征（autosomal recessive juvenile parkinsonism，AR－JP）有关的基因缺陷[38]。AR－JP 是最常见的家族型 PD 之一，它表现为选择性的多巴胺神经元的丢失以及无 Lewy 小体存在。该基因突变最早是于 1988 年在一组患有青少年帕金森综合征的日本患者中发现的[38]，其突变分别是外显子 1 或 5 纯合子大的缺失[62]。此后，又鉴定出该基因的 70 多种突变，包括点突变和基因组的重排。

Parkin 的突变可解释隐性遗传早期发病家族性病例的 50%，早期发病散发性病例的 15%～20%。该基因对晚期发病的帕金森病的作用不清楚，但有研究表明它可能是重要的[63]。AR-JP 患者发病年龄从 7 岁到 58 岁，平均发病年龄 38 岁。40%患者发病年龄>40 岁。患者临床上与原发 PD 难于区别。组织病理学特征是黑质致密区和蓝斑色素神经元的丢失，但缺乏 Lewy 小体。AR-JP 患者将近一半发现有纯合子 Parkin 基因突变。至今，在 NCBI 数据库中已鉴定出 1000 多个单核苷酸的变异。有些 Parkin 基因的突变与 AR-JP 或原发 PD 无关，而有些杂合子 Parkin 基因突变被看作为易感性等位基因。位于 Parkin 基因外显子 7 上的突变（如 Arg256Cys，Arg275Trp，Cys253Trp，Cys253Tyr，和 Asp280Asn）与晚期发病的帕金森病有关。Parkin 基因主要表达在神经系统，是泛素 E3 连接酶家族成员之一。它将泛素的短多肽链附着在蛋白上，使标记蛋白通过蛋白酶体通路降解[64]。Parkin 基因的损伤通过多巴胺能神经元的缺失引起常染色体隐性青少年帕金森综合征，提示 Parkin 蛋白可能在多巴胺能神经元存活上起重要作用。无 Parkin 基因果蝇显示寿命缩短、运动缺陷、雄性不育。灭活小鼠 Parkin 基因，导致运动和认知缺乏，抑制安非他明诱导的多巴胺释放和谷氨酸的神经传递。Parkin 突变小鼠脑边缘叶区的多巴胺水平升高，而且有多巴胺经单胺氧化酶代谢增加的改变。在 Parkin 突变的小鼠，虽然没有黑质纹状体多巴胺神经元减少的证据，但多巴胺转运蛋白的水平下降，提示多巴胺终端的密度减少或黑质纹状体多巴胺系统的适应性变化减少。

PARK6：PINK1 基因（PTEN induced putative kinase 1）

PINK1 基因定位于 1 号染色体短臂上（1p35～36），编码 PTEN 激酶 1 蛋白，它广泛地存在于全身细胞中，在心脏、肌肉及睾丸中含量最高。在细胞内，PINK1 位于线粒体上。人们对 PTEN 激酶 1 的作用还不清楚，与常染色体隐性帕金森病有关。在 4 个欧洲国家的 8 个家族中，该基因与 AR-JP 有关。该基因产物是一种位于线粒体的酪氨酸激酶蛋白，可能在能量代谢和防止氧化应激中起作用。在早期发病的病例中，PINK1 基因突变比 Parkin 基因突变少见得多，可能仅占 1%～2%，但 PINK1 基因突变的频率比 DJ-1 基因高。PINK1 是 581 个氨基酸的蛋白，人与小鼠 95%的序列相似，在小鼠中，PINK1 在各种组织中广泛表达，在脑中明显的高表达，至少 10 种该基因的突变已在不同人群中检测出。在激酶区 G309D 的错义突变和在激酶区羧基端 145 个氨基酸的截短无义突变可能损害 PINK1 激酶活性或底物识别引起帕金森病。

PARK7：DJ-1 基因

DJ-1 基因定位于 1 号染色体短臂上（1p36），有 8 个外显子，全长 2.4kb，编码为 189 个氨基酸的二聚体多功能 DJ-1 蛋白，它广泛表达于包括脑组织在内的人体组织中。该基因突变与 AR-JP 有关。迄今，至少有 11 种不同的 DJ-1 突变已被发现，包括错义突变、截短、拼接位点突变和碱基缺失。在荷兰的一个家族中，检测到染色体纯合子 4kb 基因组 DNA 缺失。而在一个意大利的家族发现该基因的 L166P 的点突变。在这两个家系中，都只是纯合子个体患病。虽然 DJ-1 的突变只占家族型 PD 的很小比例，但目前有建议对青少年隐性的 PD 都进行 DJ-1 基因突变的检查。该基因突变占青年帕金森病发病的 1%。单一 DJ-1 的 L166P 突变损害 DJ-1 的折叠性质，不能形成同源二聚体。因此，错误折叠并且不稳定的 DJ-1 蛋白可能通过毁坏细胞的蛋白降解系统和异常的亚细胞定位而引起细胞毒性。

结构研究显示，DJ-1 与细菌的热休克蛋白 31（Hsp31，应激诱导的伴侣蛋白）有类似之处。DJ-1 蛋白也可能作为氧应激感受器和抗氧化剂起保护作用，可能参与神经细胞对氧化应激的反应。多巴胺能神经元对氧化应激尤其敏感，DJ-1 蛋白的缺失可能导致自由基的产生而引起敏感的多巴胺能神经元死亡。

7.3.2 帕金森病的致病基因与线粒体功能缺陷

线粒体复合体 I 抑制剂 MPTP 和毒鱼藤素（rotenone）可引起 ATP 合成的降低和自由基生成的增加。线粒体的这种功能紊乱不仅可能足以引起神经元的变形，还可能诱发 α-synuclein 蛋白的聚集而促神经元的死亡。MPTP 诱导的多巴胺神经元的死亡在 α-synuclein 基因敲除的小鼠中则显著减少，证明了 MPTP 可以通过作用于 α-synuclein 来进一步损伤神经元[65]。这种细胞死亡的机制与散发型 PD 以及 α-synuclein 基因突变所致的神经元死亡的机制类似（如图 7-7a）[46]。由 DJ-1，PINK1 和 Parkin 隐性基因编码的三种蛋白对线粒体有保护功能。线粒体内的激酶 PINK1 蛋白的丢失引起线粒体的退化，Parkin 蛋白能防止包括 PINK1 丢失所致的线粒体损伤。DJ-1 对线粒体的保护功能可能与其稳定 PINK1 的功能有关。线粒体功能的减退可以由任何这三种蛋白的降低和丧失所引发，这增强了氧化应激，而氧化应激可能进一步促发 α-synuclein 蛋白的聚集。DJ-1 同时也可能缓解 α-synuclein 蛋白的聚集（图 7-7b）[46]。

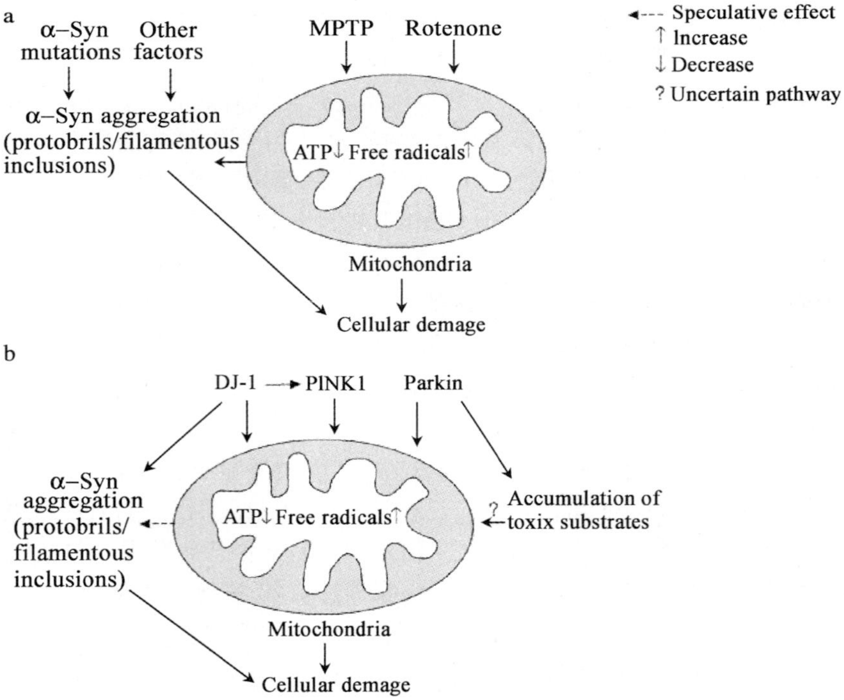

图 7-7 PD 的线粒体功能缺陷。

（Drugs & Aging：24（2）2007pp 95-105）[66]，授权发表）

7.4 帕金森病动物模型的建立

帕金森病的动物模型主要有注射神经毒素诱发的模型和近年来随着 PD 相关基因的研究发展而建立的几种转基因模型。其中神经毒诱发的 PD 模型仍然是目前最常用的。常用的毒素包括 MPTP、6－OHDA 以及环境毒素如杀霉菌剂（maneb）、百草枯（paraquat）和鱼藤酮（rotenone）等（图 7－8）。

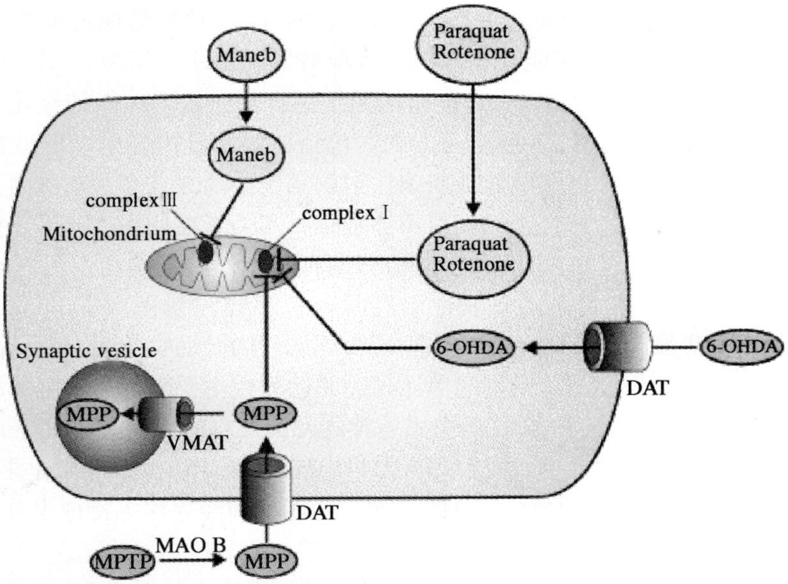

图 7－8 用于建立 PD 动物模型的不同的神经毒素在线粒体中被转化和聚集，通过抑制线粒体复合酶 I 或 III 而引起线粒体功能障碍，最终导致多巴胺神经元的死亡。（Prg. Neurbiol 2004，73，151－77[23]，授权发表 2004.）[23]

7.4.1 6－羟基多巴胺（6－hydroxydopamine，6－OHDA）

6－OHDA 是最早被发现具选择性诱发儿茶酚胺能细胞死亡的神经毒素[67,68]，而被用于制作 PD 的动物模型[69]。6－OHDA 利用多巴胺和去甲肾上腺素的儿茶酚胺传递系统，通过氧化应激（oxidative stress）来诱发特异损伤。由于 6－OHDA 不能通过动物的血脑屏障（新生动物发育还不成熟的血脑屏障除外），所以只能直接注射到脑内才能发挥其毒性作用。6－OHDA 脑内注射的帕金森模型适用于多种动物，包括小鼠、大鼠、猫、狗以及灵长目动物，其中大鼠模型因其良好的重复性和稳定性最为常用。具体方法是将新鲜配置的 6－OHDA（5 μg/μl，溶解于 0.2 mg/ml ascorbic acid in 0.9% saline，避光）在立体定位仪的辅助下注射于动物的前脑内侧束（Medial Forebrain Bundle，MFB）、黑质或纹状体，人们通常选用单侧注射的 PD 模型。对于神经保护性治疗的研究，纹状体内注射的模型更为理想。前脑内侧束、黑质注射几乎可引起黑质的完全损伤（大于 90%的黑质神经元死亡），这相当于末期临床的 PD。相比之下，纹状体内四点注射的模型（大于 70%黑质神经元死亡）更类似于临床症状期的 PD，符合神经保护预期治疗的模型。更重要的是纹状体内注射神经毒对黑质神经元是逆行性的损伤，为神经保护类药物提供一个更长的作用时间期。还有一种是 6-OHDA 神经毒的脑室注射[70]，这可以产生双侧的部分黑质神经元损伤的动物模型。

7.4.2 甲基-苯基-四氢吡啶（MPTP）

MPTP 是一种线粒体复合物Ⅰ抑制剂。人们对它可致 PD 的发现是在 20 世纪 80 年代初，一些吸毒者因误用含 MPTP 的海洛因而产生酷似 PD 的症状，生化、病理变化以及对治疗有效。MPTP 本身并无神经毒性，具有高亲脂性，故非常容易通过血脑屏障。当其进入中枢神经系统后，在 5-羟色胺能神经元内，经单胺氧化酶 B（MAO-B）催化转变为甲基-苯基-吡啶离子（MPP^+）后，与 DA 能摄取系统结合而进入 DA 能神经元。在动物模型中，新鲜配置的 MPTP 可以通过多种给药方式，包括口服和脑内注射，但最常用和稳定的方法是通过皮下注射、静脉注射、腹腔或肌肉注射的系统给药方式和颈动脉内注射。而最常用的动物是小鼠和猴，对大鼠而言来说相对不够敏感。实验者在使用 MPTP 时应非常小心，避免摄入。在 MPTP 小鼠模型有急性和慢性给药两种。急性给药是在一天内给予 4 次腹腔注射（20mg/kg，其间 2 小时间隔）；慢性给药是每天腹腔注射一次（30mg/kg），连续 5 天。急性给药模型的黑质神经元的死亡主要表现为坏死，同时动物的死亡率较高，然而特殊行为学检测可见缺陷；而慢性给药模型的黑质神经元的死亡主要表现为细胞的凋亡，但行为学检测不出什么缺陷。由于我们对 PD 病中黑质神经元的死亡的机制并不完全理解，研究者会同时运用两种模型于某种治疗的研究。用 MPTP 复制的猴 PD 模型通常是多系统的注射，较为复杂，猴的 MPTP 模型于原发性 PD 的临床、病理、神经生化等特征十分相似，乃是当今最佳的 PD 动物模型。

除 6-OHDA 和 MPTP 外，一些杀虫剂和环境神经毒素也可用于 PD 动物模型的建立，如某些农业杀虫剂、杀霉菌剂，如 maneb、百草枯（paraquat）和鱼藤酮（rotenone）等。Maneb 在与 MPTP 联合运用于建立小鼠 PD 模型中能促进 MPTP 的效用。Maneb 主要是通过抑制线粒体 complex Ⅲ起作用的。Paraquat 是通过与线粒体 complex Ⅰ作用代谢为其自由基形态，从而加速了脂类的过氧化。Rotenone 与 MPP^+ 同样选择性地抑制线粒体 complex Ⅰ上的相同位点。与 MPP^+ 不同的是 rotenone 亲脂性高，所以不需要 DAT 帮助进入细胞，也不汇聚于突触末梢[23]。此外，人们还发现其他如微生物诺卡菌可影响黑质神经元的存活，异喹啉衍生物对 DA 能神经元也有毒性，以及对线粒体有功能损伤的一些寄生虫等。

7.4.3 帕金森的转基因动物模型

随着对帕金森病致病基因的认识，人们开始建立各种基因敲除或转基因的动物模型。Abeliovich 等于 2000 年第一次建立了 α-synuclein 基因敲除小鼠。这种小鼠能够正常存活，具有完整的脑结构，包括正常的多巴胺神经元[71]；然而这些小鼠纹状体的 DA 水平降低，同时安非他明（amphetamine）诱导的 locomotor 运动减弱。有趣的是 α-$synuclein^{-/-}$小鼠表现了对 MPTP 的耐受性。Masliah 等于 2000 年第一次建立了表达人类 α-synuclein 基因的转基因小鼠，这些小鼠表现为进行性的 α-synuclein 聚集以及新脑皮质、海马和黑质神经元的泛素免疫活性，这些变化也伴随基底神经节多巴胺能末梢的丢失和运动功能的减弱[72]。此后，产生了多种 α - synuclein 转基因小鼠，包括过量表达野生型 α - synuclein 及不同种人类突变 α - synuclein 基因（如 Ala53Thr，Ala30Pro 或两种）。其中不同的转基因型或许有不同的病理和行为学表现。

Parkin 基因敲除（parkin$^{-/-}$）小鼠模型也于 2003 年建立，这种小鼠能够存活，同时表现为纹状体内细胞外多巴胺水平显著升高。相较于 PD 中多巴胺神经元的丢失，parkin$^{-/-}$ 小鼠的黑质多巴胺神经元数量没有改变，这揭示至少在小鼠中 parkin 基因并不是维持多巴胺神经元所必需的。然而 parkin$^{-/-}$ 小鼠有类似 PD 的黑质纹状体功能紊乱的一些行为学改变。

对不同的转基因或基因敲除的动物模型的研究能更有助于我们对 PD 的发病机制，以及对各种致病基因在 PD 发病机制中的作用的认识。

7.5 帕金森病的治疗

7.5.1 当前的药物治疗及局限

帕金森病目前仍以药物治疗为主，其原则是：① 补偿帕金森病患者脑中多巴胺水平的不足以及降低乙酰胆碱的活力；② 保护变性的多巴胺神经元，修复发生变性的神经元系统[107]。

7.5.1.1 维持多巴胺水平及抗乙酰胆碱药

1. 左旋多巴（L - dopa）

由于 DA 不能透过血脑屏障，对脑部 DA 缺乏的替代疗法必须应用其前体药物 L - dopa。L - dopa 在黑质细胞内脱羧成 DA 而发挥治疗作用。对于绝大部分帕金森病患者，左旋多巴是用于症状控制的首选药物。但是大多数患者随着治疗时间的延长，药物有效时间会逐渐缩短，终致完全失效，且会出现“开-关”现象（患者突然多动不安是为“开”，而后又出现肌强直运动不能是为“关”）及严重的不自主运动（异动症）。认知障碍及精神不良反应也很常见，特别是老年患者精神症状尤为常见。因此，就如何减轻左旋多巴的不良反应，国内外的学者进行了多方面的研究。就目前来说，复方左旋多巴是最常用的制剂，多由左旋多巴与外周多巴脱羧酶抑制剂制成，如多巴丝肼（美多巴）、卡比多巴—左旋多巴（信尼美，发病，分别由左旋多巴加苄丝肼和卡比多巴组成，它们可减少左旋多巴的外周不良反应，增强疗效[107]

2. 抗胆碱能药

安坦（Artane）又名苯海索（Benzhexol）为抗胆碱能药，对中枢纹状体胆碱能受体有阻断作用，外周抗胆碱作用较弱。此类药可以协助维持纹状体内递质多巴胺和乙酰胆碱的平衡。然而由于该系统的递质关系较复杂，而且机体已经代偿地降低了乙酰胆碱的合成，进一步拮抗乙酰胆碱的效益不大。主要用于轻症及不能耐受左旋多巴的患者。安坦改善流涎有效，改善震颤明显，对缓解强直及运动迟缓效果差。

3. 多巴胺能受体激动剂

这类药物可直接与多巴胺能突触后受体结合，从而比左旋多巴的疗效更为持久。这类药物大体上可分成两类，即麦角衍生物类与非麦角衍生物类。以溴隐亭（Bromocriptine）为首的麦角衍生物类多巴胺拮抗剂为临床使用频度最高的帕金森病辅助治疗剂。多巴胺受体激动剂作为左旋多巴疗法的辅助用药，能够减少左旋多巴的用量，减轻不良反应。在PD晚期，因多巴胺系统广泛缺乏多巴脱羧形成多巴胺，此时用左旋多巴或复方左旋多巴可完全无效，而改用溴隐亭可能有效。其优点可概括为：① 直接作用于多巴胺受体。② 作用比左旋多巴时间长，半衰期长。③ 耐药性较小。④ 与左旋多巴合用，可减少左旋多巴用量。⑤ 左旋多巴疗效减退后，仍有疗效，且可减轻左旋多巴引起的多动、“开-关”现象等。副作用与左旋多巴相似，主要为多动症、嗜睡和精神症状。

4. 儿茶酚-氧位-甲基转移酶抑制剂

此类药物能够抑制左旋多巴在外周的代谢，延长左旋多巴的作用时间，减少左旋多巴的用量。目前主要用于严重帕金森病患者长期用药后药效减退和“开-关”现象出现后的辅助治疗，如果在早期应用也可以减少左旋多巴导致的异动症的发生。较常用的制剂包括托卡朋（tolcapone）和恩他卡朋（entacapone）两种。由于肝毒性，托卡朋已被撤离了部分国家的市场。但对恩他卡朋而言并不存在类似的问题，因此在使用时无需定期检测肝功能。

5. 单胺氧化酶B（MAO－B）抑制剂

单胺氧化酶B抑制剂，如丙炔苯丙胺（又名咪多吡 L－Deprenyl 或司来吉兰 Selegiline）司来吉兰是一种高选择性的单胺氧化酶B抑制剂，它通过抑制MAO－B从而抑制DA在突触前膜内的降解。实验研究证明，它在抑制单胺氧化酶B的同时，还可提高超氧化物歧化酶的活性，增加神经系统对营养因子的敏感性等，从而达到神经保护的作用[107]。

7.5.1.2 神经保护类药

1. 谷氨酸受体相关药物

基底神经节中STN，GPi和SNr谷氨酸神经系统的过度兴奋是帕金森病神经病变的机制之一，抑制谷氨酸释放或其相应受体可减少兴奋性神经毒性，所以有一定的神经保护作用。金刚烷胺很早就被应用于帕金森病的治疗，近来认为其有谷氨酸受体的拮抗作用，同时能减少运动障碍的产生。此外，许多研究表明，多种亲代谢型谷氨酸受体亚型将有希望成为帕金森病治疗药物的作用靶位[107]。

2. 凋亡相关蛋白抑制剂

研究证明，凋亡相关蛋白抑制剂在细胞凋亡过程中起重要作用。自从白介素-1转换酶作为第1个凋亡相关蛋白抑制剂被发现后，其余的13个凋亡相关蛋白抑制剂的家族成员亦陆续被发现。因此，凋亡相关蛋白抑制剂很可能是治疗帕金森病的一个新方向。最近有研究表明，二甲胺四环素（minocycline）可通过直接或间接抑制凋亡相关蛋白抑制剂-1、凋亡相关蛋白抑制剂-3和凋亡相关蛋白抑制剂-9等活性从而起到神经保护的作用，将有可能成为治疗帕金森病的长期使用的药物[107]。

3. 神经营养因子

神经营养因子是支持神经元存活，促进其生长、分化，维持其功能的一类化学因子，迄今研究表明有20多种神经营养因子与多巴胺能神经元有关，包括转化生长因子β超家族成员，如转化生长因子β1、转化生长因子β2、转化生长因子β3等；神经营养素；促细胞分裂因子等。这些因子有的能维持多巴胺神经元的存活、促进突触生长以及增强其对多巴胺的摄取能力；有的则可以减轻或防止多巴胺能神经元的损伤，减轻帕金森病的症状。但由于神经营养因子不能通过血脑屏障，因此如何使神经营养因子安全而有效地到达靶部位是目前需要解决的主要问题。PD 动物实验研究显示，通过病毒载体的脑内注射表达如胶质来源的神经营养因子（glial cell line - derived neurotrophic factor，GDNF）[73,74]和血管内皮来源的神经营养因子（vascular endothelial growth factor，VEGF）[75]等能保护多巴胺神经元或改善 PD 症状。

4. 非甾体类抗炎药

机体自身的炎症反应也是促发帕金森病的一个重要因素。最近有研究表明，在常规使用非甾体类抗炎药的人群中，帕金森病的发病率较其余人群低 45%。因此学者们提出，应用非甾体类抗炎药可延缓和阻止帕金森病的发生。具体对该类药物应用于帕金森病的治疗研究也有可能被启动。

5. 腺苷受体拮抗剂

目前，一种高选择性的腺苷受体拮抗剂（A2A 受体）正处于临床评价中，它能在不加剧异动症的情况下增加机体的活动，同时亦有神经保护的作用。

7.5.2 深部脑刺激（DBS）

帕金森病后期的治疗手段是外科手术治疗，这主要有神经核团细胞毁损手术（细胞刀）与深部脑刺激（deep brain stimulation，DBS）两种方式，原理都是为了抑制脑细胞的异常活动，达到改善症状的目的。前者是在异常活跃的神经核团制造一个小的直径约 3 毫米的毁损灶，后者则是埋植入刺激器通过高频电刺激来抑制神经核团达到类似毁损的效果。从外科手术操作技术上讲两者并没有太大的区别，电刺激比毁损还要更简单安全一些。DBS 的最大优点是不损伤靶点的神经细胞，而是通过刺激参数的调节达到改善帕金森病症状的效果。不同靶位的选择可改善不同的症状，如丘脑腹侧中间核的高频刺激术可较好地消除静止性震颤，丘脑底核高频刺激术可改善肌强直和少动，并可终止因左旋多巴引起的“关”时相肌张力障碍。

7.5.3 帕金森病的基因治疗

传统的左旋多巴等的药物替代治疗以及后来的联合用药治疗能有效地改善病人的生活质量，但具有长效的局限性。目前还没有药物能够真正有效地控制帕金森病的病程发展。外科手段如深度脑刺激治疗更为有效，但其技术要求复杂而且需要长期的专业护理和观察。细胞移植治疗一直是近年的另一个研究热点并被应用于临床试验，将胎儿的中脑或黑质细胞移植入 PD 病人黑质的双盲临床研究结果也并不理想[76,77]。所以 PD 的基因治疗成为新的研究方向。人们开始广泛地研究寻找通过基因治疗来提供脑内持续稳定的 DA 合成的途径。

由于许多药物的生物活性分子不能透过大脑血脑屏障，脑成为基因治疗的重要靶器官之一。局部的基因转染可局限其基因在靶核团的表达而不入侵其他核团。基因治疗已被用于一些恶性肿瘤，包括脑肿瘤的治疗。这些治疗主要是通过杀伤肿瘤细胞的方式[78,79]。除此之外，基因治疗还已用于先天性的致死性的 Canavan 疾病治疗的临床试验。Canavan 疾病是脑内单基因缺陷的遗传病，婴儿脑内先天性缺乏天冬氨酸酰基转移酶（aspartoacylase ，AS-

PA）而致乙酰天冬氨酸在脑聚集导致的髓鞘变异引起的脑白质的退化变形。大多数病人只能活到 4 岁左右。虽然目前 Canavan 的基因治疗仍然处于临床研究阶段，但针对其缺陷基因-ASPA 的基因治疗已是其首选的治疗方式[80]。基因治疗的研究方法主要是将携带治疗基因的载体直接注入脑内，或在体外用携带治疗基因的表达载体转染培养细胞后，再将转染细胞植入脑内。应用的载体为病毒载体，其中最主要有腺体相关病毒（adeno－associated virus，AAV），其他还有 Lentivirus 以及腺病毒（adenovirus，AD）等。

在 PD 基因治疗研究中，病毒装载的目的基因主要分为以下几类：① 神经递质替代的基因治疗，主要是将编码多巴胺合成的酶基因引入纹状体内，恢复多巴胺的合成功能，这些基因有编码 AADC[81-84]和 TH[85]的基因等；② 防止多巴胺能神经元死亡的各种营养因子以及抗细胞凋亡和抗过度氧化的基因，以持续产生活性因子，或使用可调节启动子控制活性因子的释放。这些基因有编码 GDNF[86-88]，BDNF[88]，VEGF 和 IGF[89,90]的基因以及 CERE－120[91]和 Bcl－2 基因等；③ 能干扰 PD 中异常蛋白 α－synuclein 聚集的分子，如 Pakin 基因[92,93]等。而病毒转染的核团可定位于 PD 的纹状体，黑质或丘脑底核。

帕金森病人的丘脑底核由于源自苍白球输出的抑制性 GABA 能神经递质的减少而处于超活化状态。临床应用对丘脑底核的电刺激[94,95]、损伤[96-98]或注入 GABA 都能缓解帕金森后期病人的症状[3,98]。所以在 6－OHDA 诱导的单侧黑质多巴胺神经元损伤的大鼠 PD 模型中，我们向损伤同侧的处于超兴奋的 STN 注射 AAV－GAD 病毒，病毒载体的 AAV－GAD 质粒包

含编码人类 hGAD65 或 hGAD67 基因它们在 STN 神经元中表达能将 Glu 转变为 GABA 的谷氨酸脱羧酶 GAD65/GAD67（图 7－9，7－10）。结果显示转染 GAD65/67 的 STN 神经元在电刺激时能够释放抑制性神经递质 GABA 并随其轴突分布到黑质，同时减弱了黑质多巴胺神经元的爆发式放电，防止了多巴胺能神经元的进一步丢失，同时也改善了大鼠的 PD 行为症状包括对 Apomorphine 诱导的旋转和 locomotor 运动功能。底丘脑核的 AAV－GAD 基因治疗在 PD 大鼠模型研究取得成功后[2,99]，During 等申请了第一例帕金森病基因治疗的一期临床试验，此申请于 2002 年得到美国药监局 FDA 的通过，并开始了首期 12 个病人的一期临床试验[3]。这个研究是世界上首例将基因治疗用于成人神经退化性疾病的临床试验。Kaplitt 和 During 等在近期报道了这首期 12 个病人在 GAD 基因转染初期到一年后的综合临床测试结果[4]。其结果显示病人的运动功能 UPDRS（Unified Parkinson′s disease rating scale）评分从手术后第三个月开始有显著改善并持续到手术后一年，而且这种改善主要表现在手术同侧。同时 PET 扫描也显示病人丘脑代谢的显著降低，这种降低与病人的临床评分一致。虽然 AAV－GAD 基因治疗的一期临床试验结果令人振奋，但一期实验还只是用于测试病毒的安全性，它是否是将来 PD 治疗的可能方式还有待于系统的二期和更深入的临床试验来证实。

参考文献

1. Spillantini，M. G.，Schmidt，M. L.，Lee，V. M.，Trojanowski，J. Q.，Jakes，R.，and Goedert，M.（1997）Nature 388，839－40.

2. Luo，J.，Kaplitt，M. G.，Fitzsimons，H. L.，Zuzga，D. S.，Liu，Y.，Oshinsky，M.

L. , and During, M. J. (2002) Science 298, 425 - 9.

3. During, M. J. , Kaplitt, M. G. , Stern, M. B. , and Eidelberg, D. (2001) Hum Gene Ther 12, 1589 - 91.
4. Kaplitt, M. G. , Feigin, A. , Tang, C. , Fitzsimons, H. L. , Mattis, P. , Lawlor, P. A. , Bland, R. J. , Young, D. , Strybing, K. , Eidelberg, D. , and During, M. J. (2007) Lancet 369, 2097 - 105.
5. Rodriguez, M. C. , Obeso, J. A. , and Olanow, C. W. (1998) Ann Neurol 44, S175 -88.
6. Wise, R. A. (2004) Nat Rev Neurosci 5, 483 - 94.
7. Calabresi, P. , Picconi, B. , Parnetti, L. , and Di Filippo, M. (2006) Lancet Neurol 5, 974 - 83.
8. Uversky, V. N. (2004) Cell Tissue Res 318, 225 - 41.
9. Broussolle, E. , and Thobois, S. (2002) Rev Neurol (Paris) 158 Spec no 1, S11 - 23.
10. McCormack, A. L. , Thiruchelvam, M. , Manning - Bog, A. B. , Thiffault, C. , Langston, J. W. , Cory - Slechta, D. A. , and Di Monte, D. A. (2002) Neurobiol Dis 10, 119 - 27.
11. Sherer, T. B. , Betarbet, R. , Kim, J. H. , and Greenamyre, J. T. (2003) Neurosci Lett 341, 87 - 90.
12. Lannuzel, A. , Michel, P. P. , Hoglinger, G. U. , Champy, P. , Jousset, A. , Medja, F. , Lombes, A. , Darios, F. , Gleye, C. , Laurens, A. , Hocquemiller, R. , Hirsch, E. C. , and Ruberg, M. (2003) Neuroscience 121, 287 - 96.
13. Simon, D. K. , Lin, M. T. , Zheng, L. , Liu, G. J. , Ahn, C. H. , Kim, L. M. , Mauck, W. M. , Twu, F. , Beal, M. F. , and Johns, D. R. (2004) Neurobiol Aging 25, 71 - 81.
14. Mawrin, C. , Kirches, E. , Krause, G. , Schneider - Stock, R. , Bogerts, B. , Vorwerk, C. K. , and Dietzmann, K. (2004) Neurosci Lett 357, 111 - 4.
15. Cavelier, L. , Jazin, E. E. , Eriksson, I. , Prince, J. , Bave, U. , Oreland, L. , and Gyllensten, U. (1995) Genomics 29, 217 - 24.
16. Autere, J. , Moilanen, J. S. , Finnila, S. , Soininen, H. , Mannermaa, A. , Hartikainen, P. , Hallikainen, M. , and Majamaa, K. (2004) Hum Genet 115, 29 - 35.
17. Aomi, Y. , Chen, C. S. , Nakada, K. , Ito, S. , Isobe, K. , Murakami, H. , Kuno, S. Y. , Tawata, M. , Matsuoka, R. , Mizusawa, H. , and Hayashi, J. I. (2001) Biochem Biophys Res Commun 280, 265 - 73.
18. Mogi, M. , Harada, M. , Riederer, P. , Narabayashi, H. , Fujita, K. , and Nagatsu, T. (1994) Neurosci Lett 165, 208 - 10.
19. Hunot, S. , Dugas, N. , Faucheux, B. , Hartmann, A. , Tardieu, M. , Debre, P. , Agid, Y. , Dugas, B. , and Hirsch, E. C. (1999) J Neurosci 19, 3440 - 7.
20. Boka, G. , Anglade, P. , Wallach, D. , Javoy - Agid, F. , Agid, Y. , and Hirsch, E.

C. (1994) Neurosci Lett 172, 151 - 4.
21. Fiskum, G., Starkov, A., Polster, B. M., and Chinopoulos, C. (2003) Ann N Y Acad Sci 991, 111 - 9.
22. Dawson, V. L., and Dawson, T. M. (1996) J Chem Neuroanat 10, 179 - 90.
23. von Bohlen und Halbach, O., Schober, A., and Krieglstein, K. (2004) Prog Neurobiol 73, 151 - 77.
24. Crosby, N. J., Deane, K. H., and Clarke, C. E. (2003) Cochrane Database Syst Rev, CD003467.
25. Godwin - Austen, R. B., Frears, C. C., Bergmann, S., Parkes, J. D., and Knill - Jones, R. P. (1970) Lancet 2, 383 - 5.
26. Olanow, C. W., Brin, M. F., and Obeso, J. A. (2000) Neurology 55, S60 - 6.
27. Weaver, F., Follett, K., Hur, K., Ippolito, D., and Stern, M. (2005) J Neurosurg 103, 956 - 67.
28. Handforth, A., DeSalles, A. A., and Krahl, S. E. (2006) Epilepsia 47, 1239 - 41.
29. Bonifati, V., Fabrizio, E., Vanacore, N., De Mari, M., and Meco, G. (1995) Can J Neurol Sci 22, 272 - 9.
30. Vieregge, P., and Heberlein, I. (1995) Ann Neurol 37, 685.
31. Lazzarini, A. M., Myers, R. H., Zimmerman, T. R., Jr., Mark, M. H., Golbe, L. I., Sage, J. I., Johnson, W. G., and Duvoisin, R. C. (1994) Neurology 44, 499 - 506.
32. Marder, K., Tang, M. X., Mejia, H., Alfaro, B., Cote, L., Louis, E., Groves, J., and Mayeux, R. (1996) Neurology 47, 155 - 60.
33. De Michele, G., Filla, A., Volpe, G., De Marco, V., Gogliettino, A., Ambrosio, G., Marconi, R., Castellano, A. E., and Campanella, G. (1996) Mov Disord 11, 17 - 23.
34. Burn, D. J., Mark, M. H., Playford, E. D., Maraganore, D. M., Zimmerman, T. R., Jr., Duvoisin, R. C., Harding, A. E., Marsden, C. D., and Brooks, D. J. (1992) Neurology 42, 1894 - 900.
35. Golbe, L. I. (1990) Neurology 40, suppl 7 - 14; discussion 14 - 6.
36. Takahashi, H., Ohama, E., Suzuki, S., Horikawa, Y., Ishikawa, A., Morita, T., Tsuji, S., and Ikuta, F. (1994) Neurology 44, 437 - 41.
37. Polymeropoulos, M. H., Lavedan, C., Leroy, E., Ide, S. E., Dehejia, A., Dutra, A., Pike, B., Root, H., Rubenstein, J., Boyer, R., Stenroos, E. S., Chandrasekharappa, S., Athanassiadou, A., Papapetropoulos, T., Johnson, W. G., Lazzarini, A. M., Duvoisin, R. C., Di Iorio, G., Golbe, L. I., and Nussbaum, R. L. (1997) Science 276, 2045 - 7.
38. Kitada, T., Asakawa, S., Hattori, N., Matsumine, H., Yamamura, Y., Minoshima, S., Yokochi, M., Mizuno, Y., and Shimizu, N. (1998) Nature 392,

605 -8.

39. Gasser, T. , Muller - Myhsok, B. , Wszolek, Z. K. , Oehlmann, R. , Calne, D. B. , Bonifati, V. , Bereznai, B. , Fabrizio, E. , Vieregge, P. , and Horstmann, R. D. (1998) Nat Genet 18, 262 - 5.
40. Singleton, A. B. , Farrer, M. , Johnson, J. , Singleton, A. , Hague, S. , Kachergus, J. , Hulihan, M. , Peuralinna, T. , Dutra, A. , Nussbaum, R. , Lincoln, S. , Crawley, A. , Hanson, M. , Maraganore, D. , Adler, C. , Cookson, M. R. , Muenter, M. , Baptista, M. , Miller, D. , Blancato, J. , Hardy, J. , and Gwinn - Hardy, K. (2003) Science 302, 841.
41. Leroy, E. , Boyer, R. , and Polymeropoulos, M. H. (1998) DNA Res 5, 397 - 400.
42. Leroy, E. , Boyer, R. , Auburger, G. , Leube, B. , Ulm, G. , Mezey, E. , Harta, G. , Brownstein, M. J. , Jonnalagada, S. , Chernova, T. , Dehejia, A. , Lavedan, C. , Gasser, T. , Steinbach, P. J. , Wilkinson, K. D. , and Polymeropoulos, M. H. (1998) Nature 395, 451 - 2.
43. Valente, E. M. , Abou - Sleiman, P. M. , Caputo, V. , Muqit, M. M. , Harvey, K. , Gispert, S. , Ali, Z. , Del Turco, D. , Bentivoglio, A. R. , Healy, D. G. , Albanese, A. , Nussbaum, R. , Gonzalez - Maldonado, R. , Deller, T. , Salvi, S. , Cortelli, P. , Gilks, W. P. , Latchman, D. S. , Harvey, R. J. , Dallapiccola, B. , Auburger, G. , and Wood, N. W. (2004) Science 304, 1158 - 60.
44. Bonifati, V. , Dekker, M. C. , Vanacore, N. , Fabbrini, G. , Squitieri, F. , Marconi, R. , Antonini, A. , Brustenghi, P. , Dalla Libera, A. , De Mari, M. , Stocchi, F. , Montagna, P. , Gallai, V. , Rizzu, P. , van Swieten, J. C. , Oostra, B. , van Duijn, C. M. , Meco, G. , and Heutink, P. (2002) Neurol Sci 23 Suppl 2, S59 - 60.
45. Bonifati, V. (2002) Lancet Neurol 1, 83.
46. Funayama, M. , Hasegawa, K. , Kowa, H. , Saito, M. , Tsuji, S. , and Obata, F. (2002) Ann Neurol 51, 296 - 301.
47. Hicks, A. A. , Petursson, H. , Jonsson, T. , Stefansson, H. , Johannsdottir, H. S. , Sainz, J. , Frigge, M. L. , Kong, A. , Gulcher, J. R. , Stefansson, K. , and Sveinbjornsdottir, S. (2002) Ann Neurol 52, 549 - 55.
48. Pankratz, N. , Nichols, W. C. , Uniacke, S. K. , Halter, C. , Rudolph, A. , Shults, C. , Conneally, P. M. , and Foroud, T. (2002) Am J Hum Genet 71, 124 - 35.
49. Pankratz, N. , Nichols, W. C. , Uniacke, S. K. , Halter, C. , Rudolph, A. , Shults, C. , Conneally, P. M. , and Foroud, T. (2003) Am J Hum Genet 72, 1053 - 7.
50. Zarranz, J. J. , Alegre, J. , Gomez - Esteban, J. C. , Lezcano, E. , Ros, R. , Ampuero, I. , Vidal, L. , Hoenicka, J. , Rodriguez, O. , Atares, B. , Llorens, V. , Gomez Tortosa, E. , del Ser, T. , Munoz, D. G. , and de Yebenes, J. G. (2004) Ann Neurol 55, 164 - 73.
51. Kruger, R. , Kuhn, W. , Muller, T. , Woitalla, D. , Graeber, M. , Kosel, S. , Pr-

zuntek, H., Epplen, J. T., Schols, L., and Riess, O. (1998) Nat Genet 18, 106-8.
52. Spira, P. J., Sharpe, D. M., Halliday, G., Cavanagh, J., and Nicholson, G. A. (2001) Ann Neurol 49, 313-9.
53. West, A. B., Zimprich, A., Lockhart, P. J., Farrer, M., Singleton, A., Holtom, B., Lincoln, S., Hofer, A., Hill, L., Muller-Myhsok, B., Wszolek, Z. K., Hardy, J., and Gasser, T. (2001) Eur J Hum Genet 9, 659-66.
54. DeStefano, A. L., Lew, M. F., Golbe, L. I., Mark, M. H., Lazzarini, A. M., Guttman, M., Montgomery, E., Waters, C. H., Singer, C., Watts, R. L., Currie, L. J., Wooten, G. F., Maher, N. E., Wilk, J. B., Sullivan, K. M., Slater, K. M., Saint-Hilaire, M. H., Feldman, R. G., Suchowersky, O., Lafontaine, A. L., Labelle, N., Growdon, J. H., Vieregge, P., Pramstaller, P. P., Klein, C., Hubble, J. P., Reider, C. R., Stacy, M., MacDonald, M. E., Gusella, J. F., and Myers, R. H. (2002) Am J Hum Genet 70, 1089-95.
55. Pankratz, N., Uniacke, S. K., Halter, C. A., Rudolph, A., Shults, C. W., Conneally, P. M., Foroud, T., and Nichols, W. C. (2004) Neurology 62, 1616-8.
56. Martinez, M., Brice, A., Vaughan, J. R., Zimprich, A., Breteler, M. M., Meco, G., Filla, A., Farrer, M. J., Betard, C., Hardy, J., De Michele, G., Bonifati, V., Oostra, B., Gasser, T., Wood, N. W., and Durr, A. (2004) J Med Genet 41, 900-7.
57. Karamohamed, S., DeStefano, A. L., Wilk, J. B., Shoemaker, C. M., Golbe, L. I., Mark, M. H., Lazzarini, A. M., Suchowersky, O., Labelle, N., Guttman, M., Currie, L. J., Wooten, G. F., Stacy, M., Saint-Hilaire, M., Feldman, R. G., Sullivan, K. M., Xu, G., Watts, R., Growdon, J., Lew, M., Waters, C., Vieregge, P., Pramstaller, P. P., Klein, C., Racette, B. A., Perlmutter, J. S., Parsian, A., Singer, C., Montgomery, E., Baker, K., Gusella, J. F., Fink, S. J., Myers, R. H., and Herbert, A. (2003) Neurology 61, 1557-61.
58. Sharma, M., Mueller, J. C., Zimprich, A., Lichtner, P., Hofer, A., Leitner, P., Maass, S., Berg, D., Durr, A., Bonifati, V., De Michele, G., Oostra, B., Brice, A., Wood, N. W., Muller-Myhsok, B., and Gasser, T. (2006) J Med Genet 43, 557-62.
59. Wintermeyer, P., Kruger, R., Kuhn, W., Muller, T., Woitalla, D., Berg, D., Becker, G., Leroy, E., Polymeropoulos, M., Berger, K., Przuntek, H., Schols, L., Epplen, J. T., and Riess, O. (2000) Neuroreport 11, 2079-82.
60. Toda, T., Momose, Y., Murata, M., Tamiya, G., Yamamoto, M., Hattori, N., and Inoko, H. (2003) J Neurol 250 Suppl 3, III40-3.
61. Maraganore, D. M., Lesnick, T. G., Elbaz, A., Chartier-Harlin, M. C., Gasser, T., Kruger, R., Hattori, N., Mellick, G. D., Quattrone, A., Satoh, J., Toda, T., Wang, J., Ioannidis, J. P., de Andrade, M., and Rocca, W. A. (2004) Ann Neurol

55, 512 - 21.

62. von Coelln, R., Dawson, V. L., and Dawson, T. M. (2004) Cell Tissue Res 318, 175 -84.
63. Pardo, L. M., and van Duijn, C. M. (2005) Mutat Res 592, 89 - 101.
64. Huang, Y., Cheung, L., Rowe, D., and Halliday, G. (2004) Brain Res Brain Res Rev 46, 44 - 70.
65. Fornai, F., Schluter, O. M., Lenzi, P., Gesi, M., Ruffoli, R., Ferrucci, M., Lazzeri, G., Busceti, C. L., Pontarelli, F., Battaglia, G., Pellegrini, A., Nicoletti, F., Ruggieri, S., Paparelli, A., and Sudhof, T. C. (2005) Proc Natl Acad Sci U S A 102, 3413 - 8.
66. Ramsey, C. P., and Giasson, B. I. (2007) Drugs Aging 24, 95 - 105.
67. Jonsson, G., and Sachs, C. (1975) J Neurochem 25, 509 - 16.
68. Thoenen, H., and Tranzer, J. P. (1968) Naunyn Schmiedebergs Arch Exp Pathol Pharmakol 261, 271 - 88.
69. Emborg, M. E. (2004) J Neurosci Methods 139, 121 - 43.
70. Vu, T. Q., Ling, Z. D., Ma, S. Y., Robie, H. C., Tong, C. W., Chen, E. Y., Lipton, J. W., and Carvey, P. M. (2000) J Neural Transm 107, 159 - 76.
71. Abeliovich, A., Schmitz, Y., Farinas, I., Choi - Lundberg, D., Ho, W. H., Castillo, P. E., Shinsky, N., Verdugo, J. M., Armanini, M., Ryan, A., Hynes, M., Phillips, H., Sulzer, D., and Rosenthal, A. (2000) Neuron 25, 239 - 52.
72. Masliah, E., Rockenstein, E., Veinbergs, I., Mallory, M., Hashimoto, M., Takeda, A., Sagara, Y., Sisk, A., and Mucke, L. (2000) Science 287, 1265 - 9.
73. Chen, Y. H., Harvey, B. K., Hoffman, A. F., Wang, Y., Chiang, Y. H., and Lupica, C. R. (2007) Faseb J.
74. Patel, N. K., and Gill, S. S. (2007) Acta Neurochir Suppl 97, 135 - 54.
75. Tian, Y. Y., Tang, C. J., Wang, J. N., Feng, Y., Chen, X. W., Wang, L., Qiao, X., and Sun, S. G. (2007) Neurosci Lett 421, 239 - 44.
76. Freed, C. R., Greene, P. E., Breeze, R. E., Tsai, W. Y., DuMouchel, W., Kao, R., Dillon, S., Winfield, H., Culver, S., Trojanowski, J. Q., Eidelberg, D., and Fahn, S. (2001) N Engl J Med 344, 710 - 9.
77. Olanow, C. W., Goetz, C. G., Kordower, J. H., Stoessl, A. J., Sossi, V., Brin, M. F., Shannon, K. M., Nauert, G. M., Perl, D. P., Godbold, J., and Freeman, T. B. (2003) Ann Neurol 54, 403 - 14.
78. Pulkkanen, K. J., Parkkinen, J. J., Laukkanen, J. M., Kettunen, M. I., Tyynela, K., Kauppinen, R. A., Ala - Opas, M. Y., and Yla - Herttuala, S. (2001) Cancer Gene Ther 8, 529 - 36.
79. Pulkkanen, K. J., and Yla - Herttuala, S. (2005) Mol Ther 12, 585 - 98.
80. McPhee, S. W., Janson, C. G., Li, C., Samulski, R. J., Camp, A. S., Francis, J.,

Shera, D., Lioutermann, L., Feely, M., Freese, A., and Leone, P. (2006) J Gene Med 8, 577-88.
81. Hadaczek, P., Kohutnicka, M., Krauze, M. T., Bringas, J., Pivirotto, P., Cunningham, J., and Bankiewicz, K. (2006) Hum Gene Ther 17, 291-302.
82. Daadi, M. M., Pivirotto, P., Bringas, J., Cunningham, J., Forsayeth, J., Eberling, J., and Bankiewicz, K. S. (2006) Neuroreport 17, 201-4.
83. Bankiewicz, K. S., Forsayeth, J., Eberling, J. L., Sanchez-Pernaute, R., Pivirotto, P., Bringas, J., Herscovitch, P., Carson, R. E., Eckelman, W., Reutter, B., and Cunningham, J. (2006) Mol Ther 14, 564-70.
84. During, M. J., Samulski, R. J., Elsworth, J. D., Kaplitt, M. G., Leone, P., Xiao, X., Li, J., Freese, A., Taylor, J. R., Roth, R. H., Sladek, J. R., Jr., O'Malley, K. L., and Redmond, D. E., Jr. (1998) Gene Ther 5, 820-7.
85. Pardridge, W. M. (2005) NeuroRx 2, 129-38.
86. Do Thi, N. A., Saillour, P., Ferrero, L., Paunio, T., and Mallet, J. (2007) Gene Ther 14, 441-50.
87. Dietz, G. P., Valbuena, P. C., Dietz, B., Meuer, K., Mueller, P., Weishaupt, J. H., and Bahr, M. (2006) Brain Res 1082, 61-6.
88. Peng, C., Fan, S., Li, X., Fan, X., Ming, M., Sun, Z., and Le, W. (2007) FEBS Lett 581, 1357-61.
89. Guan, J., Krishnamurthi, R., Waldvogel, H. J., Faull, R. L., Clark, R., and Gluckman, P. (2000) Brain Res 859, 286-92.
90. Offen, D., Shtaif, B., Hadad, D., Weizman, A., Melamed, E., and Gil-Ad, I. (2001) Neurosci Lett 316, 129-32.
91. Kordower, J. H., Herzog, C. D., Dass, B., Bakay, R. A., Stansell, J., 3rd, Gasmi, M., and Bartus, R. T. (2006) Ann Neurol 60, 706-15.
92. Lo Bianco, C., Schneider, B. L., Bauer, M., Sajadi, A., Brice, A., Iwatsubo, T., and Aebischer, P. (2004) Proc Natl Acad Sci U S A 101, 17510-5.
93. Yamada, M., Mizuno, Y., and Mochizuki, H. (2005) Hum Gene Ther 16, 262-70.
94. Benabid, A. L., Koudsie, A., Benazzouz, A., Fraix, V., Ashraf, A., Le Bas, J. F., Chabardes, S., and Pollak, P. (2000) Arch Med Res 31, 282-9.
95. Breit, S., Schulz, J. B., and Benabid, A. L. (2004) Cell Tissue Res 318, 275-88.
96. Su, P. C., Tseng, H. M., Liu, H. M., Yen, R. F., and Liou, H. H. (2003) Mov Disord 18, 531-8.
97. Su, P. C., Tseng, H. M., Liu, H. M., Yen, R. F., and Liou, H. H. (2002) J Neurosurg 97, 598-606.
98. Blanco-Lezcano, L., Rocha-Arrieta, L. L., Alvarez-Gonzalez, L., Martinez-Marti, L., Pavon-Fuentes, N., Gonzalez-Fraguela, M. E., Bauza-Calderin, Y., and Coro-Grave de Peralta, Y. (2005) Rev Neurol 40, 23-9.

99. Emborg, M. E., Carbon, M., Holden, J. E., During, M. J., Ma, Y., Tang, C., Moirano, J., Fitzsimons, H., Roitberg, B. Z., Tuccar, E., Roberts, A., Kaplitt, M. G., and Eidelberg, D. (2007) J Cereb Blood Flow Metab 27, 501-9.
100. Jonsson G. and Sachs, C., J. Neurochem. 25 (1975), pp. 509-516.
101. Thoenen, H., and Tranzer, J.P. Arch. Exp. Pathol. Pharmakol. 261 (1968), 271-288.
102. Ungerstedt, U. Eur. J. Pharmacol. 5 (1968), pp. 107-110。
103. 王岚、孙圣刚（2006）临床内科杂志 23（6），365-368.
104. 王法祥，彭国光（2006）老年医学与保健 12（4），199-202.
105. 曹雄彬、刘万红（2006）卒中与神经疾病 13（6），370-372.
106. Przedborski S. (2007) Pakinson′s disease and movement disorders, chapter 7, 77-92.
107. 徐评议（2006）新医学 第37卷第11期，754-756.

8　乙型肝炎的分子治疗

李华[1,2]　许瑞安[1,2*]

ruianxu@hqu.edu.cn

[1]分子药物教育部工程研究中心　福建泉州　邮编 362021

[2]国立华侨大学分子药物学研究所（院）福建　邮编 362021

目　录

8.1　绪论

乙型肝炎是由乙型肝炎病毒（hepatitis B virus，HBV）引起的。对于肝炎产生的确切机理了解的还不是很清楚，目前普遍认为HBV本身对肝细胞具有感染力但并没有直接的毒力，并认为肝炎是由于机体在受到HBV攻击时，机体在清除HBV的同时引起肝细胞的损伤所致的肝的炎症。

HBV感染可分为急性乙型肝炎和慢性乙型肝炎，急性乙型肝炎的潜伏期平均为120天（范围45～160天），开始发病后表现为全身乏力、食欲不振等症状，这些症状出现在黄疸之前1～2周，同时也可能发生皮疹、关节痛、关节炎等。目前对于急性肝炎治疗还缺少有效的治疗方法。如果肝炎病毒在人体内潜伏6个月以上还未被清除，就可能会发展为慢性乙型肝炎。慢性乙型肝炎患者病程在六个月到一年以上，有的可达数十年或更长，大部分无明显症状，但是慢性感染可发展为慢性肝病、肝硬化以及肝癌并最终可能导致患者的死亡。世界卫生组织统计显示2002年全球死于慢性乙型肝炎的人数将近10万。

目前全球至少有20亿人口是HBV感染者（血清学检测），其中约有4亿为慢性乙型肝炎。慢性乙型肝炎患者如果在十年内没有接受任何治疗，将有15%会转变为肝癌。世界卫生组织把HBV划分为自然存在的人类最重要的致癌物质。慢性肝炎在地理上的分布不同给治疗和防治肝炎工作带来了重大困难。由于世界人口的快速增长以及发展中国家落后的预防措施和条件，即使在不考虑HBV突变的前提下，乙型肝炎感染者的数量即将迎来快速增长期。

HBV的传染途径有两种：①垂直传染，如果母亲为HBV携带者且e抗原阳性或者是乙型肝炎患者时，一般会将HBV传染给下一代。但是如果e抗原阴性时就很少会传染给下一代。②水平传染，a）接触传染：乙型肝炎患者的血液、体液（唾液、精液、阴道分泌物等）及粪便中含有HBV，因此当与这些物质接触时可从皮肤或黏膜的伤口进入体内而感染上HBV。b）输血感染：接受乙型肝炎病人的血液或HBV污染的血液制品时都可能造成HBV感染。c）医疗感染：在使用消毒不完全的器具时如针头、手术器械等，以及在做针灸、纹眉、纹身、穿耳孔等都可能造成感染现象。

水平传染是发达国家乙型肝炎传染的主要途径，其中有90%～95%是急性感染者。美国每年将新产生2.5万～3万HBV感染者，而且有4000～5000人死于肝硬化或肝癌。而非洲中心和东南亚及中国（1.5亿）等乙型肝炎的主要的传播途径是垂直传播，2005年WHO调查显示超过8%的国家人口是乙型肝炎患者。在这些地区8%～15%感染者会转变成慢性感染，并且研究显示近50%的肝硬化患者和70%～90%的肝癌患者来自于慢性感染。在我国各种病毒性肝炎患者人数将近有2亿，因此如何防止HBV感染及对乙型肝炎患者的治疗将是21世纪人类疾病研究的重大课题之一。

目前乙肝检测手段主要有三种：① 放射免疫分析法（RIA）是1960年美国化学家R. S. 耶洛和S. A. 贝尔森提出的，即利用放射性核素标记的与未标记的抗原同抗体发生竞争性抑制反应的放射性核素体外微量分析方法，又称竞争性饱和分析法。② 酶联免疫分析法（EIA）的基础是抗原或抗体的固相化及酶标记的抗原或抗体，现已开发成试剂盒形式用于乙肝的检测。③ 反向间接血凝试验（RPHA）法，现在很少用。现在普遍使用的检测和判断方法是乙型肝炎的五项指标检测判断法即：HBs-Ag、HBs-Ab、HBe-Ag、HBe-Ab和HBc-Ab检测（表8-1）。

表 8-1 肝炎标记物检测说明

HBs-Ag	HBs-Ab	HBe-Ag	HBe-Ab	HBc-Ab	乙肝的感染程度
—	—	—	—	—	没有感染 HBV 也没有注射疫苗
—	—	—	—	+	曾感染 HBV，急性感染恢复期
—	—	—	+	+	已感染上 HBV，不具有传染性
—	—	—	+	—	急性感染趋向恢复期
—	—	+	+	+	急性感染中期
—	+	—	—	—	成功的注射疫苗或 HBV 感染已康复
—	+	—	+	+	急性 HBV 感染处于恢复期
—	+	—	—	+	急性 HBV 感染并已恢复
—	+	—	+	—	HBV 感染已恢复
+	—	—	—	+	急性 HBV 感染或慢性 HBV 携带者
+	—	—	+	+	急性 HBV 感染趋向恢复；慢性 HBV 携带者，传染性弱；长期持续易癌变
+	—	+	—	+	急性或慢性乙肝，传染性极强
+	—	—	—	—	急性 HBV 感染早期，HBV 携带者
+	—	+	—	—	急性 HBV 感染早期，传染性强
+	—	+	+	+	急性感染趋向恢复；慢性乙肝携带者
+	—	—	+	—	急性感染趋向恢复期

HBsAg：乙肝病毒表面抗原是一种乙肝病毒感染标记物，在急性或慢性乙型肝炎体内都能检测到。HBs-Ab：乙肝病毒表面抗原抗体是一种免疫标记，表明机体对乙肝病毒感染的免疫反应或对疫苗的免疫应答。HBeAg：高度传染性的标志物，与 HBV 的高度复制有关，主要用于帮助确定慢性乙型肝炎病毒感染患者的临床治疗情况。HBe-Ab：e 抗原抗体可能在已感染或具有免疫性的人体内出现。HBc-Ab：乙肝病毒核心抗原抗体为乙肝病毒感染或已治愈乙肝患者的非特异性标记物。它不是疫苗诱导的免疫性标记物，可用于疫苗接种前判断乙肝病毒感染与否。

慢性乙型肝炎感染后发展为慢性肝炎主要发生在 15 岁前。乙肝是一种慢性传染性疾病，具有复杂性、难于治疗性、隐性等特征。目前主要是通过接种疫苗来预防，但是，接种疫苗并不能完全抵御 HBV 的感染，儿童接种乙肝疫苗后只有 85%～95%的成功率。慢性乙肝产生于宿主免疫系统对感染细胞的持续攻击，但是这种宿主免疫系统又不能清除所有被感染的肝细胞，导致肝炎症的发生。因此，根除病毒是治疗肝炎的关键，抑制病毒复制有两种途径：通过药物抑制病毒的复制，或者通过提高自身的免疫力非特异性抑制病毒的复制。

基于上述原理，开发了一种也是目前唯一的对慢性乙肝型肝炎有长期作用效果的治疗方法，即系统的干扰素（IFN）治疗（IFN-α 有双重作用，一方面它抑制病毒的复制，另一方面也通过一种还没完全研究清楚的机制刺激细胞对 HBV 免疫调节），但是对这种治疗的持续反应只出现在三分之一的病人中。任何慢性乙肝病人，以及具有活性病毒复制标志物、ALT 水平提高、活检证明为慢性肝炎的病人，均可以用 IFN－α 进行治疗。与 B 型的 HBV 相比，C 型的 HBV 表现出更高频率核心启动子的突变和对 IFN－α 治疗的低反应率，此外 IFN－α 有严重的副作用。

核苷类似物提供了一种治疗乙肝的新途径，它能使血清中的的 HBV DNA 含量迅速降低并在肝脏疾病的治疗上有组织促进作用。临床实验显示拉米夫定在大面积的乙肝患者地区是一种有效的治疗药物，与 IFN－α 相比具有成本低和持久性高等优点，但是，短期的治疗会导致迅速的复发，而长期的治疗会产生药物毒性或者耐药性突变。这些结果都强调了对一种新的治疗方法的需求。事实上，对病毒生活史中潜在机制的了解是设计阻止病毒感染、复制、转录及翻译的分子药物的基础，而且不同作用机制的联合治疗可能是最有效的和防止病毒耐药性突变的治疗手段。药物之间的联合使用能有效地提高抗病毒效果，拉米夫定和阿德福韦的联合治疗体现了良好的抗病毒效果和相对低的耐药性突变率。联合移植治疗可能具有一定的治疗效果，在移植前或移植后进行拉米夫定给药后都能降低移植后的肝炎复发，但是随之会有耐拉米夫定的突变株产生。基因治疗将可能成为治疗乙肝的最佳手段。目前所有的抗病毒的肝炎治疗方法中都不能解决病毒的耐药性突变，而且病毒基因组的无法彻底清除会引起肝炎的反复或反跳。如何解决这两个问题是彻底解决肝炎治疗的关键性问题。现代分子生物学技术、免疫学和细胞生物学等学科的发展，为肝炎的治疗提供了新的理论基础，对于治疗性疫苗的研究也在不断的提高，相信在不久的将来会产生良好的抗乙型肝炎病毒药物。

8.2 乙型肝炎病毒结构与功能及基因组

8.2.1 乙型肝炎病毒结构

1965 年 Blumberg 及其同事发现了澳大利亚抗原（Austrilian－antigen），经过一系列临床观察证明澳大利亚抗原就是乙型肝炎病毒表面抗原（HBs－Ag），这是最早发现的肝炎病毒抗原。1970 年 Dane 用免疫电镜观察 HBs－Ag^+ 的病人血清观察到大约 42nm 的大颗粒，被称为 Dane 粒子，后经证实即为乙型肝炎病毒粒子。

乙肝病毒是一种 DNA 病毒，属嗜肝 DNA 病毒科，直径为 42nm，又被称为 Dane 颗粒，由外膜包裹的球形颗粒，在外膜上有在同一开放阅读框下编码的三种外膜蛋白（S、前 S1 和前 S2）。其外膜为糖脂蛋白结构，厚 7～8nm，约含 25％脂质和 75％糖蛋白。这种 HBsAg 为在肝细胞原浆中合成的病毒外壳抗原，过多的 HBsAg 往往被释放到外周血液循环中。急性肝炎病人出现 HBsAg 转阴的同时表现出有抗 HBsAg 抗体活性即为病人康复期出现。病毒复制的核心为直径 27nm，含有 DNA、DNA 聚合酶的复制中心、核心抗原及 e 抗原。慢性乙型肝炎患者中往往检测不到 HBsAg，但几乎全能检测到乙型肝炎病毒核心抗原（HBcAg），在体内免疫系统产生的抗 HBcAg 抗体是乙型肝炎病毒正在复制的一种反映。乙型肝炎病毒 e 抗原与病毒的传染性有关。乙型肝炎患者血清在显微镜的观察下可查见 3 种颗粒（图 8－1）：① 直径 22nm 的小球形颗粒，没有 HBV 基因组；② 管状颗粒，长约 100～

700nm，宽约 22nm，没有 HBV 基因组，因此不具有自我复制的能力；③ 直径为 42nm 的大球形颗粒，小球形颗粒及管状颗粒均为过剩的病毒外壳，含表面抗原。大球形颗粒即病毒颗粒，有实心与空心两种，空心颗粒缺乏核酸。

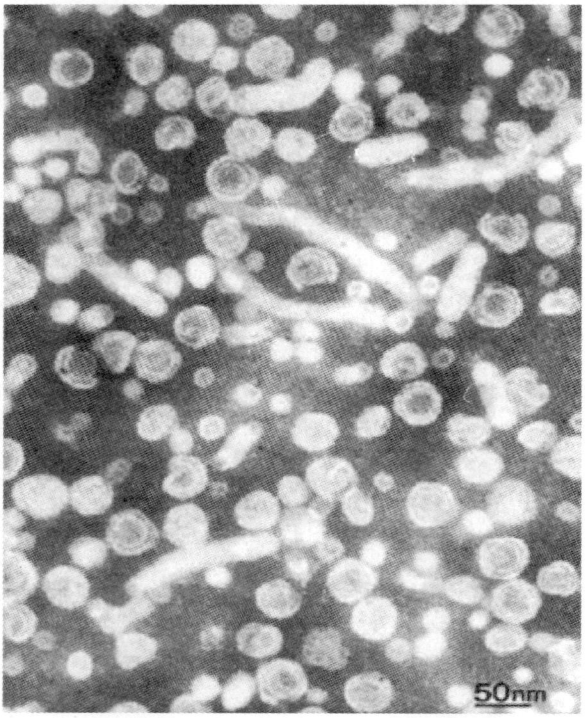

图 8－1　HBV 病毒电镜图片

可以看到 HBV 的三种颗粒：① 直径 22nm 的小球形颗粒；② 管状颗粒；③ 直径为 42nm 的大球形颗粒。NEW ENGL J MED，2004；350（11）：1118－29.

HBV 的抵抗力很强，能耐受 60℃4h 和一般浓度的消毒剂，但煮沸 10min 或高压蒸气可以灭活。到目前为止，分离出了 8 种 HBV 亚基因组病毒（A－H），其中四种亚型基因组已经研究清楚了（A、B、C 和 F）。基因型显示在地理区域之间或区域之内不同亚型的肝炎病毒的分布是具有巨大差异的（表 8－2）。结构和功能的不同直接影响到 HBV 感染的严重性及复杂性，并影响 HBV 感染的治疗以及疫苗的开发。

表 8－2　不同的乙型肝炎病毒亚型的全球地理分布

病毒类型	血清型亚型	地理分布
A	ayw1、adw2	西欧、北欧、西班牙、波兰、美国、非洲中心、印度、巴西
B	ayw1、adw2	东南亚、台湾、日本、中国、中国香港、印尼、越南、泰国

续表

病毒类型	血清型亚型	地理分布
C	adw2、adrq+、adrq−、ayr	亚洲远东地区、中国台湾、日本、韩国、中国、中国香港、泰国、印尼、波利尼西亚、所罗门群岛、越南、印度、澳大利亚、美国、巴西
D	adw2、ayw3	地中海地区、阿尔巴尼亚、中东、土耳其、伊朗、印度、西班牙、捷克、俄罗斯、美国、巴西、所罗门群岛
E	ayw4	西非
F	adw2、adw4q−、ayw4	中美洲、南美洲、玻利维亚、委内瑞拉、阿根廷、巴西、波利尼西亚、阿拉斯加 Gadw2 法国、德国、美国
H	adw4	中美洲、南美洲、美国

8.2.2 乙型肝炎病毒基因组

HBV 基因组结构是目前已知的具有完整复制能力的最小的动物病毒基因组。HBV 基因组为环状 DNA，长约 3.2kb。其中的 2/3 为双螺旋结构，1/3 为单链。长链的 5′端与 3′端不是共价连接，而是与一种蛋白质共价相连。长链的 5′端以 250～300 对碱基互补结合。长链为负链，短链为正链。短链的长度视病毒基因型而异，一般长约 1.6～2.8kb，约为长链的 2/3。HBV 包含 4 个开放读码框架（ORF）即 S、C、P 和 X 区，每条单链包含编码的功能蛋白和超过一半的基因是同时在两个重叠开放阅读框区，结果，所必需的顺式作用元件处于编码区。C 基因编码的是核心蛋白、P 基因编码病毒聚合酶、X 基因的表达蛋白没有研究清楚（可能与 HCC 的形成有关）。三种囊膜蛋白由同一个开放阅读框编码，即 S 区（包含 PreS1、PreS2、S）。目前在 HBV 基因组已发现并鉴定的顺式元件有四个启动子（C、X、SPⅠ、SPⅡ）、两个增强子（EIlhⅠ和 EIlhⅡ）和糖皮质激素应答元件。

HBV 的复制过程（图 8-2）：

① 病毒与宿主细胞接触并进入宿主细胞

② 病毒核进入到宿主细胞核内

③ 合成（+）DNA

④ 转录 RNA 并转移出细胞核

⑤ 翻译病毒蛋白

⑥ 将 RNA 包装到病毒核内

⑦ 反转录成（−）DNA

⑧ 部分合成（+）DNA

⑨ 在内质网内萌发并获得含有 S 抗原的脂质膜

⑩ 释放病毒粒子

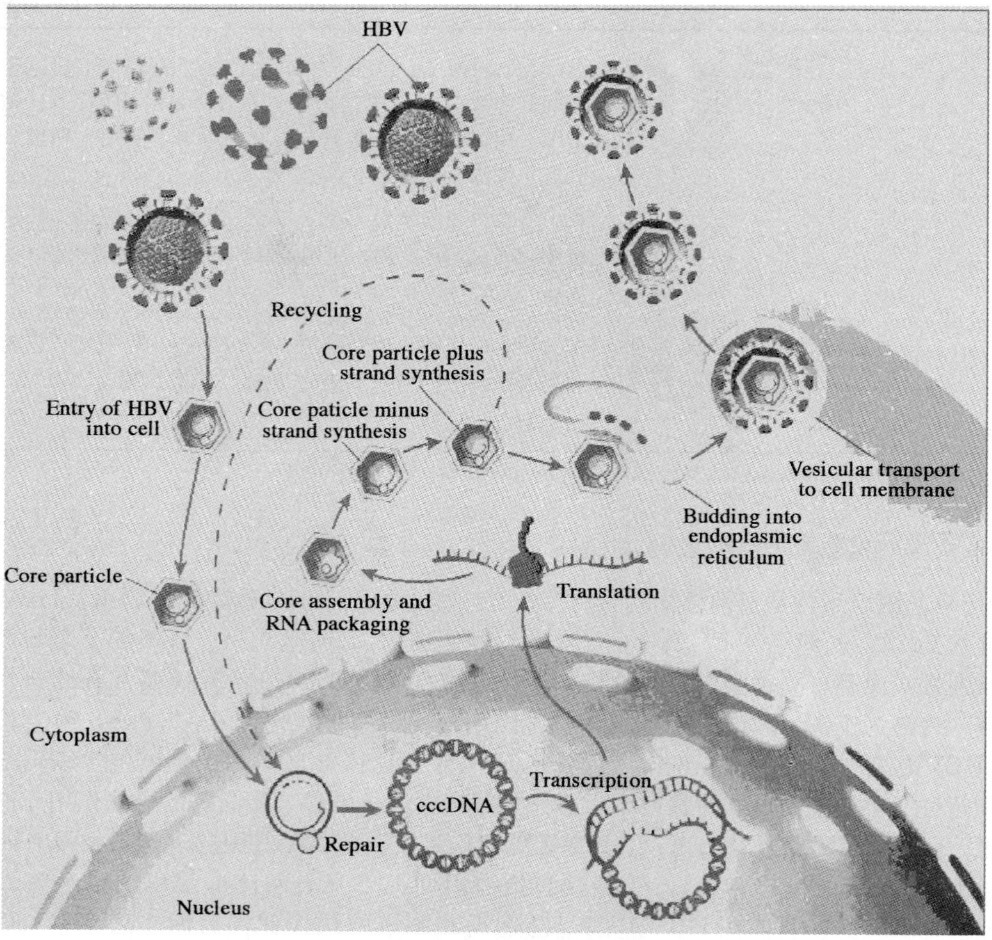

图 8-2 HBV 的感染过程

NEW ENGL J MED，2004；350（11）：1118-29；

Copyright：[2004 of publication] Massachusetts Medical Society. NEJM 授权发表

8.3 乙型肝炎病毒动物模型的建立

慢性肝炎主要是由 B 或 C 型肝炎病毒引起的，全球的 80％肝癌是由于慢性肝炎引起的。尽管我们对病毒性肝炎研究取得了重大的进展，但是对于大多数患者来说还没有一种有效的治疗药物，而且还有许多基础和临床问题仍然悬而未决。例如对 HBV 和 HCV 粒子进入细胞和脱壳过程了解太少，此外，对病毒初级和次级感染的主动免疫应答和被动免疫没有完全了解。这些研究基于有效的动物模型，但现在缺乏一种有力的动物模型。同时动物模型对于像药物检测、免疫策略及肝癌发病机制的研究也是非常重要的。黑猩猩仍然是迄今为止唯一可靠的 HBV 感染的动物模型，但由于黑猩猩来源极少，价格昂贵，难以满足乙肝研究的需要。建立一种简便、有效和稳定的乙型肝炎病毒（HBV）感染的动物模型是研究乙肝病毒感染过程、乙肝发病机制、筛选抗乙肝病毒药物以及乙肝治疗的基础。

目前已发现的HBV相关病毒模型有鸭、鹅、美洲旱獭、松鼠以及最近的兔、猴、长臂猿、猩猩等提供了肝炎病毒自然感染的不同动物模型。尽管在研究鸟类和哺乳动物类肝炎病毒的自然宿主中，大部分相关的动物是难以利用的。在病毒肝炎方面的很多研究通过转基因小鼠（携带HBV重组基因）得到了结果，这种小鼠提供了在体内研究HBV相关的肝疾病的致病机制及特异的致癌病毒基因的研究模型。目前，在肝及肝组织移植技术的推动下HBV感染的移植肝小鼠模型的研究达到了顶峰。在人肝细胞培养系统中HBV能成活，但是感染率相当低且HBV在培养的肝细胞中生长受到了限制。最近，Gripon等获得了在特定的条件下一种高度不同的具有对HBV易感性的肝细胞系，但是，还需进一步证实这一细胞系的潜在功能。如何建立有效的细胞模型和动物模型是药物临床前研究的基础，对于新药的探索和研究也是必需的。人们正在探索着良好的及实用的乙型肝炎动物模型，2002年德国病毒性肝炎网（Hep-Net）推出一项旨在推动HBV和HCV动物模型研究小组之间的相互合作的活动，目的是通过加强相互合作和资源共享来加快从病毒基础到临床应用的研究。并在2003年2月在德国elmau会议中心举行了病毒性肝炎模型的Hep-Net网络会议。世界上的顶级专家们报道了新的科学成果和病毒性肝炎的动物模型以及体外模型的新方法。相信随着细胞培养技术、基因工程技术和胚胎干细胞培养技术的发展以及全球科学界同仁的相互合作的加深，必将会促进肝炎病毒模型研究。

8.3.1 鸭模型（DHBV）

1980年Mason等首先在北京鸭血清中发现了鸭肝炎病毒（DHBV），DHBV与HBV在生物学和宿主肝疾病上具有极相似性。研究发现DHBV的基因组非常类似于HBV病毒，并且在感染DHBV的鸭血清中也能观察到类似Dane粒子的三种结构类似的粒子。DHBV与HBV结构的相似性，使DHBV成为研究HBV复制和抗原中立化的分子机制以及筛选抗病毒物质的有力的模型，但是DHBV具有不能完全代表HBV的感染过程，且不能感染人肝脏等不足。建立DHBV模型的方法有足静脉注射、腹腔感染以及口服等方法。目前最有效的方法是1～3日龄雏鸭的足静脉注射，然后通过血清学检测判断是否已感染DHBV。对于DHBV感染的动物模型的建立，选材是很重要的。在我国DHBV易感动物主要有上海麻鸭、北京鸭和重庆麻鸭等。DHBV模型具有来源丰富、易饲养、取材方便等特点，是建立乙型肝炎动物模型的理想动物模型之一。

年龄是影响这一动物作为HBV感染模型的因素之一。将DHBV阳性的中国鸭血清接种到一日龄、21日龄和3月龄的日本雏鸭中，并将e抗原阳性的人血清和DNA聚合酶阳性的土拨鼠血清也接种到雏鸭。在一日龄的雏鸭中都检测到了DHBV，并且20只中有17只保持了6个多月，另外三只病毒血症消失了，但在肝组织检测到了病毒DNA。Southern杂交显示在感染的鸭子中只存在游离的病毒DNA。在21日龄及以后的雏鸭中只有1/7产生了持续地DHBV感染。同时也没有发现DHBV有与HBV或者WHV之间有共感染现象。这也说明了不同日龄的鸭子对于DHBV模型的建立是有重大影响的。

DHBV模型是一种用于评估临床前期抗病毒药物如核苷类似物、反义寡聚核苷酸等治疗效果的良好模型。克拉夫定（CLV）是一类非天然的L型核苷类似物，在体内和体外都能有效地抑制 HBV，Korba 等研究显示在美洲旱獭模型和鸭子模型中，CLV 能有效的抑制 HBV 的复制并没有明显的毒性。Thermet 等用 DHBV 模型比较了阿韦夫定与 DNA 疫苗免疫联合应用，与单独使用阿韦夫定抑制病毒复制的效果。结果显示在体外阿韦夫定与 DNA 疫苗免疫联合应用，能诱导抗病毒反应。Miller 等研究显示在 DHBV 模型（感染了乙型肝炎病毒的 14 日龄鸭）中，接种了 DHBV pre－S/S 和 S 蛋白的雏鸭中迅速的诱导产生了免疫反应，以病毒剂量依赖型的方式降低了 DHBV 在肝脏中的扩散，并且抑制了慢性感染的产生。

然而 DHBV 属禽类嗜肝病毒，且鸭在生物进化上与人类相差较远。DHBV 病毒也缺少 X 基因开放阅读框，而且鸟类肝炎病毒只有两种主要的囊膜蛋白而不是三种。DHBV 在鸭体内的感染、复制过程与 HBV 在人体内有较多不同，并且产生的结果也不同，慢性 DHBV 感染的鸭肝脏病变较轻微，极少能诱发出肝细胞癌。尽管大部分 DBHV 感染常常与肝疾病和肝癌无关，但是点突变的 DHBV 显示出能使北京鸭产生肝疾病，说明这一模型可用于研究病毒突变作用。DHBV 能自然感染鸭，并且能存在于灵长类肝脏细胞中。对 DHBV 的研究充分地阐明了肝炎病毒的复制过程，以及 cccDNA 的作用。鸭模型反映抗病毒复合物的毒性效果比美洲旱獭差，美洲旱獭还可以同时观察不同药物的代谢。由于 DHBV 的特异性及鸭模型的肝脏细胞对 HBV 增殖的限制，因此在鸭模型应用于抗 HBV 药物的筛选受到了限制。

8.3.2 黑猩猩模型

Blumberg 等（1968 年）首先报道在黑猩猩的血清中发现了 HBsAg，此后 Hirschman 等和 Lichter 证实了这一现象并发现在黑猩猩的血清中有 HBs－Ab 存在，从而证实了黑猩猩可自然感染 HBV。此后不断有学者报道了黑猩猩感染 HBV 的现象，Barker 等 1975 年也证明在黑猩猩中有自然感染 HBV 的现象，1982 年 Kessler 等报道了在伦敦动物园饲养的 24 只黑猩猩（16 只为野外捕获者和 8 只在该动物园出生）中 HBV 标志物的检测结果，在野外捕获和动物园出生的黑猩猩的 HBsAg 阳性率分别为 4/16 和 3/8，HBs－Ab 阳性为 5/16 和 4/8。

黑猩猩与人类的基因组有 98％的相似性，但是与人相比，黑猩猩模型具有较明显的 HBV 反应以及肝脏的恶性损伤较低等特点。黑猩猩是第一个发现的对 HBV 易感动物，也是唯一一种具有与人感染 HBV 后免疫过程相似的细胞免疫反应的灵长类动物。黑猩猩提供了一个可靠的 HBV 感染模型，能有效的评价 HBV 感染引起的免疫效果和发病机理。黑猩猩在 HBV 感染后，产生的是像人一样的无症状携带反应，可用于研究慢性肝炎病毒保留的机制。黑猩猩模型在研究 HBV 和 HIV 感染后的免疫反应和开发安全的疫苗及评价药物效果（HBs－Ab 和 HBc－Ab）等方面起着重要的作用。尽管在长臂猿、恒河猴和黑猩猩中都有实验性感染和自然感染 HBV 的报道，但没有资料显示这些动物的肝损伤或肝酶升高。

虽然黑猩猩与人在主要组织相容性复合物上相同点很少，但黑猩猩依然是我们研究 HBV 的最佳模型。由于对黑猩猩特异性抗原决定族的 MHC I 知之甚少，遏制了对 HBV 免疫相关机制的研究。在对 HBV 的免疫反应中，有没有 Neu6Gc 是黑猩猩与人的最大不同点。HBV 实验感染黑猩猩的研究仍存在许多问题，如其发病过程与人患乙型肝炎的病程有些不同，也不出现严重的临床症状，及急性重型肝炎和从未见有黑猩猩肝细胞内存在 HBV - DNA 的整合现象，也未见关于慢性携带 HBV 的黑猩猩发展为肝细胞癌的报道。此外，感染成功的黑猩猩的血清学、生化学、肝活检等指标的动态化仅仅达到轻度乙型肝炎的诊断标准，也有实验感染 HBV 不成功现象。而且尽管黑猩猩模型在肝炎病毒模型的建立上与人类 HBV 感染非常相似，但是由于黑猩猩属于高级动物且属于濒危动物，不管是在经济上还是在伦理约束上都限制了将它们用于乙肝发病机制研究、抗病毒药物筛选及肝炎的治疗上应用。

8.3.3 转基因鼠及嵌合鼠模型

鼠属于 HBV 非易感类动物模型，但是到目前为止许多种属的小鼠或大鼠被研究和开发携带一或多种 HBV 基因。Guidotti 等成功地得到了在肝和肾等靶元件中高水平复制 HBV 的小鼠模型。这些小鼠的血清包含有高浓度的病毒 DNA，接近于所发现的天然的慢性感染的人的病毒 DNA 水平，这个模型被证明是研究 HBV 治疗方法的有力模型。但是，由于转基因小鼠对 HBV 抗原有耐药力，在研究抗 HBV 细胞的免疫反应导致的肝疾病机制时，重组基因小鼠模型的应用受到了限制。目前，开发出一种 HBV 基因重组的重度联合免疫缺损小鼠（SCID），这种小鼠始终支持 HBV 基因的表达和复制。在过继转移同源性的脾细胞后，这些小鼠能重复地清除肝脏细胞内和血清中的病毒标记物，并且导致慢性肝炎。这一独特的模型为阐明慢性肝病的发病机理以及提供一种新方法来阐明治疗病毒和疾病提供了一种可能。HBV 感染的小动物模型的研究和发展，推动了野生型肝炎病毒和突变性肝炎病毒致病性、病毒-宿主的相互作用和新的治疗方法的研究。目前实验效果较好的鼠模型有转基因鼠和人肝脏-移植鼠。

1）转基因鼠：是利用现代分子生物技术将非同源的基因转移到鼠的特定细胞中，转基因鼠可以通过诱导表达或直接表达目标蛋白。HBV 部分序列的转移，可构建成转基因小鼠模型。由于 HBV 所引起的抗原反应是其表面蛋白（前 S1 蛋白和 S 蛋白）引起的，将前 S1 或 S 基因转到小鼠。在表达前 S1 或 S 蛋白后能抑制 HBV 的复制，并且转前 S1 基因小鼠使抑制作用得到加强。有报道将乙型肝炎病毒（adr 亚型）前 S2 - S 基因转到具有表达乙肝病毒蛋白的生物学特性的小鼠中，构建了前 S2 - S 转基因小鼠模型。Koike 等在研究 HBV X 基因的实验中，显示高水平的 HBV X 蛋白能导致产生 HCC，同时能削弱 p53 的功能。在转基因鼠模型中糖皮质激素和雄性激素能提高肝炎病毒基因的表达。

在研究部分 HBV 基因的转基因小鼠模型的同时，对 HBV 的全基因组的研究也是需要的。1989 年 Farza 和 Araki 等应用 HBV 全长序列建立具有复制能力的 HBV 转基因鼠，但是由于复制水平低或肝脏无病理改变而限制了其应用。目前研究较多的是对 HBV 超常序列的转基因小鼠模型的研究。1985 年构建出了表达 HBsAg、前 S 和 X 抗原的转基因小鼠。虽然在小鼠的血清中检测到了转基因小鼠分泌的 HBsAg，但由于对转基因的免疫耐受作用，并没有产生任何的肝疾病。此外还构建出了一种能支持 HBV 病毒在体内复制的转基因鼠。研究显示小鼠在任何情况下都不会产生由 HBV 引起的肝疾病，说明 HBV 不会直接作用于小鼠细胞。但是，过表达 HBsAg 和前 S 多肽的转基因小鼠将这些 HBV 蛋白保留在内质网中，导致在肝内的大量堆积。一段时间后，在这些小鼠的肝内大量积集了 HBV 的 L 型囊膜蛋白并且出现了肝损伤、肝细胞的增殖、慢性肝炎、DNA 氧化损伤、转录的失常以及肝衰竭（通常会发展为 HCC）等现象，这些实验显示慢性肝损伤和肝细胞的再生是发展为 HCC 的先决条件。在高表达量的 HBxAg 下，即使没有慢性肝炎的产生肝癌也会产生。相比之下，HBxAg 低表达量的转基因小鼠没有产生 HCC，这一结果说明了 HBxAg 是一致癌基因。虽然这些实验动物模型建立了急性重型肝炎模型，但是主要临床问题依然是患有慢性肝病的乙肝病毒携带者。转基因小鼠对 HBsAg 具有免疫耐受性并且没有任何的慢性肝病现象产生。为了打破小鼠对 HBV 的抗原耐性，人们通过切除胸腺、X 照射并重新构建这些小鼠模型，即将经过 HBsAg 免疫的同源性非转基因的小鼠脾细胞过继转移（将来自一个机体的效应 T 细胞或者抗体转移（静脉或者腹腔注射）给另一个未免疫个体，以使其获得相应免疫状态的过程）到 T 细胞骨髓衰竭的小鼠。这种小鼠脾细胞接种疫苗后产生了抗 HBsAg 的抗体，并诱导了抗 HBV 的 CTL 反应。过继转移 HBV 的特异性 CTL 反应导致急性肝炎的产生，并清除了 HBsAg，随之产生了慢性肝炎。肝的损伤、再生以及慢性肝炎的骨髓重组小鼠产生了肝瘤并且大部分是 HCC，说明 HCC 的发病机理与免疫调节有关。肝内注射 HBV DNA 的裸鼠产生了慢性肝炎。HBV 部分片断和全序列基因组转移的转基因小鼠模型的建立为我们研究 HBV 基因组的功能及结构提供了研究思路。同时对基因片段功能的研究也为我们研究抗乙肝药物和肝炎病毒后基因组的研究提供了研究基础。

2）人-鼠肝细胞嵌和三聚体（Trimera）小鼠模型：

通过间接体内法，将感染过 HBV 的人肝脏碎片和射线保护的 SCID 小鼠骨髓细胞，移植到经过致死性剂量的放射照射后的小鼠体内，得到 HBV Trimera 小鼠。Ilan 在 1999 年开发了一种乙型肝炎病毒 Trimera 小鼠模型，将小鼠用致死性放射剂量照射，然后用 SCID 鼠骨髓细胞重建为正常小鼠，最后将感染 HBV 的人肝脏片断体外移植到这一处理过的小鼠体内。肝细胞组织被灌注到 Trimera 小鼠的肾囊下或耳廓处，这些能增殖的感染肝炎病毒在移植肝细胞能存活大约一个月。在 18～25 天，血清中病毒达到峰值，在移植 1 个月后 85％的动物观察到 HBV 感染。Trimera 小鼠被用于疫苗和多克隆抗 HBV 抗体治疗效果的研究。尽管这种小鼠不能存活很长时间，但是对于抗 HBV 治疗药物的短期研究，该模型是很有效的。与三聚体小鼠模型相比，另外一种移植模型更具优势。这些小鼠对 HBV 感染敏感，并完成了整个病毒生命周期。该研究表明人肝脏移植后，可以在小鼠体内维持较长时间，可以作为研究如 HBV 和 HDV 感染等人类疾病的模型。该模型为研究人肝炎病毒感染的多个环节提供了极好的机会，也可以促进人肝脏疾病的研究。为了建立人肝细胞能在体内长期生存的模型，将灵长类的肝细胞移植到免疫缺陷的非肥胖性糖尿病小鼠的肾囊中。抗 C－Met 的竞争性抗体（肝细胞生长因子受体）可用来提高细胞的存活率。研究发现这些小鼠对 HBV 和 HDV 是易感的。将人肝脏碎片注射到 RAG－2 缺陷的小鼠中，也能长期产生 HBV 感染。尽管与正常肝脏相比移植肝细胞活性是非常有限，但是移植的肝细胞能在免疫缺陷的小鼠中存活很长时间。在 Trimem 小鼠体内移植已感染 HBV 肝脏组织或 HepG2 细胞后，研究了人白细胞介素-6（IL－6）对 HBV 在 Trimem 小鼠体内感染的影响。实验证明 IL－6 能促进 HBV 感染。

目前，还难以确定 HBV 的致癌基因以及肝炎转染时基因序列的变化。据报道野生型 HBV 通过静脉注射能有效地进入 Wistar 鼠肝细胞中，并且能长期的表达，这说明可能产生一种新的感染了 HBV 的鼠模型。包含有前 S、S、和 X 蛋白的基因序列的转基因鼠（Tg Bri44），它是研究导致癌变过程的理想模型。事实上，这种转基因小鼠产生了肝损伤，并且模仿了慢性肝炎引起的肝癌变过程，可用于 HBV 感染引起的癌变开始、发展、癌变的过程的研究。鼠模型与其他已有的动物模型相比遗传背景清楚、相对繁殖周期短、对 HBV 单个或多个基因区的整合与表达及致病作用可分层次的系统研究等优点，但是 HBV 转基因鼠也存在着不少缺点并限制了这种模型的应用，例如 HBV 复制水平低；会出现外源基因整合到鼠肝细胞中遗传和表达的；转基因鼠的遗传稳定性差；技术复杂制作模型费用高；肝内缺乏 cccDNA 病毒转录模板的形成，进入鼠肝细胞内的 HBV 复制时不具有完整的生活周期等缺陷，因此不能完全模拟出病毒在人体内的全复制过程；用免疫缺陷鼠建立的 HBV 感染模型不适用于免疫清除机制的研究；人鼠嵌合肝脏模型中人肝细胞的存活数量较少等等，因此要建立更加理想的 HBV 转基因动物模型，必须加强转基因结构、功能、表达调控和转基因动物技术方法的研究，以及转基因后的基因稳定性遗传的研究。值得欣慰的是我国学者在这方面也作出了应有的贡献，在 TgHBS 小鼠内导入了人乙型肝炎病毒的全长 DNA，血清中可以检测到稳定表达的乙肝抗原，同时也为世界转基因鼠肝炎模型的建立作出了贡献。

8.3.4 美洲旱獭（woodchuck）

美洲旱獭在我国称为土拨鼠。土拨鼠肝炎病毒（WHV）是一类在结构、基因组成和复制周期上与 HBV 相似的 DNA 病毒，是继 HBV 后发现的又一个肝炎病毒。1978 年 Summer 等首次发现了这种美洲旱獭（M. monax）携带有美洲旱獭肝炎病毒。1979 年 Werner 等通过对 WHV 和 HBV 的核心抗原和表面抗原的比较，进一步证明了 WHV 是不同于 HBV 的另一种肝炎病毒。1984 年 MillMan 等对 588 份实验性感染了 WHV 的样品血清鉴定时发现能检测到 WHV 的标记物。1988 年 Gail 等将感染 WHV 的血清注射到土拨鼠后，发现土拨鼠在感染 WHV 后呈现了急性肝炎的症状。Korba 等人研究了 WHV 的慢性感染过程中的分子机制，发现 WHV 感染土拨鼠的过程类似 HBV 感染人肝细胞的过程，这就为土拨鼠作为研究 HBV 的研究模型提供了基础。

与人感染 HBV 产生的结果一样，WHV 可引起土拨鼠的急性或慢性肝炎。近年来，土拨鼠已作为 HBV 感染过程研究的基本模型，也被用于作为致癌分子机制的基础研究，以及开创治疗 HCC 的新方法和新药物的研究。通过标准的实验接种方法使新出生的土拨鼠感染 WHV 产生了高比率的慢性 WHV 携带者，这对于一定的时间内对比研究是非常有力的动物模型。感染慢性 WHV 的土拨鼠会发展为重型肝炎，这种损伤类似于 HBV 感染损伤。实验已经证明 WHV 能引起肝癌（HCC），依据于流行病学和分子病毒学研究显示 HBV 是引起人类肝癌一个重要因子。肝癌细胞在 WHV 携带者体内自由存活的平均时间为 24 个月，同时它的平均生命周期是 30～32 个月，而没有感染的动物平均寿命为 7 年。慢性 WHV 携带者已成为抗 HBV 感染的药物临床前研究的有效的动物模型，能有效的应用与药效相关动物模型，而土拨鼠模型使许多预测性的抗病毒药物进入到临床研究阶段，包括现在批准的用于治疗 HBV 感染的药物（拉米夫定、阿德福韦酯、恩替卡韦等）以及临床后期的（克拉夫定、恩曲他滨、替比夫丁、替诺福韦酯等）。土拨鼠模型也被作为开发新的抗 HBV 药物研究的模型，例如核苷与治疗性疫苗的联合运用来修饰免疫反应；防止和延迟产生 HCC 的抗病毒药物在土拨鼠模型中已得到证明；土拨鼠模型也被用于疫苗的研究，包括早期证明可阻止慢性肝炎和 HCC 的发生的疫苗等。

捕获野生的自然感染 WHV 的土拨鼠可用于病毒初次感染和发病机制的研究，但是对野生土拨鼠的背景还不够了解。土拨鼠的实验室繁殖，促进了对发病机理和致癌效应的研究。实验性感染慢性 WHV 的土拨鼠模型现已广泛用于临床前评价抗慢性乙型肝炎病毒感染的抗病毒药物，如核苷类似物和免疫修饰剂。药物的抗 HBV 的活性先在 Hep2. 2. 15 细胞系中筛选，然后在土拨鼠模型中筛选。阿昔洛韦在 Hep2. 2. 15 细胞没有抗病毒活性，同样在土拨鼠模型也没有抗乙肝病毒感染的药效。大约 65%～75%的新生土拨鼠对慢性 WHV 是易感的，并且几乎所有慢性 WHV 携带者会在感染三年内发展成肝癌。在这些动物中，在组织学上不会出现明显的慢性感染肝炎病毒症状。与人相比，肝癌在土拨鼠中没有性别差异，这可能是由于生殖周期不同造成功能的缺失。WHV 病毒的染色体基因插入到宿主的染色体中，研究人员克隆了这个插入序列，分析发现存在着广泛的整合病毒序列，并有不完整的病毒基因组整合。在慢性肝炎期间的肝细胞坏死和再生诱导的肝细胞增殖率的增加可能会刺激病毒基因重组，这些重组序列使染色体发生畸变，并导致 HCC 产生。

到目前为止，美洲旱獭是应用最多的动物模型之一。这是由于 WHV 和 HBV 在基因结构上比鸟类肝炎病毒接近，以及能研究在自然宿主中整个病毒在体内和体外的生活史。在美国美洲旱獭中观察到了高于 40%的携带率。实验性感染新生的美洲旱獭总是导致慢性感染，感染慢性肝炎的土拨鼠会发展为重型肝炎及肝癌，这种病变与人感染乙肝病毒非常相似，然而大部分感染发生在高龄期并产生有效的免疫反应。因此年龄和病毒类型决定性影响试验性的 WHV 感染的发生。感染慢性 WHV 的土拨鼠会发展成重型肝炎及肝癌，这与乙肝病毒感染人的情况非常相似。但是，在土拨鼠的淋巴细胞由于缺乏内在的天然的免疫应答机制和免疫反应，遏制了对病毒性肝炎的免疫机制的研究，例如，免疫治疗 WHV 的药物不能有效的抗 HBV，并且抗 HBV 的疫苗不能在土拨鼠模型中反映，这一模型也不会产生肝硬化等病症，这些都限制了在病毒性肝炎的发病机制方面的研究。

8.3.5 树鼩（tupaia）

树鼩属非啮齿动物类小动物，并与灵长类的亲缘关系接近。在基因组上与人有 70%的同源性，且与人的生理机制相似。研究发现人的乙型肝炎病毒和毛猴肝炎病毒都能感染树鼩。1996 年 walter 等在感染 HBV 的树鼩血清中检测到了 HBV 在树鼩肝脏中的复制、HBsAg 及抗 HBsAg 和抗 e 抗原的抗体，并且易于适应实验室条件的生长等优点，而且是除黑猩猩外唯一能感染 HBV 的动物，因此成为研究和开发抗 HBV 药物及在临床应用前的热点研究模型。HBV 能感染来自于树鼩肝脏分离出的肝细胞，感染 HBV 后 HBV cccDNA 和 m RNA 能在肝细胞中合成并且分泌 HBsAg 和 HBeAg 到培养基中。HBV 感染树鼩肝细胞的初级步骤非常类似于感染人肝细胞过程，并都显示前和 S 抗原对于感染是必需的。

通过梯度离心的方法纯化乙肝病毒大大增强病毒结合和感染到树鼩肝细胞的能力。为了减少在病毒进入细胞过程中引起血清感染的限制，研究者还通过构建包含 HBV 全基因组的腺病毒载体感染树鼩肝细胞，这些实验证实了树鼩肝细胞支持病毒复制所有的步骤。在体内乙肝病毒也可以感染树鼩，并且病毒 DNA 能在树鼩肝脏中复制。急性感染导致病毒血症和

HBsAg 的清除，并产生 HBeAb 和 HBsAb。这些都非常类似于人的急性乙肝病毒感染过程。另外，乙肝疫苗接种到树鼩可以防止实验性感染乙型肝炎，阻止率达到 88%。人们还研究了单独的 HBV 感染树鼩肝细胞和同时培养基中加黄曲毒素，直到 160 周慢性感染才诱导了肝癌的产生。感染 HBV 和在黄曲霉毒素（52.94%）下生长的动物的肝癌发病率明显高于单独感染乙肝（11.11%）或在黄曲霉毒素 B1 培养中的（12.50%）。相比之下，对比实验癌病变前包括肝细胞增生及变异肝细胞病灶，肝癌发生前非常明显，而且它们出现的频率与 HCC 的发生有关。但是 HBV 感染率是非常低的，并且报道说人的血清会干扰 HBV 结合到树鼩的肝细胞。

此外，尝试开发携带有接近于 HBV 的肝病毒的小灵长类动物模型提供了 HBV 研究的潜在模型，例如毛猴（Lagothrix lagotricha），从中分离出了毛猴肝病毒（WMHBV）并在研究中。在 WMHBV 的毛猴模型系统用于抗 HBV 研究前，应该透彻地了解 WMHBV 的分子生物特征。HBV 感染的更好的动物模型依然极端需要检测排除慢性肝疾病的抗病毒策略。据报道天然的人 HBV 通过静脉注射能有效地进入 Wistar 鼠肝细胞中，并且能长期的表达，这暗示着可能产生一种感染了 HBV 的大鼠模型。慢性感染 WHV 的美洲旱獭产生了日益严重的肝炎并且肝细胞癌类似于人 HBV 感染。慢性的 WHV 美洲旱獭携带者成为 HBV 感染的抗病毒治疗的潜伏期评估的有力动物模型，成为有力的药物动力学和药效导致相关动物疾病模型，这个模型也有明显的抗病毒药物毒性潜伏期评估潜力。但是，由于 HBV 和这些病毒有较大的不同并且它们宿主和人的代谢方式也有较大的区别，因此利用这些模型也受到限制。

猴类作为与人类基因组最接近的动物，理所当然地成为人类相关疾病研究的动物模型热点研究的对象。人们先后尝试过多种类型的猴类作为乙型肝炎的动物模型研究。Verschoor 等研究了猩猩肝炎病毒（orang - utan hepadnavirus，OuHV），系统分析显示 OuHV 存在着两种变异个体。对它们的基因组系统分析，显示它们的基因组机构非常相似与其他的人和猿的肝炎病毒，这两种亚型之间只有 5%的基因是不同的。（显示它们的基因组机构非常相似。与其他的人和猿的肝炎病毒相比，这两种亚型之间只有 5%的基因是不同的。）其一属于人类基因亚型，另一属于猿类病毒。这些显示高等的猿类和猩猩能被同一祖先的肝炎病毒感染。在太平洋海豚中报道了有类似 HBV 感染后产生了与慢性肝炎一样的临床特征、生物化学特征和血清学的病毒标记。Pult 等鉴定、克隆以及功能性地鉴定了一种新的感染鹳的鸟类肝炎病毒（STHBV）。基于对序列及系统发生分析，STHBV 基因组是鸟类肝炎病毒中最大的 DNA 基因组，非常接近于 HHBV 病毒但还是有区别的。与其他鸟类肝炎病毒不同的是 STHB 的前 S 基因的启动子上有一个 HNF1 的结合位点。与 HHBV 相似之处是 STHBV 在 S 区有十四烷基信号、在前核心蛋白或核心蛋白有两个 C 末端的糖基化位点以及缺少磷酸化的位点特别是在活化 DHBV 的前 S 蛋白的转录中，STHBV 对灵长类是有宿主限制的。

总的来说目前对于感染 HBV 的动物模型还缺乏一种有效、经济、相似的动物模型，因此在未来实验中如何建立一种有效的动物模型依然任重而道远。

8.4 分子药物

慢性乙肝以潜伏期长、难于发现等特点现已分布在世界的各个角落，对乙肝治疗是预防与治疗并重，任重而道远。目前通过提高自身的免疫能力，及接种疫苗的方式是最有效的预防乙肝感染方法，但是接种疫苗只能起到一部分效果，在儿童期接种疫苗后将近有5%～15%会感染上乙肝。这就给乙肝的防治和治疗带来了重重困难，并且感染乙肝的患者会有病变成肝癌和肝硬化的危险最终导致患者的死亡，因此对于肝炎的治疗是必需的也是重要的。目前对乙肝的治疗有肝移植、抗病毒治疗、中药治疗以及抗纤维化治疗等方法。到目前为止还没有一种治疗方法是完全有效的，肝移植后会产生排异反应及肝炎的复发等症状，而且肝移植价格昂贵等都限制了其在现实中的应用。中药治疗能够达到一定效果，但是真正达到广告上吹嘘的那种效果那是不现实的。抗纤维化治疗还是很少有显著的效果。治疗型疫苗的研究带来肝炎治疗的福音，但是真正的治疗效果还是一无所知。目前对于肝炎的治疗的主要手段或者比较有效的手段还是通过抑制病毒的生长和复制，相继有拉米夫定、恩替卡韦、阿德福韦酯以及替比夫定等核苷类似物被FAD批准上市。但是这些药物的应用都无法解决肝炎复发和耐药性突变等病变，对抗乙肝病毒的药物的研究还是处于茫茫大海之中。

8.4.1 抗病毒方法

8.4.1.1 反义寡核苷酸（Anti－Sense Oigo Nucleotide）

原理：反义寡核苷酸是一小段反义DNA（ASOD）或反义RNA，是一类能与靶病毒的RNA或者DNA互补的寡核苷酸序列。反义寡核苷酸通过碱基配对原则与病毒的DNA或RNA序列特异性地结合。反义寡核苷酸主要通过以下三种机制抑制靶基因的表达：① 反义寡核苷酸通过空间阻遏作用影响RNA功能和干扰mRNA由核内向胞质转运。包括作用在与聚合酶的形成位点，阻止靶mRNA的成熟及向胞浆内转移；占据酶的催化活性位点，防止酶与基因结合以干扰基因的复制。② 反义寡核苷酸直接与靶序列分子结合而不可逆地阻抑其功能，包括编码区和非编码区影响其与核糖体的结合，从而抑制靶基因的翻译；与mRNA的5′端结合阻止帽子结构的形成最后影响靶mRNA的成熟；与靶基因的外显子和内含子连接区结合，阻止mRNA前体的剪接；与靶DNA结合后阻止靶基因转录。③ 反义寡核苷酸与靶分子形成RNA－DNA异源双链核酸分子后，启动内源核糖核酸酶（RNase H）的活化。即将RNA－DNA异源分子中的RNA裂解（图8－3）。研究发现通过RNaseH将目标mRNA裂解表现出最有效的反义活性，并在动物模型和临床应用中都被证明具有良好的效果。

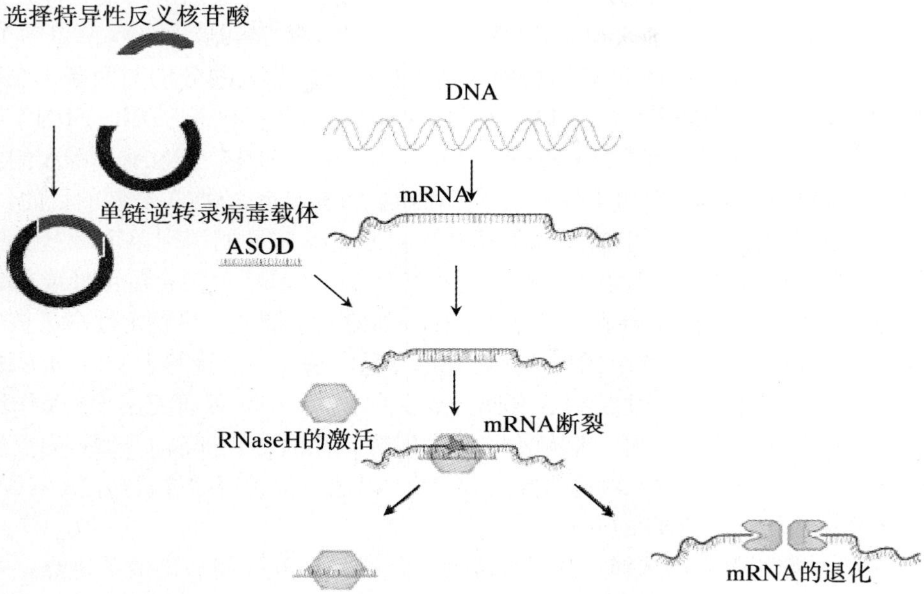

图 8-3　反义分子激活 RNase H 模式图，首先通过体外合成的一小段 RNA 通过单链逆转录病毒载体，介导到靶细胞内，然后反转录成 DNA 后或者 DNA 转录成 RNA。可与靶细胞的 mRNA 形成部分双链，可激活 RNase H 的作用而使病毒的 mRNA 分解。

在设计新的 ASOD 时要从提高 ASOD 的特异性、作用活性、在细胞内的稳定性和降低细胞毒性考虑设计出合理的 ASOD 并最终要达到抑制病毒的目的。目前 ASOD 来源有两条途径：① 人工反义 RNA 表达载体的构建：利用 DNA 重组技术，在适宜的启动子和终止子间反向插入一段靶 DNA 序列于质粒中，构建成反义表达载体。载体通过在体内转录或复制合成存在于体细胞内的反义 RNA 或反义 DNA。② 人工合成 ASOD，人工合成的优点为可随意设计合成序列，但是合成的费用也是昂贵的，也是目前 ASOD 主要来源的合成途径。

新合成的人工 ASOD 的设计的原则和方法：

1）ASOD 的活性的设计：不能在反义寡核苷酸链内形成环、配对的结果。如果在链内形成所谓的闭合区将无法与靶基因序列结合，而失去或降低抗病毒效果，同时要尽量在结构上避免被核酸酶的水解。

2）ASOD 的稳定性的设计：寡核苷酸序列连接的磷酸二酯键在体内容易被核酸酶水解，通过修饰磷酸二酯键是提高 ASOD 在体内稳定性的方法之一。为了达到临床应用的效果，ASOD 的活性和稳定性都经过了不断的修饰（通过修饰核糖、碱基、硫代磷酸化）。在所有的修饰中硫代磷酸化的修饰（PS-ASOD，即氧原子被硫原子取代）在血清中稳定性上表现出最佳的效果，并且表现出在结合靶 RNA 的亲和力及 RNaseH 活性方面达到了理想的效果。1991 年 Nielsen 等首次设计合成了反义肽核酸（Peptide Nucleic Acid，PNA），反义肽核酸也被称为第三代的反义分子。它区别于前面两种寡核苷酸主要是磷酸戊糖骨架被聚酰胺骨架取代（即由酰胺键连接的 N（2-氨乙基）-甘氨酸取代核糖-磷酸键）。肽核酸通过特异性的与靶 ssDNA、dsDNA 以及 RNA 通过碱基配对原则结合成稳定的聚合体。通过以下几种方式相互作用，① 通过插入到 dsDNA 两条链之间形成三链结构（DNA－PNA－DNA）并会形成一个 D 环结构以取代 D 环结构的单链 DNA；② 肽核酸分别与两条 DNA 链形成 PNA－DNA－DNA－PNA 结构；③ 以一条 DNA 链结合形成 DNA－DNA－PNA 结构的传统三链体结构；④ 一条插入到 DNA 两条链之间形成 PNA－DNA－PNA－DNA 的方式并形成 D 环结构取代 D 环结构的单链 DNA 等，达到抑制病毒转录、DNA 复制的目的。PNA 与 DNA 和 RNA 的作用方式是严格按照碱基互补配对原则，并且能识别单个碱基的错配。作为与核糖核酸区别的肽核酸的特点有：属于电中性分子、与 DNA 结合后可形成稳定的三链结构后结合肽核酸具有与核酸的杂交能力强于核酸间的杂交能力、热稳定性高于核酸间的杂交体、（由于其非肽和非核酸的结构特点，蛋白酶和核酸酶均不能降解 PNA）抗酶解能力强等特点、易于修饰并且没有手性结构这也使合成简单化了。Shi 等研究了 PNA 作用于鸭肝炎病毒的囊膜蛋白和 ε 信号序列，能有效的以序列特异性的方式抑制 DHBV 的反转录，从而抑制病毒的复制。Robaczewska 等研究发现 PNA 以剂量依赖型的方式抑制 DHBV 的反转录，其抑制效果是 PS－ASOD 的 600 倍。

3）ASOD 的作用部位的选择：选择合适的靶位点是有效抑制病毒的关键点，一般选择病毒复制、转录及翻译的关键环节，或者是病毒的主要的功能基因或高度保守区。作用于转录复合物中的部分解链的单链部分或病毒 cccDNA 的单链区抑制病毒转录。研究发现基因序列的主要的靶部位有前 S、转录 mRNA 帽区、S 基因、C 基因、RNA 前导序列、顺式元件有四个启动子（C、X、SP Ⅰ、SP Ⅱ）、两个增强子（EIlh Ⅰ和 EIlh Ⅱ）和糖皮质激素应答元件等。研究表明许多作用于 HBV mRNA 的反义核苷酸能抑制病毒基因在生物体内表达。在细胞培养系统中，ASOD 结合于 HBV 多聚腺苷酸化信号、5′端序列和 X 基因，和反义 RNA 结合到前 S 或 S 基因、前 C 或 C 基因、HBV X 和 HBV P 基因都能有效地抑制这些基因的表达。

为了研究哪种反义寡核苷酸具有最强的抑制病毒复制与表达的能力，Korba 和 Gerin 检测了 56 种单链寡脱氧核苷酸（14－23nt）在人肝细胞 2.2.15（HepG 2.2.15）中对乙肝病毒复制的抑制能力。定向地结合在乙肝病毒衣壳信号或结构（ε）的低聚寡核苷酸显示了最有效的抑制乙型肝炎病毒效果，并且作用于 HBeAg 基因和 HBV 聚合酶实验证明是没有效果的。在 HepG 细胞模型中，双靶向反义 RNA 比单靶反义 RNA 体现了更好的抑制病毒效果。在体内，定点结合在 DHBV 的前 S 基因 5′端的 ASOD 抑制了肝炎病毒在北京鸭中的复制和表达，而且携带有反义 RNA 的多聚 2，4－二硝基苯酚－RNA 结合在 DHBV 聚合酶基因上能够完全抑制鸭子病毒血症，并且病毒 DNA 消失了。另一个反义低寡聚物（注射到产生 HBV 标记的无胸腺裸鼠中）通过结合在 HBV mRNA 的 SPII 启动子的帽子上也能够产生有效的抑制效果。Putlitz 和 Wands 比较了 RNA 和反义 RNA 对 HBV 复制的影响，结果发现两者均能抑制 HBV 的复制，但只有正义序列抑制了 HBsAg 的分泌。这也证明了正义和反义为基础的策略能够成功地用于抑制病毒的复制。HBV 的聚合酶除了具有聚合核苷酸的作用外，还具有将其基因组转运到病毒壳体的功能，研究发现 Hsp60 是其功能发挥的必需辅助因子，通过 ASOD 的作用于 Hsp60 能有效的抑制 HBV 的复制。唾液酸糖蛋白受体 1（asialoglycoprotein receptor ，ASGPR1）数量可能与 HBV 的感染有关。唾液酸糖蛋白受体

（ASGPR）是数量丰富的一种主要存在于肝脏细胞朝向间隙一侧的细胞膜表面的内吞受体，ASGPR 的主要的生理功能是除去唾液酸的糖蛋白和凋亡细胞以及清除脂蛋白。有研究表明，ASGPR 可以与 HBV 病毒颗粒特异性结合并介导它们进入肝脏细胞，从而使乙肝病毒感染肝细胞，Yang 等研究显示 PS－ASOD（唾液酸糖蛋白的受体反义寡核苷酸）能降低细胞内的 ASGPR1 数量，但不影响细胞的功能，这可能成为抑制病毒复制的新方法和新药物。以反义理论为基础的共价地结合到核糖核酸酶 H（RNase H）上的新反义分子，通过寡核苷酸特异的结合到靶序列上然后通过 RNase H 直接将核酸分解，这种方式能彻底的分解细胞内的病毒核酸。在体外具有特定 DR1 区域序列识别能力的反义寡核苷酸（RNase H 共价结合在 DR1 区域）分解 HBV mRNA 已经被证实。

尽管反义寡核苷酸药物在细胞培养过程中得到成功，并且反义 RNA 能在转染的细胞中连续、稳定地表达，对基因重组的病毒具有长期的治疗效果。但是大多数反义 DNA 是带负电分子，不能自由地透过细胞膜，而且这种药物当注射到人肝细胞中会导致这种核苷酸插入到人肝细胞基因组中，有可能导致发生癌变或其他不可预料的病变。PS－ASOD 的应用发现存在一些剂量依赖性的不良反应，如脾大，血小板减少等副反应。因此在应用到人体之前必须对其可能的病变充分考虑。对于反义核苷酸片段的长度的设计也是必须考虑的，基因片段的长短直接影响到反义核苷酸的特异性和药效。肽核酸作为一种新产生的反义分子它的作用和运送途径没有研究清楚，而且由于反义机制的抗病毒途径只能抑制或阻止肝炎病毒的复制与表达，并不能完全清除细胞中的病毒核酸，因此会导致乙型肝炎的重复与反跳。由于 HBV DNA 聚合酶缺乏校对作用，与其他抗 HBV 药物相比，反义寡核苷酸在病毒复制过程中易产生变异株而导致耐药性突变。目前有 17 种反义寡核苷酸药物进入临床试验，其中一种抗 HIV 药物 Vitravene 于 1998 年经 FDA 批准上市。这些药物的研究和应用，为反义寡核苷酸药物在抗乙型肝炎病毒的研究提供理论和现实基础。

8.4.1.2 核酶（Ribozyme）

原理：1981 年 Cech 研究小组首先报道了在四膜虫中发现了具有催化活性的 RNA。核酶是能够在 GUC 等特定的核苷酸序列的下游切割 RNA 分子的一类小 RNA。经核酶切割的 RNA 链失去了作为遗传信息的功能。核酶具有高度的特异性、高效性、无毒性等特点，目前发现核酶 RNA 分子的基本结构，有锤头型（hannerhead motif）、发夹型（hairpin motif）、VS 型、斧头型（axed motif）、I 类内含子、RNase P 的 RNA 亚基和链孢霉线粒体核酶等七种结构类型，应用于分子药物研究的主要是锤头型和发夹型，锤头型核酶由 3 个短螺旋和 1 个广义保守的连接序列组成。发夹型核酶的催化中心由两个肩并肩挨着的区域构成。核酶的设计要根据作用靶序列的碱基来设计，核酶的活性部位是保守的序列并具有特定的构型。但可以通过改变核酶的侧翼序列来设计核酶的特异性和活性。如果侧翼序列与靶序列不能正确配对发生，核酶的活性构型就不能形成也就不能发挥核酶的剪切作用，侧翼序列的核苷酸长度也直接会影响到核酶的活性。通过这种方式只要知道靶序列的核苷酸序列就能设计出作用于任何位点的核酶。

Asahina 等设计的 DNA 核酶作用于 HBV adw2 的 DR1（5′－UUUUUCACCUCUGCCUAAUCAUCU－3′）和聚合酶信号区（PA）分别为 DR7－9 和 PA，这些保守区在 HBV 的生活周期中起决定性作用，并且电脑软件分析发现在这些保守区会形成环结构。为了分析磷酸化连接对核酶活性的影响，分别在两末端碱基磷酸化，核酶侧翼的磷酸化，以及全序列的磷酸化进行实验比较。为了分析侧翼长度对核酶活性的影响，分别在DR连接一个5′端的和3′端分别连接上一个7个和9个核苷酸序列得到DR7－9（5′－GATTAGGGGCTAGCTA-CAACGAAGAGGTGAA－3′）。同样在两端连接上9个和11个核苷酸序列的DR位DR9－9及DR11－11。同样的作用于PA位点的核酶在5′和3′端分别连上7和8个核苷酸序列，结果发现DNA核酶以剂量依赖性的方式作用于DR1和PA，并且DR7－9作用于DR1区的是PA位点的75倍效果。这就说明了作用于DR1的效果比作用于PA位点更有效。而且经过磷酸化修饰后的DNA核酶，无论是全序列修饰还是核酶侧翼修饰都能提高在血清中的稳定性，并且5′和3′端磷酸化培养保留了92.9%，相比于未修饰的只有67.6%在同样条件下，但是全序列修饰和核酶侧翼修饰中分别有99.8%和98.4%的核酶失去了活性，两末端修饰保留了20%～40%的原始酶活性。DNA核酶末端的长度的修饰增加将近10倍的酶活性。因此核酶的活性可以通过修饰核酶侧翼的识别序列的长度和末端修饰来保持酶的活性。

1）核酶的稳定性的设计：核酶通过载体导入到靶细胞，很容易被靶细胞中的核酸酶降解，但核酶核酸酶的作用必须借助酶切位点邻位的2′－OH的作用。因此可以通过修饰2′－OH来提高核酶在体细胞中的稳定性。研究发现2′－脱氧、2′－氟代、2′－NH_2、2′－O－CO、及2′－O－烯丙基等可以提高锤头状核酶对RNase的抵抗力。核酶特别是它的3′端引入硫代磷酸片段，能够提高核酶在细胞中的稳定性，同时它的活性受到的影响很小。核酶侧翼核苷酸用2′脱氧核苷酸取代，使之成为DNA/RNA嵌合体，可以同时提高稳定性和催化活性。目前，已有经化学修饰后的核酶（靶向于HBV mRNA）用于临床研究。

2）核酶剪切效率的设计：一般是根据已知的核酶的二级结构，人工设计而成的，切割效率远远低于天然核酶。多位点核酶联合，即分别针对一条mRNA上不同位点进行多位点切割，可以提高核酶的剪切效率，并可阻止HBV利用变异逃逸核酶的攻击和也可以减少空间构型的影响。目前借助于现代分子生物学技术，人们已经能够在离体模拟分子进化，离体筛选高效核酶。借助核酶的随机文库反复筛选，亦可得到高活性的核酶。通过达尔文分子进化理论即SELEX筛选方式（原理见适体部分）达到选择最优化的核酶。通过计算机的筛选方法能显著的减少工作量。① 对病毒基因组的分析，通过计算机检索出核酶作用的位点，因为核酶作用需要识别位点GUC。② RNaseH酶解实验及核酶降解实验，选择已知序列中高催化活性的核酶和高稳定性的核酶。③ 对核酶进行改造和修饰，保留其催化活性中心而对侧翼识别序列结合特异性进行改造，能满足不同的实验目的和靶位点的需要。但是这种筛选方法不能筛选出所有的可能位点，所以在选择酶切位点时要生物信息学与传统的生物技术结合，才能达到最佳的筛选效果。

3）核酶的特异性的设计：通过设计双靶向基因的核酶特异性明显比单靶向的效果好。通过将特定的肝炎病毒基因组RNA片段与核酶连接，然后通过灭活的病毒载体运送到人肝细胞内，核酶就能以序列特异性地结合于病毒基因的mRNA上并将其分解，通过抑制病毒基因的表达从而抑制病毒的复制。

核酶作为一种RNA是以反义寡核苷酸的形式作用并通过酶的方式来降解HBV核酸。为了了解这个反应，Nash等分别将靶向于HBx和HBs基因的反义寡核苷酸和核酶通过灭活的病毒载体运送到肝细胞。结果发现，与核酶相比靶向于HBx的反义寡核苷酸并不能有效地降低 HBV mRNA 的数量（而核酶能有效的降低 HBV mRNA 的数量）。这说明核酶是通过酶的形式作用于病毒基因组的。在体内核酶的分解和灭活作用已经是毫无疑问的了，将核酶特别是小分子核酶应用于抗病毒的基因治疗已成为研究肝炎治疗的研究热点。应用核酶的主要问题在于在底物 RNA 上找到能与核酶特异性结合的结合位点。经改进后的锤状的核酶也用于灭活 HBV RNA 的研究中，它的靶序列包括多聚腺苷酸信号序列和 HBC RNA 中的双重位点。Welch 等设计了用来结合 pgRNA 和编码 HBsAg、聚合酶、X 蛋白的特定的 RNA 三种发夹状核酶，并且和少量的被转染的 HCC 中的 HBV 的 HTD 协同运输到 HuH-7HCC 细胞中。结果，HBV 的量减少了 83%。研究发现核酶结合到 HBxRNA 序列上能最有效地抑制病毒（HBV）的复制，因为所有的 HBV 转录的 3′端序列完全包括最小的 X 转录序列。在核酶感染肝细胞后，Passman 和 Kin 两个研究小组发现结合到 HBX 序列的锤状核酶催化分解靶 RNA。

由于核酶表达额外的序列可能会影响 RNA 的折叠，因此影响到核酶的结构和结合位点。目前，有报道显示在顺式核酶序列中插入反式核酶序列将导致这一外来序列从非核酶序列中的迁移和失去任何顺式抑制效果。这也证明核酶的表达量与在细胞模型中的抑制效果有关。而且，这一结果说明在 HBV 的基因治疗中需要一个更有效的传递系统。Hoeprich 等通过将细菌性病毒 pRNA 的 5′和 3′端连接起来转递可变序列，但并不破坏它作为治疗性 RNA 的载体的结构和功能，将核酶与这一载体连接后能降解 RNA 底物，这也为核酶的转递提供了一种新的载体。HDV 能将具有生物活性的 RNA 转入到肝细胞。Li 等将核酶与 HDV 基因组连接后，通过改良后 HDV 载体将两种锤头型的核酶运输到肝细胞，并且证明了这种事修饰后的 HDV 介导的核酶比单一的核酶能更有效地抑制 HBV 复制，说明了修饰后的 HDV 能有效的运输核酶特异性地到肝细胞。对 HIV 的研究，发现重组的 RNA 能有效地阻止 HIV 基因表达，然而在同一条件下其他的反义 RNA 和核酶只有一点或根本没有效果。

在复杂的细胞内环境下核酶活性大小是很难测定的，往往通过实验性估计对靶细胞的抑制作用来改进核酶，因此它是不太可靠的。在感染的细胞中包含所有的 HBV 基因序列或某一修饰序列的质粒（前 S/S 基因区域被 DAN 编码绿色荧光蛋白（EGFP）所取代）被用来检测核酶的活性。对 EGFP 表达量的原位测定能方便的估计核酶的活性。核酶作为一种成熟的、可剪切特异性 RNA 的分子受到广泛重视，也为治疗和研究乙肝提供了新思路，核酶能选择性地阻断特异基因的表达。目前主要是选择特异的切割位点，可在设计多个靶位点达到高特异性的切割靶序列。但是在体内过多的引入靶序列，将会产生严重的副作用。以核酶为基础的基因治疗的策略已在细胞及动物模型中进行了长期研究，美国已于 1994 年夏天开始抗 HIV 基因治疗的 I 期临床实验。锤头状核酶的发现较早，而且应用灵活，所以它在针对 HBV 感染的基因治疗方面的应用研究较多，然而，锤头状核酶在天然状态下是在植物细胞中发挥活性的。其与人体细胞的相容性、在细胞内的活性、维持时间的问题都使其很难在 HBV 感染的基因治疗方面找到接近临床的治疗途径。虽然 HDV 核酶作为 HBV 的反义抑制剂有其独特的优势，但要使 HDV 核酶应用于临床治疗，仍存在许多问题。这些问题主要为如何筛选高效的靶位点及 HDV 核酶突变体，如何构建高效、安全且具有靶向性的转移载体，携带 HDV 核酶进入靶细胞内发挥作用等。

对核酶的研究发现一类脱氧核酸也具有核酶的功能，研究人员将这种核酶称之为脱氧核酶，DRz也能与Rz一样催化靶mRNA链的裂解，从而使控制细胞生长、分化和死亡的相关基因的表达发生紊乱或不表达，成为细胞功能研究的新手段，为基因治疗以及分子药物领域抗病毒效应提供了一条新的手段。由于DRz具有多种催化功能，作为一种新发现的酶切工具。与Rz相比，DRz具有分子质量小、稳定性高、催化作用高效、特异性强、容易获得等诸多优点。可以引用反义核苷酸和Rz的修饰方法和作用原理来提高DRz的稳定性和酶切活性，这必将为核酶的应用提供新的价值。现在研究最多的DRz主要是于10～23 DNA核酶（由15个脱氧核糖核苷酸构成一个环状催化中心，两侧臂各有8个脱氧核糖核苷酸构成酶分子的底物识别部位），通过作用于HBV X，通过质粒将10～23 DNA核酶介导到AD293细胞中发现能降低HBV X基因的表达。值得欣慰的是2004年美国学者Pan等设计了一种自我处理的三聚体核酶盒（包含两个顺式作用的锤型核酶处于两侧和一个反式作用的锤型核酶（ITRz）），同时他们将这单个的ITRz用两个邻近的ITRz所代替，并在3′端加上一个短的poly（A）尾巴，成为新的SNIP（AA）盒子。研究发现这种SNIP（AA）在体内是具有抗HBV效果的，这将为解决抗病毒作用树立新的起点。

8.4.1.3　三螺旋形成寡核苷酸（TFO）

原理：三螺旋形成寡核苷酸不同于反义寡核苷酸，它是通过稳定地结合到双螺旋DNA上直接作用于基因的方式。根据碱基组成的不同将TFO分为两种：一为嘧啶类，即富含胞嘧啶和胸腺嘧啶。TFO与靶dsDNA通过CGC或TAT的方式连接。二为嘌呤类，富含鸟嘌呤和腺嘌呤。TFO与靶dsDNA通过GCG或ATA的方式连接。这种三螺旋形成寡核苷酸的寡核苷酸通过Hoogsteen或逆Hoogstee氢键与双链靶DNA同聚嘌呤区相互作用，缠绕于DNA的深沟内，与双连DNA结合形成三螺旋的形式。阻止靶DNA与核酸聚合酶、转录因子等蛋白结合，抑制靶基因复制和表达，或者其末端若携带核酸切割因子，则可定点切割靶序列，达到抑制病毒复制与转录的目的。目前研究主要是通过与靶基因的启动子结合和功能基因结合而抑制病毒基因的表达，或者是抑制病毒的转录。

TFO序列一般设计在10～40bp之间，选择TFO的长度必须考虑到长度越长稳定性就越好但是作用时间就会越长，而且容易插入到宿主细胞的基因组中。长度越短稳定性就差，但作用时间短。TFO不能链内配对，而且TFO序列中的串联序列的长度也影响到TFO的作用效率，一般来说应该至少要3个以上的碱基串联，串联长度越长结合力也越强。为了提高TFO在体内的稳定性，TFO作为一种核酸分子同样可以采用前面两种方法种的方法来提高TFO对核酸酶的抵抗力。包括对核糖的修饰、碱基的修饰以及分子间的修饰等，如磷酸二酯键骨架用甲基化磷酸，硫化磷酸胺类似物取代使稳定性得到了加强，当核酸的碱基以2′，5′-磷酸二酯键取代核酸原来的3′，5′-磷酸二酯键增加对核酸双连分子的结合力。为了达到抑制病毒复制的效果，一般TFO作用于功能基因的启动子、增强子等作用元件上或者功能基因区。根据TFO设计的原则，长度要合适、链内不能形成双连结构、稳定性要好以及根据Hoogsteen配对原则等设计出合理的TFO。体外合成TFO，然后经过必要的修饰以提高它的活性和稳定性。通过靶向肝脏细胞的载体传递到肝细胞，然后发挥抑制病毒的功能。

Guffie和Jendis通过TFO这一方式阻止了不同的病毒基因细胞系转录。Gao等设计了一种能与HBV核心启动子中的SP1位点形成三螺旋的TFO结构。当通过脂质体转录到

HepG 2.2.15 细胞中，这种合成的 TFO 能有效地抑制 HBV 的复制。在其他抗病毒研究中通过连接游离的啡咯啉铜可结合 DNA 双螺旋浅沟内或以非序列特异性的方式直接插入核酸碱基之间、可非特异性地结合与 DNA 双螺旋的深沟内的卟啉锰（经过过氧硫酸氢钾激活后，与氧反应产生羟自由基，进而攻击深沟内的糖链的 C－H 键以达到切断 DNA 的目的）、作用于靶 DNA 含鸟嘌呤链断裂的甲磺酸去铁胺-铜（Ⅱ）、通过在连接博来霉素（bleomycin）（以铁结合后能降解靶 DNA）、玫槐树碱（ellipticine）与 TFO 连接后在 300nm 以上的波长照射激活其对靶 DNA 的裂解或通过结合放射同位素的方法来裂解以及通过连接拓扑异构酶 I 的激活剂吲哚并咔锉（indolocarbazole）等来提高 TFO 的活性的研究。即使在 HBV 感染很少的条件下，用 TFO 在翻译水平阻止病毒的复制也是非常促动人心的分子治疗方式。

目前对 TFO 的研究还比较少，TFO 的作用是通过 TFO 结合到 TFO 的结合位点并将靶序列分解，但是 Wu 等也在人基因组发现有 190 万的潜在 TFO 结合位点（TTS），这意味着这种 TFO 的作用的特异性受到挑战。在体内三螺旋形成寡核苷酸形成的三聚体实地热稳定性的，TFO 如何实现在体内生物稳定性、低生物活性、序列限制在嘌呤和嘧啶类似物的 DAN 区以及对 pH 的强依赖性这些都限制了 TFO 的应用。如何解决 TFO 特异性结合以及将 TFO 导入到人肝细胞应该是目前急需解决的问题。三螺旋形成寡核苷酸是以三螺旋的形式作用于 DNA，可能解决其他药物中的 cccDNA 的问题，因此，可以通过不同机制的药物联合治疗的方式达到最佳的治疗效果。

8.4.1.4 小型干扰 RNA（siRNA）

原理：RNA 干扰（RNA interferencing，RNAi）包括起始阶段和效应阶段。在其起始阶段，外加的小分子 RNA 被 Dicer 酶切割为 21～23 核苷酸长的小分子干扰片段（small interferencing RNA，siRNA）（这种 siRNA 和反义寡核苷酸区别是 siRNA 是一种双链分子）。在效应阶段这种 siRNA 一旦产生（或者是人工转染产生），siRNA 触发形成 RNA 诱导的沉默复合物（RISC）经过一些过渡期，开始被活化。同时，复合物中双链 RNA 被螺旋酶无损伤的解螺旋，形成单链 RNA（ssRNA）为下一步做好准备。一旦单链 RNA 同靶 mRNA 配对，使核酸酶被活化，在复合物内部降解 mRNA。siRNA 能特异地结合到同源的核酸序列上从而使得这段序列保持沉默。这样达到抑制和阻止肝炎病毒的表达和复制。

Morrissey 等通过分离特定作用靶的比较，得到作用于 S 蛋白的序列的 263 位点是最有效的。经修饰的 siRNA，正义链为：5－GGACUUCUCUCAAUUUUCUTT－3；反义链：5－AGAAAAUUGAGAGAAGUCCTT－3。这一修饰后的 siRNA 的正义链的所有嘧啶有 2′氟取代基，所有的嘌呤上有脱氧核糖，在 3′和 5′端都有反向的帽子。反义链所有的嘧啶有 2′氟取代基，所有的嘧啶含有 2′甲基取代基，并且 3′端有一磷酸化的单链。在人血清中的修饰前 siRNA 的半衰期单链为 1 分钟，双链为 3.3～5 分钟之间，而修饰后的 siRNA 的正义链和反义链半衰期分别为 18 和 15.5 小时，而在双链中修饰后的 siRNA 的正义链和反义链的半衰期分别为 2.1 天和 3 天。相比而言修饰后的 siRAN 的稳定性提高了 900 倍。在小鼠细胞模型中，以 HBV 作为载体，siRNA 和 siNA 在低剂量下几乎没有差别，但是在高剂量下 SINA 降低血清中 HBV DNA 比 siRNA 作用强 1.5log10，说明这种修饰后的 siRNA 可用于 HBV 的治疗。

SONG 等设计了一 siRNA，它们的正义和反义序列分别是始于 364nt，5′P. GUGCAAGUGCAAACCAGACdTdT－3′（正义），5′P. GUCUGGUUUGCACUUGCACdTdT－3′（反义）。这一 siRNA 作用于 Fas 基因（也叫 Tnfrsf6 基因），Fas 基因编码的是 Fas 的受体蛋白，即在具有自我免疫功能的肝脏内能防止小鼠肝损伤及纤维化。通过病毒载体将 Fas siRNA 介导到小鼠肝细胞。Fas siRNAs 特异性地降低了 Fas 基因的 mRNA 水平及 Fas 蛋白的表达水平，这种现象持续了 10 天。当肝细胞暴露在 Fas 特异性抗体中或与 ConA 刺激的肝细胞共培养时经过 Fas siRNA 处理的小鼠肝细胞能抵抗外物质。在伴刀豆球蛋白 A（ConA）处理前 Fas siRNA 处理两天后阻止了肝细胞的坏死及煽动性渗透，及显著性降低细胞内的转氨酶的浓度。在每周进行一次 ConA 后的一星期进行 Fas siRNA 处理防止了小鼠的纤维化。在通过注射 Fas 特异性抗体产生的急性重型肝炎，经 Fas siRNA 处理的小鼠有 82％存活了 10 天，而没有处理的只活了三天。基因沉默 Fas 表达能阻止细胞毒素的肝损伤达到治疗肝的效果。

siRNA 的合成、siRNA 可以通过构建载体后介导长序列的双链 RNA 到靶细胞后通过 Dicer 加工成 21 碱基的不连续的片段，体外转录合成 siRNA 或直接介导人工合成 siRNA 到靶细胞都能产生 RNAi 介导的基因表达的沉默，不过现在普遍采用人工合成的 siRNA，人工合成的 siRNA 经过人工修饰后（同时缺失 2′－OH、2′－O 甲基、2′氟化、2′脱氧糖修饰及磷酸化修饰和端末端的修饰），siRNA 在细胞培养系统中的活性都有明显的提高，并且在血清中的稳定性都有提高。

在人肝细胞和动物细胞中，siRNA 能序列特异性的结合到靶序列上，能有效的抑制 HBV 基因的表达与复制，这可作为研究抗 HBV 治疗的新手段。目前，较为常用的方法有体外合成和体内表达 siRNA 法。体外合成制备 siRNA 主要包括化学合成、体外转录及通过 RNase 降解长片段 RNA。RNA 干扰作用于单链的 mRNA 特异序列上，已成功地在动物细胞培养中抑制了基因的表达和病毒的复制。Ren 等将靶向于 S、X 和 C 蛋白的 siRNA 片段传递到 HepG2－N10 细胞培养系统中，这些 siRNA 能抑制 HBV 基因的表达与复制。Jia 等设计一种逆转录病毒为基础的 RNAi 系统（以 U6－RNA 的 Pol III 的启动子来高效表达并将 HBV 序列特异性的传递到 HepG2. 2. 15 细胞中），在 HepG2. 2. 15 细胞培养中 HBV 蛋白和 mRNA 都减少了 88％。在应用这种 siRNA 作为抗病毒药物时，也会产生耐药性突变。W_U 等设计了一种靶向于 HBx 和 HBs 基因的双靶向 siRNA 更能在 HepG2. 2. 15 细胞培养系统中有效的抑制病毒的复制与表达，这也为设计新的 siRNA 提供了新的设计方案。靶向于 HBx 的开放阅读框的结构的短锤型 RNA（shRNA）（由 U6 聚合酶Ⅲ启动子编码），U6 shRNA 5 和 U6 shRNA 6 在小鼠模型中能明显地降低 HBV。

RNA 干扰技术在抗 HIV 和 HCV 有较好的效果，siRNA 已被证实可以有效地抑制 HBV 的表达，但是 siRNA 应用前必须解决① 将 siRNA 有效地运送到靶器官感染细胞内，即组织靶向性和表达效率的问题。② siRNA 稳定表达。③ 机体产生的干扰素等对 siRNA 的排阻。④ 副作用。不能清除体内的闭合环状的 DNA，因此会引起病毒性肝炎的复发和反跳。通过干扰肝炎病毒 S、X 和 C 基因来达到干扰病毒基因的表达，主要缺点是 RNA 易被 RNA 酶降解。而且转染细胞后只能在短时间内起作用，还可以引起非特异性基因沉默。在一些研究中发现 siRNA 作为抗病毒药物使用后会产生耐药性突变，同时现在研究 siRNA 分子只能在S、X和C或P等少数基因表现出抗病毒效应，这也限制了siRNA的应用，同时对siRNA的双靶向性质的研究也很少。由于siRNA还是通过结合到单链核酸分子上，然后将其分解的方式进行作用。这也就暗示了这种方式不能清除双链的HBV DNA，因此在停止用药后会产生肝炎的复发及反跳过程。

8.4.1.5 适体（Aptamer）

原理：适体是在近几年新提出的概念，它不同于siRNA也不同于核酶。适体是一种小片段的寡核苷酸能高亲和性和高特异性地结合到相应的配体上抑制配体功能的表达，这些配体包括蛋白质、离子和抗生素等。在抑制蛋白的功能方面，适体能高亲和性和特异性地结合配体（蛋白质、离子、抗生素等）。它们的结合是由于其三维结构决定的，适体和配体之间并没有序列互补性。核酸适体与配体的相互作用力包括如下几种类型：碱基堆积、氢键、静电和形状匹配等。核酸适体与配体结合时，通常会通过构型适配形成一些稳定的二级结构，如发卡、茎环、四聚体、假节、鼓包或称突环等。决定这些结构的碱基往往是与配体结合的重要位点。与同一种配体结合的核酸适体往往可分为几个亚群，而针对同一表位的核酸适体的重要功能区有相同的结构域。适体结合到病毒的功能蛋白上，能特异的抑制蛋白功能的发挥已达到抑制病毒复制的能力，或者通过结合到功能性肝细胞蛋白来阻止病毒的感染。

首先人工合成一个随机的多核苷酸单链DNA库（图8-4），随机序列的两端为限制性内切酶酶切固定序列，这一固定序列可以作为设计引物的序列。中间为50～100bp的随机RNA库可以通过逆转录酶反转录成DNA库，在一定的缓冲溶液体系中将靶蛋白和RNA库作结合反应，在这个过程中结合蛋白的RNA很少。单链的随机寡核苷酸序列，容易形成可与蛋白质、核酸等配体特异性共价结合的二级结构。在这一高亲和力特异性结合的基础之上，配体如氨基酸、多肽、金属离子及抗生素可以同随机文库的特异性的寡核苷酸相互作用，这种特异性结合已达到初步选择适体的作用。分离出结合了RNA的复合体（通过硝酸纤维膜来筛选与靶蛋白结合的RNA等），洗脱未结合的RNA。并将分离得到与靶蛋白结合的RNA然后将分离得到的与靶蛋白结合的RNA进行PCR扩增、RT-PCR扩增、或是易错PCR得到大量的候选RNA库，重新回到与起始库类似的随机库，从而完成了第一轮筛选。改变结合条件进一步提高结合的严谨度（包括PH、温度、离子浓度以及靶蛋白的浓度），进一步的筛选，经过数次筛选就能筛选到最佳结合靶蛋白的适体。通常情况下有90%以上的序列能结合上就说明已经达到了筛选要求，即为靶蛋白的最佳适体。核酸适体与其不同配体的相互作用中存在以下共同特点：核酸适体上富含嘌呤的环常作为外来靶序列的结合位点，常为嘌呤-嘌呤排列（包括碱基错配、碱基三聚体和碱基平台），大多数核酸适体上都可观察到G-A错配或G-G错配。这些错配在环与正常的双螺旋碱基对之间的堆积处产生一个转折点，通常导致环的关闭。此外适体作为一种RNA，在宿主细胞内会被核酸酶降解，因此为了提高实体的稳定性依然要经过化学修饰。作为防止核酸酶降解的通用办法，可以参考上面的核酶、反义寡核苷以及TFO化学修饰方法来提高适体在体内的稳定性。

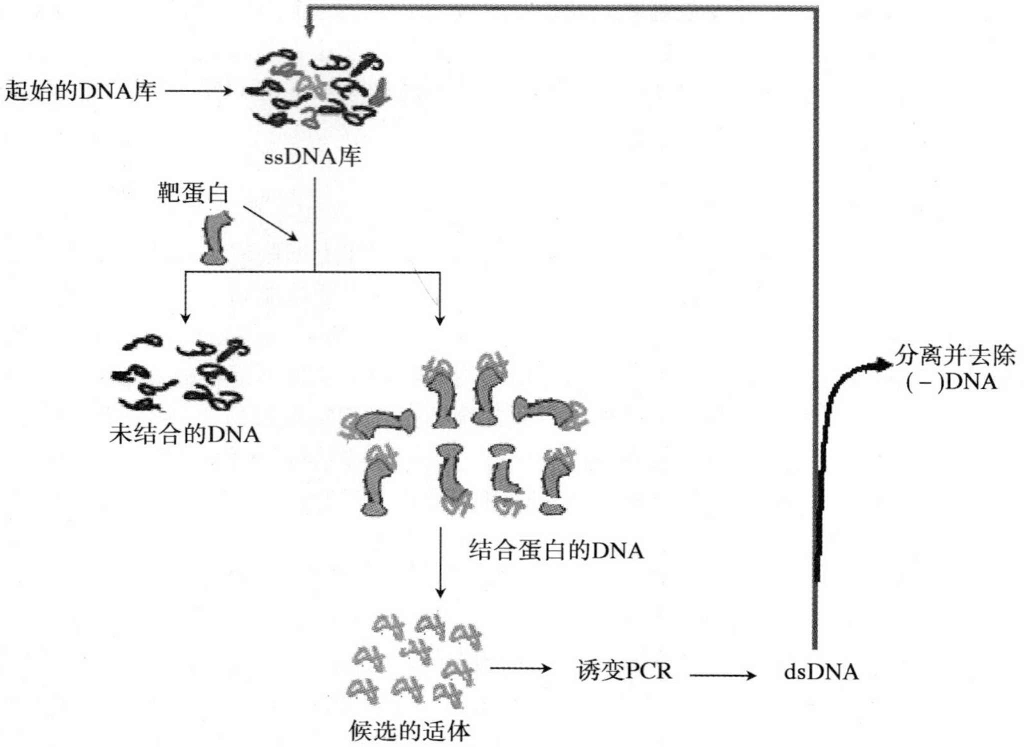

图 8－4　适体筛选的过程图

首先人合成一个随机的多核苷酸单链 DNA 库，通过连接有靶蛋白的柱，筛选出能结合的 ssDNA 后通过诱变 PCR 后并改变筛选条件进一步筛选，最后获得最有效的 ssDNA

目前从随机表达库中分离出的 8 种肽的适体，它们能在细胞内特定地结合到 HBV 核心蛋白，其中一个能通过抑制病毒壳体结构形成来抑制 HBV 的复制，这为治疗分子的开发提供了新的理论基础，即通过特异的抗病毒作用来抗 HBV 感染。随着对细胞蛋白和 HBV 基因特异序列相互作用的陆续发现，可能会为这一新的方法的应用提供新的理论基础。因为在 HBV 染色体中出现的核受体与核受体反应因子的相互作用可能在 HBV 感染过程中调节转录和复制中有重要的作用。也可以设计出某种适体通过在细胞壳内表达后竞争性地结合到细胞核报告蛋白来阻止 HBV 感染。同样，结合到 YY1 的适体（一种转录因子）可以阻止 HBV 染色体插入到细胞 DNA 中，可以像完整地 HBV DNA 把结合适体的 YY1 阻止在病毒与细胞接触点一样。HBV 前染色体 RNA 被包装，它的 5′折叠成线状环结构，即为包装信号，但聚合酶的活性部分包含这一部分，说明使 HBV 聚合酶蛋白失活，可能是一种吸引人的和有效的治疗方法。

适体作为抗病毒药物具有作用靶序列范围广，亲和力和特异性高以及筛选容易等优点，为 HBV 疫苗的研究提供新途径。这种结合到功能蛋白的适体，不能清除被感染 HBV 后肝细胞中存留的 HBV 核酸分子。适体制备和选择的成本较高（一个适体库的制备往往是昂贵的，一般的小实验室是无法支付的），而且适体穿透靶组织的能力弱，这些都限制了适体的运用。但是值得肯定的是通过研究发现适体可作为一种阻止 HBV 感染的新药物。核酸适体和单链抗体在抗病毒功能上有很多相似，但是抗体作为蛋白质受到靶细胞的排异反应强烈，而且容易使活。而适体作为一种核苷酸具有明显的优势，不会受到靶细胞的免疫反应的限制而失活。

8.4.1.6 核苷酸类似物（Nucleoside Analog）

原理：核苷类似物是化学合成药物，能模拟天然核苷。因此，它们能被插入到新合成 HBV-DNA 中使 DNA 合成终止，从而抑制病毒的复制。此外，可以竞争性地抑制 DNA 依赖逆转录酶的活性。这一步骤地发生，必须使核苷类似物先磷酸化形成三磷酸盐的形式。核苷类似物有天然的 D 和非天然的 L 构型。当 3′端没有取代基时，模板依赖的 DNA 聚合酶加上 D 或 L 型的 dNTP 类似物是等效的。但是乙肝病毒聚合酶更偏好 L 构型的对映体，L 构型的对映体比 D 构型的更具有抗病毒活性、代谢稳定性好以及细胞毒性低等优点。病毒生活史中会被核苷类似物抑制的步骤包括反转录合成（-）DNA、合成（+）DNA、在来自于未包装的核心粒子的肝细胞扩增和 cDNA 增殖以及在新感染的细胞中的 cccDNA 的形成。目前研究和设计包括拉米夫定（LAM，胞嘧啶的衍生物）、阿德福韦（Adefovir，腺嘌呤衍生物）、泛昔洛韦和恩替卡韦（Entecavir，鸟嘌呤衍生物）、替比夫定（telbivudine），恩曲西他平（Emtricitabine）等等核苷类似物，下面为部分 HBV 核苷类似物的结构式（图 8-5）。

拉米夫定：拉米夫定亦称 3TC，是 L 型对映体，结构式为 $C_8H_{11}N_3O_3S$，在肝细胞内通过逐步磷酸化的形势形成三磷酸盐。在糖环 3′羟基被硫原子取代，这使得无法形成磷酸二酯键从而终止链的延伸。拉米夫定通过终止病毒 DNA 链的合成以及竞争性的抑制病毒聚合酶/逆转录酶发挥抗病毒的作用。此外，对慢性肝炎患者的研究显示拉米夫定能克服 CLT 反应隐性。拉米夫定口服的推荐剂量为成人每天为 100 毫克，儿童每天为 1mg/kg～100mg。$HBeAg^-$ 的患者治疗期限为一年，而 $HBeAg^+$ 患者的治疗期限可能会超过一年。随机的几个临床试验，$HBeAg^+$ 患者经过 1 年的单独拉米夫定的治疗中 HBeAg 血清转化的比例为 16%～18%，而对照的只有 4%～6%。这是第一个被 FAD 批准上市的核苷类似物抗病毒药物商品名为 Epivir 等几种。

阿德福韦酯：阿德福韦是一种磷酸化的脂肪核苷酸类似物，不同于其他核苷类似物，它在活化前已经有磷酸集团并需要一个加磷酸的步骤。阿德福韦酯除了作为 DNA 链的延长的终止药物外，也可以通过激活自杀细胞并诱导内生的干扰素的产生。在阿德福韦酯治疗两周内就使 HBV-DNA 迅速的下降了，他能作用于耐拉米夫定突变的病毒，并且在治疗 48～60 周后没有产生耐药性突变。在每日 10mg 治疗下的 HBV 患者没有产生肾损伤的副作用。在土拨鼠和鸭肝炎模型中阿德福韦酯表现出与其他的核苷类似物一样的缺陷，即不能根除 cccDNA。这种药物已在 2002 年 9 月被 FAD 批准上市商品名为 Hepsera。

克拉夫定（CLV）是一类非天然的 L 型核苷类似物，它在体内也是以三磷酸盐的形式发挥作用。在临床三期实验中在给药 24 天（每天 30mg）后就表现了抗病毒活性及明显生物化学指标的改进。但还需进一步的安全性和耐药性监测。每年注射拉米夫定的患者体内的 HBV 会有 20%的突变，相比之下阿德福韦每年只有 5%的突变。有效的药物替比夫定和恩替卡韦在美国已被批准用于抗 HBV 的治疗，在临床三期实验中恩替卡韦有拉米夫定同样的

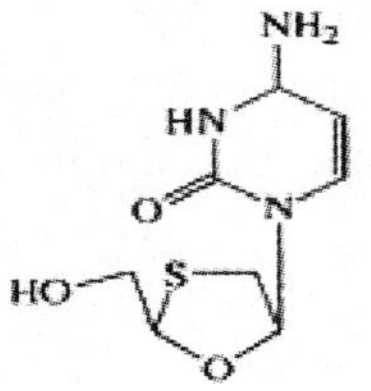

拉米夫定
(Lamlvudine)

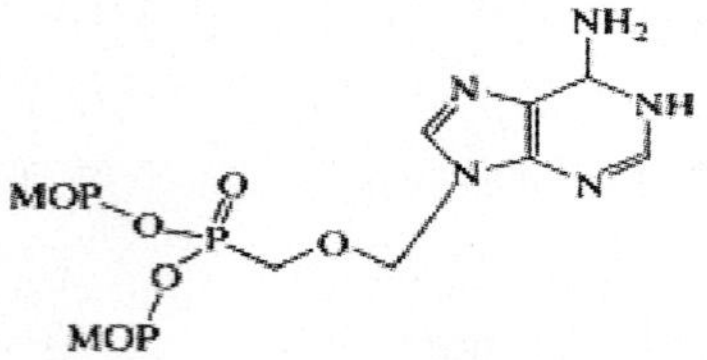

阿德福韦酯
(Adefovir dipivoxil)

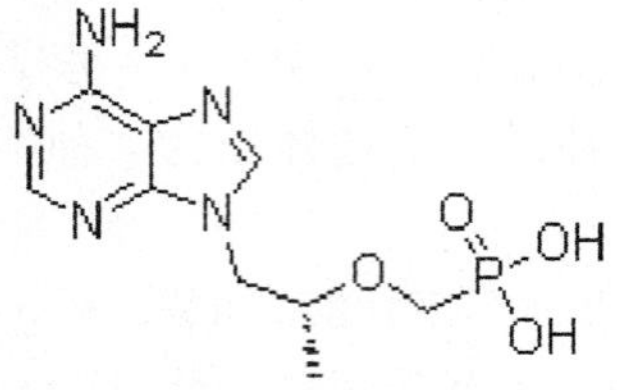

泰诺福韦
(Tenofovir)

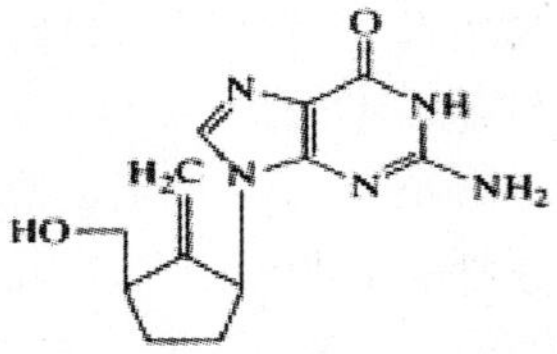

恩替卡韦
(Entacavir)

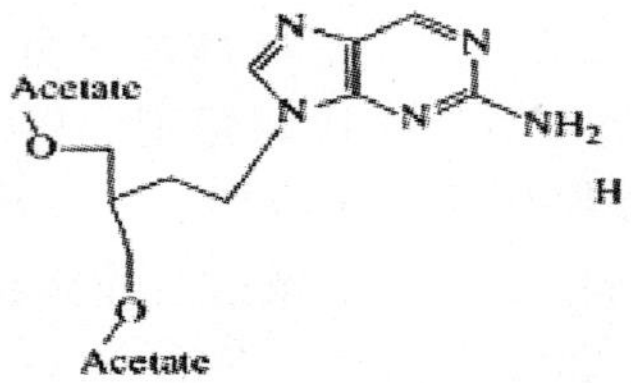

泛昔福韦
(Famciclovir)

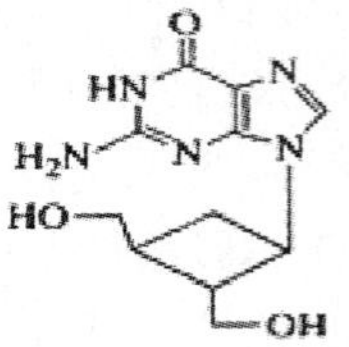

洛布福韦
(lobucavir)

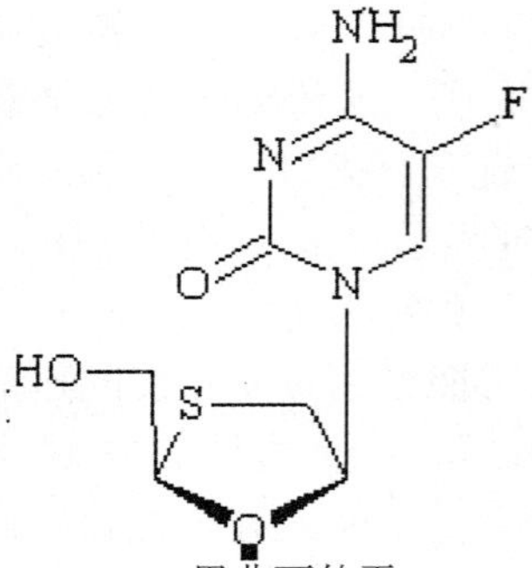

恩曲西他平
(Emtricitabine)

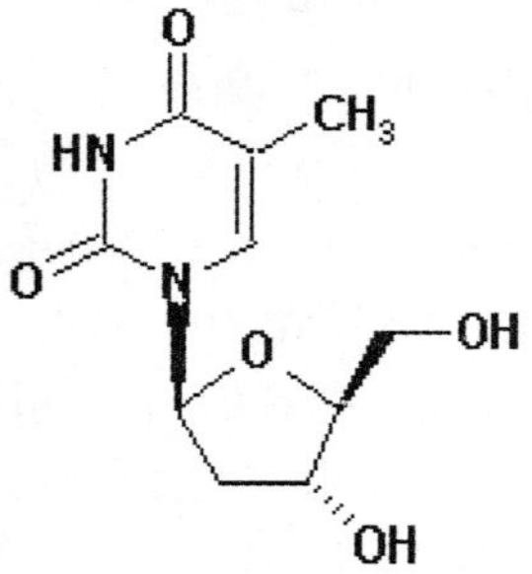

替比夫定
(Telbivudine)

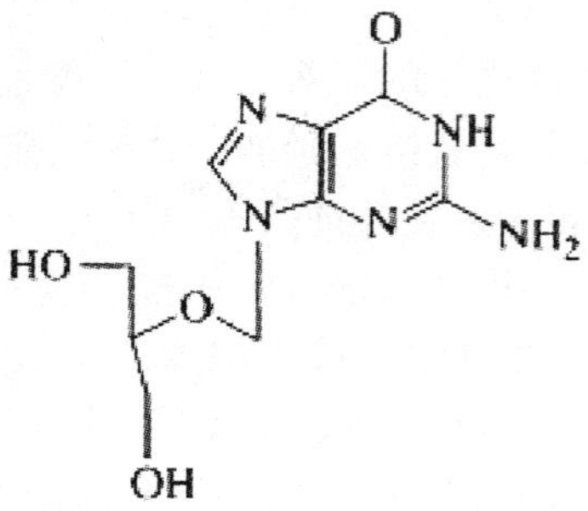

更昔洛韦
(Ganciclovir)

图 8-5 部分核苷类似物的结构式

抗病毒效果，并且在两年内没有观察到耐药性突变。在用于耐拉米夫定病毒突变的患者时需要更高的剂量并诱导了病毒血症水平明显的下降，但是两年后约有 10%的患者产生了恩替卡韦的耐药性突变，并且 Chang 等人研究显示恩替卡韦比拉米夫定表现具有更强的组织活性、抗病毒及生物化学指标，但是这两种药物的安全性是相似的，而且没有产生恩替卡韦的耐药性突变。

核苷类似物药物抑制了病毒的复制，但是并不能根除 HBV。因此停止用这种药物会导致 HBV 的复活。拉米夫定的应用减少了 HBV 高发区慢性乙型肝炎的蔓延，但是由于长期应用 LAM 病毒抗药性的产生使拉米夫定的应用受到了限制。在大部分携带有 HBV e 抗原阴性的慢性病人和一些有高水平的 ALT 的 HBV e 抗原阳性患者，临床治疗显示长期的应用拉米夫会导致疾病的病毒学、生物化学、组织学特征的持续提高。高比率的抵抗性限制了药物活性，特别是在保持有 HBV e 抗原阳性患者的治疗中。对 6 个 HLA－A2 阳性并携带 $HBeAg^{+}$慢性乙型肝炎病人进行拉米夫定治疗的研究，显示在慢性乙型肝炎中拉米夫定治疗能克服细胞毒性 T 细胞反应敏感性的减退。随着拉米夫定在慢性乙型肝炎中应用，在慢性乙型肝炎患者（接受每六个月一次的皮下接种 HBsAg 或同时每天注射白细胞介素－2′中观察到了拉米夫定诱发的抗病毒免疫反应并导致病毒的清除。这些数据证明了拉米夫定和免疫治疗的联合应用能实现慢性 HBV 感染的治疗。

在感染 HBV 的人肝细胞培养系统中 FLG（2′，3′－dideoxy－3′－fluoroguanosine）能抑制野生型的 HBV 病毒、耐拉米夫定突变 HBV 病毒、耐阿德福韦突变 HBV 病毒及拉米夫定和阿德福韦联合用药后的突变 HBV 病毒，而且 2′，3′双脱氧、3′F－鸟苷（FLG）能抑制野生型的 HBV 病毒复制在人肝细胞培养系中，在鸭子模型中也显示了抗病毒活性。研究显示 3′脱氧、3′，4′二亚甲基核苷具有明显的抗病毒活性。通过两种核苷类似物的联合治疗比单一核苷类似物具有更强的抗病毒效果，将阿德福韦分别与拉米夫定、恩替卡韦、恩曲他滨（FTC）及汰比夫定和泰诺福韦进行联合治疗中，在与拉米夫定、恩曲他滨（FTC）及汰比夫定抗病毒效果都有明显加强，但是与恩替卡韦和泰诺福韦联合治疗中只有适度的协作作用。克拉夫定为嘧啶类似物，体外可有效抑制乙肝病毒（HBV）复制，动物实验及Ⅰ/Ⅱ期临床试验均已证明 CLV 能产生有效而持续的病毒抑制作用。Ⅱ期临床试验（L－FMAU－201）显示，在 12 周内 CLV 治疗慢性乙肝，在治疗期间具有较好的抗病毒活性及丙氨酸氨基转移酶（ALT）恢复率，在终止治疗后仍具有抗病毒活性和持续的 ALT 恢复，并且法国已批准克拉夫定进入临床二期放大实验。每天服药 10mg 阿德福韦是安全的并能有效的治疗慢性肝炎。泰诺福韦能有效的抑制 HBV，但是临床资料显示在 HBV 和 HIV 共同感染的患者中的抗肝炎活性的应用受到了限制。恩曲他宾（恩曲西他平）比其他核苷反转录抑制剂主要优点是更好的药代动力学效应，在每天一次 200mg 治疗中，恩曲他宾在细胞内有更长的半衰期（39 小时）及血浆排除半衰期（8～10h）；与拉米夫定每天两次每次 150mg 效果相同，恩曲他宾能有效的抑制 HBV 和 HIV 共感染患者体内的肝炎病毒的复制。泰诺夫韦能有效的抑制耐拉米夫定的突变 HBV 病毒的复制，但存在着个体差异。泰诺夫韦二吡呋酯能有效的抑制 HIV、HBV、耐拉米夫定 HBV 突变株及 HBV 和 HIV 共感染的患者中的 HBV 病毒复制，在美洲旱獭模型中血清中 WHV 表面抗原血症出现了短暂的减少，病毒血症、肝内 WHV 复制和 WHV 抗原的肝内表达都出现了减少。在 TDF 治疗的美洲旱獭模型中没有观察到任何毒性，同时人们也证实了口服 TDF 四个星期是安全的和有效的。拉米夫定和泰诺夫韦的联合治疗共感染 HIV 和野生型的 HBV 患者中，在 96 星期的治疗中野生型 HBV 病毒被完全抑制了或者是持久抑制了。

核苷类似物的合成与修饰，核苷类似物主要还是通过化学合成的方法生产的。改变核苷的构型，如拉米夫定 L 构型有强的抗病毒效应，而在 D 只有一点或没有抗病毒效应。L 构型核苷包括拉米夫定、替比夫定、恩曲他滨以及克拉夫定等，D 构型核苷典型的是恩替卡韦，无环核苷酸有阿昔洛韦、阿德福韦和泰诺福韦。以及改变核苷分子的取代基，包括碱基和核糖都是研究核苷类似物的方法。侧链取代基直接影响到核苷类药物的抗病毒活性，通过改变分子糖基侧链可以提高药物的抗病毒活性及降低药物的毒副作用，例如阿昔洛韦、泰诺夫韦等。核苷类似物如拉米夫定、阿德福韦、恩替卡韦已被 FAD 批准为治疗乙型肝炎的应用，在选择作为抗病毒治疗时，要充分考虑药物的疗效，安全性和成本。

FDA 在 1998 年批准了拉米夫定、2002 年批准了阿韦福德、2005 年批准了恩替卡韦在治疗慢性 HBV 感染上的应用，这一类型核苷类似物直接地阻止了 HBV 聚合酶的反转录以及抑制了病毒复制。用 100mg 酶剂量的拉米夫定将会导致 HBV DNA 的迅速降低，并且显著地提高了肝的损伤。但以拉米夫定的治疗出现了抗药性 HBV 聚合酶突变，因此长期应用其他剂量的拉米夫定依然存在着争议。与 HBV 野生型 DNA 聚合酶相比，在体内和体外新的核苷类似物被广泛探索着。根据体外研究显示 HBV DNA 聚合酶突变型 M552I、M552V 拉米夫定三磷酸耐药性增加了。鼓舞人心的是这些突变体对阿德福韦二磷酸敏感，并且抑制常数增加了 1.3 倍和 2.2 倍。对具有 HBV e 抗原阳性的慢性乙型肝炎患者的临床前和二期研究（为期 48 周每天注射 10/30mg 每剂量的拉米夫定，结果导致了肝脏组织学特征的提高），发现降低了丙氨酸转氨酶和血清性乙型肝炎病毒 DNA 的含量，并且加快了 HBVAg 的血清转换。10mg 每剂量拉米夫定对长期治疗有促进治疗作用。从 HBV DNA 聚合酶基因中分离出非阿德福伟耐药性突变株也证明阿德福伟能有效的排除耐拉米夫定 HBV 突变体（YYMD）。经过 8～19 个月拉米夫定治疗产生的耐拉米夫定突变的慢性 HBV 感染的 5 位患者，然后用阿德福韦治疗给药量为每天 5～30mg 每剂量。其中观察到 4 个在 HBV-DNA 水平减少了 2～4log（10），第 5 个患者在联合注射 HBIg 后通过定量的聚合链式反应检测发现转变为阴性个体。

由于高频率的耐药性突变限制了拉米夫定的应用，阿德福韦具有低频率耐药性突变的优点并且能作用于野生型的和耐拉米夫定突变的肝炎病毒。恩替卡韦也被证明能有效抗野生型和耐拉米夫定突变的肝炎病毒。但是，拉米夫定、阿德福韦和恩替卡韦由于不能完全清除病毒 cccDNA，因此会引起病毒性肝炎的反跳和反复现象，而且长期用药导致病毒对药物的耐药性突变。作为一种核苷酸类似物对人体的副作用也是非常严重的。由于核苷类似物具有强烈的抑制病毒复制的能力、时效短、见效快等特点。现已批准上市的核苷类似物有拉米夫定、阿德福韦、恩替卡韦和恩曲他宾，并且替比夫定已在美国和欧盟上市，在我国替比夫定也进入了临床三期实验。核苷类似物是现在和将来作为乙型肝炎治疗的主要药物，两到三种核苷酸类似物的联合使用，将成为治疗慢性乙型肝炎的主要手段。

8.4.1.7 缩氨酸（Peptide）

原理：乙型肝炎病毒感染宿主过程要经过吸附、穿入、脱壳、及核酸的复制与表达、包装和分泌等过程。肽类作为一种治疗性抗原，通过干扰 HBV 病毒粒子与细胞表面结合或者干扰病毒的复制和成熟来发挥抗病毒作用。对 HBV 病毒粒子内部组成的研究可能能证明它对防止病毒感染有重大作用，并且最终阻止病毒复制。研究发现在病毒粒子的外表面与内表面的相互作用可视为病毒正确包装和稳定的前提，并且发现表面蛋白 L（由基因前 S1、前 S2 及 S 共同编码）与核心蛋白相互作用，通过噬菌体表面展示系统（原理见单链抗体部分）筛选出结合核心蛋白（即 L 蛋白的相关肽）并能阻止与 HBV 表面蛋白 L 相互作用的肽。在感染有 HBV 的肝细胞瘤系中这一肽类以剂量依赖性的方式抑制了 HBV 病毒的复制，并且发现核心蛋白的 Glu77 和 Asp78 位点对于肽的结合是至关重要的。

从随机的六肽丝状噬菌体库中分离了 HBcAg-肽的配合体。在体外，其中一个抑制了 HBcAg 和 L-多肽的前 S 区的结合，而这对病毒形态的发生是至关重要的。这一结果说明了这种肽以及相关的小分子可能能抑制病毒的组装。进一步研究证实了 L－HBsAg 和核心粒子的相互作用对 HBV 的组装是至关重要的，并且在理论上被体内的小分子中断现象所进一步证实。这显示了两种截然不同的乙型肝炎病毒表面抗原片段通过病毒核心粒子协同地作用到相关底物。在体外结合实验中，无论是包含 HBV DNA 病毒核心粒子还是空心的病毒核心粒子都以同样的亲和力结合到合成的肽上面（相应的病毒包装蛋白区域）。Watts 等人研究了多肽 STLPETTVV（能影响 HBV 的壳体化蛋白的装配）的形态发生道具。这说明了连接肽类作为依赖而转移的支柱结合到壳体内表面形成一个移动的队列，它们由形态发生的信号调节和壳体化核苷酸管理。传递这些肽的合适载体以及在体内的抗病毒活性大小仍需研究。APOBEC3G 是胞苷脱氨酶，属于 APOBEC 家族以 DNA 编辑的方式抑制反转录病毒复制，但对于抑制 HBV 的作用为阻止前 RNA 的包装。在细胞培养系统中和小鼠模型中，哺乳动物肝细胞 Huh7 和 HepG2 中由 CMV 为载体导入 APOBEC3G 基因片段和 1.3 倍长的 HBV 基因片段。培养细胞中的 HBV DNA 和细胞外 HBsAg 和 HBeAg 的水平都减少了，但是 HBcAg 的表达量并没有减少。在小鼠模型中 HBsAg 在血清中的减少非常明显，同时血清中的 HBV DNA 积肝细胞中 RNA 分别减少了超过 1.5log 10。

在慢性乙肝病毒表面抗原前 S2 和 S 连接存在着一种融合序列。慢性乙型肝炎 S 区的 7－18 残基和前 S 区的 41 和 52 号残基介导着细胞的渗透性。它们会启动病毒侵染的第一步。相应的，分离出了细胞的报告蛋白区域（羧肽酶 D），它在蛋白或肽类结合和表达中起着重要的作用。以上的研究为设计一肽类来阻止病毒的感染提供了可能。目前一酰基化的前 S 区肽被用于 DHBV（鸭乙型肝炎病毒）模式治疗，尽管缺少羧肽酶 D 受体结合位点的基本部分，但这一肽结合到肝细胞并且最终阻止了 DHBV 感染。肽类转入到人体细胞能引起细胞的排异反应，及机体的免疫反应。如何提高肽类在细胞中的稳定性是肽类作为抗乙型肝炎病毒药物之前必须解决的问题。近年来由于抗 HIV 药物（T－20）的研制成功，促进了抗 HBV 药物的研究。

8.4.1.8 显性负调突变体（Dominant Negative Mutant）

原理：嵌合核心蛋白体通过限制 HBV 复制到细胞核内，干扰病毒复制和表达。显性负性（DN）核心蛋白变异株能干扰病毒粒子的装配，即将病毒重要结构或功能蛋白突变，从而制造出一人工重组干扰蛋白。该蛋白与病毒野生型蛋白相互作用，影响后者发挥其生物效用，干扰病毒正常生存周期以达到基因治疗的目的。突变蛋白使野生型蛋白功能降低或丧失，相对于野生型蛋白而言，突变蛋白的功能为显性，两蛋白相互作用的结果是负调甚至是缺失了野生型蛋白的功能。可以人工合成突变蛋白，并保持其与相应野生型蛋白作用的能力。两者形成的嵌合蛋白聚体使野生型蛋白的生物功能丧失。在这种情况下，细胞内只需表达少量的突变蛋白就可以达到抗病毒的目的。

在动物模型系统中，利用重组反转录病毒和腺病毒表达载体瞬时表达土拨鼠肝炎病毒（WHV）和 HBV DN 对 DHBV 复制的抑制率高达 95%。Weizsacker 等人将来自 DHBV 的多聚酶（Po1）、表面抗原小蛋白（S）、细菌半乳糖和 GFP 的序列分别与 DHBV 核心蛋白羧基端融合，产生不同的 DN 变异株。这些变异株能抑制鸟类肝炎细胞株 LMH 中的病毒复制。Core－Pol 和 core－S（而不是 core－lacZ or core－GFP）能显著阻断前基因组 RNA 包装，core－GFP 则与野生型核心蛋白形成混合颗粒干扰前基因组反转录，即说明病毒生活周期中至少在这两个步骤会受到核心蛋白变异株影响，即在混合粒子内病毒前基因组的包装和反转录。最近报道了核心蛋白与DHBV前包装复合体以顺式作用的方式结合。这种机制可能说明了DN DHBV核心蛋白复合体不作用于反转录过程。

理论上更为有效的方法是利用病毒衣壳或构成病毒粒子的其他蛋白将酶带入病毒颗粒，特异地降解病毒核酸。Beterams和Nassal将Ca^{2+}依赖的核酸酶（SN）和HBV衣壳蛋白形成的融合蛋白coreSN与HBV共转染人肝癌细胞株，每10个核蛋白含不到1个的野生型coreSN组成的亚单元使包括病毒和包装好地DNA在体内的浓度减少了95%。而且，没有发现coreSN是有细胞性的。这种钙调信号，包括对转录和病毒复制的刺激，引发了在被感染的肝细胞中的coreSN的抗病毒活性。作为细胞免疫反应，融合的核心蛋白能诱发细胞毒性作用。它们的诱发作用能快速的使抗病毒活性消失，还是在被感染的细胞内伴随着诱发产生的抗野生型核心蛋白的反应进一步增强了对病毒清除效应仍需进一步研究阐明。由于转基因的安全性、稳定性和特异性在肝细胞内表达都不确定，还需进一步探索它的功能和疗效。

8.4.1.9 单链抗体（Single Chain Antibody）

原理：早期用抗体作为靶向药物的研究中抗体在结合交联物特异性低，因此为了增加抗体的特异性，通过设计单链抗体的方式。单链抗体是一类人工合成的具有重链和轻链免疫活性的区域，它结合了单克隆抗体的高特异性和免疫球蛋白的强亲和力的优点。通过抗原与抗体特异性反应，以抑制病毒的复制与表达或通过调节机体免疫应答达到抗病毒感染的目的。目前已用于抗体筛选的有噬菌体展示技术、酵母表面展示技术、核酶展示技术、细菌表面展示技术以及mRNA展示技术。这些技术对抗体的筛选各有劣弊，在作抗体筛选时选择一种适合抗体筛选技术是关键。

噬菌体展示技术：噬菌体展示技术是将多肽或蛋白质的编码基因或目的基因片段克隆到噬菌体外壳蛋白结构基因的适当位置，在阅读框正确且不影响其他外壳蛋白正常功能的情况下，使外源多肽或蛋白与外壳蛋白融合表达，融合蛋白随子代噬菌体的重新组装而展示在噬菌体表面。被展示的多肽或蛋白可以保持相对独立的空间结构和生物活性，以利于靶分子的识别和结合。肽库与固相上的靶蛋白分子经过一定时间孵育后，洗去未结合的游离噬菌体，然后以竞争受体或酸洗脱下与靶分子结合吸附的噬菌体，洗脱的噬菌体感染宿主细胞后经繁殖扩增，进行下一轮洗脱，经过3轮-5轮的“吸附-洗脱-扩增”后，与靶分子特异结合的噬菌体得到高度富集。所得的噬菌体制剂可用来做进一步富集有期望结合特性的目标噬菌体。目前开发的噬菌体有：单链丝状噬菌体展示系统、λ噬菌体展示系统、T4噬菌体展示系统、T7噬菌体展示系统。

mRNA展示技术：mRNA体外展示技术又称为mRNA-蛋白质融合体展示技术，是一种新兴的体外多肽筛选技术。可以运用于生物分子配体的发现和相互作用分析。其基本方法是：化学合成编码多肽库的DNA库，并对DNA进行特殊加工，在5′端添加T7聚合酶启动子、翻译增强子、翻译起始密码子等序列；在3′端添加亲和纯化标签。在体外利用T7RNA聚合酶将DNA转录成RNA，把RNA的3′端和带有嘌呤霉素的连接子结合，带有嘌呤霉素连接子的诱饵RNA和RNA文库在无细胞系翻译体系中共翻译，通过嘌呤霉素的作用，mRNA与其所翻译的蛋白质结合起来形成mRNA-蛋白质融合体。从而实现了基因型（mRNA）和表型（蛋白质）的结合。一般利用翻译蛋白所带的亲和标签，用亲和层析技术将 mRNA-蛋白质融合体纯化出来，并对 mRNA 进行反转录，生成 cDNA-mRNA-蛋白质融合体。采用 ELISA、磁珠法等，将筛选的靶物质固定化于固相载体上，含有目标蛋白的 cDNA-mRNA-蛋白质融合体就能通过与固相载体上的靶物质特异性结合而得到分离。通过洗脱液将 cDNA-mRNA-蛋白质融合体洗脱下来，加酶分解得到 cDNA，将其进行 PCR，所得产物进入下一轮循环。经过多次循环，目标蛋白及其编码的基因序列最终得到富集和分离。作为一种体外展示技术，mRNA 具有多肽库容量大、筛选效率高、操作简便等共同特点。在一般情况下，mRNA 展示技术允许的文库容量是噬菌体展示技术的 10000 倍，是酵母展示或者双杂交、三杂交系统的 106 倍，作为一种体外展示技术，mRNA 具有多肽库容量大、筛选效率高、操作简便等共同特点。

酵母细胞表面展示技术：酵母细胞的细胞壁有内层和外层构成，内层主要由葡聚糖及几丁质组成，外层主要是甘露糖蛋白组成。α 凝集素和 a 凝集素是存在酵母细胞表面的一类甘露糖蛋白，与酵母细胞两种交配型之间的黏附有关，因此它是酵母细胞的必需成分。通过将人工合成的或随机突变的目标蛋白的基因与这两种蛋白的基因连接，并共表达到酵母细胞表面的技术，而不影响酵母细胞的生存。然后通过必要筛选技术包括根据细胞表面的目标蛋白通过细胞流式分析仪、酶联免疫检测等，分离出所要的初步目标蛋白，然后筛选所得到的蛋白的基因，进一步改变筛选条件，重复上述步骤，得到最佳的目标蛋白。

单链抗体的产生，即通过将 HBV 抗原皮下注射到小鼠体内，经过十天后，再第二次注射。最后通过静脉注射到小鼠产生抗 HBc 的抗体并三天后取其脾。并分离出脾中的 RNA 并分离得到 mRNA。然后抗 HBc 的单链抗体在小鼠 scFV 模型和噬菌体表面展示系统中得到。即 25μg 的脾 mRNA 通过反转录成 cDNA，并通过 PCR 扩增重链和轻链的 cDNA。并将这两个片段通过一多核苷酸连接并将这一片断插入到质粒中，插入到噬菌体载体中。然后通过酶联免疫反应检测噬菌体展示系统之中产生的抗 HBC 的 scFV。将噬菌体展示系统中得到 scFV IC9 和 γ9 插入构建动物细胞中表达的载体中表达。在肝瘤细胞系中（能产生 HBV），细胞中的 ssDNA 和 dsDNA 数量被抗 HBc 的单链抗体显著抑制了，尽管 RNA 的数量没有影响。这说明了细胞内的 scFV 通过抑制 HBV 的 PRE-RNA 反转录成单链的 DNA。因为 scFv-HBc 复合物通过酶联免疫反应检测到，但是细胞内的 HBc 数量没有影响，抗 HBc scFv 被认为是抑制 HBV DNA 复制通过干扰 HBc 的功能。这也说明了细胞内的抗 HBc scFv 可作为抑制 HBV 的一种新分子药物。

研究显示抗体基因能在细胞内表达，相应的抗体片断高亲和力的结合到抗原并且有效地干扰细胞内抗原的功能。用克隆 scFv 直接作用于 HBsAg，研究显示这一抗体片断使细胞内 HBsAg 降低了 85%。聚焦显微镜观察到 scFv 和 HBsAg 集群以及细胞内的表达。一种人工合成的抗体 anti-HBc scFv 通过形成 sFv-HBc 复合体并且干扰 HBc 的功能也能抑制细胞内病毒的复制。Putlitz 等用纯化的 Pol 蛋白来提高单克隆抗体（Mabs）的量，产生 6 种直接作用于 HBV Pol 蛋白的 Mabs，一种 Mab 特异地作用于 Pol 末端蛋白区域在体外精确衡量中表现出抑制了 Pol 蛋白的功能。这为进一步探索细胞内抗 HBV 抗体研究迈出了重要的第一步。Park 等通过筛选 CDR3 重链（具有高亲和力地结合的抗体）的突变库中筛选到了一种抗前 S1 蛋白的 scFV。它可作为对 HBV 感染的被动免疫反应的治疗的物质。

由于反义机制的抗病毒效应易受到病毒基因序列的变化及耐药性而治疗效果受到影响。

通过在细胞内合成单链抗体的方式，这一种方式可能比反义核苷酸的方法具有更好的效果，因为它不会受到基因序列的改变而受到较大的影响。但作为一种体内表达的形式在体内的稳定性和传递单链抗体基因的载体选择限制了这一技术的应用。

8.4.1.10 α-葡萄糖糖苷酶抑制剂（Alpha-Glucosidase Inhibitors）

原理：HBV的形态发生是复杂的，病毒粒子的病毒囊膜蛋白属于一类糖蛋白，在糖蛋白的成熟过程中要有α-葡萄糖糖苷酶的作用，基于这样的机理合成和分离α-葡萄糖糖苷酶抑制剂特异地抑制α-葡萄糖糖苷酶的活性达到抑制病毒膜蛋白的成熟。同时α-葡萄糖糖苷酶能影响糖蛋白的折叠。这也使α-葡萄糖糖苷酶抑制剂成为抗病毒药物的一个主要原因。HBV的囊膜蛋白插入到内质网膜，在获得包装后，病毒萌发到内质网的内腔，然后经过高尔基体运到细胞外。N-糖基化是由共翻译转移的一个14残基的低聚糖前体（Glc3Man9GlcNAc2）到多肽的过程。转移后这一多糖链在内质网和高尔基体中被修饰，第一步反应就是由内质网内的α-葡萄糖苷酶切逐步切除葡萄糖残基。α-葡萄糖苷酶切除外部的α-1，2葡萄糖，内部的α-1，3葡萄糖由α-葡萄糖苷酶Ⅱ分两步完成。新产生的N-糖蛋白许进入内质网中切除，在内质网中通过α-葡萄糖苷酶Ⅰ和Ⅱ、α-甘露糖苷酶和N-乙酰氨基葡萄糖转移酶等逐步切除外侧3个葡萄糖和6个甘露糖（Man），再加上GlcNAc，最后再切除2个Man。事实上，许多细胞还有一条附加的途径，即高尔基体修饰途径，它能完成在内质网内没有完全完成的过程，即切除糖蛋白的葡萄糖残余物。如果抑制α-葡萄糖苷酶，这一过程就在高尔基体完成。

另一方面，上述葡萄糖苷酶途径与糖蛋白肽链的正确折叠密切相关。当N-寡糖受内质网α-葡萄糖苷酶Ⅰ和Ⅱ相继作用而切断两个末端Glc后，暴露出内侧的第3个Glc和Man相连，这一N-十二糖寡糖中的Glc-Man结构可与内质网上的钙连接蛋白（Calnexin）和钙网蛋白（calreticulin）识别和结合。Calnexin是内质网中重要的类凝集素分子伴侣，其主要作用是辅助糖基化蛋白的折叠和装配，调节内质网中的Ca^{2+}稳态平衡和Ca^{2+}信号传导过程，能特异性地不依赖于蛋白的结构地结合到单糖基化的糖蛋白上，促进一些糖蛋白的正确折叠。当这一蛋白质没有正确折叠时，钙连接蛋白能通过其分子的另一部分与配体糖蛋白的肽链部分结合，而与Glc-Man分离，暴露出来的Glc再被α-葡萄糖苷酶Ⅱ切除，剩下的N-十一糖寡糖被糖蛋白葡萄糖转移酶重新糖基化，生成新的N-十二糖基的$GlcMan_9GlcNAc_2$。这一过程可以进一步与Calnexin作用，直到蛋白的构造的完成以及糖蛋白不再糖基化（葡萄糖转移酶）。当特异的抑制α-葡萄糖苷酶活性后使N-寡糖的2个Glc不能切除，无法暴露第3个Glc，肽链也就不能正确折叠。但是抑制葡萄糖苷酶只能用于特异性的作用于需要与Calnexin作用的蛋白折叠，许多动物病毒包含外囊膜（有一种或几种糖蛋白构成）。这些糖蛋白常常是在病毒生命周期或者病毒装配、分泌及感染中的必需蛋白。当这些糖蛋白在细胞反应器发生时，N-多聚糖处理过程的抑制及被用于研究N-多聚糖的功能在病毒系统中包括HIV、HBV、HCMV、VSV（口腔炎病毒）、Sinbis病毒及流感病毒。主要集中在HIV和HBV模型中。

HBV基因组编码大（L）、中（M）和小（S）三种表面抗原蛋白。这三个蛋白都有一个共同的N连接的糖基化位点在S区的146nt，M蛋白在前S2区14nt位点存在另一个糖基化位点。HBV中多聚糖的功能通过定点突变和抑制糖基化途径来研究，抑制α-葡萄糖苷酶活性是糖蛋白的错误折叠使其保留在内质网内。HBV 的囊膜蛋白只有两个糖基化位点，但是 HBV 糖蛋白对糖基化途径是敏感的。定点突变证明了 M 上的前 S2 糖基化位点在病毒的形态形成中有重要作用，并且发现缺失前 S2 多糖基化位点的病毒粒子是不能分泌的。相反缺失与 S 区的相同的糖基化位点对病毒粒子的分泌没有影响，说明前 S2 区 14nt 处的糖基化位点对 M 蛋白正确折叠是必需的。这一结构的形成能与 Calnexin 相互作用。当通过定点突变、N-丁基脱氧半乳糖野尻酶素（NB-DNJ）等葡萄糖苷酶抑制剂抑制这一结构的形成，则这种 M 蛋白将不能正确的折叠，并且病毒的包装过程也被抑制了。这一发现抑制糖基化的单一位点能显著的影响 HBV 的分泌，提供一种抗 HBV 病毒治疗的有力药物。

研究显示 HBV 的 M 蛋白通过依赖钙连接蛋白的方式折叠。含有 NB-DNJ 的病毒体和 M 蛋白都被惊奇的保留在内质网内，并且在内质网内 HBV 糖蛋白运输途径被中断了。在美洲旱獭的慢性 HBV 感染模型中，N-壬基一脱氧野尻霉素（NN-DNJ）诱导了 HBV 的囊膜糖蛋白的错误折叠，并阻止了有感染性的病毒的形成和分泌。这也第一次证明了葡糖苷酶抑制剂能在体内应用并有抗病毒活性。为了提高 α-葡糖糖苷酶抑制剂的抑制作用，通过引入长链的烷基能提高抑制效果。在没有显著影响到内质网葡糖苷酶功能的浓度下进一步的研究显示 NN-DNJ 保持了抗病毒活性。这些结果说明了 NN-DNJ 有抗病毒活性不是由于糖基化的过程，而是由于其他途径，这为开发一种没有细胞毒性和耐药性突变的药物提供了一研究方向。因此，为了更容易地应用于抗病毒领域，α-葡萄糖苷酶抑制剂作用机制需进一步阐明。它们已被证明有抗几种病毒的抗病毒效果。α-葡萄糖苷酶抑制剂药物在抗病毒、糖尿病、癌症等领域都有研究，作为抗糖尿病药物，它通过竞争性抑制小肠上皮绒毛膜上的糖苷酶的作用来减少糖类的降解，延缓糖类的消化和吸收，从而有效地降低糖尿病人餐后血糖浓度的峰值，达到控制血糖的目的。但是作为抗 HBV 药物的原理是与抗糖尿病的机理是完全不同的，这也为研究带来了困难。现在作为抗 HBV 药物的应用的主要问题是如何解决和减少它的副作用。

8.5 免疫调节方式

肝炎病毒引起的病毒性肝炎，会导致机体产生免疫反应并引起肝的炎症，并且慢性 HBV 感染产生的免疫特征是 Th1/Th2 细胞功能失衡。绝大部分慢性肝炎患者对乙肝病毒及其抗原是呈免疫耐受的，即患者对乙肝病毒没有或很少产生免疫反应。因此对机体肝炎病毒引发的免疫反应的调节可以提高对抗肝炎病毒药物的研究，目前免疫调节治疗是通过调节特异性或非特异性免疫而提高或扩大 T 细胞对病毒抗原的特异性反应。目前主要的免疫调节策略治疗慢性 HBV 感染的方法有细胞因子（IL-2，IL-12）免疫调节治疗、口服免疫调节剂（左旋咪唑或 HBV 抗原）、过继性免疫、胸腺素 α-1、PEG 干扰素-α 以及治疗性疫苗等。在此只列举细胞因子和抗原调节免疫的研究。

8.5.1 细胞因子（Cytokines）

细胞因子为细胞分泌的、进入细胞间隙后能够充当细胞信息传递及调节细胞包括促进细胞的增值和分化、增强抗感染和细胞的杀伤效应以及促进炎症的发生等功能的一类蛋白质分子。在人体中主要是单核细胞和巨噬细胞分泌的，包括辅助 T 细胞 Th1、Th2 及 Th0，其中 Th1 和 Th2 是调节机体对细胞内和细胞外的抗原免疫反应图 8－6。Th1 的活化能产生白细胞介素-2（IL－2）、干扰素-γ（INF－γ）以及其他的免疫分子，并可促进 T 细胞的应答和细胞的免疫应答效应，同时也会抑制细胞内的抗体产生与分泌并诱导迟发性超敏反应。活化的 Th2 与 Th1 的作用刚好相反，使 B 细胞活化并促进抗体的产生，也会有 IL－4 和 IL－10 等其他细胞因子产生。Th1/Th2 之间的调节是机体调节细胞的免疫应答反应的基础，如果在这两者之间的平衡被破坏都会导致相关性的疾病产生如机体的炎症等。

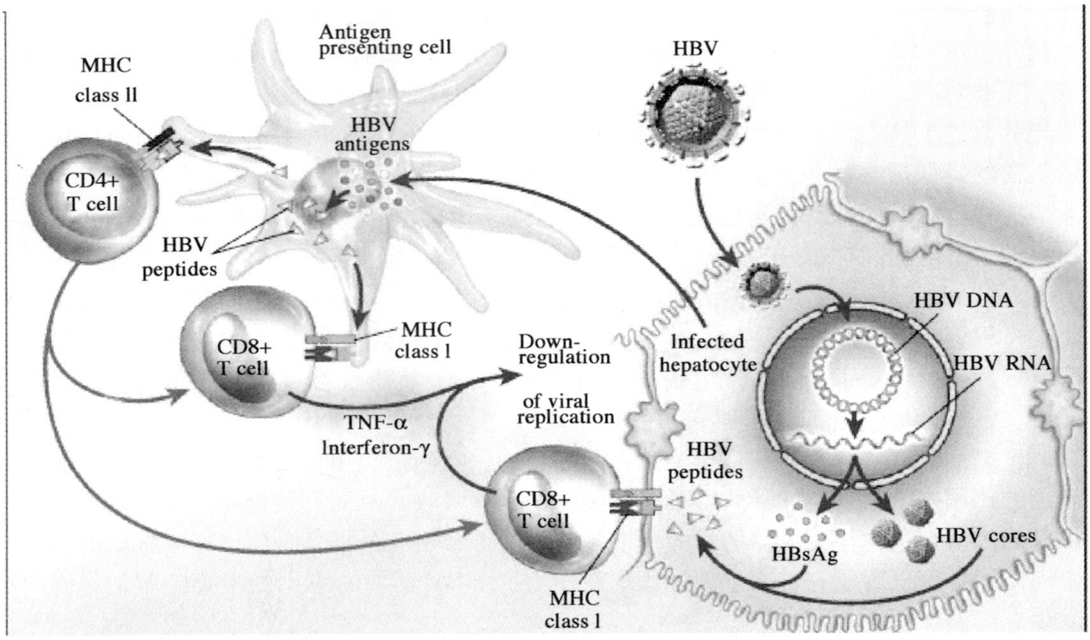

图 8－6　机体对 HBV 的抗 HBV 免疫反应

NEW ENGL J MED，2004；350（11）：1118－29

在体内考虑基因治疗时，其他的免疫调节细胞因子（如 IL－12、IFN－α、α-肿瘤坏死因子）在 HBV 基因改造的小鼠模型中有效地抑制了 HBV 复制，然而 IL－12 和 Th1 的细胞因子 IFN－α 和 IL－2 在清除慢性感染者中的病毒起着重要的作用。为了将 IL－12 基因应用于基因治疗，构建一 pIL－12 载体携带有两个巨细胞病毒（CMV）启动子来分别驱动表达 p35 和 p40 。此外，设计了一种融合 p35 cDNA 和 p40 cDNApscIL－12 载体来生产单链 IL－12 蛋白。这说明了这一载体能产生有生物活性的异二聚体和单链鼠科 IL－12。而且，对体内功能的研究也证明了 pS 载体（表达 HBV 的主要包膜蛋白）和 pIL－12 或 pscIL－12（引起高水平的 IgG2a 抗-HBs 抗体和 TH1 相关的细胞因子）的功能。在应用单一的启动子来表达单链 IL－12 的成功预示着在将来 pscIL－12 可能在基因治疗上得到应用。

8.5.2 HBV 抗原（HBV Antigen）

DNA 调节的免疫可有效诱导对多种不同抗原的同种免疫反应和细胞调节免疫反应。首先，HBV 的包膜蛋白如 HBsAg 被用作 DNA 接种的模型，它携带有决定病毒的主要抗原。Mancini 等用 HBsAg 基因改造的小鼠作为模型，研究了编码 HBV 膜蛋白的 S 和前 S2 区域的免疫调节发现诱导的免疫反应导致流通中的 HBsAg 被完全清除以及在肝细胞中长期控制的转基因的表达。这显示在肝脏中 T 细胞对 HBVmRNA 的降低是有效果的。这是对感染疾病的 DNA 调节免疫的潜在的免疫治疗第一次证明，这可能能设计出更有效的治疗慢性 HBV 携带者的方法。目前，他们开发了包含 CpG 的寡脱氧核苷酸结合到 HBsAg 以同样的模式诱导 Th1 反应的功能，并且说明了在一定的侧面序列内包含未甲基化的 CpG 的二核苷酸提高了先天的和抗原免疫反应，部分是由于提高了 Th1 类细胞因子的分泌。此外，在小鼠的 HBV 基因改造后，证明了在注射包含 HBsAg 的疫苗时树突状细胞的活性是至关重要的因子在评定 HBV 携带者的疫苗治疗中的治疗潜力。当 HBV 核心抗原（HBcAg）和 e 抗原（eAg）被高保存在 HBV 亚型中时，它们是基于免疫治疗的有力的靶点。Townsend 等显示在小鼠和恒河猴肌肉注射的一种新的重组反转录载体（表达 HBcAg 新霉素磷酸转移酶 II（HBc－NEO）的融合蛋白）诱导产生 HBc/eAg 专一性抗体和 $CD4^{+}$ 和 $CD8^{+}$ T 细胞免疫反应。当用没有复制能力的反转录载体粒子（表达 HBc－NEO 融合蛋白）免疫三只慢性感染的黑猩猩，一只表现为传统的血清转化，然而其他两只表现短暂的 ALT 效应以及血清中的 HBV DNA 水平明显减少。目前抗 HBV 聚合酶的 CTL 反应被鉴别。被免疫的小鼠表现出底物聚合酶特异性 CTL 反应。这是证实通过免疫产生的抗 HBV 聚合酶 CTL 反应的第一次研究。接下来的工作是研究在感染的模型中或是在有完全 HBV 复制能力的基因改造小鼠中的反应。此外，确认 HBV 聚合酶作为基于 DNA 免疫作用靶需要进一步研究在细胞中大量表达时它的潜在毒性。HCV 的核心蛋白区和 HBV 表面抗原都具有高程度的抗原免疫反应，为了构建携带有 HCV 和 HBV 的抗原决定簇并推动双免疫反应。Chen 等在 HCV 的核心蛋白的位点为 2－21（C1）和 22－40（C2）的两个区域，残余的 315－328（E1）位点的 E1 蛋白及 124－147（抗原决定族 S）的表面抗原在大肠杆菌中表达并以一种特异性的构造展示方式在衣壳蛋白外表面展示。研究发现这种具有抗原决定族 C1、C2 和 E 能引起对不同基因型 HIV 抗体反应，具有 C1、C2、E 和 S 抗原决定簇的能引起抗 HIV 和 HBV 的抗体反应。Shchelkunov 通过合成 TBI－HBs（编码 HIV－1 和 HBs－Ag 的免疫抗原决定簇 ENV 和 GAC）嵌合基因，并在番茄中表达。然后将这种转基因的番茄喂养老鼠，在喂养的 14 天和 28 天在实验性地动物血清中发现了足够高浓度的 HBV 和 HIV－1 抗原蛋白，并在老鼠屎里面发现了抗体。通过这种方式我们可以研究一种口服的对 HBV 和 HIV－1 的免疫疫苗。

就如 IL－2、GM－CSF、IL－12、B7－1 以及 B7－2 研究证实的一样，细胞因子或共刺激蛋白和 HBV 抗体在体内同一细胞中表达比单独抗原表达诱导更强的细胞核体液免疫反应。这可能是开发抗感染物治疗疫苗的一种新策略。常规的结合 CpG 寡脱氧核苷酸疫苗，或携带有能引发抗原特异性的 CTL 反应的肽的疫苗，通过构建 WHV 核心蛋白和 wIFN 的基因序列，能表达 WHV 核心蛋白和干扰素－γ。Wang 等研究显示这种融合 DNA 疫苗能比单一的核心蛋白 DNA 疫苗更有效。在将来的研究中它们都是有前途的和值得去证实的治疗方法。而且，当结合了能阻止病毒复制的药物的这些免疫调节物具有更好的前景。

8.6 联合治疗的肝脏移植

由于单一药物的应用会很快导致病毒耐药性突变，因此应用联合治疗的方法能一定的克服或缓解这一过程。药物间的联合治疗的研究已在上面提及，在此不再累述。联合治疗的肝脏移植，即在肝脏移植前通过给药杀死患者肝脏中的 HBV 病毒，然后移植健康的肝脏到患者体内能有效的降低肝脏移植后的肝炎的复发。另一种办法是在肝移植后通过注射抗病毒药物来提高移植后的肝脏的健康。当然也可以通过在抑制前后同时注射抗病毒药物。通过这些方法来有效地抑制肝脏移植后的肝炎的复发，并在一些研究中得到了体现。

最近，乙型肝炎免疫球蛋白和拉米夫定的联合体显示出了有效地防止由于乙型肝炎病毒感染而同位移植肝脏患者 HBV 的复发。目前研究揭示了在联合治疗组中患者分别在用药的 459 和 416 天内在血清内没有重新产生 HBsAg 和 HBV DNA。在单独治疗组中，有三个病人（相当于 25%）在给药后 663 天在血清中重新出现了 HBs - Ag。HBIG 和拉米夫定的联合预防能高效的防止乙型肝炎的复发、防止产生抗性突变以及比单独的 HBIG 应用在 HBV 的复发率上也具有效果。在同位肝脏移植后泛昔洛韦和拉米夫定也减少了复发乙型肝炎感染的患者体内病毒的复制。由于联合治疗这些患者的治疗方法的不断产生，并且没有明显的副作用，因此我们需开发肝脏移植和联合治疗应用于乙型肝炎的治疗。

8.7 结语

近年来随着分子生物学的发展，许多精确检测乙型肝炎技术也随之产生并且以研究成试剂盒的方式。这为监测和预防乙型肝炎带来的佳音。但是我们必须意识到在我国这样一个地大物博的土地上，南北的经济发展差异，特别是医疗条件的差异严重地制约的肝炎的防治。目前，在我国肝炎患者约有 2 亿占人口总数的 1/6，每年在肝炎上的医疗支出在 300 亿～500 亿之间。近年来由于我国宣传和人民意思的加强，乙肝的增长趋势得到一定的缓解。但是由于我国肝炎患者基数太大，因此预防成为主要的防治肝炎的有效方法。但是注射疫苗也只有 85%～95%的预防效果，因此开发和研究抗肝炎病毒药物将成为将来肝病研究的主要方面。

动物模型是研发和合成有效的抗病毒药物的前提，但是由于缺乏有效地 HBV 动物模型制约了抗 HBV 药物的研究。目前，DHBV 模型由于来源方便而成为研究药物的主要的模型；同时随着细胞生物学的发展，也同时产生了细胞培养模型。细胞培养模型具有反映疗效快、细胞繁殖快、并可以模拟人肝细胞环境特点成为筛选药物的模型，但是细胞培养技术缺乏组织学方面的特征，这也限制了细胞培养模型在筛选抗 HBV 药物上的研究。因此在未来研究合理的 HBV 动物模型依然任重而道远。

随着我们对 HBV 的分子结构和特征以及 HBV 生活史的了解，特别是复制、转录、翻译机制的了解，许多特异性抗病毒的蛋白、核酸类似物、细胞因子、单链抗体等都被作为干扰病毒基因表达的有效药物。在这里我们只提到了一些。临床的实验显示不同类型的联合治疗可能必须是为慢性 HBV 感染特制的。随着越来越多的靶点被确定，对治疗方式的选择也变得越来越多。对其他病毒（例如 HIV）的基因治疗的研究对抗 HBV 研究非常有帮助。在抑制 HIV-1 中联合基因的治疗效果已有报道。但是多基因的同步表达的传递系统受到了限制。开发和检测联合的抗 HBV 基因治疗需要能以单独或协作的方式有效的抑制 HBV 的重组基因和有效传递这些重组基因的载体。通过研究病毒的生活周期早期事件能揭示将病毒阻止在细胞外面以及使病毒丧失感染能力的办法。尽管 DHBV 受体的克隆可能有益于认识人的 HBV 配体，但是依然有许多没有解决的问题存在于细胞培养系统中。没有永久的细胞系是允许 HBV 感染的，主要的人肝细胞是不易用于体外的感染研究。更重要的是，模拟的天然的 HBV 感染动物模型必须了解它的机制从野生态到临床态以及优化免疫治疗或抗病毒治疗方案。但是分子药物由于会导致病毒性耐药性突变，这限制了这些分子药物有效的根治病毒性肝炎。然而分子治疗的研究正以惊人的速度发展，相继有阿德福韦酯、干扰素 α-2b、乙二醇干扰素、拉米夫定、恩替卡韦、替比夫定等六种药品用于治疗慢性乙型肝炎，为了能更好地研究和开发新的抗肝炎病毒药物，关键的五步为：① 检测新药物的抗病毒反应（通过 HBs 和 HBe 血清转化来判断，因为大部分药物至少会在给药初期导致 HBV 的大幅度降低）。如病毒的数量和在治疗过程中的变异、ALT 水平和病毒基因型等。② 检测抗 HBV 效率和程度，通过肝组织检测或非侵袭性标记。③ 检测长期治疗的效果，HBsAg 的清除、肝内 cccDNA、其他病毒共感染患者体内是否有效等。④ 检测 HBV 的耐药性突变。⑤ 检测在抗 HBV 治疗失败的患者的 HBV 表性库中的交叉抗药性，以选择最佳的治疗方案。因此我们可以毫不犹豫的预测在未来几年分子治疗方法在临床上的应用将越来越多，但是必须清醒地认识到肝炎的治疗是一个长远的过程。值得一提的是我国学者解放军第三军医大学吴玉章教授研究小组研制的“治疗用（合成肽）乙型肝炎疫苗”已完成Ⅰ期临床研究，并取得良好的实验结果，现在正进入到Ⅱ临床的研究。相信治疗性疫苗在不久的将来就会与众人见面。

参考文献

1. Araki K, Miyazaki J, Hino O, et al. Pr Natl Acad Sci USA, 1989; 186 (1): 207-20.
2. Asahina Y, Ito Y, Wu CH, et al. Hepatology, 1998; 28 (2): 547-54.
3. Asif-Ullah M, Choi KJ, Choi KI, et al. Antiviral Res, 2006; 70: 85-90.
4. Bani-Sadr F, Palmer P, Scieux C, et al. Clin Infect Dis, 2004 ; 39 (7): 1062-4.
5. Barker LF, Maynard JE, Purcell RH, et al. J Infect Dis, 1975; 132 (4): 451-8.
6. Barone M. Mol Med 2006; 12 (4-6): 115-23.
7. Bossart GD, Brawner TA, Cabal C, et al. J AVMA, 1990; 196 (1): 127-30.
8. Böttcher B, Tsuji N, Takahashi H, et al. EMBO J, 1998; 17: 6839-45.
9. Butt AA. AIDS Read, 2006; 16 (4): 219-22.
10. Carmona S, Ely A, Crowther C, et al. Mol Ther, 2006; 13 (2): 411-21.
11. Chandan Guha, Sankar Mohan, Namita Roy-Chowdhury, et al. Lab Animal, 2004; 33 (7): 37-46.
12. Chang TT, Gish RG, de Man R, et al. N Engl J Med, 2006; 354 (10): 1001-10.
13. Chen Y, Xiong X, Liu X, et al. Mol Immunol, 2006; 43 (5): 436-42.

14. Chuang WL, Omata M, Ehata T, et al. Hepatology, 1994 ; 19 (3): 569 - 76
15. D'Mello F, Howard CR. Howard. JIM 2001; 247: 191 - 203.
16. Dandri M, Volz TK, Lütgehetmann M, et al. J Clin Virol 2005; S54 - 62.
17. Delaney WE 4th, Yang H, Miller MD, et al. Antimicrob Agents Chemother, 2004 ; 48 (10): 3702 - 10.
18. Dufner P, Jermutus L and Minter RR. Trends Biotechnol 2006; 24 (11): 523 - 29.
19. Ganem D, Prince A M. NEW ENGL J MED, 2004; 350 (11): 1118 - 29.
20. Gao LF, Sun WS, Ma CH, et al. World J Gastroenterol, 2004; 10 (6): 841 - 6.
21. Hantz, O. ; Kraus, JL and Zoulim, F. Curr Pharm Design, 2000; 6: 503 - 23.
22. Hoeprich S, Zhou Q, Guo S, et al. Gene Ther, 2003; 10 (15): 1258 - 67.
23. Jacquard AC, Brunelle MN, Pichoud C, et al. Antimicrob Agents Chemother, 2006 ; 50 (3): 955 - 61.
24. Jarosch F, Buchner K, Klussmann S. Nucleic Acids Res, 2006; 34 (12): e86 - e86.
25. Jia F, Zhang YZ, Liu CM. J Biotechnol, 2006; [Epub ahead of print] .
26. Karrayiannis PJ. Antimicrob Chemother, 2003; 51, 761 - 85.
27. Kim YH, Lee JH, Paik NW, et al. DNA Cell Biol, 2006 ; 25 (7): 412 - 7.
28. Konishi M, Wu CH , Wu GY , et al. Hepatology 2003; 38 (4): 842 - 51.
29. Korba BE, Furman PA, Otto MJ. Expert Rev Anti Infect Ther, 2006; 4 (4): 549 - 61.
30. Lee WM. NEW ENGL J MED, 1997; 337 (24): 1733 - 45.
31. Li X, Kuang E, Dai W, Zhou B, Yang F. Virus Res, 2005 ; 114 (1 - 2): 126 - 32.
32. Maurice R. Hilleman. Vaccine 2003; 21: 4626 - 49.
33. McCAffrey AP, Nakai H, Huang Z, et al. Nat Biotechnol, 2003; 21 (6): 639 - 44.
34. Mehta A. , Zitzmann N. , Rudd PM, et al. FEBS Letters, 1998, 430: 17 - 23 .
35. Menne S, Cote PJ, Korba BE, et al. Antimicrob Agents Chemother, 2005; 49 (7): 2720 - 8.
36. Molina JM, Cox SL. Drugs Today (Barc), 2005; 41 (4): 241 - 52.
37. Nash KL, Alexander GJ, Lever AM. J Viral Hepat 2005; 12 (4): 346 - 56.
38. Nunez M. J Hepatol, 2006; 44: 132 - 39.
39. Omata M, Yokosuka O, Imazeki F, et al. Hepatology 1984; 4 (4): 603 - 7.
40. Pan WH, Xin P, Morrey JD. Mol Ther, 2004; 9 (4): 596 - 606.
41. Park SG, Jung YJ, Lee YY, et al. Viral Immunol, 2006 ; 19 (1): 115 - 23
42. Park SG, Lee SM, Jung G. J BIOCHEM, 2003, 41: 39851 - 7.
43. Pult I, Netter HJ, Bruns M, Prassolov A, et al. Virology, 2001; 289 (1): 114 - 28.
44. Ren JL, Pan JS, Cheng T, et al. Chin J Dig Dis, 2006; 7 (4): 230 - 6.
45. Robaczewska M, Narayan R, Seigneres B et al. J Hepatol, 2005; 42 (2): 180 - 7.
46. Seeger C, Mason W S. Microbiol MolBiol Rev, 2000; 64 (1): 51 - 68.
47. Shchelkunov SN, Saliaev RK, Ryzhova TS, et al. Vestn Ross Akad Med Nauk. 2004;

11：50 - 5.
48. Shi J，Yan WW，Qi XR et al. Drug Deliv，2005；12（6）：349 - 56.
49. Shlomai A，Shaul Y. Hepatology，2003；37（4）：764 - 70.
50. Song E，Lee SK，Wang J. Nat Med，2003；9（3）：347 - 52.
51. Summers J，Smolec JM，Snyder R. A. Proc Natl Acad Sci USA，1978；75（9）：4533 -37.
52. Tennant BC，Gerin JL. ILAR J，2001；42：89 - 102.
53. Tong MJ，Tu SS. Semin Liver Dis，2004；24（Sl 1）：37 - 44.
54. Verschoor EJ，Warren KS，Langenhuijzen S，et al. J Gen Virol，2001；82（Pt 4）：893 -7.
55. von Weizsacker F，Wieland S，Kock J，et al. Hepatology，1997；26（2）：251 - 55.
56. Werner BG，Smolec JM，Snyder R，et al. J Virol，1979；32（1）：314 - 22.
57. Wu KL，Zhang X，Zhang J，et al. Virus Res，2005 ；112（1 - 2）：100 - 7.
58. Wu Q，Gaddis SS，Macleod MC，et al. Mol Carcinog，2006；[Epub ahead of print] .
59. Xu R，Cai K，Zheng D，et al. Curr Gene Ther，2003；3：341 - 55.
60. Yang J，Bo XC，Ding XR，et al. J Viral Hepat，2006；13（3）：158 - 65.
61. Zoulim F. J Hepatology，2006；4 4：95 - S99.
62. Zoulim，F. J Clin Virol，2006；36（1）：8 - 12.

9 丙型肝炎病毒分子病毒学

王弋　刘兆贵　张健存*　彭涛*

Zhang_jiancun@gibh. ac. cn，peng_tao@gibh. ac. cn

中国科学院广州生物医药与健康研究院，邮编 510663

目　录

9.1 绪论

丙型肝炎病毒（hepatitis C virus，HCV）感染严重危害人类健康，是主要的公共卫生问题之一。据估计全世界 HCV 阳性率为 3%，大约有 1.7 亿的感染者。肝脏是其侵染的主要器官，感染后引起急性或者慢性的肝炎，约有 80%HCV 感染者最终会导致慢性肝病，容易诱发肝癌[1]。在发达国家，丙型肝炎占急性肝炎病例的 20%，占慢性持续性肝炎的 70%，占晚期肝硬化的 40%，占肝细胞疡的 60%，已经成为肝脏移植的主要病因；在美国大约 400 万人通过输血感染 HCV，每年有 8000～10000 人死于丙型肝炎及相关疾病，是艾滋病毒感染人数的 4 倍以上。我国是丙型肝炎的高发区，HCV 的平均感染率已达到 5%。因此，HCV 已被列为与艾滋病毒、乙肝病毒并列的三大最危险的血液传播病毒之一。

HCV 具有很高的变异率，分为至少 6 个基因型、11 个亚型。即使在一个 HCV 患者体内，表位编码序列彼此间也存在微小变异，即所谓的“准种”（quasispecies）[2]。HCV1 和 2 型在美洲、欧洲及亚洲国家均有发现；在欧洲、美国、泰国及印度出现了 HCV3 型；HCV4 主要集中在中东地区；HCV5、6 只在南非和香港发现；我国的大陆和台湾地区 HCV1、2 为主要流行株。

迄今为止，尚未找到有效预防丙型肝炎的疫苗和治疗方法。现在一般用 α 干扰素和利巴韦林结合使用的治疗策略，但由于这种方法依赖 HCV 的基因型和其他因素，导致 50%～80%病人治疗效果不明显。并且药物本身具有毒性，价格相当昂贵。因此深入了解 HCV 感染的分子病毒学，探究致病机理和生活史，希望能够提供更有效和可行的治疗方案。

9.2 HCV 病毒形态和基因结构

1989 年美国 Chiron 公司利用噬菌体 λgt11 表达载体，建立黑猩猩感染血浆表达文库，筛选丙肝病毒阳性克隆，首次证实 HCV 为单股正链 RNA 病毒，成为第一个利用分子生物学技术发现的病毒。

丙型肝炎病毒属于黄病毒科（flaviviridae），为去掉帽子线性单股正链的 RNA 病毒。在电镜下发现 HCV 为二十面体颗粒，表面具有脂类病毒外膜和 22 个刺突。应用免疫电镜技术，纯化与极低密度脂蛋白受体偶联的 HCV 颗粒，发现 HCV 的颗粒直径为 55nm：核衣壳为 30～35nm，外附 7nm 厚的包膜蛋白，表面有 7 nm 长的钉状结构。HCV 基因组长为 9.6kb，5′和 3′末端分别有一个非编码区和一段连续的读码框架。

9.2.1 5′端非编码区

HCV 的 5′-非编码区（5′NTR）是一个高度保守的区域，长度在 319～341 核苷酸之间，能够形成广泛的茎环二级结构，形成四个大小不等发卡结构，其中包括核糖体进入位点（IRES）。通过 IRES 三级结构，IRES 可以直接特异识别核糖体的 40S 亚单位和 eIF3，减少对帽子结构和帽子结构结合因子的需要，直接启动蛋白的翻译[3]。

9.2.2 3′-非编码区

HCV 的 3′- NTR 大约含有 230 个核苷酸，此区可分为三部分，第一部分为多变核苷酸序列区；紧跟着是一个多聚嘧啶区，主要由多聚尿嘧啶组成，其间有少量的胞嘧啶；最后为由 98 个核苷酸组成的高度保守序列，被称为 3′尾，其间含有稳定的茎环结构。3′- UTR 中的多聚嘧啶区和保守区以及末端序列的二级结构的完整性对于 HCV 的感染性和复制活动是必不可少的；同时 3′- UTR 与具有 RNA 依赖性的 RNA 聚合酶活性的 NS5B 组成的 HCV 复制酶复合体，表明其在病毒复制和感染过程中具有重要的意义。

9.2.3 编码区

HCV 基因组仅有一个读码框架（ORF），位于中间部位，编码 3010/3011 个氨基酸的多聚蛋白前体。在翻译的同时或翻译后，由宿主信号肽酶和病毒蛋白酶的共同作用下加工后成为结构蛋白（C、E1、E2 和 p7）和非结构蛋白亚单位（NS2、NS3、NS4A、NS4B、NS5B）（图 9 - 1）。

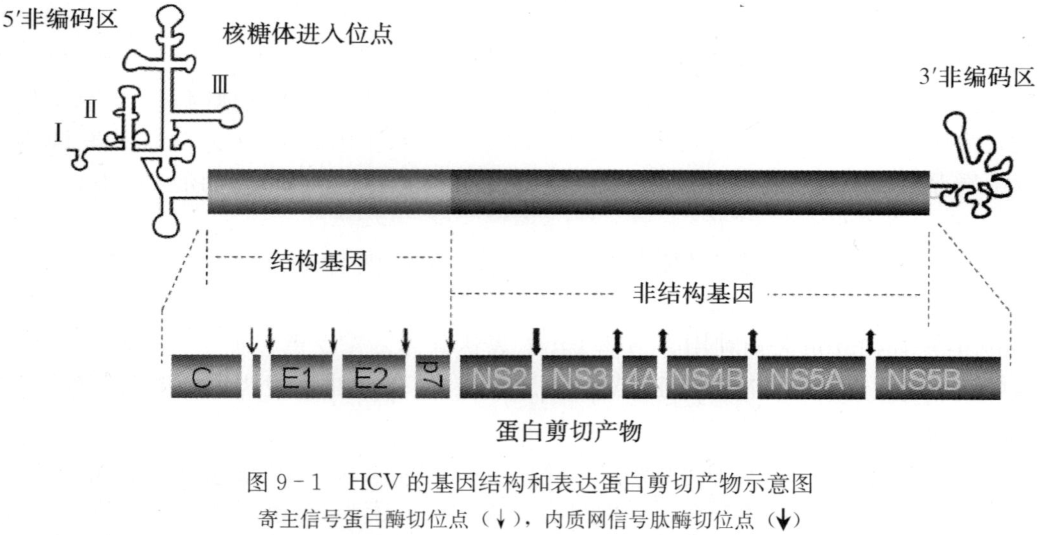

图 9 - 1 HCV 的基因结构和表达蛋白剪切产物示意图

寄主信号蛋白酶切位点（↓），内质网信号肽酶切位点（↓）

NS2 - 3 蛋白自酶切位点（⬇），NS3 - 4 丝氨酸蛋白酶（⬍）

9.3 HCV的生活史

HCV的生活史可能包括如下过程（图9-2）：（1）病毒颗粒吸附宿主细胞，通过受体介导膜融合进入宿主细胞；（2）在宿主细胞质中去除包被，释放基因组RNA；（3）由IRES介导翻译病毒前体蛋白质多肽，蛋白前体在内质网上经过信号肽酶和自体蛋白酶的剪切，形成成熟的结构蛋白和非结构蛋白；（4）在细胞内的膜系统中形成复制复合物；（5）利用病毒的基因组正链RNA合成互补的负链RNA；（6）以新合成的负链RNA为模板合成新的正链RNA；（7）病毒蛋白前体表达、切割，包装形成子代病毒粒子；（8）病毒颗粒成熟，并从宿主细胞释放。

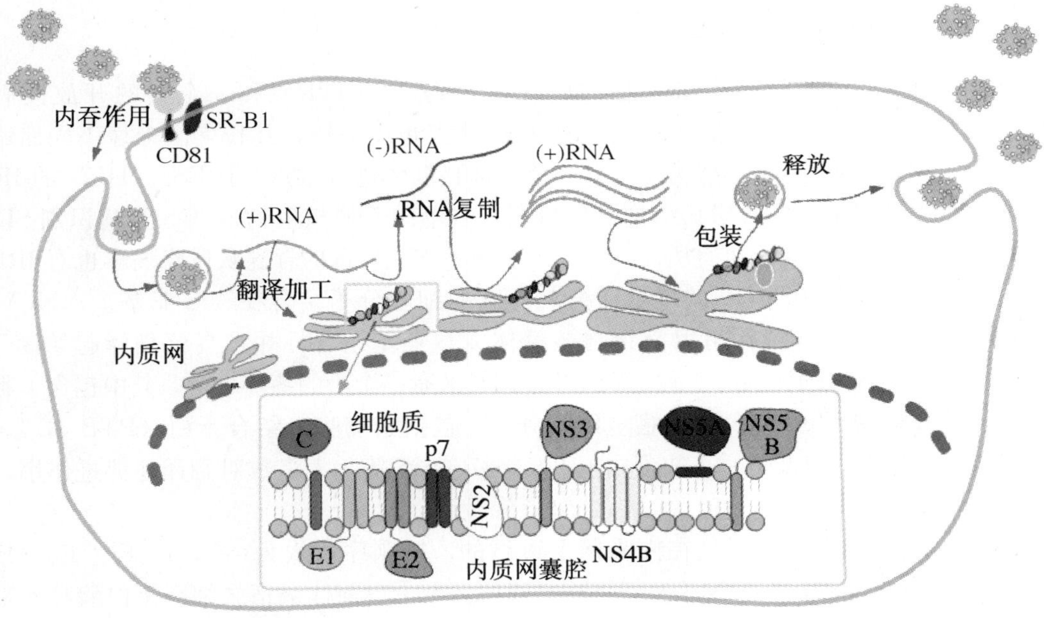

图9-2　HCV生活史简图

9.3.1 吸附和进入

病毒颗粒通过细胞表面特异受体黏附寄主细胞是病毒生活圈的第一步。现在已经发现了多种细胞因子同HCV的吸附和进入相关，如CD81分子、低密度脂蛋白受体（LDLR）、过氧化物酶B类I型受体（SR-BI）、树突状细胞特异性胞内非整合型黏附分子（DC-SIGN），硫酸乙酰肝素等[4-6]。

研究发现HCV假颗粒需要特定的pH范围才能感染人类肝细胞以及相应的衍生细胞系。因此，HCV可能通过特定膜表面的受体形成一个低pH的区域，通过内涵素介导的内吞途径进入细胞[7]。HCV编码三个结构蛋白，即衣壳蛋白C和两个包膜糖蛋白E1/E2。包膜蛋白 E1、E2 以非共价键形成的异源二聚体，与细胞受体识别以及病毒细胞融合起到关键的作用。E1 有一段高疏水性的氨基酸序列，与副粘病毒和黄病毒的膜融合蛋白相似，提示 E1 可能涉及膜融合过程[5]。E2 蛋白抗体可以阻断病毒同细胞的结合、进入和感染，被认为 E2 在同寄主细胞表面因子互作中起着重要的作用。

CD81 分子能够被 E2 识别的一个细胞表面受体，并为病毒感染所必需。E2 同 CD81 大的外部环状结构有高度的结合能力[8]。单独作用并不能完成 HCV 但 CD81 介导病毒的进入，它同低密度脂质体受体（LDLR）和过氧化物酶 B 类 I 型受体（SR - BI）等其他几个因子共同组成 HCV 的受体复合物。通过 HCV 假模板的研究表明，人类血清中的特定的成分可以增进病毒的入侵能力，其中的脂质体（HDL）在介导病毒入侵的过程中扮演重要的角色。HDL 同病毒颗粒结合后，增强 SR - BI 指导的病毒入侵，并保护病毒免受寄主自身免疫抗体的中和作用[9]。

9.3.2 HCV 的翻译和多肽加工

HCV 基因组由位于 5′端和 3′端的两个非编码区（UTR）和一个大的开放读码框（ORF）组成，编码一个约含有 3000 个氨基酸的多聚蛋白前体，其长度因毒株不同而略有差异。由于 5′UTR 没有帽状结构，含有一个内部核糖体进入位点（IRES）。HCV 的 IRES 翻译起始机制不同于真核的帽状结构翻译机制，也不同于原核生物的 30S 亚基识别 SD 序列，与其他正链 RNA 病毒也有所区别，如细小核糖核酸病毒的脊髓灰质炎病毒也有 IRES，但是 IRES 与核糖体 40S 亚基的结合需要其有它的细胞分子结合在 40S 亚基上。HCV 的 IRES 的 III 区两个茎环结构可以直接与核糖体 40S 亚基结合，并且真核翻译起始因子 3（eIF3）也可以结合在 III 区的上游。5′UTR 的 IV 区有一个小的茎环结构，其中包含了翻译蛋白前体的起始密码 AUG。蛋白宿主细胞分子，包括聚嘧啶束结合蛋白（PTB ），La 蛋白、异源核蛋白 L，以及一些未知蛋白 p120、p87、p25 等，大多数对翻译起促进作用，可以结合到 IRES 上。

HCV 病毒蛋白质的翻译是在内质网上进行的，按顺序依次为：Core - El - E2 - P7 - NS2 - NS3 - NS4A - NS4B - NS5A - NS5B。随后多聚蛋白前体被宿主细胞蛋白酶和病毒编码的蛋白酶切割，形成病毒的结构蛋白和非结构蛋白。NS2/NS3 的切割是前体多肽切割过程中最早的步骤，然后 E2/NS2 的水解分离。以及一个在核心蛋白编码区重复读框形成的附加蛋白 F/ARFP。

成熟的结构蛋白由内质网信号肽蛋白酶加工而成。当寄主内质网信号蛋白酶切除信号肽后，NS2 - 3 蛋白酶在 NS2/NS3 连接处切开两个连接蛋白，所有的下游蛋白由 NS3 - 4 丝氨酸蛋白酶加工而成。NS2 - NS3 蛋白酶在核心蛋白/E2、E1/E2、E2/p7 和 p7/NS2 位点切开，在内质网中加工后形成成熟的结构蛋白（C、E1 和 E2）和 p7。成熟的非结构蛋白 NS3 -4 丝氨酸蛋白酶两个病毒蛋白酶加工而成。在分子伴侣宿主细胞分子 hsp90 帮助下，紧接着 NS2 和 NS3 蛋白迅速由分子内自切割分开。形成的成熟 NS3 蛋白是 HCV 的主要自身蛋白酶，在 NS4A 帮助下依次切割 NS3 - NS4A、NS5A - NS5B、NS4A - NS4B、NS4B - NS5A，但这种顺序也不绝对。

9.3.3 RNA 复制

在病毒感染的病人和黑猩猩的肝部，检测 HCV 的非结构蛋白和 RNA，证明肝部细胞是 HCV 复制的主要场所。在外周血中的单核细胞也可能是病毒复制的场所。HCV 的 RNA 复制同其他的黄科病毒一样，在细胞内核膜上形成由病毒聚合酶、螺旋酶和 HCV 所有的非结构蛋白，以及一些细胞因子组成的复制复合体后，先以基因组正链 RNA 为模板合成负链 RNA，然而以新合成的负链 RNA 为模板合成子代正链 RNA。

NS4B 在 HCV 复制过程中起着关键作用。NS4B 为一种内质网膜结合蛋白，可以引起细胞膜性片段的小囊泡的膜结构发生改变，变得紧密且网状化。并在其中引导其他相关蛋白结合，形成膜相关的蛋白复合体[10-12]。因此 NS4B 蛋白诱导的网状结构，可能为 HCV 病毒形成复制复合体提供了基础。到目前为止，HCV 基因组复制的具体步骤尚不清楚，对 NS5B 蛋白的性质以及 RNA 的模板特性研究较多。利用病毒复制动力学分析，HCV 病毒颗粒的半衰期为 3～5h，每天的病毒产量大约为 10^{12} 个。

9.3.4 病毒粒子的组装和释放

由于缺失有效的研究系统，现阶段对 HCV 病毒粒子的组装和释放的了解不多。一般利用异源表达系统，产生病毒样颗粒（virus - like particles，VLPs），用作研究病毒颗粒的组装和释放。但 HCV 形成 VLPs 的效率很低，并且还滞留在细胞内的囊膜系统中，无法释放。

Core 蛋白对 RNA 基因组 5′端的序列具有很高的结合能力，Core 蛋白和 RNA 基因组的结合可能是病毒颗粒形成的始端。结合同时抑制了从 IRES 开始的病毒翻译，进而病毒从翻译、复制转向组装[13]。同时 E1 和 E2 形成的稳定异源二聚体，也是形成病毒包被的关键。HCV El、E2 蛋白只在 ER 中表现出显著生物学特征，病毒核衣壳很可能在 ER 中获得包膜。病毒粒子表面高度糖基化的特点，表明病毒粒子经过了高尔基体。因此，病毒颗粒的释放是通过细胞内的膜系统途径释放出去的[14]。

9.4 HCV 病毒表达产物

9.4.1 结构蛋白

9.4.1.1 Core 蛋白

在 HCV 各蛋白中，Core 蛋白功能是最复杂的蛋白。全长的 Core 蛋白（p21）只存在于细胞质，而截短或磷酸化的 Core 蛋白则可以进入细胞核。最基本的功能是作为病毒核衣壳蛋白，与病毒 RNA 结合形成病毒核衣壳。Core 蛋白与宿主细胞分子间存在着广泛的相互作用。

Core 蛋白是一种含有大量的碱性氨基酸的 RNA 结合蛋白。由前体多肽氨基端的 191 个氨基酸残基构成具能 N 端（1 - 58 氨基酸）富含碱性氨基酸，如 Pro，Arg，Lys 带有正电荷、含有亲水基团、RNA 结合区域（RBD）和 DNA 结合区域，即 DNA 结合基序（motif)，并含有 T、B 细胞抗原决定簇。去除 C 端疏水区后的 Core 表达由胞浆转移到核内，3 个碱性氨基酸富集区与 Core 核内转移有关，成为核内转移信号。C 端（172－191 氨基酸）含有疏水性基团，C 端的 160－173 氨基酸与载脂蛋白 II 结合，利于核衣壳的形成并改变脂肪代谢。Core 是构成病毒的核壳，因而 Core 存在二聚体或多聚体。Core 蛋白基因在所有功能蛋白中遗传变异程度最小，同源性在 80%以上，所编码的氨基酸产物同源性在 89%以上。Core 多肽具有很强的抗原性，感染早期可诱发产生抗 Core 抗体。研究表明，核心蛋白与病毒 RNA 结合形成病毒核衣壳，同细胞中多个蛋白相互作用，影响寄主细胞功能，如基因表达、脂肪代谢、细胞凋亡和各种信号途径。而且，同肝癌和皮脂腺病的发生密切相关。

截短的 Core 能抑制与 RNA、单双链 DNA、一系列的转录调控因子相互作用的 hnRNP 的转录[15]；与核内 RNA 螺旋酶 CAP－Rf、DDX3 等相互作用，影响宿主细胞 RNA 的代谢、拼接和翻译[16]；还可以调节如激活 c－myc、IL－2 启动子、劳氏肉瘤病毒 LTR、SV40 早期启动子、抑制 c－fos 和 HIV－1 LTR 等多种细胞基因和病毒基因启动子的活性，从而影响基因的表达[17,18]。

Core 蛋白能影响细胞的多个信号转导途径。通过与信号分子 LT－βR、TNFR1、Bcl－xL 以及 NF－κB 启动子、p53 启动子等的相互作用，调节细胞凋亡配体-受体途径；通过同 Raf－1、MKP－1、ERK、JNK、p38 等激酶作用，调节促分裂原活化蛋白激酶途径（MAPK）；同时可以通过 TGF－β 旁路途径、STAT 信号途径等，抑制宿主细胞的凋亡，导致细胞恶性转化[19,20]。Core 蛋白具有能干扰宿主细胞的免疫系统的能力，造成 HCV 的持续性感染。Core 蛋白能与表达于外周血单核细胞表面参与细胞的免疫防御 gC1qR 补体 p33gC1qR 结合，从而降低细胞的免疫应答敏感性[21]；Core 还能降低 T 细胞免疫应答，使 γ－IFN 和 IL－2 的表达明显减少甚至消失。

9.4.1.2 包膜糖蛋白

HCV 的包膜糖蛋白包括 E1、E2 两种蛋白，为典型的 C 末端疏水锚定子 1 型跨膜蛋白。E1 和 E2 分别有 5～6 个和 11 个糖基化位点，外部功能区被输送到内质网中后，被糖基化修饰。E1、E2 两者通过 C 末端共价结合形成的二聚体结构，被认为是病毒包装的主要部件。E1 被认为在病毒感染时，起到膜融合的作用。E2 的单克隆抗体可以抑制病毒的黏附、入侵和感染，证明 E2 在病毒同寄主细胞表面因子相互作用中起着重要的作用。

大部分毒株的 E2 包含 12 个同能依赖于双链的蛋白激酶（the double RNA－dependent protein kinase，PKR）和 eIF2α 相似的氨基酸。因此与 IFN 诱导的依赖于双链的蛋白激酶直接作用，从而抑制 PKR 对翻译起始因子 eIF2α 的磷酸化，使 HCV 在 IFN 存在的情况下继续蛋白质的合成。另外，E2 蛋白还可以抑制因 HCV 病毒蛋白在内质网中表达而引起的细胞内质网应激反应（endoplasmic reticulum stress），E2 可以与内质网中的类 PKR 激酶（PERK）结合，抑制其活性，从而调节由 PERK 介导的内质网应急反应途径[22]。

9.4.1.3 ARFP/F 蛋白

在核心蛋白区有一个重叠可变的读码框架（ARF），这是 HCV 同其他病毒截然不同的差别。由于 ARF 缺少正常的 AUG 启动子结构，体外研究表明它通过移码读框等方式翻译 ARF，并能刺激机体产生特异的免疫反应。这个由 160 个氨基酸组成的蛋白被命名为可变读码框架蛋白（alternative reading frame protein，ARFP），或者为 F 蛋白（frameshift）。

ARFP /F 蛋白对 HCV 的 RNA 的复制并不是必需的蛋白，其是否在 HCV 自发感染过程中表达仍是个疑问。对其的研究已成为一个快速发展的新领域[23]。

9.4.1.4 P7

P7 是一个小的疏水蛋白，分子量大约为 6～7kDa，位于结构蛋白和非结构蛋白的链接处。寄主信号肽酶在 E2/p7 处切开，但有时不能完全切开，形成两种 E2：E2 和 E2－p7[24]。研究表明其为通过两个小的电荷环连接而成的跨膜结构，可能定位于内质网膜中。现在仍不清楚 p7 是否被装配到病毒颗粒中，但在病毒的组装过程中起着重要的作用。p7 具有离子通道的作用，可能同内质网中的 Ca^{2+} 运输到细胞质的过程相关。牛病毒性腹泻病毒、鼠疫病毒的释放都有相同的现象，推测其在具有感染能力的病毒颗粒的形成过程中为必须的蛋白[25,26]。

9.4.2 非结构蛋白

9.4.2.1 NS2 蛋白

NS2 是一个跨膜蛋白，全长 217 个氨基酸。除去已知 NS2 与 NS3 协同显示 HCV 主要的自身切割蛋白酶活性，其他功能尚不清楚。NS2/NS3 蛋白酶介导自身蛋白水解，活性部位位于 NS2 与 NS3 连接部，需 Zn^{2+} 的存在。单一的氨基酸替换，如在 NS2 区的 952 位 His－Ala 或 993 位 Cys－Ala，可使对 NS2/NS3 的切割失败，但并不影响对 NS3 的丝蛋白酶对下游部位的水解活性，这说明 NS3 对多肽上游和下游的水解活性是独立的。

9.4.2.2 NS2－3 自切酶

NS2/3 连接分离，是通过一个具有自切活性的包含 NS2 和 NS3 的 N 末端的蛋白完成的。在体内复制的过程中需要用到 NS2－3 自切酶的活性，但在体外的亚基因组的复制 NS2－3 自切酶的活性不是必须的。现在仍不清楚在 NS3 离开后，NS2 是否还有别的功能。

9.4.2.3 NS3 蛋白

NS3 编码 631 个氨基酸，分子量约 60 多 kD，编码丝氨酸蛋白酶，核酸三磷酸酶（NT-Pase）及 RNA 解旋酶，具有多种生物学功能。NS3 丝氨酸蛋白酶位于 NS3 的 N 端，同非结构蛋白 NS4A 形成稳定的二聚体结构。研究显示，NS3 蛋白 N 端的 22 个氨基酸对于稳定 NS3/NS4A 二聚体起关键作用。晶体衍射发现 NS3 蛋白酶结构具有胰蛋白酶相似的折叠结构，形成两个 13 片层和一个由 His－57，Asp－81，Ser－139 组成含有与酶底物特异结合的位点的催化三联体。另外，NS3 蛋白酶还有一个结构性的由 Cys－97，Cys－99，Cys－145 和 His－149 组成的 Zn 指结合位点，能够维持 NS3 蛋白酶结构稳定性，并指导丝氨酸蛋白酶结构域的正确折叠。NS3 蛋白具有很强的抗原性，在 HCV 感染者体内可以检测到高滴度、特异性的抗 NS3 抗体。常用的酶联免疫诊断试剂的抗原多肽，其编码基因片段克隆 C33c 就位于 NS3 基因区中部。

NS3 蛋白酶的活性主要分为两部分，即在 NS2 参与下切开与 NS2 的连接，释放出 NS3 和下游部分，然后是切割下游的 NS3/NS4A，NS4A/NS4B，NS4B/NS5A 和 NS5A/NS5B 等位点，然后释放成熟的 NS3，NS4A，NS4B，NS5A 和 NS5B 蛋白。

NS3 的 C 末端的 465 个氨基酸具有 NTP 酶、RNA 酶和 RNA 解旋酶的功能，但在病毒复制过程中并不是必需的。推测其可能在复制过程中，打开双链 RNA 的中间体，减少 RNA 的二级结构，或者把 RNA 从核酸结合蛋白上解离下来。NTP 酶活性位于 NS3 多肽的

C末端，有与瘟病毒和黄病毒相似的活性。NS3结合RNA分子7～20个核苷酸，可以从核酸的3′末端向5′末端方向解开RNA，DNA同质或异质双链核酸结构，并可与病毒基因组3′末端的PolyU尾结合。

NS3蛋白除了具有蛋白酶和解旋酶活性外，与细胞分子间也存在相互作用。通过细胞的精氨酸甲基转移酶甲基化NS3蛋白结构上存在几个精氨酸甲基化位点，可以调节NS3与病毒其他蛋白的相互作用。NS3与蛋白激酶A（PKA）相互作用，抑制后者向细胞核的转移，从而抑制细胞对病毒刺激产生反应；全长NS3/NS4复合物还能抑制cAMP依赖型的蛋白激酶，增强了HCV的致病性；NS3还与PRC的正常底物竞争蛋白激酶C（PRC）作用位点，作为的底物被磷酸化，使PRC的正常途径受到抑制。NS3蛋白通过与细胞凋亡相关因子P53的相互作用，抑制细胞凋亡的发生；抑制P21的表达，从而影响细胞的增殖。还可以通过抑制RIG-I和TLR3信号途径，影响寄主的防御系统。因此，NS3可以作为抗病毒的靶标位点，提供了一个新的抗HCV病毒的策略。已经有证据表明，丝氨酸蛋白酶抑制剂在针对HCV感染病人的治疗中，表现出明显的抗病毒效果[27-29]。

9.4.2.4 NS4A

NS4基因编码两个病毒多肽NS4A和NS4B。NS4A为54个氨基酸的短肽。到目前为止，还没有发现可以与NS4A直接相互作用的细胞分子，但它可以和NS3形成NS3/4A二聚体结构，具有蛋白酶的活性。NS3/4A的晶体结构表明，NS4A是整个与NS3形成的稳定NS3/4A蛋白酶结构的核心[30]，通过顺式及反式方式性参与对NS3/4A、NS4B/5A等下游多肽的切割活位点的切割。NS4A活性功能位点位于的第21～34位氨基酸残基之间，其中第29位异亮氨酸是最关键的。在细胞内NS4A抑制蛋白质翻译（包括细胞和病毒蛋白质翻译）[31]。

9.4.2.5 NS4B

由于NS4B是一疏水的27KD蛋白，对它的研究相当困难。现在仅仅知道NS4B是一个定位于内质网的膜整合蛋白。目前相关研究认为NS4B是HCV复制复合体的一部分，在病毒RNA复制的装配中起主要支架作用，结合在膜表面，同其他因子形成复制复合体。破坏NS4B的N端螺旋的两性性质，可导致HCV RNA的复制停止。Egger等发现NS4B的表达在触发膜网状结构改变的同时减少粗面内质网的数量。研究发现NS4B的适应性突变可极大地提高Huh-7细胞HCV复制子的复制效率。NS4B能与CREB-RP/ATF6相互作用，调节细胞的内质网应急反应。此外，细胞内实验表明，NS4B和NS4A一样，能抑制细胞和病毒蛋白的合成[31]。

NS4A/4B的蛋白前体可抑制宿主细胞内质网-高尔基复合体的运输，并减少细胞因子的分泌、MHC-I的表达、膜蛋白到细胞表面的传送，这些均可显著影响宿主对HCV感染的免疫反应。Kato等研究发现NS4B可激活对抗TNF-α诱导的细胞凋亡的NF-κB相关信号。另外，HCV核心蛋白和NS4B能诱导各种细胞因子，如IL-1、2、6、8、IFN-α的产生，并导致HCV感染肝内的炎症反应。因此，HCV NS4B可能在细胞增殖及炎症细胞合成中发挥一定的作用。NS4B蛋白对细胞生长分化也有影响，它能增强Ha-ras的作用而导致NIH3T3细胞的转化[32]。

9.4.2.6 NS5A

NS5A是编码两个蛋白（NS5A，NS5B）之一，是一个未知功能的依赖Zn的磷酸化的金属蛋白。近来在 NS5A 基因 N-末端发现一个兼性的 a 螺旋结构，证明 NS5A 一个膜黏附蛋白。在细胞培养过程中，复制子适应性突变多集中在 NS5A 区；同时由于 NS5A 的磷酸化影响病毒的复制效率，这些现象支持 NS5A 在病毒复制中的重要地位。

NS5A 具有多种功能。通过载脂蛋白 A1 的介导，NS5A 能同质滴和 SNARE 相似蛋白 hVAPA 相互作用，推测这与 NS5A 在脂囊泡定位和病毒感染过程中膜识别有关。这种互作同样发生在 NS5B 身上，表明病毒的复制可能发生在包含 hVAPA 的囊泡中。NS5A 还可以调控 NS5B 聚合酶的活性，进一步表明在复制酶中这些蛋白间的互作。NS5A 存在多个磷酸化位点，细胞内多个激酶能够使 NS5A 磷酸化。在不同的 HCV 复制子的 NS5A 突变中，其磷酸化水平也不尽相同。但是还没有建立 NS5A 磷酸化同病毒复制间的联系。

一些 HCV 病毒株的 NS5A 有一个干扰素敏感决定区（interferon sensitivity determining region，ISDR）。ISDR 具有转录激活的功能，还可以与干扰素（IFN）介导的依赖双链 RNA 的蛋白激酶（PKR）结合，从而阻止 eIF-2 磷酸化，使 eIF-2 为翻译 HCV 正链 RNA 服务。此外 NS5A 还有一种途径对抗干扰素治疗，即在细胞内诱导产生 IL-8，中和 IFN 治疗所引起的抗病毒反应[33]。

NS5A 存在两种 p56 和 p58 磷酸化蛋白的形式，尤其后者为高度磷酸化蛋白，提示此蛋白在信号传导、转录调控、细胞凋亡等过程中起调控作用具有重要功能。NS5A 本身可以作为一种转录调节因子，可以影响多种细胞基因的表达。由于全长 NS5A 同 Core、E2 蛋白一样，定位于细胞内质网上。因此可能是通过 NS5A 降解成可进入细胞核的片段对细胞基因转录的影响。有报道表明，NS5A 在细胞内可以被 caspas 介导的裂解途径所降解，进而进入到细胞核行使 PKA 调控转录因子的功能[34]。

NS5A 还可以与多种细胞分子相互作用。它可以调控与依赖 p53 蛋白的 p21/Waf-1 基因的表达。在关于 NS5A 在这个途径上是作为激活子还是抑制剂还存在争议。NS5A 可以与生长因子受体结合蛋白 2（Grb2）相互作用，抑制表皮生长因子（EGF）诱导 ERK1 /2 的激活，从而抑制 ERK 信号传导途径，导致细胞有丝分裂信号的中断；同时 NS5A 蛋白可以同细胞周期蛋白依赖激酶 2（CDK2）相互作用，可以调控细胞的增长和分化[35]。

9.4.2.7 NS5B

NS5B 是一个 RNA 依靠 RNA 聚合酶（RNA-dependent RNA polymerase，RdRp），为病毒复制酶的关键酶，启动新的 RNA 的合成。在 C 末端具有一个跨膜区域，使 NS5B 聚合酶成为尾部锚定蛋白。NS5B 是一个典型的“右手”式的聚合酶，包括手指、手掌和拇指亚区围绕着一个环形活性位点。令人吃惊的是，几乎没有寄主蛋白同 NS5B 聚合酶相互作用。这个 HCV 的 NS5B 聚合酶同 NS3 螺旋酶一样在病毒的复制加工过程中，同各种蛋白作用调控病毒的翻译和复制。NS5B 聚合酶与 hVAPA 的作用前文已述。由于 NS5B 在复制的过程中心地位，因此可以作为抗病毒干涉的主要靶点。

9.5 HCV 致病机制及持续感染机制

9.5.1 HCV 致病机制

在 HCV 感染机体后，其临床表现多样化，可以表现为急性肝炎、慢性携带或者活动肝炎，甚至重型肝炎，其感染与原发性肝癌的发生相关。HCV 主要通过直接和间接的方式起到致病作用。HCV 存在于肝细胞、外周血单核细胞及血浆中的复制过程的中间体负链 RNA 仅出现在肝细胞中，因此 HCV 可以直接破坏肝细胞。其慢性化趋势导致肝持续的损伤，引起细胞免疫异常是导致丙肝发病的重要机制。推测 HCV 感染时，机体免疫系统激活 $CD8^+$ T 细胞系统，在清除病毒的同时，导致肝细胞坏死。研究表明 TGF－β 通过星状细胞的作用，诱导肝细胞纤维化；TNF－α 在诱导胆汁阻塞过程中起到重要作用；IL－6 能诱导急性期蛋白产生；同时 HCV 感染，能增加 HBV 感染的重型肝炎的发病率。

9.5.2 持续感染机制

HCV 感染的早期阶段，HCV 的 RNA 很快的增加，然后持续 10～12 周保持相当高的水平。其间 1 型 IFN 和 IFN 诱导的基因开始表达，但病毒本身的载量并没有增加，表明这些 HCV 诱导的蛋白参与抑制了诱导产生抗病毒蛋白的信号通路。尽管在急性感染早期，细胞毒性 T 淋巴细胞量相对较高，但大多被钝化后丧失了对 HCV 抗原反应，造成在慢性感染后 T 细胞功能的丧失。推测其原因有：

9.5.2.1 HCV 逃离突变

在针对医护工作者和病人家属 HCV 感染的调查中，发现针对 $CD8^+$ 的抗原表位的 HCV 基因发生了突变，减少了同 $CD8^+$ 的结合能力，或者细胞毒性 t 淋巴细胞的识别能力，或者通过蛋白酶作用使抗原加工能力丧失，从而能生存下来[36]。

9.5.2.2 初级 T 细胞失活和枯竭

在感染慢性 HCV 早期，没有症状的病人的 HCV 特异的初级 T 细胞丧失了功能；有症状的病人的 $CD4^+$ T 细胞的功能也会减弱；在感染后的 5～10 个月，病人的免疫系统对 HCV 的复发丧失反应，不能起始 $CD4^+$ T 细胞的反应，甚至枯竭[37]。

9.5.2.3 通过树突细胞损坏抗原的呈递

在 HCV 感染的病人体内产生的树突细胞，在刺激 $CD4^+$ 细胞方面存在功能缺陷。当 HCV 被清除后，树突细胞的功能又得到了恢复。表明 HCV 能够通过抑制树突细胞的功能，来阻断抗原的呈递。

9.5.2.4 HCV 蛋白和病毒载量引起免疫抑制

HCV 蛋白引起的免疫抑制与 T 细胞、NK、DC 细胞功能下调的机制有关。HCV 的核心蛋白和 T 细胞上补体 C1q 受体的球状结构域，一起下调 T 细胞的增值和 IL2 的分泌[21]。HCV 的 E2 蛋白与细胞表面的 CD81 有很高的亲和力，与 CD81 交联之后抑制 NK 的活性[38]。当 HCV 核心蛋白基因和 E2 基因转进未感染 HCV 的正常 DC 细胞时，DC 刺激 T 细胞的能力下降。同时 HCV 蛋白表达可以扰乱抗原递呈过程，具体的机制尚不清楚。

在老鼠模型中，高病毒载量可以致使 T 细胞不能产生应答，相应效应 T 细胞的数量也会下降，至今原因还不明确。用 IFN－α 和病毒唑治疗 HCV 感染，发现 CD4 阳性反应增强，同时病毒载量下降。可能在高病毒载量的感染初期，抗原特异的 CD4 阳性 T 细胞耗竭，随着病毒载量减少，T 细胞的活性恢复。CD8 细胞没有如此现象[39-41]。

9.5.2.5 损害 T 细胞的成熟

在 HCV 急性感染过程中，由于 HCV 核心蛋白抑制 IL－2 的分泌，导致 HCV 特异的

$CD8^+$记忆细胞效应不能向细胞毒性T淋巴细胞转化。另外有报道，细胞巨化病毒特异的T细胞高度分化（$CCR7^-$ $CD45RA^+$，$CD28^-$ $CD27^-$），但是HCV特异的T细胞分化不完全（$CD28^+$，$CD27^+$）。但是在慢性HCV感染过程中，两种T细胞分化都不完全，暗示HCV对CD8细胞的抑制是普遍的[42-44]。

9.5.2.6 调节性T细胞

在感染HCV病人中，外周调节性T细胞的量高于恢复期病人和正常对照。这类细胞的功能是通过细胞相互作用，或者通过IL-10，TGF-1抑制HCV特异的CD8细胞。在病人中，调节性T细胞与$CD4^+$ $CD25^{high+}$和HCV RNA的量成正相关，表明调节性T细胞可以控制HCV的复制[45]。在肝病中，可能通过这种途径引起免疫耐受，CTL引起的肝损伤。

9.5.2.7 肝脏的免疫耐受环境

肝脏是HCV复制的主要场合，这可能同肝脏自身过滤淋巴细胞形成的独特环境相关。在感染后Th1型的$CD4^+$细胞明显不同于外周血的环境。肝脏中的肝脏窦状隙内皮细胞、星状细胞、Kuppfer细胞、肝脏树突细胞都能调控肝脏产生免疫耐受。因此，肝脏中的免疫环境能使HCV长期存活下来肝细胞清除慢性HCV机制。

9.5.2.8 HCV病毒清除机制

杀伤（性）T淋巴细胞通过两种方式从肝部清除HCV病毒：① 细胞裂解途径，诱导感染细胞凋亡。② 非细胞裂解途径，通过释放INF-γ来抑制HCV的复制。几个关键的分子，包括Fas配体、穿孔素、粒酶、TNF相关的凋亡诱导配体和IFN-α，增加杀伤（性）T淋巴细胞诱导的细胞凋亡的能力，达到清除病毒的目的。但增加肝细胞凋亡的同时，会引起肝损伤，并可能导致肝癌的发生。

当HCV感染肝部后，持续复制病毒颗粒并释放到周边环境中。在感染部位NK和NKT细胞明显多余周围组织，因此形成了第一道防线。在病毒感染的早期阶段，这两种免疫细胞被激活后，IFN-α和IFN诱导的基因开始大量表达，并通过分泌INF-γ抑制HCV的复制。树突细胞或者驻留巨噬细胞能够识别病毒抗原，加工后提呈给别的免疫细胞。

HCV本身的蛋白有调控细胞凋亡的能力。其中核心蛋白也会影响Fas介导的细胞凋亡途径，其是抑制和促进作用还存在争议。HCV只感染小部分的肝细胞，大概只有1%～10%的肝细胞中能检测到HCV的RNA和蛋白。但也有报道，7%～20%的肝细胞中的caspase-3表现出活性，为典型的凋亡细胞。这种肝细胞不能耐受HCV抗原引起的凋亡被称为旁观杀伤效益（bystander killing），可能用来清除HCV病毒颗粒。

9.6 HCV研究模型

由于HCV严格的寄主范围和体外低水平的复制，限制了对其的研究。因此，近来成功构建了HCV感染性克隆和复制子系统，成为HCV研究中里程碑。现在已经构建了各种不同方式的复制子系统（表9-1），包括基因型la，1b和2a，易于定量的标记酶瞬时表达系统，能够在活细胞跟踪的荧光蛋白复制子系统，病毒基因全长的复制子系统。同时这些系统的可以侵染寄主细胞谱系也有相应的提高。

9.6.1 HCV 复制子（replicon）系统

HCV 复制子的构建是 HCV 分子生物学研究方面的一个革命性的进展，可以在细胞内动态地研究 HCV 的基因表达、RNA 复制、病毒-细胞相互作用、HCV 致病机理以及进行抗病毒药物的开发和研制。但复制子系统无法在细胞内进行病毒感染、入侵和释放的研究。

Lohmann 等（1999）利用特异的 HCV 的 1b 基因型的克隆 Con1，构建了一个病毒亚基因组的双顺反子复制子系统[46]。该系统以 1b 型的非结构基因 NS3 与 NSS 为主要结构，含前、后两个双顺反子结构的内核糖体进入位点，病毒的结构基因被新霉素磷酸转移酶基因序列代替，具有 G418 抗性。通过新霉素磷酸转移酶下游的 EMCV 核糖体内部进入位点可以控制非结构基因的表达。这个系统不仅可以感染肝癌细胞系 Huh－7，而且能表达病毒非结构蛋白和高水平地复制 HCV 亚基因组 RNA。由于构建的 HCV 亚基因组复制子缺失了 HCV 全部结构蛋白的编码序列，因此不能装配形成病毒粒子。

为了克服 1a 型复制子不能在 Huh7 细胞系稳定克隆，Gu 等（2003）利用以 la 型序列为主，加上一个适应性突变的 NS5A（S2204I），构造了 la 和 1b 的嵌合体。其可以在 Huh7 细胞系稳定复制，但滴度较低[47]；Blight 等人（2003）成功构建了 la 型全序列的亚复制子，该复制子在 Huh－7 细胞株原株（naive）中并不能复制，只能在感染过 HCV 1b 型复制子、并经过干扰素处理的 Huh－7 细胞中复制，称之为 Huh－7.5 细胞株[48]。

后来试图建立的全基因组复制子系统，可支持 HCV 复制，但未见病毒粒子释放。可能是引入适应性突变提高 RNA 复制的同时，会给 HCV 的生活周期包括病毒粒子的形成造成某种缺陷。Wakita 等从急性病人血清中分离一株具有传代能力的 2 型毒株 JFH－1。基于这个序列，利用来自 JFH1 的 NS3－3′与分别来自 J6 和 H77 的 core－NS2 基因区构建了杂合全长 HCV 复制子都有复制能力，但仅 FL－J6/JFH 能感染天然 Huh7.5 细胞，证明结构蛋白与非结构蛋白相互作用对感染性至关重要。这个重组的 HCV 能够细胞培养中有效地提高侵染效率，并能有效的复制和大量产生具有感染能力的病毒。因此，这个系统可在体外系统研究病毒生活史，使得对 HCV 病毒-受体识别、穿入、基因组包装、病毒颗粒装配、成熟和释放等 HCV 感染过程的研究成为可能[49]。利用基因型 2a 的 HCV cDNA 建立了稳定的人肿瘤细胞株，感染天然细胞导致高水平 RNA 和蛋白产生。将 cG1b 全长 cDNA 置于 2 个核酶之间，使其在分裂时形成完整的 3′和 5′端。转染细胞，可产生 HCV 蛋白，正、负链 RNA，并产生病毒粒子且被分泌入培养介质。

HCV 复制子的宿主细胞一直限于 Huh－7，最近有人将其扩展到 Hela 细胞和鼠肝癌细胞[50]，但是必要条件是用全长的基因组进行转染，并且不能用新霉素作为筛选标记。可能新霉素影响某些基因型的复制，因此改用嘌呤霉素-氯霉素乙酰转移酶（puromycin N－acetyltransferase）作为筛选标记，成功构建了能在 Huh－7 细胞株原株中复制的 la 型复制子[51]。为了提高复制子敏感性与灵敏度，有人引入了荧光素酶基因。但荧光素酶只能定量复制子的数量，不能直接测量支持复制的细胞数。后来又建立了包含 β－内酰胺酶或分泌性碱性磷酸酶报告基因的复制子，可同时克服上述不足且敏感性适于高通量试验。

9.6.2 动物模型

由于唯一的动物模型黑猩猩比较珍贵，以及伦理学方面的原因，HCV 感染的研究受到极大限制。Xie 等通过感染树鼩来建立小动物 HCV 感染模型，但其只有 1/4 的树鼩能被 HCV 感染，并且能产生暂时或者间断的病毒血症，但病毒滴度相当低[52]。近来利用免疫妥协的小鼠移植人类肝部组织后，发展了两种 HCV 动物模型系统。一种是将免疫缺陷型（severe combined immouno - deficiency，SCID）老鼠同携带有破坏正常鼠肝细胞功能但不妨碍肝细胞的再生的 Alb - uPA 基因的老鼠进行杂交。杂交而得的遗传工程 SCID/Alb - uPA 鼠兼具两者的特征。当人肝组织移植到杂交鼠脾脏内，可以长出具正常的人肝细胞，并能有效支持 HCV 病毒复制[53]。这样得到的超级鼠模型为进一步研究 HCV 提供了基础，但超级鼠不能繁殖，每次只能用遗传工程手段获得。另一种是把在肝脏细胞特异表达的血清蛋白的启动子控制下尿激酶类型的纤溶酶原转入老鼠中，表达产物能够破坏大部分的肝细胞，感染 HCV 后能够产生很高滴度的血清[54]。

表 9-1　HCV 复制子系统表

	复制子类型	复制子结构
稳定复制子		
	双顺反子	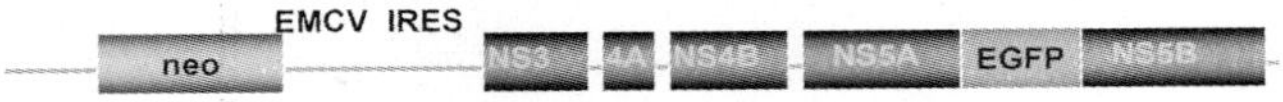
	双顺反子 GFP 复制子	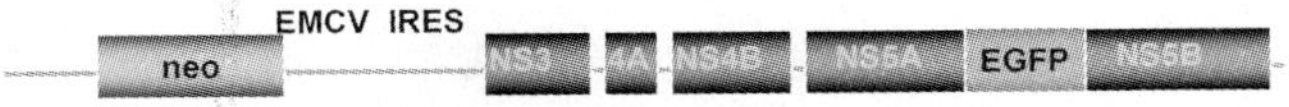
亚基因组	双顺反子荧光素酶报告子	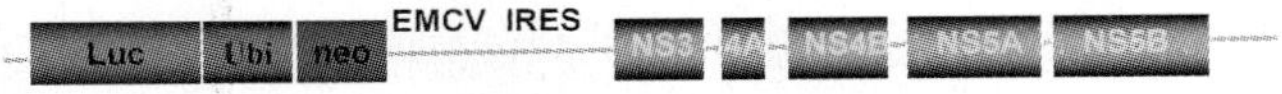
	单顺反子	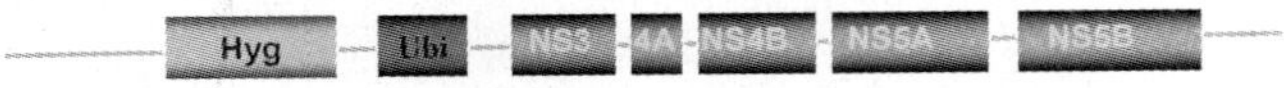
全基因组	双顺反子	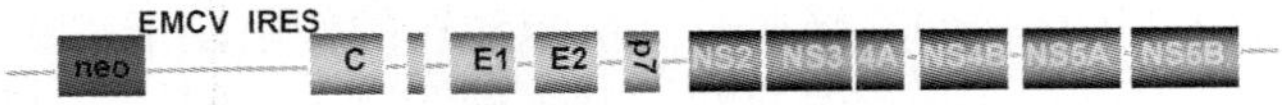
暂时型复制子		
	荧光素酶报告子	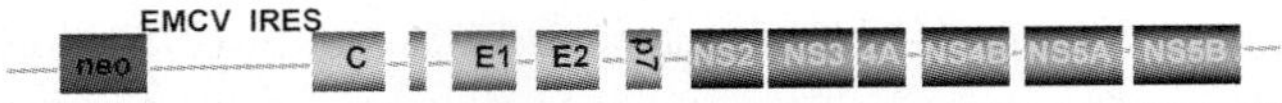

9.7　HCV 治疗药物

随着对丙肝病毒的感染及复制过程认识的深入，及丙肝病毒关键酶及其与底物共结晶三维结构模型的建立，许多检测和设计模型已经被建立并用于检测病毒酶活性和发现新的抗 HCV 药物。这些研究的靶点大多定位在对于 HCV 复制至关重要的各个环节，包括：病毒多蛋白体的加工（NS32 - NS4A 丝氨酸蛋白酶），病毒基因的转录与复制（NS5B RdRp 聚合酶、NS3 解旋酶），病毒基因的复制表达的调控（ IR - ES 等调控元件），和病毒对细胞的穿入（E1 ，E2 蛋白）等。破坏或抑制其中的任何一个环节都可能有效控制 HCV 病毒的复制。

9.7.1 加工病毒多蛋白体的抑制剂：NS2－NS3 蛋白酶和 NS3－NS4A 丝氨酸蛋白酶

9.7.1.1 NS2－NS3 蛋白酶抑制剂

NS2－NS3 蛋白酶催化自身 NS2/NS3 基因连接的断裂，但其水解蛋白的作用和 NS3 蛋白酶有明显不同，具有 NS2/NS3 连接处的序列的多肽并不抑制 NS2－NS3 蛋白酶的活性，而 NS4A 衍生的多肽却抑制其活性。虽然迄今仍未有此酶的抑制剂的成功报道，但它的体外活性检测模型正被用于寻找新的抗病毒药物[55]，目前已经研究了 NS2/NS3 分裂过程中起重要作用的细胞伴随蛋白（HSP90）[56]，并发现三个天然产物 Geldanamycin，Herbimycin 和 Radicicol 有较好活性。

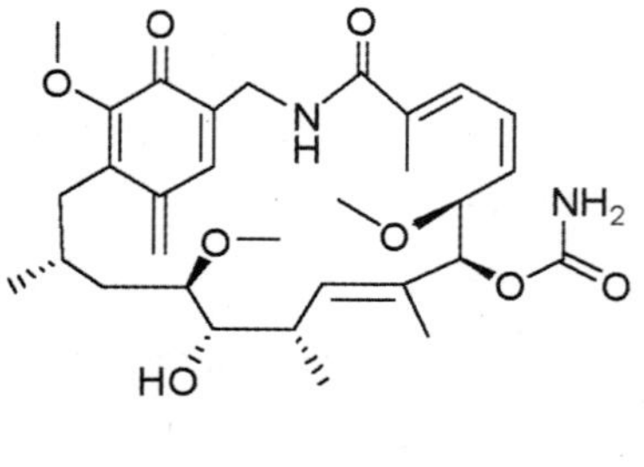

Geldanamycin

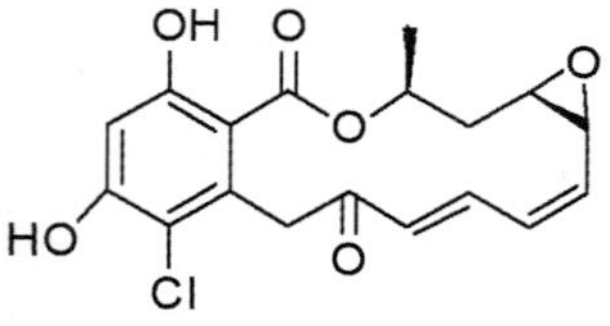

Herimyin

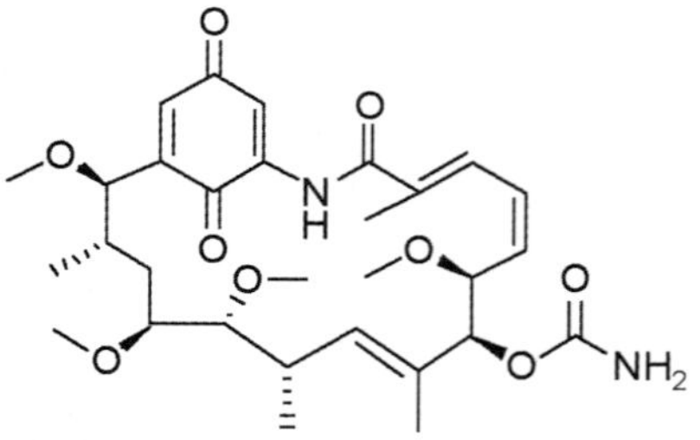

Radicicol

9.7.1.2 NS3/NS4A 丝氨酸蛋白酶的抑制剂

NS3/NS4A 丝氨酸蛋白酶已经有大量研究，它的 X2 射线衍射晶体结构已经建立。NS3 的正常活性需要 NS4A[57-61]，和一个结构性的锌离子的参与，有和无 NS4A 辅基的 NS3 蛋白酶晶体结构的直接比较显示 NS4A 的作用在于在蛋白酶内锚定和帮助催化三联体的形成，NS3/NS4A 蛋白酶易被代表其裂解位点的五肽或六肽产物抑制，这是发展其多肽类抑制剂的分子基础。迄今为止研究的 NS3/NS4A 的抑制剂分为 3 大类：

共价型肽类抑制剂：此类抑制剂中 NS3/NS4A 底物的裂解位点的酰胺键被一个亲电基团所代替，并可与蛋白酶的活性催化丝氨酸残基形成共价结合，这类机制的抑制剂也被称为过渡态类似物或丝氨酸陷阱抑制剂。亲电基团有醛基、硼酸、内酰胺、α－氨基酮和 α－酮酸[62]等，但此类抑制剂由于其比较活泼的化学反应性而限制其临床应用。

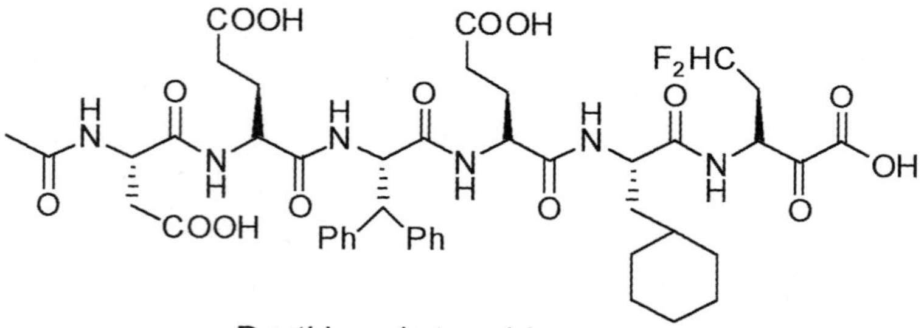

Peptide a-keto acid

这一系列可逆性竞争类抑制剂结合在底物酶的活性部位，但多肽化合物化合物因为含大量的肽键使生物利用度降低，发现中间 4，5 位肽基对活性并不重要，即三肽化合物仍然具有药物活性，如 Boc -- IIE - Leu - （difuruo） aminobutyric acid[63]等。

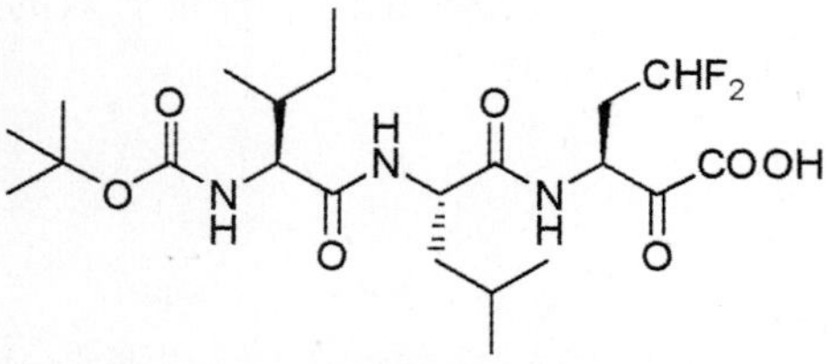

Boc--IIE-Leu-(difuruo)aminobutyric acid

IC_{50}=1.0_M

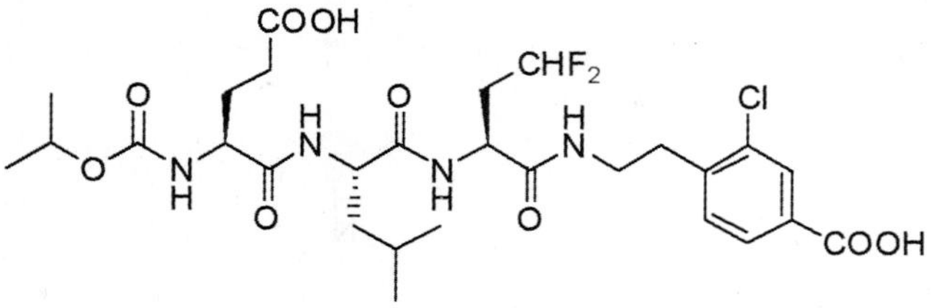

Ki=0.6_M

非共价型肽类抑制剂：非共价型抑制剂有 2 类，第一类是底物类似物，此类抑制剂是基于 NS3 - NS4A 可被其裂解的 N 端产物反馈抑制的原理，它们的特点是在被蛋白酶裂解后其 C 末端 P1 位置有一个游离的羧基，此羧基被认为与酶活性位点之间建立重要和特殊的反应关系，这也是它与其他丝氨酸酶的区别之处，使抑制剂具有选择性。BILN - 2061 是此类型中一个高效的抑制剂代表，Ⅰ期临床研究证明它在健康志愿者体内有很好的药动学特性，并且没有严重的不良反应产生[63]。

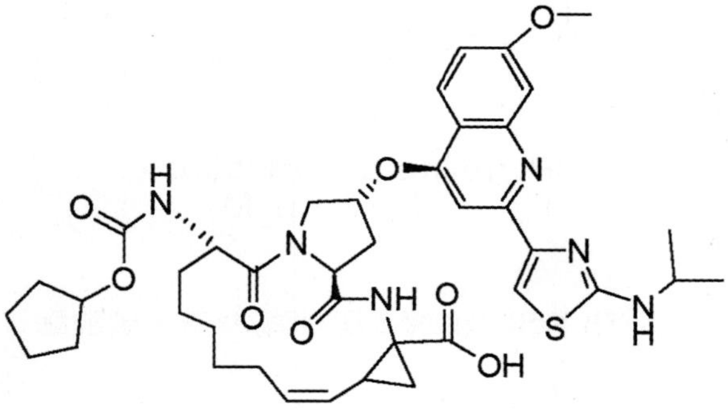

BILN-2061

第二类为非裂解型的底物类似物及 P′位点抑制剂，相对 P 位点来说对 P′位点的研究较少，不过仍然可以成为设计竞争性抑制剂的目标，与上一类不同的是此类抑制剂并不能被裂解。其中活性最高的一个化合物如下图[64]。

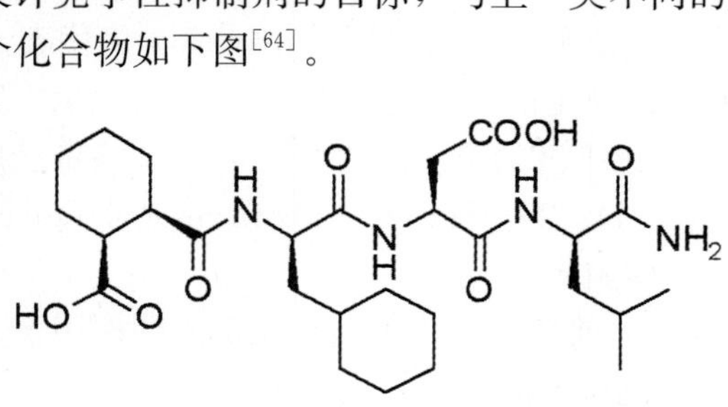

非裂解型抑制剂

非肽类抑制剂：对 NS3/NS4A 非肽类小分子抑制剂通过随机的筛选表现出非竞争性抑制，苯并咪唑被报道其杂环可与蛋白催化丝氨酸残基及结构锌粒子形成三重结构，二苯并咪唑是此类机制的依赖锌粒子的高效 NS3/NS4A 抑制剂[65,66]。1，4-萘醌也是一种很有效的 NS3/NS4A 蛋白酶抑制剂，可在体外强烈抑制蛋白酶的活性。

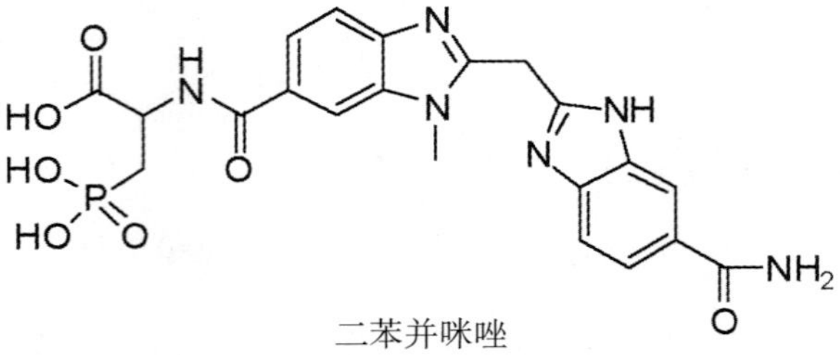
二苯并咪唑

另外，一系列 pyrrolidine-5，5-trans lactams 类化合物也显示了较满意的 IC_{50} 值[66,67]

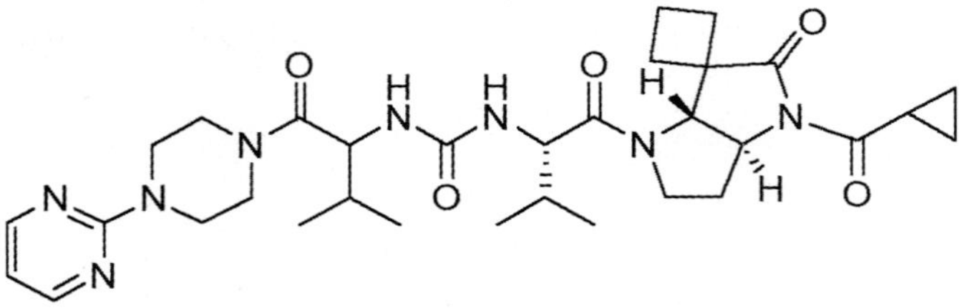
Pyrroline-5,5-trans-lactam
IC_{50}<1.0_M

9.7.2 病毒复制抑制剂：NS5B RdRp 和 NS3 解旋酶/核苷三磷酸酶

9.7.2.1 NS5B RdRp 聚合酶抑制剂

NS5B RdRp 聚合酶在病毒复制过程中负责合成病毒的负链和正链，未感染细胞中一般不会表达 RNA 依赖的 RNA 聚合酶，所以此类抑制剂应该有比较好的选择毒性。很多研究集中在寻找 NS5B RdRp 的小分子抑制剂上。现有的病毒聚合酶的抑制剂按照机制大概可分为三类：

核苷（底物）类似物：以右旋利巴韦林（D-ribavirin）为代表，右旋利巴韦林的抗病毒机制是被 NS5B RdRp 直接掺入新生的病毒基因组，从而使其错误频率大大增加，不过这一模型并未得到证实。但右旋利巴韦林的单一疗法并不能减少病毒滴度，最近发现 β-D-2′-2-甲基-呋喃核糖-鸟嘌呤（β-D-2′-methyl-ribofuranosyl-guanosine）可在体外细胞模型中被磷酸化，并在灵长类动物中口服有效。

Viramidine 做为 ribavirin 的前药，在体内腺苷脱氨酶的作用下变成 ribavirin，能够有效地降低溶血性贫血（ribavirin 的主要副作用）的发生[68-70]。

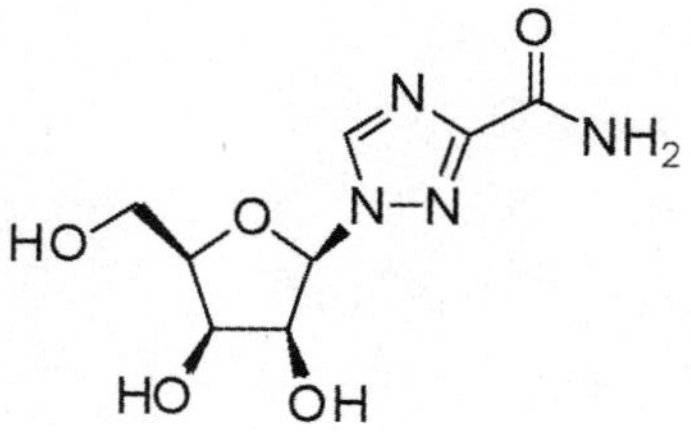

右旋利巴韦林

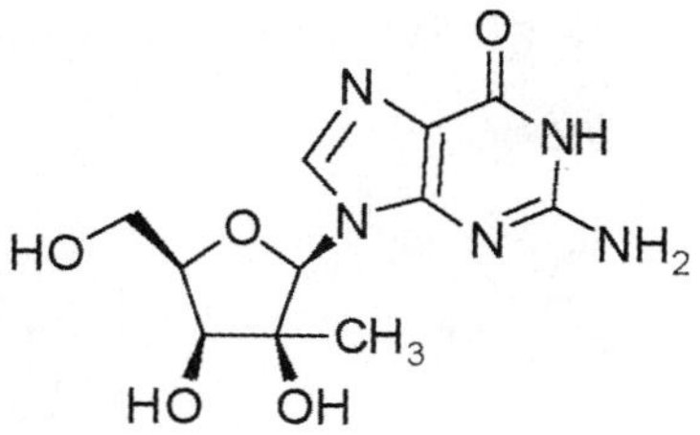

β-D-2-2-甲基-呋喃核糖-鸟嘌呤

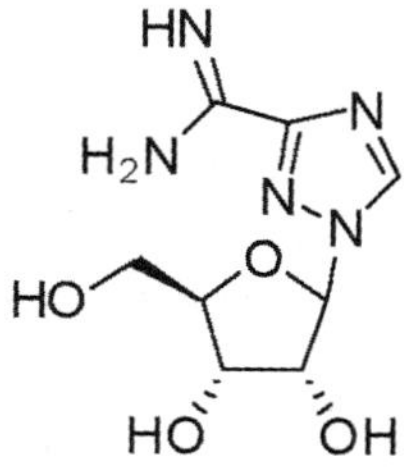

viramidine

最近开发的两个作为链终结的糖苷类似物抑制剂，2-甲基-腺苷和2-甲氧基-胞苷以各自它们的三磷酸酯形式抑制 NS5B 的作用[71,72]。一系列 3-脱氧的核苷类似物（3-Deoxycytidine）也在体内以亚微摩尔级浓度显示了活性[73]。

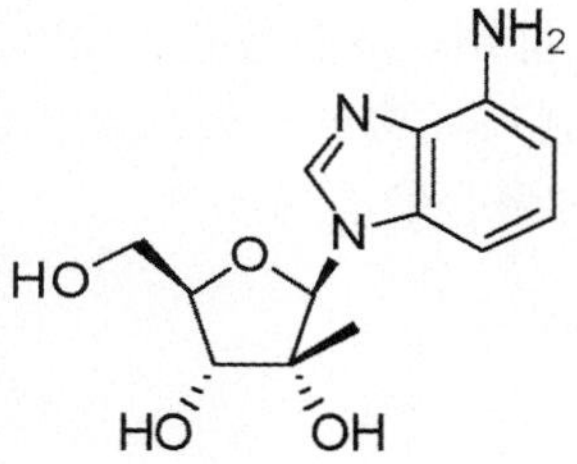

2-Methyl-adenosine
Ki=0.9_M

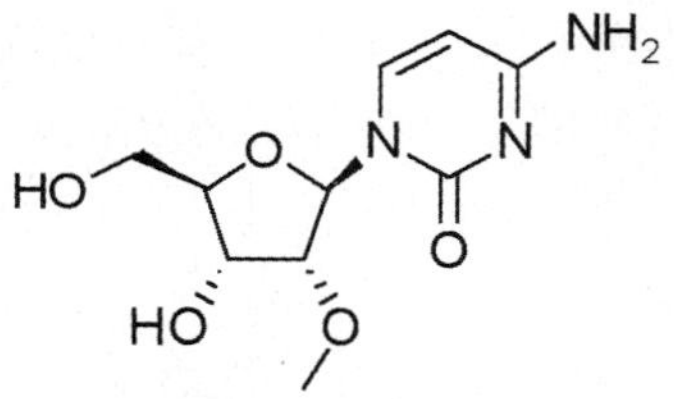

2-O-Methyl-cytidine
Ki=0.3_M

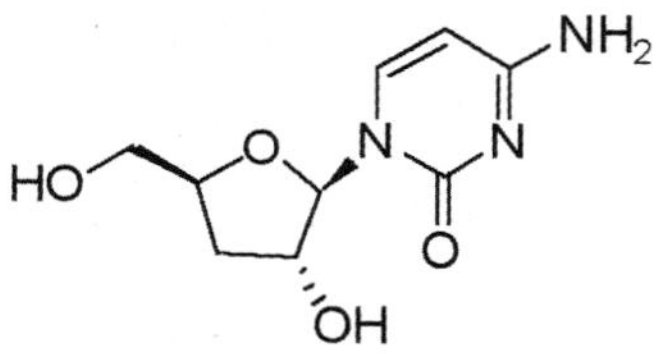

3-Deoxycytidine

非核苷类抑制剂（NNI）：NS5B RdRp 非核苷类抑制剂的代表是苯并咪唑和苯并噻二嗪的衍生物。苯并噻二嗪类抑制剂在毫摩尔级别可以在细胞模型中有效抑制 HCV，并无明显细胞毒性，此类抑制剂能够在 GTP 存在下非竞争性抑制 NS5B RdRp。苯并咪唑的抑制机制类似。JTK2003 是一种口服有效的苯并咪唑型抑制剂，剂量研究证明它有很好的剂量耐受性，目前正在 I 期临床研究中被用于治疗对干扰素疗法不敏感的患者[74]。

由苯并咪唑得到的衍生物（Boehringer Ingelheim）也获得了 0.08μM 的 IC_{50} 值[75]。同样地，2-芳基-4，5-二羟基嘧啶-6-糖基作为丙肝聚合酶的抑制剂也被发现[73]。

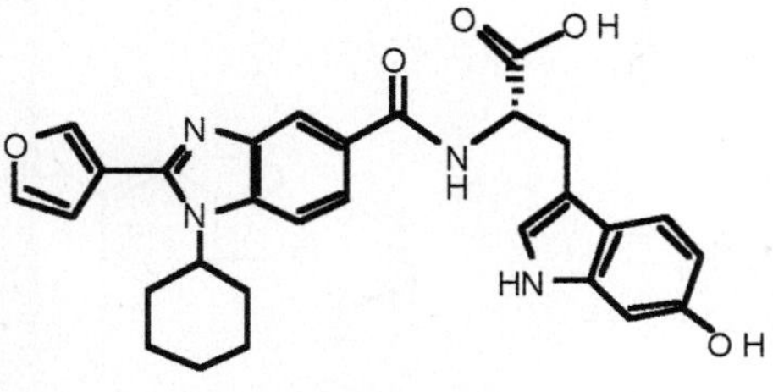

Boehringer Ingelheim
IC_{50}<1_M
tryptophan

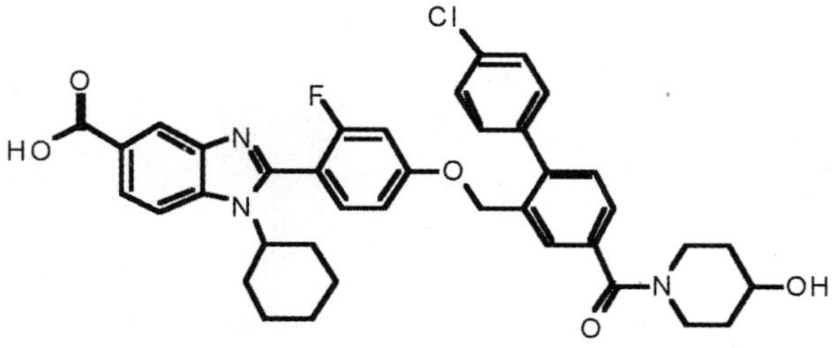

苯并咪唑类衍生物

已经报道了一系列新的苯并噻二嗪类衍生物显示了很高的 IC_{50} 值[74]。

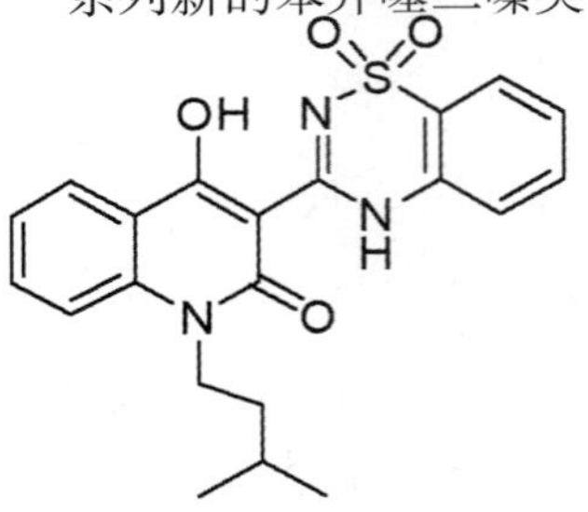

GlaxoSmithKline
IC_{50}=0.08_M

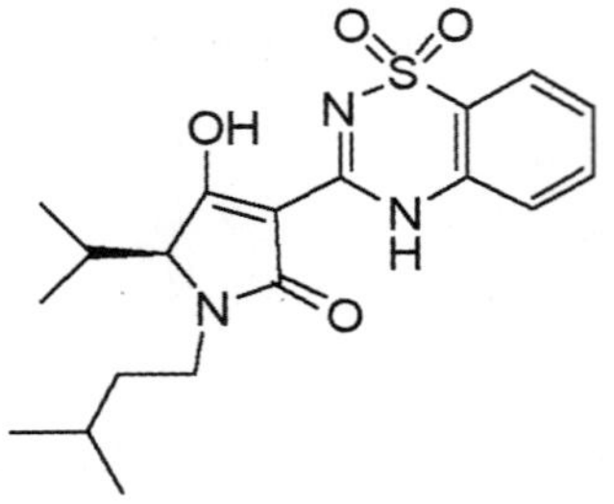

GlaxoSmithKline
IC_{50}=0.0005_M

苯并噻二嗪类衍生物

金属离子螯合型抑制剂（焦磷酸类似物的模拟物）：一系列二酮酸化合物被报道可有效地抑制 NS5B RdRp，并被发现对于 RNA 模板和核苷酸呈非竞争性抑制，并且它们与 NS5B RdRp 的结合被二价金属离子（如镁离子）所介导。有假说认为机制与经典的焦磷酸类似物相似，焦磷酸类似物是包括 HIV、HBV、疱疹病毒在内的众多病毒聚合酶的抑制剂[74]。

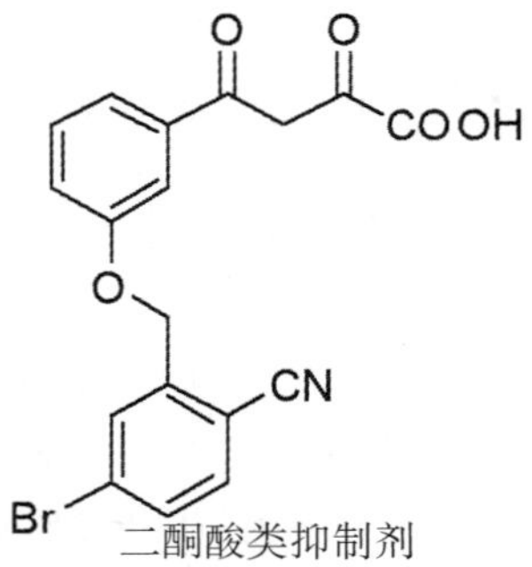

二酮酸类抑制剂

9.7.2.2　NS3 解旋酶/核苷三磷酸酶抑制剂

NS3 解旋酶/核苷三磷酸酶负责病毒复制时双链中间体的解开，也是药物研究中的重要靶点。最近被发展的 NS3 解旋酶抑制剂包括两类：抑制核苷三磷酸酶 NTP 结合位点的硫代叠氮化合物和干扰解旋过程的取代嘧啶核苷[76]。其中 VP－50406（Viropharma Inc）[76]就是其中一种抑制剂，已经完成临床Ⅰ期实验，但目前因为药动学上的原因暂停研究。

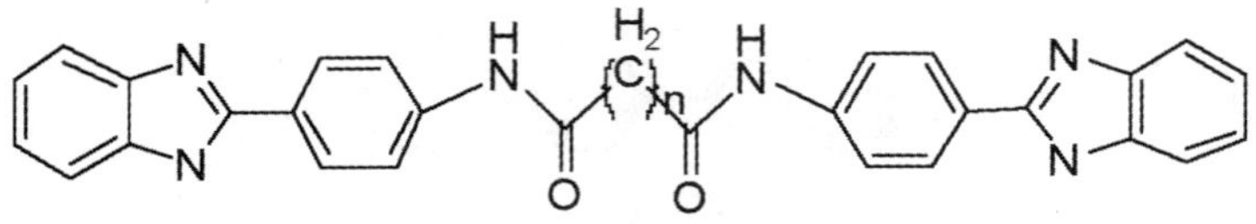

Virpharma,Inc　　n=2,4,6,7,8---

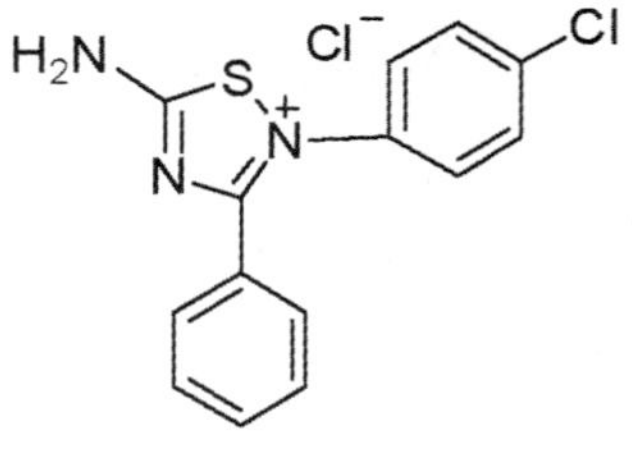

Vertex Pharmaceuticals

另一类 NS3 解旋酶是以 Vertex 为代表的一系列化合物（2，3，5 - trisubstituted - 1，2，4 - thiadiazol - 2 - ium salts），在体内的抗 NS3 解旋酶活性表达已经到微摩尔级。目前已经成功地把先导四肽醛化合物与一系列有潜在活性的 a -酮胺连接在一起，筛选出了很有可能成为临床药物的 VX - 950（vertex）[77-80]；

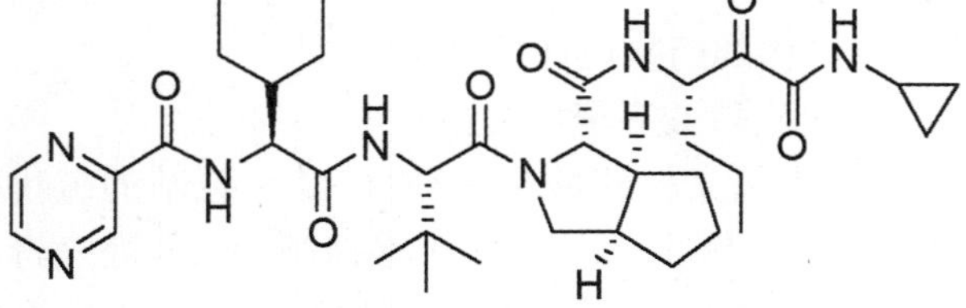

VX-950(vertex)

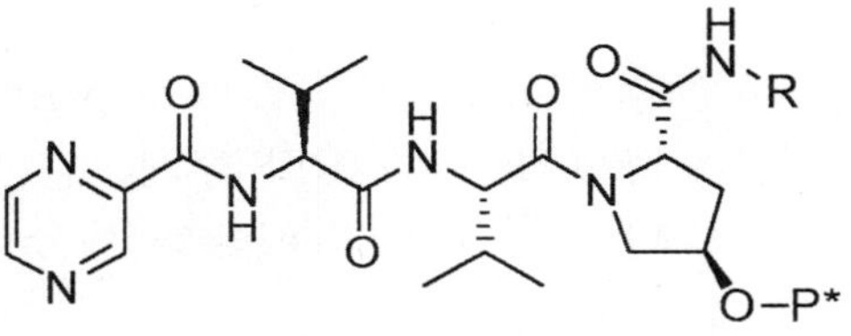

a series of Vertex compounds

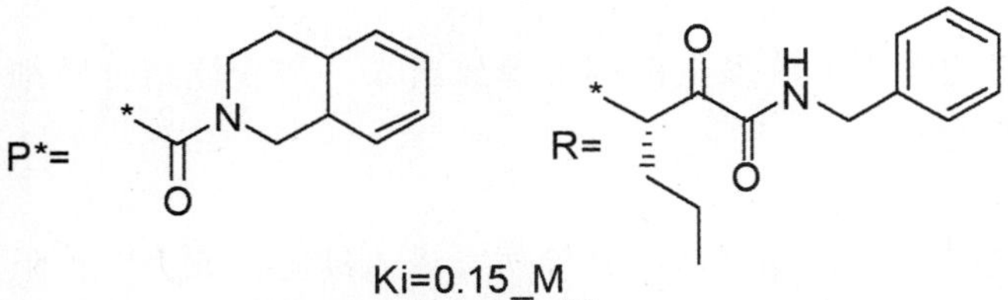

Ki=0.15_M
EC_{50}=3.2_M

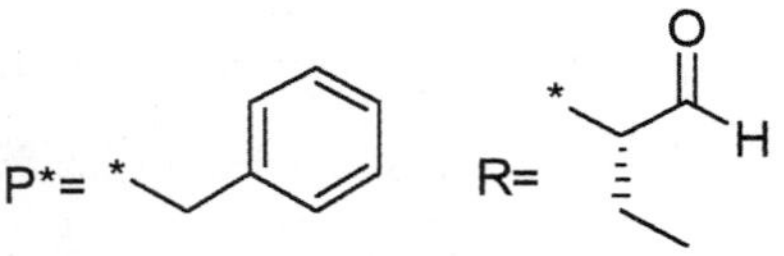

Ki=12.0_M

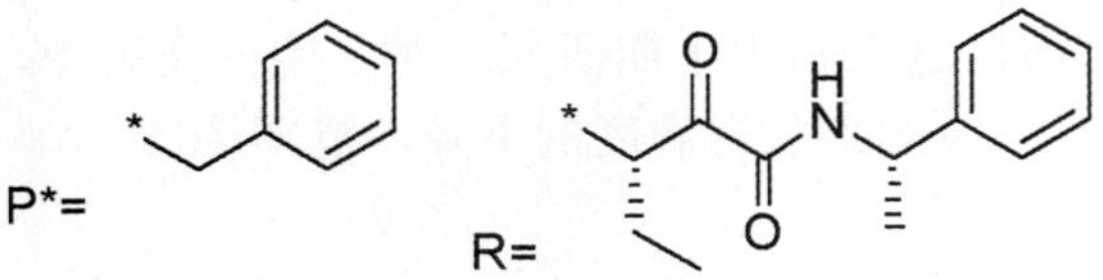

Ki=0.92_M
EC_{50}=4.8_M

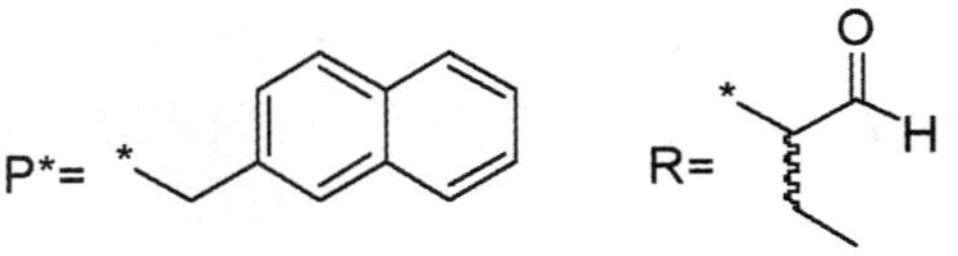

Ki=0.40_M

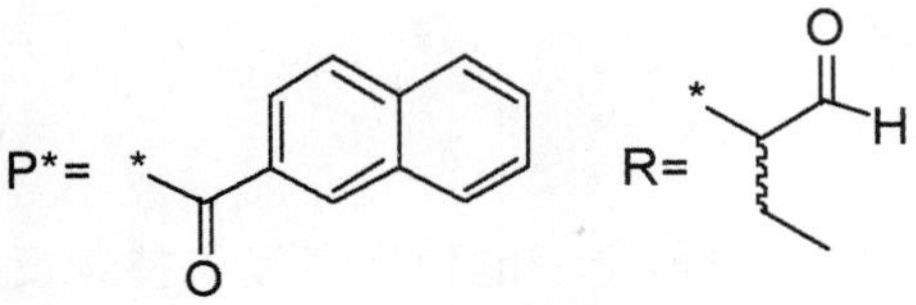

Ki=0.89_M

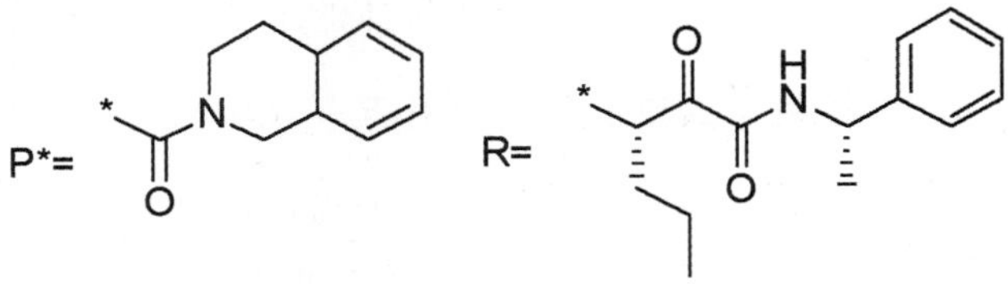

Ki=0.10_M
EC_{50}=0.31_M

9.7.3 作用于基因调控元件的药物

HCV IRES（内部核糖体进入位点）等序列是 HCV 基因中特殊而极其保守的序列，它们在起始翻译和复制过程中的特殊机制使之成为药用靶点的很好选择。现在以随机方法寻找小分子抑制剂的努力并未取得任何成果，因为干涉 HCV IRES 及 3′- NTR 很困难，它们的茎环结构很稳定，尤其是 3′- NTR，不过随着这些序列的三维结构的破解，很多特异的干涉位点已被建立，这也为基于结构的药物设计提供了条件。

9.7.3.1 ISIS - 14803 硫代磷酸寡聚反义核苷酸

ISIS - 14803 硫代磷酸寡聚反义核苷酸是一种含 20 个碱基的硫代磷酸寡聚反义核苷酸（5′- GTGCTCATGGTGCACGGTCT - 3′），它能够抑制 IRES 处病毒复制的起始，目前正处于Ⅰ/Ⅱ期临床实验中[81]，它主要通过与 ISIS 区的结合从而抑制了 HCV 病毒 RNA 和蛋白质的表达。

9.7.3.2 核酶

核酶是一种具有切割 RNA 的活性和序列特异性的短小 RNA 分子（si - RNAs）。抗 HCV 的核酶 Heptazyme 被设计来切割 HCV 的 IRES 序列，它已被证明在体外细胞模型能够抑制 HCV 的复制[82]，动物实验暗示它经过非胃肠道给药后分布于肝脏中，目前已进入Ⅱ期临床试验[83]。

9.7.4 以包膜蛋白为靶点的药物

包膜蛋白 E1，E2 在宿主信号肽酶的作用下从多蛋白体上释放出来，与受体结合及细胞融合有关，被认为是病毒包膜的关键部分。

9.7.4.1 E2 的单克隆抗体 XTL2002

HCV 上的 E2 包膜蛋白与 CD81 和 LDL 受体结合从而介导病毒进入细胞，成为寻找阻止病毒进入细胞的靶点。XTL2002（XTL biopharmaceuticals）是一种人源性、高亲和力的直接作用于病毒包膜蛋白 E2 的单克隆抗体，目前已进入临床Ⅰ期研究。在Ⅰ期的实验中，超过半数的接受 XTL2002 静脉内注射的患者出现了明显的病毒滴度的下降，范围从 2～100 倍不等，并且没有严重的不良反应[84]。

9.7.4.2 E1 包膜蛋白治疗疫苗

疫苗是大多数发展中国家防治病毒疫情的主要手段，但 HCV 疫苗的研制一直因为其众多的亚型而受到阻碍。E1 包膜蛋白治疗疫苗（innogenetics）目前已进入Ⅱ期临床试验，并已证明它可以有效地刺激 E1 抗体的水平和特异的 T 细胞反应。

9.7.5 干扰素的改进和联合用药

目前临床上治疗 HCV 唯一有效的药物是 IFN - α，它是目前唯一能使患者发生持续反应的药物，但是其不良反应严重，而且它作用在感染基因 1 型 HCV 病毒的患者，虽然与利巴韦林（ribavirin）联合使用能够比 IFN - α 单一疗法使患者的持续反应率提高到 35%～40%[85,86]，但治疗效果仍不理想，因此基于干扰素的改进亟须解决。

9.7.5.1 聚乙二醇化干扰素（pegylated IFNs）

聚乙二醇（PEG）改良的INFs（pegylated interferons）是迄今为止在治疗HCV的临床应用中取得最好效果的IFNs。聚乙二醇化（pegylation）是一种将聚乙二醇分子基团与蛋白质结合的技术，可提高蛋白抗水解作用的能力及蛋白的水溶性，并降低其抗原性。

聚乙二醇化的干扰素分子，大幅度延长了其在体内的半衰期，提高了生物利用度。目前美国FDA已批准了两种商品化的pegylated IFNs用于HCV治疗：PegIntron（Pegylated IFN-α2b）和Pegasys（Pegylated IFN-α2a），它们的单一用药效果是普通IFN2α的2倍，与IFN-α与利巴韦林联用的效果相当。更重要的是，它们与低剂量的利巴韦林联用可使患者总体反应率提高到50 %以上（在感染1型HCV的患者约为40 %，2和3型患者约为80 %），并减少了严重的不良反应[87]。

9.7.5.2 重组以及修饰的IFNs

包括IFN-β和IFN-γ及"共有"IFN（consensus IFN）在内的重组型干扰素的抗HCV作用正在被研究，名为Infergen的一种consensus IFN在HCV的治疗中已经取得了很好的效果。consensus IFN是一种含有各IFN2α亚型中最常见氨基酸序列的重组型干扰素。Ⅳ期临床数据显示，Infergen与利巴韦林的联用使56 %的患者产生了持续反应[87]。

最近出现了一种名为分子孵化（molecular breeding）或称"DNA洗牌"（DNA shuffling）的强大工具，用于研究增强IFNs变异株的抗病毒及抗增殖活性。在研究超过20种IFN2α基因家族的分子孵化实验中，一种活性最高的IFN变异株的效果相对于人IFN-α2a提高了近285 000倍。此结果提示，可使用这种方法开发更强效和毒性更低的IFN分子以用于抗HCV治疗[89]。

9.7.5.3 与IFNs联用的药物

许多药物与IFNs联用产生协同作用，增强对HCV的疗效。

9.7.5.3.1 次黄嘌呤单磷酸脱氢酶（IMPDH）抑制剂（利巴韦林类似物与VX-497）

利巴韦林是一种广谱的抗病毒核苷类似物，它对次黄嘌呤单磷酸脱氢酶（IMPDH）具有抑制作用。此酶是体内GTP从头合成的限速酶，抑制它的活性可使细胞内GTP池水平下降从而抑制病毒的复制，另外利巴韦林还直接抑制HCV NS5B多聚酶，并有免疫调节作用等[90]。

viramidine是一种肝脏靶向的利巴韦林的前药，它主要在肝脏中被丙氨酸脱氨酶迅速转化为利巴韦林，所以它在肝脏中的水平要比利巴韦林高3倍，viramidine也同样表现出了比利巴韦林低的不良反应，目前它已进入Ⅱ期临床研究[91]。

levovirin是一种第2代的利巴韦林的左旋对映体，它保留了它的免疫调节作用，能在体外增强Th-1（T细胞辅助细胞-1）的细胞因子反应，在体内可以刺激机体产生广谱的抗病毒状态，并具有比利巴韦林低得多的不良反应，在红细胞中几乎不见积累。现在它已通过Ⅰ期临床试验[91]。

VX-497是一种强效的可口服的小分子IMPDH抑制剂，它在体外与ribavirin和INFs联用可以协同抑制复制子模型中HCV RNA的合成，研究表明它不仅可对病毒直接产生抑制，还可以影响淋巴细胞的转移和增殖，暗示它不仅可抑制病毒复制还可消除肝脏炎症。临床研究证明病人对它具有良好的耐受作用[91]。

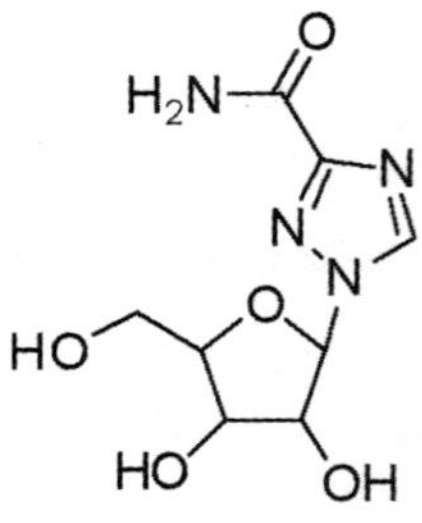

ribavirin

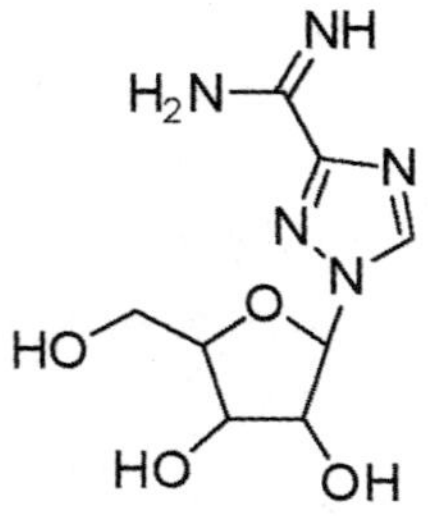

viramidine

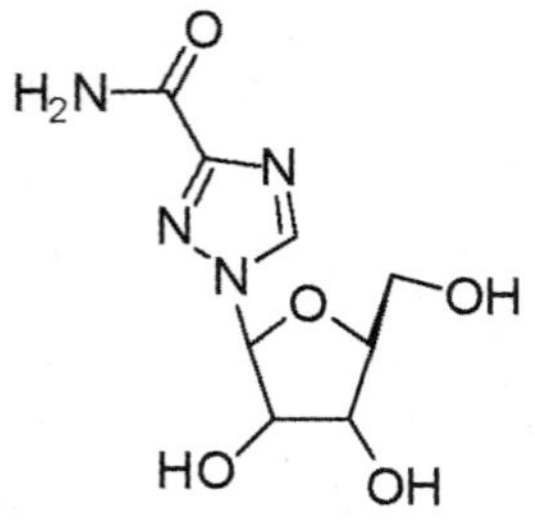

levovirin

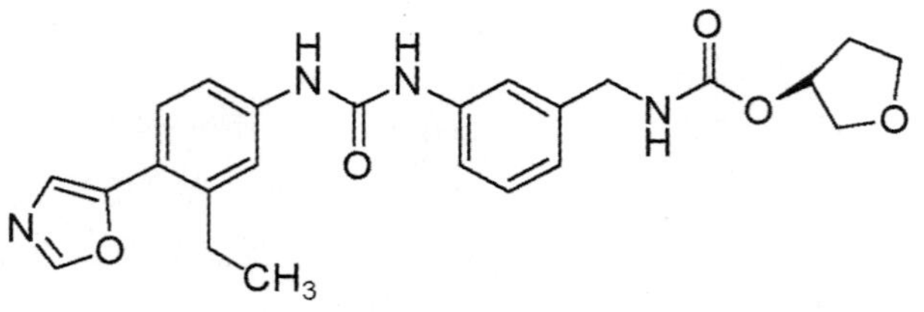

chiral VX-497

9.7.5.3.2 免疫调节剂与其他药物 组胺类似物 Ceplene（二氢氯化组胺，Maxim Pharmaceuticals）：是一种具有免疫调节作用的组胺类似物，它通过刺激免疫系统功能达到抑制病毒的目的，目前它与 Pegasys 的联用正处于Ⅲ期临床研究中。

胸腺素：胸腺素-α1 是一种合成的 28 肽的非糖基化短肽，它可以刺激 T 细胞的成熟及自然杀伤细胞的活性，并促进各种与免疫调节有关的细胞因子的分泌。目前 Zadaxin（α1-thymosin）和 Peg-Intron 在对经典方法不敏感的 HCV 病人身上联合应用的效果正处于Ⅲ期临床的研究中[92]。

金刚烷胺：金刚烷胺是具有广谱的抗病毒效果，曾被用于防治甲型流感。它的特点是相对安全与廉价，与干扰素及利巴韦林的联用已进入Ⅱ期临床实验，以进一步确定它们是否增加对 HCV 患者的治疗效果[93]。

9.8 结语

丙肝是世界上亟待解决的传染性疾病。由于现有对其分子生物学的研究十分有限，治疗方法远远不能满足医疗需求。丙肝病毒学研究，以及丙肝药物研究是世界生物医药研究领域的一个重点。在目前的 HCV 药物研究中一研究包括：对 INFs 分子的改良（pegylated INFs）；针对丙肝病毒复制酶靶点抑制剂包括 HCV IRES、NS3 丝氨酸蛋白酶、NS5B RdRp 的研究，以及针对病毒进入细胞复制组装有关的蛋白-蛋白作用抑制剂的研究等。天然提取物及中药治疗也能为 HCV 治疗提供新思路。多靶点与联合用药的策略对 HCV 病毒也是重要的。另外，对 HCV 病毒认识的不断深入，新的靶点也必会不断出现，我们相信新的有效的治疗药物将在不久出现。

参考文献

1. F. V. Chisari, Nature 436, 930 (Aug 18, 2005).
2. M. Martell et al., J Virol 66, 3225 (May, 1992).
3. C. M. Spahn et al., Science 291, 1959 (Mar 9, 2001).
4. B. Bartosch et al., J Biol Chem 278, 41624 (Oct 24, 2003).
5. M. Flint et al., J Virol 73, 6782 (Aug, 1999).
6. J. P. Gardner et al., Proc Natl Acad Sci U S A 100, 4498 (Apr 15, 2003).
7. E. Blanchard et al., J Virol 80, 6964 (Jul, 2006).
8. J. Zhang et al., J Virol 78, 1448 (Feb, 2004).
9. H. Barth, T. J. Liang, T. F. Baumert, Hepatology 44, 527 (Sep, 2006).
10. D. Egger et al., J Virol 76, 5974 (Jun, 2002).
11. R. Gosert et al., J Virol 77, 5487 (May, 2003).
12. Y. Miyanari et al., J Biol Chem 278, 50301 (Dec 12, 2003).
13. T. Shimoike, S. Mimori, H. Tani, Y. Matsuura, T. Miyamura, J Virol 73, 9718 (Dec, 1999).
14. C. Voisset, J. Dubuisson, Biol Cell 96, 413 (Aug, 2004).
15. T. Y. Hsieh et al., J Biol Chem 273, 17651 (Jul 10, 1998).
16. N. Mamiya, H. J. Worman, J Biol Chem 274, 15751 (May 28, 1999).
17. A. Bergqvist, C. M. Rice, J Virol 75, 772 (Jan, 2001).
18. R. B. Ray, R. Ray, FEMS Microbiol Lett 202, 149 (Aug 21, 2001).
19. A. Erhardt, M. Hassan, T. Heintges, D. Haussinger, Virology 292, 272 (Jan 20, 2002).
20. M. Elrefaei, N. El-sheikh, K. Kamal, H. Cao, J Hepatol 40, 313 (Feb, 2004).
21. D. J. Kittlesen, K. A. Chianese-Bullock, Z. Q. Yao, T. J. Braciale, Y. S. Hahn, J Clin Invest 106, 1239 (Nov, 2000).
22. N. Pavio, M. M. Lai, J Biosci 28, 287 (Apr, 2003).
23. A. D. Branch, D. D. Stump, J. A. Gutierrez, F. Eng, J. L. Walewski, Semin Liver Dis 25, 105 (Feb, 2005).
24. T. Harada, N. Tautz, H. J. Thiel, J Virol 74, 9498 (Oct, 2000).
25. S. D. Griffin et al., FEBS Lett 535, 34 (Jan 30, 2003).
26. D. Pavlovic et al., Proc Natl Acad Sci U S A 100, 6104 (May 13, 2003).
27. H. J. Kwun, E. Y. Jung, J. Y. Ahn, M. N. Lee, K. L. Jang, J Gen Virol 82, 2235 (Sep, 2001).
28. Y. Sasaki et al., Gan To Kagaku Ryoho 23, 1588 (Sep, 1996).
29. S. Ishido, T. Fujita, H. Hotta, Biochem Biophys Res Commun 244, 35 (Mar 6, 1998).
30. J. L. Kim et al., Cell 87, 343 (Oct 18, 1996).
31. J. Kato et al., J Med Virol 66, 187 (Feb, 2002).

32. J. S. Park, J. M. Yang, M. K. Min, Biochem Biophys Res Commun 267, 581 (Jan 19, 2000).
33. S. J. Polyak et al., J Virol 75, 6095 (Jul, 2001).
34. P. Y. Goh et al., Virology 290, 224 (Nov 25, 2001).
35. S. L. Tan et al., Proc Natl Acad Sci U S A 96, 5533 (May 11, 1999).
36. J. Timm et al., J Exp Med 200, 1593 (Dec 20, 2004).
37. J. T. Gerlach et al., Gastroenterology 117, 933 (Oct, 1999).
38. S. Crotta et al., J Exp Med 195, 35 (Jan 7, 2002).
39. N. H. Gruener et al., J Virol 75, 5550 (Jun, 2001).
40. S. M. Kamal, J. Fehr, B. Roesler, T. Peters, J. W. Rasenack, Gastroenterology 123, 1070 (Oct, 2002).
41. E. Barnes et al., Hepatology 36, 743 (Sep, 2002).
42. D. Accapezzato et al., Eur J Immunol 34, 438 (Feb, 2004).
43. V. Francavilla et al., Eur J Immunol 34, 427 (Feb, 2004).
44. V. Appay et al., Nat Med 8, 379 (Apr, 2002).
45. R. Cabrera et al., Hepatology 40, 1062 (Nov, 2004).
46. V. Lohmann et al., Science 285, 110 (Jul 2, 1999).
47. B. Gu, A. T. Gates, O. Isken, S. E. Behrens, R. T. Sarisky, J Virol 77, 5352 (May, 2003).
48. K. J. Blight, J. A. McKeating, J. Marcotrigiano, C. M. Rice, J Virol 77, 3181 (Mar, 2003).
49. T. Wakita et al., Nat Med 11, 791 (Jul, 2005).
50. H. Zhu et al., Hepatology 37, 1180 (May, 2003).
51. C. Liang et al., Virology 333, 41 (Mar 1, 2005).
52. Z. C. Xie et al., Virology 244, 513 (May 10, 1998).
53. E. Ilan et al., Hepatology 29, 553 (Feb, 1999).
54. J. Petersen, M. Dandri, S. Gupta, C. E. Rogler, Proc Natl Acad Sci U S A 95, 310 (Jan 6, 1998).
55. M. Whitney et al., J Biomol Screen 7, 149 (Apr, 2002).
56. S. Munshi et al., J Biol Chem 277, 38797 (Oct 11, 2002).
57. M. Hijikata, K. Shimotohno, Uirusu 43, 293 (Dec, 1993).
58. R. Bartenschlager, L. Ahlborn-Laake, J. Mous, H. Jacobsen, J Virol 67, 3835 (Jul, 1993).
59. C. Failla, L. Tomei, R. De Francesco, J Virol 68, 3753 (Jun, 1994).
60. C. Steinkuhler et al., J Virol 70, 6694 (Oct, 1996).
61. T. O. Fischmann, P. C. Weber, Curr Pharm Des 8, 2533 (2002).
62. S. Colarusso et al., Bioorg Med Chem Lett 12, 705 (Feb 25, 2002).
63. F. Narjes et al., Bioorg Med Chem Lett 12, 701 (Feb 25, 2002).

64. P. Ingallinella et al., Biochemistry 41, 5483 (Apr 30, 2002).
65. D. Sperandio et al., Bioorg Med Chem Lett 12, 3129 (Nov 4, 2002).
66. K. S. Yeung et al., Bioorg Med Chem Lett 11, 2355 (Sep 3, 2001).
67. D. M. Andrews et al., Org Lett 4, 4475 (Dec 12, 2002).
68. J. Z. Wu, C. C. Lin, Z. Hong, J Antimicrob Chemother 52, 543 (Oct, 2003).
69. F. Jeannot et al., Bioorg Med Chem 10, 3153 (Oct, 2002).
70. C. C. Lin, L. T. Yeh, D. Vitarella, Z. Hong, Antivir Chem Chemother 14, 145 (May, 2003).
71. R. W. King et al., Antivir Chem Chemother 13, 353 (Nov, 2002).
72. E. Nizi, U. Koch, S. Ponzi, V. G. Matassa, C. Gardelli, Bioorg Med Chem Lett 12, 3325 (Nov 18, 2002).
73. H. Ismaili et al., J Pharm Pharmacol 54, 1137 (Aug, 2002).
74. J. G. McHutchison, K. Patel, Hepatology 36, S245 (Nov, 2002).
75. Y. Morice et al., J Gen Virol 82, 1001 (May, 2001).
76. D. C. Myles, Curr Opin Drug Discov Devel 4, 411 (Jul, 2001).
77. X. Zhang, A. C. Schmitt, W. Jiang, Z. Wasserman, C. P. Decicco, Bioorg Med Chem Lett 13, 1157 (Mar 24, 2003).
78. R. B. Perni et al., Bioorg Med Chem Lett 13, 4059 (Nov 17, 2003).
79. R. B. Perni et al., Bioorg Med Chem Lett 14, 1441 (Mar 22, 2004).
80. R. B. Perni et al., Bioorg Med Chem Lett 14, 1939 (Apr 19, 2004).
81. G. W. Witherell, Curr Opin Investig Drugs 2, 1523 (Nov, 2001).
82. A. P. McCaffrey et al., Mol Ther 5, 676 (Jun, 2002).
83. D. G. Macejak et al., Hepatology 31, 769 (Mar, 2000).
84. E. Ilan et al., J Infect Dis 185, 153 (Jan 15, 2002).
85. P. Diana et al., Farmaco 52, 281 (May, 1997).
86. N. N. Zein, Clin Microbiol Rev 13, 223 (Apr, 2000).
87. K. R. Reddy et al., Hepatology 33, 433 (Feb, 2001).
88. G. Barbaro, G. Barbarini, Eur J Gastroenterol Hepatol 14, 477 (May, 2002).
89. C. C. Chang et al., Nat Biotechnol 17, 793 (Aug, 1999).
90. J. Y. Lau, R. C. Tam, T. J. Liang, Z. Hong, Hepatology 35, 1002 (May, 2002).
91. J. Watson, Curr Opin Investig Drugs 3, 680 (May, 2002).
92. S. Brillanti, F. Levantesi, L. Masi, M. Foli, L. Bolondi, Hepatology 32, 630 (Sep, 2000).
93. A. Craxi, O. Lo Lacono, J Hepatol 35, 527 (Oct, 2001).

10 肝硬化分子治疗

李欣燕[1,2] 吕颖慧[2,3] 许瑞安[2,3*]

ruianxu@hqu. edu. cn

[1]上海交通大学药学院

[2]分子药物教育部药物工程研究中心，邮编 362021

[3]国立华侨大学分子药物学研究所（院）

目 录

10.1 绪论

10.1.1 概述

肝硬化是一种常见的慢性肝病，具有很高的发病率和死亡率，严重危害人们的健康。引起肝硬化的病因很多，在我国约80%的肝硬化病人与乙肝病毒感染有关，日本约70%的肝硬化由丙肝发展而来，北美、西欧则以酒精性肝硬化多见。此外，血吸虫感染、非酒精性脂肪性肝病、胆汁淤积、化学物质（如四氯化碳、磷、砷、氯仿等）和药物（异烟肼、利福平等）中毒、代谢性疾病、自身免疫性疾病等均可导致肝硬化的发生。在病理组织学上肝硬化表现为广泛的肝细胞变性、坏死、再生，结缔组织增生及纤维隔形成，肝小叶结构破坏和假小叶形成。临床上早期由于肝脏功能代偿较强，可无明显症状；后期则有多系统受累，以肝功能损害和门脉高压为主要表现，并常出现消化道出血、肝性脑病、继发感染、癌变等严重并发症。

肝纤维化（hepatic fibrosis）是肝细胞发生坏死或炎症刺激时，肝内纤维结缔组织异常增生的病理过程，它是慢性肝病重要的病理特征。肝纤维化与肝硬化既有联系又有区别。肝纤维化是肝硬化的前期病变，是可逆的，从病理上来看仅有弥漫性肝纤维沉积增加，一般不致肝功能障碍，但可有门静脉高压；而肝硬化是肝纤维化进一步发展的结果，是不可逆的，除弥漫性肝纤维化外还伴有肝小叶结构被破坏（形成肝再生结节）。然而，肝纤维化和肝硬化在临床上是连续发展的过程，两者不易截然分开。肝纤维化是肝硬化发生的前奏和必经中间环节，因此，抑制、阻断甚至逆转肝纤维化对阻止慢性肝病向肝硬化进展具有重要意义。Hans Popper 曾指出“谁能阻止或延缓肝纤维化的发生，谁就将治愈大多数慢性肝病”。

肝纤维化是肝脏对慢性、持续性肝损伤所表现出的“愈合反应”，以细胞外基质（extracellular matrix，ECM）的过度沉积为特征。ECM 主要包括胶原蛋白（collagen）、非胶原糖蛋白和蛋白多糖。目前发现人体内胶原蛋白有19种，而细胞外基质的胶原成分主要包括Ⅰ、Ⅱ、Ⅲ、Ⅳ、Ⅴ、Ⅵ型胶原。纤维化的肝脏含6倍于正常肝脏的胶原，其中Ⅰ、Ⅲ、Ⅳ形胶原的含量显著增高。细胞外基质的过度沉积可破坏肝脏的正常结构，最终导致器官的病理损伤。目前认为肝脏星状细胞（hepatic stellate cells，HSC）是肝脏中产生胶原等细胞外基质的主要细胞，而慢性肝损伤- HSC激活-细胞外基质过度沉积是肝纤维化发生机制的中心环节。

10.1.2 肝纤维化的诊断手段

对于肝纤维化的对症治疗必须建立在成熟可靠的诊断基础上。目前，肝活检病理学检查仍是诊断肝纤维化的金标准。常规采用苏木精-伊红、网状纤维和 Masson 染色，目前一般采用半定量计分系统。但是，肝穿刺组织仅占全肝的五万分之一，而肝纤维化在肝内分布不均匀，因此很容易造成误诊，且肝活组织检查具有一定的创伤性，不易被患者接受，并且还受检测者技能的影响。因此许多研究着力于寻找无创伤性的肝纤维化检测手段。细胞外基质蛋白（HA、LN、FN、PCIIINP、C－IV 和 C－VI）、基质降解酶类（MMP 和 NAG）以及多种参与细胞调控的细胞因子（TIMP、TGF－β、PDGF 、TNF－α）都可在一定水平上反映肝脏纤维化的程度，因此可以作为肝纤维化的血清学诊断指标。其中 HA 和 PCIIINP（III 型前胶原肽）对早期肝纤维化的价值最高，对肝纤维化的敏感度和特异性前者可达 79％和 89％，后者也可达到 78％和 82％。为了进一步提高诊断效率，研究者们开始研发组合标记检验（panel marker test），即把在不同阶段、独立起作用的纤维化相关因子结合起来，综合考虑这些因素与纤维化的相关性。最新的一篇综述提及了至少 10 种组合标记模式（包括 Fibrotest、APRI、Forns、Fibrosis probability index 等）用于丙型肝炎的诊断。目前，基于血清学的组合标记检验区分轻微纤维化（mild fibrosis）和严重纤维化（severe fibrosis）的精确性在 30％～40％之间。Gebo 等认为，panel markers 是最具有潜力的诊断手段，但是目前还不足以完全取代活组织检测，这是因为血清学不能提供更深层次的诊断信息，也不能准确地确定炎症反应。各种组学技术也相继被应用于肝纤维化的评定。糖组学（glycomics）区分纤维化和补偿性肝硬化的 AUC 值可以达到 0.87（越靠近 1 说明效果越好）。蛋白质组学对于 HBV 引起的肝硬化也取得了较为理想的结果。影像学是另一类无创伤的纤维化诊断手段，然而目前利用这一技术区分轻微纤维化和严重纤维化还存在很大的困难，近来出现的新技术手段为克服这一缺陷提供了可能。瞬时超声弹性成像（Transient ultrasound elastography）利用脉冲回波超声（pulse－echo ultrasound）测定肝硬度（liver stiffness measurement，LSM），结果显示 LSM 与肝纤维化的分期明显相关，且测定不受操作者技术影响，重复性好，缺点是对于肥胖和肝腹水的患者诊断效果较差。Castera 等对瞬时超声弹性成像测定肝硬度进行的研究表明瞬时超声弹性成像和 Fibrotest 结合能更好地测定肝纤维化，可使 84％～95％的慢性肝炎患者避免行肝活组织检查。另一技术是利用微泡超声（micro－bubble ultrasound）测定肝静脉血液通过时间（hepatic vein transit time，HVTT），HVTT 取决于肝纤维化到肝硬化过程中肝结构的变化。肝灌注成像技术（Perfusion imaging）具有检测早期肝纤维化的潜力，这一技术基于胶原沉淀而引起的肝血流动力学变化。在造影剂的辅助下，利用 CT 或者 MRI 能很好地检测肝内灌注成像的状态，具有用于肝纤维化分期的潜力。另外，早期的研究表明，^{31}P MR 光谱与丙型肝炎的组织病理学相关。总的来说，影像技术在肝纤维化诊断中的应用还处于早期实验阶段，目前尚不能取代活组织检测。然而，影像技术的不断进步能给诊断者提供额外的信息以减少对活组织检查的依赖。

长久以来，人们尚未找到对肝纤维化和肝硬化有效的治疗方法。近年来，随着分子生物学的飞速发展，有关肝纤维化和肝硬化发生机制的研究取得了长足的进展，“肝纤维化甚至早期肝硬化经过适当的治疗可以减轻或治愈”已得到共识。随着对 HSC 活化机制以及肝纤维化发生分子网络认识的不断深入，近年来抗肝硬化的策略发生了深刻的变化，逐渐将由过往的抗炎治疗为主转变为各种手段的综合应用，尤其是针对肝星状细胞及肝纤维化调控网络为基础的分子疗法展现出良好的应用前景。

10.2 肝纤维化发生机制

肝纤维化是多种慢性肝病病情发展的共同病理基础，是细胞外基质合成大于降解、肝脏纤维组织过度沉积的结果，是多种纤维化细胞共同作用，多种细胞因子参与调控的复杂过程。近年来，随着分子生物学技术的突飞猛进，对于肝纤维化发生机制的认识也越来越深入透彻，使人们能够因循肝纤维化的真实病理发生，有的放矢地进行治疗。肝纤维化病理发生中涉及的中心事件包括纤维化细胞、各种细胞因子和信号转导通路以及细胞外基质，以下即分别进行阐述。

10.2.1 纤维化细胞（fibrogenic cells，FBC）

在肝纤维化进程中，FBC的种类一直是个备受争议的问题，然而可以明确的是绝大多数过量的ECM是由肌成纤维细胞（myofibroblast，Myo）分泌。Myo细胞的特征是能表达α-平滑肌动蛋白丝、具有收缩性、纤维化特性，且在某些特定情况下能高度增殖、促进炎症反应。HSC是一种重要的Myo祖细胞，在肝纤维化的发生过程中发挥着至关重要的作用，HSC活化为Myo的机制是目前肝纤维化研究中最受关注的问题。在最近的研究中发现除HSC外，尚存在其他种类的Myo祖细胞，包括门静脉区成纤维细胞（portal fibroblast，PF）、中央静脉区成纤维细胞（fibroblast in the central vein）、骨髓衍生间质干细胞（bone marrow-derived mesenchymal stem cells，BMSC）、胆管上皮细胞（biliary epithelial cells，BEC）等。对Myo祖细胞种类的揭示以及对其向Myo转化机制的阐明会为肝纤维化的治疗提供新的靶点和希望。

10.2.1.1 HSC

又名贮脂细胞、Ito细胞、窦周细胞等，正常情况下位于Disse间隙，表现为富含维生素A（VitA）脂滴的静止型，胞体呈卵圆形或不规则形，常有数个星状突起并嵌入相邻肝细胞的凹陷内，其突起包绕肝窦边界的内皮细胞。在正常肝脏中，HSC数目较少，仅占肝脏细胞总数的5%～8%。HSC是肝纤维化中ECM的主要细胞来源，其激活的分子机制成为研究肝纤维发生机制的中心问题。多种细胞因子与某些非肽类物质乙醇活性氧等可共同激活HSC，通过旁分泌与自分泌作用使HSC增殖、合成大量的ECM，促进肝纤维化的形成。

10.2.1.1.1 HSC活化及其表征　在各种肝损伤因素的刺激下，HSC可经历从静止HSC到具有增殖性、成纤维性和收缩性的肌成纤维样细胞（myofibroblast）的改变，即活化。研究表明，HSC的持续活化是肝纤维化发生发展过程中的关键环节。HSC的活化是个复杂的过程，涉及枯否氏细胞（kupffer cells）、肝细胞（hepatocyte）、肝窦内皮细胞以及HSC自身分泌的多种细胞因子旁分泌和自分泌的协同作用、细胞外基质（ECM）、机械张力等多种因素。HSC的活化过程（图10-1）分为启动阶段（initiation）和持续激活阶段（perpetuation）。启动阶段即为基因表达和表型的早期变化，使其具有对细胞因子和刺激的反应性。而持续激活阶段主要指HSC激活状态的维持及产生肝纤维化的过程。启动阶段大多是旁分泌刺激，而持续激活阶段则是由旁分泌与自分泌共同作用所致。活化的HSC可以分泌TGF-β、肝细胞生长因子（HGF）、FGF、PDGF、IL-6、ET-1等多种细胞因子，形成细胞因子的调节网络，进一步促进HSC的激活，并使已被激活的HSC快速转化成为MFB，MFB过度增殖，同时大量合成ECM，最终导致肝纤维化；激活的HSC反过来又可促进肝脏的炎症。因此，随着纤维化的进程，肝脏的炎症和损伤也将持续存在。

伴随HSC活化，HSC出现细胞形态学的变化：胞体增大、突触伸长、丢失VitA脂滴、粗面内质网或核糖体扩张增生、表达和分泌各种ECM蛋白成分、表达具有收缩功能的α-

平滑肌肌动蛋白（α－SMA）等。其中 α－SMA 的表达被认为是 HSC 激活的标志。此外，HSC 的活化还伴有 DNA 合成增加和细胞增殖。在 HSC 活化过程中，HSC 基因表达模式出现改变，尤其是Ⅰ型和Ⅲ型胶原的表达显著增加。活化的 HSC 可分泌Ⅰ、Ⅲ、Ⅳ型胶原，纤维连接蛋白（FN），层粘连蛋白（ LN），透明质酸（HA）等多种 ECM 成分，是生成 ECM 的主要来源。

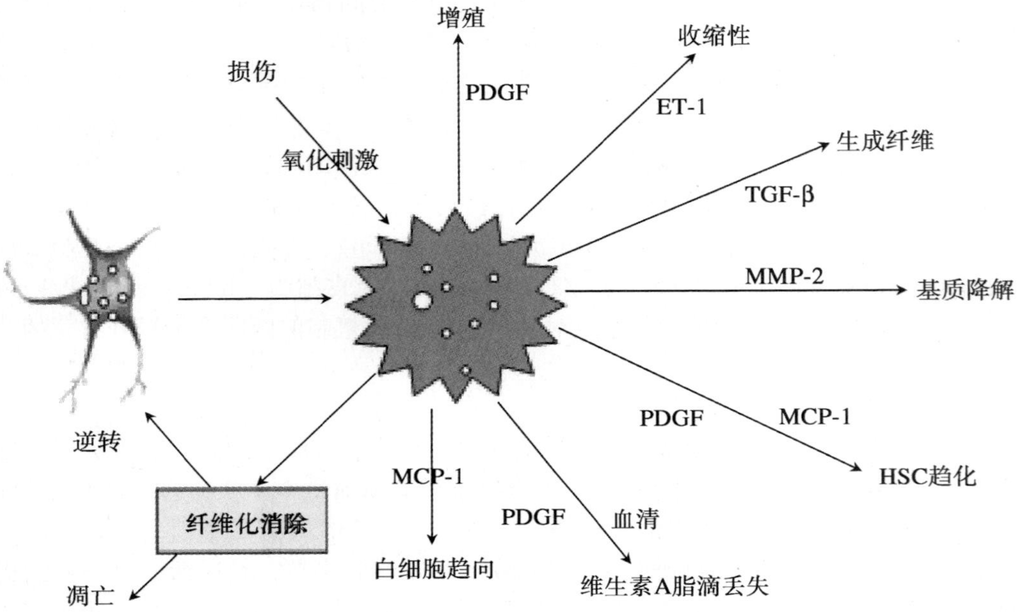

图 10－1 HSC 的活化过程

活化的 HSC 不仅表达 α－SMA 和 desmin 等收缩蛋白，而且表达多种血管活性物质及其受体，并能对内皮素－1（endothelin－1，ET－1）、一氧化氮（nitric oxide，NO）等血管活性物质产生收缩和舒张反应。HSC 自分泌来源的 ET－1 是主要促收缩因子，其功能可被 NO 拮抗。在体 HSC 收缩功能可反映这些血管活性物质因子的动态平衡。目前认为，活化的 HSC 一方面通过肝窦内及纤维间隔内 HSC 的收缩引起肝窦压力的升高，另一方面通过增生和分泌细胞外基质参与肝纤维化的形成和肝内结构的重建，这两类变化最终奠定了肝纤维化、门脉高压发病的病理学基础。研究发现，Krupple 样转化因子（Kruppel－like factor，KLF6）在 HSC 早期活化中发挥重要作用。除促进 ECM 沉积外，另外两种 Krupple 样转化因子 SP1 和 BTE6，能使静止 HSC 活化，并上调胶原、转录因子 c－Jun 等基因表达。

HSC 活化还需要相应的转录因子的激活。过氧化物酶体增殖因子活化受体 γ（peroxisome proliferator－activated receptor，PPARγ）是一种新的固醇类激素受体，也是一种配体激活的转录因子，与基因调控区内的 PPAR 反应元件（ PPRE） 结合后可调控基因转录，在 HSC 早期活化中具有重要作用。PPAR－γ 在体外培养活化的人或大鼠 HSC 内 PPAR－γ 活性显著降低。有研究表明，PPAR－γ 在正常肝脏 HSC 高表达，但在活化 HSC 中表达显著下调。合成的 PPAR - γ 配体 15ΔPGJ2 可抑制激活的 HSC 的增殖和 α1（Ⅰ）胶原的表达，提示 PPARγ 配体可能被用于肝纤维化的治疗。

随着 HSC 活化，细胞失去了其特征性的核周视黄醇（VitA）脂滴。视黄醇类消失是否为 HSC 的活化所必须，视黄醇类是否在肝纤维化过程中起到关键作用等，目前尚不清楚，需要进一步研究。

10.2.1.1.2 肝损伤修复期活化 HSC 去向　在 HSC 激活的过程中可以观察到凋亡现象，且凋亡的发生随激活进程而逐渐增加，这可能是肝纤维化过程中一种自身的保护和修复机制。目前越来越多的研究认为，肝纤维化逆转时 HSC 激活状态的减少主要是通过凋亡机制，而非表型的转化。在恢复期，随着 HSC 凋亡增加，活化 HSC 数量减少，ECM 合成下降，基质金属蛋白酶组织抑制因子（TIMPs）的分泌快速下降，而 MMPs 的表达不变，导致降解作用相对增强，肝纤维化发生逆转。HSC 凋亡是转化依赖性的，即转化中与激活后的 HSC 才能发生凋亡，静息态的 HSC 中观察不到凋亡现象。因此，HSC 凋亡的前提是其表型由静止向激活转化。HSC 活化后的凋亡可能与 Fas/Fas - L、p75（NGF - R）/NGF（nerve growth factor）、PBR（外周苯二氮䓬类受体）/PBR - L 的介导有关，并受各种蛋白（NF - κB，C/EBPs，PPARγ，Bcl - 2 等）、促凋亡物质（cyt - c，AIF 等）以及细胞因子（TIMP - 1，IL - 10，HGF，IFN - α，IFN - γ 等）调控。发生凋亡的 HSC 细胞可以在数小时内被周围的细胞所吞噬，很少引起微环境的炎症损伤，是一种理想的清除增生 HSC 的方式。因此，在深入阐明活化 HSC 凋亡机制的基础上，有望通过人工诱导活化 HSC 凋亡来逆转肝纤维化。

10.2.1.2 其他 Myo 祖细胞

PF 位于近端门静脉、肝动脉以及门脉临近组织，是胆管纤维化（biliary fibrosis）中的重要纤维化细胞，能对胆管初期损伤产生应答，转化为门静脉 Myo，进而诱导 HSC 的活化。与 HSC 类似，PF 在慢性肝病的刺激下活化并大量增殖，促进肝纤维化的发生。在初级胆管硬化（primary biliary cirrhosis，PBC）的病患中，PF 大量表达Ⅰ型胶原。活化的门静脉 Myo 同样表达 HSC 的典型标记物 α - SMA、Ⅰ型胶原、PDGFR，但却不表达 desmin，且与 HSC 相比 IL - 6 表达量显著降低。活化的门静脉 Myo 还可以合成 TGF - β、PDGF、endothelin - 1 等数种细胞因子刺激肝脏产生纤维化表型。对于 PF 的深入研究有助于开发抗胆管纤维化的有效治疗手段。

BEC 是另一种新近发现的 Myo 祖细胞类型，其活化主要依赖于上皮-间质转变（EMT）。EMT 是肾纤维化发生中的重要机制，目前研究发现其可能同样参与肝纤维化的发生。在小鼠胆管结扎的模型中可以观察到 EMT；在人胆管增生的纤维化疾病中同样能观察到 BEC 的 EMT 现象。在动物模型以及体外细胞培养中，TGF - β 能诱导 EMT 发生；反之，EMT 现象可以被 HGF、BMP - 7 所抑制并逆转，提示针对该途径的特定细胞因子作用可能会成为胆管纤维化的有效疗法。

最近研究发现，BMSC 也具有 Myo 祖细胞特征。在慢性肝损伤动物模型中，BMSC 向肝脏迁移并转化为 Myo，促进肝纤维化的进程。中央静脉区成纤维细胞在酒精性肝病中至关重要，然而目前有关其特性及活化机制还所知甚少。

10.2.1.3 其他肝纤维化相关细胞

肝窦内皮细胞虽然不是Myo祖细胞，但却可以合成ECM。肝窦内皮细胞是肝窦壁的主要细胞，占肝脏非实质细胞总数的44%。该细胞参与了肝脏至全身的血流动力学及代谢过程，作为一种选择性屏障，对于肝细胞功能的正常发挥不可缺少，它在糖蛋白、乳清蛋白、脂蛋白、白蛋白和透明质酸的转化、分解代谢中起着重要作用。正常肝窦内皮有多数膜孔，细胞呈现一种非连续性排列，表达$\alpha_1\beta_1\alpha_5\beta_1$整合素，Disse腔内为Ⅳ型胶原和层连蛋白等形成的网状结构（基底膜样基质），没有真正的基底膜，大分子物质可自由通过。肝纤维化时肝窦内皮细胞表型和Disse腔内的结构均有改变，大量的Ⅳ型胶原和层连蛋白沉积使肝窦内皮细胞膜孔少而小甚至消失，表达$\alpha_2\beta_1\alpha_6\beta_1$整合素，细胞相互紧密连接形成真正的基底膜，此即“肝窦毛细血管化”，影响肝窦血流和肝窦内外物质交换，加重门脉高压和肝细胞功能障碍，同时可以使肝脏脂质代谢异常，尤其是阻止了乳糜微粒残余物中的VitA与肝细胞接触，使HSC内VitA减少。

越来越多的动物实验证明除HSC等Myo祖细胞外，肝脏中的炎性细胞在纤维化的发生中也发挥着至关重要的作用，尤其是肝巨噬细胞（Kupffer cells，KC）、自然杀伤细胞（NK）以及淋巴细胞。KC是肝脏的巨噬细胞，是巨噬细胞中最大的群，占总数的80%～90%，占肝脏细胞数的约15%。KC位于内皮细胞的窦腔面或游离于窦周间隙内，是防御抗原经门静脉系统进入宿主的第一道防线，是肝脏抵抗细菌、内毒素血症及病毒感染的主要屏障。尽管KC早就被证实为肝纤维化反应中的重要组分，其作用却一直未受到足够重视。近来研究揭示了KC在肝纤维化进程中可能起到了双刃剑的作用，即在慢性肝损伤中KC能促进肝纤维化的进程，而在肝纤维化逆转阶段又能起到推动纤维化溶解的作用。有关KC的具体作用机制还需要进一步深入研究，问题的焦点集中在这种双刃剑的作用是由于肝脏中存在两种不同属性的KC，抑或是同一种类的KC不同表型的表现。进而则可以分离促进肝纤维化的KC并确认其分泌的何种细胞因子起到促纤维化的作用，同时阐明具有纤维溶解作用KC的具体机制、信号通路以及其分泌MMPs的潜能。NK细胞是先天性免疫系统的重要组分，也是受损肝脏中重要的抗纤维化调节因子，主要表现在活化的HSC更易于受到NK细胞的作用而发生凋亡。这种凋亡作用受NK细胞受体NKG2D以及TRAIL的调控。用IFN-γ处理NK细胞能上调NKG2D和TRAIL的表达，增加NK细胞对HSC的毒性作用；反之，用NKG2D和TRAIL的中和性抗体处理NK细胞则会减少有其诱导的HSC凋亡。由此可见NK细胞具有抗纤维化的作用，且这种作用可能通过NK细胞与活化HSC的直接作用实现。肝脏T淋巴细胞也参与调控肝纤维化的进程，且可能与细胞因子存在交互作用。用亚致死放射线处理小鼠后，T淋巴细胞数量减少，过表达IL-10所表现的抑制肝纤维化的作用消失；而用CCl_4处理小鼠则能导致$CD8^+$ T淋巴细胞数量增加以及IL-4表达上升，但在过表达IL-10的小鼠中却未出现此现象。将从纤维化模型动物中取出的$CD8^+$ T淋巴细胞移植入未受伤的SCID小鼠中，小鼠产生纤维化反应，且能诱导促纤维化因子TGF-β及Ⅰ型胶原的表达。对于T淋巴细胞在肝纤维化中具体作用机制的研究将有助于揭示免疫细胞与细胞因子网络的交互作用。

10.2.2 细胞因子和信号传导

HSC的活化是多条细胞信号传导通路和一系列细胞信息分子网络共同控制的结果。通过 TGF－β/Smad 通路、MAPK（丝裂原激活的蛋白激酶，mitogen activated protein kinase）通路、PI－3K 通路、JAK－STAT 通路等众多细胞信号通路网络交互影响，共同介导肝纤维化复杂的病理生理变化（图 10－2）。

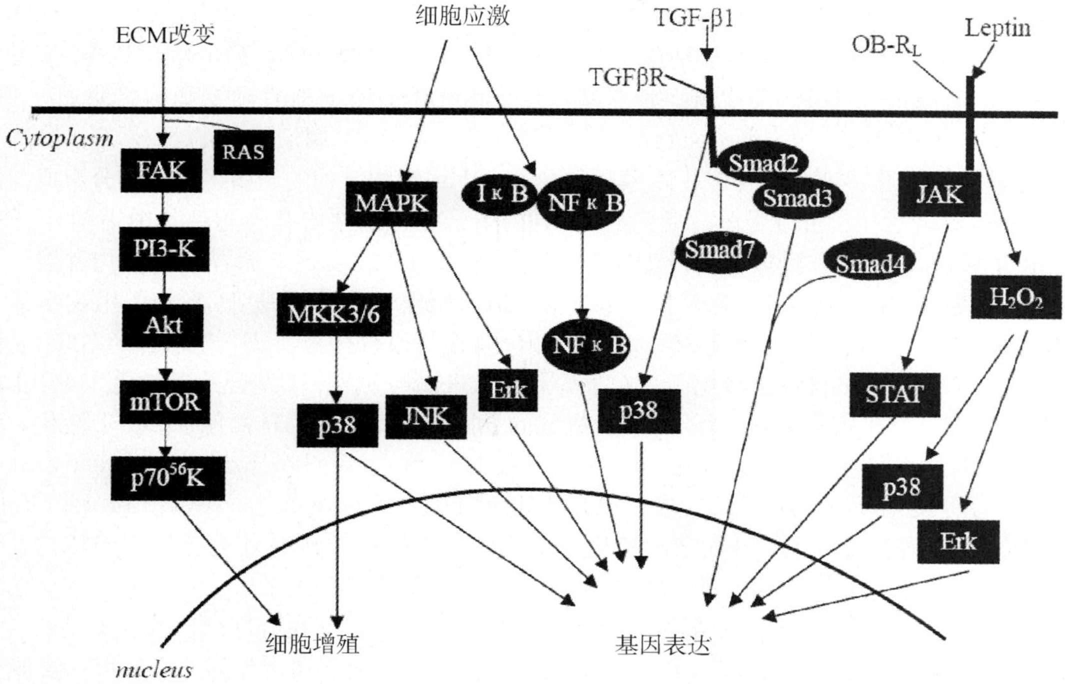

图 10－2　HSC 中的信号级联通路模式图

10.2.2.1　TGF－β/Smad 信号途径

迄今为止，在哺乳类动物中共发现三种类型的转化生长因子－β（transforming growth factor－β，TGF－β），即 TGF－β1、TGF－β2、和 TGF－β3，它们在细胞的生长、分化、细胞外基质的产生及机体的免疫功能的调节中发挥重要的作用。其中 TGF－β1，在肝纤维化发生、发展过程中起十分重要的作用。它是激活 HSC 的关键因子，并可促进胶原等细胞外基质的合成与沉积。

体内 TGF－β 以三种非活性形式存在：① 活性型 TGF－β1 与非活性相关肽（latent associated peptide，LAP）形成的小的非活性复合物（small latent TGF－β1 complex），由 390 个氨基酸组成。LAP 为二聚肽，位于 TGF－β1 复合物的 N－末端；活性型 TGF－β1，是 25kD 的二聚体蛋白质，由两个亚单位以二硫键相链接，位于 TGF－β1 复合物的 C－末端。当 LAP 从前体分子上脱离后，TGF－β1 即被激活形成二聚体而具有生物学活性。② 活性 TGF－β1 与 LAP、非活性 TGF－β1 结合蛋白（latent TGF－β1 binding protein，LTBP）形成的大的非活性复合物（large latent TGF－β1 complex）；LTBP 是一个分子量为 125～210kD 的具有多个结构域的糖蛋白，可将 TGF－β1 锚定于 ECM，后者是 TGF－β1 活性分子的天然储存库。TGF－β1 二聚体以非共价键形式与 LAP 结合，LAP 以二硫键与 LTBP

形成复合体，LTBP 阻止 TGF－β1 与其受体结合而不能发挥生物学作用。③血浆中 TGF－β1 与蛋白酶抑制物 a_2 巨球蛋白（a_2 macroglobulin，a_2M）结合形成的 TGF－β1/a_2M。TGF－β1 的激活包括非活性复合物中 LAP 与 TGF－β1 非共价键的断裂或被修饰以暴露出 TGF－β1 的活性部位活化 TGF－β1，活化的 TGF－β1 与其膜受体结合启动下游的信号传导。

TGF－β1 的多种生物活性都是在它与细胞膜上的特异性受体结合后产生。TGF－β 受体（TGF－β receptor，TβR）至少有 3 种亚型，几乎存在于所有的哺乳动物细胞。TGF－β 的Ⅰ、Ⅱ型受体（TGF－β receptor type Ⅰ/Ⅱ，TβR－Ⅰ/Ⅱ）属于跨膜的 Ser/Thr 激酶受体家族，由信号肽、亲水胞外区、跨膜区和含 Ser/Thr 激酶结构的胞内区 4 个部分组成。静止的 HSC 只表达Ⅱ、Ⅲ型受体，活化的 HSC 内Ⅰ、Ⅱ、Ⅲ型均有表达。其中Ⅰ型（TβRⅠ）和Ⅱ型（TβRⅡ）受体在信号传导中起主要作用。实验发现，随着肝纤维化发展，肝脏 TβRⅠ表达增加，TβRⅡ/TβRⅠ比例改变。信号跨膜转入胞内是 TGF－β1 生物学效应发挥的关键步骤，胞外活化型 TGF－β1 经 TβR－Ⅲ递呈或直接与 TβR－Ⅱ结合，TβR－Ⅱ胞内侧羧基端 Ser/Thr 自身磷酸化而具有激酶活性，进而与 TβR－Ⅰ结合并磷酸化 TβR－Ⅰ的 GS 域，形成 2 个 TβR－Ⅰ和 2 个 TβR－Ⅱ组成的异四聚体复合物，从而使 TβR－Ⅰ活化，完成信号跨膜。活化的 TβR－Ⅰ通过 Smads 锚着蛋白（Smad anchor for receptor activation，SARA）等募集 Smads 或直接结合丝裂原激活的蛋白激酶（mitogen－activated protein kinases，MAPK）等信号分子，并使之磷酸化，使信号在胞内逐级转递直至转位细胞核内，调控目的基因表达。其中 Smads 蛋白通路与 MAPK 通路互有交汇。

Smad 蛋白作为 TGF－β1 的特异性胞内信号转导分子，可能在肝纤维化的发生发展中起着重要的作用。目前已经发现的 Smad 蛋白至少有 8 种，根据其功能分为 3 类：第 1 类膜受体激活 Smad（R－Smad），包括 Smad 1、2、3、5、8，其 C 末端有一个特异的 SSxS 磷酸化模块；第 2 类通用型 Smad（co－Smad），只有 Smad 4，可与其他 Smad 结合形成稳定的异源多聚体，转位入胞核调节靶基因转录；第 3 类抑制性 Smad（Ⅰ－Smad/anti－Smad）有 Smad6、7，可与 R－Smad 竞争性结合受体，阻止 R－Smads 磷酸化，或抑制 Smad 多聚体形成从而阻断 TGF－β 的信号。Smad 多聚体在胞核内可与特定的 DNA 序列 CAGAC 或 AGAC 结合（称为 Smad 结合元件，SBEs）调控靶基因表达，但这种直接的 DNA 结合活性很低，更重要的作用是与胞核辅激活蛋白或辅阻遏蛋白结合调节靶基因转录，主要的辅激活蛋白有 CBP/P300、c－Jun、Lef－1，辅阻遏蛋白有 SINP1、Sno－N、Ski 等。

在肝纤维化过程中，TGF－β1 较 TGF－β2、TGF－β3 起更为重要的作用。在肝纤维化的启动阶段，HSC 邻近细胞以枯否细胞为主，分泌多种细胞因子 TGF－β1、PDGF、EGF 等，促进 HSC 基因以及表型的改变，致使 HSC 细胞膜上细胞因子受体的表达增强，增加 HSC 对细胞因子的敏感性。在肝纤维化持续激活阶段，HSC 自身也分泌表达 TGF－β1、PDGF 等多种细胞因子，在自分泌和旁分泌的双重作用下，刺激 HSC 不断激活增殖，合成分泌 ECM。TGF－β 在肝损伤的不同时期也有不同的效应，急性肝损伤时，HSC 分泌 TGF－β 增加，促进 a2（Ⅰ）胶原基因转录，HSC 内 Smad 2 以自分泌方式活化，随后诱导 Smad 7 表达，Smad 7 与 Smad 2 结合并终止 TGF－β 的信号转导，是 TGF－β 信号的负反馈调节。但在慢性肝损伤，HSC 转化为肌样成纤维细胞（MFB）后 Smad 2 持续磷酸化，Smad 7 表达水平低下，不能有效抑制 TGF－β的信号传递。Smad2 持续活化及 Smad7 水平低下可能是慢性肝损伤向肝纤维化进展的原因之一。研究显示，动物肝纤维化往往伴随血清及组织 TGF－β增加，HSC 数量进行性增多，Smad3 mRNA 表达显著增高，Smad 7 则初期升高、中晚期进行性下降，提示肝纤维化发生发展与 TGFβ－Smad 信号通路密切相关。可溶性 TβR Ⅱ受体可抑制实验动物肝纤维化形成。而 TGF－β明显上调原代 HSC 中 Smad2/ 3 蛋白磷酸化活性等，证实了 TGF－β/ Smad 信号传导在肝纤维化分子病理作用。

结缔组织生长因子（connective tissue growth factor ，CTGF）于 1991 年由 Bradham 等从人脐静脉内皮细胞（HUVEC）培养液中分离所得，为富含半胱氨酸的多肽。CTGF 是 TGF 的下游效应介质，具有明显的丝裂原性和趋化性，能诱导成纤维细胞增殖和分泌细胞外基质，参与调节细胞增生、分化、胚胎发育以及伤口愈合。Grotendorst 等在人 CTGF 启动子核苷酸序列－162～－128 位点处发现了一个结构为 5′－GTGTCAAGGGGT－3′的特异性 TGF－β反应元件（TGRE），该反应元件为 TGF－β诱导 CTGF 所必需。Paradis 等证实重组 CTGF 可显著促进体外原代培养的 HSC 增殖、移行、及Ⅰ型胶原 mRNA 的表达。此外，VEGF、脂质过氧化产物（如丙二醛）、乙醛及 PDGF－BB 均可刺激 HSC 中 CTGF mRNA 表达上调，其中以 TGF－β作用最强。

10.2.2.2 增殖信号途径

众多生长因子中，血小板衍生生长因子（Platelet derived growth factor，PDGF ）对 HSC 的促增殖作用最强，是 HSC 的强烈有丝分裂原。此外也促 HSC 移行，促 HSC 释放 VitA，并可诱导 HSC 合成 TGF、IGF－1 和 CSF－1 等细胞因子。PDGF 是异二聚体蛋白，由 A、B 两个多肽组成，共三个亚型（PDGF－AA、PGDF－BB、PDGF－AB）。其受体属于酪氨酸激酶受体家族，由 α、β两个亚单位组成，表现为 αα、ββ、αβ三种。PDGF 的 B 链可与 α、β两个亚单位结合，而 A 链只能与 α 亚单位结合，即PDGF－BB 可与 αα、ββ、αβ的任何一种结合，PDGF－AA 则只能与 αα 结合。静息的 HSC 可表达 α 亚单位，β亚单位仅在 HSC 受激活刺激后才开始表达，并可被 TGF－β1 上调。PDGF 与 HSC 上相应受体结合后，激活受体细胞内酪氨酸激酶：① 可依次激活 Ras、Raf21、MEK 和 ERK 作用于 EIK21 和 SAP 等转录因子促 HSC 增殖；② 也可激活 PI3－K，通过其下游信号转录物质如蛋白激酶 C5，核糖体 S6 激酶和蛋白激酶 B，从而促进 HSC 增殖和移行；③ 激活信号转导与转录活化蛋白（STATs），形成同源或异源二聚体被转运进入细胞核并与细胞核内的调控元件结合，从而调节多种基因的转录。PDGF 受体 β亚单位（PDGF－Rβ）上调是肝损伤的早期事件。HSC 的激活伴随着 PDGF 及其受体表达上调。另外，其他肝脏细胞，包括内皮、KC 细胞和肝细胞也可通过旁分泌信号影响 HSC 内 PDGF 以及 PDGF－R 表达。TGF－β也可上调 PDGF－Rβ mRNA 水平，后者可增强 PDGF－BB 促有丝分裂作用，但对 PDGF－AA 作用无影响。PDGF－Rα 表达水平在正常和受损肝脏的 HSC 中没有显著差异。和 HSC 相比，正常肝脏内皮细胞表达较低水平 PDGF－Rα 和 β，但在肝损伤中其受体水平未见升高。

PDGF 可以激活黏着斑激酶（focal adhesion kinase，FAK），后者是 FA 复合物家族的一员，可以通过与整合素（intergrin）相互作用而影响 ECM。PDGF 诱导 HSC 增殖，依赖于细胞黏附和 PDGF－Rβ 与 FAK 的相互作用。另外，PDGF 对 HSC 的促增殖作用，尚依赖细胞内适当的 Ca^{2+} 浓度和 pH。研究表明，PDGF 可开放 HSC 的 T 型钙通道（即低电压激活钙通道），使细胞外 Ca^{2+} 内流，细胞内 Ca^{2+} 浓度升高；PDGF 也可增强 HSC Na^{+}/H^{+} 交换泵（细胞外 Na^{+} 与细胞内 H^{+} 交换）活力，提高细胞内 pH。用氯化镍阻断 T 型钙通道或用氨氯吡嗪脒抑制 Na^{+}/H^{+} 交换泵活性，均可抑制 PDGF 的促有丝分裂作用，提示适当的细胞内 Ca^{2+} 浓度和 pH 为特异性信号转录途径的信号的正确转导所必需，也提示 T 型钙通道阻断剂或 Na^{+}/H^{+} 交换泵抑制剂有可能成为抗肝纤维化的有效药物。

磷脂酰肌醇 3 -激酶（PI - 3K）途径是另一条由 PDGF 激活的信号通路：PI - 3K 活化→产生第二信使→PDK、PKB 激活→HSC 增殖、迁移。此激酶家族有多种类型，与 PDGF 信号转导相关的为 PI - 3K A 型，PI - 3K 激活后，除自身磷酸化以外，主要的效应是产生 PI（3，4）P2 和 PI（3，4，5）P3 等第二信使向下游传递信号。其中，蛋白激酶 B（protein kinase B，PKB）是主要的下游信号分子。第二信使 PI（3，4）P2 和 PI（3，4，5）P3 可与 PKB 结合而将其激活；活化的 PKB 调节 $P70^{s6k}$，GSK3，Bcl - 2 等活化产生细胞效应，促进 HSC 增殖和迁移。研究表明，PDGF 活化 PI - 3K 的能力与其促 HSC 增殖效应有关。特异性 PI - 3K 阻断剂 Wortmannin 可使体外培养的 HSC 阻滞于 G_0/G_1 期不能增殖；Marra 等研究发现，PI - 3K 的激活对 PDGF 促进 HSC 有丝分裂及趋化作用都是必需的。

10.2.2.3 MAPK 信号

丝裂原激活蛋白激酶（MAP）均属于 Ser/Thr 蛋白激酶家族，主要成员有 3 个：ERK（细胞外信号调节激酶）（信号途径：Raf - MEK - ERK），JNK（c - Jun 氨基末端激酶）（信号途径：SEK - MKK - JNK），和 P38（信号途径：MEKK - MKK - P38）。在细胞核内，ERK 的核靶主要是转录因子 ELK - 1，功能是调节细胞生长和分化；JNK 和 P38 的底物主要是 c - Jun，ATF - 2 和 ELK - 1，在细胞凋亡和细胞因子表达中起重要作用。MAPK 作为可以易位至胞核并激活转录因子的蛋白激酶，成为多种信号途径的交汇点。

MAPK 信号通路的激活有促肝纤维化作用。其中，PDGF 激活的主要是 ERK 信号通路。Ras 是 21 kDa 的小 G 蛋白，是多种细胞信号转导通路的汇合点，有“分子开关”之称。Ras 募集到细胞内磷酸化 PDGF 受体活性区域，是 PDGF 刺激 HSC 活化中 ERK 信号通路激活的起始步骤。Ras 激活可引发 ERK 的磷酸化级联反应，促使 RAF - 1 - MEK - ERK - 2 相继磷酸化活化。RAF - 1（或称 MAPKK 激酶，MAPKKK）为 GTP 酶活化蛋白（GAPs），被 Ras 活化后激活 Ser/Thr 酶，使 MEK（亦称 MAPKK）激活，进而使 ERK - 2（亦称 MAPK - 2）磷酸化而活化，活化的 ERK - 2 移位入胞核，调节 EIK - 1，SAP 等转录因子及 c - fos 基因转录；另外，Ras 激活还能介导细胞周期蛋白（Cyclin）D、E 表达，促使 HSC 从 G_1 期进入 S 期并增殖。研究表明，PDGF 刺激 HSC 中 ERK 通路的激活可导致 c - fos表达增加，干预 ERK 通路能够抑制 PDGF 诱导的 HSC 增殖。多烯磷脂酰胆碱可阻断 Ras/ERK 通路中 ERK1 的活化而抑制 PDGF 的促 HSC 增殖效应；用含己酮可可碱（PTF）的培养基培养 HSC，亦能明显抑制 PDGF 诱导的 ERK 磷酸化活化、c - fos 表达和 HSC 增殖。化学抑制剂 PD98059 抑制 ERK 活性可完全抑制 PDGF 诱导的有丝分裂，部分抑制 PDGF 诱导的趋化作用。以上实验均提示 ERK 激活对于 HSC 增殖和移行的重要作用。另外，抑制 PI - 3K 可部分阻断 ERK 活性，说明 PI - 3K 调控 PDGF 诱导的增殖和有丝分裂化的功能有一部分通过 ERK 依赖信号途径实现。

JNK 对 HSC 增殖也具有正性调控作用。细胞因子、紫外线、γ 射线，细胞毒药物以及活性氧等多种应激均可刺激 JNK 活性增高。JNK 活性受到两个上游信号激酶 MKK4 和 MKK7 调节，随后将信号传递至一些转录因子，包括 AP－1 组分 c－Jun 和 ATF－2。

在 MAPK 信号瀑布中另一信号激酶是 P38，生长因子、热休克和缺血再灌注均可将其激活。MKK6 和 MKK6 的同系物 MKK3 位于 P38 上游，可使 P38 磷酸化，继而激活转录因子，如 ATF－2。JNK 和 P38 对 HSC 增殖具有不同的作用。阻断 HSC 内 JNK 活性，可抑制细胞增殖，而采用 P38 抑制剂 SB203580 阻断 P38 活性却可促进 HSC 增殖，因而 P38 对 HSC 增殖可能起负调控作用。目前认为，P38 可能通过拮抗细胞周期相关蛋白 Cyclin D1 的作用而抑制细胞增殖，有实验表明 P38 抑制剂 SB203580 在某些细胞中可增强 Cyclin D1 转录和蛋白水平。

已知 TGF－β 可活化 Ras 和 Raf－1。另外，TGF－β 通过上游 TAK1 MKK3/6 介导，还可以诱导 P38 MARK 信号激活。但是，HSC 中 JNK 不能被 TGF－β 激活。HSC 中，TGF－β 诱导的胶原蛋白基因表达可部分受到 P38 MAPK 信号介导。

10.2.2.4 NF－κB（neuclear factor κB，NF－κB）

近年来很多研究证实核转录因子在 HSC 激活和肝纤维化形成过程中起十分重要的作用。核转录因子（nuclear transcriptional factor，NF）是一族正常情况下存在于细胞浆内的复合蛋白，具有 5～7 个特异的核酸结合顺序，经激活后能移位至细胞核内与双链 DNA 结合，激活结合序列下游多种基因的转录与表达。研究表明在 HSC 激活过程中相关细胞/生长因子的转录均受相应的核转录因子调节。NF－κB 是近年发现的转录因子家族中的新成员，是细胞内重要的核转录因子，参与多种基因的表达和调控。哺乳动物中存在 P65、P50、P52、c－Rel 和 RelB 5 种 NF－κB Rel 蛋白，组成同源或异源二聚体，最多见的是 P50 和 P65 组成的异源二聚体。此外，在细胞浆中还存在 5 种 NF－κB 抑制物（inhibitor of κB，IκB）蛋白，分别为 IκBα、IκBβ、P105/ IκBγ、P100/ IκBδ 和 IκBε。在静息 HSC 胞浆内NF－κB 与其抑制因子 IκB 结合而不表现活性。当 HSC 被刺激因素激活后，IκB 脱落，NF－κB 移位入核，与 DNA 模块上的特异蛋白结合，诱导特异 mRNA 的产生，最后转录产生各种细胞因子和结构蛋白等。

静息状态下和新鲜分离的 HSC 核内缺乏 NF－κB，而活化的 HSC 中出现了 NF－κB 的核转位活性，同时有诸如 c－myb 基因、细胞间黏附分子（intercellular adhesion molecule，ICAM－1）、IL－6 等基因的表达增强，表明 NF－κB 可能参与了 HSC 激活的调节。在多数细胞内，NF－κB 活化短暂，但在 HSC 激活过程中，伴随着 IκB 表达减少，NF－κB 却处于持续活化状态。NF－κB 是 TNF－α 的主要下游效应因子，而后者上游信号部分与氧化应激有关。有研究表明，在多种细胞中，TNF 上调 NF－κB 可激活细胞因子、趋化因子和结构蛋白等多种基因。另外，TNF 可诱导 HSC 内转录因子 AP－1 的活化，增强基质金属蛋白基因表达。目前认为，NF－κB 可能在肝纤维化过程中参与调控了 HSC 的增殖、活化过程，并对其凋亡反应有抑制作用。但 NF－κB 可能不是 HSC 活化的关键调控因子，因为抑制 NF－κB 活性并不能改变活化的 HSC 细胞表型，另外也不能影响活化 HSC 内 Ⅰ 型胶原或 α－SMA 的表达。

10.2.2.5 瘦素（leptin）信号途径

活化的 HSC 还会过量表达瘦素（leptin）受体，激活细胞信号转导通路诱导靶基因表达，促进肝纤维化进程。瘦素是一种细胞因子类型激素蛋白，分子量为16kD，主要由脂肪细胞产生，也可以由HSC产生。在酒精性肝硬化和非酒精性脂肪性肝炎患者的血浆中均可检测到过表达的瘦素。缺失瘦素表达的遗传突变型肥胖小鼠（ob/ob mice）在经CCl_4或TAA处理后不会发生肝纤维化，而恢复瘦素表达后则会诱导肝纤维化的发生，证明瘦素在肝纤维化的病理发生中具有重要的作用，这种作用尤其体现在脂肪变性诱导的肝纤维化中。

瘦素的活性受瘦素受体（leptin receptor）调控。瘦素受体属于Ⅰ类细胞因子受体家族，与IL-6受体具有相似的属性。在人和啮齿类动物中主要有两种瘦素受体（Ob-R），分子链长较长的Ob-R_L（也表示为Ob-Rb）和分子链长较短的Ob-R_S（也表示为Ob-Ra）。绝大多数的Ob-R_L在下丘脑中表达，在其他组织和特定细胞中表达量甚少，是瘦素信号通路中的主要功能性受体。与其他生长因子表达上调类似，HSC活化可以增加Ob-R_L的表达，结合配体后Ob-R_L被激活，并通过JAK-STAT细胞内信号转导通路传递信号。Ob-R_L失活时，JAK蛋白结合于Ob-R_L胞内近膜端序列；Ob-R_L一旦被激活，JAK则磷酸化Ob-R_L，磷酸化的受体提供STAT蛋白结合位点，从而活化STAT蛋白，STAT蛋白随后转运入核内，激活靶基因转录。目前研究表明，瘦素能介导STAT3和STAT5的活化，且这种作用依赖于JAK1和JAK2的激活。与Ob-R_L不同，在许多组织中都发现存在Ob-R_S表达，但Ob-R_S却不具备信号转导的功能。Ob-R_S在HSC中的功能还未明确。但现有研究表明Ob-R_S可能在非酒精性脂肪性肝炎导致的肝纤维化发生中发挥重要作用。瘦素还能通过上调PDGFR的表达、磷酸化ERK1/2和Akt蛋白诱导体外培养的HSC增殖，提高其存活率。这种作用应具体归功于Ob-R_L亦或Ob-R_S目前尚存在争议，需要更进一步的研究以揭示其机制。

10.2.3 基质重塑和肝纤维化

10.2.3.1 细胞外基质（extracellular matrix，ECM）

细胞外基质是由大分子构成的错综复杂的网络。为细胞的生存及活动提供适宜的场所，并通过信号转导系统影响细胞的形状、代谢、功能、迁移、增殖和分化。构成细胞外基质的大分子种类主要有：胶原、非胶原糖蛋白、蛋白多糖等。也有研究者认为，广义的ECM还应包括间质金属蛋白酶（MMP），金属蛋白酶组织抑制物（TIMP），基质黏附分子（即细胞外基质受体），以及与间质成分大分子结合的各种生长因子和细胞因子。后一种分类方法强调ECM和细胞之间以及ECM不同成分之间的相互作用。

目前已发现的胶原至少有19种，由不同的结构基因编码，具有不同的化学结构及免疫学特性。据胶原的形态和结构特点及分布部位，可分为纤维性胶原（包括Ⅰ、Ⅲ、Ⅴ、Ⅺ型胶原）；网状胶原如Ⅳ、Ⅷ、Ⅹ；微丝状胶原如Ⅵ型胶原；锚丝状胶原如Ⅶ型胶原；三螺旋区不连续的纤维相关性胶原如Ⅸ、Ⅻ、XIV、XVI和XIX，和其他尚未分类的胶原如ⅩⅢ、ⅩⅤ和ⅩⅧ型胶原。在肝脏总含量较高的有Ⅰ、Ⅲ、Ⅳ、Ⅴ、Ⅵ等。

非胶原糖蛋白主要包括纤维连接蛋白（Fibronectin，Fn）、层粘连蛋白（laminin，LN）、玻璃粘连蛋白、内皮粘连蛋白、波浪状蛋白、键蛋白、血栓黏附素和SPARC等10余种。蛋白多糖是由核心蛋白和糖胺多糖组成的一大类巨型分子，主要包括透明质酸（hyaluromc acid，HA）、硫酸软骨素、硫酸皮肤素、硫酸乙肝素、硫酸角质素和硫酸肝素等6

种。ECM在纤维化肝中的成分改变及其作用肝纤维化时，Ⅰ、Ⅲ、Ⅳ、Ⅴ、Ⅵ型胶原明显增加，早期以Ⅲ、Ⅳ型胶原增加为主，后期Ⅰ型胶原增加占优势。其他一些基质诸如LN、Fn和蛋白多糖等也明显增加。

ECM最主要作用是胶原提供结缔组织、血管、软骨等以及生成基底膜（以Ⅳ胶原为主要成分）的结构支持。此外，糖蛋白也参与支持间质结缔组织（纤维连接蛋白、弹力蛋白和前纤维蛋白）和基底膜（层粘连蛋白）。蛋白多糖、非胶原糖蛋白可通过其副链直接或间接调节和稳定ECM其他组分。ECM也可参与其他生物功能调节。整合蛋白是一类跨膜糖蛋白受体家族，由α和β两个亚基构成异二聚体。整合蛋白与细胞外基质结合后便在细胞膜上聚集成簇并与细胞骨架及信号转导复合物相连接，引发纤维肌动蛋白的聚集。纤维肌动蛋白进一步构建成为更大的应力纤维，继而又反过来促进整合蛋白聚集，增强其与细胞外基质结合，形成一个正反馈环。与此同时，与整合蛋白连接的信号蛋白进行聚集，并最终导致细胞外基质蛋白、整合蛋白分子、细胞骨架蛋白、细胞信号蛋白等大量聚集在局部细胞膜，形成黏着斑“focal adhesion”。黏着斑成为外界机械力、细胞骨架、细胞内的生化信号以及细胞黏附的交汇点，整合蛋白则扮演了整合细胞外基质、细胞骨架和细胞信号的角色。整合蛋白β1亚基与Ⅰ型胶原相互作用可导致黏着斑激酶FAK磷酸化，从而激活PI3K调节细胞存活；另外也可通过激活MAPK途径促进细胞增殖。近期有研究表明，$\alpha_V\beta_3$整合蛋白通过与ECM蛋白如Ⅰ型胶原、玻璃粘连蛋白的相互作用，对激活的HSC生存有重要作用。

ECM还是生长因子如TGF－β、肝细胞生长因子（HGF）、血管内皮生长因子（VEGF）、IL－3、TNF－α和PDGF的贮存来源。ECM成分如非胶原糖蛋白、纤维连接蛋白和多种类型胶原可与生长因子结合、防止其降解，并将其递呈至细胞表面受体，刺激细胞内信号传导。此外，ECM蛋白可直接导致细胞效应，如Ⅵ型胶原可刺激HSC内DNA合成；ⅩⅧ型胶原和纤维蛋白的降解产物可抑制肿瘤血管生成和转移。

10.2.3.2 ECM调节

正常情况下，ECM的合成和降解处在动态平衡中。肝纤维化过程中，肝脏细胞外基质（ECM）代谢失衡，特别是后期其降解减少。在ECM降解过程中，MMPs起关键作用，而对MMPs活性起主要抑制作用的是TIMPs。

MMPs是参与ECM降解的主要酶家族，可降解各型胶原、蛋白聚糖等ECM成分。其活性被TIMPs抑制。MMPs为$Ca^{2+}-Zn^{2+}$活性依赖性，以酶原形式分泌。MMPs具有相同的分子结构，N端为80个氨基酸残基的前肽结构域，C端为200个氨基酸残基的血红蛋白样结构域。现已发现26个成员：按作用底物不同分5大类：①间质胶原酶：主要包括MMP－1、MMP－8、MMP－13，近年认为MMP－2和膜型1－MMP也具有间质性胶原酶活性，这五种酶可降解天然三螺旋结构的间质性胶原。MMP－1主要降解Ⅲ型胶原，MMP－13主要降解Ⅱ型胶原，并具有明胶酶样作用，即裂解Ⅰ型胶原的氨基端肽，降低胶原交联的稳定性，从而有助于降解组织中对MMP－1抵抗、高度交联的成熟胶原。MMP－1是人类主要的间质性胶原酶，而MMP－13是鼠类主要的间质性胶原酶。MMP－8又称中性粒细胞胶原酶，主要降解Ⅰ型胶原。②基质降解素：包括MMP－3、MMP－7、MMP－10、MMP－11，主要作用于蛋白多糖；③明胶酶（gelatinase）：包括明胶酶A（MMP－2或称72D Ⅳ型胶原酶）和明胶酶B（MMP－9或称92D Ⅳ型胶原酶）。明胶酶主要降解明胶和

Ⅳ、Ⅴ型基底膜胶原等；④ 膜型基质金属蛋白酶（membranene talloproteinases，MT－MMPs）：包括MT－MMP1～6 等 6 种亚型，位于细胞表面，具有广泛的底物特异性，可促进明胶酶原 A（Pro－MMP－2）的激活并有降解间质性胶原的活性；⑤ 其他酶类：包括金属弹性蛋白酶（metalloelastase）等，可降解弹性蛋白和纤维连接蛋白。

MMPs 的调节是一个多水平的调节，包括酶原的合成分泌与激活、基因表达与调控以及特异性与非特异性抑制因子的抑制作用。

MMPs 以酶原形式分泌，大多数 MMPs 需将前肽结构的锌离子-丝氨酸复合物破坏后才具有活性。MMP－1、MMP－3 和 MMP－8 主要以级联放大机制被纤溶酶原激活的，即纤溶酶原在尿激酶或组织溶酶原激活物（ uPA 或 tPA）作用下转变为纤溶酶，从而激活 MMP－3 和部分激活间质胶原酶原（Pro－MMP－1），且前者又充分激活后者。此激活系统会被纤溶酶原激活物抑制因子（ PAI－1）所抑制。PAI－1 是由与合成 MMP 的相同细胞所产生。另外，组织蛋白酶 G、嗜中性弹性蛋白酶和肥大细胞类胰蛋白酶等也可激活 MMPs。明胶酶原 A（ Pro－MMP－2）则以一独特的机制被激活，即 Pro－MMP－2 与膜 1 型基质金属蛋白酶（MT1－MMP）和 TIMP－2 结合形成三分子复合物，在细胞膜上裂解为活性的 MMP－2。

MMPs 表达水平受到细胞因子和生长因子信号的调控。如肿瘤坏死因子－α 可提高 HSC 内 MMP－3、MMP－9、MMP－10、MMP－13 和 MMP－14 mRNA 水平。Il－1α 信号提高成骨细胞内 MMP－13 mRNA 水平，IL－1β 提高成纤维细胞 MMP－1、MMP－2、MMP－3 mRNA 水平。IL－4 可抑制 IL－1 诱导的成纤维细胞内 MMP－3 的升高。TGF－β 对 MMP 表达的影响与细胞类型密切相关。TGF－β 可抑制 MMP－1 和 MMP－8 的活性，从而使Ⅰ、Ⅲ型胶原沉积增多，降解减少；并促进 MMP－2、MMP－3、MMP－9 的合成，从而促进基底膜型胶原（ Ⅳ型胶原）的降解，使 HSC 活化而促进纤维化的发生发展。

MMPs 的另一重要调节机制，是许多特异性与非特异性抑制物对其活性的直接抑制作用。特异性抑制物主要是 TIMPs，非特异性抑制物为 $\alpha 2$ 巨球蛋白。认为 TIMPs 对 MMPs 的抑制作用主要表现在两个方面，一是阻止 MMPs 酶原活化，如 TIMP－2 与 ProMMP－2、TIMP－1 与 ProMMP－9 可形成稳定的复合体，并阻止 ProMMP－1 的自我激活；二是抑制已活化的 MMPs 的活性。据报道 TIMP－1 和 TIMP－2 能够抑制所有已知的 MMPs 活性，从而在维持生理状态下的 ECM 沉积降解平衡中起关键作用。

TIMPs 是一组具有特异性抑制 MMPs 功能的活性因子。TIMPs 家族是一个多基因编码的蛋白群，目前发现有 4 个成员：TIMP－1 、TIMP－2 、TIMP－3 和 TIMP－4。TIMPs 与 MMPs 的结合是在其基因表达产物分泌到细胞外后进行的。TIMP－1 是一种糖蛋白，分子量 28. 5 kD，在肝脏中由枯否（ Kupffer）细胞、肝星状细胞（ HSC）及肌纤维母细胞产生，激活的 HSC 表达 TIMP－1 最强。TIMP－1 能结合所有 MMPs（除 MMP－14 、MMP－19 以外），并拮抗其活性。TIMP－2 是分子量为 21kD 的非糖基化蛋白质，为 MMP－2 的抑制剂。TIMP－3 是分子量为 21. 6 kD 的非糖基化蛋白质，仅存于细胞外基质，属可溶性蛋白，可结合 ECM 并抑制各种 MMP 活性。TIMP－4 分子量为 22. 6 kD，具有抑制肿瘤侵袭转移的作用。

10.2.3.3　肝纤维化的基质重塑

正常肝脏的细胞外基质主要位于门管区、血窦壁、中心静脉，为器官提供机械黏附和支撑。MMPs 与 TIMPs 在肝脏中处于协调对立的状态，这对维持肝细胞微环境的稳态至关重要。但是，当肝脏受到各种肝损伤因素的刺激时，MMP－TIMP 平衡将被打破，导致 ECM 过量沉积并出现质的变化。

ECM 质的改变并非是其组成成分种类的改变，而是主要表现为 ECM 在局部重建。正常肝脏狄氏（Disse）间隙内是由Ⅳ型胶原、层连蛋白和蛋白多糖等构成的基底膜型基质环境。当肝纤维化时，细胞外基质重构（remodeling），Disse 间隙不连续的基底膜转变为连续性，并且Ⅰ、Ⅲ胶原增多，即肝窦毛细血管化和胶原化。至晚期正常含非纤维形成胶原的低密度基底膜胶原（Ⅳ、Ⅵ型）转化为富含纤维形成胶原的高密度间质胶原（Ⅰ、Ⅲ型），ECM 亚群比例失调，不溶性Ⅰ型胶原显著增加，取代Ⅲ型胶原而成为肝内主要胶原（表 10－1）。ECM 的质和量的改变反过来又可以激活静息状态的 HSC，进一步加重 ECM 的沉积，造成恶性循环。

表 10－1　肝纤维化过程中 ECM 组分的变化

	正常肝脏		纤维化肝脏	
ECM 组分	数量	定位	数量	定位
Ⅰ型胶原（Collagen Type Ⅰ）	+	肝包膜	+++++++	绝大多数于 Disse 腔
Ⅲ型胶原（Collagen Type Ⅲ）	+	门脉周边	+++	
Ⅴ型胶原（Collagen Type Ⅴ）	+	大血管周边	+++	
Ⅳ型胶原（Collagen TypeⅣ）	+	窦周隙	+++	窦周隙
Ⅵ型胶原（Collagen Type Ⅵ）	+	窦周隙	+++	窦周隙
粗纤维调节素（Undulin）	+	门脉周边	+++	Disse 腔
纤连蛋白（Fibronectin）	+	肝小叶（主要于窦周）	+++	
透明质酸（Hyaluronic acid）	+		++++	
			+++++	
皮肤素（Dermatan）	++		++++	绝大多数沉积于 Disse 腔
蛋白聚糖（Proteoglycan）	+	零星散布于 Disse 腔	++++	
软 骨素（Chondroitin）	+		+++	

ECM 量的改变表现为以胶原为主的 ECM 肝内过量沉积，这是三个因素综合作用的结果：① 新胶原合成增加；② 已形成的纤维凝集加强；③ 胶原降解减少。在纤维化 HSC 激活过程中，ECM 蛋白如Ⅰ型胶原的合成和分泌增多，间质胶原酶 MMP－1（人）、MMP－13（鼠）和基质降解素 MMP－3 生成增多。但是，随着 HSC 激活的延续，除 MMP－2 外，大多数其他 MMP 水平保持稳定。激活的 HSC 的 MMP－2 表达水平增高，并可以自分泌的形式作用于 HSC，促进活化的 HSC 增殖，从而加剧肝纤维化的发生发展。

激活的 HSC 内 TIMP-1 和 TIMP-2 的表达水平都显著增高，TIMP-1 的表达部分受到 HSC 内 TIMP-1 基因启动子 AP-1 结合位点的调控。研究表明，与野生型大鼠相比，TIMP-1 转基因鼠在四氯化碳刺激后表现出更高的纤维化程度。转基因鼠模型还显示当撤除纤维化刺激因素后，其纤维化逐渐消散。Benyon 研究显示，原发性胆汁性肝硬化和原发性硬化性胆管炎患者 TIMP-1 mRNA、TIMP-2 mRNA 显著升高，与肝组织内羟脯氨酸含量呈正相关，表明 TIMP-1、TIMP-2 mRNA 升高有助于胶原沉积。随着肝纤维化的发展 TIMP-1 表达增强，肝硬化阶段达到高峰；随着纤维的消散，TIMP-1 和 MMP-2 迅速下降。进行性升高的 TIMP-1 与 MMP-1 特异性结合将使间质胶原酶活性下降，从而抑制 ECM 成分尤其是Ⅰ、Ⅲ型胶原降解。另有研究表明，TIMP-1 可抑制激活的 HSC 凋亡，体内 TIMP-1 表达水平与激活的 HSC 的数量呈正相关。目前认为肝纤维化是一个动态过程， ECM 既有沉积也有降解。研究表明，如去除肝损伤原发因素，动物模型和人类肝病的肝纤维化可逐步消退。

10.3 肝硬化分子治疗

肝纤维化是病毒性肝炎，血吸虫病，乙醇性肝炎的共同病理学有效的基础，是发展到肝硬化的必经阶段。因此，去除病因（如针对病毒性肝炎的抗病毒治疗、戒酒、避免使用肝损伤药物等）、消除炎症、抗肝纤维化是治疗肝硬化的重要方面。但实际上，目前临床上仍缺乏针对肝硬化一种真正有效的治疗手段。现有的抗纤维化药物治疗效果不确切、缺乏突破性的临床报告。而作为肝硬化的另一治疗手段肝移植，病人需要终身服用免疫抑制剂，且术后并发症严重。随着分子生物学和细胞生物工程技术的发展，以及对肝硬化发生发展机制研究认识的不断深入，肝硬化的治疗策略发生了深刻的变化。理想的治疗肝硬化的策略应包括纤维化的防治、刺激肝细胞增生和重建肝组织等。

10.3.1 刺激肝细胞增生

多项研究表明肝细胞生长因子（HGF）可促进肝细胞有丝分裂，抗肝细胞凋亡，对肝脏再生具有重要作用。UekiD 等人用日本凝血病毒（HVJ）脂质体包裹人 HGF-cDNA 质粒反复注射实验性肝硬化大鼠骨骼肌后，于血中检测到高水平表达的人 HGF 及明显升高的内源性鼠 HGF，经 DMN 诱导后大鼠的肝窦周星状细胞活化、肝细胞凋亡以及转化生长因子 TGF-β 的增加明显被抑制。

肝细胞再生停止是终末肝衰竭的第二大特征，与肝细胞端粒的缩短有密切关系。在肝硬化过程中，端粒酶表现为不同程度的激活，而端粒长度却进行性缩短。Depinho 等人首先建立并研究了端粒缺陷型（$MTP^{-/-}$）小鼠模型。研究发现，与对照组相比，端粒缺陷型小鼠经 CCl_4 诱导后肝硬化程度加剧，肝损伤更严重，肝细胞再生障碍更明显。而以腺病毒为载体导入端粒酶 RNA 基因到 $MTP^{-/-}$ 小鼠体内，小鼠肝细胞再生则会明显增加，肝功能明显改善，CCl_4 诱导的肝硬化进程受到抑制。因而，端粒酶基因治疗有望抑制肝硬化向晚期肝衰竭发展。但是端粒酶作用与肿瘤发生的关系提示在应用端粒酶进行基因治疗时应充分考虑到端粒酶作用的复杂性。

10.3.2 抑制 HSC 的活化与增殖

10.3.2.1 抗氧化

氧化应激（oxidative stress）是由机体或细胞内氧自由基的形成和清除失衡，导致活性氧（reactive oxygen species，ROS）蓄积而引起的细胞毒性过程。在四氯化碳（CCl_4）、铁过载、二甲基亚硝胺（DMN）、酒精等导致的肝纤维化中均伴有不同程度的氧化应激。氧化应激特别是脂质过氧化产物，可能是 HSC 活化和增生的重要媒介，因此在抗纤维化中抗氧化治疗日益受到重视。Vitmin E 在大鼠铁负荷模型上可减少 HSC 激活的标志之一 α－SMA 的表达，在 CCl_4肝纤维化模型上可抑制脂质过氧化反应以及 HSC 的激活，还可促进肝部分切除后硬变肝脏的再生。除 Vitmin E 外，其他抗氧化剂如超氧化物歧化酶（superoxide dismutase，SOD）、谷胱甘肽过氧化物酶（glutathione peroxidase，GSH－P）等皆被证实可以保护肝脏免受氧化刺激造成的损伤。Zhong 等研究了携带 Mn－SOD 或 Cu/Zn－SOD 基因的腺病毒载体（AdMnSOD、AdCu/ZnSOD）对胆汁郁积大鼠肝硬化模型的作用。大鼠胆管结扎前注射 AdMnSOD 或 AdCu/ZnSOD，约 90％肝细胞被腺病毒感染。注射后第 3 天，大鼠 Mn－SOD 和 Cu/Zn－SOD 活性上升 4 倍；并以高于对照组大鼠 2 倍的水平维持 3 周。Ad－Mn－SOD 可以降低 70％胆管结扎大鼠的血清转氨酶浓度，而 AdCu/ZnSOD 只能降低 30％的大鼠血清转氨酶。另外，Ad－Mn－SOD 可减轻因胆管结扎所致的局部坏死、凋亡和纤维化，而 Ad－Cu/Zn－SOD 无此作用。

细胞珠蛋白（Cytoglobin，Cygb）最初是从大鼠的 HSC 中发现的第四类携氧珠蛋白，在肝纤维化时表达明显增加。关于 Cygb 的功能至今仍然不清楚，可能具有清除体内氧自由基的功能。研究发现在 HSC 激活时，不论在活体或者离体状态，有血清刺激和 PDGF 及 TGF－β 存在的状况下，Cygb 蛋白与其 mRNA 均显著上调，故在初期 Cygb 仅被作为判断 HSC 激活和诊断肝纤维化的一个标记物。我们最近在毒性肝纤维化大鼠模型上首次证明 Cygb 不仅仅是纤维化标志，而且有可能通过抑制 HSC 激活进而抑制纤维化的进程。用 AAV 将 Cygb 基因转导入胆管结扎的肝纤维化大鼠 HSC 中，Cygb 过量表达可减少 HSC 的激活以及胞外代谢物在胞间的沉积，且无论在肝损伤前还是损伤后给药，对肝纤维化均有显著治疗作用。可见在 HSC 激活时，Cygb 的上调可能并非仅仅是肝纤维化的标记物，而有可能通过减小氧化应激、抑制氧自由基诱导的 HSC 活化，进而导致一种体内平衡。相比于其他传统抗纤维化药物，Cygb 副作用小，具有良好的应用前景。然而，还需对 Cygb 在逆转肝纤维化过程中的具体作用机理进行深入探究。

10.3.2.2 γ-干扰素

临床研究表明，γ-干扰素可减轻慢性 HCV 感染的肝硬化病人的肝纤维化程度。进一步研究提示，干扰素抑制肝星状细胞的激活和增殖、促进肝星状细胞凋亡可能是其抗纤维化的原因。张氏等将 INF－γ 基因导入正常小鼠肝细胞，然后将其移植到 SJ 感染的小鼠体内，4 周后发现转基因小鼠肝脏Ⅰ、Ⅲ型胶原合成显著减少，TGF－βⅠ及其受体 TGF－βRⅡ表达下降。1998 年 SDA 下达文件，组成 IFN－γ 治疗乙型肝炎肝纤维化临床研究协作组，经两年多的共同努力，IFN－γ 获得 SFDA 批准为抗肝纤维化治疗药物。然而经多年临床应用，IFN－γ 也有诸多不足之处。腹水、黄疸、ALT 水平很高、白细胞与血小板明显减少等病情严重者不宜使用。

10.3.3 基于细胞因子和信号通路的分子治疗

10.3.3.1 TGF－β信号传递系统

抗 TGF－β1 抗体可以抑制激活的 HSC 内 TGF－β1 合成。TGF－β1 抗体还可以显著减少新光霉素诱导的胶原在小鼠肺内的沉积。中和性 TGF－β1 单克隆抗体可减轻糖尿病模型鼠的肾肥大和过量 ECM 沉积。另有研究表明抗 TGF－β1 抗体可有效防止输尿管阻塞模型中肾小管的纤维化。全身性硬化病是以皮肤成纤维细胞增生、ECM 过度沉积为特征的结缔组织疾病。在动物模型上，抗 TGF－β1 抗体可有效阻止该病进程。在临床试验，人抗 TGF－β1 单克隆抗体 CAT－192 表现出很好的药理效应、安全性和耐受性。另外，在动物模型上，抗 TGF－β1 抗体可减轻甲状腺、角膜、间质、胸膜的纤维化。近期实验发现 Smad－结合肽可选择性抑制 TGF－β诱导的基因表达。TGF－β1 过表达是多种组织器官纤维化的共同机制，因此，抑制 TGF－β1 活性可阻止各种组织的纤维化进程。

YaTa 等注射可溶性 TGF－β Ⅱ型受体（STR）至 CCl_4诱导的 BALB/c 小鼠肝纤维化模型，结果发现小鼠肝脏Ⅰ型前胶原 mRNA 水平显著降低、肝纤维化进程受阻。

肝纤维化是一种多基因调控失调病。Bataller 等（2003）总结通过基因修饰法进行肝纤维化动物实验，显示候选基因至少有 14 种。并指出基因治疗的研究从单基因进入多基因方面考虑。QI 等构建了表达细胞外 TβR－Ⅱ复制缺陷型腺病毒载体，经门静脉注射使其在实验性肝硬化大鼠肝脏内高度表达，与内源性 TβR－Ⅱ竞争 TGF－β1，结果表明肝硬化大鼠肝星状细胞和 Kupffer 细胞活化受抑制，肝功能明显改善，生存率提高。提示内源性 TGF 信号传导通路受阻可有效阻止肝纤维化进程。

反义寡核苷酸的化学修饰近来研究表明，应用反义寡核苷酸通过与 mRNA 结合使其失活，或降解其稳定性，下调特异性蛋白质的翻译的机理而发挥基因治疗作用。通过反义核苷酸链骨架的化学修饰，可使其具有抵抗核酸内切酶降解的作用。应用 Smad 2、3、4 反义寡聚核苷酸可有效抑制 TGF－β的生物学功能；将 Smad7 RNA 注射入非洲蟾蜍胚胎，则活动素与 TGF－β的效应均被阻断；以 RGD 三肽引物与 Smad 7 基因合并构建重组质粒导入 HSC，则 RGD－Smad 7 mRNA 表达明显增加，培养液中Ⅲ型胶原水平明显降低。Kim KH 等采用 TGF－β_1 siRNAs 对 CCl_4诱导的大鼠肝硬化进行干预，发现 TGF－β_1 siRNAs 可抑制 CCl_4大鼠肝硬化模型 TGF－β1、减少Ⅰ型胶原和 α－SMA 的表达。*Ogorelkova M* 等构建了携带反义 TβR－Ⅱ基因的腺病毒和 shRNA，其实验发现 shRNA 可沉默内源性 TβR－Ⅱ，但反义 RNA 对内源性 TβR－Ⅱ无沉默作用。核酶是一种具有内源性核酸酶活性的 RNA 分子，可以高度靶向性地对肝纤维化有关的内源性 RNA 进行破坏，理论上可作为肝纤维化治疗的可靠方法。

10.3.3.2 PDGF 信号

阻断 PDGF 信号传导在体内、体外均可通过抑制 HSC 增殖和活化来抑制肝纤维化的进程。因此，针对 PDGF 受体的特异性抗体或配体在肝纤维化早期可能是有效阻止其进展的策略。Borkham－Kamphorst 等人发现显性负可溶性 PDGF－β受体－IgG 嵌合体可阻止 HSC 活化，并可减轻胆管结扎肝硬化模型大鼠的肝纤维化程度。在体外培养的活化的

HSC，可溶性 PDGF－β 受体－IgG 嵌合体可阻止内源性 PDGF 受体磷酸化、阻断 ERK1/EKR2 信号传导，从而减少活化 HSC 的增殖。此外，他们还构建了携带 PDGF－β 受体-gG－Fc 嵌合体基因的重组腺病毒（AdsPDGFR）载体，表达比细胞外单分子 PDGF－β 受体结合力高 10～100 倍的高结合力可溶性 PDGF－β 受体。离体实验显示 AdsPDGFR 转染后的 HSC 的 PDGF－BB mRNA 和 I 型胶原 mRNA 水平显著降低。随后实验中，他们构建了携带反义 PGDFR－β 基因的重组腺病毒 Ad，转染后可明显抑制体外培养的活化的 HSC 和纤维化大鼠肝脏的 PGDFR－β 以及Ⅰ型前胶原水平。

10.3.3.3 CTGF

CTGF 作为 TGF－β 的下游介质，介导 TGF－β 部分生物学效应即促进组织和器官纤维化，因此特异性阻断 CTGF 的表达或抑制其生物学活性可能是更有效的治疗纤维化的手段。Li 等将化学合成的抗 CTGF 的 siDNA 转染给 HSCT6（一种鼠源性激活的肝星状细胞株，并以未干预的 HSCT6 作对照，结果发现干预组 CTGF 和Ⅰ、Ⅲ 型前胶原 mRNA 明显下调，原代培养的上清液中透明质酸和Ⅲ型前胶原量显著下降，表明抗 CTGF 的 siDNA 能有效阻断 HSC 中 CTGF 的表达，从而减少包括Ⅰ、Ⅲ型胶原和透明质酸在内的 ECM 合成，因此它可能是一种潜在的预防和治疗肝纤维化的物质。随后，该研究小组将 CTGF siRNA 门静脉注射到 CCl4 肝纤维化大鼠肝脏内。发现 CTGF siRNA 可抑制该组大鼠的 CTGF、Ⅰ和Ⅲ型胶原、层粘连蛋白、TIMP－1 和 TGF－beta1 表达，并可抑制 HSC 激活、显著降低 ECM 沉积。Uchio 等也发现在用 CTGF 反义核苷酸干预 CCl_4 诱导肝纤维化大鼠模型，CT-GF 反义核苷酸能明显降低大鼠肝脏 CTGF 的表达，抑制纤维化进程；但 CTGF 反义核苷酸却难以逆转已形成的大鼠肝纤维化。

10.3.4 神经化学受体

HSC 衍生的 Myo 细胞具有多重神经/神经内分泌的性质且与自主神经系统存在相互联系。最近研究表明 Myo 细胞至少表达三类神经递质，分别是大麻素（cannabinoids，CB）、阿片样物质（opioids，OP）和五羟色胺（serotonin，5HT）。这三类神经递质受体拮抗剂或增效剂能影响 Myo 的活性，调控其主要的纤维化反应。

大麻素分为内源性和外源性两种，能通过两种 G 蛋白耦联受体 CB1 和 CB2 发挥生物学作用。在肝硬化的动物中，CB1 受体激活能导致动脉血压过低、肠系膜血流加快、门静脉压力增加，用 CB1 拮抗剂处理则能逆转这些反应。然而在正常的对照组大鼠中经 CB1 处理则未出现上述反应。在发生硬化的人肝脏中 CB1 由 Myo 表达，且其表达是上调的，用药理学和遗传突变方式拮抗 CB1 受体能减少慢性肝损伤的纤维化程度以及急性肝损伤中的损伤修复反应。CB2 主要由纤维间隔边缘的非实质细胞表达，在体外培养的 HSC 中也能检测到 CB2 的表达。研究显示 CB2 受体激活能抑制 Myo 增殖且诱导其凋亡。同样的，CB2 敲除的小鼠相对于野生型小鼠在 CCl_4 处理后产生更严重的纤维化反应。可见 CB2 受体可能具有与 CB1 受体截然相反的抑制肝纤维化的作用。因此，将抑制 CB1 受体与增效 CB2 受体的基因治疗相结合可能提供更为有效的肝纤维化治疗手段。

初级胆管硬化的患者中存在神经递质 OP 的过表达，提示 OP 及其受体（主要分为 μ，κ，d 三种）可能成为抗纤维化治疗中的另一靶点。在胆管结扎动物模型中，OP 受体拮抗剂能减少肝脏纤维化的产生。其抗纤维化的作用可能通过两种机制来实现。机制一是活化的大鼠 HSC 表达 δ1 受体，在 δ1 受体增效剂的作用下增加 TIMP－1 和Ⅰ型胶原前体的表达；机制二是 OP 受体拮抗剂通过改变胆管硬化发生过程中细胞内的氧化还原状态逆转纤维化。然而由于 OP 拮抗剂的无选择性，临床应用可能会造成严重的负反应，进一步的研究应该侧重于通过封闭 OP 受体下游信号以避免副作用的产生。

5－HT 受体包括 5－HT_{2A} 和 5－HT_{2B} 两种亚型，大鼠和人 Myo 均能表达这两种受体。在 CCl_4 诱导的大鼠肝纤维化模型中，HSC 活化能增加 5－HT_{2B} 的表达。5－HT 拮抗剂则能抑制 Myo 增殖且能促进其凋亡。可见 5－HT 可能具有促进肝纤维化的作用，对其拮抗有可能逆转肝纤维化。

10.3.5 ECM 靶向治疗

ECM 在肝内的异常沉积是肝纤维化的重要特征。因此，促进 ECM 降解是抗肝纤维化的又一重要途径。通过降解 ECM，可抑制甚至逆转肝纤维化的进程。

Parsons CJ 等注射中和性抗 TIMP 抗体至 CCl_4 诱导的肝硬化大鼠体内，免疫组化结果显示：与对照组相比，注射抗 TIMP 抗体组大鼠肝脏的 α－SMA 表达显著下降；而组织学检查也显示处理组大鼠的胶原沉积显著降低。

Garcia－Banuelos J 等构建了携带 MMP－8 基因的腺病毒载体（Ad/MMP8），可使 44％实验性肝硬化大鼠的肝纤维化发生逆转。Williams 等的实验表明松弛肽是一个特异性下调 TIMP－1、－2 的因子。已有人选用 TIMP－1 为靶基因，应用硫代修饰反义寡核苷酸特异性阻断 TIMP－1 的基因和蛋白表达，实验结果发现，模型组 TIMP－1 的表达值较正常对照组增高 400％以上，用免疫组化和 PCR 技术检测肝组织 TIMP－1 ，发现其 TIMP－1 的蛋白和基因表达量显著低于其他实验组，说明修饰物能确切表达，并在 mRNA 水平上封闭实验性肝纤维化大鼠肝脏中的 TIMP－1 的基因和蛋白表达，使肝纤维化逆转成为可能。

尿激酶原激活物（urokinase－type plasminogen，u－PA）具有激活胶原酶，促进细胞外基质降解的作用。因出血副作用严重，限制了野生型 u－PA 用作治疗肝硬化的应用。非分泌型 u－PA 因不分泌入血，可能避免出血之一副作用。Silva 等人构建了表达非分泌型u－PA 的腺病毒载体，经髂静脉注射入 CCl_4 诱导的肝硬化大鼠体内，实验结果表明肝硬化大鼠 u－PA 表达增加，活化的肝星状细胞减少，肝纤维化减轻，肝细胞再生增加，肝小叶结构有正常化趋势。Bueno M 等也发现注射表达 u－PA 的腺病毒载体可改善肝硬化模型大鼠肝功能，并促进肝纤维化消散；这一结果可能通过下调给药大鼠的Ⅰ、Ⅲ、Ⅳ型前胶原、TIMP－1 和 PAI－1 的表达；以及上调 MMP－3 和 MMP－2 表达等实现。

尽管针对 ECM 的治疗手段取得了可喜进展，在实际的临床应用中仍有很多待解决的问题。首先，TIMP 抑制剂有可能会打破正常组织中 ECM 生成的动态平衡而对其造成损伤，因而需要设计出具有更高肝靶向性的基因载体；其次，ECM 和 MMPs 在肝细胞再生和肝正常构造的形成中发挥着重要的作用。若过度降解 ECM，肝细胞再生的数量则会不足，必然会损害肝脏的正常结构，且过度释放具有促肝细胞分裂增殖活性的 MMP 还可能导致肝癌的发生，尤其是当肝纤维化具有 HCV 或 HBV 感染背景时。因此，靶向 ECM 的基因治疗在临床应用前必须经过足够的动物实验进行检测。

10.4 肝纤维化实验动物模型

肝纤维化动物模型的建立，是开展肝纤维化基础研究及实验治疗研究的重要手段，既可以深入研究其发病机理，又可以为临床筛选防治肝纤维化药物。理想的肝纤维化模型必须具备以下特征：能够复制人类肝纤维化的形态特征，且病理改变呈阶段性进展；能体现肝纤维化的可逆性与不可逆性病变过程；能体现肝纤维化病理生理上的一系列病变过程；模型制作的可重复性和低死亡率。肝硬化据病理形态及有关病因可分为以下几类：

1）门脉性肝硬化：主要包括酒精性、慢性肠道感染性、慢性中毒性、营养不良性、慢性淤血性及隐匿性肝硬化

2）坏死后性肝硬化：主要包括肝炎后性、急性中毒性、血色病性、肝豆状核变性肝硬化

3）血吸虫病性肝硬化

4）胆汁性肝硬化

根据病因，模型构建也可采用不同的方式，例如化学毒素诱导、酒精诱导、胆管结扎、免疫学诱导营养因素诱导等等，以下即分别进行介绍。

10.4.1 单因素构建模型

10.4.1.1 化学药物、毒物致肝硬化模型

四氯化碳（carbon tetrachloride，CCl_4）诱发肝纤维化动物模型：四氯化碳（CCl_4）是最为常用的肝脏毒素，最早最广泛用于实验性肝纤维化研究。造模 1～3 周可见肝细胞脂肪变性、坏死；4～6 周可见肝内纤维结缔组织增生；7～9 周肝小叶重建，肝内有结节和假小叶形成。其作用机理是：CCl_4 进入机体后在肝细胞内质网中活化成自由基，可直接损伤质膜，启动脂质过氧化作用，破坏肝细胞膜性结构等，造成肝细胞变形坏死，导致狄氏间隙内原本静止的贮脂细胞活化，释放型胶原酶，降解Ⅳ型胶原，肝细胞从合成分泌Ⅲ型胶原变为合成分泌Ⅰ型胶原，取代了Ⅳ型胶原，促使肝脏纤维化。CCl_4 建模的途径有灌胃、皮下注射及腹腔注射，成模时间依给药途径和剂量而不同，时间 6～16 周不等。常用 40%～60%的 CCl_4 橄榄油溶液皮下注射，0.3ml/100g 体重，2 次/周，首剂加倍，一般需 8～12 周形成肝纤维化。CCl_4 法是经典的肝纤维化建模法，利用该法构建的模型在形态学、病理生理学某些方面与人类肝硬化类似，两者均有肝细胞坏死后的再生，晚期的纤维浸润几乎不可逆等特点。该法还具有简便、易行、价廉耗时短等优点，但 CCl_4 剂量掌握不当时动物死亡率较高，动物个体差异也较大。

酒精诱发肝纤维化：肝脏为酒精的主要成分乙醇代谢的主要场所，乙醇及其代谢产物乙醛可通过多种途径损害肝脏的结构和功能。乙醇进入肝细胞线粒体三羧酸循环，可导致脂肪酸氧化减少而合成增加，甘油三酯和脂肪酸在肝内蓄积引起肝细胞脂肪变；乙醇对肝脏结构的损害可导致肝脏持续的炎症反应激活 Kupffer 细胞，同时还能直接损伤血管内皮，导致血小板聚集，释放大量细胞因子，激活储脂细胞转化成纤维细胞，合成分泌大量胶原引起肝纤维化进而发展为肝硬化。在西方国家，酒精中毒是 80%肝硬化的病因；在我国，酒精性肝

病的发病率也呈现不断上升的趋势。因此，酒精性肝纤维化是目前研究的热点。早在 20 世纪 70 年代就已利用狒狒成功地建立了类似于人类的酒精性肝硬化动物模型，但由于狒狒价格昂贵且造模时间长无法推广。80 年代采用胃瘘管灌注酒精性液体饲料的方法建立了酒精性肝损伤动物模型。目前国外已成形的模型有 Lieber－Decarli 模型，Tsukamoto－French 模型，Lieber－Decarli 液体食料加辅剂模型等。但前两种模型是按摄入总热量的一定比例来确定摄食酒精量，不符合正常酒精摄入情况，且需一些特殊技术及设备，而后者与生理情况不符。国内目前常用灌胃的给药方法，在喂养固体饲料的同时每天定时定量用一定浓度的酒精灌胃，操作简单，效果较好，肝纤维化出现率高、造模方便、价格低廉，且模型稳定。由酒精诱导建立的肝纤维化动物模型为揭示酒精性肝纤维化的机理以及相应治疗药物的药效检测提供了优良的工具。

致癌物诱发肝纤维化动物模型：二甲基亚硝胺（dimethylnitrosamine，DMN）为一种肝毒剂，长期低剂量可致肝癌，高剂量可导致肝坏死和肝纤维化，其作用机理与引起核酸和蛋白质甲基化，肝细胞坏死有关。大剂量或长期应用 DMN 可致肝细胞发生广泛坏死、纤维组织蓄积、肝脏萎缩、血清蛋白浓度下降、总胆红素升高、血小板数减少等，进而发生相对稳定不易吸收的肝纤维化、肝硬化。与 CCl_4 不同，DMN 主要引起肝内出血性病变以及肝细胞的严重坏死而不造成肝细胞脂肪病变和肝内凝固性病变。DMN 诱导肝硬化的方式通常是腹腔注射。该法建模效果明显，成模周期短，停止给药后纤维化程度仍能较好维持，且与人类肝硬化早期改变及胶原纤维沉积相似，但是该药较贵，小剂量不易形成肝纤维化，且易致癌、致畸、致突变，实验操作过程中应小心防护。二乙基亚硝胺（diethylnitrosamine，DEN）也常被用来诱导肝纤维化。DEN 可通过与 DNA、RNA 及许多蛋白质结合，造成 DNA 损害，影响 RNA 转录。DEN 广泛存在于食物中，可诱发多种动物肿瘤，在大鼠中所诱发的肿瘤多为肝细胞瘤，和人肝细胞癌比较相似。DEN 具有致癌性，实验中注意个人保护。另外，硫化乙酰胺（thioacetamide，TAA）也是一种能诱发肝纤维化致癌物。TAA 在肝内代谢成硫氢化合物，延长肝细胞有丝分裂过程，妨碍 RNA 从胞核到胞质转移，同时还能激活磷脂酶 A_2，引起肝细胞膜损害，肝细胞坏死。反复腹腔内注射 TAA 可致肝细胞坏死、再生结节形成、毛细胆管增生、形成纤维隔、门静脉高压进而导致肝硬化。该模型适用于肝硬化向肝癌转化的机理研究。但是其成模时间较长。以上几种致癌物毒性大，易挥发，且易污染环境，应用时要特别慎重。

半乳糖胺（D－galactosamine，D－GalN）实验性肝纤维化动物模型：D－GalN 诱发动物肝损害在形态学和功能上被认为与人急性肝炎相似，其导致肝损伤的机制主要是干扰核酸及蛋白质的合成，促进内毒素产生，激活 Kupffer 细胞，导致一系列炎性因子释放，促进氧自由基产生，引起肝脏过氧化增强，代谢紊乱，造成肝细胞内某些代谢产物缺乏，诱发药物性肝炎；另外，D－GalN 也可通过破坏细胞内钙稳态而起作用。此种模型的特点是：结节为再生肝细胞团并完全被结缔组织包围，为多层网状纤维，肝细胞变性坏死少见，大多呈增生表现。该法具有配液简单、方便、不造成环境污染等优点。但建模效果与半乳糖胺批次有关，应在预实验中予以确认。

刀豆素蛋白 A（ConA）诱导肝纤维化模型：ConA 是一种 T 细胞丝裂原，可激活 T 细胞分泌各种细胞因子，引起特异性的肝损伤，肝实质可见大量淋巴细胞浸润，主要以 $CD4^+$

T 淋巴细胞为主。人类慢性活动性乙型肝炎或丙型病毒性肝炎在肝纤维化的同时也伴随大量激活的 T 淋巴细胞浸润。而 ConA 诱导的肝纤维化可激起机体的免疫反应如 T 淋巴细胞浸润、细胞因子的分泌等，更接近于人类肝纤维化疾病病变特征。另外，利用 ConA 诱导肝纤维化模型的方法成功率较高，动物死亡率较低，方法简便易行，为进一步研究肝纤维化的病因和防治肝纤维化提供了一个好的动物模型。

10.4.1.2 胆总管阻塞致肝硬化模型

其原理是通过切断、结扎胆总管或注入硬化剂等方法给胆总管机械性刺激，人为地造成肝外胆道梗阻，从而引起梗阻部位以上胆汁淤积、胆管扩张，压迫肝内血管，造成肝细胞缺血和坏死，纤维组织增生包绕肝小叶，形成肝纤维化。胆总管阻塞的方法主要有三种：单纯胆管结扎、胆管结扎与切断、胆管内逆行性注入硬化剂（如组织胶）加胆管结扎（即胆管粘堵）等，其中胆管粘堵法较另两种方法更为稳定。该模型构建具有炎症反应少、纤维化形成快、自发逆转率低、实验指标稳定、死亡率低、安全无毒等优点，是肝纤维化病理生理学和药理学研究较理想的模型之一，适用于考察药物的直接抗肝纤维化作用，以及筛选非创伤性肝纤维化血清学诊断指标等研究。但此模型要求实验者熟练掌握解剖学及外科学知识，其中关键是保证经手术后胆管（尤其是肝内胆管）完全阻塞。

10.4.1.3 实验性免疫肝硬化模型

慢性肝病迁延不愈的本质与免疫反应有关，因此早在 20 世纪 60 年代，就有学者开始应用异种抗原来构建肝硬化模型。发展至今，使用异种血清或异种蛋白制品建立肝纤维化模型的方法已日趋成熟。其主要原理是异种血清进入体内可引发机体的免疫应答反应，抗原抗体复合物在汇管区和中央静脉周围沉积引起炎症反应，激发静止的贮脂细胞增生，并向肌成纤维细胞转化，分泌胶原纤维，形成肝纤维化。病理检查可见肝小叶动脉有纤维素样坏死，中央静脉周围有炎症细胞浸润，汇管区、肝窦、血管壁均有抗原抗体复合物沉着，以及出现低补体血症等。目前常使用的异种血清有猪血清、牛血清、人血清、血吸虫血清等。其中尤以猪血清法操作简便、周期较短、成功率高、结果稳定。猪血清以其中的白蛋白作为异种抗原物质，通过免疫反应活化枯否细胞而诱导肝纤维化。猪血清诱导的免疫性肝纤维化模型中肝细胞无显著改变，纤维化形成率虽不太高但纤维化持久，在研究肝纤维化产生机制和筛选抗肝纤维化药物方面有一定的优势。因此，猪血清反复腹腔注射模型一直用于研究吞噬细胞、肝星状细胞及肌成纤维样细胞在肝纤维化中的作用及肝纤维化过程中微循环的改变。

免疫性肝纤维化模型在致病因素上属免疫损伤，与临床上的慢性肝炎所致的肝纤维化、肝硬化在发病机制上更为接近，有利于从免疫学角度探讨肝硬化的发病机理并评价相应的药物效果。整个病变过程肝细胞受损轻，肝组织形态清晰，病变单纯，更有利于原位观察与分析。

10.4.1.4 血吸虫虫卵致肝硬化模型

血吸虫虫卵及虫卵肉芽肿自身可溶性抗原或通过分泌成纤维细胞刺激因子刺激成纤维细胞增殖并大量合成胶原，导致肝纤维化形成，其特点是结缔组织沉积明显而炎症反应不明显。此模型最接近人类血吸虫病性肝纤维化，建立血吸虫感染动物肝纤维化模型，对我国血吸虫病肝纤维化防治研究具有重要现实意义和应用价值。但动物种别差异、感染程度的变化以及抗虫治疗等都会影响血吸虫病肝纤维化的形成。

10.4.1.5 营养因素诱导肝硬化模型

营养不良法是通过膳食不平衡或缺乏特种营养物质而引起肝细胞脂肪变性，从而逐渐形成肝硬化。例如高脂低蛋白低胆碱饮食，胱氨酸、维生素E缺乏或乙硫氨酸摄入等。但此法耗时长，消费大，工序复杂，死亡率高，故较少应用该法单因素建模，而多用于多因素造模中促进肝硬化形成。

10.4.2 复合法构建模型

为提高单一因素建模成功率，缩短成模周期，目前常采用复合法构建肝硬化动物模型。如前所述，可采用高脂低蛋白饲料喂养动物，同时给予酒精作为饮料并 CCl_4 腹腔注射联合建模，或酒精液体饲料联合脂质过氧化作用的铁剂共同作用、血管紧张素Ⅱ联合 CCl_4 共同作用等。恰当的复合法建模能大大减小实验动物的死亡率、提高模型的稳定性，今后的研究目标应集中在如何应用复合法更好的模拟人体内肝硬化形成的实际环境。

以上的肝纤维化模型各具优点，与人类肝纤维化也有某些方面的类似，但仍难令人满意。迄今为止，还没有与人类肝纤维化完全相似的模型，动物模型制作与人肝纤维化的病理生理过程还有相当大的差距。主要原因是肝纤维化的形成是多因素所致，而目前的肝纤维化动物模型大多采用单一因素处理致病；且实验动物不能感染人类肝炎病毒，临床上常见的肝炎后肝纤维化的模型难以复制，与人类肝纤维化的发病机制存在差异。今后的研究应加强病毒性肝炎所致肝纤维化病因、病理的研究，建立能真实、客观反映人类肝纤维化的发病机理、肝炎病毒参与和诱导的动物模型。

10.5 问题和展望

迄今为止，肝硬化分子治疗在动物实验方面已取得巨大进展，但真正走向临床应用尚有很多方面尚待完善。如对于基因治疗，理想基因载体系统的构建以兼顾转导高效性、组织和细胞靶向性、安全性，以及目的基因的有效调控等方面有待进一步研究提高。另外，肝硬化的发展是一个复杂的过程，联合应用多种疗法如兼顾预防和治疗，有可能产生协同作用，增强治疗效果。

参考文献

1. Abraham DJ, Shiwen X, Black CM, Sa S, Xu Y, Leask A. J Biol Chem 2000; 275: 15220-5
2. Arias M, Lahme B, Van de Leur E, Gressner A M, Weiskirchen R. Cell Growth Differ 2002; 13: 265-73
3. Arthur MJ. Am J Physiol Gastrointest Liver Physiol 2000; 279: G245-9
4. Atkinson JC, Ruhl M, Becker J, Ackermann R, Schuppan D. Exp Cell Res 1996; 228: 283-91
5. Aumailley M, Gayraud B. J Mol Med 1998; 76: 253-65
6. Bahr MJ, Vincent KJ, Arthur MJ, Fowler AV, Smart DE, Wright MC, Clark IM, Be-

nyon RC, Iredale JP, Mann DA. Hepatology 1999; 29: 839-48
7. Barcellos-Hoff MH, Ewan KB. Breast Cancer Res 2000; 2: 92-9
8. Bataller R, Brenner DA. J Clin Invest 2005; 115: 209-18
9. Bataller R, Schwabe RF, Choi YH, Yang L, Paik YH, Lindquist J, Qian T, Schoonhoven R, Hagedorn CH, Lemasters JJ, Brenner DA. J Clin Invest 2003; 112: 1383-94
10. Beg AA, Sha WC, Bronson RT, Ghosh S, Baltimore D. Nature 1995; 376 (6536): 167-70
11. Beljaars L, Weert B, Geerts A, Meijer DK, Poelstra K. Biochem Pharmacol 2003; 66: 1307-17
12. Benigni A, Zoja C, Corna D, Zatelli C, Conti S, Campana M, Gagliardini E, Rottoli D, Zanchi C, Abbate M, Ledbetter S, Remuzzi G. J Am Soc Nephrol 2003; 14: 1816-24
13. Benyon RC, Arthur MJ. ESemin Liver Dis 2001; 21: 373-84
14. Bissell DM, Roulot D, George J. Hepatology 2001; 34: 859-67
15. Borkham-Kamphorst E, Herrmann J, Stoll D. Lab Invest 2004; 84 (6): 766-77
16. Borkham-Kamphorst E, Stoll D, Gressner AM, Weiskirchen R. Biochem Biophys Res Commun 2004; 317: 451-62
17. Borkham-Kamphorst E, Stoll D, Gressner AM, Weiskirchen R. Biochem Biophys Res Commun 2004; 321: 413-23
18. Carloni V, Pinzani M, Giusti S, Romanelli RG, Parola M, Bellomo G, Failli P, Hamilton AD, Sebti SM, Laffi G, Gentilini P. Hepatology 2000; 31: 131-40
19. Carloni V, Romanelli RG, Pinzani M, Laffi G, Gentilini P. Gastroenterology 1997; 112: 522-31
20. Chen CC, Chen N, Lau LF. J Biol Chem 2001; 276: 10443-52
21. Chen K, Wei Y, Sharp G C, Braley-Mullen H. J Immunol 2002; 169: 6530-8
22. Crean JK, Finlay D, Murphy M, Moss C, Godson C, Martin F, Brady HR. J Biol Chem 2002; 277: 44187-94
23. Cui Q, Lim S K, Zhao B, Hoffmann FM. Oncogene 2005; 24 (24): 3864-74
24. Dent P, Yacoub A, Fisher PB, Hagan MP, Grant S. Oncogene, 2003, 22: 5885-96.
25. Derijard B, Raingeaud J, Barrett T, Wu IH, Han J, Ulevitch RJ, Davis RJ. Science 1995; 267: 682-5
26. Di Sario A, Bendia E, Svegliati Baroni G, Ridolfi F, Bolognini L, Feliciangeli G, Jezequel AM, Orlandi F, Benedetti A. J Hepatol 2002; 36: 179-190
27. Duncan MR, FrazierKS, Abramson S, Williams S, Klapper H, Huang X, Grotendorst GR. FASEB J 1999; 13 (13): 1774-86
28. Elsharkawy AM, Wright MC, Hay RT, Arthur MJP, Hughes T, Bahr MJ, Degit z K, Mann DA. Hepatology 1999; 30: 761-9
29. Eng FJ, Friedman SL. Am J Physiol Gastrointest Liver Physiol 2000; 279: 7-11
30. Ferret PJ, Hammoud R, Tulliez M, Tran A, Trebeden H, Jaffray P, Malassagne B,

Calmus Y, Weill B, Batteux F. Hepatology 2001; 33: 1173 - 80
31. Friedman SL, Rockey DC, McGuire RF, Maher JJ, Boyles JK, Yamasaki G. Hepatology 1992; 15: 234 - 43
32. Friedman SL. J Biol Chem 2000; 275: 2247 - 50
33. Friedman SL. J Hepatol 2003; 38: S38 - 53
34. Friedman SL. Semin Liver Dis 1999; 19: 129 - 40
35. Galli A, Crabb D, Price D, Ceni E, Salzano R, Surrenti C, Casini A. Hepatology 2000; 31: 101 - 8
36. Garcia - Trevijano ER, Iraburu MJ, Fontana L, Dominguez Rosales JA, Auster A, Covarrubias Pinedo A, Rojkind M. Hepatology 1999; 29: 960 - 70
37. Geerts A. Semin Liver Dis 2001; 21 (3): 311 - 35
38. Gressner AM, Weiskirchen R, Breitkopf K, Dooley S. Front Biosci 2002; 7: 793 - 807
39. Gressner AM. Kidney Int 1996; 54: S39 - 45
40. Grotendorst GR, Lau LF, Perbal B. Endocrinology 2000; 141 (6): 2254 - 6
41. Gupta TK, Toruner M, Chung MK, Groszmann RJ. Hepatology 1998; 28: 926 - 31
42. Hagmann M. Science 2000; 287 (5456): 1185 - 7
43. Hamano Y, Zeisberg M, Sugimoto H, Lively JC, Maeshima Y, Yang C, Hynes RO, Werb Z, Sudhakar A, Kalluri R. Cancer Cell 2003; 3: 589 - 601
44. Hanafusa H, Ninomiya - Tsuji J, Masuyama N, Nishita M, Fujisawa J, Shibuya H, Matsumoto K, Nishida E. J Biol Chem 1999; 274: 27161 - 7
45. Hazra S, Miyahara T, Rippe RA, Tsukamoto H. Comp Hepatol 2004; 3: S7
46. Hedbom E, Heinegard D. J Biol Chem 1993; 268: 27307 - 12
47. Hellerbrond C, Wang SC, Tsukamoto H, Brenner DA, Rippe RA. Hepatology 1996; 24 (3): 670 - 76
48. Henis YI, Moustakas A, Lin HY, Lodish HF. J Cell Biol 1994; 126: 139 - 154
49. Herlaar E, Brown Z. Mol Med Today 1999; 5: 439 - 47
50. Inagaki Y, Truter S, Ramirez F. J Biol Chem 1994; 269: 14828 - 34
51. Iredale JP, Benyon RC, Arthur MJ, Ferris WF, Alcolado R, Winwood PJ, Clark N, Murphy G. Hepatology 1996; 24: 176 - 84
52. Iredale JP, Goddard S, Murphy G, Benyon RC, Arthur MJ. Clin Sci (Lond) 1995; 89: 75 - 81
53. Iredale JP, Murphy G, Hembry RM, Friedman SL, Arthur MJ. J Clin Invest 1992; 90: 282 - 7
54. Issa R, Zhou X, Constandinou CM, Fallowfield J, Millward - Sadler H, Gaca MD, Sands E, Suliman I, Trim N, Knorr A, Arthur MJ, Benyon RC, Iredale JP. Gastroenterology 2004; 126: 1795 - 808
55. Jansen PLM. Eur J Gastroenterol Hepatol 2004; 16: 1079 - 85
56. Jester J V, Barry - Lane P A, PetrollW M, Olsen DR, Cavanagh HD. Cornea 1997; 16:

177 - 87
57. Johnson GL, Lapadat R. Science 2002; 298: 1911 - 2
58. Jokelainen K, Reinke LA, Nanji AA. Cytokine 2001; 16: 36 - 39
59. Kim KH, Kim HC, Hwang MY. Biochem Biophys Res Commun 2006; 343 (4): 1072 - 8
60. Kogure K, Zhang YQ, Maeshima A, Suzuki K, Kuwano H, Kojima I. Hepatology 2000; 31: 916 - 21
61. Kunz C R, Jadus M R, Kukes G D, Kramer F, Nguyen V N, Sasse S A. Chest 2004; 126: 1636 - 44
62. Lang A, Schoonhoven R, Tuvia S, Brenner DA, Rippe RA. J Hepatol 2000; 33: 49 -58
63. Leask A, Abraham DJ. Biochem Cell Biol 2003; 81: 355 - 63
64. Li D, Friedman SL. J Gastroenterol Hepatol 1999; 14: 618 - 33
65. Li G, Xie Q, Shi Y. J Gene Med 2006; 8 (7): 889 - 900
66. Li GM, Shi Y, LiDG, J S, Liu HF, Xu QF, Jin YX. Zhonghua Gan Zang Bing Za Zhi 2004; 12 (9): 526 - 9
67. Liu WB, Yang CQ, Jiang W, Wang YQ, Guo JS, He BM, Wang JY. World J Gastroenterol 2003; 9: 316 - 9
68. Marra F, Gentilini A, Pinzani M, Choudhury GG, Parola M, Herbst H, Dianzani MU, Laffi G, Abboud HE, Gentilini P. Gastroenterology 1997; 112: 1297 - 306
69. Massague J. Annu Rev Biochem 1998; 67: 753 - 91
70. MatsunoY, Iwata H, Umeda Y, TakagH, Mori Y, Kosugi A, Matsumoto K, Nakamura T, Hirose H. Gene Ther 2003; 10 (18): 1559 - 66
71. McGuire RF, Bissell DM, Boyles J, Roll FJ. Hepatology 1992; 15: 989 - 97
72. Miyahara T, Schrum L, Rippe R, Xiong S, Yee HF Jr, Motomura K, Anania FA, Willson TM, Tsukamoto H. J Biol Chem 2000; 275: 35715 - 22
73. Mott JD, Werb Z. Curr Opin Cell Biol 2004; 16: 558 - 64
74. Muddu AK, Guha IN, Elsharkawy AM, Mann DA. Int J Biochem Cell B 2007; 39 (4): 695 - 714
75. Nagase H, Woessner JF Jr. J Biol Chem 1999; 274: 21491 - 4
76. Nakamura H, Siddiqui SS, Shen X, Malik AB, Pulido JS, Kumar NM, Yue BY. Mol Vis 2004; 10: 703 - 11
77. Nakao A, Afrakhte M, Moren A, Nakayama T, Christian JL, Heuchel R, Itoh S, Kawabata M, Heldin NE, Heldin CH, ten Dijke P. Nature 1997; 389: 631 - 5
78. Nguyen WD, Kim DH, Alam HB, Provido HS, Kirkpatrick JR. Crit Care 1999; 3: 127 -130
79. Ogata Y, Enghild JJ, Nagase H. J Biol Chem 1992; 267: 3581 - 4
80. Ogorelkova M, Zwaagstra J, Elahi SM. Oligonucleotides 2006; 16 (1): 2 - 14

81. Okuno M, Sato T, Kitamoto T, Imai S, Kawada N, Suzuki Y, Yoshimura H, Moriwaki H, Onuki K, Masushige S, Muto Y, Friedman SL, Karo S, Kojima S. J Hepatol 1999; 30: 1073-80
82. Olaso E, Ikeda K, Eng FJ, Xu L, Wang LH, Lin HC, Friedman SL. J Clin Invest 2001; 108: 1369-78
83. Ooley S, Delvoux B, LahmeB. Hepatology 2000; 31: 1094-106
84. Ozawa S, Uchiyama K, Nakamori M. Surgery 2006; 139 (4): 563-73
85. Pages G, Lenormand P, L'Allemain G, Chambard JC, Meloche S, Pouyssegur J. Proc Natl Acad Sci U S A 1993; 90: 8319-23
86. Paradis V, Dargere D, Bonvoust F, Vidaud M, Segarini P, Bedossa P. Lab Invest 2002; 82 (6): 767-74
87. Parsons CJ, Bradford BU, Pan CQ. Hepatology 2004; 40 (5): 1106-15
88. Penheiter SG, Mitchell H, Garamszegi N, Edens M, Dore Jr JJ, Leof EB. Mol Cell Biol 2002; 22 (13): 4750-9
89. Pinzani M, Gesualdo L, Sabbah GM, Abboud HE. J Clin Invest 1989; 84: 1786-93
90. Pinzani M, Marra F, Carloni V. Liver 1998; 18: 2-13
91. Pinzani M. Front Biosci 2002; 7: 1720-6
92. Pogany G, Hernandez DJ, Vogel KG. Arch Biochem Biophys 1994; 313: 102-11
93. Qi Z, Atsuchi N, Ooshima A, Takeshita A, Ueno H. Proc Natl Acad Sci USA 1999; 96: 2345-9
94. Rebecca G. Wells. Drug Discov Today 2006; 3 (4): 489-95
95. Reif S, Lang A, Lindquist JN, Yata Y, Gabele E, Scanga A, Brenner DA, Rippe RA. J Biol Chem 2003; 278: 8083-90
96. Ritzenthaler JD, Goldstein RH, Fine A, Lichtler A, Rowe DW, Smith BD. Biochem J 1991; 280 (Pt 1): 157-62
97. Robinson MJ, Cobb MH. Curr Opin Cell Biol 1997; 9: 180-6
98. Rudolph KL, Chang S, Millard M, Schreiber-Agus N, DePinho RA. Science 2000; 287 (5456): 1253-8
99. Xu R, Harrison PM, Chen M, Li L, Tsui TY, Fung PC, Cheung PT, Wang G, Li H, Diao Y, Krissansen GW, Xu S, Farzaneh F. Mol Ther 2006; 13 (6): 1093-100
100. Saile B, Matthes N, El Armouche H. Eur J Cell Biol 2001; 80 (8): 554-61
101. Salgado S, Garcia J, Vera J, Siller F, Bueno M, Miranda A, Segura A, Grijalva G, Segura J, Orozco H, Hernandez-Pando R, Fafutis M, Aguilar LK, Aguilar-Cordova E, Armendariz-Borunda J. Mol Ther 2000; 2 (6): 545-51
102. Schnabl B, Kweon YO, Frederick JP, Wang XF, Rippe RA, Brenner DA. Hepatology 2001; 34: 89-100
103. Schuppan D, Ruehl M, Somasundaram R, Hahn EG. Semin Liver Dis 2001; 21: 351-72

104. Schwartz MA, Ginsberg MH. Nat Cell Biol 2002; 4: 65 - 8
105. Shek FW, Benyon RC. Eur J Gastroenterol Hepatol 2004; 16: 123 - 6
106. Shi Y, Massague J. Cell 2003; 113 (13): 685 - 700
107. Somasundaram R, Schuppan D. J Biol Chem 1996; 271: 26884 - 91
108. Theret N, Lehti K, Musso O, Clement B. Hepatology 1999; 30: 462 - 8
109. Trim N, Morgan S, Evans M, Issa R, Fine D, Afford S, Wilkins B, Iredale J. Am J Pat hol 2000; 156 (4): 1235 - 43
110. Tsukada S, Parsons CJ, Rippe RA. Clin Chim Acta 2006; 364: 33 - 60
111. Tsukada S, Westwick JK, Ikejima K, Sato N, Rippe RA. J Biol Chem 2005; 280: 10055 - 64
112. Tsukanoto H, Matsuoka M, French SW. Semin Liver Dis 1990; 10: 56 - 65
113. Uchio K, Graham M, Dean NM, Rosenbaum J, Desmouliere A. Wound Repair Regen 2004; 12 (1): 60 - 6
114. Ueki T, Kaneda Y, Tsutsui H, Nakanishi K, Sawa Y, Morishita R, Matsumoto K, Nakamura T, Takahashi H, Okamoto E, Fujimoto J. Nat Med 1999; 5 (2): 226 - 30
115. Watanabe T, Niioka M, Ishikawa A, Hozawa S, Arai M, Maruyama K, Okada A, Okazaki I. J Hepatol 2001; 35: 465 - 73
116. Wickert L, Abiaka M, Bolkenius U, Gressner AM. J Hepatology 2004; 40: 69 - 76
117. Wu J, Zern MA. J Gastroenterol 2000; 35: 665 - 72
118. Xue F, TakaharaT, Yata Y, Kuwabara Y, Shinno E, Nonome K. Gut 2003; 52 (5): 694 - 700
119. Yae J, Frey RS, Mulder K. Oncogene 1999; 58: 4752 - 7
120. Yata Y, Gotwals P, Koteliansky V, Rockey DC. Hepatology 2002; 35: 1022 - 30
121. Yoshiji H, Kuriyama S, Miyamoto Y, Thorgeirsson UP, Gomez DE, Kawata M, Yoshii J, Ikenaka Y, Noguchi R, Tsujinoue H, Nakatani T, Thorgeirsson SS, Fukui H. Hepatology, 2000, 32: 1248 - 54.
122. Yoshiji H, Kuriyama S, Yoshii J, Ikenaka Y, Noguchi R, Nakatani T, Tsujinoue H, Yanase K, Namisaki T, Imazu H, Fukui H. Hepatology 2002; 36: 850 - 60
123. Zhang L, Yao H, Cao X, Yu Y, Chen H, Li M. Zhong Guo Ji Sheng Chong Xue Yu Ji Sheng Chong Bing Za Zhi 1999; 17 (6): 330 - 3
124. Zhong Z, Froh M, Wheeler MD, Smutney O, Lehmann TG, Thurman RG. Gene Ther 2002; 9: 183 - 191
125. Zhou X, Hovell CJ, Pawley S, Hutchings MI, Arthur MJ, Iredale JP, Benyon RC. Liver Int 2004; 24: 492 - 501
126. 何德华，詹容洲主编．肝胆病理学．第 7 版 上海：第二军医大学出版社，1997；297 - 309 ，551
127. 漆德芳主编．肝硬化．北京：北京科学技术出版社，2000；59 - 72

11 SARS的分子治疗

钟南山 郑则广

zheng8620@yahoo. com. cn

广州医学院 邮编 510120

目 录

11.1 绪论

2002 年 12 月，广东省出现首例严重急性呼吸窘迫综合征（severe acute respiratory syndrome，SARS）的病例，由于从患者分离到的一种新型 SARS-冠状病毒（SARS-CoV）满足了作为病原体的 Kochi 6 要点[1]，被 WHO 确认为 SARS 的病因[2,3]。在正常人体上，没有存在或感染过 SARS-CoV 或与 SARS-CoV 相近的病毒株，没有 SARS-CoV 的抗体，所有人群普遍易感。从 2003 年的 3 月到 6 月份的 2 个月内，SARS 以惊人的速度成为全球性的传染性，到 2003 年底全球累计病例 8098，死亡 774 例[4]，涉及 33 个国家和地区，遍布五大陆，引起巨大的恐慌。SARS 的最大特点：是具有高传染性和高病死率的严重肺部感染。SARS 的传播方式是通过呼吸道，吸入含有冠状病毒的空气雾粒。

感染 SARS 后，其临床症状表现为：高热、寒战、肌肉疼痛、头痛、咳嗽、咳痰、纳呆和呼吸困难[5,6]。临床通常经过 2～3 阶段，第一阶段，病毒复制期，病毒负荷增加，出现发热、肌肉疼痛和其他系统的症状，这些症状通常数天后有改善；第二阶段，表示免疫病理损伤，主要的临床症状是低氧血症、再次发热、肺炎急性进展的临床和胸片表现，胸片显示一侧或双侧肺的一叶或多叶的渗出阴影，第二阶段通常伴随有病毒负荷的减少。20%患者进入第三阶段，患者出现 ARDS，需要机械通气，平均插管时间于起病后的第 6.4 天[7]，部分患者尚可发生气胸、纵隔气肿，死亡率 9.56%[4]。疾病开始流行期间，由于其病因不明确，作为该病首发地区的广东省在钟南山的领导下，开展务实和有效的预防、治疗研究工作，创立了三早期（早发现、早隔离和早治疗）和三合理（合理使用抗生素、合理使用糖皮质激素和合理使用无创正压通气）的预防和治疗原则，使广东省成为世界上死亡率最低的地区，也使他所在的广州呼吸疾病研究所成为抢救危重 SARS 患者成功率最高、股骨头坏死发病率最低的诊疗机构。2003 年以来，虽然没有大规模流行，但仍有散发病例，曾有实验室工作人员感染 SARS 的事件发生。到目前为止，经过全世界科学家的共同奋斗，有关 SARS 的发病机制及其新的治疗方法有了很大的发展，尤其是分子治疗领域，为 SARS 再次流行或其他病毒性传染病的防治提供了美好前景。

11.2 SARS-CoV 的结构与功能及基因组

11.2.1 SARS-CoV 的结构

冠状病毒科（Coronaviridae）成员为单链 RNA 病毒， 根据其基因组和抗原性特征[8]，冠状病毒可大致分为三类：第一类来自猪等动物，包括人冠状病毒 229E；第二类来自牛、鼠等动物，包括人冠状病毒 OC43；第三类来自鸡等禽类，包括鸟类传染性支气管病毒（avian infectious bronchitis virus，IBV）。人类的冠状病毒种类比较多，分别属于第一类和第二类。引起普通感冒的病毒中有 30%属于冠状病毒，但普通感冒症状较轻。

冠状病毒为正义单链 RNA 病毒，其基因组是已知的 RNA 病毒中最大的，约 27～31kb。依病毒株不同，冠状病毒有 3 或 4 种结构性蛋白[8]，即刺突蛋白 S（spike protein），膜蛋白

M（membrane protein），小分子膜蛋白 E（small membrane protein），核衣壳蛋白 N（nucleocapsid protein）及血凝素酯酶 HE（hemagglutinin esterase/acetylesterase）。其中 S 蛋白是病毒外壳成分，也是病毒和宿主细胞受体结合及病毒诱发机体产生抗体或细胞性免疫反应的重要因子。S 蛋白属于 I 型膜蛋白，在病毒的成熟过程中需经过翻译后加工，如糖基化、被胰蛋白酶样蛋白酶切成 S1 和 S2 片段等。S2 片段藉跨膜区锚定于膜上，而 S1 片段仅通过非共价键与 S2 片段连接。S1 片段主要参与病毒与宿主细胞间的识别，而 S2 片段则在 1 片段识别和结合宿主细胞受体后发生构象改变，从而促进病毒与细胞的融合[9, 10]。M 蛋白是负责病毒颗粒组装的主要蛋白质，属于 Ⅲ 型膜蛋白，其结构包括：一个大的 C 端体内区（endodomain），三个穿膜片段和一个短的 N 端体外区（ectodomain）[11]。E 蛋白也是一种膜整合蛋白，在病毒表面的数目相对较少，由占全长 2/3 的高疏水性的 N 端（E 蛋白的跨膜区）和一段伸向病毒体内的 C 端组成[12]。HE 仅在少数冠状病毒表面存在，属 I 型糖蛋白，可能与病毒所引起的病理有关[13]。

引起 SARS 的冠状病毒是一种新型的冠状病毒，从基因和蛋白质的同源性的角度进行分析，SARS－CoV 明显不同于已知的其他三类冠状病毒群，可能属于新的冠状病毒群。通过比较已知冠状病毒的基因组后发现[14,15]，SARS 病毒基因组结构与其他冠状病毒相似，它是正义单链 RNA，由 13～15 个开放读码框架（ORF）组成，长度接近 30000 对核苷[14-16]，其中冠状病毒的 rep 基因由多达 20000 个核苷组成。其编码的主要蛋白质有 RNA 复制酶（复制酶 1a，1b），S、M、E、N 蛋白等，但没有 HE 蛋白[17]。SARS－CoV 虽然外表与其他冠状病毒类似，但其 S、M 和 N 蛋白与其他冠状病毒相对应的蛋白质在进化关系上接近，但在某些区域与其他冠状病毒存在相当大的差异。SARS－CoV 基因组中约有 2/3 与鼠类冠状病毒的相关基因有“远亲”关系，另一部分则与鸟类冠状病毒的基因有些相似。

11.2.2 SARS－CoV 的基因组

来之加拿大的 SARS－CoV Tor2 株基因序列由 29，727 对核苷构成，其中包括：5′端为 72 对核苷引导序列、编码非结构多聚蛋白的开放读码框架（ORFs）1a 和 1b、编码结构蛋白 S、E、M 和 N 的基因序列、编码其他未知的非结构蛋白读码框架和 3′端的保守转录调节序列[15]。

11.2.3 SARS－CoV 的复制

感染宿主细胞后，病毒基因的 5′端开放读码框架 ORF 1a 和 1b，通过核糖体读码框架移行机制，翻译产生两个多肽前体 pp1a 和 pp1ab。多肽前体 pp1a 主要由辅助蛋白酶区（PLP1，2）、主要蛋白酶区（3CLpro）和疏水区（HD）等组成，而多肽前体 pp1ab 除了包括多肽前体 pp1a 所编码的蛋白外，尚有多聚酶（polymerase，Rep）、三磷酸腺苷解旋酶（helicase，Hel）和锌指区等。这些蛋白负责病毒基因的复制和用于合成病毒蛋白的巢式翻译。PLP 酶进行酶切后产生的蛋白对病毒是必需的，能激活病毒 mRNA 的合成，而 3Clpro 是 SARS－CoV 主要蛋白质的加工酶，对病毒的复制增殖至关重要[17,18]。3Clpro 是防治 SARS 的一个药靶。

冠状病毒进入宿主细胞后，利用宿主细胞内的元件来复制其基因组、表达不同的蛋白质，并利用宿主或其自身的蛋白酶对病毒的基因和蛋白质前体进行加工。

冠状病毒颗粒的组装发生在内质网和高尔基体间的区域（intermediate compartment）[19]。首先，N 蛋白在胞浆中与病毒基因组 RNA 结合，形成螺旋形的核衣壳（nucleocaspsid）。核衣壳的 N 蛋白进一步与病毒的 E、S 和 M 蛋白相互作用，组装成病毒颗粒。其中 M 和 E 蛋白可不依赖核衣壳的情况下形成病毒样颗粒[20]。E 蛋白在病毒体上表达很少，对病毒的复制增殖虽不是必需的，但缺乏了 E 蛋白，病毒组装会受到影响、生长缓慢[21]；而 M 蛋白对病毒颗粒的组装是必需的。S 蛋白通过其 C 端的跨膜区与 M 蛋白以非共价键连接而整合入病毒颗粒。

初步组装的冠状病毒颗粒进一步通过高尔基体的加工形成胞内体（endosome）样的结构（内含成熟的病毒颗粒），再利用宿主细胞的分泌途径以胞吐（exocytosis）方式释放到细胞外，侵染新的宿主细胞。

11.3 SARS－CoV 动物模型的建立

动物模型的建立是深入明确 SARS 的致病过程、研究预防疫苗和治疗方法的前提，目前已经有成功建立 SARS 动物模型的报道[1,22]，其建立方法如下：

1. 动物种类：恒河猴（Rhesus and cynomolgus macaques）；

2. 冠状病毒的类型：均来源于死于 SARS 的患者，其病毒株有：来之北京的 PUMC－01 和来之加拿大的 Tor2；

3. 接种方式：动物麻醉后通过鼻腔滴入，冠状病毒 PUMC01 的数量为：105～107 TCID50（half－maximal tissue culture infectious dose，最大培养组织感染剂量的半量）；

4. 模型成功建立的指征：接种 2 天后，出现发热、咳嗽等 SARS 症状、在恒河猴的咽拭子中发现与接种冠状病毒一致的病毒 RNA 或分离到相同的病毒、血清出现 SARS 特异性的 IgG 和或 IgM 抗体、肺组织出现弥散性肺泡损伤和病毒。

11.4 SARS－CoV 的致病机制

11.4.1 SARS－CoV 对宿主细胞的侵入

影响 SARS 致病力的首要基因是 S 蛋白基因，不但影响靶细胞的类型，也影响其他发病机制，冠状病毒第Ⅱ类的鼠肝炎病毒（MHV）的 S 基因单点变异可影响病毒致病力和组织趋向性。其次是非必需的读码框架基因[23]和 M 或 E 蛋白基因[24,25]。

冠状病毒的 S 蛋白在病毒表面以三聚体形式存在，是构成病毒表面冠状结构的主要成分，也是病毒通过受体介导的内吞侵入宿主细胞的主要结构蛋白。S 蛋白识别和结合宿主细胞上的受体主要借助于其 N 端的 S1 片段，除了这种蛋白质-受体介导的细胞融合外，冠状病毒在低温时还可直接以膜融合方式入侵宿主细胞。冠状病毒对宿主细胞的选择性主要依赖于 S 蛋白的膜外区，此区的改变能改变病毒的宿主嗜性。

冠状病毒入侵宿主细胞的方式有：① 受体介导的内吞，这需要病毒表面 S 蛋白等识别并结合宿主细胞上的对应受体[9]。通过它们的相互作用，宿主细胞内吞病毒颗粒，形成早期内吞体（endosome）；② 病毒与宿主细胞膜的直接融合，这也依赖于病毒表面 S 蛋白等对宿主细胞相应受体的识别。S 蛋白以 S1，S2 片段分布于冠状病毒表面，其中 S1 片段参与病毒-细胞间的识别和结合，而 S2 片段含有三个 α 螺旋和一个融合活化区，与病毒-细胞间的融合相关。S1 片段与宿主细胞上相应受体结合可诱导 S2 片段构象发生改变，暴露出 S2 片段内的融合活化区而促进病毒与细胞膜的直接融合[19,26]。干扰冠状病毒的 S 表面蛋白与其宿主细胞上受体的相互作用能阻断病毒入侵宿主细胞，因而可作为药靶。环境的温度和 pH 可影响冠状病毒 S1－S2 片段间的结合力，从而影响其流行季节和毒性[19,26-28]。根据此特征可作为预防和隔离的有效方法。

11.4.2 SARS－CoV 对宿主细胞的毒性机制

11.4.2.1 细胞自杀机制

冠状病毒感染后，宿主细胞由于病毒的复制而出现细胞溶解或凋亡[29,30]。SARS－CoV 也能引起组织纤维化[31]。其机制是：N 蛋白诱导与纤维沉着有关的凝血酶原酶基因的启动子活动[32]。

11.4.2.2 免疫调节机制

除了细胞自杀毒性，冠状病毒尚通过细胞和体液免疫途径致病[33,34]。感染 SARS－CoV 的患者气道中，存在以巨噬细胞为主的大量炎症细胞和大量细胞因子[35,36]。

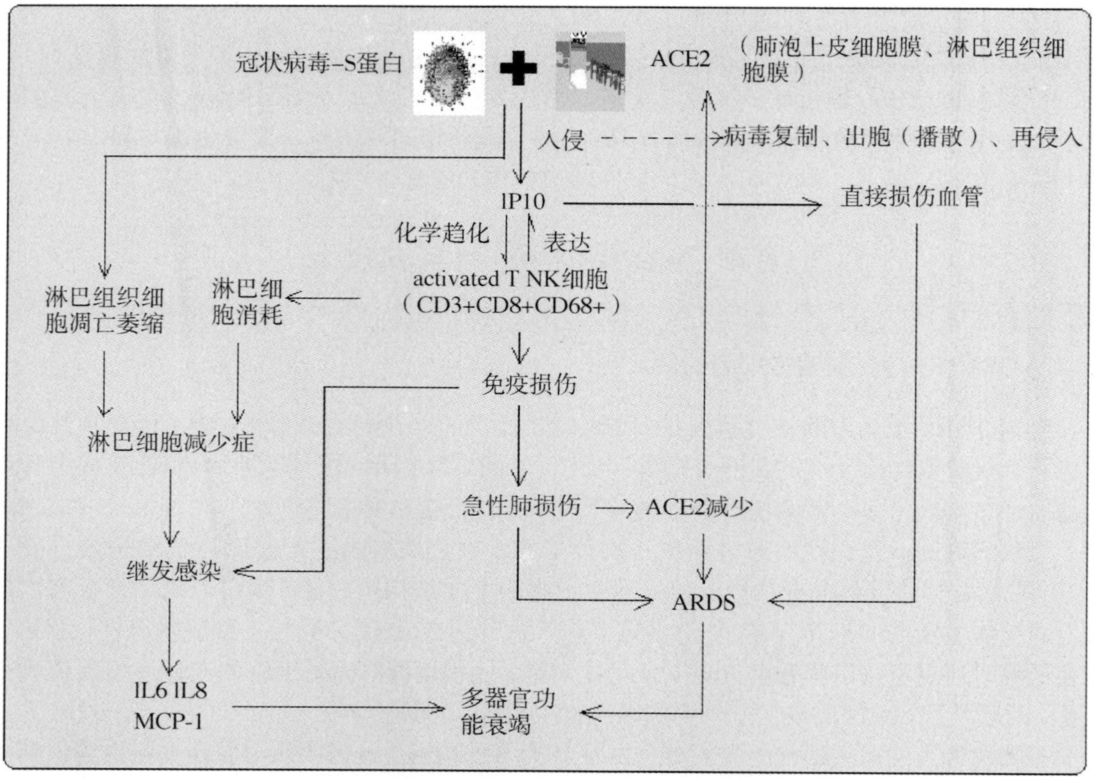

图 11－1 冠状病毒的发病机制

11.4.3 SARS-CoV 病理

SARS 的主要靶脏器为肺，以不同时期的弥漫性肺泡损伤为基本特征。发病机制可能为病毒所造成的肺泡上皮及毛细血管严重损伤，急性期以肺水肿及肺泡和细支气管的纤维素性渗出性炎为主要表现，肺泡细胞脱落、水肿，部分肺泡细胞巨细胞化，其细胞质有双性染色颗粒状物质，肺泡腔可出现透明膜；肺组织有 CD3 T 淋巴细胞、少数 CD8 T 淋巴细胞和 CD68 单核/巨噬细胞浸润；支气管上皮细胞裸露、纤毛丢失、鳞状化生；慢性期可出现肺泡内机化及肺泡间隔的纤维化，导致肺泡萎陷，最终形成纤维化、实变。脾和淋巴结的淋巴组织减少，脾白髓变小或消失[35,37-38]。

11.4.4 IP-10 在 SARS-CoV 的致病过程中的作用

IP-10 是 CXC 细胞因子中的一员，IFN-gamma 可在单核细胞诱导表达 IP-10。已经证实：IP-10 是 T 细胞、自然杀伤细胞和单核细胞的化学趋向因子[39]。

感染 SARS-CoV 的患者，其肺泡上皮细胞、CD3 T 淋巴细胞和单核巨噬细胞均可表达 IP-10。在 SARS 的起病早期（起病发热后的前 2 天），IP-10 开始明显升高；在疾病进展期（病后的 10～20 天），IP-10 维持在高水平，伴有淋巴细胞减少症和血 LDH 升高；在死亡前 1 天，IP-10 也维持在相当的高水平；在康复期（出院后的 15～30 天），IP-10 恢复至正常[38]。没有继发下呼吸道细菌或真菌感染的 SARS 患者，仅血液 IP-10 增高；继发感染者，其血液 IL-6、IL-8 和 MPC-1 等炎症因子才升高。另外，趋化于肺组织的 CD3 T 淋巴细胞和单核巨噬细胞可表达更多的 IP-10，动员更多的淋巴细胞进入肺组织，一方面引起更严重的免疫损伤，导致肺脏急性免疫损伤的恶性发展[38,40-41]；另一方面由于淋巴组织的淋巴细胞大量消耗，数量明显减少，导致淋巴细胞减少症[42,43]，使患者容易继发感染而加重病情。

此外，IP-10 对血管内皮细胞也有损害作用[44]。

11.4.5 血管紧张素转换酶 2/血管紧张素转换酶在 SARS-CoV 的致病过程中的作用

肾素-血管紧张素-醛固酮系统在维持血压稳定、水电解质平衡中起重要的作用。肾素主要由肾小球分泌，释放入血的肾素将在肝脏中产生的血管紧张素原分解为血管紧张素Ⅰ（ATⅠ），再经肺循环中的血管紧张素转化酶（ACE）的作用下转化为血管紧张素Ⅱ（ATⅡ），ATⅡ的受体有 2 类：AT1aR 和 AT2R。血管紧张素转化酶 ACE2 可将 ATⅡ依次降解为 AT1-7 而使后者去活性。ACE 和 ACE2 是功能不同的同源体，均在肺脏中表达，ACE2 也在淋巴结、肝脏和脾脏等器官中表达[45-48]。

从感染 SARS-CoV 的 E6 细胞中，可分离出 ACE2，它能与 SARS-CoV S 蛋白的 S1 区结合[49]，SARS-CoV S 蛋白通过宿主细胞膜表面受体 ACE2 而感染靶细胞；溶解形式的 ACE2 能阻断冠状病毒的 S1 区与 VeroE6 细胞的结合，而溶解形式的 ACE1 却不能阻断 SARS-CoV 的 S1 区与 VeroE6 细胞的结合；在 ACE2 转染的 293T 细胞中，SARS-CoV 能有效复制；抗 ACE2 能阻断 SARS-CoV 在 Vero E6 细胞中复制，而抗 ACE1 不能阻断[49]。

ATⅡ与肺组织的AT1aR受体结合，诱导和加重组织损伤和肺水肿；而ATⅡ与肺组织的AT2R受体结合，对酸或败血症诱导的严重急性肺损伤有保护作用，减少组织损伤[50]。而ACE，通过促进ATⅡ的产生，间接加重组织损伤和肺水肿。

SARS-CoV S蛋白重组体能减少VeroE6细胞表面ACE2的表达，导致AT II的降解减少，从而加重ATⅡ诱导的肺脏水肿和肺功能损伤。仅包含与ACE2结合位点的短链S蛋白（氨基酸318-510）也能减少宿主细胞表面ACE2的表达。野生型小鼠通过酸诱导引起急性肺损伤后，其肺的ATⅡ水平增高，使用重组S蛋白后，其ATⅡ水平更高。这种升高，可通过使用AT1aR受体拮抗剂阻断。野生型小鼠受感染SARS-CoV后，SARS-CoV在其肺脏中大量复制，如敲除野生型小鼠的ACE2表达，其肺脏仅有少量的复制病毒，且SARS-CoV S蛋白RNA的克隆数明显减少，其肺部的病理改变的程度也没有野生型的严重[50a]。

脂多糖、败血症和酸处理能使ACE2表达下调[50]。

重组ACE2（rACE2）通过ATⅡ的降解失活而减少肺的损伤，用AT1aR受体拮抗剂（ATA）也可以减轻ATⅡ所引起的肺损伤[51]。

11.4.6 继发感染在SARS-CoV的致病过程中的作用

继发感染的SARS患者与没有继发感染的比较，并发气胸、纵隔气肿、休克、DIC及多脏器功能损害等明显增多，住院时间长，死亡率高见表11-1[52]。继发感染后和死亡前1天，其血液的IL-6、IL-8和MCP-1明显升高[38]。这些细胞因子明显升高会导致细胞和器官功能损伤[53,54]，继发感染并死亡的SARS患者的多个脏器中，存在弥散性炎症性损伤[35,55-56]。

SARS患者继发感染的机制可能是：一方面由于受感染的肺泡上皮细胞表达P-10，CD3 T淋巴细胞和单核巨噬细胞趋化于肺组织、并表达IP-10，动员更多的淋巴细胞进入肺组织，消耗大量淋巴细胞[42,43]；另一方面，由于淋巴组织、脾脏和肝脏存在ACE2受体[44,57-59]，这些组织器官也是SARS-CoV的靶脏器[16]，SARS病毒通过S蛋白与淋巴组织细胞的ACE2受体结合，感染淋巴组织，导致淋巴组织萎缩和淋巴细胞进一步减少。

表11-1 继发感染对SARS患者的影响（例）

组别	气胸	纵隔气肿	休克	DIC	肾功能损害	肝功能损害	MOF	心功能损害	心律失常	并发症总数	死亡	住院时间(d)
非继发感染组(n=70)	1	1	0	0	0	2	0	1	3	8	0	21.9±9.2
继发感染组(n=20)	3＃	6＃	6＃	6＃	5＃	1◎	9＃	4＃	1◎	41＃	10＃	35.3±23.5＊

注：与非继发感染组比较，＊P＜0.05，＃P＜0.01，◎P＞0.05

引自中国呼吸与危重监护杂志．2003，2（5）：270～274.

11.4.7 CD209L 受体在 SARS - CoV 的致病过程中的作用

CD209L 受体是新发现的 SARS - CoV 受体，但它在 SARS 致病中的地位尚不清楚[60]。

11.4.8 酸环境在 SARS - CoV 的致病过程中的作用

SARS - CoV 进入靶细胞是通过依赖酸环境的胞饮过程[61]，使用氯化铵减少细胞环境的酸性，能减少病毒进入靶细胞的数量。

11.5 SARS 药物治疗

SARS 的治疗包括基因治疗、免疫治疗、化学治疗和疫苗等。基因治疗药物是使用药物抑制 SARS - CoV 某些基因的复制和表达，最终达到抗 SARS - CoV 的目的。免疫治疗是通过免疫调节功能间接抑制 SARS - CoV 的作用。化学治疗是针对 SARS - CoV 的毒性症状、急性肺损伤和 ARDS 等合并症的治疗。基因治疗和疫苗尚处于探索试验阶段。

11.5.1 抑制 SARS - CoV 的复制

11.5.1.1 核苷类似物

病毒唑是核苷类似物，为广谱抗病毒药，能抑制肌苷酸- 5 -磷酸脱氢酶，阻断肌苷酸转化为鸟苷酸，从而抑制病毒的 RNA 和 DNA 合成，对 DNA 病毒和 RNA 病毒均有抑制复制作用[62,63]。

在 SARS 流行早期，由于认为病毒唑可减少病毒负荷[64]，治疗方案就是病毒唑和激素的联合治疗[65]。

但是，在体外细胞培养病毒中，病毒唑对冠状病毒没有选择性抗病毒作用[66]，也没有依据证明有临床效果[6]；接受病毒唑治疗并死亡病例中，其肺脏存在冠状病毒的依据[35]。因此目前不推荐使用常规病毒唑[67]。

11.5.1.2 逆转录酶抑制剂 RAN 依赖的 RNA 多聚酶可以是抗 SARS 治疗的药靶。

现在临床使用的抗逆转录病毒药物分为三类：核苷类似物逆转录酶抑制剂（NRTIs）、非核苷类似物逆转录酶抑制剂（NNRTIs）、蛋白酶抑制剂（PIs）。(1) 核苷类逆转录酶抑制剂（NRTIs）：是最先应用的抗逆转录病毒药物，其结构与核酸类似，能与逆转录酶的天然底物-核酸发生竞争性抑制作用。(2) 非核苷类似物逆转录酶抑制剂（NNRTIs）：NNRTIs 直接与逆转录酶结合，非竞争性抑制逆转录酶活性。该类药物与酶结合后可以削弱酶亚基的聚合作用，从而阻断酶活性，最终抑制病毒的复制，其抑制效应与核苷底物是非竞争性的。(3) 蛋白酶抑制剂（PIs）：蛋白前体在蛋白酶催化下，加工成为成熟蛋白。而蛋白酶抑制剂可阻止前体蛋白的裂解，达到抗病毒的效果。

蛋白酶的活性对于 SARS - CoV RNA 的复制和蛋白处理是重要的[17,68]，蛋白酶抑制剂引起病毒 RNA 合成过程的立即中断。大多数冠状病毒表达 2 种蛋白酶：即主要的半胱氨酸蛋白酶，称主要蛋白酶（Mpro）或 3c 样蛋白酶（3CLpro），和两个辅助的木瓜酶样的蛋白酶。大约在相当于其他病毒的 PL1pro 基因的区域，SARS - CoV 在 ORF1a 显示一个功能区，其基因序列在以往已经发现的冠状病毒序列中不存在，是 SARS-特异性功能区[69]，此功能区有可能成为药靶。

AG7088 是人鼻病毒 Mpro 的底物类似物[70]，它作为治疗人鼻病毒引起的感冒药物、已经进入Ⅱ/Ⅲ期临床研究阶段，此 Mpro 的底物类似物对细胞培养中的 SARS-CoV 是有效的[68]。

Mpro 的活性是 pH 依赖性的，在较高的 pH 值时，其二聚体的 2 分子均以活性形式存在；在 pH<6 时，该酶晶体化，引起结构变化，导致底物的结合位点隐蔽；此时抑制剂不能与活性功能区结合[71]。

现在 FDA 批准用于治疗艾滋病的 HIV 蛋白酶抑制剂有沙奎那韦（saquinavir)、奈非那韦（nelfinavir)、安普那韦（amprenavir)、吲哚那韦（indinavir)、罗品那韦（lopinavir)、利托那韦（ritonavir)。

有文献报道：SARS 起病后 30 天内，联合使用 KALETRA（400mg Ritonavir 和 100mg LOPINAVIR）和病毒唑 14 天作为起始治疗的 34 例患者中，没有死亡患者，而仅采用病毒唑治疗的 690 例患者中，死亡率为 10%[72]；延迟使用 KALETRA 的，死亡率较高；而将 KALETRA 作为最后抢救用药的 33 例患者中，21%死亡。

11.5.1.3 病毒组装所需蛋白和出胞过程的靶位治疗

E 和 M 蛋白是病毒颗粒组装过程中的基本必需成分，可以作为药靶[73,74]。病毒通过分泌通道出胞的过程，也可作为抗病毒的药靶。

11.5.1.4 肽运载体家族药靶

特异性内生药物传递系统也可以是药靶。肽运载体家族由 PEPT1 和 PEPT2 组成，这些在呼吸道[75,76]、肠道[77]、肾脏[78,79]、神经系统[80]和其他脏器[81]的潜在宿主细胞中有不同的表达，在理论上，可以作为药靶。到目前为止，各种抗病毒药物，如伐昔洛韦[82]、缬更昔洛韦[83]或齐多夫定缬氨酰酯[84]，是通过这些系统进行转运的。

11.5.1.5 SiRNA

小干扰 RNA（small interfering RNA；siRNA）是人工体外合成的小片段 RNA，由约 20 个碱基对组成，包括 5 个磷酸盐，2 个核苷和 3 个悬臂。它通过互补配对而沉默相应靶位基因的表达（翻译)，也可以导致 mRNA 降解，即在转录水平和翻译水平起作用，是一种典型的负调控机制。

Li BJ 等将 21 只恒河猴 SARS 动物模型分为 5 组：非感染组、感染组、预防性使用 siRNA 感染组、同时使用 siRNA 感染组和补救性 siRNA 感染组，观察动物的症状、病毒负荷和肺组织的病理和免疫组组化，结果显示：siRNA 能抑制发热等类 SARS 样症状，其中预防组的体温最低；siRNA 能保护肺、不出现弥散性急性肺损伤，治疗组（包括预防组、同时使用组和感染后使用组）的急性弥散性肺损伤的程度均减轻；siRNA 能抑制猴呼吸道的 SARS-CoV 复制；且每只恒河猴的 siRNA 总累积剂量为 10MG/KG 到 40MG/KG 时，没有明显的副作用[85]。

11.5.1.6 干扰素

干扰素是由多种细胞产生的具有广泛的抗病毒、抗肿瘤和免疫调节作用的可溶性糖蛋白。干扰素在整体上不是均一的分子，可根据产生细胞分为 3 种类型：白细胞产生的为 α

型；成纤维细胞产生的为β型；T细胞产生的为γ型。根据干扰素的产生细胞、受体和活性等综合因素将其分为2种类型：Ⅰ型和Ⅱ型。Ⅰ型干扰素又称为抗病毒干扰素，其生物活性以抗病毒为主。Ⅰ型干扰素有3种形式：IFNα、IFNβ和IFNω。Ⅱ型干扰素又称免疫干扰素，仅有IFNγ，主要参与免疫调节。正常情况下，组织或血清中不含干扰素，只有在某些特定因素的作用下才能诱使细胞产生干扰素。主要诱生剂是病毒及人工合成的双链RNA。IFNα的表达细胞非常局限，以白细胞为主；IFNβ则可由几乎所有的有核细胞产生；IFNγ由$CD8^+$ T细胞和某些$CD4^+$ T细胞（特别是TH1细胞）产生，NK细胞亦可合成少量的IFNγ；这些细胞只有在免疫应答中受到抗原或丝裂原活化后才能分泌IFNγ。

干扰素的生物活性有较严格的种属特异性，即某一种属细胞产生的干扰素，只能作用于相应种属的细胞。Ⅰ型干扰素的抗病毒作用较强，而Ⅱ型干扰素则具有较强的抑制肿瘤细胞增殖和免疫调节作用。

抗病毒作用Ⅰ型干扰素具有广谱的抗病毒活性，对多种病毒如DNA病毒和RNA病毒均有抑制作用；但这种效应不是直接的，而是通过对宿主细胞的作用引起的。① 对干扰素敏感的细胞表面存在于干扰素受体，核内有“抗病毒蛋白”基因，受干扰素作用后该基因活化，产生的抗病毒蛋白可阻止病毒mRNA翻译，并促进病毒mRNA降解。② 干扰素能提高细胞表面MHCⅠ类分子的表达水平，受到病毒感染的细胞表面MHCⅠ类分子的增加有助于向T淋巴细胞递呈抗原，引起靶细胞的溶解。③ 干扰素可增强NK细胞对病毒感染的杀伤能力。

ZHAO将患者分为4组：A组使用病毒唑0.4～0.6g/天，B、C和D组使用干扰素3百万单位/天，C组同时使用低剂量的甲强龙80～160mg/天，2～3天，D接受高剂量的甲强龙160～1000mg/天，5～14天。仅D组有改善，不需进行机械通气，也没有死亡患者，ABC三组均有患者进行机械通气和死亡病例[86]。

Loutfy MR的回顾性非对照研究结果显显示：激素合并干扰素治疗SARS可减少ICU入住率、机械通气率和死亡率；缩短肺部病变的吸收时间、提高氧饱和度、减少吸氧时间、降低磷酸肌苷水平和乳酸脱氢酶恢复正常的时间[87]。

Haagmans Bl的研究结果显示[88]：interferon - alpha不但能预防恒河猴被SARS - CoV感染，而且在感染了SARS - CoV的恒河猴模型中，可明显减少病毒复制、病毒排泄量、1型细胞表达的病毒抗原和肺损伤。

11.5.2 针对SARS - CoV靶细胞受体的分子基因治疗

11.5.2.1 ACE2蛋白重组体[49,89-90]

ACE2蛋白重组体不但能被用于阻断冠状病毒的传播，而且能通过AT II的降解失活而减少肺的损伤，保护患者免于导致急性肺衰竭和ARDS。

11.5.2.2 抗ACE2[49,89-90]

抗ACE2能阻断SARS - CoV与宿主细胞膜的受体结合，从而阻断病毒复制。

11.5.2.3 Ace2 AT1aR受体拮抗剂的治疗[89]

拮抗剂（AT1aR antagonists，ATA）能阻断ATII与AT1aR受体结合，从而减少肺损伤。

11.5.2.4 阻断S蛋白与ACE2结合的断肽分子[91]

通过S蛋白序列中的第192－203残基、483－494残基和668－679残基分别获得的短肽SP－4、SP－8和SP－10均能明显阻断S蛋白与ACE2的结合，而且SP－10能阻断逆转录病毒对Vero E6细胞的传染性。

11.5.2.5 通过改变靶细胞酸环境[61]

使用氯化铵减少细胞环境的酸性，能减少病毒进入靶细胞的数量。

11.5.3 减少SARS－CoV免疫损伤的治疗

11.5.3.1 抗IP－10的治疗 IP－10是T细胞、自然杀伤细胞和单核细胞的化学趋向因子[39]。抗IP－10将能抑制炎症细胞的趋化作用，减少炎症损伤。

老鼠颅内感染鼠肝炎病毒（MHV）引起急性脑脊髓炎，随后出现慢性脱髓鞘病，其临床和组织学与人脱髓鞘多发性硬化病相似。MHV感染后，IP－10等细胞因子在急性期和慢性期均增高，急性感染期IP－10引起T淋巴细胞向脑组织聚集。使用抗IP－10治疗颅内感染MHV的老鼠后，CD4－T淋巴细胞和巨噬细胞的浸润减少，抑制了脱髓鞘的进展，并促进髓鞘的再生，同时能阻止疾病的发展，神经功能得到明显的改善[92-93]。

11.5.3.2 激素

Peiris JS等的研究发现，从病毒复制与炎症反应的角度来看，SARS的病程可分为三个阶段[94-95]：早期主要是病毒复制，引起全身毒性反应，中期主要是全身炎症反应（SIRS），后期主要是SIRS导致的肺损伤（ALI或ARDS）以及并发症。Peiris JS发现：SARS病程第10天气道分泌物的病毒量下降，同时血清中出现SARS－CoV抗体[95]。而部分患者第2周病情恶化，这可能与免疫病理损伤有关[96,97]。文献报道显示：SARS患者外周血IP－10在疾病早期明显增高，并延续至康复期；且在单核细胞/巨噬细胞浸润和淋巴细胞缺失的肺组织和淋巴组织中高度表达[97]，提示存在免疫病理损伤。疾病第二阶段病情加重，其原因可能是：宿主过度反应导致的免疫病理损伤。激素的使用就是减轻宿主免疫反应的强度，减少免疫病理损伤，从而改善病情[38]。另有文献报道：SARS患者发病后Th1因子、IFN－γ以及炎症细胞因子Il－1、IL－6和IL－12持续增加至少2周[98]，激素治疗5～8天后，原来增高的因子IL－8、MCP－1和IP－10明显减少，提示Th1细胞通过单核细胞/巨噬细胞和中性粒细胞的聚集来调节免疫和增强炎症反应。也有文献报道：激素治疗前因子IL－10、IL－6和TNF增高，激素治疗后IL－10下降，而IL－6和TNF仍增高[99]。这些研究结果提示激素治疗有利于减轻炎症反应、减少肺损伤。

广州的回顾分析结果显示[100]：确诊的重症SARS患者合理使用激素可减少死亡率，缩短住院时间，与下呼吸道继发感染等合并症的发生率没有显著相关。这一结果支持在重症SARS（OI＜300mmHg）中合理使用激素，该研究中，重症SARS患者使用甲基强的松龙的日均剂量为133.5±102.3 mg，总用量为2493.9±2609.2 mg[100]。

激素治疗可导致恢复期患者缺血性骨坏死。沈君等对广州市4家医院SARS患病医务人员的群体抽样调查的结果显示，124例中有3例（2.4％）发生缺血性骨坏死[101]，其发生与激素的单日最大剂量相关。广州地区SARS患者骨坏死发生率低，其原因可能与广州地区的激素用量相对低和疗程相对短有关。

11.5.3.3 NO

在过去 15 年，由于发现内皮细胞源性的松弛因子（endothelium derived relaxing factor，EDRF），并确认为 NO（nitric oxide）后，关于 NO 在肺循环和气道中的生理和病理作用受到极度的关注[102]。在肺脏中，NO 的合酶（nitric oxide synthase，NOS）有三种：NOSⅠ NOSⅡ和 NOSⅢ。NO 不但能减低肺血管的张力[103]、减少气管的反应性和在正常状态下降低肺毛细血管的通透性[104-105]，而且能起促氧化[104]或抗氧化[106]的双向作用，也调节前炎症因子的平衡[107]。文献报道显示：吸入 NO 能减轻氧中毒诱导的动物肺脏的细胞凋亡[108]，抑制 NO 合成能加重氧中毒的肺损伤[109]，NOSⅡ无效应的突变体小鼠可导致氧中毒的早期炎症反应[110]。在 ARDS 和急性损伤时，呼出气的 NO 含量减少，提示在 ARDS 中，大量消耗 NO[111-112]。由于 NO 能扩张肺血管、改善动-静脉分流、提高氧合，吸入 NO 可用于 ARDS 的辅助治疗[113]。

NO 保护肺的机制可能通过 NO－MT－Zn 信号通路实现的[114]。MT 是一种小分子的细胞内金属连接蛋白，NO 能引起大多数细胞内锌结合蛋白的 S 基亚硝基化和锌离子的游离。NO、MT 和 Zn 三者能减轻肺对氧中毒所诱导的损伤。但是，内源性 NO 及其代谢中间活性产物可作用于表面活性物质[115]、呼吸上皮细胞的钠通道[116]和氯通道而加重急性肺损伤[117]。

因此，NO 在 SARS 感染继发的急性肺损伤和 ARDS 中的治疗价值，尚有待于进一步的探讨。

11.5.4 SARS 免疫治疗

在有效的 SARS－CoV 疫苗出现前，利用特异性 SARS－CoV 抗体进行被动免疫治疗是最有希望的防治 SARS 方法。目前被动免疫治疗方法有 2 种：即 SARS 康复期的血清和马超免疫球蛋白 F（ab′）2。

11.5.4.1 康复期血清

SARS 起病后第一周，出现病毒负荷高峰；患者通常在第 10～14 天出现免疫反应，随后是病毒的清除。

康复期血清中，有高浓度抗 SARS 抗体，当 SARS 患者使用康复期血清时，将能清除病毒，且越早期使用，其效果越好。文献报道显示[118]：康复期血清有利于 SARS 患者的恢复。

但是在流行期间，康复期血清不可能满足广泛地使用。

11.5.4.2 免疫球蛋白

免疫球蛋白有免疫调节作用，是一种被动免疫疗法，可以下调细胞因子的表达[119]。对抢救性冲击剂量激素和病毒唑治疗没有反应的 12 例患者使用高浓度的（IGM95mg/kg/d×3 天）后，胸片和氧合得到明显的提高，没有不良反应的发生[120]。

11.5.4.3 马超免疫球蛋白 F（ab′）2

Jia－hai LU 等的研究结果显示[121]：将 SARS－CoV F69（AY313906）株制作的抗原，分别于第 0、10、21 和 28 天通过肌肉注射、主动免疫 6 只健康马后，马血清于免疫后第 10 天发现中和抗体，第 28 天其滴度明显增加，第 48 天其中 4 只的中和抗体滴度达高峰，而另

2 只继续增高；利用这些马血清中和抗体制作的 F（ab′）2 能中和另一株 SARS－CoV Z2－Y3。

11.5.5 抗 SARS－CoV 疫苗

就像大多数患者产生抗 SARSCoV 免疫力，并能生存一样，制造有效和安全疫苗是必要的[122]。有几种开发疫苗的途径[123]。

11.5.5.1 减毒 SARS－CoV 疫苗

通过敲除特异性基团基因，可以产生减毒冠状病毒疫苗。这些基因的敲除不会改变病毒的复制特性，但可以减毒[124]。已经证实：减毒疫苗与死病毒疫苗比较，效果更好，提示：细胞调节的免疫在防疫机制中是重要的。但是，减毒疫苗可能会与流行的野生病毒株重组[125]，也没有证据说明：减毒疫苗不会出现重组、而恢复毒性，开发减毒疫苗的可能性不大。

11.5.5.2 死亡 SARS－CoV 疫苗

死亡疫苗是安全且容易生产。最近采用 SARS－CoV 株 F69，通过甲醛处理并与 Al（OH）（3）[124]混合制造了无活性 SARS－CoV 疫苗。但是，死亡 SARS－CoV 疫苗不能保护不同冠状病毒株的感染。

11.5.5.3 亚单位 SARS－CoV 重组体疫苗

最近两个研究显示[126,127]：通过分子生物技术，有希望较容易地制作抗 S 蛋白的重组病毒蛋白、亚单位重组疫苗。通过在抗体库中进行筛选，得到 8 个抗 SARS－CoV s 蛋白的 s1 区域的重组人类单链可变区域片段（scFvs），其中 scFv 80R 能有效地中和 SARS－CoV，抑制表达 s 蛋白的细胞和表达 ACE2 受体的细胞间融合[127]。使用 SARS－CoV s 蛋白受体结合位点（aa 318 － 510）进行免疫接种，得到能有效中和的抗体[128]。但是，由于变异性，重组亚单位疫苗抗感染能力是有限的。

11.5.5.4 重组 vectored 疫苗

利用 DNA 或病毒载体的重组载体疫苗也可能是一个药靶。在这方面，诱导宿主体液和细胞免疫的多价体方法是最吸引人的方法。最近研究显示：编码不同 SARS－CoV 抗原的 DNA 疫苗能够产生体液和细胞免疫，是潜在的抗 SARS－CoV[129-131]感染的疫苗。但是，使用 Ankara－的重组体抗 SARS－CoV 疫苗可能会导致肝炎发病率的增加[132]。

11.5.5.5 基于 SARS－CoV 抗原的疫苗

基于通过病毒或 DNA 载体转运的抗原决定族的方法制作疫苗，已经有报道[133]，其主要的优点是：预防疫苗病毒的毒性恢复和消除导致产生自身免疫可能性的病毒基因序列。但是其缺点是：潜在的病毒变异。如果抗原经常变异，基于抗原决定族的疫苗对 SARS－CoV 的感染没有保护作用。当然，如果 SARS－CoV 是高度变异的病毒，找到高稳定的抗原决定族是本方法的关键所在。

总之，通过几种途径可开发 SARS 疫苗，但是已经报道，冠状病毒疫苗在部分动物中引起病毒感染，因此必须找到一个可靠的方法[34]。理想的 SARS－CoV 疫苗应该具有这样的特性：① 能得到中和各种病毒株的高效抗体；② 能防止感染和传播；③ 安全。最近研究显示重组受体结合区域抗原能诱导高效的抗 SARS－CoV 中和抗体，重组或 vectors 编码的受体结合区域抗原可能成为理想的安全有效的疫苗[134-137]。

11.6 结语

广东省是最早遇到 SARS 的地区，联合应用激素和无创正压通气治疗重症 SARS 经历了一个逐步发展的过程。早期主要按照重症肺炎的治疗原则，但尝试多种抗菌药物和抗真菌药物无明显的疗效。经过积极的感染病原学检查，没有细菌、真菌、结核菌等感染和常见的传染性疾病的依据。持续高热等严重的全身中毒症状，应用大剂量的退热药物也无法控制。肺部渗出性的病变进展迅速，出现急性肺损伤和急性呼吸窘迫综合征的表现，伴有多器官功能的异常。在不明病因的情况下，针对严重的 ARDS 的表现，为了维持生命和保护器官功能，为进一步寻找病因和治疗争取时间，尝试性应用激素治疗。结果有比较好的临床反应，表现为氧合功能改善，肺部渗出减少和全身中毒症状改善。随后，广州市多家医院在联合应用激素和无创正压通气治疗重症 SARS 方面，取得比较一致的共识。从总体的临床治疗效果来看，广东省总的报告病死率为 3.4%，显著低于国际报道的病死率为 10%左右的平均水平。

经过世界科学家的共同努力，目前在 SARS 病毒的防治中取得很多成就，SARS 的治疗包括基因治疗、免疫治疗、化学治疗和疫苗等。由于成功建立了 SARS 动物模型，这些防治方法将会得到不断完善，其中关于 SiRNA、蛋白酶抑制剂、ACE2 蛋白重组体、抗 IP-10 的治疗和马超免疫球蛋白 F（ab′）2 分子基的因治疗以及高效安全疫苗制作，将会有利于 SARS 再次流行的防治，也为其他病毒性疾病的防治提供宝贵的参考价值。

参考文献

1. Fouchier RA, Kuiken T, Schutten M, et al. Nature, 2003; 423 (6937): 240.
2. Peiris JS, Lai ST, Poon LL, et al. Lancet, 2003; 361 (9366): 1319-1325.
3. Drosten C, Gunther S, Preiser W, et al. N Engl J Med, 2003; 348 (20): 1967-1976.
4. Groneberg DA, Zhang L, Welte T, Zabel P, Chung KF. QJM, 2003; 96 (11): 845-852.
5. Lee N, Hui D, Wu A, et al. N Engl J Med, 2003; 348: 1986-1994.
6. Booth CM, Matukas LM, Tomlinson GA, et al. JAMA, 2003; 289 (21): 2801-2809.
7. Donnelly CA, Ghani AC, Leung GM, et al. Lancet, 2003; 361 (9371): 1761-1766.
8. Holmes KV. N Engl J Med, 2003; 348 (20): 1948-1951.
9. Gallagher TM, Buchmeier MJ. Virology, 2001; 279 (2): 371-374.
10. Popova R, Zhang X. Virology, 2002; 294 (1): 222-236.
11. De Haan CA, de Wit M, Kuo L, et al. Virus Res, 2002; 82 (1-2): 77-81.
12. Maeda J, Repass JF, Maeda A, Makino S. Virology, 2001; 281 (2): 163-169.
13. Nguyen VP, Hogue BG. J Virol, 1997; 71 (12): 9278-9284.
14. Marra MA, Jones SJ, Astell CR, et al. Science, 2003; 300: 1399-1404.
15. Rota PA, Oberste MS, Monroe SS, et al. Science, 2003; 300: 1394-1399.

16. Ksiazek TG, Erdman D, Goldsmith CS, et al. N Engl J Med, 2003; 348 (20): 1953 -1966.
17. Thiel V, Ivanov KA, Putics A, et al. J Gen Virol, 2003; 84 (Pt 9): 2305 - 2315.
18. Gorbalenya AE, Koonin EV, Donchenko AP, et al. Nucleic Acids Res, 1989; 17 (12): 4847 - 4861.
19. Rossen JW, Horzinek MC, Rottier PJ. Trends Microbiol, 1995; 3 (12): 486 - 490.
20. De Haan CA, Kuo L, Masters PS, et al. J Virol, 1998; 72 (8): 6838 - 6850.
21. Kuo L, Masters PS. J Virol, 2003; 77 (8): 4597 - 4608.
22. Qin C, Wang J, Wei Q, etal. J Pathol, 2005; 206 (3): 251 - 259.
23. De Haan CA, Masters PS, Shen X, et al. Virology, 2002; 296 (1): 177 - 189.
24. An S, Chen CJ, Yu X, et al. J Virol, 1999; 73 (9): 7853 - 7859.
25. Charley B, Laude H. J Virol, 1988; 62 (1): 8 - 11.
26. Nash TC, Buchmeier MJ. Virology, 1997; 233 (1): 1 - 8.
27. Sturman LS, Ricard CS, Holmes KV. J Virol, 1990; 64 (6): 3042 - 3050.
28. Luo Z, Weiss SR. Virology, 1998; 244 (2): 483 - 494.
29. Liu C, Xu HY, Liu DX. J Virol, 2001; 75 (14): 6402 - 6409.
30. Lavi E, Wang Q, Weiss SR, et al. Virology, 1996; 221 (2): 325 - 334.
31. Antonio GE, Wong KT, Hui DS, Wu A, et al. Radiology, 2003; 228 (3): 810 - 815.
32. Ning Q, Liu M, Kongkham P, et al. J Biol Chem, 1999; 274 (15): 9930 - 9936.
33. Marten NW, Stohlman SA, Bergmann CC. Viral Immunol, 2001; 14 (1): 1 - 18.
34. Weiss RC, Scott FW. Comp Immunol Microbiol Infect Dis, 1981; 4 (2): 175 - 189.
35. Nicholls JM, Poon LL, Lee KC, et al. Lancet, 2003; 361 (9371): 1773 - 1778.
36. Franks TJ, Chong PY, Chui P, et al. Hum Pathol, 2003; 34 (7): 729 - 30.
37. 陈杰，张宏图，谢永强，等．中华病理学杂志，2003; 32 (6): 516 - 520.
38. Yong Jiang, Jun Xu, Chengzhi Zhou, et al. Am J Respir Crit Care Med, 2005; 171 (8): 850 - 857.
39. Liu MT, Chen BP, Oertel P, et al. J Immunol, 2000; 165 (5): 2327 - 2330.
40. Agostini C, Facco M, Siviero M, et al. Am J Respir Crit Care Med, 2000; 162 (4 Pt 1): 1466 - 1473.
41. Lane BR, King SR, Bock PJ, et al. Virology, 2003; 307 (1): 122 - 134.
42. Wong RS, Wu A, To KF, et al. BMJ, 2003; 326 (7403): 1358 - 1362.
43. O'Donnell R, Tasker RC, Roe MFE. BMJ, 2003; 327 (7415): 620.
44. Sgadari C, Angiolillo AL, Cherney BW, et al. Proc Natl Acad Sci USA, 1996; 93 (24): 13791 - 13796.
45. Harmer D, Gilbert M, Borman R, et al. FEBS Lett, 2002; 532 (1 - 2): 107 - 110.
46. Komatsu T, Suzuki Y, Imai J, et al. DNA Seq, 2002; 13 (4): 217 - 220.
47. Hamming I, Timens W, Bulthuis M L, et al. J. Pathol, 2004; 203 (2): 631 - 637.
48. Chan K H, Poon L L, Cheng V C, et al. Emerg Infect Dis, 2004; 10 (2): 294 - 299.

49. Li W, Moore MJ, Vasilieva N, et al. Nature, 2003; 426 (6965): 450 - 454.
50. Imai Y, Kuba K, Rao S, e al. Nature, 2005; 436 (7047): 112 - 116.
50a. Kuba K, Imai Y, Rao S, et al. Nat Med, 2005; 11 (8): 875 - 879.
51. Groneberg DA, Hilgenfeld R, Zabel P. Respir Res, 2005; 6 (1): 8 - 10.
52. 郑则广 陈荣昌 . SARS 患者继发下呼吸道感染的队列分析 . 中国呼吸与危重监护杂志, 2003; 2 (5): 270～274.
53. Bhatia M, Moochhala S. J Pathol, 2004; 202 (2): 145 - 156.
54. Geppert A, Steiner A, Zorn G, et al. Crit Care Med, 2002; 30 (9): 1987 - 1994.
55. Ding Y, Wang H, Shen H, et al. J Pathol, 2003; 200 (3): 282 - 289.
56. Franks TJ, Chong PY, Chui P, et al. Hum Pathol, 2003; 34 (8): 743 - 748.
57. Christen U, Benke D, Wolfe T, et al. J Clin Invest, 2004; 113 (1): 74 - 84.
58. Dufour JH, Dziejman M, Liu MT, et al. J Immunol, 2002; 168 (7): 3195 - 3204.
59. Sauty A, Dziejman M, Taha RA, et al. J Immunol, 1999; 162 (6): 3549 - 58.
60. Jeffers SA, Tusell SM, Gillim - Ross L, et al. Proc Natl Acad Sci U S A, 2004; 101 (44): 15748 - 15753.
61. Yang ZY, Huang Y, Ganesh L, et al. J Virol, 2004; 78 (11): 5642 - 5650.
62. Koren G, King S, Knowles S, er al. CMAJ, 2003; 168 (10): 1289 - 1292.
63. Levy MM, Bay MS, Bernard GR, et al. Am J Respir Crit Care Med, 2005; 171 (5): 518 - 526.
64. Rainer TH. Current opinion in Pulmonary Medicine, 2004; 10 (3): 159 - 165.
65. Tsang KW, Ho PL, Ooi Yee WK, et al. N Engl J Med, 2003; 348 (20): 1977 -1985.
66. Cinatl J, Morgenstern B, Bauer G, et al. Lancet, 2003; 361 (9374): 2045 - 2046.
67. Vijayanand P, Wilkins E, Woodhead M. Clin Med, 2004; 4 (2): 152 - 160.
68. Anand K, Ziebuhr J, Wadhwani P, et al. Science, 2003; 300 (5626): 1763 - 1767.
69. Snijder EJ, Bredenbeek PJ, Dobbe JC, et al. J Mol Biol, 2003; 331 (5): 991 - 1004.
70. Matthews DA, Dragovich PS, Webber SE, et al. Proc Natl Acad Sci U S A, 1999; 96 (20): 11000 - 11007.
71. Yang H, Yang M, Ding Y, et al. Proc Natl Acad Sci U S A, 2003; 100 (23): 13190 - 13195.
72. Vastag B. JAMA, 2003; 290 (13): 1695 - 1696.
73. Vennema H, Godeke GJ, Rossen JW, et al. EMBO J, 1996; 15 (8): 2020 - 2028.
74. Bos EC, Luytjes W, van der Meulen HV, et al. Virology, 1996; 218 (1): 52 - 60.
75. Groneberg DA, Nickolaus M, Springer J, et al. Am J Pathol, 2001; 158 (2): 707 -714.
76. Groneberg DA, Eynott PR, Doring F, et al. Thorax, 2002; 57 (1): 55 - 60.
77. Groneberg DA, Doring F, Eynott PR, et al. Am J Physiol Gastrointest Liver Physiol, 2001; 281 (3): G697 - 704.

78. Groneberg DA, Doring F, Nickolaus M, et al. Pharm Res, 2002; 19 (8): 1209 - 1214.
79. Rubio - Aliaga I, Frey I, Boll M, et al. Mol Cell Biol, 2003; 23 (9): 3247 - 3252.
80. Groneberg DA, Doring F, Nickolaus M, et al. Neurosci Lett, 2001; 304 (3): 181 -184.
81. Groneberg DA, Doring F, Theis S, et al. Am J Physiol Endocrinol Metab, 2002; 282 (5): E1172 - E1179.
82. Ganapathy ME, Huang W, Wang H, et al. Biochem Biophys Res Commun, 1998; 246 (2): 470 - 475.
83. Sugawara M, Huang W, Fei YJ, et al. J Pharm Sci, 2000; 89 (6): 781 - 789.
84. Han H, de Vrueh RL, Rhie JK, et al. Pharm Res, 1998; 15 (8): 1154 - 1159.
85. Li BJ, Tang Q, Cheng D, et al. Nat Med, 2005; 11 (9): 944 - 951.
86. Zhao Z, Zhang F, Xu M, et al. J Med Microbiol, 2003; 52 (Pt 8): 715 - 720.
87. Loutfy MR, Blatt LM. JAMA, 2003; 290 (24): 3222 - 3228.
88. Haagmans BL, Kuiken T, Martina BE, et al. Nat Med, 2004; 10 (3): 290 - 293.
89. Groneberg DA, Hilgenfeld R, Zabel P. Respir Res, 2005; 6 (1): 8 - 10.
90. Wang P, Chen J, Zheng A, et al. Biochem Biophys Res Commun, 2004; 315 (2): 439 -444.
91. Ho TY, Wu SL, Chen JC, et al. Antiviral Res, 2006; 69 (2): 70 - 76.
92. Liu MT, Keirstead HS, Lane TE. J Immunol, 2001; 167 (7): 4091 - 4097.
93. Kelley VR, Rovin BH. Springer Semin Immunopathol, 2003; 24 (4): 411 - 421.
94. Tsang K, Zhong NS. Respirology, 2003; 8 Suppl: S25 - 30.
95. Peiris JS, Chu CM, Cheng VC, et al. Lancet, 2003; 361 (9371): 1767 - 1772.
96. Nicholls JM, Poon LL, Lee KC, et al. Lancet, 2003; 361 (9371): 1773 - 1778.
97. Jiang Y, Xu J, Zhou C, et al. Am J Respir Crit Care Med, 2005; 171 (8): 850 - 857.
98. Wong CK, Lam CW, Wu AK, et al. Clin Exp Immunol, 2004; 136 (1): 95 - 103.
99. BM Jones, JSM Peiris, PC Wong, et al. Clin Exp Immunol, 2004; 135 (3): 467 -473.
100. Rong - chang Chen, Xiao - ping Tang, Shou - yong Tan, et al. CHEST, 2006; 129 (6): 1441 - 1452.
101. 沈君，梁碧玲，曾庆思等，中华医学杂志，2004；21 (84): 1814 - 1817.
102. Marczin N, Royston D. Br J Anaesth, 2001; 87 (2): 179 - 183.
103. Cremona G, Wood AM, Hall LW, et al. J Physiol, 1994; 481 (Pt 1): 185 - 195.
104. Bernareggi M, Mitchell JA, Barnes PJ, Belvisi MG. Am J Respir Crit Care Med, 1997; 155 (3): 869 - 874.
105. Sprague RS, Stephenson AH, Mcmurdo L, Lonigro AJ. J Pharmacol Exp Ther, 1998; 284 (2): 443 - 448.
106. Sato Y, Walley KR, Klut ME, et al. Am J Respir Crit Care Med, 1999; 159 (5 Pt 1): 1469 - 1476.

107. Peng HB, Libby P, Liao JK. J Biol Chem, 1995; 270 (23): 14214 - 14219.
108. Howlett CE, Hutchinson JS, Veinot JP, et al. Am J Physiol, 1999; 277 (3 Pt 1): L596 - 605.
109. Garat C, Jayr C, Eddahibi S, et al. Am J Respir Crit Care Med, 1997; 155 (6): 1957 -1964.
110. Kobayashi H, Hataishi R, Mitsufuji H, et al. Am J Respir Cell Mol Biol, 2001; 24 (4): 390 - 397.
111. Marczin N, Riedel B, Gal J, et al. Lancet, 1997; 350 (9092): 1681 - 1682.
112. Brett SJ, Evans TW. Am J Respir Crit Care Med, 1998; 157 (3 Pt 1): 993 - 997.
113. Frostell C, Fratacci MD, Wain JC, et al. Circulation, 1991; 83 (6): 2038 - 2047.
114. Claudette M. St. Croix, Karanee Leelavaninchkul, Simon C. Watkins, et al. Proc Am Thorac Soc, 2005; 2 (3): 236 - 242.
115. Baron RM, Carvajal IM, Fredenbrugh LE, et al. FASEB J, 2004; 18 (11): 1276 -1278.
116. Hardiman KM, McNicholas - Bevensee CM, Fortenberry J, et al. Am J Respir Cell Mol Biol, 2004; 30 (5): 720 - 728.
117. Jilling T, Haddad IY, Cheng SH, et al. Am J Physiol, 1999; 277 (1 Pt 1): L89 -96.
118. Yeh KM, Chiueh TS, Siu LK, et al. J Antimicrob Chemother, 2005; 56 (5): 919 -922.
119. Bellow M. J Allergy Clin Immunol, 1997; 100 (2): 151 - 157.
120. Tsang K, Zhong NS. Respirology, 2003; 8 Suppl: S25 - 30.
121. Jia - hai LU, Zhong - min GUO, Wen - yu HAN, et al. Acta Pharmacologica Sinica, 2005; 26 (12): 1479 - 1484.
122. De Groot AS. Vaccine, 2003; 21 (27 - 30): 4095 - 4104.
123. Groneberg DA, Poutanen SM, Low DE, et al. Lancet Infect Dis, 2005; 5 (3): 147 - 155.
124. Brim TA, VanCott JL, Lunney JK, et al. Vet Immunol Immunopathol, 1995; 48 (1 - 2): 35 - 54.
125. Takamura K, Matsumoto Y, Shimizu Y. Can J Vet Res, 2002; 66 (4): 278 - 281.
126. Sui J, Li W, Murakami A, et al. Proc Natl Acad Sci U S A, 2004; 101 (8): 2536 -2541.
127. He Y, Zhou Y, Liu S, et al. Biochem Biophys Res Commun, 2004; 324: 773 - 781.
128. Wang X, Schnitzlein WM, Tripathy DN, et al. Avian Dis, 2002; 46 (4): 831 - 838.
129. Kim TW, Lee JH, Hung CF, et al. J Virol, 2004; 78 (9): 4638 - 4645.
130. Yang ZY, Kong WP, Huang Y, et al. Nature, 2004; 428 (6982): 561 - 564.
131. Weingartl H, Czub M, Czub S, et al. J Virol, 2004; 78 (22): 12672 - 12676.
132. Koolen MJ, Borst MA, Horzinek MC, et al. J Virol, 1990; 64 (12): 6270 - 6273.
133. Zhang QF, Cui JM, Huang XJ, et al. Sheng Wu Hua Xue Yu Sheng Wu Wu Li Xue

Bao (Shanghai)，2003；35 (6)：587 - 591.

134. He Y，Zhu Q，Liu S，et al. Virology，2005；334 (1)：74 - 82.

135. Chen Z，Zhang L，Qin C，et al. J Virol，2005；79 (5)：2678 - 2688.

136. He Y，Zhou Y，Liu S，et al. Biochem Biophys Res Commun，2004；324 (2)：773 -781.

137. He Y，Lu H，Siddiqui P，et al. J Immunol，2005；174 (8)：4908 - 4915.

12 HIV 的基因疗法

马鑫 陈小平 陈凌*

chen _ ling@gibh. ac. cn

中国科学院广州生物医药与健康研究院

目 录

12.1 概述

艾滋病是获得性免疫缺陷综合征（acquired immunodeficiency syndrome，AIDS）的简称。艾滋病的病原体是人类免疫缺陷病毒（human immunodeficiency virus，HIV，主要指HIV-1）。根据联合国艾滋病规划署的报告，自1981年发现首例艾滋病以来，截至2006年底全球累计已有约7000万人感染HIV，其中约3000万人已经死亡，平均每年死亡290万例。2006年新增430万HIV感染者。目前还没有一种治疗方法可以完全清除HIV感染。高效抗逆转录病毒疗法（highly active antiretroviral therapy，HAART，俗称鸡尾酒疗法）是目前HIV感染治疗中的最大突破，因为它可以显著降低病毒载量和部分恢复免疫功能，从而延长HIV感染者和艾滋病患者的生存期。但是，随着鸡尾酒疗法的广泛应用，它的缺点也越来越明显。第一，治疗费用高，是个人和政府的沉重负担，在发展中国家更不可能普遍使用；第二，停药后病毒很快反弹，必须终身用药；第三，耐药株的出现导致治疗失败，很多患者不能严格遵照医嘱服药，同时临床上很难做到对病毒耐药进行有效的监测使得其疗效大打折扣；第四，长时间治疗产生的毒副作用；第五，治疗不能完全恢复机体针对HIV的免疫反应；第六，研发新药的高额成本。因此，寻找艾滋病新疗法的需求更加急迫。

基因治疗作为一种新发展起来的很有潜力的治疗手段，逐渐受到各国科学家的高度重视。HIV感染基因治疗的目标在于延长患者的生存寿命和改善患者的生存质量。能够对AIDS患者进行有效的基因治疗是我们一直期待的远景，但不可否认的是，我们离这个愿望还有很艰苦的路要走，甚至对HIV/AIDS进行基因治疗还未必可行。但是针对AIDS的基因治疗的研究已经取得了一些阶段性成果。有多项抗HIV-1的基因疗法进入Ⅰ～Ⅱ期临床试验，显示它具有良好的安全性，并为这种疗法提供了许多新的理论和实际依据。对由于多重耐药导致鸡尾酒疗法治疗失败的病人给予基因治疗可能是一种更为实际的临床应急措施。在对抗艾滋病的斗争中基因疗法联合HAART不啻是一种有希望的策略。

12.2 艾滋病病原学

12.2.1 HIV-1病毒颗粒结构

HIV属于逆转录病毒科慢病毒属中的人类慢病毒组。成熟的HIV-1病毒为直径约100～120nm球形颗粒，由衣壳和脂质包膜两部分组成。衣壳是由衣壳蛋白（capsid，CA，p24）围成的高密度圆锥体。衣壳内有两条单链RNA和病毒早期复制所需的酶，包括逆转录酶（reverse transcriptase，RT，p66）、RNA酶H（RNase H，p51）、整合酶（integrase，IN，p32）和蛋白酶（protease，PR，p10）。衣壳外面为病毒脂质包膜，嵌有72个突出棘状包膜蛋白（envelope），由外膜糖蛋白gp120和跨膜糖蛋白gp41组成，是HIV与宿主细胞受体结合位点和主要的中和位点。包膜内膜结合有基质蛋白（matrix，MA，p17）。

HIV-1基因组结构、病毒蛋白及其功能 整合形式的HIV-1（前病毒）基因组全长约9.8kb，两端各有一段长末端重复（LTR）序列，其间包含的9个基因编码15个蛋白，分别是结构基因 gag、pol 和 env；调节基因 tat 和 rev；以及辅助基因 nef、vpr、vpu 和 vif。

1. 结构蛋白

Gag 前体蛋白 p55 结合到细胞膜的胞质面，募集病毒基因组 RNA、病毒蛋白和一些细胞蛋白促使了病毒颗粒从感染细胞的出芽。出芽后，p55 被病毒蛋白酶裂解为基质蛋白（MA）p17、衣壳蛋白 p24、核衣壳蛋白（NC）p7 及 p6。

表 12-1 HIV-1 蛋白质及其主要功能

蛋白质	大小（kD）	功能
gp120（SU）	120	与 CD4、辅助受体结合
gp41（TM）	41	促进病毒与细胞融合
衣壳蛋白（CA）	24	组成病毒衣壳，导致 p55 组成到 HIV 颗粒中
基质蛋白（MA）	17	参与病毒组装，辅助病毒 DNA 进入细胞核
核衣壳蛋白（NC）	7	促使 RNA 包装到病毒颗粒
p6	6	导致 Vpr 组装到病毒颗粒中，促进病毒释放
蛋白酶（PR）	10	病毒蛋白的剪切
整合酶（IN）	32	病毒 DNA 整合到宿主基因组
逆转录酶/RNA 酶 H（RT）	50	病毒 DNA 的合成
Tat	14	转录激活因子
Rev	19	促使未剪接的和单次剪接的 mRAN 从细胞核向胞浆运输
Nef	27	下调细胞表面 CD4、CD8 、CD28、MHC-1 和 MHCⅡ的表达
Vif	23	破坏 APOBEC3G 的抗病毒功能
Vpr	15	辅助整合前复合体定位到细胞核，使细胞停在 G2 期
Vpu	16	介导的 CD4 分子降解，促进 HIV 从感染细胞表面释放

Pol 基因编码病毒蛋白酶、整合酶和逆转录酶，它们总是以 Gag-Pol 融合蛋白的形式表达。在病毒成熟过程中，病毒编码的蛋白酶把 Pol 从前体蛋白切下，进一步把蛋白酶（PR）p10、整合酶（IN）p32、和逆转录酶/RNA 酶 H（RT）p50/p51 分开。

有感染力病毒的产生需要 Env 的糖基化，在天冬酰胺残基上加上 25～30 个复杂的糖侧链。细胞蛋白酶水解 gp160 形成 gp41 和 gp120。gp41 包含包膜蛋白的跨膜域，而 gp120 与 gp41 非共价结合，以三聚体的形式位于病毒或感染细胞的膜表面。gp120 介导 HIV 与病毒受体 CD4 之间的相互作用。gp120 有 9 个链内二硫键，5 个高变区——V1-V5，其氨基酸序列在 HIV-1 各分离株间变化很大。一个叫 V3 环的区域结合辅助受体 CCR5 或 CXCR4，决定了 HIV-1 对 T 淋巴细胞系还是巨噬细胞嗜性。V3 环也是中和抗体的主要靶点。gp120 还与树突状细胞表面的 DC-SIGN 结合，增加了感染 $CD4^+$ 细胞的机会，还辅助病毒从黏膜传到淋巴组织。gp41 的 N 末端含有融合结构域，促使病毒与细胞间的融合以把病毒衣壳送入感染的细胞。

2. 调节蛋白

Tat 是 HIV－1 复制时重要的转录激活因子，位于感染细胞的核及核仁内。不同于其他与 DNA 作用的转录因子，Tat 是 RNA 结合蛋白。HIV－1 转录大约 100 个核苷酸后，Tat 结合到位于转录产物 5′段的转录应答元件上，使 HIV 从 LTR 开始的转录效率提高了至少 1000 倍。HIV 感染急性期产生的高浓度细胞外 Tat 诱导产生免疫抑制及 T 细胞凋亡。最近研究表明 Tat 抑制 Dicer 酶的活性从而抑制 siRNA 的形成及功能。Rev 是序列特异的 RNA 结合蛋白。病毒感染的早期，感染细胞的细胞质中主要是经多次剪接的编码 Tat、Rev 和 Nef 的小片段 mRNA；之后，Rev 与未剪接的和单次剪接的 mRNA 上的 Rev 反应元件（Rev responsive element）结合，促使它们从细胞核向胞浆运输，使病毒结构蛋白得以表达。HIV－1 的复制需要 Rev，无 Rev 功能的前病毒转录活跃但没有病毒晚期基因表达，因此不能产生病毒颗粒。

3. 辅助蛋白

Nef 是肉豆蔻酰基化的 27kD 蛋白，有多种功能。Nef 增加 CD4 的内吞作用，下调细胞表面 CD4 的表达；Nef 也下调细胞表面 MHC－1 的表达，降低了细胞毒 T 细胞杀灭 HIV 感染细胞效率；Nef 蛋白还下调 CD8 、CD28 和 MHCⅡ分子，从而使 HIV 病毒逃逸免疫应答。Nef 还提高 HIV 病毒颗粒的感染性。有 Nef 存在时产生的 HIV－1 病毒颗粒比没有 Nef 时产生的感染性高 10 倍。在不同情况下，Nef 对 T 细胞激活发挥多重效应，扰乱 T 细胞的激活。同时 Nef 干扰细胞信号转导通路，使细胞更易受 HIV 感染；Nef 调节 HIV 感染细胞的胆固醇运输，影响病毒的组装、出芽和感染。

Vpr 是一个相当保守的蛋白。Vpr 通过与 p55 Gag C 末端结合而进入病毒颗粒，每个病毒颗粒约含有 100 个 Vpr。Vpr 辅助整合前复合体（preintegration complex，PIC）定位到细胞核，在 HIV 感染非分裂细胞中起作用。Vpr 也阻止细胞分裂，使细胞停在细胞周期的 G2 期。Vpr 诱导感染的 $CD4^+$ T 细胞凋亡，抑制细胞和体液免疫反应；反式激活 LTR 和宿主细胞基因，诱导趋化因子产生。

Vpu 是一个跨膜磷酸蛋白，主要位于细胞内膜。有两个主要功能：在内质网内激活泛醌介导的 CD4 分子降解，使 Env 从 Env－CD4 复合体上释放出来；促进 HIV 从感染细胞表面的释放。

Vif 对 HIV－1 在 PBMC、巨噬细胞和特定细胞系中复制是必要的。Vif 主要破坏 APOBEC3G 的抗病毒功能，保证病毒的感染性。Vif 与 Gag 、病毒蛋白酶及 RNA 相互作用，有利于病毒的正确装配和逆转录复合体稳定，增强逆转录酶的活性。

12.2.2 HIV－1 生活周期

整个 HIV 病毒的生活周期包括结合、进入、脱壳、逆转录、整合、转录、翻译、包装和出芽等过程。整个过程大致可以分为五步：第一阶段，病毒表面三聚体 gp120 与靶细胞的 CD4（HIV－1 的主要受体）结合引起 gp120 构象变化，使 gp120 能与辅助受体（主要是 CCR5 和 CXCR4）结合。gp120 与 CD4、辅助受体的结合导致 gp41 构象变化，使缠绕的三聚体弹开，伸出三条肽链的融合区插入细胞膜。融合区发夹结构把病毒包膜与细胞膜拉到一起促使其融合，释放衣壳内核到细胞内。第二阶段，HIV 进入细胞后，病毒的逆转录酶以病毒 RNA 为模板，逆转录成双链病毒 DNA。第三阶段，部分合成的双链 DNA 以核酸-蛋白复合体的形式转运到细胞核内，通过病毒的整合酶与宿主细胞 DNA 整合。第四阶段，病毒 DNA 在宿主细胞内转录成 mRNA，并经过剪接、翻译，合成病毒所需的结构蛋白。第五阶段，已合成的蛋白与病毒在细胞膜上重新装配形成新的病毒颗粒，通过芽生从细胞中释放。

12.3 HIV 感染的基因治疗靶点

12.3.1 靶向 HIV 病毒的成分

一系列病毒和细胞组分可作为抗 HIV 基因治疗的靶点。以病毒成分为靶标是目前最为流行的一种做法，可是 HIV 具有高突变率，很快就能产生对抗这些基因修饰的抗性株。以细胞组分为靶标虽然减少了抗性株的发生几率，但可能会影响正常的细胞功能。HIV 生命周期中可用作基因治疗靶点的病毒组分包括：① HIV-1 附着与结合（Env 和 gp120）；② HIV-1 入侵（Env 和 gp41）；③ 逆转录（逆转录酶及 Vif）；④ HIV-1DNA 转运入核及与细胞 DNA 整合（Vpr、基质蛋白和整合酶）；⑤ HIV-1 前病毒基因组转录产生剪接和未经剪接的 RNA（Tat）；⑥ HIV-1 转录产物向胞质转运（Rev）；⑦ HIV-1 基因表达及翻译后修饰（Gag、Gag-Pol、Env、Vif 及 Nef）；⑧ HIV-1 病毒粒子包装及形态产生（所有病毒蛋白）；⑨ 病毒粒子释放及成熟，成为具有完全感染能力的粒子（蛋白酶、Vpu 及 Nef）。

12.3.2 靶向 HIV-1 复制过程中宿主细胞的基因产物

逆转录病毒基因组相对较小，为实现高效复制和潜伏，病毒在其生活周期的各阶段均利用了一些宿主细胞蛋白，这些蛋白也是抗病毒基因治疗的靶点。包括

病毒入侵宿主细胞：HIV-1 与宿主细胞膜受体结合后，病毒包膜与宿主细胞膜融合、脱壳把自身基因组导入宿主细胞内。这个过程需要宿主细胞膜受体 CD4 和辅助受体如 CX-CR4 或 CCR5 的启动，通过下调 CD4、CXCR4 或者 CCR5 的表达可以阻止 HIV-1 入侵宿主。在体外以及输入人类血细胞的重症联合免疫缺陷（severe combined immune deficiency，SCID）小鼠模型中利用 RNA 干扰（RNA interference，RNAi）可以显著抑制病毒侵入靶细胞，阻断 HIV 入侵的基因疗法可被用于那些 HAART 治疗失败的病人作为一种替代疗法。但是应当注意的是广泛下调这些膜表面受体可能不利于患者免疫细胞的成熟和定位，影响患者的免疫功能，因此该策略能否用于临床还有待探索。首先，在造血干细胞和 CD4 T 细胞中 CCR5 功能的缺失所引起的免疫分子归巢作用还不清楚，还不清楚 CCR1 和 CCR3 受体的表达是否可以弥补 CCR5 的丢失。其次，造血干细胞 CXCR4 的丢失可能会导致更为广泛的免疫反应。在成熟的外周血 CD4 T 细胞中 CXCR4 的功能还未知。以后的研究应该更注重于在鼠和非人灵长类动物中比较这种载体介导的基因治疗策略的效果。

整合前复合物和前病毒整合：HIV-1 侵入细胞后，病毒核心解聚，病毒 RNA 基因组

在逆转录酶的催化下逆转录成线性双链 DNA，形成整合前复合物（preintegration complexes，PICs）转运到细胞核内，整合到宿主细胞的基因组中形成前病毒。PICs 转运入核需要利用宿主细胞的核转运机制，下调核转运的细胞成分可有效预防靶细胞的感染。β-importin 是核输入蛋白家族之一，可结合 PIC 多个蛋白中的核定位信号，是一个潜在的基因治疗靶点，研究证实针对 importin-7 的 RNAi 可抑制病毒转运到核。此外，病毒侵入细胞后，细胞内有抵抗病毒（viral restriction）的天然机制。TRIM5α 是新近确定的一种细胞内蛋白，可以抑制 HIV-1 等多种病毒感染。机制还不太清楚，很可能作用于早期病毒脱壳后基因组 RNA 释放到细胞质的这个阶段。TRIM5α 的抗病毒活性有种属特异性，猴 TRIM 5α 可以抑制 HIV-1 感染，人 TRIM 5α 无法抑制 HIV-1 感染。因此，转入猴的 TRIM 5α 也是一种基因治疗的策略。整合入细胞基因组是逆转录病毒生活史的必要环节，阻断整合过程也能有效抑制病毒复制。LEDGF（lens epithelium-derived growth factor）是细胞核内的一种核转录共激活因子，它与 HIV-1 整合酶结合，稳定和激活整合酶，在前病毒的形成中起重要作用，靶向 LEDGF 的基因治疗可抑制病毒的整合。也有以 HIV-1 整合酶结合蛋白如 high mobility group A1 protein（HMG），integrase-interactor-1（Ini1/hSNF5）作为基因治疗的靶点的报道。

HIV-1 的基因表达：整合后的前病毒 DNA 的表达需要利用宿主细胞一系列激活或抑制转录的调控因子。这些转录调控因子也可作为基因治疗的靶点，研究最多的是核转录因子 NF-κB 及其天然抑制因子 IκB，利用 RNAi 抑制 NF-κB 或过表达 IκB 的基因治疗策略已经用于临床实验。HIV-1 辅助蛋白 Tat、Rev、Vif 和 Vpr 与宿主细胞的某些调控元件结合，在病毒基因表达和感染性病毒颗粒的产生中起重要作用，干扰这些宿主调控元件也能抑制病毒的复制。Tat 与细胞的 CyclinT 和细胞周期蛋白依赖激酶 9（cyclin-dependent kinase，CDKs）结合后，再结合到 HIV-1 前病毒 LTR（long-terminal repeat）的 TAR 元件，促进病毒 RNA 转录。已有报道以 TAR、cyclin T 和 CDK9 为靶点的基因治疗可抑制病毒的复制。病毒 RNA 转运出核需要借助 Rev 蛋白的作用，Rev 与 Rev 反应元件（Rev-response element，RRE）结合后输送病毒 RNA 到核输出通路，与此通路相关的 CRM-1（cellular transport moiety 1），β-importin 和 exportin-1 蛋白作为基因治疗的靶点也有报道。近期研究发现细胞内 APOBEC3G 蛋白使 HIV-1 病毒 DNA 突变增加从而产生无活性的前病毒，增加细胞内的 APOBEC3G 可起到抑制病毒复制的作用，HIV-1 Vif 可与 APOBEC3G 结合加快它的降解。而 Vpr 可诱导细胞周期阻滞在 G2 期，显著促进 HIV 的复制，这种作用受 ATR（ATM - and Rad3 - related protein）和 GADD45（the growth arrest and DNA damage-associated protein）蛋白的调控，这两种蛋白也是 HIV-1 基因治疗的重要靶点。

HIV-1 前蛋白加工，病毒组装和出芽：HIV-1 包膜前蛋白 gp160 在高尔基体内被多种丝氨酸蛋白酶剪切成活性组分 gp120 和 gp41，这些丝氨酸蛋白酶抑制剂 Serpins 是 HIV-1 基因治疗的靶点之一。有报道细胞内天然存在一种丝氨酸蛋白酶抑制剂 α1-anti-trypsin（α1AT）可在体外抑制 HIV-1 病毒。HIV-1 病毒的衣壳蛋白（caspid protein，CA）p24 结合到细胞内的一种脯氨酸异构酶 cyclophilin A（CypA）促进病毒的组装。针对 CypA 或阻断 CypA 与 p24 的结合也可阻断 HIV-1 感染。HIV 病毒颗粒通过与质膜融合或者是进入多泡体（multivesicular bodies，MVBs）后以出芽的方式释放到细胞外，涉及蛋白分选机制。细胞内蛋白 Tsg101 介导 Gag p6 亚单位与蛋白分选机制的联系，干扰 Tsg101 的 siRNAs 能明显抑制 HIV-1 感染细胞释放病毒。ESCRT-1、ESCRT-3、CHMP4 和 AIP1 等参与病毒出胞过程的细胞内分选蛋白也是潜在的基因治疗靶点。

天然的细胞抵御机制：机体存在抵抗 HIV-1 和其他非-人灵长类慢病毒的天然机制。细胞限制因子 Ref-1 能与 CypA 结合从而阻断与 p24 结合，抑制病毒组装。干扰素（Interferon，IFN）可通过多条通路抑制 HIV-1 的复制，研究表明 IFN-α2 可在体外和输入人血细胞的 SCID 小鼠中抑制 HIV 的复制，并且 HIV-1 感染可以激活体内 IFN-α2 的表达，从而抑制感染细胞中的病毒复制。

表 12-2 列举了目前作为抗 HIV-1 基因治疗的蛋白靶点和以这些蛋白作为靶点的基因治疗方法。随着对 HIV 感染生物学的深入研究，必将出现更多的治疗靶标。

表 12-2　HIV-1 基因治疗利用的宿主细胞蛋白靶点[23]

靶标类型	特异结构	转基因类型
受体	CXCR4	单链抗体（SFv）
	CCR5	核酶，SiRNA，细胞内趋化因子（intrakins）
	CD4	
PIC 转运	β-Importin	
整合辅助因子	HMG	
	Ini1，LEDGF[a]	
Vif 结合蛋白	APOBEC3G	
转录因子	NF-κB	IκB，SiRNA
Tat 辅助因子	Cyclin T，CDK9	以 RNA 为基础的转基因策略，显性负突变
Rev 辅助因子	CRM-1，exportin-1	
Gag，组装和出泡	TSG101 等	SiRNA
前蛋白加工过程	穿高尔基体过程的酶（furin，PC6b 等）	α1-Antitrypsin，反义核酸
Vpr 辅助因子	ATR，Rad-3 相关蛋白	SiRNA
天然的病毒抑制剂	干扰素类	针对 HIV-1 的有条件的表达 IFN-σ2
早期抵抗效果	Ref1，cyclophilin	

[a]在整合、PIC 转运中的作用未知

12.4 HIV/AIDS 治疗基因的导入

12.4.1 靶细胞

理论上可被 HIV 感染的细胞均可作为基因治疗的靶细胞，如 $CD4^+$ T 细胞、$CD8^+$ T 细胞、树突状细胞、单核细胞、巨噬细胞、造血干细胞（Hematopoietic Stem Cell，HSCs）、脑细胞，以及胃肠道黏膜可作为 HIV 宿主的其他细胞。T 细胞在体内存活时间较长，是 HIV 复制的主要场所；而造血干细胞既有自我更新能力也有分化为髓系和淋巴系细胞的能力。考虑到细胞在体内的持续时间和增殖特性，T 细胞和造血干细胞最适合用作抗 HIV 基因治疗的靶细胞。目前针对 HIV 感染的 T 细胞基因治疗毒性较小，而干细胞基因治疗则潜力较大。两者作为靶细胞的特点比较见表 12-3。与 T 细胞相比，HIV 在巨噬细胞和树突状细胞中的复制较少，而且巨噬细胞和树突状细胞已经完全分化，半寿期短，在 HIV 感染中的真正作用还不清楚。

表 12-3 T 细胞和干细胞作为靶细胞的特点比较[18,30]

靶细胞	T 细胞	造血干细胞
是否需要预处理	一般不需要	回输时需要
插入突变和致白血病风险	未见报道	在 γ 逆转录病毒载体报道过
再生能力	中	高
T 细胞种类重建	不可能	可能
对巨噬细胞的保护	否	是
显著标记所需的细胞剂量	$>10^{10}$	10^8
无筛选基因长期标记水平	可达 1%	可达 10%
优点	体外易分离、修饰和扩增；是 HIV 感染的靶细胞	具有自我更新能力，能分化为各类血细胞
缺点	已完全分化；半寿期未确定；功能可否逆转未知；数量有限，尤其是晚期 HIV 病人	人类干细胞特性还未研究透彻；难以分离和有效转导；难以保持其多能性

从 HIV 感染周期及 AIDS 发展进程可知，$CD4^+$ T 淋巴细胞是抗 HIV 基因治疗的理想靶标之一，使这类细胞抵抗 HIV 感染对于抑制 AIDS 进程有重要意义。$CD4^+$ T 淋巴细胞在培养时易于分离、转导、扩增、挑选和回输。已经应用转导的 $CD4^+$ T 细胞进行了多个 I 期临床试验，虽然病人体内转导细胞的数量较少，但这些含抗病毒基因的细胞具有一定的选择

优势，更易生存。这为 AIDS 基因治疗原理提供了概念上验证。不过 $CD4^+$ T 细胞作为靶细胞也有明显缺陷：首先，它在体内寿命和生长潜能有限，通过计算机模拟预测，发现当转导的 T 细胞减少了 20%或者更多，转移的抗病毒基因的优势便被完全抵消；其次，$CD4^+$ T 细胞无分化能力，抗病毒作用仅局限于这类细胞。

造血干细胞应用于抗 HIV 基因治疗具有极大的潜力。将治疗基因导入干细胞，可使宿主对 HIV 的复制产生抵抗力，具有抗病毒能力的细胞群终生存在。并且被转导的干细胞分化出携带抗病毒基因的 T 细胞和单核/巨噬细胞，可以重建免疫系统并使之具有对 HIV 的潜在抗性。一项临床 I 期试验利用携带 Tat 基因的小鼠白血病病毒载体转导 $CD34^+$ 细胞，结果表明该途径是安全的，但转导效率较低；Bai 等人利用表达抗 CCR5 核酶的逆转录病毒载体转导 $CD34^+$ 细胞，发现转导细胞可分化出表达转基因的成熟巨噬细胞，无副作用，并且这些转导的及分化细胞可以起到抗 HIV 的保护作用。最新研究发现，即使转导的造血干细胞在体内不具有选择优势，也有超过 10%的血细胞长期携带转基因标志。另外，AIDS 患者体内 T 细胞种类和辅助性 T 细胞的绝对数量都减少了，各种 T 细胞的再生对治疗 AIDS 至关重要。如果基于干细胞的基因治疗能够重建各类正常的 T 细胞群，就可恢复针对 HIV 的特异性 T 辅助细胞反应。干细胞基因治疗策略的缺陷有：逆转录病毒载体介导基因转移有插入突变的风险，可能导致造血细胞系的优先扩增，甚至引起白血病/淋巴瘤；体外基因转导时细胞因子使用及病毒载体的较高剂量使用都可能使干细胞失去自我更新能力；体内基因标记的效率太低。

12.4.2 以 RNA 为基础的抗 HIV 基因治疗

12.4.2.1 反义核酸

反义 RNA 是指能与特异性的 mRNA 分子互补结合的一段单链 RNA 分子。它从翻译水平封闭基因表达，干扰 mRNA 的剪切和加工，从而实现抗病毒作用。反义核酸技术常选择的靶基因有 tat、rev、env、gag 及 5′端的引物结合序列等。导入后在靶细胞中转录生成反义 RNA。应用反义 RNA 的基因治疗中仍会出现突变株病毒逃逸。其他缺点包括半衰期较短和较难进入靶细胞。较多修饰途径可以提高反义 RNA 半衰期、稳定性和细胞的吸收性能，但毒副作用也有所增加，出现血小板减少、高血糖症、凝血连锁和低血压等。

表 12-4 抗 HIV 基因的特点[18]

抗 HIV 基因	作用模式	优点	缺点
反义 RNA	与病毒 mRNA 互补结合，防止翻译	点突变不影响其功能的正常发挥；因为不编码蛋白，所以不引起免疫反应	根据作用靶点的不同需要设计不同的反义 RNA；作用效率依赖于反义 RNA 与靶 mRNA 的结合效率
核酶	靶 RNA 的酶促切割	专一性高；作用靶标可以是病毒基因或者是宿主相关基因；几乎没有免疫反应	点突变易引起酶的失效；根据靶标的不同需设计不同的核酶；核酶的酶活性太低

续表

抗 HIV 基因	作用模式	优点	缺点
RNA 诱饵	结合于野生型的 Tat 或 Rev 蛋白	广泛有效；不受 HIV 点突变的影响；没有免疫原性	作用效率较低；需要 Tat/Rev－非依赖性载体
RNA 干扰	对靶 mRNA 的切割和降解	高效；可作用于病毒生命周期的不同阶段；靶标既可以是病毒基因，也可以是宿主基因；几乎没有免疫原性	根据靶标及其序列的差异需要设计不同的 RNAi；点突变易引起其失效；确切的作用模式还不清楚
HIV 突变	蛋白抑制野生型的 Tat/Rev 结合于 TAR/RRE	广泛有效性；不受点突变的影响；I 期临床实验结果安全	需要 Tat/Rev-非依赖性载体；有免疫原性
细胞内抗体	结合与靶蛋白使其失活或被降解	专一性高；有限的毒副作用	病毒的突变会导致抑制功能的丢失；有免疫原性
自杀基因	表达自杀基因导致感染细胞的死亡	专杀被感染细胞；依赖于病毒的感染；大多数没有免疫原性	“渗漏”表达或者旁观者效应会导致部分正常细胞的死亡；对未感染细胞没有任何的保护作用；许多基因的表达还需要小分子的激活或者是对细胞周期的依赖性较强
细胞内趋化因子	趋化因子通过在内质网滞留共受体分子以阻止其到达细胞表面和保护细胞免受病毒感染	在体外，专一性高作用效率强；人体对 CCR5 的缺失表达有很好的耐受性；可能没有免疫原性	可能会出现病毒的逃逸（结合其他共受体）；有一定的细胞毒性
嵌合受体	受体可导致针对 HIV 的 T 细胞反应	产生毒性 T 淋巴细胞；体外对不同的 HIV 突变株有一定的耐受	被 CD4ζ 修饰的 T 淋巴细胞所产生的继承性转移的安全性有待评价

12.4.2.2 核酶

核酶（ribozyme）是具有催化活性的反义 RNA，理论上比单纯的反义 RNA 具有更高的活性，较低浓度即可达到较强的效应。此外，核酶不仅具有高度特异性的裂解靶 RNA 的作用，而且在裂解后能够自行脱落，再和其他靶分子结合、定点切割，故效率和特异性更高。目前在抗 HIV 基因治疗中应用较为广泛的是“斧头”（hammerhead）状或“发夹”（hairpin）状核酶。核酶不诱导干扰素抗病毒反应。研究发现，核酶的异质三联体可靶向 CCR5 mRNA 的三个不同的区域，稳定整合了 CCR5 异质三联体核酶的 T 细胞和早期造血细胞能够降低细胞表面 CCR5 含量，和只靶向一个区域的核酶相比，能够更好的保护细胞免受 HIV 的感染。

12.4.2.3 RNA 诱饵（Decoy）

反义 RNA 和核酶具有高度特异性，可应用于 HIV 基因组的多个区域，由于 HIV 病毒的高度变异性常导致治疗的失败。RNA 诱饵技术通过引入外源性核酸，稳定表达病毒与调节蛋白结合序列的 RNA 分子，可与病毒基因组中结合位点竞争结合这些调节蛋白，从而达到抑制病毒复制的效应。Tat 和 Rev 是两个关键的调节蛋白，分别与 TAR（trans - activation response element）和 RRE 元件结合。这两个序列是高度保守的。RNA 诱饵含有 TAR 和 RRE 的 RNA，表达受 tat 调节。与反义 RNA 及核酶不同，Tat 和 Rev 的突变不仅影响其与 RNA 诱饵的作用，也同时影响与 TAR 及 RRE 的结合。因此 RNA 诱饵技术对变异的病毒株来说应当仍然是有效的，因为病毒逃逸要同时具备这两处的变异，而这种双重事件的发生概率是很低的。RNA 诱饵中的 ψ 信号可以阻断病毒 RNA 组装成病毒颗粒。

12.4.2.4 RNA 干扰

HIV 病毒中几乎所有的病毒 RNA 都可能是小干扰 RNA（small interfering RNA，siRNA）和小发夹环 RNA（short hairpin RNA，shRNA）干扰的靶基因，例如 tat、rev、gag、pol、nef、vif、env、vpr 和 LTR 序列。有实验证实在所有抗病毒技术中，最有潜质的当推 RNA 干扰（RNAi）。通过检测向人 HEK293 细胞共转染质粒后对 HIV p24 抗原产量的抑制，对 HIV 基因组中对 RNAi 最为敏感的靶点进行了研究，结果表明一个针对 tat 与 re v 共享的外显子的 shRNA 是个最好的靶点。

HIV 病毒的高变异性仍然是 RNA 干扰需要解决的最大的难题。为此，一方面是设计出针对突变体的新的特异性 siRNA，另一个方面就是选择与 HIV 入侵和复制相关的基因作为基因治疗的靶基因。有人用慢病毒载体转导 CCR5 和 CXCR4 的联合体导入人的淋巴细胞，这两个受体的下调可有效的抑制病毒的复制。然而 CXCR4 是造血干细胞归巢和 T 细胞分化所必需的，靶向这个受体的基因治疗并不是一个很好的选择。目前慢病毒载体同时经 RNAi、核酶和 RNA 诱饵三条途径进行抗 HIV 的基因治疗是最有望成功的，RNAi 靶向 tat/rev 基因的 mRNA，RNA 诱饵结合和抑制 Tat 蛋白的功能，核酶负责切割和下调 CCR5 的受体从而阻断 HIV 的入侵。三者结合已在早期造血干细胞研究证实可有效的抑制 HIV 的复制，目前正在进行临床 I 期研究。RNAi 在治疗 HIV 上尚需解决 siRNA 特异性设计、导入细胞的效率和 siRNA 稳定性等问题。目前，有人利用 gp120 抗体的重链 Fab 片段引导特异性 siRNA 进入被感染细胞。Fab－siRNA 复合物可以较准确的靶向 HIV 感染的 T 淋巴细胞，被感染细胞 p24 表达降低约 70%。

AIDS 治疗是个长期过程，目前还不知道长期和重复的使用 RNAi 对正常细胞的代谢会产生什么样的影响，几个月甚至几年的应用并没有观察到毒性累加的问题。此外，RNAi 还能引起转录后的基因沉默，这种长期的干扰是否会影响其他染色质结构的改变还需要在相关的动物模型中做长期观察。

12.4.3 以蛋白质为基础的抗 HIV 基因治疗

12.4.3.1 HIV 突变蛋白

病毒蛋白的显性负突变体（dominant negative mutant）是指编码的 HIV 突变蛋白能够干扰野生型蛋白的功能。当一种蛋白为多聚体型时，有效的显性负突变体蛋白可使其单体聚合成无功能的多聚体，并与野生蛋白竞争目标底物，因此，显性负突变蛋白对正常蛋白的形成和功能具有很强的抑制效果，研究较多的如 HIV Gag 突变体和 Rev M10。Rev M10 是第一个应用于临床试验的反式显性负突变蛋白；它可以结合 Rev 反应元件（RRE）并具有形成多聚体的能力，阻止了野生型 Rev 与含 RRE 的 RNA 的相互作用，这也就抑制了病毒转录本从核内向核外的转运。

12.4.3.2 细胞内抗体（Intrabody）

细胞内抗体与目标蛋白结合后，可以封闭目标蛋白的某些活性位点，甚至引起目标蛋白的降解。主要的目标蛋白有 Vif、Tat、Rev、包被蛋白、逆转录酶、整合酶或宿主相关蛋白。而细胞内抗体以单链抗体为主。利用 T 细胞中表达的 Vif 蛋白的单链抗体，可以把病毒抑制在入侵前或反转录过程，因为 Vif 蛋白是病毒侵染性、复制和前病毒合成所必需的蛋白分子。然而 HIV 病毒的蛋白抗原表位的高度变异性会使得原本针对其的细胞内抗体失效。为此，细胞内抗体作用的目标蛋白从病毒蛋白扩展到与其相互作用的蛋白如 CXCR4 等，这些蛋白的突变率相对较低。另外还可以采取针对病毒复制周期不同位点的细胞内抗体联合疗法，在病毒生命周期的不同阶段都能产生抑制效应。然而，细胞内抗体可能引发机体的免疫识别，如何使抗体在体内稳定高效的表达也有待解决。

12.4.3.3 诱导自杀基因的表达

HIV 感染者体内只有少数 $CD4^+$ 细胞受到感染，如果能够彻底杀灭病毒感染细胞，清除体内 HIV 储存库，也可以有效抵抗 HIV 感染。将某些条件毒素基因（如单纯疱疹病毒胸苷激酶或白喉毒素基因）引入宿主细胞，使其在病毒调节序列转录控制之下，病毒复制时，毒素基因大量表达，引起宿主细胞死亡，从而在产生大量新病毒前杀死被感染的细胞。例如，将单纯疱疹病毒胸苷激酶基因克隆到 HIV LTR 下游，在缺乏 Tat 的时候，胸苷激酶基因只低水平表达。当细胞被 HIV 感染时，细胞内产生大量的 Tat 蛋白，Tat 蛋白作用于 LTR，促进胸苷激酶基因转录和胸苷激酶的表达。后者可使核苷类似物底物如无环鸟苷磷酸化，继而在正常细胞的作用下三磷酸化，三磷酸化无环鸟苷竞争性地抑制天然核苷，使细胞死亡。

12.4.3.4 细胞内趋化因子（Intrakine）

封闭趋化因子受体通过阻断病毒入侵进行 HIV-1 的基因治疗。细胞内表达的修饰后的趋化因子基因常滞留在内质网中，结合新合成的 HIV 辅助受体，使其不能呈现在细胞表面，在体外成功阻断 HIV 感染。例如早期的 $CD4^+$ T 细胞稳定表达 RANTES 和 SDF-1 等趋化因子可以阻断细胞表面 CCR5 和 CXCR4 的表达，使得这些细胞不易被 HIV 感染。最新研究发现，SDF-1 细胞内趋化因子不仅在细胞内起作用，它也是可以分泌的，功能类似于趋化因子在细胞间发挥作用。靶向细胞内趋化因子的基因治疗的缺点是靶向性不强和诱导炎症样反应。另外，RANTES 细胞内趋化因子不仅阻断 $CD4^+$ T 淋巴细胞表面 CCR5 的表达，同时也抑制如 CCR1 和 CCR3 其他受体的表达，过敏性反应中 CCR1 和 CCR3 的适当表达对于淋巴细胞功能的维持起关键作用，缺少它可能对机体产生副作用。目前评价细胞内趋化因子方案效果的临床实验还处于早期阶段，关于药物毒性、是否会引起病毒抗性株的出现以及不同嗜性之间的转变都有待揭晓。

12.4.3.5 嵌合受体

HIV 需借助其包膜蛋白 gp120 与宿主细胞表面的 CD4 结合，才能感染细胞。CD4 抗原的胞外部分结合 HIV，胞内部分则启动一条信号通路，该通路同正常 T 细胞受体结合 HIV 后所启动的信号通路一样。CD3/CD4 嵌合受体又称 CD4ζ。CD4ζ 具有 CD4 抗原的胞外部分、跨膜区以及 $CD3^{+}$ T 细胞受体的胞质区。因此 CD4ζ 受体的参与导致了针对 HIV 的 T 细胞反应。CD4ζ 修饰的 T 淋巴细胞能够在体外抑制病毒在 T 细胞和巨噬细胞内的复制，并介导对 HIV 感染的 T 细胞的杀伤。

12.4.3.6 锌指结构

锌指结构是 DNA 结合蛋白质的一种共同基序。在利用基于 RNA 或蛋白的靶向 CCR5 或 CXCR4 的基因治疗策略中，由于不同类型和活化状态的细胞中，CCR5 或 CXCR4 mRNA 或蛋白质的数量不一样。CCR5 或 CXCR4 受体水平会被显著上调或者下调，这将影响特定的基因治疗策略的有效性。为此，利用锌指结构介导对编码 CCR5、CXCR4 或者其他目的基因表达的阻断作用有着独特的优点。可以将锌指结构设计为识别特定 DNA 序列或者设计为连接上其他效应结构域或核酶的活性，尽管目前基因阻断的效率较低，但有可能更加有效的阻断 HIV 入侵。研究这种短暂的非整合的适当的载体导入系统能够提供高效的基因阻断，在将来的研究和临床应用中可能有着更为广阔的前景。

12.4.3.7 多肽

多肽也可以治疗基因导入靶细胞的载体，因为它可以穿透细胞膜的脂质双分子层进入细胞质或细胞核并释放其运载物。这些多肽包括蛋白转导结构域（protein transduction domain）和细胞穿透性多肽（cell-permeable peptides）。反义 RNA 或者 siRNA 也可与 PTD 融合以增强其稳定性和进入细胞的能力改善治疗效果。反义 RNA 与细胞穿透性多肽的共价结合物也可以增强反义 RNA 的生物学功能。促吞噬肽（tuftsin）是位于 γ 球蛋白 Fd 片段的四肽分子，可被吞噬细胞特别是巨噬细胞的专一性受体识别，激活巨噬细胞。促吞噬肽作为抗 HIV 基因治疗的转运载体，有很高的潜在临床应用价值。人工合成促吞噬肽和抗 HIV 药物的共价物，在体外用来治疗 HIV 感染的腹膜巨噬细胞，可显著提高药物抑制 HIV 的效果，增强抗原的加工和递呈。

12.4.3.8 细菌血影

细菌血影是完整的非变性的死细菌的细胞壁，已去除了细菌细胞内容物，仍保持其细胞形态和天然的表面抗原结构。尽管该体系用在抗 HIV 的基因治疗研究还很少，已发现细菌血影可以携带 HIV 的 RT 和 gp41 到靶细胞，并介导有效体液免疫和细胞免疫反应。这种转运方式的最大缺点在于这些细菌血影可能恢复其毒性，导致致死基因的转移，另外其重组表型的稳定性和预先存在的免疫原性都限制了它的广泛应用。

12.4.4 转运载体的选择

目前仅有几种病毒载体系统适用于 HIV/AIDS 基因治疗。其中最为成熟的包括逆转录病毒载体和慢病毒载体。在逆转录病毒家族中，动物逆转录病毒、动物及人类的慢病毒、猴类及牛类泡沫病毒都曾被用作基因输送载体。逆转录病毒载体最突出的优点是它可以将其基因组 RNA 逆转录成双链 DNA 并整合入细胞基因组，从而实现转基因的持续稳定表达。其他类型的载体如重组猴空泡病毒 40 载体（recombinant simian virus 40，rSV40）也非常有希望获得成功，但该载体目前还未经临床试验评估。

12.4.4.1 逆转录病毒载体

早期针对 HIV 的基因治疗研究主要采用致癌性逆转录病毒载体。这些载体来源于小鼠白血病病毒（mouse leukemia virus，MLV），可以有效地将治疗性基因整合至靶细胞，易操作，对其体内外的性质也比较了解。但是，这类逆转录载体的主要缺陷有：① 载体生产过程中可能出现具有复制能力的病毒粒子，针对这个问题的解决方法有：将辅助序列分散于几个不同质粒上；去除或者突变载体上的非必需顺式元件；开发自我失活型载体；尽量减少系统中不同质粒上的同源区；生产细胞系的改造等。② 插入致突变，尤其是原癌基因的激活。解决方案有：构建基于非致癌性逆转录病毒的载体；更加深入地研究自我失活型载体；选择合适的控制转移基因转录的启动子。③ 致癌性逆转录病毒载体只整合分裂细胞，干细胞和完全分化的巨噬细胞不能被有效转导，或者需要多种细胞因子的刺激，但这将影响靶细胞回输后的增殖分化能力，而且使相应操作变得复杂。现在已有多种方法改进致癌性逆转录病毒载体，使其能够有效转导干细胞，详见表 12－5。④ 抗病毒基因的表达易受宿主染色质修饰及其邻近序列的影响。因此，在改进现有逆转录病毒载体的基础上，研究者也在开发该家族的其他成员作为基因运输载体。

表 12－5　致癌性逆转录病毒载体干细胞基因转移技术的改进

感染程序：加纤维粘连蛋白
不同的病毒包膜蛋白：VSV－G，GALV，RD－114
提高基因表达水平：MSCV
利用细胞因子增加再生功能：促血小板生成素、干细胞因子、FLT－3 配体

（引自：AIDS Reviews 2005，7：44－55）

12.4.4.2　慢病毒载体

针对 HIV－1 感染病人的基因治疗不可能将 HIV－1 病毒从体内完全清除，因此抗 HIV－1 基因的持续表达对长期治疗方案至关重要。尽管真正意义上的静止的 G_0 期细胞不能被很好地转化，慢病毒载体能够在基因水平改变非分裂细胞，又能向分裂细胞高效地转移治疗基因，为 HIV－1 的基因治疗带来了很大希望。在插入突变方面，慢病毒载体的安全性也更高，这些优点使得慢病毒载体在 HIV－1 基因治疗中具有极大的优越性。慢病毒需要经过较多修饰才适合用作抗 HIV 的基因治疗，这些修饰包括使载体对其所运载的抗慢病毒转移基因具有抵抗力。试验证实慢病毒能够表达抗 HIV－1 基因，并将其携带进入白细胞、单核细胞、干细胞以及中枢神经系统细胞。体内可以有效转导脑部、肌肉、肝脏、视网膜以及肺部细胞，体外转导无需细胞因子刺激，可转导巨噬细胞、树突状细胞以及未经刺激的 $CD34^+$ 细胞。

与逆转录病毒载体相似，慢病毒载体也有两个主要缺陷，即插入致突变和生产过程中产生具复制能力的慢病毒。与致癌逆转录病毒不同的是，目前并未发现慢病毒感染与癌症发生的相关性。研究表明，HIV 感染个体中，平均每 55～2800 个细胞才有 1 个前病毒 DNA，其中超过 30％为复制缺陷型。这表明在 T 细胞中 HIV 引发插入致癌的风险较小。但是，慢病毒载体的整合位点倾向于那些表达基因较为集中的区域。因此，为确证慢病毒载体不具致癌性，还需继续做动物和人体研究。慢病毒载体的另一个缺陷是其可能重组产生复制型慢病毒，这可能具有致病性或者可传播性。这个缺陷可以通过改进慢病毒载体及慢病毒载体生产过程中的质量控制来弥补。

慢病毒载体还在继续改进之中，在努力减少甚至完全消除载体生产时产生复制型慢病毒的可能性的过程中，人们对慢病毒载体生产系统进行了各种改造。第一代慢病毒载体的生产是用插入目的基因的 HIV－1 载体质粒与携带水泡性口炎病毒包膜蛋白（vesicular stomatitis virus，VSV）G 基因的包装质粒瞬时转染人 293T 细胞实现的。由于 VSV 糖蛋白受体在各种细胞类型间广泛表达，扩大了潜在的可转化细胞的范围。但是第一代慢病毒载体有产生复制型慢病毒的危险。第二代慢病毒载体突变或删除了 Vif、Vpu、Vpr 及 Nef 等基因降低风险，通过一些改进，使那些对病毒载体包装至关重要的基因如 gag－pol 也可以作为治疗靶标。第三代慢病毒载体系统为 Tat 非依赖型，在生产细胞及靶细胞中均不依赖 Tat 或 TAR，tat 的缺失进一步降低了产生具有复制能力的 HIV－1 的可能性。当 3′LTR 的 U3 区被去除后产生了自我失活（self inactivated，SIN）型载体，LTR 区的失活提高了载体的安全性，但这种载体无法从被转导的细胞扩散至其他未被转导的细胞，有人认为在针对 HIV 的基因治疗中不宜使用 SIN 型载体，因为该类载体抑制 HIV－1 复制的能力大为削弱，然而近期研究表明 SIN 载体可能并不像最初设想的那样其转录功能会被严重削弱。经过修饰后，载体生产中仅需要 Gag、Pol 和 Env 这三个 HIV－1 编码蛋白。第一个使用 HIV 载体进行抗 HIV 基因治疗的临床 I 期试验是 VIRxSYS 公司开发的 Tat、Rev 依赖的 VRX496 HIV－1 载体。

最近，几项研究表明造血干细胞的体外操作和扩增不会引起自我更新和多谱系分化能力的丢失。目前慢病毒载体转导造血干细胞的研究主要集中在怎样用最少的病毒在体外感染细胞，使得细胞在被移植回体内后的增殖分化能力不会受太大影响。即使应用基于 HIV－1 的载体并不存在感染人体并发生类似 AIDS 症状的可能性，但病人还是会有这方面的担心。为此，除人类慢病毒作为 HIV－1 基因治疗载体外，也发展了基于猴类、牛类及猫科动物的慢病毒载体。这些载体既可被 VSV－G 包装，又可感染非分裂细胞。这些病毒不会感染人类，因此更加安全。

12.4.4.3 重组猴空泡病毒载体（rSV40）

rSV40 是最早进行基因转移研究的病毒载体之一，早期只有少数研究者将其应用于抗 HIV 的基因治疗。对 rSV40 已经从组织培养到 HIV 感染的啮齿类动物模型进行了广泛的研究，但还没有进入临床试验阶段。rSV40 载体通常只留下复制起点和包装信号，所有 SV40 的编码区均被删除，可容纳近 5kb 的外源基因。rSV40 载体具有很多优点：生产滴度可以大于 10^{11} 感染单位/毫升；活性非常稳定，可以冻干，以冻干形式在室温保存时感染活性几乎没有损失；可以感染几乎所有 HIV 基因治疗的靶细胞，包括造血干细胞、淋巴细胞、巨噬细胞以及树突状细胞；可以感染静息期或分裂期的细胞，感染效率接近 100％；载体 DNA 整合进细胞 DNA，基因转移效果持久；更为重要的是，rSV40 不具有抗原性，转导细胞不会引起细胞介导的细胞毒反应，载体本身也不会引起可检测到的中和抗体，因而可以重复使用转导效率却不会降低。rSV40 载体介导的外源基因的表达水平要比腺病毒低，但是达到某个表达水平后，就会无限期的持续下去。

基于 rSV40 载体的上述优点，该载体在用于 HIV 基因治疗方面非常有前景。首先，载体的无免疫原性和高转移效率允许连续和联合运送不同的抗 HIV 基因，提高抑制效率，减少逃匿突变。例如可将单链 Fv 抗体、核酶、反义 RNA 及小干扰 RNA（siRNA）等多种抗 HIV 基因克隆至 rSV40 载体，既可针对 HIV 本身靶点，也可针对宿主细胞上有利于 HIV 生存的靶点。通过构建两种或三种重组 SV40 载体，每种携带不同的抗 HIV 基因，采用联合或依次使用的基因治疗策略，超过 98%的转导细胞可以同时表达多个转移基因，这种多治疗基因的联合能够提供针对 HIV 的协同保护作用。SV40 载体还未经过临床试验检验，其在人体中的安全性和有效性还有待确证。

12.5 HIV/AIDS 基因治疗研究的动物模型

体外试验结论的价值有限，因为那并不反映体内抗 HIV 感染的真实情况。抗 HIV-1 基因治疗效果需要利用动物模型加以验证。目前还没有 HIV-1 感染的理想动物模型，研究者多采用啮齿类或非人灵长类动物模型进行研究。临床前试验的最终目标是在足够的动物模型中评价基因治疗

12.5.1 HIV-1 基因治疗 SCID-hu 小鼠模型的特点及应用

研究 HIV-1 体内感染需要使用免疫缺陷的小鼠模型。这种小鼠模型移植了人类的细胞和组织，对 HIV-1 变得易感。目前用于 HIV-1 基因治疗的小鼠模型有两种：一种是 Hu-PBL-SCID 小鼠模型，是将成年人的外周淋巴细胞移植到小鼠体内建立的模型；另一种为 SCID-hu 小鼠模型，是将人胚肝脏和胸腺组织移植到小鼠肾囊中建立的模型。目前的大多数研究采用后者。在 SCID-hu 小鼠模型中，移植胎肝和胸腺来源的造血干细胞可分化成各种血细胞，移植后两个月在小鼠外周组织中可以检测到形态和功能正常的人 T 淋巴细胞，一年中都可以持续产生人的淋巴细胞。这种小鼠感染 HIV-1 之后，血浆病毒载量升高，胸腺功能逐渐缺失，与人 HIV-1 感染的致病过程类似。也可直接移植外源造血干细胞到 SCID-hu 小鼠模型中。例如从胎肝、骨髓和脐带血等不同组织分离人 $CD34^+$ 细胞，将其移植到 SCID 小鼠体内，这些细胞可以定向分化为正常的 T 淋巴细胞。用逆转录病毒载体转移外源基因到 $CD34^+$ 细胞，可分化发育成表达外源基因的血细胞系。该模型虽然不能完全模拟人的造血和 HIV-1 感染的病理过程，但是 HIV-1 感染引起的 $CD4^+$ 细胞减少以及转导 $CD34^+$ 细胞后的短期重建能够促进抗 HIV-1 基因治疗中许多关键问题的研究。SCID-hu 小鼠模型是目前唯一可以用来评估胸腺潜能，以及转基因造血干细胞对 HIV-1 的抵抗能力的体内模型，还可以用来评价 T 淋巴细胞分化、自我更新以及外源基因的导入和表达。

SCID-hu 小鼠模型的其他优势有：① 转染外源基因的细胞可以直接注射到小鼠体内，提供胸腺间质，加速造血干细胞的淋巴归巢过程。② 移植到小鼠体内的大部分细胞，可以分化发育成 T 淋巴细胞，简化了淋巴细胞分离的步骤。③ 移植的胸腺可以连续进行 3 次活体细胞抽取，能提供足够数量的不同分化阶段的淋巴细胞。④ 基于供体细胞的人类白细胞分化抗原（human leukocyte antigen，HLA）标志可以从移植小鼠分选出足够数量的携带外源基因分化的 T 细胞，用来做体外研究。⑤ 容易评价分化细胞的克隆能力。⑥ 移植小鼠中的人 $CD4^+$ 淋巴细胞可以直接进行 HIV-1 攻毒，以在体内检测对转导细胞的保护。⑦ 在 3 个月内就可以得到关于有效性的实验数据。

12.5.2 用小鼠模型研究抗 HIV-1 基因治疗的新进展

SCID-hu 小鼠模型主要用于抗 HIV-1 基因治疗的不同策略的疗效评价。在以蛋白为基础的基因治疗策略中，将转染 Rev M10 基因的 $CD34^+$ 细胞移植到 SCID-hu 小鼠模型体内，观察到分化出的 $CD4^+$ 淋巴细胞在体外可抵抗 HIV-1 病毒的攻击。在分化细胞中检验靶向 Tat、Rev、Env 和 CCR5 的核酶以及 Rev 适配体构建物的效率。载体或转移基因对于新生 T 细胞没有明显的副作用。最近的研究表明，在 SCID-hu 小鼠模型中用 SV40 载体介导的针对 HIV-1 整合酶的单链抗体能够抵御 HIV-1 的攻击。

应用改良的慢病毒载体转运抗 HIV-1 基因是 HIV-1 基因治疗研究的新趋势，这种载体能够感染静止期的造血干细胞，并且对细胞分化中的基因沉默有一定抵抗能力。该载体的应用前景和小干扰 RNA 的发现都极大地推动了 HIV-1 的基因治疗研究。目前，正在进行的 RNA 干扰研究产生了许多鼓舞人心的结果。但是，最终的临床使用首先取决于在动物模型中的评价。

由于 siRNAs 仍然是一种新兴的手段，还存在许多未知的副作用问题，例如这些小的干扰 RNA 分子是否会对干细胞的分化产生影响，是否对机体具有潜在毒性等。最近的研究对此做了一些探讨。将转染了 tat/rev 基因 siRNA 的 $CD34^+$ 细胞移植到 SCID-hu 小鼠模型的胸腺和肝脏中，发现转染后的干细胞能够分化成相应免疫表型的正常的 T 淋巴细胞，这项研究首次证实 siRNAs 转导造血干细胞用作抗 HIV-1 基因治疗策略具有较大的潜在应用前景。为克服 HIV-1 的高度变异性，混合应用多种 siRNA 分子的“鸡尾酒”组合正在研制中，SCID-hu 小鼠模型将在临床前的实验研究中扮演重要角色。

12.5.3 非人灵长类模型中 HIV-1 基因治疗的优势及特点

非人灵长类动物特别是猕猴，在 HIV-1 基因治疗和 HIV-1 疫苗的研究中起着非常重要的作用。猴在遗传、形态、生理、血液、免疫和发育等方面与人类最为相似，因此是研究人类疾病最合适的动物模型。非人灵长类动物对许多人的细胞因子有反应，而且与许多人类组织细胞蛋白的抗体有交叉反应，便于进行各种免疫学和细胞学实验。人与非人灵长类之间密切的进化关系使得猕猴模型在评价不同载体的基因转移效率和临床前安全性和有效性的研究中独具优势。

1990 年，几个研究小组用不同毒力和病程的猴免疫缺陷病毒（simian immunodeficiency virus，SIV）感染猕猴后，出现与人类艾滋病发病过程类似的艾滋病样疾病。此后科学家也研制了用 SIV 构建的含有 HIV 包膜基因的嵌合病毒（SHIV），为进一步对候选疫苗和治疗策略的评价提供了有价值的模型。SIV 感染猕猴后，急性期特征为高血浆病毒载量和短暂的白细胞减少症，伴随发热、出疹、腹泻和淋巴结肿大。随后很快进入无症状期，在外周血中可检测到 SIV 特异性抗体和细胞毒 T 淋巴细胞，血浆病毒载量降低，这一阶段动物似乎处于健康状态，但大多数动物的 $CD4^+$ T 细胞进行性减少，当 CD4 计数降低到一定程度时，动物对机会性致病菌易感。与人 HIV-1 感染类似，针对 SIV 的免疫反应在 SIV 感染的急性期和慢性期有所不同，已在猕猴中证实 SIV 能够逃逸免疫清除，$CD8^+$ T 细胞对控制感染起主要作用。在印度猕猴中鉴定了主要组织相容性 Ⅰ 类分子（Major Histocompatibility Complex，MHC－I）及其提呈的抗原肽之后，更促进了四聚体技术的研发和应用。在体液免疫方面，建立了准确检测针对原代和实验室传代的 SIV 病毒中和抗体的方法。

12.5.4 非人灵长类模型中 HIV－1 基因治疗的研究

在猕猴模型中还进行了 HIV－1 基因治疗的疗效评价。Rosenzwieg 等利用猕猴 $CD34^+$ 淋巴造血干细胞/前体细胞进行抗 HIV－1 基因治疗。他们利用逆转录病毒载体导入抗 HIV－1 tat 基因到猕猴 $CD34^+$ T 细胞，在体外用 $CD4^+$ T 细胞和类巨噬细胞进行的攻击实验发现它们能抵抗 SIV 感染。该小组还分析了猕猴 $CD34^+$ 干细胞中 SIV 特异性核酶的有效性，导入核酶的 $CD34^+$ 干细胞在体外分化出 $CD4^+$ T 细胞和类巨噬细胞，大多数分化的 $CD4^+$ T 细胞和类巨噬细胞对 SIV 感染有抗性。

其他一些研究致力于导入抗病毒成分到成熟的外周血单个核细胞（peripheral blood mononuclear cells，PBMCs）。例如利用表达 HIV－1tat/rev 反义分子的逆转录病毒载体感染从猕猴外周血富集的 $CD4^+$ 淋巴细胞，将表达反义构建体的自体淋巴细胞群再回输到猕猴体内，随后用 SIVmac239 攻击，发现与对照组相比虽然猕猴仍被生产性感染，那些接受了回输细胞的猕猴外周血和淋巴结中的病毒载量都显著下降，$CD4^+$ 细胞总数维持不变。这些研究提示 $CD34^+$ 干细胞群以及从外周血获得的 $CD4^+$ 淋巴细胞都可以作为 HIV－1 基因治疗的靶细胞。

12.6 抗 HIV－1 基因治疗的临床研究

已经普遍接受的观点是有效的抗 HIV－1 感染治疗需要同时作用于抗病毒的多个靶标，在基因转移载体中联合不同的抗病毒基因，这在技术上比设计有效药物联合要容易得多。鸡尾酒疗法和基因治疗同时实施可能是首选。有效的药物联合阻断 HIV 复制，抗病毒基因产生针对 HIV 感染有抵抗力的免疫细胞储存库。如果基因治疗保护的细胞获得了存活选择优势，有限数量的细胞会逐渐增加。这样就保存了一些免疫功能。当前 HIV 基因治疗主要有两种方案：一是转移外源基因到 T 细胞，并在体外扩增后回输患者体内，二是对造血干细胞在体外进行基因修饰后移植到患者体内。近十年来基于 HSC 基因治疗领域的发展，在对抗艾滋病的斗争中也非常有希望成功。

12.6.1 HIV－1 基因治疗临床实验研究的现状

抗 HIV－1 基因治疗在体外和动物实验中的成功为临床实验奠定了基础。应用自杀基因（HyTK）、反式显性负突变蛋白（Rev M10、TdRev 或 HuM10）、嵌合受体（CDζ）、诱骗 RNA（RRE）、核酶（抗 tat/vpr 核酶和 tat 核酶，RRz2）和 siRNA 的临床实验已经陆续开始。表 12－6 简要概括了早期进入临床实验的基于逆转录病毒载体的抗 HIV 基因治疗，包括转移的外源基因、抗 HIV 策略以及最终的实验结果。虽然观察到转移基因的表达，却没有看到病毒载量的下降。

必须注意的是，HIV 感染对 T 细胞稳态、造血、胸腺发生和多个器官都有影响。目前较为成功的基因治疗方案是在儿童患者中进行的，儿童患者胸腺增生活跃。在儿童中成功的

HIV 基因治疗方案并不能保证用于成人患者的疗效，因为胸腺产生 naîve T 细胞的能力对 HIV-1 感染的干细胞疗法至关重要。最近在 HIV 感染的干细胞基因治疗研究中观察到 naîve T 细胞中转移基因低水平表达。目前临床治疗推荐基因治疗在鸡尾酒疗法开始之前使用，鸡尾酒疗法延期开始。通过增强或延长对病毒复制的抑制，或许可以遏制 $CD4^+$ T 细胞数量在几年内逐渐下降的趋势。

表 12-6　部分临床实验结果总结

靶细胞	载体	转基因	抗 HIV 方法	结果
$CD8^+$	逆转录病毒	HyTK	引入自杀基因	CTL 反应清除修饰细胞
$CD4^+$	金颗粒介导	Rev M10	反式显性负突变蛋白	输入后 2 个月检测到 Rev M10，存活更久
$CD4^+$	逆转录病毒	Rev M10	反式显性负突变蛋白	输入后 6 个月检测到 Rev M10，存活更久
$CD4^+$	逆转录病毒	TdRev 和/或反义 TAR	反式显性负突变蛋白和反义 RNA	6 个患者中检测到抗 HIV 基因时间＞100 周，一个患者在高病毒载量期间更容易检测到转化细胞的存活
$CD34^+$	逆转录病毒	TdRev	反式显性负突变蛋白	一个患者死于 Hodgkins 病恶化。另一个患者 3 年后仍能检测到外源载体，白血病缓解，使用 HAART 治理控制病毒载量，非基因治疗的作用。
$CD34^+$	逆转录病毒	huM10	反式显性负突变蛋白	huM10 在移植后 1～3 个月能在 PBMC 中检测到，两年后降到检测阈值以下。一个患者的高病毒载量期间转化细胞存活更久。
$CD4^+$	逆转录病毒	CD4ζ	嵌合受体	直肠组织相关的 HIV RNA 平均降低超过 0.5log，并至少持续 14 天，第 8 周在 1%～3%的 PBMC 中检测到 CD4ζ$CD4^+$ 逆转录病毒 CD4ζ 嵌合受体所有的患者 CD4ζ 表达至少 24 周；对照组和实验组无差异。
$CD4^+$ $CD8^+$	逆转录病毒	CD4ζ	嵌合受体	12 个患者中的 11 个接收高剂量修饰的 $CD8^+$ 细胞（10^9 或 10^{10}），再次输入修饰细胞后 15～40 周仍能检测到 CD4ζ。联合 IL-2 和修饰的 $CD8^+$ 细胞的患者比没有 IL-2 治疗的患者 CD4ζ 持续更久。接受修饰的 $CD4^+$ 和 $CD8^+$ 细胞的患者，一年后仍能在外周血中检测的奥修饰的细胞。
$CD34^+$	逆转录病毒	(RRE) decoy	RNA decoy	包含 RRE decoy 的白细胞在输入后 1 年仍能在外周血中检测到，但数量极低

续表

靶细胞	载体	转基因	抗 HIV 方法	结果
$CD4^+$	逆转录病毒	RRz2	核酶	含有 RRz2 和 LNL6 的 PBMC 在 4 年后仍能检测到
$CD34^+$	逆转录病毒	tat/vpr 核酶	核酶	3 年后初始 T 细胞中可检测到载体；病毒血症的变化和转化的 CD4 及其他细胞无相关性

（来源：Genet Vaccines Ther，2007.14：5）

近年来基于慢病毒载体的 HIV 基因治疗方案开始进入临床实验阶段。VRX496 代表首例获 FDA 批准的慢病毒载体基因治疗的临床实验。VRX496 是 VIRxSYS 公司开发的以 HIV_{NL4-3} 为基础的第二代慢病毒载体，含有 HIV－1 的 LTR、一段 cPPT/CTS 序列和一段 937 个碱基的 HIV－1 env 基因的反义序列。VRX496 载体由 VSV－G 包膜蛋白包装，能够有效转导细胞并且在纯化过程中感染活性不会丢失。I 期临床研究使用 5 个 HAART 治疗失败的 HIV 感染者接受治疗。在刺激因子的作用下，体外利用 VRX496 转导从病人外周血中分离的 $CD4^+$ T 细胞，扩增、收集细胞后回输至病人体内，检测该策略的安全性以及病人的耐受性。

临床结果显示，回输 VRX496 转导的 $CD4^+$ T 细胞一年半之后，病人并未出现试验前所担心的那些副作用，即没有出现插入致癌突变、载体扩散或复制的慢病毒载体。病人亦具有较好的耐受性。感染后 HIV 载体可在病人体内低水平持续六个月。目前，病毒载量和 $CD4^+$ T 细胞计数的数据显示这项研究前景良好。5 位受试者中的 4 位 $CD4^+$ T 细胞数量稳定或增加，病毒载量稳定，一位受试者在单次回输修饰的 T 细胞后病毒载量下降 1.7log。在目前的研究中，受试者将输入 6 次 VRX496 修饰的 CD4 T 细胞，进行包括直肠黏膜活检在内的一系列检测，以确定 VRX496 T 细胞的存活能力和运输能力。体内试验证实 VRX496 转导了来自未受感染和 HIV－1 感染者中超过 95％的 $CD4^+$ T 淋巴细胞。被修饰的淋巴细胞强烈抑制幼稚细胞和感染 HIV－136 天后的患者体内的 HIV－1。该公司正准备进行Ⅱ期临床试验，以确定多次回输的安全性、病人耐受性以及载体对机体免疫功能的影响。

目前，大部分 AIDS 基因治疗试验都是把单基因作为抑制对象的。这对于长期治疗不是一个明智的选择，因为与 HAART 治疗类似，HIV 病毒同样会产生抗性突变。科学家在过去几年时间里开发了新的组合型抗病毒基因，它们针对包括 CCR5 辅助受体在内的不同的病毒基因。利用慢病毒载体携载三种抗病毒基因的组合。这些基因包括一个针对 HIV tat/rev 共用外显子的小发夹 RNA（shRNA），一个核仁定位的 TAR 诱饵，和一个可降解 CCR5 mRNA 的核酶。Amrita Krishnan 教授领导的小组于 2005 年 8 月份开始这种联合方案的 I 期临床试验。

12.6.2 HIV 基因治疗的临床试验

20 世纪 90 年代后期开始了 HIV－1 基因治疗的临床试验，不久人们就意识到仅这一种疗法治疗 HIV 还远远不够。尽管临床实验的结果不尽如人意，基因治疗 HIV 依然是一条非常有希望成功的途径。治疗艾滋病的研究和临床试验也正如火如荼地进行（表 12－7）。艾滋病基因治疗目前遇到的几个问题包括：治疗的耗费、毒性、病毒的抗性等。就目前而言，基因治疗还不足以取代鸡尾酒疗法，但有可能与鸡尾酒疗法联合使用，以期达到长时间抑制病毒的作用。最近几年，基因治疗的策略和技术都有了很大的改善，一些之前被认为很难逾越的难题现在也都成功地解决了。未来基因治疗的临床试验必须考虑的几点是：① 选择最合适的细胞靶点；② 优化载体和体外转导方案；③ 选择高效率的抗 HIV 基因；④ 如何产生免疫记忆等。随着技术的不断进步，基因治疗对于普通的艾滋病患者将不再是天方夜谭。

表 12－7 HIV 基因治疗的临床试验

Trials－cell target/anti－HIV strategy	Lead investigator	Submitted	Sponsoring institute	Phase
Autologous CTL/ HyTK marking	Philip Greenberg, Stanley Riddell	1992	Fred Hutchinson Cancer Center/ University of Washington, Seattle	I
Syngeneic PBL/marking Neo	Robert Walker	1992	National Institutes of Health, Bethesda, MD	
Muscle cells/immunizing against HIV Env, five trials in the US and two outside the US	James Merritt andothers	1993	Viagene/Chiron in association with many Institutes	
Autologous PBL/ transdominant Rev	Gary Nabel	1993	University of Michgan, Ann Arbor, MI	I
Autologous PBL/ anti－U5 and Pol ribozymes	Flossie Wong－Staal	1994	University of California, San Diego, CA	I
Syngeneic PBL/CD4－z TCR, four trials	Various	1994	Cell Genesys Inc	
Autologous PBL/anti－Tat (originally ant－Env) intrabody	Wayne Marasco	1995	Dana Farber Cancer Institute, Boston, MA	I
Syngeneic PBL/ transdominant Rev	Richard Morgan	1995	National Institutes of Health, Bethesda, MD	I
Autologous $CD34^+$ PBC/ anti－Tat ribozyme	Ronald Mitsuyasu	1995	University of California, Los Angeles, CA	I
Autologous HIV－specific CTL/marking	Stanley Riddell	1995	Fred Hutchinson Cancer Center/ University of Washington, Seattle	I

续表

Trials - cell target/anti - HIV strategy	Lead investigator	Submitted	Sponsoring institute	Phase
Autologous PBL/polyTAR decoy+/- RRE decoy	Philip Greenberg	1995	Fred Hutchinson Cancer Center/ University of Washington, Seattle	Ⅰ
Autologous PBL/anti - Rev intrabody	Roger Pomerantz	1995	Thomas Jefferson University of Philadelphia, PA	Ⅰ
Autologous $CD8^+$ T cells	Elizabeth Connick	1995	Univ. of Colorado Health Sci. Center, USA	Ⅱ
Autologous $CD34^+$ BM/ decoy RRE	Don Kohn	1996	Children's Hospital Los Angeles, CA	Ⅰ
Autologous $CD34^+$ PBC/ anti - Tat, Rev ribozyme	Don Kohn	1996	Children's Hospital Los Angeles, CA	Ⅰ
Autologous or Allogeneic BM/ antisense TAR, TDRev	Luis Isola	1997	Mount Sinai Medical Center, NY	Ⅰ
Autologous $CD34^+$ PBC/ anti - Tat, Rev ribozyme	Amrita Krishnan, John Zaia	1997	Ribozyme Pharmaceuticals Inc	Ⅰ
Autologous $CD34^+$ CBC/ transdominant Tat and Rev	John Belmont	1997	Texas Children's Hospital, Houston, TX	Ⅰ
Autologous $CD8^+$ T cells, CD4+ T cells	Elizabeth Connick	1997	Univ. of Colorado Health Sci. Center, USA	Ⅱ
Autologous $CD8^+$ T cells	Steven G. Deeks	1997	Univ. of California, San Francisco General Hospital, USA	Ⅱ
$CD34^+$ PBC or PBL/ anti - Tat ribozymes	Geoff Symonds	1998	Johnson and Johnson Research Laboratories, Sydney	Ⅰ
Autologous $CD34^+$ PBC/ antisense TAR, Tat, Rev	Morton Cowan	1998	Enzo Therapeutics Inc	Ⅰ
HSC/antisense Pol, TDRev	Rafael Armado	1998	Systemix Inc	Ⅰ/Ⅱ
Autologous $CD9^+$ T cells	David T. Scadden	1998	Harvard Medical School, Massachusetts General Hospital Cancer Center, USA	Ⅱ

续表

Trials - cell target/anti - HIV strategy	Lead investigator	Submitted	Sponsoring institute	Phase
Autologous CD34$^+$ PBC/ antisense TAR, TDRev	John Tisdale	1999	National Institutes of Health, Bethesda, MD	Ⅰ
	Battegay	2000	Basel, Switzerland	Ⅲ
Autologous CD34$^+$ PBC	Ronald T. Mitsuyasu	2001	Univ. of California, Los Angeles, UCLA CARE Center	Ⅱ
autologous CD34$^+$ HPCs/ anti HIV ribozyme	Australia	2002	Australia	Ⅱ
hematopoietic stem cells transduced with RevM10polAS	Adriano Lazzarin	2002	Italy	Ⅰ/Ⅱ
Gene therapy in patients with HIV infection	Pantaleo	2003	Switzerland	Ⅰ
Autologous T Cells/RNAi	Jan van Luzen	2004	Germany	Ⅰ/Ⅱ
VRX496/Antisense env	David Stein	2004	USA	Ⅰ/Ⅱ
VRX496/Antisense env	Carl June	2004	USA	Ⅰ/Ⅱ
autologous gene - modified T - cells	Jan van Luzen	2005	Germany	Ⅰ/Ⅱ
autologous gene - modified T - cells	Jan van Luzen	2005	Germany	Ⅰ/Ⅱ
CD34$^+$ Cells by an Antisense TAR, Antisense Tat and rev	MortonJ. Cowan	2005	USA	Ⅰ
Stem Cells/Multiple Anti - HIV RNAs	Amrita Krish-nan	2005	USA, City of Hope National Medical Center	Ⅰ
Autologous T Cells/RNAi	John A. Zaia	2005	USA, Beckman Research Institute of City of Hope	Ⅰ

参考文献

1. Check E Nature. 2005 Sep 29; 437 (7059): 601.
2. Follenzi A, Ailles LE, Bakovic S, etc... Nat Genet. 2000 Jun; 25 (2): 217 - 22.
3. Goff SP. Nat Rev Microbiol. 2007 Apr; 5 (4): 253 - 63. Epub 2007 Feb 26. Review.

4. Greene WC, Peterlin BM. Nat Med 2002; 8: 673 - 80.
5. Guenechea G, Gan OI, Inamitsu T, etc.. Mol Ther. 2000 Jun; 1 (6): 566 - 73.
6. Hanazono Y, Terao K, Ozawa K. Stem Cells. 2001; 19 (1): 12 - 23. Review.
7. John J. Rossi. Infection 2005; 33: 299 - 301.
8. Kim DH, Rossi JJ. Nat Rev Genet. 2007 Mar; 8 (3): 173 - 84. Review.
9. Levy JA. Adv Dent Res. 2006 Apr 1; 19 (1): 10 - 6.
10. Li MJ, Kim J, Li S, etc.. Mol Ther. 2005 Nov; 12 (5): 900 - 9.
11. MacGregor RR. Clinical protocol. Hum Gene Ther. 2001 Nov 1; 12 (16): 2028 - 9.
12. Manilla P, Rebello T, Afable C, etc.. Hum Gene Ther. 2005 Jan; 16 (1): 17 - 25.
13. Marathe JG, Wooley DP. Genet Vaccines Ther. 2007 Feb 14; 5: 5.
14. MINGJIE LI, HAITANG LI AND JOHN J ROSSI. Ann. N. Y. Acad. Sci. 1082: 172 - 179 (2006)
15. Miyoshi H, Smith KA, Mosier DE, etc. Science. 1999 Jan 29; 283 (5402): 682 - 6.
16. Nobuko Uchida, Richard E. Sutton, Annabelle M. Friera etc.. Proc Natl Acad Sci U S A. 1998 September 29; 95 (20): 11939 - 11944.
17. Pavlakis G. N. The Molecular Biology of Human Immunodediciency Virus Type 1. In DeVita, VT, Hellman, S, Rosenberg, SA, eds. AIDS: Etiology, Diagnosis, Treatment and Prevention ed 4; Philadelphia: Lippincott - Raven, 1997: 45 - 74.
18. Poluri A, van Maanen M, Sutton RE. Expert Opin Biol Ther. 2003 Sep; 3 (6): 951 - 63.
19. Rhesus monkey demands in biomedical research, A Workshop Report. www. ncrr. nih. gov/compmed/rhesusworkshopreport. pdf
20. Robertson DL, Anderson JP, Bradac JA, et al. Science 2000; 288: 55 - 6.
21. Rossi JJ. Biotechniques. 2006 Apr; Suppl: 25 - 9.
22. Statham S, Morgan RA. Curr Opin Mol Ther. 1999 Aug; 1 (4): 430 - 6.
23. Strayer DS, Akkina R, Bunnell BA, etc.. Mol Ther. 2005 Jun; 11 (6): 823 - 42. Review.
24. Swan CH, Torbett BE. J Med Primatol. 2006 Aug; 35 (4 - 5): 236 - 47.
25. Thali M, Bukovsky A, Kondo E, et al. Nature 1994; 372: 363 - 5.
26. Trono D. Cell. 1995 Jul 28; 82 (2): 189 - 92.
27. Tsibris AM, Kuritzkes DR. Annu Rev Med. 2007; 58: 445 - 59.
28. van Griensven J, De Clercq E, Debyser Z. AIDS Rev. 2005 Jan - Mar; 7 (1): 44 - 55. Review.
29. Van Rompay KK. AIDS Rev. 2005 Apr - Jun; 7 (2): 67 - 83.
30. von Laer D, Hasselmann S, Hasselmann K. J Gene Med. 2006 Jun; 8 (6): 658 - 67. Review.
31. Wang WK, Chen MY, Chuang CY, Jeang KT, Huang LM. J Microbiol Immunol Infect 2000; 33: 131 - 40.

32. Wolkowicz R, Nolan GP. Gene Ther. 2005 Mar; 12 (6): 467 - 76.
33. 顾健人，曹雪涛．“863”生物高技术丛书-基因治疗．北京：科学出版社，2001：304 -314.
34. 黄海，贲昆龙，郑永唐．人类艾滋病动物模型的研究现状．动物学研究，1997：18：121 -128.

13 糖尿病基因药物的研发

刘青[1,2] 蔡士杰[3] 许瑞安[1,2*]

ruianxu@hqu. edu. cn

[1]国立华侨大学分子药物研究所 福建 邮编 362021
[2]分子药物教育部工程研究中心 福建 邮编 362021
[3]英国牛津大学医学院

目 录

13.1 绪论

健康的机体把进食后的碳水化合物（carbohydrate）消化和分解为葡萄糖（glucose）。葡萄糖进入血液被组织吸收利用，成为机体主要的能量来源。胰岛素是调节血中葡萄糖的激素，由胰腺分泌，在足够的胰岛素分泌下，葡萄糖产生能量或转变为肝糖原作为能量储备贮存在肝脏中。

糖尿病（diabetes Mellitus）以血糖水平升高为特征，伴有脂肪、蛋白质代谢紊乱等的慢性内分泌代谢性疾病，是由于胰岛素分泌不足或周围组织细胞对胰岛素敏感性降低而引起。糖尿病病人存在胰岛素产生不足或机体对胰岛素反应缺陷，或两种问题同时存在，结果使葡萄糖在血液中堆积，血中过高的葡萄糖一部分从尿中排出，形成尿糖，造成营养丧失。糖尿病引起体内糖、蛋白质及脂肪代谢紊乱，久病可引起多系统损害，导致眼、肾、神经、血管和心脏等组织、器官的慢性并发症。

1997 年提出关于修改糖尿病诊断和分类标准的建议：尚未得到 WHO 糖尿病专家委员会同意，目前仍继续采用 WHO1985 年的分类标准。把糖尿病分为以下几种类型：1 型糖尿病（type 1 diabetes mellitus，T1DM）；2 型糖尿病（type 2 diabetes mellitus，T2DM）；妊娠糖尿病（gestational diabetes mellitus；GDM）；其他特殊类型糖尿病：如青年人中的成年发病型糖尿病（maturityonset diabetes mellitus in young，MODY）、线粒体突变糖尿病等，其中发病最多的是 1 型和 2 型糖尿病。1 型糖尿病，通常被称为胰岛素依赖型糖尿病，是一种自身免疫性疾病，约占糖尿病患者总数的 10%，多见于儿童和青少年。2 型糖尿病，通常被称为非胰岛素依赖型糖尿病，或成年发病型糖尿病，约占糖尿病患者总数的 90%。多发于 40 岁以上的成年人或老年人。

糖尿病目前诊断多数采用 1985 年 WHO 提出的暂行标准（表 13-1），以血浆葡萄糖浓度为主：① 任何时候静脉血浆葡萄糖≥200 mg/ dl（11.1 mmol/ L）及空腹静脉血浆葡萄糖≥140 mg/ dl（7.8 m mol/ L）可确诊为糖尿病。② 如果可疑，应进行 OGTT（成人口服葡萄糖 75g，儿童每 kg 体重 1.75 g，总量不超过 75 g），2 小时血糖≥200 mg/ dl（11.1 mmol/L）可诊断为糖尿病。血糖范围在 140 mg/dl～200 mg/dl 时为糖耐量减退（TGT）。③ 如无糖尿病症状，除上述两项诊断标准外，尚须另加一指标以助诊断，即在 OGTT 曲线上 1°或 2°血糖≥200 mg/dl 或另一次空腹血糖≥140 mg /dl。④ 妊娠期糖尿病亦可采用此诊断标准。

表 13-1 世界卫生组织（WHO）糖尿病诊断暂行标准

口服葡萄糖耐量试验（OGTT）	血糖 mg/dl（mmol/L）		
	静脉全血	静脉血浆	毛细血管全血
糖尿病（DM）			
空腹和（或）糖负荷后 2h	≥120（6.7）	≥140（7.8）	≥120（6.7）
	≥180（10.0）	≥200（11.1）	≥200（11.1）
葡萄糖耐量异常（IGT）			
空腹和糖负荷后 2h	<120（6.7）	<120（7.8）	<120（6.7）
	≥120（6.7）～	≥140（7.8）～	≥140（7.8）～
	<180（10.0）	<200（11.1）	<200（11.1）

糖尿病的临床症状主要有代谢紊乱综合征，糖尿病并发症、反应性低血糖等。代谢紊乱综合征的典型表现为“三多一少”，高血糖致高渗透性利尿，使尿量增多，口渴多饮；血糖不被利用，尿糖排泄增多导致饥饿食亢，糖不能被利用，功能减少，耗能增多，蛋白质分解增强，形成负氮平衡，常伴有消瘦乏力（图 13-1）。

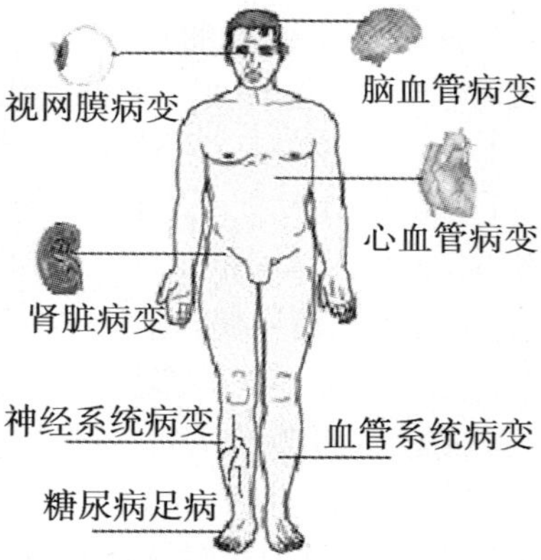

图 13-1 糖尿病的危害

糖尿病的并发症包括急性并发症和慢性并发症。急性并发症如：糖尿病酮症酸中毒，高渗性非酮症糖尿病昏迷及感染。慢性并发症可遍及全身各重要器官，与遗传易感性、高血糖、氧化应激、非酶糖化和多元醇代谢旁路、蛋白激酶 C 等多方面因素的相互影响有关。包括大血管，微血管病变，糖尿病肾病及视网膜病变等。自从 1993 年美国多中心糖尿病控制和并发症临床研究（DCCT）结果发表以来，严格控制高血糖可以明显减少各种慢性并发症 50 %～70 %，已为各国糖尿病医务人员所接受而不再怀疑。

糖尿病作为一种常见病、多发病，有越来越多的证据表明，糖尿病正在成为 21 世纪威胁人类生命健康的慢性重大疾病之一，成为全球关注的健康问题（图 13-2）。

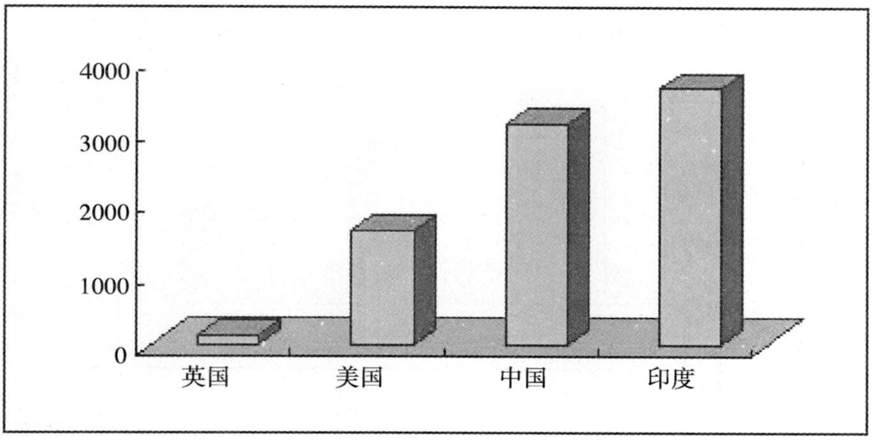

图 13－2　2000 年糖尿病发病率大国对比
（世卫组织提供的数据显示，2000 年全球糖尿病患者已经高达 1.71 亿，印度、中国和美国为患病大国）

随着生活水平的提高，世界人口的老龄化，糖尿病的发病率逐年增加。2003 年的一项国际糖尿病流行病学研究显示，当时全球已经诊断的糖尿病病人约为 1.94 亿人，根据预测，到本世纪的 2025 年全球糖尿病患者将增加到 3.33 亿，上升将近 72%。其中非洲增长率最快，为 98 %；第二是中东地区，增长 97 %；第三位就是包括中国在内的西太平洋和亚太地区；第四位是拉丁美洲。上述四个地区的糖尿病增长速度都将超过全球平均增长率的 72 %，而从全球来看，糖尿病的患病率在未来都将继续增长。

印度、中国、美国是当今世界糖尿病患者最多的国家之一。中国的糖尿病患病率已达 2.4%，总量已达 3100 万人。我国改革开放刚刚开始的 1978 年我国居民糖尿病患病率仅为 0.6 %左右，之后十年时间，患病率一直处于缓慢增长阶段，至 1990 年已达到 1.2 %，即每百人中有一名糖尿病患者，全国糖尿病患者总量已达 1440 万人；自 20 世纪 90 年代以来，我国经济发展进入快速增长时期，糖尿病患病率也处于激剧上升阶段，1995 年达到 1.5 %，至 2000 年总患病率已达到 2.4%，全国糖尿病患者总量已达近 3100 万人。其中 20 岁至 74 岁居民的糖尿病患病率已达到 3.21 %，比 1990 年翻了一番还要高，年增长率高 10 %以上，平均每年净增加 150 万人以上。1996 年全国 11 省市流行病学调查，30 岁以上人群糖尿病患病率达 3.2 %，而 1998－2001 年上海的调查显示，患病率攀升到 10 %，2002 年我国糖尿病患病率达到 4.27 %（图 13－3）。

儿童青少年糖尿病，主要是儿童Ⅱ型糖尿病的患病率也在逐年增加。世界卫生组织估计全球的肥胖儿童有 2200 万，其中东南亚、西太地区为 620 万，儿童青少年Ⅱ型糖尿病与肥胖平行增加，WHO 预测，2025 年 DM 患者将达 3 亿。

糖尿病损害了患者的身体健康，糖尿病确诊后如不及时治疗可累及心、脑、肾、眼等多个器官，40%～50%的失明、30%的慢性肾衰竭、50%的心脑血管疾病、60%的截肢是由糖尿病所致，严重危及患者的健康甚至生命糖尿病肾病是糖尿病的重要并发症之一，在西方国家已成为导致终末期肾衰竭的首位疾病。糖尿病肾病具有发病隐匿、病情随时间延长逐渐加

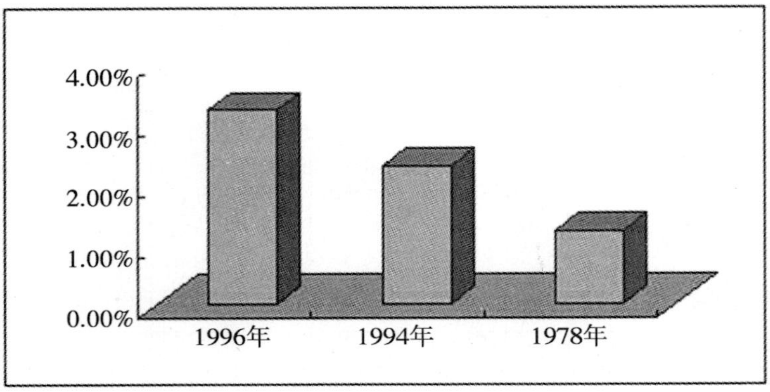

图 13-3 中国糖尿病标准化患病率
（普查 4 万多人，年龄在 20 岁以上）

重、早期一般不为人所注意等特点，但当发现时，肾脏的病变已经不可逆转。大量研究证实，30%以上的Ⅱ型糖尿病患者会出现微量白蛋白尿，如果不进行早期筛查和治疗，20%～40%的患者将在 5～10 年内发展成为严重的蛋白尿，最终导致肾衰竭。有学者将糖尿病肾病分为五期，第五期即为肾衰竭期，这时肾脏功能的损害将是不可逆转的，最终只能依靠血液透析或肾移植来维持生命。此外，患者还会因病情的不断恶化而出现水肿、高血压、贫血和肾功能不全等症状。一般来说，出现慢性肾衰竭的患者的期望生存期也只有两年左右的时间。但令人担忧的是，近年来，我国糖尿病及糖尿病肾病的发病率显著上升。

2002 年全球糖尿病市场约有 180 亿美元，并预计于 2007 年成长到 268 亿美元，平均年度成长率为 8.3 %，2003 年，降糖药物在我国医院的购药金额达 14.1 亿人民币，占全国医院市场的 2.43 %，较 2002 年增长 9.3 %，从 1999 年到 2003 年间，糖尿病用药的医院用药年均增幅为 11.4 %，市场一直保持较稳定的增长趋势。

糖尿病及其并发症的治疗给糖尿病病人的家庭、社会乃至国家带来了沉重负担。美国 1987 年糖尿病医疗费用是 240 亿美元，1998 年增加到 980 亿美元，2002 年增加到 1320 亿美元，现在已经接近 1500 亿美元。我国 2003 年的调查统计数字显示，因为糖尿病和并发症住院的总人数是 145.53 万人次，这些人的平均住院费是 5079.38 元，总费用 73.92 亿元人民币。门诊是 7110.17 万人次，平均门诊费 131.98 元，总费用 93.84 亿元，在治疗糖尿病上一年就花掉了 167.76 亿元。这还不包括在私立医院和专科门诊就诊的病人的医疗费用，早日攻克糖尿病是社会责任所趋，也是提高社会经济效益所需，已成为人们重视的重要、紧迫的问题。

糖尿病是一种多发的慢性终身疾病，目前具有“病程长、不传染、可控制、无法根治”等特点，对人体危害很大，目前糖尿病的治疗除物理锻炼、饮食控制外常使用一些降糖药物。这些降糖药存在不同程度的不良反应，而且不能彻底根除糖尿病，因此人们尝试用胰腺或胰岛移植以替代功能丧失的胰岛，虽取得了一定的疗效，但由于受供体来源不足、必须长期使用免疫抑制防止免疫排斥等影响，使其临床应用受到限制。在 1990 年第一次进行基因治疗实验后，随着分子生物学及基因工程的研究进展，糖尿病的基因治疗方法为严格控制血糖、防止末端器官长期受高血糖的损害提供了一个新的方向。

13.2 1型糖尿病和2型糖尿病

糖尿病的病因尚未阐明，公认不是唯一病因所致的单一疾病，而是复合病因的综合征，与遗传、自身免疫及环境因素等因素有关。

13.2.1 1型糖尿病（type 1 diabetes mellitus，T1DM）

1型糖尿病又称为胰岛素依赖型糖尿病，约占糖尿病患者总数的10 %以下，但对生活的影响非常大。病人胰腺不分泌或分泌很少胰岛素，随着病情的发展，胰岛β细胞功能进行破坏，最终患者必须要依赖外源性胰岛素控制血糖水平和抑制酮体生成，否则将会反复出现酮症酸中毒，甚至导致死亡。人种不同T1DM的患病率也有所不同，在有些人种如中国人和日本人，中T1DM患病率较低，而有些人种中T1DM发病率较高，如T1DM在瑞典儿童中的发病率为0.3 %。

13.2.1.1 1型糖尿病的特征

T1DM有以下特征：① 起病较急，"三多一少"症状比较明显，容易发生酮症，有些患者首次就诊时就表现为酮症酸中毒。其血糖水平波动较大，空腹血浆胰岛素水平很低；② 典型病例见于小儿及青少年，但任何年龄均可发病；③ 血浆胰岛素及C肽水平低，服糖刺激后分泌仍呈低平曲线；④ 必须依赖胰岛素治疗为主，一旦骤停即发生酮症酸中毒，威胁生命；⑤ 遗传为重要诱因，表现于第6对染色体上HLA某些抗原的阳性率增减；⑥ 胰岛细胞抗体（ICA）常阳性，尤其在初发病2～3年内。有时在发病前数年常已呈阳性反应。近年来研究表明在1型患者的鉴定中，谷氨酸脱羧酶抗体（抗GAD）阳性反应较ICA更有意义，尤其在病程较久，发展较慢的患者。

13.2.1.2 1型糖尿病病因和发病机制

T1DM的确切病因还不非常清楚，一般认为T1DM不是唯一病因所致的单一疾病，而是复合病因的综合征，与遗传、自身免疫及环境因素有关，但真正的遗传和环境因素是什么还不清楚。比较确定的是，它与体内的免疫系统有关，是免疫介导的一种自体免疫疾病。

胰岛素分泌不足是1型糖尿病人的发病基础，现研究认为胰岛素分泌不足与下列原因有关。

（1）遗传因素　研究显示T1DM涉及多基因遗传，其发生是整个基因组的多个位点上等位基因间相互作用的结果[1]，但随种族及地区不同，糖尿病易感基因相关位点不全相同。现在认为有将近50 %的遗传危险性可归因于HLA基因，为易感性的主效基因。

位于6p21的HLA相关基因表达频率的增加或降低在1型糖尿病的发生发展中具有重要作用[2]。它可分为Ⅰ类基因、Ⅱ类基因和Ⅲ类基因。其中Ⅰ、Ⅱ类基因分别编码供T淋巴细胞识别的细胞表面自身抗原（即Ⅰ、Ⅱ类分子）。其中Ⅰ类基因是由MHC－Ⅰ类分子基因编码的α链（40～45 kDa）和一条非MHC基因编码的β2微球蛋白（11.5～11.7 kDa）通过二硫键形成的异源二聚体：包括HLA－A、HLA－B和HLA－C。在T1DM患者中以B15、B8、B18出现的频率较高，B7出现的频率较低。而Ⅱ类基因是由MHC－Ⅱ

类分子基因编码的α链（32～34 kDa）和β链（29～31 kDa）以非共价键结合的细胞表面异二聚体。包括DR、DQ和DP亚区。近年来显示DQ[3]基因相关性更明显，其中DQA1′0301/DQB1′0302是HLA Ⅰ类基因中最常见的与疾病相关的基因。

1）HLA基因与1型糖尿病的相关性

随着DQ亚区的发现，显示出DR和DQ位点存在连锁不平衡，其中DQB1的57位非天门冬氨酸和DQα链上的52位精氨酸的组合与糖尿病的遗传易感性高度相关[4]。Aparicio[5]用限制性片断长度多态性（RFLP）方法对56名T1DM日本人的HLA进行了研究，发现不仅在DQ系统中而且在所有抗原中的DQW 1都显示与T1DM高度相关。HLA-DQ可能在形成T1DM中起了最重要的作用。

许多研究显示在T1DM患者中，DR3和DR4的基因频率显著高于正常人群[6]。白人中95 %的T1DM患者至少带有一个DR3或DR4，而正常人群中只有45 %～50 %。这表明T1DM的易感性与DRB1位点的等位基因DRB1′ 03和DRB1′ 04相关。

Isreal等[7]对47名T1DM也门犹太人的研究表明，他们同白种人一样带有易感基因DRB1′03011、DQA1′0501、DQB1′ 02和DRB1′ 0402、DQA1′ 0301、DQB1′ 0302。而DRB1′07、DQA1′0201和DQB1′02等位基因表现出对T1DM抗性。其中DRB1′ 03011、DQA1′ 0501、DQB1 02/ DQBl′ 04、DQA1′ 03、DQB1′ 0302杂合子基因的易感性最高，纯合子DRBl′ 03和DRB1′ 04基因型也与疾病相关。由此可认为T1DM的形成与易感HLA等位基因及DRB1′ 07单型的缺失有关。

2）非HLA基因与1型糖尿病的相关性

T1DM的易感性与非HLA基因相关，如2、7、11和14号染色体[8]。Yokio等首次对LETL大鼠非MHC T1DM易感基因进行了基因组范围的分析，主要T1DM易感基因为Iddm/ kdp 1，位于大鼠11号染色体，位于此位点的纯合子等位基因对严重胰腺炎的发展与T1DM的发病起了重要作用。位于单一非MHC Idd位点的抗性等位基因只起到了部分保护作用，而Idd3和Idd10两位点间叠加的相互作用几乎起到了全部的保护作用[9]。

（2）自身免疫　T1DM发生的关键环节是胰岛β细胞渐进性的破坏，其中90 %由细胞免疫介导。遗传易感因素与环境因素相互作用，使免疫调节失衡，机体对胰岛多种抗原成分失去耐受后，主要组织相容性复合物（MHC）-Ⅱ类分子与其处理的B细胞抗原共同激活辅助性T淋巴细胞中的Th1细胞，抑制Th2细胞，造成白介素-（IL-2）、γ干扰素（IFN-γ）、肿瘤坏死因子（TNF-β）等分泌增多，IL-4、IL-10等减少，导致细胞因子不平衡；进而激活细胞毒性T细胞、巨噬细胞、NK细胞，从而产生氧自由基、一氧化氮、细胞因子（IL1、TNFα/β、IFN-γ）等，对胰岛β细胞产生直接毒性[10]，使胰岛β细胞的功能逐渐丧失，数目逐渐减少，胰岛素的分泌逐渐减少。其中起主要作用的自身抗体有：抗胰岛细胞抗体（islet cell antibodies，ICA）、胰岛素自身抗体（insulin autoantibodies，IAA）、谷氨酸脱羧酶（glutamic acid decarboxylase，GAD65 ）抗体及酪氨酸磷酸酶抗体IA-2α和IA-2β。

胰岛B细胞自身免疫的始动因素尚未完全阐明，可能与病毒感染有关[11,12]，胰岛B细胞复制的病毒可能损伤B细胞而暴露其抗原成分，从而启动具有遗传易感倾向个体的胰岛自身免疫反应。研究提示，某些个体胰岛B细胞凋亡过度亦可能启动胰岛 细胞自身免疫过程。饮食成分如牛血清白蛋白肽段及病毒蛋白如柯萨奇 B 病毒 p2c 蛋白肽段[13]分别与胰岛 B 细胞抗原分子胰岛细胞抗原（ICA）69 和谷氨酸脱羧酶（CAD）的部分肽段序列相似，前者（外源性蛋白多肽）在诱导机体产生免疫的同时，亦可能诱发针对自身胰岛 B 细胞的攻击，此所谓分子模拟（molec—ular mimicry）机制致病学说。亲胰岛 B 细胞的化学毒物如链脲霉素反复小剂量给予鼠类可诱发自身免疫性胰岛炎及糖尿病。

（3）胰岛素拮抗激素　Unger 等所提出的二元论学说，即在糖尿病的发病机理中不仅胰岛素相对和绝对不足，还同时伴有胰升血糖素的相对或绝对的过高，但确切原因未明。正常人血糖过高时胰升血糖素受抑制，但糖尿病者则不受抑制，尤其在酮症酸中毒时，经胰岛素治疗后方可恢复。未妥善控制的糖尿病中也往往升高。

（4）环境因素　T1DM 与多基因病变有关，但易感基因只使某个体对糖尿病具有易感性，其发病常需多个易感基因共同作用及环境因素参与才容易发病。一定的环境因素，如季节、年龄、药物、化学物质、饮食、病毒感染等均可影响 T1DM 的发生。其中病毒、饮食、毒物等环境因素中病毒感染是最重要的环境因素之一。

环境因素可通过以下方式影响 T1DM：对胰岛 β 细胞的直接毒性作用；启动对胰岛 β 细胞的自身免疫反应；在损伤胰岛 β 细胞的同时，增加机体对胰岛素的需求；提高胰岛 β 细胞对损伤的易感性。这些因素共同作用启动自身免疫反应，导致患者免疫学发生异常。在循环血中出现一组自身抗体，出现胰岛素细胞抗体（ICA）、胰岛素自身抗体（IAA）、谷氨酸脱羧酶自身抗体（GAD）阳性。β 细胞功能进行性丧失，90% 以上的 β 细胞被破坏，患者出现明显高血糖，糖尿病症状。T1DM 患者发病机理见图 13－4。

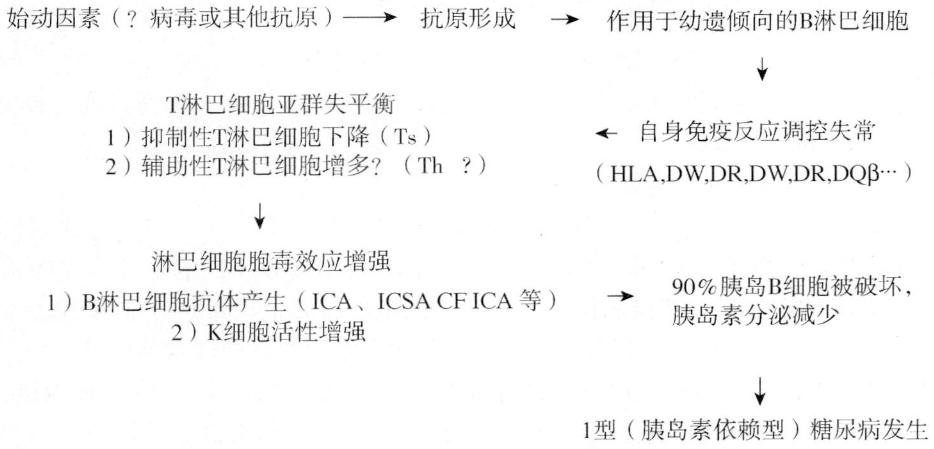

图 13－4　胰岛素依赖型糖尿病发病机理

13.2.1.3　1 型糖尿病的基因治疗策略　由于 T1DM 是一种主要由 T 细胞介导的器官特异性自身免疫性疾病，因此，在其基因治疗策略中，可以从以下几个环节进行干预，以保护胰岛 β 细胞免受自身免疫的破坏。

1. 诱导免疫耐受：1 型糖尿病由于中枢及外周免疫系统对 β 细胞特异性抗原成分免疫耐受的丧失，可通过诱导免疫耐受来保护 β 细胞免于自身免疫的破坏。

2. 改变抗原递呈细胞（APC）的功能及活性：正常情况下，APC处于静止状态，局部受损时，APC可摄取受损处及周围的抗原，同时产生致炎因子，包括趋化作用、黏附分子，并可促进APC向周围淋巴器官迁移以激活其他淋巴细胞。因此，胰岛局部的，包括巨噬细胞和树突状细胞，可作为基因运载系统的靶细胞。APC转基因表达的分子可通过以下方式达到抑制免疫反应的目的：① 阻止APC活化；② 阻止APC对抗原的加工与呈递；③ 限制黏附分子上调；④ 促进SNA反应性淋巴细胞凋亡。

3. 干扰协同刺激信号：辅助性T细胞活化除了依赖T细胞表面受体与APC表面抗原/组织相容性抗原Ⅱ（MHC Ⅱ）复合体相互作用外，尚需由T细胞表面CD28分子与APC表面B7分子构成的第二信号的参与。阻断CD28－B7相互作用可导致T细胞失活或凋亡。

4. 调节细胞凋亡：活化T细胞的清除受凋亡机制调控，凋亡是一个由Fas抗原/Fas配体（FasL）介导的程序性死亡过程，而1型糖尿病的发生与进展与胰岛β细胞的凋亡也密切关联。因此，干扰Fas触发的β细胞凋亡及后通路亦可保护胰岛。B淋巴细胞瘤/白血病-2（Bcl－2）在离体培养β细胞的转基因表达可保护其免于前一组凋亡细胞因子诱导的细胞凋亡[14]。现在发现许多其他干扰凋亡级联的分子可作为胰岛基因转染的候选分子，来阻止凋亡的激活。

5. 改变免疫调节细胞因子：在1型糖尿病自身免疫的发生中，细胞因子的失衡扮演重要角色。免疫反应由Th－2细胞之间的平衡来调节，Th－1细胞分泌白介素2（IL－2）和γ干扰素（IFN－γ）诱导细胞免疫，而Th－2细胞分泌白介素4（IL－4）和白介素10（IL－10）诱导体液免疫，并且，二者通过分泌的细胞因子相互制约。

13.2.2 2型糖尿病（type 2 diabetes mellitus，T2DM）

T2DM又称胰岛素非依赖型糖尿病，约占糖尿病患者总数的90％，多发于40岁以上的成年人或老年人，有明显的家族遗传性。目前患者的年龄有所下降。胰岛素抵抗和胰岛素分泌缺陷是T2DM的发病基础。

13.2.2.1 2型糖尿病的特征

T2DM有以下主要特征：① 多数起病较慢，病情较轻，有口干、口渴等症状，也有不少人甚至无症状，较少出现酮症。在临床上，“三多”症状可以不明显，往往在体检时或因其他疾病就诊时被发现；② 典型病例见于成人中老年，偶见于幼儿；③ 血浆胰岛素水平仅相对性降低，且在糖刺激后呈延迟释放，有时肥胖病人空腹血浆胰岛素基值可偏高，糖刺激后胰岛素亦高于正常人，但比相同体重的非糖尿病肥胖者为低；④ 遗传因素为重要诱因，HLA属阴性；⑤ ICA呈阴性；⑥ 胰岛素效应往往很差；⑦ 单用口服抗糖尿病药物，一般可以控制血糖。但有一些 患者，尤其是糖尿病病史较长，大于20年的，形体消瘦的老年糖尿病患者，会出现胰岛素水平的低下，需要用外源性胰岛素控制血糖。

13.2.2.2 2型糖尿病的病因和发病机制

T2DM的病因不明，现认为T2DM是多基因性疾病，有广泛的遗传异质性，环境因素与其发病明显相关。导致T2DM的环境因素主要包括肥胖、体力活动过少等，这些诱因使患者的胰岛素分泌能力逐渐下降，身体对胰岛素的敏感性逐渐降低，最后使血糖升高，诱发糖尿病。

13.2.2.2.1　遗传因素 T2DM 是一种多基因疾病，需要多基因的共同作用才能促进其发生发展。参与 T2DM 发生的基因主要有胰岛坏死基因和胰岛素抵抗基因两种。

表 13－2　参与 2 型糖尿病发生的基因

分类	作用	相关基因
胰岛坏死基因	使胰岛 β 细胞破坏和功能丧失	葡萄糖激酶基因 腺苷脱氨酶基因 葡萄糖转移因子－2 基因
胰岛素抵抗基因	与胰岛素抵抗的发生有关	胰岛素受体基因 胰岛素受体底物基因 PI3 激酶基因

13.2.2.2.2　胰岛素抵抗和葡萄糖抵抗　胰岛素抵抗是指组织对胰岛素的反应性降低，是 T2DM 的早期重要特征。葡萄糖抵抗是指肝组织抑制葡萄糖产生的能力降低，伴有或不伴有外周组织摄取葡萄糖的能力降低。胰岛素抵抗和葡萄糖抵抗相互联系、相互作用，共同导致血糖升高，在 T2DM 的发生中具有重要作用。胰岛素抵抗和葡萄糖抵抗发生的主要机制是胰岛素信号转导系统的功能障碍，包括：受体前障碍：主要是血胰岛素抗体的产生；受体障碍：包括各种原因造成的胰岛素受体数量、结构和功能的破坏；受体后障碍：包括胰岛素信号转导系统中各信号分子的数量、结构和功能的破坏。

T2DM 患者可以通过以下三个水平表现其胰岛素的抵抗性[15]：

1. 胰岛素受体前水平　主要是由于胰岛素原、胰岛素基因的突变使胰岛素的一级结构改变和生物活性缺陷，造成机体胰岛素抵抗，从而引发代谢紊乱或糖尿病。另有人发现 C 肽裂解点的氨基酸异常，可使胰岛素原转变不完全，导致胰岛素的活性减低产生糖尿病，此外混血换种存在对抗胰岛素的物质也可引起胰岛素抵抗，如激素类和非激素类的物质。

2. 胰岛素受体水平　胰岛素受体是一跨膜的大分子糖蛋白，由两个 α 亚基和两个 β 亚基组成。定位于 19 号染色体短壁上的胰岛素受体基因编码，含有 22 个外显子和 21 个内显子。第 1 － 11 外显子编码 α 亚单位，第 12 － 22 外显子编码 β 亚单位。现已发现至少 30 种以上胰岛素受体基因点状突变或片段缺失可引起胰岛素抵抗。

胰岛素受体基因突变可通过多种方式影响受体的功能：① 受体生物合成率下降，数量减少；② 受体向细胞膜插入过程异常；③ 受体与胰岛素亲和性下降；④ 酪氨酸激酶活性降低：这是由于胰岛素受体酪氨酸激酶域的基因 exon17 为酪氨酸激酶 ATP 的结合区，因此影响胰岛素受体与 ATP 结合及下游信号传递，发生胰岛素抵抗，β 细胞分泌能力下降，表现胰岛素分泌的异常；⑤ 受体降解加速；⑥ 受体再利用障碍。

3. 胰岛素受体后水平　胰岛素受体后水平指的是在靶器官水平上出现的与葡萄糖转运及代谢密切相关的基因发生突变，导致胰岛素介导的葡萄糖代谢障碍。主要涉及葡萄糖的跨膜转运及细胞内的葡萄糖的代谢利用。

胰岛素与其受体的 α 亚基结合，β 亚基酪氨酸激酶活化后，使胰岛素敏感组织细胞内的胰岛素受体底物（IRS）磷酸化，从而诱发一系列生化改变[16]。胞浆内或细胞内是否发生磷酸化和去磷酸化，取决于靶组织的特性和不同的关键酶，包括葡萄糖转运体 GLUT4 及许多关键酶如葡萄糖激酶、糖原合成酶、磷酸果糖激酶、丙酮酸激酶和丙酮酸脱氢酶等。可能发生在以下环节：① 胰岛素受体酪氨酸激酶活性降低使受体自身磷酸化降低，从而影响胰岛素信息向细胞内传递；② 胰岛素与受体结合后所释放出的化学介质与葡萄糖转运系统结合不正常或葡萄糖转运系统本身的不正常，如葡萄糖运载体基因突变可引起肝脏对葡萄糖摄取减少（肝脏胰岛素抵抗）及肌肉和脂肪组织摄取葡萄糖减少（ 外周胰岛素抵抗）；③ 葡萄糖代谢通路上各种酶结构或功能的缺陷，如葡萄糖激酶结构或功能改变造成胰岛 β 细胞对循环血糖刺激敏感性降低及肝脏对葡萄糖摄取减少。但目前对这些酶缺陷的分子机制了解尚不多，有待进一步研究。

常见的一些基因突变有：

（1）前胰岛素基因突变

已发现前胰岛素有 6 处突变，α 和 β 链的 3 处突变造成与受体结合障碍，其他突变使前胰岛素的加工和处理障碍，形成高胰岛素血症和高前胰岛素血症，以及一定程度的葡萄糖内环境稳定损害，并随年龄和体重的增加出现胰岛素的产生和需要的失衡。

（2）胰岛素（INS）基因突变

人类胰岛素基因定位于染色体 11p15.1 – 11p15.5 胰岛素基因突变产生结构异常的胰岛素，使胰岛素生物活性下降或丧失，成为变异胰岛素。Nakashima 等对 INS 基因外显子 3 进行分析，发现 Arg65（CGT）变为 His65（CAT），该位点突变导致了高胰岛素原血症[17]。

常见一些基因突变如：

① 胰岛素受体（NSR）基因突变

胰岛素受体基因染色体定位于 19p13. 2，包含 22 个外显子，全长 120 kb。已发现的胰岛素受体基因有 65 种突变，包括错义和无义突变、插入和缺失突变以及复合重排，所引起的胰岛素抵抗功能障碍包括受体合成障碍、受体与胰岛素结合能力降低、与 ATP 耦联能力降低、自动磷酸化或使底物磷酸化能力降低、部分位点酪氨酸激酶活性降低等。

② 胰岛素受体底物（IRS）基因突变

1995 年，Araki 等[18]成功克隆了第 2 个 IRS 分子，命名为 IRS – 1 与 IRS – 2。IRS – 1 是 IR 酪氨酸激酶的主要底物，是一种码头蛋白，连接酪氨酸磷酸化的 IR 与下游胰岛素信号转导通路。已发现有几种 IRS – 1 基因多态性，这些置换的氨基酸位于靠近酪氨酸磷酸化的位置，在 2 型糖尿病患者的发生频率高于非糖尿病人群。

③ 磺酰脲类受体（SUR）

磺酰脲受体（SUR）是 ATP 敏感钾离子通道，受葡萄糖和磺脲类药物的共同调节。人类染色体上 SUR 基因和 Kir6. x 基因配对存在。如 SUR1 与 Kir6. 2 基因位于 11p15. 1；SUR2 与 Kir6. 1 位于 12 号染色体上。SUR1 基因在胰腺的 β 细胞表达，而 SUR2 基因在心脏、血管及平滑肌表达。SUR 异常能影响 β 细胞胰岛素的分泌，从而影响机体对血糖的调节。

已经发现 SUR1 有 4 种突变，不同的突变在不同人群中对胰岛素分泌的影响也不一样[19]。冯雁毛[20]在中国北方地区人群中进行的病例对照和家系研究表明，SUR1 基因 24 内含子- 3t/c 多态性与 TC，LDL 和 ApoB 等血脂水平显著相关。

④ 胰淀素基因

在 2 型患者的胰岛 β 细胞中发现有淀粉样蛋白（IA）沉积[21]，称为胰淀素（amylin），由 37 氨基酸多肽组成，现已证明人的胰淀素基因位于第 11 号染色体的短臂上。正常时胰淀素与胰岛素共同贮存在分泌颗粒中，在胰岛素促分泌剂的刺激下与胰岛素同时分泌。在动物实验中，胰淀素可导致胰岛素抵抗。在小岛中胰淀素的积累可能与 2 型患者在晚期时胰岛素分泌衰竭有关。

⑤ 葡萄糖转运蛋白（GLUT）基因异常

近年来，GLUT 在胰岛素抵抗中的作用得到深入的研究。GLUT[22,23] 共有 6 种，GLUT1 - GLUT6，各组织的 GLUT 及其亚型的分布各不相同，GLUT1 是糖转运限速步骤，胰岛素刺激骨骼肌和脂肪细胞的葡萄糖摄取的作用物是 GLU4，这一过程发生障碍则引起胰岛素抵抗、高血糖症和肥胖。

⑥ 糖蛋白 PC - 1 基因突变

糖蛋白 PC - 1 是从严重胰岛素抵抗的患者组织中分离出来的，具有抑制 IR 酪氨酸激酶的活性。膜糖蛋白 PC - 1 基因外显子 4 第 121 位 Ala121Cys 与 2 型糖尿病和代谢综合征有关，体外实验证实这种变异引起 IR 酪氨酸激酶自动磷酸化障碍[24]，在非肥胖非糖尿病的胰岛素抵抗个体中，其皮肤成纤维细胞中 PC - 1 含量比对照组胰岛素敏感者高出 1 倍以上[25]。

⑦ 线粒体基因突变

线粒体基因中某些性质的突变与 T2DM 发病有着高度的相关性，线粒体 tRNA leu（UUR）nt 3243 A→ G and nt 3316 G→ A，tRNA Lys 8296A→ G，mRNA 3256C→ T 等多个突变位点与 T2DM 有关[26,27]。

⑧ 葡萄糖激酶（GCK）基因异常

人类 GCK 基因定位于染色体 7p13 ，为单拷贝基因，含 12 个外显子，仅在肝细胞和胰岛细胞表达。GCK 是催化体内葡萄糖代谢的第一个限速酶，也是调节血糖浓度的重要因素，该基因异常可导致糖尿病。GCK 基因有两个组织特异性的启动子，能调控它在肝细胞及胰岛 β 细胞中的基因转录。已发现 GCK 基因启动子- 30 位点 G / A 变异与日裔美国人的胰岛 β 细胞功能减退有关[28]。

⑨ 胰岛素基因区

该基因位于染色体 11p15，大约 50kb，包括酪氨酸羟化酶基因、胰岛素基因、胰岛素样生长因子-Ⅱ（IGF - 2）基因。与无蛋白尿患者相比，明显蛋白尿患者有显著增多的胰岛素Ⅰ类等位基因纯合子（75%：58%，$P<0.01$），纯合子者患 DN 的危险性增高 2 倍[29]。最近在对与 5′- VNTR 连锁不平衡的 3′区（INS / +1140）的多态性研究中得到了同样结果，纯合子者出现临床蛋白尿的相对危险度增加 2.6 倍[30]。两个不相关的研究取得了同样的结果，证明 INS 区的多态性与糖尿病发病相关。

2 型患者的发病机制（图 13 - 5）与 1 型不同，非自身免疫 β 细胞破坏所致，而是在基因缺陷基础上存在胰岛素抵抗和胰岛素分泌障碍两个环节。多数学者认为胰岛素抵抗系原发异常，但很可能是二者均存在。可以分为三期：第一期，有胰岛素抵抗和高胰岛素血症，血浆葡萄糖得以维持正常；第二期，胰岛素抵抗加重，虽有高胰岛素血症，但胰岛素愈高，受体愈不敏感，虽有高胰岛素血症，仍出现餐后高血糖症；第三期，胰岛素抵抗仍存在，但胰岛素分泌降低，导致空腹高血糖症。胰小岛分泌功能可因持久的高血糖毒性作用而进一步恶化。

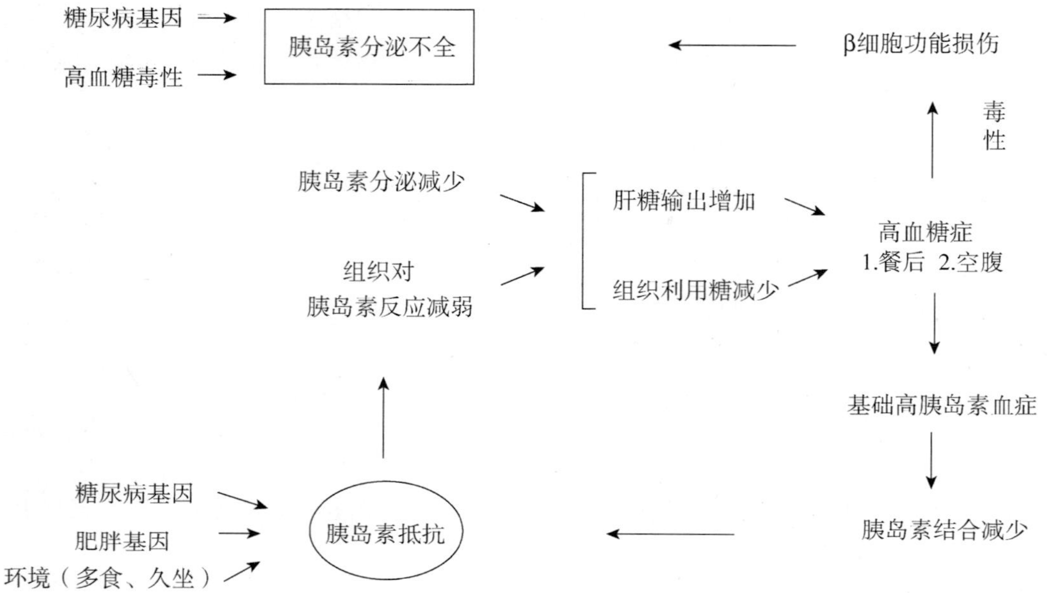

图 13-5　2 型糖尿病发病机理

13.2.3　糖尿病的临床特点

糖尿病是慢性进行性疾病，除 1 型起病可较急外，2 型一般起病缓，早期轻症常无症状，但重症及有并发症者则症状明显且较典型（表 13-3）。

表 13-3　1 型和 2 型糖尿病的特点

	1 型	2 型
发病年龄	年轻（＜30 岁）	成年发病（＞40 岁）
起病	急	缓
所占比例	5%～10%	90%～95%
病因	HLA、自身免疫	多基因遗传＋环境
肥胖	少见	多见
血浆胰岛素水平	水平低	稍低、正常或高

续表

	1型	2型
C肽水平	空腹或餐后低下	稍低、正常或高
血浆自身抗体	多（+）	多（-）
家族史	多无	有关
酮症倾向	明显	少
临床症状	“三多一少”	可有可无
血糖控制	依赖胰岛素	不依赖胰岛素

糖尿病的典型症状为代谢紊乱症候群，“三多一少”即多饮（ polydipsia)、多食（polyphagia)、多尿（polyuria）和体重减少。病程较长、控制较差的糖尿病人常伴有各种并发症或伴随症如感染；酮症酸中毒等是本病恶化的严重表现，微血管病变基础上所致的肾脏病变、眼底病变、神经病变等市糖尿病重要的慢性并发症。

13.2.4 糖尿病并发症的发病机制

引起糖尿病的因素非常复杂，目前认为糖尿病是遗传、环境、病毒感染等多种因素共同作用的结果。大量的研究证实，氧化应激与糖尿病及其并发症的发生、发展密切相关。有学者认为高血糖导致活性氧族（ROS）产生增多，机体抗氧化防御能力下降而引起氧化应激，是导致胰岛素抵抗、β-细胞功能不全，最终发生糖尿病并发症的共同生化过程[31,32]。

13.2.4.1 自由基与氧化应激

由氧诱发的自由基称为氧自由基或活性氧（reactive oxygen species，ROS)，是化学性质活跃的含氧原子或原子团，包括超氧阴离子（O_2^-）、羟自由基（OH·）及单线态氧（$^1O_2$）等自由基。H_2O_2属非自由基化合物，但也是一种氧化作用很强的活性氧。氧自由基与多聚不饱和脂肪酸作用后生成的中间代谢产物烷自由基（L· ）、烷氧基（LO·）、烷过氧基（LOO·）等属于脂性自由基。氧自由基和脂性自由基的性质极为活泼，易于失去电子或夺取电子，具有强烈引发脂质过氧化的作用。生理状况下，氧通常是通过细胞色素氧化酶系统接受4个电子还原成水，同时释放能量。也有部分的氧接受一个电子生成O_2，或再接受一个电子生成H_2O_2。

正常情况下O_2^-、OH^-、H_2O_2等在体内以较低的水平存在，机体存在两类自由基防御系统：酶促防御系统和非酶促防御系统。酶促防御系统包括超氧化物歧化酶（SOD)、过氧化氢酶（CAT）、谷胱甘肽过氧化物酶（GSH-Px）等。非酶促防御系统，包括维生素C、维生素E、谷胱甘肽（GSH）、α-硫辛酸（LA）、褪黑素（melatonin，MLT）等。两类防御系统对保持自由基的产生与清除的平衡起重要作用（图13-6)。

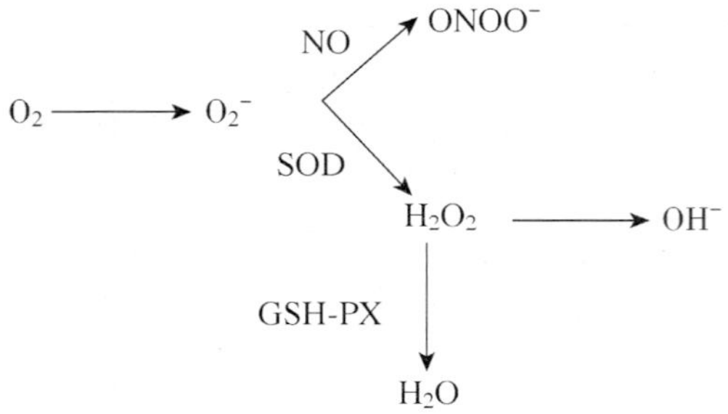

图 13－6 自由基清除剂

SOD 能使 O_2^- 转变为 H_2O_2，H_2O_2 又被过氧化氢酶或被谷光苷肽过氧化物酶（GPx）催化形成 H_2O

在某些病理情况下，体内自由基产生增加，同时，机体抗氧化防御能力下降而发生氧化应激，从而引起生物膜脂质过氧化、细胞内蛋白及酶变性、DNA 损害等，导致细胞死亡或凋亡。ROS 还在细胞内起第二信使的作用，激活多种信号通路，调节基因表达造成细胞的损伤。

13.2.4.2 糖尿病与氧化应激

大量的研究证实高血糖可引起许多糖尿病的主要并发症包括糖尿病肾病、视网膜病变、神经病变、大、小血管病变。体内研究显示高血糖可引起氧化应激，随后并发症表现为明显的临床症状[33-37]，提示氧化应激在糖尿病并发症的发病机理中起重要角色。

糖尿病的发生、发展过程中，氧化应激产生的主要机制如下[38]。① 葡萄糖自氧化和过氧化物的产生：葡萄糖自身氧化作用增加，生成烯二醇和二羟基化合物，同时产生大量的 ROS。② 蛋白质的非酶糖化：在非酶促条件下，葡萄糖和蛋白质相互作用形成 Amadori 产物，然后再形成晚期糖基化终末产物（AGEs），AGEs 通过与其受体（RAGEs）结合，促进 ROS 形成。③ 多元醇通路的活性增高：醛糖还原酶多元醇代谢途径的活化，可降低 $NADPH/NADP^+$，增加 $NADH/NAD^+$ 比例，消耗还原型 GSH，从而诱导 ROS 合成。④ 蛋白激酶 C（PKC）的活化：高血糖使二酯酰甘油生成增加，激活 PKC，进而活化细胞 NAD（P）H 氧化酶，诱导 ROS 的合成以及随后的脂质过氧化；反过来，ROS 也活化 PKC，从而使 ROS 的产生进一步增加。⑤ 抗氧化系统清除能力减弱：高血糖可导致抗氧化酶的糖基化，SOD、CAT、GSH－Px 等抗氧化酶活性降低，高血糖代谢紊乱使维生素 C、维生素 E 等抗氧化剂水平下降，体内抗氧化系统遭到破坏，削弱了机体清除自由基的能力。

研究证实[39]，生理状态下胰岛多种抗氧化酶基因的表达明显低于其他组织，胰岛是氧化损害敏感的组织，当各种致病因素作用于胰岛时，启动氧化应激环节，通过多种机制进一步导致胰岛代谢与功能紊乱，引起糖尿病发生。

13.2.4.3 糖尿病与应激—激活信号通路

ROS 除直接造成细胞微分子损伤外，还作为重要的细胞内信使，激活应激—激活信号通路，调节基因表达造成细胞的损伤。应激—激活的信号通路包括核因子－κB（NF－κB）、促细胞分裂剂激活性蛋白激酶（mitogen－actioted protein kinase，p38 MAPK）、N 端

Jun激酶/应激激活的蛋白激酶（NH_2 - terminal Jun Kinases/stess - activated - protein kinnase，JNK / SAPK）、晚期糖基化终末产物（AGE）/AGE受体（RAGE）和蛋白激酶C（PKC）。研究表明糖尿病发生、发展与应激—激活信号通路有密切关系，高血糖是诱导NF-κB、p38 MAPK及JNK / SAPK应激—激活信号通路的始动环节之一[41-43]。

13.2.4.3.1 NF-κB 信号通道 近年来研究显示2型糖尿病和胰岛素抵抗（IR）疾病表现慢性炎症的特点，现已提出NF-κB炎症通路的过度激活可能是骨骼肌IR的重要分子机制[44,45]。NF-κB是一种分布和作用十分广泛的真核细胞调节前炎症基因表达的转录因子，参与细胞凋亡、炎症等多种条件下的基因调控，具有重要的病理生理作用。在非刺激细胞中NF-κB与抑制性蛋白I-κB结合一起主要存在于细胞质中，可被多种内源性及外源性因素刺激活化，如高血糖、游离脂肪酸（FFA）、ROS、肿瘤坏死因子（TNF-α）、白介素（IL-1β）、前炎症细胞因子、p38 MAPK、DNA损伤及紫外线照射等[46]。

NF-κB是由Rel蛋白家族的成员 以同源或异源二聚体的形式组成的一组转录因子。该家族成员在N端均含有一段保守的300个左右氨基酸残基的Rel同源结构域（Rel homology domain，RHD），其中分别存在着与其他Rel蛋白、DNA和I-κB结合的区域，以及核定位序列（nuclear lozalization sequence，NLS）。在哺乳动物中，该蛋白家族的成员主要包括RelA（也称p65）、RelB、c-Rel 、p50和p52五种[47]，它们以一定的组合两两结合，形成不同的NF-κB转录因子，其中p50 / RelA是发现最早、也是分布最广泛的NF-κB，一般意义上的NF-κB是指p50 / RelA二聚体。

在多数细胞中，NF-κB与其抑制蛋白I-κB结合，以复合物的形式存在于胞质中。当细胞受到刺激后，I-κB磷酸化，NF-κB与I-κB解离，NF-κB活化，游离的NF-κB异二聚体转运至细胞核与靶基因结合，刺激炎症介质，调节多种基因的表达。这些因子如血管内皮细胞生长因子（VEGF）、前炎症生长因子（如TNF-α、IL-1β）、RAGE、黏附分子等。反之，许多NF-κB调节的基因产物也可激活NF-κB。NF-κB激活的关键步骤是I-κB磷酸化[48]，I-κB激酶（IKK）是一个由两个催化亚基IKKα（IKK1）、IKKβ（IKK2）和一个调节亚基IKKγ构成的异三聚体复合物。目前IKKβ已成为研究胰岛素敏感药物的重要作用靶点和研究NF-κB通路的重要工具。

研究显示糖尿病患者体内存在ROS产生增加，而抗氧化系统的能力下降的情况，如超氧化歧化酶（SOD）、谷胱甘肽过氧化物酶（GSH-Px）、过氧化氢酶（CAT）活性下降，细胞NADPH含量不足，血浆抗氧化剂如维生素C、维生素E、辅酶Q10等水平降低，致机体存在明显的氧化应激现象。

研究表明[49]NF-κB的激活与糖尿病的发生、发展密切相关，氧化应激可诱导NF-κB的活化。研究者对糖尿病患者外周血单核细胞NF-κB活性进行检测，发现糖尿病患者存在高血糖依赖性的NF-κB激活。当给糖尿病患者服抗氧化剂硫辛酸（LA）时，NF-κB激活明显被抑制，血浆脂质过氧化标志物也明显减低。Ha等[50]证实高糖能快速激活PKC，而用PKC阻滞剂能有效抑制高糖诱导的细胞内ROS产生及NF-κB活化，并进一步使活化后的NF-κB转录巨噬细胞趋化蛋白（MCP-1）基因表达减少。

13.2.4.3.2 p38 MAPK和JNK/ SAPK信号通路 丝裂原活化蛋白激酶（MAPKs）是脊椎动物内广泛存在的丝氨酸/ 苏氨酸蛋白调节激酶，是细胞内介导外刺激的重要信号系统。哺乳动物中，MAPK 分为四个家族，即细胞外信号调节激酶（ extra cellular - signal regulation protein kinase，ERK）、c - jun 氨基末端激酶（c - Jun NH2 - terminal kinase，JNK）、P38 和 ERK5[51]。MAPK 家族激酶的共同结构特征是其催化区中同源的第Ⅷ亚区中存在三肽基序（TEY、TPY 和 TGY），是目前已知唯一一种受酪氨酸蛋白激酶磷酸化调节的丝氨酸/ 苏氨酸蛋白激酶，它们各自被特定上游激酶所激活。MAPK 通路由按顺序激活的 3 类酶蛋白成员组成：MAPK 激酶的激酶（MAPKK 或 MEKK）→ MAPK 激酶（MAPKK，MEK 或 MKK）→MAPK。

在 MAPK 信号通路中，与糖尿病并发症关系密切的是 JNK、p38、ERK 途径。JNK/ SAPK 、ERK 和 p38 MAPK 是 MAP 丝氨酸/ 苏氨酸蛋白激酶超家族复合物成员，被称为应激一激活激酶。这些酶可被一系列内源和外源性因素如高血糖、ROS、氧化应激、渗透压、前炎症细胞因子、紫外线照射等诱导激活。

Ham 等[52]首先从小鼠肝脏 cDNA 中分离出编码 p38 MAPK 的基因，并克隆出 p38 MAPK 分子，发现其为由 360 个氨基酸构成的 38 KD 蛋白，它与 MAPK 家族的其他成员如 ERK1 /2 及 SAPK1 有近 50 % 的同源性。目前已发现的 p38 MAPK 有 6 个异构体，分别为 p38α1、p38α2、p38β1、p38β2、p38γ、p38δ。p38 MAPK 不同亚型的分布具有组织特异性，如 p38α 在脑组织含量最丰富。p38 MAPK 的激活可影响大量的细胞内过程包括炎症、免疫、细胞生长与凋亡、通过基因表达调节组织对应激的特异性反应、其他信号通路（如：NF - κB、胰岛素、细胞因子等）。p38 MAPK 通路的慢激活常与炎症、缺血与再灌注损伤、感染性疾病和神经性疾病等病理学相关。

p38 MPAK 激活是对高血糖和糖尿病的反应。用 100 nmol 胰岛素和 25 mmol 高糖处理血管平滑肌细胞 12～24 h ，即可引起 p38 MPAK 蛋白的激活[53]。Kang 等[54]在为期两周的 STZ 诱导的糖尿病大鼠肾小球中未检测到 JNK 活性，但发现 p38 MAPK 的活性升高。高糖时 P38 MAPK 活性升高可能并非高糖的直接作用，而是长期高糖作用产生的氧化应激所致。如用抗氧化剂（L - NAC /DD I）能抑制高糖时 p38 MAPK 的激活[55,56]。

JNK/SAPK 信号通路的激活对细胞的发育、分化、凋亡、癌变、炎症、免疫反应起调节作用。JNK 蛋白由 3 种蛋白编码。Jink1 和 jink2 基因表达广泛，jink3 基因的表达局限在脑、心和睾丸中。Jink1 和 jink2 基因转录后经不同外显子的选择性拼接产生了 JNK1 和 JNK2 两种亚型，这两种亚型与底物作用的特异性有所不同。

JNK 对底物的磷酸化和去磷酸化可作为一种分子开关，调节底物蛋白的活性。目前发现的 JNK 底物有转录因子 c - jun、P - 53 等。c - jun 是激活 AP - 1 转录复合物的主要组成成分，对其基因的表达起重要调节作用。JNK 可引起 c - jun 的丝氨酸和苏氨酸的磷酸化，抑制其降解，增加 c - jun 同二聚体或 c - jun / ATF - 2 异二聚体的形成，增强其调节靶基因的活性。JNK 的另一个特点是参与细胞凋亡。

有研究发现 JNK 信号通路参与氧化应激引起的胰岛素基因表达障碍。Kaneto[57]等将分离的 SD 大鼠胰岛置于 H_2O_2 中 48 小时，发现 JNK、p38 和蛋白激酶 C（PKC）信号通路被激活；用含有 DN - JNK（JNK 失活型突变）的重组腺病毒转染胰岛细胞，显示氧化应激不影响胰岛素基因的转录和胰岛素的分泌。用抗氧化剂而非 p38 和 PKC 抑制剂，可减少胰岛素 mRNA 水平降低。

13.2.4.3.3 PKC信号通路　蛋白激酶C（PKC）家族是丝氨酸/苏氨酸蛋白激酶家族成员之一，广泛存在于人体各种组织细胞中。是细胞内重要的一组蛋白激酶，是许多血管活性物质和细胞因子的共同信号传导通路，能调节细胞收缩和细胞分裂在内的多种细胞功能。根据分子及协同因子的不同，把PKC分为三类：① 经典型PKC，包括PKCα、βⅠ、βⅡ和γ，结构上由四个保守区组成（C_1－C_4）。这类PKC功能的调节依赖于Ca^{2+}。② 新型PKC（nPKC），包括PKCδ、ε、θ、η（ι）、μ，其结构除缺乏C_2区外，保留了cPKC的所有结构，可被磷脂、二酰甘油（DAG）或佛波醇脂激活，不依赖于Ca^{2+}。③ 非经典型PKC（aPKC），包括ζ和λ，其C_1区仅含一个富含半胱氨酸结构，并缺乏C_2区，对Ca^{2+}、DAG或佛波醇脂不敏感，而依赖于磷脂酰丝氨酸激活。多种激素、细胞因子、神经递质等多种因素参与PKC的激活，活化的PKC通过与锚定于细胞内不同部位的蛋白相结合，调节底物蛋白的磷酸化，激活细胞内转录因子（c－fos、c－jun）发挥作用。

二酯酰甘油（DAG）－PKC活化与糖尿病并发症的发生、发展有密切联系[58]。高血糖时PKC的激活通过DAG介导。高血糖诱导的DAG堆积主要通过从头合成途径实现。高血糖时，由葡萄糖代谢引起的磷酸甘油醛生成增多，导致DAG从头合成增加，DAG为PKC的内源性激活剂，促使PKC移位至细胞膜而被激活。PKC活化后可改变肾小球毛细血管的收缩性、增加通透性、促进细胞外基质的生成以及降低Na^+、K^+－ATP酶的活性，促进糖尿病并发症的发生、发展。高糖诱导的PKC的几种异构体激活中PKCβ的激活最为显著。

大量研究表明，PKC的激活与多元醇通路、氧化应激、非酶糖基化产物、血管紧张素Ⅱ（AngⅡ）、内皮素（ET）等关系密切。

PKC的活性与多元醇通路关系密切，多元醇通路的激活可增强DAG－PKC通路的活性。山梨醇转变为果糖的同时，氧化型辅酶Ⅰ（NAD^+）还原为还原型辅酶Ⅰ（NADH），而NADH/NAD^+比值升高，抑制了磷酸甘油醛脱氢酶，使糖酵解中间产物3－磷酸甘油醛转变为磷酸二羟丙酮增加，进而激活DAG从头合成及激活PKC[59]。

高血糖能诱导机体产生过多的氧化产物，激活PKC引起微血管病变。抗氧化剂VitE能抑制高血糖环境下DAG－PKC的激活。VitE可通过激活DAG激酶，促使DAG代谢为磷脂酸，降低DAG水平减弱PKC活性[60]。

高糖状态下蛋白质、核酸等大分子物质发生非酶性糖基化，最终形成不可逆的晚期糖基化终末产物（AGEs）。Chen等[61]发现在5.5 mmol/L的葡萄糖中加入Amadory产物修饰的白蛋白（GA）可使大鼠肾小球内皮细胞PKC活性增高、TGF－β1 mRNA含量及Ⅳ型胶原合成明显增加，而PKC抑制剂可完全逆转上述改变。

AngⅡ与其Ⅰ型受体（AT1）结合后，导致G蛋白或酪氨酸蛋白激酶偶联的磷脂酶C（PLC）/PLD激活，DAG生成增多，PKC被激活。PKC活化后通过丝裂原活化蛋白激酶（MAPK）的激活，调节原癌基因c－fos和c－jun mRNA的表达，使c－Fos和c－Jun生成增多，后者通过亮氨酸拉链结构结合成异二聚体激活蛋白－1（AP－1），AP－1为转录因子复合物，可启动TGF－β1基因及纤维粘连蛋白（FN）基因的转录，从而使ECM合成增加[62]。

内皮素（ET）和一氧化氮（NO）是一对互为拮抗效应的血管活性物质，是协调血管张力的关键因素。高糖培养MC发现ET－1及ET－1 mRNA表达增加，ET－1可与MC

膜上的ET - A受体结合，激活G蛋白偶联的PLC，促使DAG生成，激活PKC[63]。

13.2.4.3.4　AGE/RAGE途径　糖基化反应是葡萄糖醛基与蛋白质赖氨酸残基中的氨基在非酶状态下发生的缩合反应，形成可逆的早期糖基化，产生- Schiff 碱，Schiff 碱进而形成较稳定的 Amadori 糖基化产物，Amadori 产物进一步通过脱水、转位和架桥等化学反应，最终形成具有荧光的糖基化终末产物（AGE）。

已证明[64-66]AGE的过度生成和聚积在糖尿病并发症的发生机制中起重要作用。高糖可通过AGE和细胞因子包括TGF-β1和血管紧张素Ⅱ（AngII）来诱导细胞内ROS的产生。AGE与AGER结合，可导致受体后信号激活，细胞内ROS产生增加，激活基因表达，AGE还可在半衰期长的蛋白质（胶原蛋白、晶体蛋白、弹性蛋白等）及细胞壁上蓄积，使血管壁增厚，弹性降低。AGE在基质蛋白上不断堆积，使大量细胞因子释放，损伤内皮细胞并促进多阴离子蛋白多糖降解，使血管通透性增加，促进糖尿病并发症的发展。

13.2.4.3.5　转化细胞生长因子-β（TGF-β）与糖尿病肾病　TGF-β是一组由单核—巨噬细胞、血管内皮细胞、肾小球系膜细胞等多种细胞产生的25KD的多肽生长因子，具有多种生物学功能。可通过自分泌或旁分泌作用，调节细胞分化、生长与细胞外基质代谢。活性TGF - β是由两条相同的多肽链（112个氨基酸）经二硫键连接而成的二聚体，当二聚体结构破坏时，其活性丧失。TGF-β在哺乳动物体内主要存在三种同分异构体，即TGF-β1、TGF-β2、TGF-β3。各种异构体的生物学特征基本相同，但其分布有一定组织特异性，如TGF-β1在肾脏表达最多。TGF-β至少有5种不同类型受体（Ⅰ～Ⅴ型），均由富含半胱氨酸的胞外区、跨膜区及含丝氨酸/苏氨酸激酶结构域的胞内区组成，Ⅰ、Ⅱ两型受体的胞质区段有丝-苏氨酸激酶活性，与受体后细胞内信号传导有关。

糖尿病肾病是糖尿病常见并发症之一，其基本病理改变是肾脏肥大，肾小球毛细血管基底膜增厚，肾小球和肾小管细胞外基质（ECM）进行性沉积。TGF-β几乎可以刺激各种细胞基质成分mRNA的转录，亦可激活细胞基质的降解酶，从而调节细胞外基质的代谢平衡，已有研究表明[67]，TGF-β能促进MC增殖，诱导某些基质成分的合成而使ECM扩展。在糖尿病肾病的发生发展中，TGF-β参与并发挥了重要作用。

在糖尿病肾病病程进展中，TGF-β1在肾脏中表达显著增加，TGF-β1能促进ECM的堆积，在肾小球系膜ECM重构引起肾小球系膜增生，以及在肾小球上皮间质移行(EMT)导致小管间质纤维化中，TGF-β1是一个关键性调控因子。TGF-β1还可诱导细胞凋亡[68,69]。

在糖尿病时，促进TGF-β1合成的因素很多，如高血糖、血管活性物质（AgⅡ、ET、血栓素、血小板衍生生长因子等）、AGEs、氧化应激均有刺激其生成的作用，其中血管活性物质可通过PKC通路诱导TGF-β1表达[70]。外源性的H_2O_2或由葡萄糖氧化酶（GO）持续产生的H_2O_2也可上调TGF-β1和纤维连接蛋白（FN）在肾小球系膜细胞中的表达，而抗氧化剂能有效地抑制高血糖和H_2O_2介导的TGF-β1和FN的上调[71]。

13.2.4.4　氧化应激与胰岛素抵抗

胰岛素抵抗（IR）是胰岛素的外周靶组织对内源性或外源性胰岛素的敏感性与反应性降低，IR阻碍胰岛敏感组织，特别是肌肉、肝脏和脂肪组织的葡萄糖的处理和脂代谢[72]。在肌肉IR表现为葡萄糖转运降低，进而导致葡萄糖的摄取、氧化和储存障碍。在肝脏胰岛抵抗可降低餐后葡萄糖的储存，在空腹和餐后状态下抑制糖原分解和糖异生作用。在脂肪组织胰岛素抑制脂肪分解的能力降低。胰岛素抵抗是2型糖尿病发病机制的重要因素。无论是糖尿病患者还是动物的血以及组织中，均发现内源性抗氧化物质谷胱甘肽水平降低，同时伴随着氧化应激的增加，而氧化应激的增加在周围IR中起重要作用。

13.2.4.4.1 IKKβ、胰岛素受体底物（IRS）磷酸化与胰岛素抵抗（IR） 高血糖、游离脂肪酸（FFA）、细胞因子等多种刺激物能使ROS产生增多。ROS可作为类似于第二信使的信号分子激活许多应激—激活性信号通路，如：核因子κB（NF-κB）、p38丝裂原活化蛋白激酶（p38 MAPK）、JNK、己糖胺等，导致多种应激敏感的丝氨酸激酶信号级联反应的激活，如IKKβ等。这些激酶包括胰岛素受体（InSR）和胰岛素受体底物蛋白家族（IRS）有很多潜在的靶点，通路激活后，使氧化还原敏感性丝氨酸/苏氨酸激酶信号级联活化，导致胰岛素信号传导通路中的InSR和IRS（包括IRS-1、IRS-2）蛋白磷酸化。InSR或IRS蛋白的丝氨酸或苏氨酸位点不连续磷酸化的增加抑制了胰岛素刺激的酪氨酸磷酸化。结果，胰岛素信号传导通路下游信号分子如磷酯酰肌醇-3激酶（PI3K）等的相关性和（或）活性降低，使胰岛素作用下降，导致IR[73]。能保护细胞内的氧化还原平衡的抗氧化剂如LA及类似物如水杨酸、p38 MAPK抑制剂等能抑制应激敏感激酶[74]。

在胰岛素信号通路中IKKβ是调节NF-κB通道的丝氨酸激酶，其激活与IR有关。实验[75]表明，IKKβ过度表达或激活在培养的细胞上可消弱胰岛素信号，而IKKβ抑制剂能逆转IR。试验显示，敲除IKK基因的小鼠与胰岛素抵抗ob/ob小鼠经杂合得到的小鼠胰岛素敏感性增强。

13.2.4.4.2 细胞因子与胰岛素抵抗 肿瘤坏死因子-α（TNF-α）是一种多功能的细胞因子，TNF-α与其细胞表面受体结合后产生效应。TNF-α受体有两种即TNF-R1和TNF-R2，均为I型跨膜蛋白，其N端位于胞外，C端位于胞内。TNF-R1含有426个氨基酸残基，分子量约为55 kDa，TNF-R2有439个氨基酸残基，分子量约为75 kDa，两者胞外区有30%的同源性，而胞内区无相似性且都缺乏酶活性，两者的信号转导通路不同。大部分细胞表面均有TNF-R1，通常认为TNF-α的细胞学效应主要由TNF-R1介导。

已证实TNF-α与IR有密切关系。近年发现，在IR患者的脂肪组织中存在着TNF-α的过度表达[76]。在动物模型中，有发现遗传性基因缺陷呈极度肥胖和IR的动物脂肪组织中，均存在TNF-α的过度表达。脂肪细胞中TNF-αmRNA水平比正常对照组高两三倍。另一方面1型糖尿病鼠模型中，虽然高血糖可致轻度的IR，但其脂肪细胞的TNF-α表达并不增高。

TNF-α引起胰岛素抵抗的机制可能与几个因素有关[77-80]：① TNF-α对脂肪细胞葡萄糖摄取的影响；②TNF-α对胰岛素受体信号通路的影响；③ TNF-α可降低脂蛋白酶的活性，刺激激素敏感的脂肪酶，促进脂肪动员，产生大量FFA；④ TNF-α与其他细胞因子的共同作用。

13.2.4.4.3 肥胖、FFA与胰岛素抵抗 肥胖是与糖尿病密切相关的环境因素，肥胖与IR之间存在因果关系。Suka等[81]随访8194名中年受试者5年，对年龄、吸烟、饮酒、运动的偏倚经多变量分析校正后，肥胖危险因素组患代谢综合征的风险明显高于高血压、高脂血症危险因素组。在人和动物中已证实，体重增加时胰岛素敏感性和葡萄糖耐量降低，体重下降则得到改善。肥胖引起IR的机制还不明确，游离脂肪酸（FFA）被认为是肥胖和IR之间的中心环节。在IR的多种状态下包括肥胖和2型糖尿病患者中血浆FFA含量升高，空腹血浆FFA浓度与胰岛素敏感性呈负相关[82]。

FFA的短期作用可刺激胰岛β细胞分泌胰岛素，但长期作用的FFA有很强的细胞毒性[83]，可损害细胞膜，线粒体和溶酶体膜；还能促进胰岛细胞增生，分泌胰岛素，并能抑制胰岛素的信号传导，导致和加重IR。有报道[84]，FFA能明显抑制胰岛素刺激葡萄糖的摄取，抑制作用呈浓度依赖性。FFA增高可以通过抑制葡萄糖氧化，抑制葡萄糖进入细胞内，抑制肌糖原的合成，促进糖异生等，加重糖代谢紊乱，进一步加重IR。Hirose[85]在对2型糖尿病易感小鼠的研究中证实，正是由于FFA促进胰岛素分泌作用的减弱，才导致机体对外周IR的失代偿。

Randal[86]等提出了葡萄糖-脂肪酸循环学说，详细叙述了FFA与葡萄糖代谢间的相互作用。血液中增高的可利用FFA引起线粒体内乙酰CoA/CoA比值增加，丙酮酸脱氢酶复合物失活。细胞内柠檬酸盐增多抑制磷酸果糖激酶-1的活性，使糖酵解受到抑制，导致葡萄糖-6-磷酸（G-6-P）浓度的增加，G-6-P将变构地抑制己糖激酶活性，降低葡萄糖转运/磷酸化能力，逐渐使葡萄糖摄取能力受到损伤。Randal提出的葡萄糖-脂肪酸循环学说在人类中也得到了证实[87、88]。

在分子水平，FFA可抑制胰岛素受体底物-1（IRS-1）的蛋白表达，抑制胰岛素刺激的胰岛素受体和IRS-1的酪氨酸磷酸化，在胰岛素信号传导的多个位点抑制胰岛素的信号传递，降低肝脏对胰岛素的敏感性。有报道[88]，血浆FFA水平上升导致DAG水平升高，激活PKCθ这一丝氨酸激酶，引起IRS-1丝氨酸磷酸化上升，而丝氨酸磷酸化会降低IRS-1激活PI-3激酶的能力，使Glut-4引起的葡萄糖转运能力下降，血糖升高。

FFA及其代谢产物能增加氧化应激来降低胰岛素的作用。在体外试验显示[89]，FFA对线粒体的功能有很多负面影响，包括氧化磷酸化的解偶联，氧自由基的产生及引起内源性抗氧化系统减弱等，由此激活NF-κB通路。已证实在2型糖尿病的患者中，空腹血浆FFA的浓度与谷胱甘肽氧化性/还原性的比例呈显著相关性[90]。

13.2.4.5 β细胞功能障碍与氧化应激

胰岛β细胞功能受损和IR在糖尿病发病中起关键的作用。2型糖尿病患者及其高危人群存在各种胰岛素分泌异常。

13.2.4.5.1 β细胞功能障碍 胰岛β细胞分泌胰岛素受血浆中的葡萄糖浓度和胰岛素敏感性的调节。正常人胰岛素第一相分泌峰值在静脉注射葡萄糖后2～4 min出现，6～10 min后消失；若糖负荷持续存在，随后出现胰岛素的第二相分泌，直至葡萄糖被清除。

导致2型糖尿病患者胰岛β细胞功能障碍的原因包括[91]：① β细胞量最初的减少；② β细胞凋亡增加或再生减少；③ 长久的IR导致β细胞的衰竭；④ 高血糖诱导的β细胞的失敏感；⑤ 脂毒性；⑥ 胰岛淀粉样沉积或其他的可导致β细胞减少的情况；⑦ 低出生体重；⑧ 遗传因素，如与葡萄糖识别、胰岛素加工或分泌有关的特异性蛋白基因突变，均会导致β细胞功能紊乱。

正常情况下机体β细胞数量维持在一个相对恒定的状态，正常成年人β细胞的寿命大约60 d，每天约有0.5%的β细胞凋亡，同时又被复制的和少数再生的β细胞补充。当β细胞凋亡明显增加或再生细胞减少时，β细胞的数量就会逐渐减少，发生分泌的胰岛素不能满足机体需要的情况。研究发现，糖耐量受损（IGT）者和2型糖尿病患者的β细胞数量明显减少，分别为40 %和63 %[92]。

高糖血症、FFA升高以及细胞因子等因素单独或联合作用于胰岛β细胞，能引起胰岛β细胞功能障碍。

β细胞内脂质增多可导致β细胞功能障碍及凋亡增加。FFA是脂质的主要转运体，是机体供能的重要物质。生理状态下，FFA具有刺激胰岛素分泌的作用，尤其在空腹时，FFA的水平对保证一定量的胰岛素分泌有重要作用。研究显示[93]，在体内和体外FFA迅速增高可促进葡萄糖刺激的胰岛素分泌（GSIS），并且FFA对GSIS的急性升高作用与脂肪酸链长度和饱和程度成比例。然而FFA水平持续增高可能引起胰岛素分泌功能紊乱。有报道[94]，离体的啮齿动物和人的胰岛及灌注的鼠胰腺，延长暴露于高浓度的FFA达48h会产生一个双向的反应：在最初接触FFA的3～6h后可促进胰岛素分泌，但在随后的24～48h后会严重抑制胰岛素的分泌，最终导致胰岛素分泌障碍和IR。长期FFA升高使非氧化途径增强，导致iNOS产生增加，NO的过氧化物增多，诱导β细胞凋亡。高脂还可改变β细胞多肽的产生、加工、分泌并诱导胰岛淀粉样沉积。

糖脂代谢紊乱对β细胞造成的损害被称为糖脂毒性。有研究显示[95]，葡萄糖在细胞内的代谢产物可抑制FFA的β氧化。将大鼠β细胞在无糖条件下培养1 h，细胞内脂质含量明显下降，但当培养液中加有5.6 mmol/ L葡萄糖时，脂质含量可保持不变，增加葡萄糖的浓度到8.3 mmol/ L及16.7 mmol/L时，细胞内脂质随着葡萄糖浓度的增加而明显增加。

细胞因子与糖尿病胰岛β细胞功能障碍和发病也有着密切关系。IL-1通过[96]诱导胰岛iNOS表达所催化产生的大量NO可降低胰岛β细胞葡萄糖激酶mRNA的含量及蛋白合成，从而减少胰岛β细胞对葡萄糖的分解利用。TNF-α[97]单独或联合其他内源性细胞因子导致胰岛内巨噬细胞释放IL-1，IL-1可直接作用于β细胞诱导iNOS表达和NO过量产生。

13.2.4.5.2 氧化应激与β细胞功能障碍 氧自由基可通过脂质过氧化损伤、糖基化作用、使DNA断链、抑制ATP的合成及细胞因子作用等不同方式和途径损伤胰岛β细而引起糖尿病。

氧自由基能攻击生物膜磷脂中的多不饱和脂肪酸（PUFA）引发脂质过氧化作用，并由此形成脂氢过氧化物（LOOH）。在正常个体的胰岛β细胞中，由于抗氧化酶SOD、CAT、GSH-Px的含量及活性相对较低，而对ROS、RNS介导的损害非常敏感，自由基可通过攻击胰岛β细胞膜产生脂质过氧化反应造成β细胞损伤。一些广泛用于糖尿病研究的动物模型，就是通过增加ROS的产生和抑制自由基防御系统，直接损伤胰岛β细胞，诱导糖尿病的发生。研究表明链脲佐菌素（STZ）通过自由基反应损伤胰岛β细胞膜及有关细胞器的膜结构，使膜脂质过氧化，进而损伤β细胞[98]。动物体内及体外胰岛细胞培养实验提示[99]：四氧嘧啶（ALX）通过产生超氧阴离子，攻击β细胞的细胞膜，致胰岛细胞损伤诱发糖尿病。在胰岛和转基因小鼠中抗氧化酶的过度表达能阻止这些损伤的发生。

氧化应激可造成DNA断链，使核酸分子的完整性和构型遭到破坏，引起β细胞死亡。Takasu N等[100]观察到Wistar鼠（胰）经过ALX或STZ处理后，会产生大量H_2O_2，随之在β细胞内产生大量DNA裂解片段，DNA片段产量与H_2O_2浓度正相关。在自然发生的I

型糖尿病（无药物处理）病人体内胰岛附近 H_2O_2浓度较正常值明显升高，DNA 也有断裂现象。而选用 SOD、CAT 等即可抑制 DNA 的破坏。

胰岛 β 细胞分泌胰岛素取决以下生化过：ATP 水平升高→ ATP 依赖性 K^+ 通道关闭→膜电位去极化→ Ca^{2+} 通道开放→ 细胞内 Ca^{2+} 浓度增加→胰岛素释放。当 ATP 不足时，将不能通过上述过程启动胰岛素分泌，从而造成胰岛素分泌缺陷。高血糖时 ROS 生成增多，可造成线粒体损伤，引起 ATP 产量降低而影响细胞的离子泵，导致 Ca^{2+} 超载，破坏了胰岛素释放因素之间的平衡，引起细胞内代谢紊乱。ROS 生成增多还可引起胰岛 β 细胞凋亡，使胰岛素分泌减少。

13.2.4.6　小结

氧化应激通过何种途径导致糖尿病并发症的分子机制还不十分明确。高血糖及升高的 FFA 等在大量组织中产生 ROS、RNS，同时内源性抗氧化系统的能力降低，引起氧化应激的增高。这些因素可激活应激—激活的信号通路，如 NF - κB、p38MAPK、JUN/ SAPK、PKC 等，引起基因表达，导致细胞损伤及糖尿病的发生、发展。由此一些学者提出氧化应激可能是最终发生糖尿病并发症的共同生化过程，这种可能假设为今后糖尿病及并发症的治疗提供了良好的思路。

13.3　胰岛素（insulin）

胰腺位于十二指肠旁，是一条长形的器官，在胰腺中散布着许多的细胞群称为胰岛，胰腺中胰岛总数约有 100 万～200 万个。胰岛细胞根据其分泌激素的功能分为以下 3 种：B 细胞（β 细胞），约占胰岛细胞的 60 %～80 %，分泌胰岛素。A 细胞（α 细胞），约占胰岛细胞的 24%～40%，分泌胰升糖素，可增高血糖。D 细胞，约占胰岛细胞总数的 6%～15%，分泌生长激素抑制激素。

胰岛素与其靶细胞上的受体相结合后，促进细胞外的葡萄糖进入细胞，并转变为糖原储存起来，胰岛素能抑制糖原重新分解为葡萄糖，使血糖降低。此外，胰岛素还能促进蛋白质和脂肪的合成，防止蛋白质和脂肪向葡萄糖转化。因此，胰岛素在控制糖、蛋白质、脂肪三大营养物质的代谢和贮存中起重要作用。当胰岛素分泌不足或周围组织细胞对胰岛素敏感性降低时会引起糖尿病。

13.3.1　胰岛素和胰岛素基因结构

胰岛素是由 51 个氨基酸组成的，胰腺 β 细胞分泌的多肽激素。胰岛素基因经转录后加工形成成熟 mRNA，翻译得到由 pre、B、C、A 区域组成的 109 氨基酸的前胰岛素原。穿越内质网，跨膜运输后，N 端 23 个氨基酸的信号肽（signal peptide，pre 区）被特异性蛋白酶切除，形成 86 个氨基酸残基的胰岛素原（proinsulin）。胰岛素原由 N 端 B 链、C 端 A 链和中间连接的 C 肽（35 aa）组成，只有 10 % 胰岛素活性，C 肽有助于形成构象和二硫键。在高尔基体加工形成二硫键，由 Ⅰ 型内蛋白酶 PC3 切除 C 肽和 B 链的连接，Ⅱ 型内蛋白酶（PC2）切除 C 肽与 A 链的连接，生成成熟的胰岛素分泌到胞外，进入血液循环。

成熟的胰岛素由 AB 双链组成，A 链具有 21 个氨基酸残基，B 链具有 30 个氨基酸残基，3 对二硫键，2 对链间，位置分别是 A－7 和 B－7、A－20 和 B－19 之间，1 对链内，A－6 和 A－11 之间。单体分子量 MW 为 5807U，pI 为 5.30－5.35（图 13－7）。

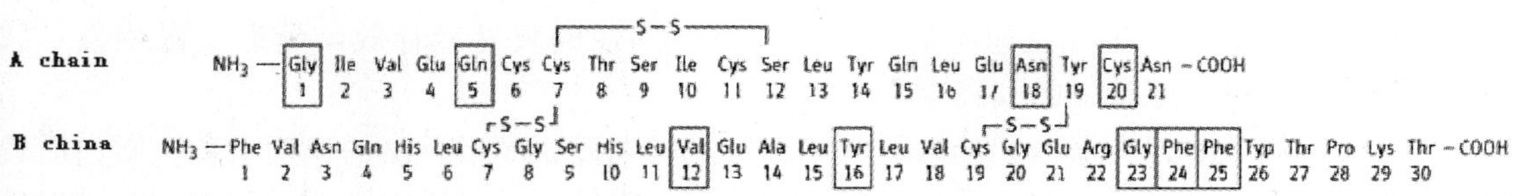

图 13－7　胰岛素的结构

1980 年，Ball 第一次分离和克隆了胰岛素基因并进行测序，人胰岛素基因是单拷贝，位于 11 号染色体短臂，由 1355 bp 组成，包括 3 个外显子和 2 个内含子。第 1 个外显子编码成熟 mRNA 上的核糖体结合位点，第 2 外显子内包括起始密码子 ATG 及编码信号肽，B 链和 C 链的 DNA 顺序。编码 C 链的 DNA 顺序被第 2 内含子分隔开，第 3 外显子编码 A 链顺序。胰岛素基因 3′端距终止密码子 74 核苷酸处是 polyA 尾巴，5′侧翼区是调节顺序，第 1 外显子上游 25 bp 处为启动子，168－258 bp 之间为增强子。

胰岛素基因是相当保守的基因之一。大鼠、小鼠和几种鱼中都具有 2 个独立的非等位胰岛素基因，即基因Ⅰ、基因Ⅱ，两者区别在于基因Ⅰ中没有第 1 个内含子，大鼠胰岛素基因Ⅱ顺序与人胰岛素基因顺序几乎完全相同。此外，人胰岛素基因存在一定量等位性差异，但没发现这些多态性具病理效应。在胰岛素基因 5′端距 mRNA，合成起始点上游 363 bp 之处，因插入不同长度 DNA 顺序，而存在一个高度多态区。因 CACAGGGGTGT-GGGG 顺序串联重复次数的不同而分为Ⅰ、Ⅱ、Ⅲ 类等位基因，只有 GGGGT 和 GGGG 之间的 GT 是可变的。研究发现，几乎每个个体的插入类型都存在一定差异。值得注意的是，这一多态区域顺序在人体基因组中是特有的，它与增强子位置很近，可能是胰岛素基因转录的重要功能调节区。

13.3.2 胰岛素的分泌及影响因素

胰岛素合成的控制基因在第 11 对染色体短臂上。基因正常则生成的胰岛素结构正常；若基因突变则生成的胰岛素结构异常，为变异胰岛素。在 B 细胞的细胞核中，第 11 对染色体短臂上胰岛素基因区 DNA 向 mRNA 转录，mRNA 从细胞核移向细胞浆的内质网，转译成氨基酸相连的长肽 -前胰岛素原，前胰岛素原经过蛋白水解作用除其前肽，生成胰岛素原。胰岛素原随细胞浆中的微泡进入高尔基体，由 86 个氨基酸组成的长肽链—胰岛素原在高尔基体中经蛋白酶水解生成胰岛素及 C 肽，分泌到 B 细胞外，进入血液循环中。未经过蛋白酶水解的胰岛素原，一小部分随着胰岛素进入血液循环。

胰岛 B 细胞中储备胰岛素约 200 U，每天分泌约 40 U。空腹时，血浆胰岛素浓度是 5～15 μU / ml。进餐后血浆胰岛素水平可增加 5 ～10 倍。胰岛素的生物合成速度受血浆葡萄糖浓度的影响，当血糖浓度升高时，B 细胞中胰岛素原含量增加，胰岛素合成加速。

胰岛素是与 C 肽以相等分子分泌进入血液的。临床上使用胰岛素治疗的病人，血清中存在胰岛素抗体，影响放射免疫方法测定血胰岛素水平，在这种情况下可通过测定血浆 C 肽水平，来了解内源性胰岛素分泌状态。

体内胰岛素的分泌受多种因素的影响，血糖浓度是影响胰岛素分泌的最重要因素。口服或静脉注射葡萄糖后，胰岛素释放呈两相反应。早期快速相，门静脉血浆中胰岛素在 2 分钟内即达到最高值，随即迅速下降；延迟缓慢相，10 分钟后血浆胰岛素水平又逐渐上升，一直延续 1 小时以上。早期快速相显示葡萄糖促使储存的胰岛素释放，延迟缓慢相显示胰岛素的合成和胰岛素原转变的胰岛素。

精氨酸、赖氨酸、亮氨酸和苯丙氨酸均有较强的刺激胰岛素分泌的作用，食入蛋白质较多的食物后，血液中氨基酸浓度升高，胰岛素分泌也增加。进餐后胃肠道激素增加，可促进胰岛素分泌如胃泌素、胰泌素、胃抑肽、肠血管活性肽都刺激胰岛素分泌。自由神经功能状态也影响胰岛素分泌。迷走神经兴奋时促进胰岛素分泌，交感神经兴奋时则抑制胰岛素分泌。

13.3.3 胰岛素的作用

胰岛素主要作用在肝脏、肌肉及脂肪组织，控制着糖、蛋白质、脂肪三大营养物质的代谢和贮存。

（1）对糖代谢的影响

能加速葡萄糖的利用和抑制葡萄糖的生成，即使血糖的去路增加而来源减少，于是血糖降低。① 加速葡萄糖的利用。胰岛素能提高细胞膜对葡萄糖的通透性，促进葡萄糖由细胞外转运到细胞内，为组织利用糖提供有利条件，又能促进葡萄糖激酶（肝内）和己糖激酶（肝外）的活性，促进葡萄糖转变为 6-磷酸葡萄糖，从而加速葡萄糖的酵解和氧化；并在糖原合成酶作用下促进肝糖原和肌糖原的合成和贮存。② 抑制葡萄糖的生成，能抑制肝糖原分解为葡萄糖，以及抑制甘油、乳酸和氨基酸转变为糖原，减少糖原的异生。

（2）对脂肪代谢的影响

促进脂肪的合成和贮存，抑制脂肪的分解。糖尿病时糖代谢障碍，脂肪大量动员，产生大量游离脂肪酸在肝脏氧化至乙酰辅酶 A，然后变为酮体，若酮体产生过多则出现酮血症。胰岛素能抑制脂肪分解，并促进糖的利用，从而抑制酮体产生，纠正酮血症。

（3）对蛋白质代谢的影响

促进蛋白质的合成，阻止蛋白质的分解。

（4）其他

胰岛素可促进钾离子和镁离子穿过细胞膜进入细胞内；可促进脱氧核糖核酸（DNA）、核糖核酸（RNA）及三磷酸腺苷（ATP）的合成。

另外，葡萄糖在红细胞及脑细胞膜的进出，葡萄糖在肾小管的重吸收以及小肠黏膜上皮细胞对葡萄糖的吸收，都不受胰岛素的影响。

13.3.4 胰岛素受体（INSR）与胰岛素受体底物

胰岛素作用的靶细胞主要有肝细胞、脂肪细胞、肌肉细胞、血细胞、肺脏和肾脏的细胞、睾丸细胞等。胰岛素与靶细胞膜上的特异受体结合而启动的，使细胞周围的葡萄糖输送进入到细胞中被组织利用

胰岛素受体是细胞表面的一种糖蛋白，穿透于细胞膜内外两层之间。成熟的胰岛素受体

是由两个 α 亚单位、两个 β 亚单位所构成的异四聚体 $α_2β_2$。α 亚单位穿过细胞膜，一端暴露在细胞膜表面，具有与胰岛素结合的部位以及半胱氨酸富含域，β 亚单位由细胞膜向胞浆延伸，是胰岛素引发细胞膜与细胞内效应的功能单位。α 亚单位有抑制 β 亚单位活性的作用，当 α 亚单位与胰岛素结合后，构象改变，其抑制作用被解除，从而使 β 亚单位上的酪氨酸残基自身磷酸化，并激活胰岛素受体的酪氨酸激酶和胰岛素受体底物的多个酪氨酸残基磷酸化，后者再与含有 SH2 结构域的多种蛋白结合，调节细胞的生长、分化和代谢。

胰岛素受体基因位于第 19p13.2，全长 120 kb，由 22 个外显子和 21 个内含子组成。第 1～11 外显子编码 α 亚单位，第 12～22 外显子编码 β 亚单位。其中外显子 2、3 编码部分被认为是与胰岛素结合的关键部位，但实验显示只有完整正常的 α 亚单位才与胰岛素有高亲和力[101]。

胰岛素受体基因突变多发于 β 亚单位编码区。胰岛素受体突变使胰岛素受体合成降低，降解加快，细胞转运障碍，胰岛素受体与胰岛素亲和力下降及胰岛素受体酪氨酸激酶活性降低，从而产生胰岛素拮抗。

在严重胰岛素抵抗的 T2DM 患者 INSR 基因突变研究中，存在 30 种以上的基因突变或缺失，如 Val^{985}→Met，Gly^{1008}→Val，Lys^{1018}→Ala，Lys^{1068}→Glu，Arg^{1131}→Gln，Arg^{1164}→Gln，Pro^{1178}→Leu[102]，这些突变影响 ATP 结合位点、催化环或酶与底物酪氨酸残基结合的位点，明显抑制胰岛素受体酪氨酸激酶活性。

胰岛素受体底物 1

染色体定位于 2q36，为单拷贝基因。胰岛素受体底物 1 基因有一个共有的多态性 Gly971Arg，在人群中突变率大约为 15%。经转染实验证明，此突变与胰岛素抵抗关联。近来也有研究表明在 Arg972 突变携带者与非携带者中相比，前者的空腹胰岛素和 C 肽水平较低，此氨基酸多态性可能损害胰腺 β 细胞的胰岛素分泌。说明胰岛素受体底物 1 与胰岛素抵抗及胰岛素分泌均关联。

胰岛素受体底物 2

定位于 13q8.6 由两个外显子编码，在骨骼肌、肺、脑、肝、肾脏、心脏和脾脏中均有表达。作为接头蛋白，可连接胰岛素受体和含 SH2 区的蛋白，介导胰岛素、胰岛素样生长因子等信号传导通道，从而调节细胞新陈代谢、生长和分化。Mammarella 等[103]研究发现胰岛素受体底物 2 基因的 G1057D 多态性与意大利人群 2 型糖尿病显著关联，且随体质量的增加其发病风险也显著升高。敲除胰岛素受体底物 2 基因的纯合子动物（胰岛素受体底物 $2^{-/-}$）具有 2 型糖尿病的全部表型特征，故胰岛素受体底物 2 基因突变可能参与 2 型糖尿病的致病过程。

13.3.5 胰岛素与糖尿病

胰岛素在 B 细胞内合成、分泌，通过血循环转运及作用于靶细胞整个过程中，任何一个环节的异常均可发生糖尿病。

胰岛素基因突变。目前应用 RFLP 和 DNA 重组技术，发现因胰岛素基因密码质点突变导致的异常胰岛素有两类：

1. 胰岛 B 细胞发生异常

（1）胰岛素结构异常

第 11 对染色体短臂上的胰岛素基因发生突变，B 细胞合成变异胰岛素。变异胰岛素的免疫活性仍属正常，但生物活性很低。正常胰岛素分子与受体结合的部分是胰岛素分子的生物活性区，迄今已报告的异常结构胰岛素有 B25 苯丙氨酸被亮氨酸取代。B24 苯丙氨酸被丝氨酸取代，A3 缬氨酸被亮氨酸取代等三种变异胰岛素综合征，均表现为 T1DM。临床特点是高血糖，高胰岛素血症，对外源胰岛素反应正常，胰岛素受体正常，血清中不存在胰岛素抗体及胰岛素受体的抗体。

大鼠胰岛素基因的某些调控序列已被定位，位于转录起始部位上游 40～350 bp 之间的所谓增强子区域，这些调控元件中最重要的称为 NIR 和 FAR 盒，分别位于核苷酸的2112～2105 和 2238～2231 bp 之间。这些区域含有相同的序列（GCCATCTG），对胰岛素基因的转录及细胞特异性表达十分重要。任一序列的突变将导致其活性下降 80 %～90 %，而两个序列的突变可造成所有增强子活性的消失。通过研究人胰岛素基因，发现它与大鼠的胰岛素基因调控元件相似，但人胰岛素基因除了包含 NIR 盒和上游 FAR 盒外，还有一个 cAMP 反应元件和类似 FLAT 元件的区域。

（2）胰岛素原过多

正常情况下，胰岛 B 细胞分泌的胰岛素中约含胰岛素原 5 %。胰岛素基因突变，B 细胞合成的胰岛素原中 C 肽与胰岛素的连接点本来是精氨酸，却被组氨酸取代。胰岛素原经蛋白酶作用时水解不完全，大量的胰岛素原未能转变为胰岛素而进入血液循环。胰岛素原的生物活性只有胰岛素的 5 %，但在放射免疫反应中与胰岛素有交叉反应，所以测定显示高胰岛素血症。临床表现为糖耐量降低或 T1DM。

（3）合成与分泌的异常。

B 细胞遭到自身免疫反应或化学物质的破坏，细胞数量显著减少，合成胰岛素很少或缺乏如，出现胰岛素绝对缺乏的 T1DM。另外 B 细胞膜上葡萄糖受体异常，对血糖浓度不敏感；或者合成胰岛素量减少，细胞内储存的胰岛素很少。在摄入葡萄糖以后，胰岛素分泌的高峰后移，不出现早期快速相，而饭后血糖升高。

2. 血液运送中对抗胰岛素物质增加

血液循环中，对抗胰岛素的物质增加，削弱了胰岛素的作用。对抗胰岛素的物质可分为激素类与非激素类，激素类如胰高血糖素、儿茶酚胺、皮质醇及生长激素等，某种激素在血液中浓度异常升高，对抗胰岛素的作用而致血糖升高；非激素类如胰岛素受体抗体，如果血清中存在胰岛素受体抗体，胰岛素就不能与受体结合，胰岛素也就不能发挥生理作用。黑色棘皮病就具有家庭性、高血糖及严重的胰岛素抵抗等特点，属于自身免疫疾病。

3. 靶细胞受体缺陷

胰岛素在细胞水平发挥生理作用，必须和靶细胞的胰岛素受体结合后，才能影响细胞内物质的合成与代谢。但是当受体数量减少，受体与胰岛素结合的亲和力降低，胰岛素便不能发挥正常作用，血糖水平就可能升高。

13.3.6　胰岛素的基因治疗

进行胰岛素替代的基因治疗战略目前主要有：① 保护胰岛 β 细胞；② 诱导 β 细胞分化

和再生；③ 体外细胞移植，如移植基因工程改造的胰岛或β细胞及利用基因工程技术使非β细胞产生胰岛素；④ 体内基因转移。后两种技术的研究已取得了很大进展，为彻底治愈糖尿病带来了希望。

1）保护胰岛β细胞

（1）阻止胰岛β细胞自身免疫性破坏

通过抑制T细胞或巨噬细胞及其他抗原呈递细胞（APC）的功能，避免自身免疫系统对胰岛β细胞的破坏。如常用的T淋巴细胞功能抑制剂硫唑嘌呤、环孢霉素A。

一些T细胞或细胞因子可恢复免疫细胞和细胞因子的平衡，预防糖尿病的发生。另外，一些病毒、细菌及免疫调节剂也可以预防糖尿病。其作用机理可能是通过引出对胰岛自身抗原的耐受信号，促使T细胞向Th2细胞（分泌IL24，IL210，TGF2β）分化，并抑制Th1细胞及其细胞因子（IFN2γ，IL22，TNF2β），从而阻止细胞毒性巨噬细胞、细胞毒性T细胞和自然杀伤细胞对胰岛β细胞的破坏。如常用的免疫调节剂，完全弗氏佐剂、卡介苗和双羟维生素D3等。

通过给予大量的自身抗原以诱导糖尿病鼠免疫耐受可预防糖尿病的发生。其机理可能是促使Th1细胞向Th2细胞的免疫转向（immune deviation）。目前使用的特异性的胰岛自身抗原包括胰岛素、谷氨酸脱羧酶、热休克蛋白等。

通过基因治疗可以阻止胰岛β细胞的自身免疫性破坏。将融合蛋白细胞毒性T淋巴细胞相关抗原4－Ig（C TLA4－Ⅰg）基因转染鼠离体胰岛并移植至同系糖尿病鼠后，发现CTLA4－lg的局部表达可阻断共刺激通路CD28/B7相互作用，导致T细胞失活或凋亡，从而延长移植物生存期[104]。转化生长因子（TGF－β1）能降调节许多免疫反应。将表达TGF－β1的载体转染NOD小鼠，能使具有自身免疫反应倾向的NOD小鼠免于发生胰岛炎或糖尿病。

（2）抑制β细胞凋亡

研究发现，将B淋巴细胞瘤白血病2（Bcl2）转染离体培养的β细胞，可使其免于遭受前凋亡细胞因子诱导的细胞凋亡[105]。另外，一种被称为A20的细胞内锌指蛋白，也可阻止肿瘤坏死因子（TNF）和Fas介导的凋亡[106]。

2）刺激β细胞生长和分化

研究证明一系列分泌性蛋白如胰岛素样生长因子（IGFs）、血小板源性生长因子（PDGF），生长激素（GH）及催乳素（PRL） 等可刺激R细胞的增殖。已发现转染肝细胞生长因子（HGF）

基因可引起β细胞的增殖[107]。另外就β细胞信号转导而言，胰岛素受体底物－2，胰岛素受体相关受体和细胞周期依赖性蛋白激酶4在β细胞的增殖中也起重要作用。这些因子有望用于刺激β细胞增殖的基因治疗。

3）体外细胞移植

细胞移植是将在体外建立的功能性细胞移植到体内替代功能缺陷的细胞，以达到治疗疾病的目的。

（1）体外胰岛移植

胰岛移植是一种更接近生理方式的有效方法，可实现对血糖的持续监测和精细调节。试验证明胰岛移植可以逆转试验动物的糖尿病状态，减少胰岛移植的免疫排斥反应，克服胰岛移植常易发生的血栓形成的急、慢性胰腺炎等。但由于供体来源不足、免疫排斥及长期服用免疫抑制剂等的影响，临床应用受到限制。目前胰岛移植治疗主要适用于那些需要同时进行胰肾联合移植的晚期肾病患者。

目前移植中保护胰岛细胞免受自身免疫系统攻击的方法有：微囊法、基因治疗、骨髓移植法。

微囊法是将分离的胰岛细胞用聚合物制成的微囊薄膜包裹，植入患者体内，微囊有非常小的细孔，胰岛素、葡萄糖等可以自由通过，但可避免免疫系统中一些较大的具有杀伤胰岛细胞能力的细胞进入微囊内。

基因治疗是通过基因技术改变被移植胰岛细胞表面的蛋白质特征，使其不被胰岛细胞接受者的免疫细胞所识别，不会引起自身免疫系统破坏移植细胞。

糖尿病患者在接受来自同一个人的胰岛细胞和骨髓后，免疫系统就不会对移植的胰岛细胞进行攻击。胰岛细胞的接受者只需要在骨髓移植初期接受免疫制剂治疗，随后逐渐停止用药。

（2）基因工程技术建立的胰岛素的细胞系

近年来许多研究者致力于利用现代基因工程技术改造或新建各种可分泌胰岛素的细胞系，主要有胰岛β细胞系、胰岛干细胞系和非胰岛细胞系，并探索了这些细胞系用于糖尿病治疗的可行性。

胰岛素β细胞具有产生胰岛素的许多特征，如特异性的肽酶、葡萄糖感应系统以及根据细胞外的葡萄糖水平而迅速外排的胰岛素颗粒。胰岛素替代基因治疗的理想靶细胞是具有同样特征的非β细胞。

将分离的成年动物胰岛经X射线或SV-40转化等方法，获得有无限生长能力的β细胞系，再用葡萄糖转运子（GLUT-2）和葡萄糖激酶基因稳定转化此β细胞系，即获得可无限生长的对葡萄糖刺激具应答能力的功能性胰岛β细胞系。

胰腺干细胞是将从人工培育或人工流产的胚胎里提取的细胞、成人胰腺组织或其他组织中分离的细胞通过体外培养，诱导、分化而成的永生的胰岛细胞，移植后分泌胰岛素，从而达到控制血糖、彻底治愈糖尿病的目的。

全能干细胞：包括胚胎干细胞（ESC）、胚胎生殖脊细胞（EGC）及胚胎瘤细胞（ECC）。Soria等[108]利用转染胰岛素原基因的方法，诱导小鼠胚胎干细胞定向分化为胰岛素分泌细胞，将其移植到STZ所致的糖尿病小鼠体内，可使小鼠血糖恢复正常。

多能干细胞：当前研究最多的是骨髓来源的干细胞。已有研究证实，骨髓来源的干细胞可以分化为肝脏细胞、神经细胞等。由此推测，其可能具有向胰岛细胞分化的潜能，但这种推测尚未得到证实。

定向干细胞：包括胚胎胰腺干细胞、胰腺导管细胞和胰岛来源的干细胞。Ramyia等[109]从未发病的成年NOD小鼠的胰腺导管上皮结构中分离出胰岛干细胞，后者经体外诱导分化为胰岛后，被移植到已发病的NOD小鼠的肾囊或皮下组织，能够逆转其糖尿病的发生。

非胰岛细胞是指胰岛组织以外的其他各种类型细胞，如肝细胞、成纤维细胞、肌细胞等。这些细胞本身并不产生胰岛素，需要对其进行遗传修饰，使其获得胰岛素合成和分泌的能力。将胰岛素功能基因通过基因转移载体直接转移到这些细胞内表达。这些细胞系可避免被移植受体β细胞自身免疫系统识别和破坏。

随着分子基因技术的发展，以非β细胞为靶细胞的胰岛素基因治疗研究已得到了很大的发展，目前这方面的研究这要集中在以下几个环节：转染的细胞含有合适的酶学生化机制，可以将胰岛素原正确处理为成熟的、有生物活性的胰岛素；对葡萄糖敏感的胰岛素表达调节系统，使胰岛素基因的转录、表达和释放对葡萄糖浓度的改变做出正确的反应；靶细胞中含有受葡萄糖调节的外排机制，胰岛素分泌颗粒在受到生理刺激时可将胰岛素迅速外排。

利用基因突变技术将人胰岛素原基因的酶解位点突变为 furin 可识别的序列后，可利用 furin 将胰岛素原加工为成熟的胰岛素。将基因突变的人胰岛素原基因转染非β细胞如肝细胞、成纤维细胞和成肌细胞，转染的细胞均可产生有活性的成熟的胰岛素，其中以肝细胞的产率最高。由于肝细胞的生理特点与胰岛细胞较接近而备受关注，肝细胞除参与葡萄糖代谢和蛋白质合成外，还表达细胞分泌胰岛素所需的特异性葡萄糖转运蛋白（GLUT－2）和葡萄糖激酶（GK），肝脏的特殊解剖部位和血液特点，使通过静脉或腹腔途径移植转导的细胞较易进入，而且可以通过这两条途径直接进行基因转移。但肝细胞在加工分泌胰岛素方面存在一定的缺陷。

4）体内基因转移

体内直接转基因治疗即将带有遗传物质的病毒、脂质体或裸 DNA 直接注射到试验个体内，并让其在体内表达的一种治疗方法。将胰岛素基因的表达质粒直接注射到糖尿病鼠的肌肉或逆行注射到胰腺、肝脏、下颌腺等腺体的外分泌管中，结果在糖尿病鼠体内均有胰岛素的表达，临床症状及血糖得到改善[110]。

Ferber[111]应用基因重组技术构建腺病毒载体 AdCMV－PDX－1，直接注射到 BALB/ c 和 C57BL/6 小鼠体内后，发现只有肝脏出现 PDX21 基因和胰岛素基因的异位表达，血浆中测到胰岛素活性。在小鼠肝细胞内还出现只在内分泌细胞内存在的激素原转化酶（PC3/PC1）。提示 PDX－1 基因的异位表达诱导了细胞修饰，使小部分肝细胞向着胰岛β细胞转变。

有人将含肌肉特异性的人肌酐激酶启动子和人胰岛素基因的质粒直接注射到肌肉组织，一天后所有动物的血液中均可检测到人胰岛素原，一周时达最高水平可持续 1 个月，但如何控制其合成与分泌将是困难的问题。此外，此方法对某些遗传病的治疗也可能产生一定效果。

13.4 基因治疗的实验方法

13.4.1 基因转移的实验概况

基因转移是指将外源基因导入某种细胞或组织，并使其得以表达。基因转移技术是基因治疗中遇到的主要难题。效率、稳定性、特异性、安全性和便捷是影响一个最佳基因转移系统的关键因素。为了在特定的时间以适当的水平在预想的器官控制转基因的表达，许多因素需要被仔细考虑如：载体的选择、基因转移路线、转基因载体趋向性的构建等。

对于基因治疗，最大挑战是以安全和高效的方式转移正确基因到病变部位，选择有效的基因运载系统对基因转移至关重要。胰岛细胞主要有 α、β 和 δ 三种终末细胞构成，这就要求表达载体必须可转染非分裂状态的细胞，非病毒和病毒载体（表 13－4）是目前基因治疗的两种主要载体。在所有基因运载系统中，病毒载体可有效转染非分裂状态的细胞，其基因转移效率高。非病毒载体具有低免疫力、低花费、样本取材方便的优点，但非病毒介导的基因运载，转染效率相对较低。

表 13－4 基因治疗常用的病毒载体

病毒载体	优点	缺点
逆转录病毒	整合到宿主染色体 DNA 中，没有病毒蛋白表	只能转染分裂细胞；最多只能插入 8kb 的序列；随机整合到宿主染色体中
球状病毒	能转染分裂及非分裂细胞；能稳定持久地表达转移基因	其包装结构中的病毒蛋白可能有毒性作用
腺病毒	能转染分裂及非分裂细胞；能高度表达病毒及转移基因；最多能携带 30kb 的序列	病毒蛋白诱发免疫反应；不整合到宿主染色体中；表达时间较短
无肠腺病毒	与腺病毒载体相比，其毒性较小，表达时间较长；最多能插入 35kb 的序列	其辅助病毒可能导致病毒污染
腺相关病毒	能转染分裂及非分裂细胞；免疫原性较小，可能不致病；宿主范围广；表达时间长	最多只能插入 5kb 的序列；由于其抗体的存在，转载效能较低。
胞疹病毒	宿主范围广；最多能插入 50kb 的序列	可能对健康有影响

13.4.1.1 部分常见的病毒载体

病毒载体可被包装为病毒颗粒，仅包括必需的病毒调节序列，其他全部病毒基因已被去掉。这些缺陷病毒在转染靶细胞后理论上不能进一步复制或转染。常见的病毒载体有腺病毒载体、腺相关病毒载体和逆转录病毒载体[112]。

13.4.1.2 腺病毒载体（*Ad*）

腺病毒载体是一种最常用的载体，腺病毒载体有很多优点：① 可感染分裂细胞，也可感染非分裂细胞，且感染效率高；② 由于不整合到宿主基因组中故不引起插入突变而相对易于控制；③ 易于制备、纯化、浓缩及有相对大的转导容量。

腺病毒载体应用的最大的限制是它们有引起强烈免疫反应和炎症反应的倾向，甚至在没有病毒复制和病毒蛋白合成更新的情况下。这就意味着由病毒载体、载体编码的蛋白及这些蛋白质的表达引发的免疫反应可导致炎症及被转导的组织损伤，如肝脏毒性[113,114]。目前已开发出重组腺病毒载体（rAds），如无肠（gutless）腺病毒载体，其毒性及免疫原性较小，但需要辅助病毒的帮助才能繁殖。这种载体删除了所有的病毒蛋白编码序列，保留了反向末端重复序列（ITRs）及部分 E1 A 启动子，这对于病毒复制和包装具有重要意义。这种无肠病毒载体需要一种病毒辅助来提供病毒装配所需的基因[115]。用无肠腺病毒载体系统转移基因在安全性/毒性、延长和转导基因有效表达及与第一代腺病毒相比，在提高插入容量等方面显示出了重大改进，腺病毒的包装业降低了它在体内的免疫原性。免疫的小鼠口服腺病毒抗原可防止再次给予重组腺病毒载体后产生免疫反应，导致转导的基因再表达[116]。再次给予重组腺病毒之前通过大鼠尾静脉注射环磷酸腺苷（CPA ）能显著抑制抑制性抗体和抗原特异的 T 细胞增殖，使转基因成功的再次表达[114]。

腺病毒载体的另一缺陷是由于载体基因组中存在病毒增强子和下游调节因素，ITRs，E1A 增强子，E2,、E4 和 pIX 启动子，可能干扰不同的启动子。此外，腺病毒载体杂乱的趋向性导致在基因转染过程中对靶细胞和非靶细胞无法控制，影响了总体治疗效果。

13.4.1.3　腺相关病毒载体（AAV）　腺相关病毒（AAV ）属于细小病毒科的依赖性病毒属，为无包膜的线性单链 DNA 病毒。病毒颗粒直径为 20 nm，基因组 dna 全长约 4.7kb，具有两个开放性读码区 rep 和 cap 及反向末端重复序列 tr（terminal repeat）。Samnlski 等首次构建了这种 AAV 载体。20 世纪 90 年代中期，Kaplitt 等首次利用 AAV 载体将酪氨酸羟化酶基因成功转染成年鼠脑细胞，治愈了帕金森病。

AAV 在这个领域属相对新的一员，AAV 在基因治疗的应用中有如下优点：① 从应用 AAV 为载体感染哺乳动物细胞的文章发表以来，野生型的病毒没有确定的致病性报道。② 可以和人的 19 号染色体整合，从而能够持续表达。③ 可以高效率地感染人的大多数细胞，没有组织特异性。④ 既可以感染分裂细胞，也可以感染静止细胞。⑤ 不引起明显的炎症。⑥ 病毒稳定。可以耐受 pH 值和温度等外界环境变化。因此 AAV 为载体的基因治疗已经在先天性疾病、感染性疾病及肿瘤的治疗中广泛应用。

AAV 通常需要辅助病毒的帮助才能进行自我复制。当先前有 AAV 潜伏感染的细胞被辅助病毒感染时，AAV 就被“拯救”并重新进入复制相。通过对人类和其他灵长类组织中出现的可被“拯救”的 AAV 基因进行筛选，许多新的 AAV 血清型被鉴别出来。国际病毒分类委员会根据衣壳的差别亦鉴别出多个 AAV 种类成员，其中 12 个 AAV 血清型（AAV - 1～AAV - 12）已被弄清，在血清流行病学研究中 AAV - 2，AAV - 3 及 AAV - 5 被认为是人类 AAVs 而 AAV - 1、AAV - 4，AAV - 6，AAV - 7 及 AAV - 8 等 来自非人类的灵长动物器官。不同 AAV 血清型具有不同的衣壳构象，其识别与之结合的细胞表面受体或共受体也相应有差异[117]。形态结构的差异和细胞趋向性的不同导致不同血清转染的细胞类型效率也不相同[118,119]，AAV - 1、AAV - 7 在骨骼肌中的转导效率较高，AAV - 3 在巨核细胞的转导较强，AAV - 5、AAV - 6 易感染气道顶侧细胞，AAV - 2、AAV - 4、AAV - 5 可转导中枢神经细胞。

为克服 AAV 存在可供插入容量小、病毒滴度低等缺点，人们对 AAV 进行了改良，重组 AAV（rAAV）是通过切除 AAV 的 rep 和 cap 部分，用相应的目的基因表达盒进行置换而构建的，表达盒包括启动子、转基因和 polyA 尾巴 3 部分。由于 rep 果断或缺失严重降低了 AAV 的整合效率和特异性。目前 rAAV 在基因治疗中被广泛应用。

将大鼠前胰岛素原基因与 AAV 载体构建重组质粒，经静脉或肌肉注射到链脲佐菌素（STZ）诱导的糖尿病大鼠体内，全部糖尿病大鼠一过性血糖降低或部分糖尿病大鼠血糖完全正常[120]。

13.4.1.4 逆转录病毒载体（*RV*） 逆转录病毒是一种 RNA 病毒，逆转录病毒载体系统由两个部分构成：① 带有包装信号 W 的逆转录病毒载体。② 能以反式提供病毒结构蛋白，但缺乏包装信号的包装细胞。最广泛使用的逆转录病毒载体是鼠白血病病毒（Mo-MLV）。它的优点是能转导分化的细胞、可整合到宿主染色体中，表达时间较长。用于基因治疗时由于受体分布广泛，存在于几乎所有的人类细胞上，因而对细胞的感染谱广，特别是对分裂细胞感染效率较高。缺点是：低滴度、插入容量有限（8kb）、随机整合插入有诱变危险、能关闭转基因超时表达，不能转导非分化细胞等，这些特点极大地阻止了逆转录病毒的应用，因为多数基因治疗的靶位是非分化细胞。Faloui [121]等人构建了逆转录载体 L-x-SN 编码一种前胰岛素，使全部加工的人类胰岛素通过逆转录病毒工程的人类成纤维细胞、肌细胞及大鼠肝细胞释放，通过移植胰岛素源的初级人类成纤维细胞使糖尿病小鼠中血糖水平显著降低。

逆转录病毒载体不能稳定转染非分裂状态细胞。近来研究证实，一组逆转录病毒（慢病毒，包括人免疫缺陷病毒）可高效转染非分裂状态细胞，并可稳定整合于宿主细胞染色体基因组中。更重要的是，慢病毒在宿主体内不引发针对该病毒的免疫反应[122]。在Ⅰ型糖尿病动物模型中，慢病毒可将治疗基因导入动物体内，阻止糖尿病发生[123]。慢病毒载体已引起科研人员的极大兴趣。

13.4.2 基因治疗的靶向性

理想的肿瘤基因治疗方法能将目的基因特异性的导入靶细胞，而正常组织或细胞的功能不受影响，这对于基因治疗是非常重要的，人们目前还未能做到。一些有希望的靶向系统已经出现，他们被分为以下几类：

（1）病毒载体介导的基因转移 目前应用的病毒载体主要有腺病毒、腺相关病毒、逆转录病毒载体等，它们对细胞的感染均无选择性，通过修饰可提高病毒感染的靶向性。如通过修饰逆转录病毒 env 基因或 env 蛋白来改变感染谱，用能识别肿瘤细胞受体的配体或抗肿瘤特异性抗原的抗体基因取代 env 基因部分序列，使病毒表达能特异性识别肿瘤细胞的外壳蛋白，从而将目的基因靶向性地导入肿瘤细胞。

此外，利用某些病毒具有先天的特异性感染肿瘤细胞的能力，能在肿瘤细胞中大量复制和高效表达抗癌基因的特点来实现靶向基因转移。如目前，国内外正在研制中的溶瘤病毒能选择性的在肿瘤细胞内复制而导致细胞裂解死亡。

（2）抗原-抗体介导的基因转移

许多细胞表面都特异性地表达抗原，如果使目的基因或携带有目的基因的载体与相应的抗体相连接，利用抗原-抗体相互作用，就可以把目的基因特异性地导入到靶细胞中[124]。

（3）配体-受体介导的基因转移 许多病毒载体通过自身配体与肿瘤细胞表面相应的受体结合而进入肿瘤细胞，这种作用受肿瘤细胞表面受体表达情况的影响，改变载体的配体特征，能使其与肿瘤细胞表面高表达的受体结合。如腺病毒的低转染效率与其主要受体柯萨奇

-腺病毒受体（CAR）缺乏具有高度相关性，因此对腺病毒 5 型纤维蛋白进行改造，在其结区（knob domain）HI 环插入一段含 Arg－Gly－Asp（RGD）的肽序列，使病毒在进入细胞时能利用整合素受体，改造后的载体对整合素高表达的肿瘤细胞转染力大大增强[125]。

（4）蛋白酶底物介导的基因转移　蛋白酶裂解位点在病毒和抑制性多肽的糖蛋白中产生，在选择性的靶位上修饰的载体能通过表达的蛋白酶被识别，当蛋白酶裂解抑制性多肽后具有转导能力。如逆转录酶[126]。

13.4.3　基因治疗途径

基因治疗途径也是一个决定器官分布及胰岛素基因表达效率的关键因素，途经的选择通常依赖于疾病的特点、可行性、效率及经济等因素。基因治疗最常用的途径是注射，包括系统注射如静脉注射，直接局部注射如在腰部切口后注射入脾，注射入一个肾脏的囊下部位，肌内注射，肝门系统注射/灌注及逆流管道给药的胰内注射或胰动员后的胰内注射。此外，用大鼠肝脏的体外灌流方式可避免肝脏参与内脏循环。

尽管在预想的器官中能获得高水平的胰岛素基因表达，但是由于手术的难度和复杂性，这些注射方式有组织的损害，特别是直接局部注射。用重组 AAV 载体以口服方式转移人类转导的胰岛素基因，在肝脏获得了充足的转基因表达水平，超过 40 % STZ 诱导的糖尿病大鼠至少 6 个月血糖正常[127]。加利福尼亚大学的研究者们使用口服“基因丸”也能降低血糖，“基因丸”是由在糖尿病大鼠模型的 DNA 编码的胰岛素构成，这种口服给予的基因治疗被称为口服基因治疗或内服基因治疗。在基因治疗领域是一可喜的突破[128]，与传统的方式相比克服了剂量和安全问题。基因治疗的实现将提供一个切实的、潜在的新的治疗机会，已经提高了人们对口服基因治疗研究的兴趣，然而还需改善转导效率和基因表达。

13.5　糖尿病基因治疗的细胞工程

13.5.1　β 细胞工程

临床上通常采用体外注射胰岛素来治疗Ⅰ型及部分Ⅱ型糖尿病，其治疗效果并不理想，且很难阻止糖尿病并发症的发生及发展。为建立内源性胰岛素分泌系统，胰腺或胰肾联合移植作为一种 β 细胞的替代方式已经在临床上开展。然而供体来源不足、可发生移植排斥反应及手术困难、复杂等问题使胰腺移植的应用受到限制。目前人们试图生产能无限供给的，与 β 细胞功能相同的替代细胞。由于胰腺移植或最新产生的 β 细胞可能成为自体免疫破坏的新靶点，使它们的临床应用受到限制，因此理想的这种细胞是不能触发免疫反应。转基因的 β 细胞系和胰岛肝细胞的优点是他们包含一个 β 细胞分型，包括葡萄糖敏感机制和相关的胰岛素分泌反应。

一些无限繁殖的 β 细胞系已经产生，但有几个主要的障碍。一个普遍的问题是细胞功能的退化，胰岛素表达以通路依赖的方式降低，此外，具有良好的胰岛素分泌特征的 β 细胞的产生需要转录因子复合物的基因处理。因此，建立人类胰岛素分泌 β 细胞系是极端困难的。来自人类和其他物种的细胞已被提议来替代 β 细胞，而异种的 β 细胞的供给是无限的，但要考虑异种组织的两种缺陷移植排斥和异型病毒的危险性。基因转移技术中最新发展集中在胰腺产生胰岛素的β细胞，已报道在体外完整的胰腺的胰动脉中注射腺病毒载体，导致50%以上的β细胞被转导。然而，一过性转导和腺病毒载体的免疫性使它不可能在临床试验应用。

研究显示葡萄糖刺激胰岛素分泌与葡萄糖转运体2（GLUT2）和葡萄糖激酶（GK）的水平有关[129]，一种用基因编码GLUT－2或GK.来稳定转染无限增殖的β细胞系的研究中，用GLUT－2稳定转染RIN细胞时，可观察到葡萄糖刺激胰岛素分泌。然而，细胞单独的过表达GK不能提高葡萄糖刺激的胰岛素分泌反应。有趣的是，用GLUT－2转染后GK酶活性的水平在细胞中提高，原因不明。提示GLUT－2和GKa在葡萄糖对胰岛素的反应中是非常重要的。

将基因工程化β细胞植入链脲霉素（STZ）所致糖尿病小鼠体内，可使小鼠血糖在2周内恢复正常，但由于这些细胞持续不断的增殖，分泌胰岛素增多，造成小鼠低血糖死亡。怎样才能阻止这些细胞的无限增殖？学者们将基因开关引入基因工程β细胞系，这些开关决定细胞的生长、分裂或静止状态，此称为条件性转化，条件性转化可通过引入SV40Tag（Tantigen）及其他一些方法而实现。Efrat等[130]利用Tet抗性操纵子调控SV40Tag基因表达，在转基因小鼠中产生有条件的转化胰腺β细胞。在β细胞中表达并激活Tag基因的转录，产生β细胞瘤。这些肿瘤在Tet缺失培养基中培养分离得到的β细胞系，但在四环素类似物存在时TETR－VP 16蛋白被分离，细胞停止生长。这些细胞被移植到STZ诱导的糖尿病小鼠时，血糖水平在2个星期内正常。但是细胞继续增生，导致低血糖和早熟死亡。当细胞与缓慢释放的四环素丸一起被移植时，细胞不再增生，能保持近4个月正常血糖。

干细胞是一类具有自我更新能力和多向分化潜能的细胞，将其诱导分化为胰岛β细胞，可解决胰岛细胞来源不足的问题。干细胞已经逐渐成为胰岛β细胞替代物的新资源。对干细胞进行基因修饰，可避免免疫排斥反应的攻击。可以通过以下手段改造胚胎干细胞[131]：建立包含多种MHC基因型的胚胎干细胞库以供随意选用；建立经遗传改构的通用型MHC基因型胚胎干细胞系，这种细胞已在小鼠中获得初步的成功；借助基因打靶技术，度身定做一个与受者MHC同型的ESC系；借助核移植技术，将受者细胞的全部基因组转移给ESC，建立特定受体相同基因组型的干细胞系等。

目前用于诱导分化为胰岛素分泌细胞的干细胞主要有胚胎干细胞和成体干细胞。胚胎干细胞（ES）来源于哺乳动物早期胚胎内细胞团中的一种二倍体细胞，一般可从植入子宫内膜前的囊胚等早期胚胎中获得，这种细胞具有长期的未分化增殖能力，在体外长期培养后，仍具有稳定发育成各胚层的潜能。通过添加特异的诱导因子或去除饲养细胞层及抑制分化的因子，可将胚胎干细胞诱导分化成各种不同的细胞类型[132]而具有很大的发展前景。

已显示ES细胞能在多种细胞类型中被同等的分化，如血液、心脏、血管及大脑的细胞类型。ES细胞能被高效的诱导为生产胰岛素的细胞类型，这种细胞具有胰腺内分泌的典型特征可用于治疗DM，在非选择性培养条件下，一小部分按照早期胰腺发育的模式向胰腺内分泌方向分化[133]。先将小鼠的胚胎干细胞培养成类胚体，用ITSFn培养基培养使其产生Nestin阳性的细胞，并在此基础上诱导出了含有神经细胞及α、β等多种胰岛细胞的细胞群。添加磷酸肌醇的激酶抑制剂可以促进更多的胚胎干细胞向功能的β细胞转化；胚胎干细胞培养条件的改变产生了有 β 细胞性质的细胞，与 β 细胞系相关的转录因子 pax4 - 或者 pdx - 1 的表达也可以促进胚胎干细胞向 β 细胞的分化。

肝脏、胰腺干细胞等通过培养或引入 β 细胞特异的基因，在体外可分化成分泌胰岛素的细胞，移植这些细胞可用于治疗糖尿病。肝细胞具有较强的再生能力且含有较高比例的祖细胞，重组腺病毒感染可能作为一种“细胞攻击”被肝识别，从而导致了肝祖细胞的增加及表型的转变[134]。将含有 pdx - 1 的腺病毒经静脉注入链脲霉素诱导的糖尿病小鼠体内后，发现这些小鼠体内的 60 % 的肝细胞能合成 pdx - 1。pdx - 1 的表达使肝内免疫活性的胰岛素浓度持续增加，血清中免疫活性胰岛素的浓度增加为对照组（含 β - gal 的腺病毒）的 3 倍。小鼠的高血糖水平在注入 pdx - 1 两天后开始逐渐下降。免疫组化染色证实肝内含胰岛素或胰岛素原的细胞占 0.1%～1%。

尽管干细胞给糖尿病的治疗带来了新的希望，但是干细胞用于糖尿病治疗的研究还需解决许多问题[135]，如胰岛细胞的纯化，植入细胞数是多少？如何解决免疫排斥的问题等。

13.5.2 非 β 细胞工程

许多学者选择自体同源非 β 细胞来代替 β 细胞，理想的替代细胞应拥有与 β 细胞相同的特点：表达 GK 和 GLUT2；表达激素原转换酶 PC2、PC3；低表达高亲和力的己糖激酶（HK），能有效加工胰岛素原成胰岛素；能将胰岛素释放到细胞外的分泌系统。非 β 细胞工程主要有两种方法，一是把胰岛素基因及其必需的基因直接导入来自糖尿病患者的原代细胞；二是将胰岛素基因导入非 β 细胞，这些细胞是在培养基中生长，移植时需要微囊化。

将 DNA 导入原代细胞，需要高滴度的逆转录病毒和腺病毒，技术要求高，且转基因得到的细胞胰岛素分泌量降低，限制了其广泛应用。目前选择易于取出体外培养、转染和移植的细胞作为基因治疗的靶细胞如成纤维细胞、成肌细胞、内皮细胞、肝细胞等已取得了一些令人兴奋的进展。

13.5.2.1 体细胞介导的基因治疗

第一个工程化的细胞类型是垂体细胞，垂体细胞具有与胰岛细胞同样的调节分泌通路，能将前胰岛素加工为成熟胰岛素[136]。大鼠的垂体细胞 At T20 细胞系稳定地导入胰岛素基因后构成 At T20ins 细胞，能有效地把前胰岛素加工成胰岛素，能刺激细胞释放胰岛素，但是对葡萄糖刺激的胰岛素释放反应不敏感，该细胞 GK 表达水平低下，GluT22 表达缺失。因而推测 GluT22 和 GK 表达恢复，或许使其获得葡萄刺激的胰岛素释放反应。Hughes 等[67]将 GluT22 基因转染到 At T220ins 细胞系后，显示胰岛素含量增加，葡萄糖直接刺激胰岛素的分泌，亚生理状态的葡萄糖浓度有最大的反应性．但是导入 GluT21 基因后，不能增加胰岛素释放或生物合成，因此，只有 GluT22 转染细胞才能在外源葡萄糖变化的较短时间内分泌胰岛素，而当葡萄糖刺激消失时胰岛素分泌迅速减少。已有数据表明该细胞系胰岛素分泌量最大在 10～15 mol/ L 葡萄糖浓度，远远低于生理浓度的葡萄糖刺激阈值，这一研究成果为进一步完善胰岛素分泌调节途径提供了新的希望。

肌细胞在一些研究中被用来转移有生物活性的人类胰岛素。用成熟的胰岛素 cDNA 转染的成肌细胞能分泌完整加工过的胰岛素[138-139]。用成肌细胞将胰岛素 cDNA 转移到糖尿病人的主要优点是它们含有一个内置开关，可控制增殖和分化，也就是它们能诱导形成不再生长和分化的肌管细胞，高表达成熟的人胰岛素。移植产生胰岛素的肌细胞，或在体内将改良的胰岛素原 DNA 转染进入肌细胞后，糖尿病动物能释放成熟的胰岛素，降低了高血糖。然而，肌细胞缺少调节内分泌的途径、血糖敏感元件。目前还未能在体内建立有效地，类似生理状态的自身胰岛素调节系统，因此需要更多基因工程技术来完成由血糖调控的胰岛素的表达。

K 细胞是一种血糖反应的内分泌细胞，最早发现在胃，十二指肠和空肠[140]。它能分泌葡萄糖依赖的抑胃肽-1（GIP）。GIP 的分泌动力学和胰岛素非常相似，在血糖刺激后的几分钟内升高，2 小时内恢复基本水平。GIP 是参与餐后胰岛素分泌调节的肠道肽类激素之一。该内分泌细胞表达 GK 和 GIP-2，并对外周血糖的变化产生分泌反应；它表达 PC2、PC3，具有激素原加工功能。但是，其缺陷在于肠道细胞寿命短，必须将胰岛素基因转染至 K 细胞的祖细胞中才能获得长期稳定的表达，不利于基因转染操作，必须选择肠道特异的基因转染载体。Cheung 等[141]把 K 细胞作为胰岛素基因表达的目标建立了一个表达 GIP 的细胞系和转基因鼠模型。动物实验表明，转基因鼠肠道 K 细胞生产胰岛素能够纠正糖尿病，并在一定程度恢复正常的糖耐量。

肝脏是胰岛素的重要靶器官，肝细胞易于进行基因转染操作，不被免疫系统识别为 β 细胞，分泌的胰岛素可快速到达靶器官。肝细胞的另一个优点是除 β 细胞外的含有葡萄糖感应器（Glut2 及 GK）唯一的体细胞，许多肝脏特异性基因受生理性葡萄糖调控，故作为可作为异位胰岛素表达的理想的替代组织。逆转录病毒载体和重组 AAV 病毒载体携带胰岛素基因在体内再生肝细胞的转导中，显示能防止糖尿病诱导的酮酸中毒[142]，在转基因小鼠肝中的胰岛素不引起肝损伤和生物紊乱[143]。然而肝细胞不具备有葡萄糖控制胞吐作用的分泌颗粒，也无贮存分泌性蛋白的隔离区。当血糖升高时，不会出现早相胰岛素分泌。肝细胞也不具有切除 C 肽所需的激素原转化酶（PC2 和 PC3），不能将前胰岛素加工为成熟的胰岛素。为了解决这一问题，根据大多数内分泌细胞均含有 Furin 酶的特点，运用基因突变技术将胰岛素原基因的酶解位点突变为能被 Furin 酶可识别的序列，使非内分泌细胞获得加工胰岛素原的能力。Valera [144]在磷酸烯醇式丙酮酸羧基酶（PEPCK）基因调控区控制下，得到表达人胰岛素原基因的转基因小鼠，从肝细胞分泌的胰岛素原具有生物活性，动物呈现血糖正常，经链脲佐菌素（STZ）处理转基因小鼠后，胰岛素 mRNA 水平较 STZ 处理的非转基因的对照鼠增加，血中 C 肽增加，血糖水平下降达 40 %。

13.5.2.2 体内直接转基因治疗

将胰岛素基因通过一定的载体直接导入到体内有关组织或器官，使其进入相应细胞，并表达胰岛素。在体内直接用基因治疗糖尿病的方法已取得了进展。

Kaneda[145]将含人胰岛素基因质粒用脂质体包被，直接通过成年大鼠的门静脉输入，7 d 内在鼠肝脏可见人胰岛素基因的 DNA 和 RNA ，7 d 以后迅速下降，在血清中检测到人胰岛素并且逐渐升高到最大值，7 d 或 8 d 后迅速下降，提示外源基因可以直接导入体内进行表达 .

用 rAAV 通过大鼠胰岛素启动子（RIP）表达工程化的被调控的人类胰岛素 cDNA，由链脲佐菌素（STZ）诱导的，有严重糖尿病的大鼠在无外源性的胰岛素的情况下显示血糖正常达 6 个月及无酮酸症出现[142]。

Lee 和它的同事已经生产了一种胰岛素类似物[146]，保留了原胰岛素活性的 20%～40%。他们注射研究的病毒入大鼠和小鼠静脉，动物能从肝脏释放生物学活性的胰岛素类似物进入血液近 8 个月。

Kolodka[143]等采用逆转录病毒载体 PLNCX 构造胰岛素基因重组体，经 GPAM212 细胞包装后，收集假病毒上清液经门静脉注入肝内，2 周后以链脲菌素诱导糖尿病。获得的转基因鼠可低水平表达胰岛素、阻止酮症酸中毒的发生，禁食 24 小时血糖正常，无低血糖发生，组织免疫学未发现肝脏有异常表现。

Woo 等将重组逆转录病毒作载体，将大鼠胰岛素 21 cDNA 注入大鼠门静脉，24 h 后，5%～15%肝细胞转染了胰岛素 21 基因，并持续表达可达 6 个月。两周后再给大鼠腹腔注射大剂量（250 mg）STZ 致糖尿病，转染了鼠胰岛素基因的动物有 80 %可存活至 21 d ，与对照比较酮体减低，胰岛素升高，胰高血糖素下降，并不出现低血糖，以不同剂量病毒注射进行检验，结果给予小剂量病毒，小鼠出现轻度非禁食性高血糖症，但是可防止致命的酮症酸中毒；给予中等剂量病毒（ 使血清胰岛素水平保持在 116 μg/L 的水平），可使小鼠血糖水平接近正常，血清中不出现酮体，即使禁食 24 h ，小鼠也不发生低血糖症；给予大剂量病毒，小鼠表现非禁食性血糖正常水平，但禁食时可出现一定程度的低血糖症。当血清胰岛素浓度在 11～116 μg/L 时，可以避免酮症酸中毒的发生。

13.6 胰岛素基因表达调控

理想的糖尿病基因治疗应当保持血糖正常，不需要重复注射胰岛素及不需要使用免疫抑制剂。然而糖尿病基因治疗非常复杂，它不仅涉及胰岛素的产生，还涉及它的修饰和释放。胰岛素的合成与分泌需要有精确的调控，分泌水平过高或过低都严重影响病人的健康，胰岛素对保持血糖动态平衡是至关重要。目前外源胰岛素基因的转染与表达已获得成功，但使胰岛素呈现近生理性的合成和释放仍然是一个难题，因此建立理想的胰岛素表达调控体系成为糖尿病基因治疗的研究方向之一。

13.6.1 胰岛细胞分化、胰岛素的表达与分泌

胰岛内分泌细胞包括 α 细胞、β 细胞、δ 细胞和 PP 细胞，分别分泌胰高血糖素、胰岛素、生长抑素和胰多肽。这些胰岛实质细胞发源于前肠的内胚叶的多潜能细胞（十二指肠亦发源于此），其分化发育受胰腺十二指肠同源盒基因 1（PDX－1）的调节。人类胰岛细胞的寿命大约 30d，这些动态更新的胰岛细胞来源于胰腺导管上皮中的前体细胞，这些前体细胞的分化和增殖也受 PDX－1 调节。

胰岛素基因的表达主要是在胰岛郎格罕细胞中，其 5′ 侧翼序列由转录启动子、增强子及负性调控元件组成，约 0.5 kb ，二个胰岛素基因增强子盒（IEB）：－GCCATCTG－分别位于－112 bp（IEB1）和－238 bp（ IEB2），还有 4 个 A 盒是人胰岛素基因的启动子（A1，A2，A3，A5）。蛋白质结合分析实验已证明，有 40 多种蛋白质因子参与胰岛素基因的表达调控[147]。

胰岛素的合成是以前体形式存在，经过翻译后加工成为成熟的胰岛素。形成的胰岛素与

C 肽贮存在同一颗粒囊泡中，以等分子释放，这种通过贮存颗粒分泌的途径称为“被调控”途径。葡萄糖刺激 β 细胞胰岛素的释放的反应过程与葡萄糖代谢有关。葡萄糖代谢与胰岛素分泌的关系与某些离子通道有关。在葡萄糖转运子 2（GLUT2）的作用下葡萄糖进入 β 细胞，进入 β 细胞内的葡萄糖在葡萄糖激酶（GK）的作用下磷酸化，葡萄糖代谢产生 ATP 导致细胞表面依赖 ATP 的 K^+ 通道关闭，使膜去极化之后 Ca^{2+} 通道打开引起 Ca^{2+} 内流并刺激已形成的胰岛素贮存颗粒产生胞吐作用而分泌胰岛素。GLUT2 及 GK 在这个过程中起非常重要的作用，它们的协同作用共称为葡萄糖感应器。GLUT2 是在 β 细胞中表达的一种主要葡萄糖转移因子异构体，在缺乏葡萄糖刺激胰岛素分泌和类似人类 NIDDM 特征的啮齿类动物胰岛细胞中明显减少[148]。GK 在胰岛素释放调节中的重要性从与 GK 基因突变密切相关的成年型幼年糖尿病（MODY）中得到进一步证实[149]。

13.6.2 胰岛素基因转录的调节

基因治疗的基本问题是表达产物的生理调控，分泌水平过高造成低血糖死亡，分泌水平过低不能满足治疗的要求。许多研究对胰岛素基因转录的调节主要是采用特异性转录启动子的办法。即在体外构建基因组体时，将胰岛素基因置于某种特殊启动子控制之下，该启动子对葡萄糖浓度敏感，可以根据浓度变化来决定是否启动胰岛素基因的转录。目前开发特异的细胞启动子主要有磷酸烯醇丙酮酸激酶（PEPCK）及激活的 L-型丙酮酸激酶（L-PK）启动子，葡萄糖-6-磷酸酶（G6Pase）启动子和胰岛素启动子等。

肝脏中磷酸烯醇式丙酮酸激酶（PEPCK）是体内糖异生的关键酶，在生理条件下其表达受胰岛素和胰高血糖素的双重控制，当胰岛素水平增高时，血糖降低，抑制 PEPCK 的表达；相反，当胰高血糖素水平增高时，血糖增高，激活 PEPCK 的表达。

Gros 等[150]将胰岛素原基因与磷酸烯醇丙酮酸羧化激酶（PEPCK）基因的启动子组成嵌合基因并导入到大鼠肝癌细胞中形成 FT0 Insm 细胞系，该细胞系表达较高水平的胰岛素的 mRNA 和蛋白质，90 %是成熟的胰岛素，同时在 cAMP 和地塞米松的诱导下胰岛素的分泌迅速增加。模拟了近正常餐后胰岛素分泌的模式。然而葡萄糖被 GK 代谢后也在转录水平抑制了 PEPCK 的活性[151]。Scott 和 Cournarie 也显示 PEPCK 启动子被胰岛素和葡萄糖抑制。提示 PEPCK 启动子在临床应用中用于调节血糖水平的自动调节系统是极端困难的。

6-磷酸葡萄糖激酶（G6Pase）是一种膜结合酶，主要存在于肝和肾细胞中的内质网膜及核膜上，其生物功能是催化葡萄糖异生和糖原分解两个代谢途径中由葡萄糖-6-磷酸到葡萄糖的水解反应，是调节生物体内血糖水平的关键酶之一。肝脏的 G6Pase 活性决定肝细胞葡萄糖生成率。通过转录和转录后机制，G6Pase 活性被葡萄糖提高，不依赖胰岛素。在启动子区域通过一个多成分胰岛素反应序列介导，G6Pase 活性被胰岛素强烈抑制。G6Pase 启动子的葡萄糖刺激能提高高糖条件下的胰岛素的产量。胰岛素抑制将提供一个安全的机制，通过这种机制胰岛素实现自身调控。

基于 G6Pase 的特殊特性，Chen 等[152]用重组腺病毒载体和鼠肝细胞瘤细胞（H411E）进行研究，重组腺病毒载体表达大鼠胰岛素，葡萄糖-刺激及自身-限制胰岛素产物被获得，但产物浓度过低，为增强 G6Pase 启动子活性[153]，又构建了混合的 G6Pase 启动子 P 增强子，并在载有胰岛素基因的腺病毒载体转染至链脲霉素（STZ）诱导的糖尿病裸鼠肝脏后，显著降低非空腹高血糖而不引起空腹低血糖。

L-型丙酮酸激酶（L-PK）启动子是控制肝型丙酮酸激酶基因对葡萄糖反应表达的调节因素。被葡萄糖诱导，已用来完成胰岛素对葡萄糖反应的生产[154]。然而，L-PK启动子的激活需要葡萄糖和胰岛素都存在。在糖尿病未治疗的情况下，胰岛素的缺乏导致L-PK启动子失活。因此，L-PK启动子被认为相对较弱，不能诱导高效的转基因表达[155]。尽管葡萄糖激活的L-PK相对较弱，但当偶联一个SV40增强子及在rAAV装置中表达胰岛素类似物时，在糖尿病啮齿动物显示转移基因后血糖恢复正常。L-PK偶联一个SV40增强子时，它调节单链胰岛素类似物（SIA）的表达。SIA不需要任何酶转化，拥有20%～40%自身胰岛素活性。Lee等[156]在体外构建基因重组体时将SIA基因置于L-PK启动子的控制下。当重组体进入糖尿病大鼠体内后可以使SIA针对不同的血糖浓度作出不同的表达。糖耐量实验时观察到SIA在糖负荷骤增后3～4 h达到峰值，6 h后恢复基线水平。这种动态曲线虽然在时相上比正常胰岛素有延迟（正常胰岛素30 min分泌达峰值，2 h后恢复基线水平），但是在变化形式上保持一致，动物没有出现低血糖情况。L-PK启动子除GIREs外还含有胰岛素反应元件。Thule[156]等将大鼠L-PK中的GIREs插入到可被胰岛素抑制的、肝特异性胰岛素样生长因子结合蛋白-1（IGFBP-1）基因的启动子上游，将该基因转入肝细胞中。发现葡萄糖可刺激肝细胞胰岛素的产生，而胰岛素则反馈抑制胰岛素进一步产生。将此基因重组到腺病毒载体中并注射到糖尿病大鼠体内，发现肝细胞不仅可合成胰岛素，且胰岛素的释放受血糖调节。转基因鼠血糖值1～12周保持在接近正常水平。另外，基因转染可使糖尿病大鼠葡萄糖耐量正常，禁食10 h仍能维持正常血糖水平。

已分离出有作用的真核细胞可诱导性表达元件有多种，如重金属离子诱导的金属硫蛋白启动子，具有正负调控作用的糖皮质激素启动子及干扰素诱导的启动子系统等。将这些启动子元件与目的基因融合构成转基因，常可表现出相应基因的可诱导性表达。尽管这些启动子系统能诱导基因的表达，但诱导效率低、特异性不高及诱导物常有一定的生物学效应甚至毒性，使其广泛应用受到一定限制。

13.7 展望

糖尿病的基因治疗是随着分子生物学和医学免疫学发展起来的一种生物技术，目前虽然还面临许多问题如载体的安全有效性，胰岛素的加工与处理，目的基因的持续、稳定、可调控性的表达等技术难题，但是它是一种非常有前途的治疗手段。随着人们对胰岛素释放反应的生化及分子机制的进一步认识，以及高效基因转移技术的出现，利用基因根治糖尿病将成为可能。

参考文献

1. Todd JA. Bioassays. 1999，21（2）：64-174.
2. Reece EA，Hagay Z，Hobbins JC. Obstet-Gynecal-Surv. 1991，46（5）：255-263.
3. Khalil I，d'Auriol L，Gobet M，et al. J Clin Invest. 1990，85：1315-1319
4. Wen L. Wong FS，Tang J，et al. J Exp Med. 2000，191（1）：97-104.

5. Aparicio JM. Hokkaido－lgaku－Zasshi. 1991，66（6），780－793
6. Svejgaard A，Platz P，Ryder LP，et al. Joint report：Insulin－dependent diabetes mellitus. In：Histocompatibility Testing［A］. Terasaki PI. Tissue Typing Laboratory［C］. Los Angeles：UCLA. 1980. 638－656.
7. Isreal S，Kwon OJ，Weintrob N，et al. Hum Immunol. 1998，59（11）：728－733
8. Yokoi N，Kanaaawa M，Kitada K，et al. J Clin Invest，1997，100（8）：2015－2021
9. Wicker LS，Todd JA，Annu Rev Immunol. 1995，13：197－200
10. Mandrup－Poulsen T. Beta cell death and protection［J］. Ann N Y Acad Sci. 2003；1005：32－42
11. Laron Z，Am J Med Genel. 2002，115（1）：4－7
12. Honeyman MC. Coulson BS，Stone NI，et al. Diabetes. 2000，49（8）：1319－324.
13. Hyoty H，Hiltunen M，Lonnrol M. Clin Diagn Virol. 1998，9（2－3）：77－84.
14. Kawahara A，Kobayashi T，Nagata S. Oncogene. 1998，17（20）：2549－2554
15. Tritos NA，Mantzoros CS. J Clin Endocrinol Metab，1998，83（9）：3025－3030
16. Pagliassotti MJ，Kang J，Thresher JS，et al. Am. J. Physiol. Endocrinol. Metab. 2002，282（1），E170－E176.
17. Nakashima N，Sakamoto N，Umeda F，et al. J Clin Endocrinol Metab. 1993，76（3）：633－663.
18. Araki E，Haag BL 3rd，Matsuda K，et al. Mol Endocrinol. 1995，9（10）：1367－1379.
19. Reis AF，Ye WZ，Dubois－Laforgue D，et al. Hum Genet. 2000，107（2）：138－44.
20. 冯雁，李琼芳，陈常中等. 中国糖尿病杂志.，2001，9（5）：259－262.
21. Gambino V，Menzel S，Trabb JB，et al. Diabetes. 1996，45（3）：291－294
22. Moller DE. Trends Endocrinol Metab. 2000，11（6）：212－217
23. Steppan CM，Bailey ST，Bhat S，et al. Nature. 2001，409（6818）：307－312
24. Pizzuti A，Frittitta L，Argiolas A，et al. Diabetes. 1999，48（9）：1881－1884.
25. Frittitta L，Spampinato D，Solini A，et al. Diabetes. 1998，47（7）：1095－1100
26. Ji L，Hou X，Han X. Diabetes Res Clin Pract. 2001. 54（Suppl 2）：S35－38.
27. Kameoka K. Isotani H，Tanaka K，et al. Biochern Biophys Res commun. 1998，245（2）：523－527.
28. Stone LM，Kahn SE，Fujimoto WY，et al. Diabetes. 1996，45（4）：422－4281
29. Raffel LJ，Vadheim CM，Roth MP，et al，Diabetologia. 1991，34（9）：680－683.
30. Doria A，Warram JH，Krolewski AS. Diabetes Metab Rev. 1995，11（4）：287－314.
31. Evans JL，Goldfine ID，Maddux BA，et al. Endocrine Reviews. 2002，23（5）：599－622
32. Brownlee M. Diabetes. 2005，54（6）：1615－1625.
33. Halliwell B. Haemostasis. 1993，23（Suppl 1）：118－126
34. Giugliano D，Ceriello A，Paolisso G. Metabolism. 1995，44（3）：363－368
35. Maxwell SRJ，Thomason H，Sandler D，Leguen C，Baxter MA，Thorpe GHG，Jones AF，Barnett AH. Curr Opin Endocrinol. 1996，3：277－284

36. Nourooz－Zadeh J，Tajaddini－Sarmadi J，Mccarthy S，Betteridge DJ，Wolff SP. Diabetes. 1995，44（9）：1054－1058
37. Maritim AC，Sanders RA，Watkins JB J Biochem Mol Toxicol. 2003，17（1）：24－38.
38. Droge W. Physiol Rev. 2002，82（1）：47－95.
39. DeFronzo RA. Diabetes Rev. 1997，5 ：177－269
40. Michael B. Nature. 2001，414（13）：813－820
41. Dursun E ，Timur M，Dursun B，et al. J Diabetes Complications. 2005，19（3）：142－146
42. Chakraphan D，Sridulyakul P，Thipakorn B，et al. Clin Hemorheol Microcirc. 2005，32（3）：217－226.
43. Evans JL，Goldfine ID，Maddux BA，Grodsky GM Endocr Rev. 2002，23（5）：599－622
44. Apiradee Sriwijitkamol，Christine Christ－Roberts，Rachele Berria，et al. Diabetes. 2006，55（3）：760－767
45. Barnes PJ，Karin M. N Engl J Med. 1997，336（15）：1066－1071
46. Liou HC. J Biochem Mol Biol. 2002，35（6）：537－546
47. Karin M，Ben Neriah Y. Annu Rev Immunol. 2000，18：621－663
48. Hofmann MA，Schiekofer S，Kanitz M，Klevesath MS，Joswig M，Lee V，Morcos M，Tritschler H，Ziegler R，Wahl P，Bierhaus A，Nawroth PP Diabetes Care. 1998，21（8）：1310－1316
49. Ha H，Yu MR，Choi YJ，et al. J Am Soc Nephrol. 2002，13（4）：894－902
50. Cyert MS. J Biochem. 2001，276（24）：20805－20808
51. Han J，Lee JD，Bibbs L，et al. Science. 1994，265（5173）：808－811
52. Begum N，Ragolia L. Am J Physiol. 2000，278（1）：C81－C91
53. Kang SW，Adler SG，LaPage J，et al. Kidney Int. 2001，60（2）：543－552
54. Tsiani，E，Lekas P，Fantus IG，Dlucosz J，and Whiteside C. A J Physiol Endocrinol Metab. 2002，282（1）：E161－E169
55. Lin CH，Lin YF，Chang MC，et al. Life Sci. 2002，69（21）：2503－2515
56. Kaneto H，Xu G，Fujii N，et al. J Biol Chem. 2002，277（33）：30010－30018
57. Koya D，King GL. Diabetes. 1998，47（6）：859－866
58. Dunlop M. Kidney Int Suppl. 2000，77：S3－12
59. Koya D，Lee IK，Ishi H，Kanoh H，King GL J Am Soc Nephrol. 1997，8（3）：426－435
60. Chen S，Cohen MP，Lautenslager GT，et al. Kidney Int. 2001，59（2）：799－800
61. Ingram AJ，Scholey JW. Kidney Int suppl. 1997，60：S70－76
62. Glogowski EA，Tsiani E，Zhou X，Fantus IG，Whiteside C. Kidney Int. 1999，55（2）：486－499
63. Scivittaro V，Ganz MB，Weiss MF ，et al. J Am J Physiol. 2000 ，278（4）：F676－F683
64. Bierhaus A，Illmer T，Kasper M，Luther T，Quehenberger P，Tritschler H，Wahl P，Ziegler R，Muller M，Nawroth PP Circulation. 1997，96（7）：2262－2271

65. Schmidt AM, Stern DM Trends Endocrinol Metab. 2000, 11 (9): 368 - 375
66. Hoffman BB, Sharma K, Ziyadeh FN. Miner Electrolyte Metab. 1998, 24 (2 - 3) : 190 -196
67. Singh, R, Song RH, Alavi N, Pegoraro AA, Singh AK, and Leehey DJ Exp Nephrol. 2001, 9 (4) : 249 - 257
68. 谭燕，杨永平 中国糖尿病杂志，2000，8 (3) : 178 - 180
69. Li Jh, Huang Xr, Zhu HJ, et al. Kidney Int. 2003, 63 (6) : 20101 - 2019
70. Rhyu DY, Yang Y, Ha H, et al.. J Am Soc Nephrol. 2005, 16 (3): 667 - 675
71. Saltiel A R Cell. 2001, 104 (4): 517 - 529
72. Paz K, Hemi R, LeRoith D, Karasik A, et al. J Biol Chem. 1997, 272 (47): 29911 -29918
73. Maddux BA, See W, Lawrence JC, et al. Diabetes. 2001, 50: 404 - 410
74. Yuan M, Konstantopoulos N, Lee J, et al. Science. 2001, 293 (5535): 1673 - 1677
75. Kern PA, Saqhizadeh M, Onq JM, et al. J Clin Invest. 1995, 95 (5): 2111 - 2119
76. Saghizadeh M, Ong JM, Garvey WT, et al. J Clin Inest. 1996, 97 (4): 1111 - 1116
77. Liu RH, Mizuta M, Kurose T, et al. Int J Rela Metab Disord. 2002, 26 (3): 318 - 326
78. Miyamoto A, Yamazaki Y, Takagi T, et al. Life Sci. 2003, 73 (21): 2713 - 2726
79. Kirchgessner TG, Uysal KT, Wiesbrock SM, et al. J Clin Invest. 1997, 100 (11): 2772 - 82
80. Suka M, Yoshida K. Nippon Koshu Eisei Zasshi. 2004, 51 (8): 623 - 630
81. Perseghin G, Ghosh S, Gerow K, et al. Metabolic defects in lean nondiabetic offspring of NIDDM parents: a cross - sectional study. Diabetes. 1997, 46 (6): 1001 - 1009
82. 徐正婕，范建高，王国良 中华肝脏病杂志，2000，8 (2) : 127 - 128
83. Steinberg GR, Dyck DJ, Calles - Escando J, et al. J Biol Chem. 2002, 277 (11): 8854 - 8860
84. Hirose H, Lee YH, Inman LR, et al. J Biol Chem. 1996, 271 (10): 5633 - 5637
85. Randle PJ, Garland PB, Hales CN, et al. Lancet. 1963, 1: 785 - 789
86. Guenther B. Diabetes. 1997, 46 (1) : 3 - 10
87. Margaret E, Griffin, Melisssa J, et al. Diabetes. 1999, 48 (6): 1270 - 1274
88. Carlsson C, Borg LA, Welsh N Endocrinology. 1999, 140 (8): 3422 - 3428
89. Paolisso G, Giugliano D Diabetologia. 1996, 39 (3): 357 - 363
90. Kahn SE. J Clin Endocrinol Metab. 2001, 86 (9): 4047
91. Bonner - Weir S Trends Endocrinol Metab. 2000, 11 (19): 375 - 378
92. Sako Y, Grill VE. Endocrinolog. 1990, 127 (4): 1580 - 1589
93. Zhou YP, Grill VE. J Clin Invest. 1994, 93 (2): 870 - 876
94. Ma Z, Landt M, Bohrer A, et al. J Biol Chem. 1997, 272 (28): 17827 - 17835.
95. Kwon G, Xu G, Marshall CA, et al. J Biol Chem. 1999, 274 (26): 18702 - 18708
96. Arison RN, Ciaccio EI, Glitzer MS, et al. Diabetes. 1967, 16 (1): 51 - 56.

97. 杨秀伟，王多佳，徐隆绍 国外医学内分泌分册．1994，14（3）：144.
98. Benhamou PY，Moriscot C，Richard MJ，Beatrix O，Badet L，Pattou F，Kerr－Conte J，Chroboczek J，Lemarchand P，Halimi S Diabetologia. 1998，41（9）：1093－1100
99. Takasu N，Komiya I，Asawa T，et al. Diabetes. 1991，40（9）：1141－1145.
100. Krook A and O'Rahilly S. Baillieres Clinical Endocrinology and Metabolism. 1996，10（1）：97－122
101. 庞莉 国外医学内分泌学分册，1997，17：177
102. Hart LM，Stolk RP，Dekker JM，et al. J Clin Endocinol Metab. 1999，84（3）：1002－1006
103. Yamada A，Salama AD，Sayegh MH. J Am Soc Nephro. 2002，13（2）：559－575.
104. Kawahara A，Kobayashi T，Nagata S，et al. Oncogene. 1998，17（20）：2549－2554.
105. De Valck D，Jin DY，Heyninck K，et al. Oncogene. 1999，18（29）：4182－4190.
106. Garcia－Ocana A，Vasavada RC，CebrianA，et al. Diabete. 2001，50（12）：2752－2762
107. Soria B，Roche E，Berna G，et al. Diabetes. 2000，49（2）：157－62
108. Ramiya VK，Maraist M，Arfors KE，et al. Nat Med. 2000，6（3）：278－82
109. Bartlett RJ，Denis M，Secore SL，et al. Transplant Proc. 1998，30（2）：451－461.
110. Ferber S，Halkin A，Cohen H，et al. Nat Med. 2000，6（5）：568－572
111. Samulski RJ，Sally M and Muzyczka N.（1999）Adeno－associated viral vectors p. 131－172，In T. Friedmann（ed）. The development of human gene therapy. Cold Spring Habour Laboratory Press.
112. Kafri T，Morgan D，Krahl T，et al. Proc. Natl. Acad. Sci. USA. 1998，95（19）：11377－11382
113. Kuriyama S，Tominaga K，Kikukawa M，et al. Gene Ther. 1999，6（5）：749－757.
114. Kuriyama S，Tominaga K，Kikukawa M，et al. Gene Ther. 1999，6（5）：749－757.
115. Kagami H，Atkinson JC，Michalek SM，et al. Hum. Gene Ther. 1998，9（3）：305－313.
116. Ding W，Zhang L，Yan Z，et al. Gene Therapy. 2005，12（11）：873－880
117. Xiao W，Chirmule N，Berta SC，et al. J Virol. 1999，73（5）：3994－4003
118. Chao H，Liu Y，Rabinowitz J，et al. Mol Ther. 2000，2（6）：619－623
119. Shah R，Sidner RA，Bochan MR，et al. Gene Therapy. 1997，4：891－900
120. Falqui L，Martinenghi S，Severini GM，et al. Human Gene Therapy. 1999，10（11）：1753－1762
121. Kafri T，Blomer U，Peterson DA，et al. Nat Genet. 1997，17（3）：314－3171
122. Gallichan WS，Kafri T，Krahl T，et al. Hum Gene Ther. 1998，9（18）：2717－2726.
123. Kuroki M，Kuroki M，Shibaguchi H，et al. Anticancer Res. 2004，24（5C）：3373－3377
124. Nakamura T，Sato K，Hamada H. Hum Gene Ther. 2002；13（5）：613－626

125. Peng KW, Vile R., Cosset FL, et al. Gene Ther. 1999, 6 (9): 1552-1557.
126. During M. J, Xu R. A, Young D, et al. Nat. Med. 1998, 4 (10): 1131-1136.
127. Page DT and Cudmore S. DDT. 2001, 6 (2): 92-101
128. Docherty K. Clinical Science. 1997, 92 (4): 321-330.
129. Efrat S, Fusco-DeMane D, Lemberg H, et al. Proc Natl Acad Sci USA. 1995, 92 (8): 3576-3580
130. Gearhart J. Science. 1998, 282 (5391): 1061-1062
131. Lumelsky N, Blondel O, Laeng P, et al. Science, 2001, 292 (5529): 1389-1394
132. Miyazaki S, Yamato E, Miyazaki J. Diabetes. 2004, 53 (4): 1030-1037
133. Ferber S, Halkin A, Cohen H, et al. Nat Med. 2000, 6 (5): 568-572
134. Sullivan SJ, Maki T, Borland KM, et al. Science. 1991, 252 (5006): 718-721
135. Levine F and Leibowitz G. Molecular medicine today. 1999, 5 (4): 165-171.
136. Hughes SD, Quaade C, Johnson J H, et al. J Biol Chem. 1993, 268 (20): 15205-15212
137. Falqui L, Martinenghi S, Severini GM., et al. Hum. Gene Ther. 1999, 10 (11): 1753-1762.
138. Gros L, Riu E, Montoliu L, et al. Hum. Gene Ther. 1999, 10 (7): 1207-1217.
139. Yeung CM, Wong CK, Chung SK, et al. Mol. Cell Endocrinol. 1999, 154 (1-2): 161-170
140. Cheung AT, Davanandan B, Lewis JT, et al. Science. 2000, 290 (5498): 1959-1962.
141. Xu R, Janson CG, Mastakov M, et al. Gene Ther. 2001, 8 (17): 1323-1332
142. Kolodka TM, Finegold M, Moss L and Woo SL. Proc. Natl. Acad. Sci. USA. 1995, 92 (8): 3293-3297.
143. Valera A, Fillat C, Costa C, et al. FASEB J. 1994, 8 (6): 440-447
144. Kaneda Y, Iwai K, Uchida T. J Biol Chem. 1989, 264 (21): 12126-12129
145. Lee HC, Kim SJ, Kim KS, et al. Nature. 2000, 408 (6811): 483-488.
146. Dochery K.. Clin Sci. 1997, 92 (4): 321-330
147. Froguel P, Zouali H, Vionnet N, et al. N Engl J Med. 1993, 328 (10): 697-702
148. Unqer RH. Science. 1991, 251 (4998): 1200-1205
149. Gros L, Montoliu L, Riu E, et al. Hum Gene Ther. 1997, 8 (18): 2249-2259
150. Lu D, Tamemoto H, Shibata H, et al. Gene ther. 1998, 5 (7): 888-895
151. Chen R, Meseck ML, Woo SL. Mol Ther. 2001, 3 (4): 584-590.
152. Chen R, Meseck M, McEvoy RC, et al. Gene Ther. 2000, 7 (21): 1802-1809.
153. Chen R, Doiron B, Kahn A. FEBS Lett. 1995, 365 (2-3): 223-236.
154. Paillard F. Human gene therapy. 1999, 10 (11): 1741-1742.
155. Thule PM, Liu J, Phillips LS. Gene Ther. 2000, 7 (3): 205-214

14 颅颌面骨缺损现代医学修复

刁勇 许瑞安*

ruianxu@hqu.edu.cn

分子药物教育部工程研究中心 福建泉州 邮编 362021

国立华侨大学分子药物研究所（院）福建泉州

目录

引言

颅颌面发育的深入研究逐步揭示了导致颅颌面-口腔-牙齿畸形的遗传和环境因素。在美国有7%的人遭受某种形式的先天性残疾，约2%～3%的孩子在5岁前就发现有先天性颅颌面缺陷。在6000种已知的遗传病中，有700多种涉及牙齿或颅颌面缺陷[1]。大约每700个新生儿中有1个患有唇裂、或腭裂、或两者都有，每16000个新生儿中有1个患有先天性颅颌面畸形，如半侧面短小、畸形、舌下垂、少牙、无牙等[2]。影响功能和美观的面部骨骼缺陷，不仅可以源自先天性畸形如Goldenhar或Pierre Robin综合征，而且还可以源自后天获得性面部变形，如外伤或肿瘤等。这种面部畸形会严重影响患者的社会交往，损害其社交心理，给其身心健康造成极大损害[3,4]。

先天性和获得性骨骼缺陷的发生率很高，其修复需要大量的骨源。但是，目前骨骼缺陷的修复方法（包括自体骨外科重塑、异体骨移植、牵引成骨）受到以下缺陷的限制，如数量不足、供体病变、手术时间长、潜在抗原性、疾病传染等。人们普遍认为，目前的治疗方案低效、昂贵、痛苦，亟待改善[5,6]。

近年来在骨骼缺陷修复的支架疗法、细胞疗法、细胞因子疗法等方面取得了长足的进展[7]。

支架疗法是通过生物相容性物质组成的支架，为新生骨组织的再造提供模拟的生物机械环境，同时为利用内源性成骨祖细胞提供足够的孔隙。支架可以由不同的材料如钛金属纤维、聚乳酸-聚羟乙酸（PLGA）、羟基磷灰石陶瓷、磷酸钙、或微纤维聚合物组成[8-10]。但是，这些材料不能直接诱导骨生成、而只能用作其他骨诱生技术的载体。此外，骨诱生载体的发展远远跟不上细胞生物学和分子生物学的速度。

细胞疗法将具有成骨潜力的细胞直接移送至靶点。早期细胞疗法使用的是未经分离的，含有成骨祖细胞的新鲜自体骨髓或同种骨髓。研究表明，骨髓移植可以导致有效骨形成[11,12]。但是，骨髓中成骨祖细胞数量相对较少，限制了该方法的广泛应用。将骨髓基质干细胞分离后培养和扩增，可以为临床骨再生提供可用的成骨祖细胞资源[13]。然而，合适细胞载体的开发成为细胞疗法能否成功的关键。

重组DNA技术的飞速发展，也带动了细胞因子疗法的发展。使用特定的蛋白质编码基因，可以大量合成以治疗为目的的蛋白质[14,15]。正在开发的几个生长因子有可能用于局部新骨生成。注射rhBMP－2可以在拔牙和局部缺陷增加后保护牙床[16]，修复口腔和颌面骨缺损[17]，刺激髁关节软骨缺损的修复[18]。小鼠髁骨局部注射IGF－I可以增加骨生成[19,20]。在应用机械力进行实验性牙移动时，注射重组人血管内皮生长因子（rhVEGF）可以增加成骨细胞的数量。虽然这些结果令人鼓舞，但由于需要反复应用，价格昂贵，半衰期短等因素，这些生长因子的应用受到限制[21]。此外，这些生长因子除对骨骼外，对其他组织还有多重效应，系统给药必然会引起不良作用。

分子生物学的最新进展，给研究动物和人骨生成的新方法带来了希望[22]。基因疗法与支架疗法、细胞疗法、细胞因子疗法的结合使用，可以优化骨再生和生长。由于基因疗法是一次给药，所以有望克服细胞因子疗法的种种缺陷。如病毒载体可以促进基因的表达长达数周，甚至一年。在1990年，Anderson进行了首例人基因疗法临床研究。在过去的十几年中，基因治疗成为治疗先天性，术后或创伤性骨缺陷的富有前途的先导方法。应用病毒或非病毒载体，治疗基因可以导入细胞中。这些细胞可以在局部生产骨诱导生长因子。导入治疗基因的表达已证明可以促进骨形成。通过间接体内和直接体内两种方式，基因治疗可以用以骨诱生[23]。在实验性颅颌面缺陷动物模型进行的间接体内和直接体内基因治疗的研究已取得成功[24-29]。

14.1 颅颌面骨形成和修复的机制

面部骨骼和颌骨的形成来自颅神经嵴，与其他骨骼的生长过程不同，是专属的过程。而其他骨骼的生长发生在胚细胞。因而颅颌面骨的生长修复研究极富挑战性[30]。要研究与颅颌面畸形有关的骨生长损伤及修复，首先必须了解骨骼形成方式在颅颌面复合体形成中所起的作用。

骨骼通过两条方式形成：膜内成骨（intramembranous ossification）与软骨内成骨（endochondral ossification）[31,32]。大部分颅颌面骨，及少量的其他骨骼，通过膜内成骨过程形成，成骨细胞直接产生于凝缩期的间充质细胞，不经过软骨中间体过程。大部分骨骼，包括颅颌面骨中的髁骨，通过软骨内成骨的形式形成，在这个中间步骤中，软骨雏形（cartilage model）调节发育中的骨骼的生长和形状。

14.1.1 膜内成骨

膜内成骨方式是先由间充质细胞分化成为胚性结缔组织膜，然后在此膜内成骨。人体的顶骨、额骨和锁骨等即以此种方式发生。

膜内成骨的具体的过程是：在将要形成骨的部位，血管增生，营养及氧供丰富；一些间充质细胞在血管附近或周围聚集成团，并分化为骨原细胞，然后沉积为构成性骨基质。这些骨基质的聚集物称为骨针状物（bone spicule）。

相互分离的间质细胞分化为成骨细胞，沿骨针状物表面线形排列，分泌更多的类骨质，骨针状物体积随之增加，成骨细胞被包埋其中，成为骨细胞。骨针状物继续增长，相邻间发生融合，形成骨小梁（trabeculae）。成骨细胞继续在骨小梁表面排列，增加了小梁的体积。随着持续增长，小梁相互交织成编织骨（woven bone）。类骨质钙化成骨基质，形成最早出现的骨组织。新形成的骨组织表面始终有成骨细胞或骨原细胞附着，它们向周围成骨，构成初级骨松质。随后，初级骨松质周围的间充质细胞分化为骨膜。在骨膜和骨之间最早形成骨组织的部位即初级骨化中心（ossification center）。源于骨膜的生骨细胞原位生长增加，形成骨领。骨领最终矿化，形成板层骨。以顶骨为例，随着脑的发育，原始顶骨也不断生长与改建，其外表面以成骨细胞为主，使骨不断生长，内表面以分解吸收为主，不断改变骨的曲度，从而使顶骨的生长与脑的发育相适应。通过生长与内部改建，出现了由初级骨密质组成的外板与内板，以及其间由骨松质组成的板障。骨单位是骨密质的主要结构。在形成骨针状物期间，骨细胞质相互交联，成为骨单位的骨小管。由于骨针状物往往形成于血管周围，随着骨继续增长，血管周围的空间随之大大削减。当骨密质取而代之时，血管成为骨单位的中央管。

膜内成骨形成由颅骨、锁骨内侧组成的扁骨。在头骨膜内成骨过程中，由神经嵴细胞衍生的间充质细胞增殖和凝结，形成完整结节。在颅骨发育时骨缝是膜内成骨的主要位点，骨缝中发生的事件对调节膜内成骨是必需的[33]。

14.1.2 软骨内成骨

大多数骨骼，如四肢骨、躯干骨及颅底骨等，均主要以软骨内成骨的方式发生。这种骨发生既包括与膜内成骨相似的发生过程，又包括软骨的持续生长与退化，以及软骨组织不断被骨组织取代的特有发生过程，而且其发生、生长与改建穿插交错的情况远较膜内成骨复杂。现以长骨的发生为例叙述如下。

14.1.2.1 软骨雏形形成

在长骨将要发生的部位，间充质细胞密集并分化出骨原细胞，后者继而分化为软骨细胞。软骨细胞分泌软骨基质，细胞被包埋其中，成为软骨组织。周围的间充质细胞分化为软骨膜，于是形成一块透明软骨。其外形与将要形成的长骨相似，被称为软骨雏形。

14.1.2.2 软骨周骨化（perichondral ossification）

软骨周骨化是指软骨雏形中段周围产的骨形成。其过程先是软骨膜内出现血管，由于营养及氧供应充分，软骨膜深层的骨原细胞分裂并分化为成骨细胞。成骨细胞在软骨表面产生类骨质，自身也被包埋其中而成为骨细胞。类骨质随后钙化为骨基质，于是形成一圈包绕软骨中段的薄层初级骨松质。因此层骨松质犹如领圈，故名骨领（bone collar）。骨领表面的软骨膜从此改称骨外膜。骨外膜深层的骨原细胞不断分化为成骨细胞，向骨领表面及其两端添加新的骨小梁，使骨领的初级骨松质逐渐增厚，并从软骨中段向两端延伸。随着胚胎的发育，骨领初级骨松质中的成骨细胞不断向骨小梁壁上添加骨组织，使骨小梁的网孔逐渐变小。此过程的持续使初级骨松质逐渐成为初级骨密质。

14.1.2.3 软骨内骨化

软骨内骨化可按照以下4个步骤进行。

第一步为软骨退化与初级骨化中心形成期。在骨领形成的同时，软骨雏形中段内的软骨细胞肥大并分泌碱性磷酸酶，使其周围的软骨基质钙化及肥大的软骨细胞自身退化死亡，留下较大的软骨陷窝。此变化表示初级骨化中心即将在该区形成。初级骨化中心（primary ossification center）形成之初，血管连同破骨细胞及间充质细胞等经骨外膜穿越骨领，进入退化软骨区，通过破骨细胞分解吸收钙化的软骨基质，形成许多与原始骨干长轴平行的隧道。隧道的壁为残存的钙化软骨基质，隧道的腔即初级骨髓腔。腔内充以来自间充质细胞的骨原细胞和成骨细胞，以及破骨细胞和正在形成中的造血组织等，统称初级骨髓（primary bone marrow）。随后成骨细胞贴附于原始骨髓腔壁上（即残留的钙化软骨基质表面）生成骨组织，形成以钙化软骨基质为中轴表面附以骨组织的过渡型骨小梁。

第二步为骨髓腔形成与骨的增长期：初级骨化中心的过渡型骨小梁不久便被破骨细胞分解吸收，使许多初级骨髓腔合成一个较大的次级骨髓腔。骨领的内表面也逐渐被破骨细胞分解吸收。骨领的这种边形成边分解吸收的成骨过程，使骨干在增粗的同时保持骨组织的适当厚度，并使骨髓腔（medullary cavity）得以横向扩大。由于初级骨化中心两端的软骨组织不断生长，紧邻骨髓腔的软骨又不断退化，使初级骨化中心的骨化过程得以从骨干中段持续向两端进行，骨髓腔也随之纵向扩展。胎儿长骨的纵切面上，在骨的两端可观察到软骨内骨化的连续过程，表现为从软骨至骨干中段的骨髓腔之间，可依次分为下列代表成骨活动的四区：软骨储备区，软骨增生区，软骨钙化区，成骨区。

第三步为次级骨化中心出现及骨骺形成期：次级骨化中心（secondary ossification center）出现在骨干两端的软骨中央。次级骨化中心的发生过程与初级骨化中心相似。但骨化是从中央呈辐射状向四周进行的。最后以初级骨松质取代绝大部分软骨组织，使骨干两端转变成为早期骨骺。骺端表面始终保留薄层软骨，即关节软骨（articular cartilage）。早期骨骺与骨干之间亦保留一定厚度的软骨层，即骺软骨，称骺板（epiphyseal plate）。骺板软骨细胞继续分裂增殖及退化，破骨细胞及成骨细胞则不断从骨髓腔侧分解吸收钙化的软骨基质，并形成过渡型骨小梁，使骨化不断向两端推进，长骨因而不断增长。骺板停止生长后被骨小梁取代，在长骨的干、骺之间留下线性痕迹，称为骺线（epiphyseal line）。早期骨骺通过生长及改建，最终形成内部为骨松质（spongy bone）、表面为薄层骨密质的骨骺。

第四步为骨干骨密质（compact bone）形成及改建期：构成原始骨干的初级骨松质，通过骨小梁增厚而使小梁之间的网孔变小，逐渐成为初级骨密质。初级骨密质中既无骨单位及间骨板，也不存在外、内环骨板。由于破骨细胞在原始骨密质外表面顺长轴进行分解吸收，渐形成凹向深面的纵沟。骨外膜的血管及骨原细胞等随之进入沟内，由骨原细胞分化为成骨细胞造骨，先将纵沟封闭成管，再贴附于管壁表面，形成自外向内呈同心圆式排列的哈弗骨板。其中轴始终保留一条血管通道，即中央管。管内尚存的骨原细胞贴附于最内层哈弗骨板内表面，成为骨内膜。此即第一代骨单位（哈弗系统）的形成过程。第一代骨单位的形成是在初级骨密质被分解吸收的基础上进行的，故此代骨单位之间有残存的初级骨密质。以后第一代骨单位逐渐被第二代骨单位取代，残留的第一代骨单位片段便成为第二代骨单位之间的间骨板。后代骨单位取换前代的过程，称为骨单位改建。骨单位的出现与改建使初级骨密质成为次级骨密质。骨干伴随骨单位的相继形成而增粗，骨髓腔也因而明显扩大，成年后骨干不再增长，其内、外表面已出现环骨板。发育完善的骨干从此不再增粗，但其内部的骨单位改建仍持续进行。

14.2 骨骼形成的分子生物学进展

骨骼通过上述两种不同的通路形成。对于膜内成骨，间充质细胞凝聚后，直接分化为成骨细胞，然后形成骨。对于软骨内成骨，间充质细胞凝聚后，分化为软骨细胞。软骨雏形引导成骨细胞的形成，通过骨形成和骨吸收的周期循环，实现不断的骨再塑，最后形成成熟骨。共有三种不同类型的细胞（软骨细胞、成骨细胞、破骨细胞），直接参与骨形成。成骨细胞在骨形成的两条途径中发挥了独特作用[34,35]。最近分子生物学的发展和进步为骨形成机制提供了新观点，已确定了可能促进或增强骨成长的特定基因[36]。有越来越多的证据表明，由多种发育成形素（morphogens）、蛋白信号分子，全身性类固醇因子及其受体，调节转录因子涉及的复杂级联反应，调节骨骼生长和发育。Sox9 及 L－Sox5 和 Sox6 在征用和维持软骨细胞表型中发挥重要作用。在生长板中，软骨细胞增殖和分化为柱状细胞，然后为分裂后肥大软骨细胞。Runx2 的表达刺激了末端分化。成骨细胞的分化需要 Runx2 和 Osx 的参与，但 Runx2 的表达早于 Osx。成骨的全过程均需要 BMP 信号的参与。破骨细胞来源于骨髓细胞，其产生需要 M－CSF 和 RANLK 信号的参与，其分化需要 PU.1，MITFs，NfκB，Fos/Fra1，和 NFATc1 的参与。下面，我们对一些转录因子和信号因子分别加以阐述。

参与骨形成过程细胞分化和成熟的各种转录因子和信号因子及参与的阶段见图 14－1。

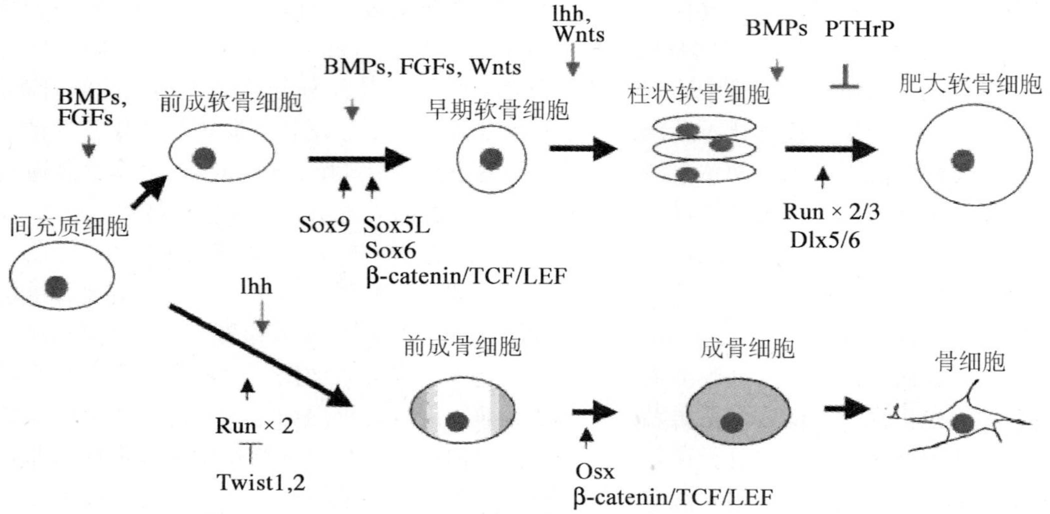

图 14－1 成骨过程的细胞分化图。转录因子用黑色字母，参与的阶段以黑色箭头表示。蛋白信号分子用蓝色字母，参与的阶段以蓝色箭头表示。

14.2.1 参与颅面和牙齿发育的转录因子

转录因子（transcription factor）是一种核蛋白，它可以通过结合 DNA 调节基因表达，研究表明，多种转录因子参与颅面和牙齿的发育，在胚胎发育中调节基因表达。

14.2.1.1 SRY－related high－mobility group（HMG）box 9（Sox9）转录因子

Sox9 是高迁移率 DNA 结合蛋白的一员，它不仅仅参与早期胚胎发育性别的决定，而且在软骨细胞和软骨组织分化中发挥着重要作用。在人类，Sox9 基因突变能导致骨骼异常综合征，表现为弯曲的长骨、巨颅、小下颌、腭裂和小胸廓等；在胚胎发育过程中，Sox9 在所有的软骨祖细胞内均有表达，直到软骨细胞分化为肥大软骨细胞时表达关闭。Sox9，L－Sox5，和 Sox6 是间充质细胞分化成软骨细胞最早期必需的分子[37,38]。Sox9 与 Col2a1/COL2A1 增强子片段结合，激活Ⅱ型胶原蛋白基因的表达[39]。使用 Ad－BMP2 进行骨折的基因治疗，在骨折处可见 L－Sox5、Sox6、Sox9 和Ⅱ型胶原蛋白基因的表达促进，说明 BMP－2 对软骨生成的促进是通过 L－Sox5/Sox6/Sox9 依赖性通路所介导[40]。在长骨的发育过程中，软骨细胞的分化，Ⅱ、Ⅹ 和Ⅺ型胶原蛋白的表达均必须 Sox9 的参与[41,42]。最近发现，在生长期大鼠髁骨的所有原始软骨和软骨中，均有 Sox9 的表达，并且与Ⅱ型胶原蛋白基因的表达相吻合[43,44]。Sox9 单倍不足会引起严重骨骼畸形综合征，即弯肢发育异常(ampomelic dysplasia)[45]。因此，Sox9 在颅颌面骨的生长过程中，对其软骨细胞的形成起着决定性作用，对生长期大鼠髁骨间充质细胞的增殖和分化成软骨细胞发挥重要作用[36,46,47]。

SOx9 的氨基酸序列[48]：

1 mnlldpfmkm tdeqekglsg apsptmseds agspcpsgsg sdtentrpqe ntfpkgepdl
61 kkeseedkfp vcireavsqv lkgydwtlvp mpvrvngssk nkphvkrpmn afmvwaqaar
121 rkladqyphl hnaelsktlg klwrllnese krpfveeaer lrvqhkkdhp dykyqprrrk
181 svkngqaeae eateqthisp naifkalqad sphsssgmse vhspgehsgq sqgpptpptt
241 pktdvqpgka dlkregrplp eggrqppidf rdvdigelss dvisnietfd vnefdqylpp
301 nghpgvpath gqvtytgsyg isstaatpas aghvwmskqq apppppqqpp qappapqapp
361 qpqaappqqp aappqqpqah tlttlssepg qsqrthikte qlspshyseq qqhspqqiay
421 spfnlphysp syppitrsqy dytdhqnsss yyshaagqgt glystftymn paqrpmytpi
481 adtsgvpsip qthspqhweq pvytqltrp

Sox9 基因定位于染色体 17q24. 3 - q25. 1 区段内，编码由 509 个氨基酸组成的 Sox9 蛋白。Sox9 所含的 HMG BOX 区域，与 SRY（sex determining region）HMG BOX 的同源性为 70%。Sox9 除拥有位于羧基端的 DNA 结合域 HMG 外（108 - 180aa），在氨基端还拥有转录激活结构域 PQA（339 - 364aa）和 PQS（397 - 509aa）。PQA 为富含脯氨酸，谷氨酰胺，丝氨酸的区域，PQA 为富含脯氨酸，谷氨酰胺，丙氨酸的区域。Sox9 的特征 DNA 结合基元为高度保守的 AATAAC 序列，与 SRY 蛋白一致。

Sox9 的表达起始于凝聚期的间充质细胞，Sox9 对于间充质细胞的正常凝聚非常重要。在体内软骨形成过程中，Sox9 参与软骨细胞分化通路的几个连续步骤，以保证细胞按照正确顺序完成这一过程（图 14 - 2），除 Sox9 外，L - Sox5（长 Sox5）和 Sox6 也参与软骨形成。

Sox9 负责募集未分化的间充质细胞，使其转变为软骨祖细胞（chondroprogenitor）和骨祖细胞（osteoprogenitor）；还需要负责保证形成软骨的间质细胞凝结的正常进行。在该阶段，Sox9 负责抗凋亡分子 Noggin 和 Chordin 的管理，因这些分子与形成细胞交错区的抑制信号有关。间充质细胞在 Sox9 作用下发生凝结，为发育为软骨做准备；在 Sox5 和 6 的协同下，凝结的间充质细胞成为分化的软骨细胞，并进一步增殖；软骨细胞的显性分化和增殖，软骨生长板中柱状软骨细胞簇的建立，关节的正确形成等均需 Sox9 的参与。在软骨细胞转型成肥大软骨细胞期间，Sox9 发挥抑制作用，从而控制随后的软骨内骨化，以保证关节的正确形成。

14. 2. 1. 2 Runt related gene 2 (Runx2) 转录因子

Runx2，又称 Cbfal，或 NMP2，或 OBSC，或 OSF2，或 PEBP2αA，或 AML3，是 Drosophila Runt 蛋白的同源蛋白，在骨骼的发育过程中参与间充质细胞的凝聚，间充质干细胞向成骨细胞的分化，软骨细胞的肥大化，骨骼的血管侵入等多个步骤，对膜内成骨和软骨内成骨均非常重要[50, 51]。成骨细胞，前软骨生成间充质细胞聚集体，和肥大软骨细胞均

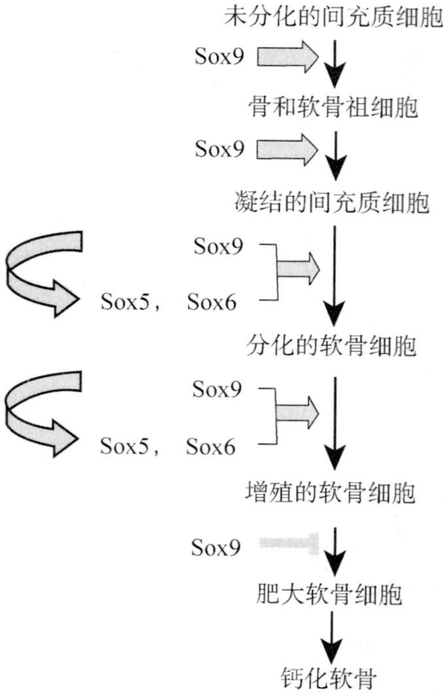

图 14－2　Sox9 在软骨细胞分化不同阶段的功能。

表达 Runx2，成骨细胞的分化和软骨细胞的成熟均需要它的参与 [47]。Runx2 是调节软骨细胞最终成熟的关键因子[52,53]。通过在肥大和前肥大软骨细胞中的表达，Runx2 直接调节软骨细胞的分化[47]。在软骨形成过程中，VEGF 表达的组织特异性调节，需要 Runx2 的参与，以促进骨骼的血管侵入[54]。尽管 Runx2 对成骨细胞内的基因转录至关重要，但其本身并不能发挥成骨基因表达调节的最佳作用。Runx2 必须与多种蛋白相配合，在不同的阶段或细胞内，发挥不同的作用，具有时空（temporal/spatial）特征。所以 Runx2 被称为成骨的中枢调节因子[52]。与 Runx2 相匹配而发挥作用的因子包括：共活化因子，共抑制因子，胞外信号，转录因子和翻译后调节因子。Runx2 表达过低会引起人类常染色体显性遗传病锁骨颅骨发育不良（cleidocranial dysplasia）综合征，过高又会引起恶性骨肿瘤。

Runx2 属于 Runt 结构域基因家族，能特异识别并结合许多靶基因启动子上的 PyGPyG-GTPy 序列，影响靶基因转录。Runx2 基因已被定位在人染色体 6p12－p21 位点上，人类常染色体显性遗传病锁骨颅骨发育不良，就是由一个等位基因突变引起[54]。Runx2 缺陷小鼠的实验证明，由于软骨成骨和膜内成骨均被排除，其骨骼结构中完全没有骨形成，小鼠在出生后不久即死亡 [51, 56, 57]。

Runx2 基因（图 14－3）中含有 P1 和 P2 两个启动子，可以产生多种转录产物，目前至少有 12 种 Runx2 异构体被发现。其中 Runx2－Ⅰ 含 513 个氨基酸，N 端起始序列为 MRIPV，在未骨化间质细胞、骨母细胞、软骨细胞和淋巴细胞中构成性表达，在成骨细胞分化时期成骨细胞的表达水平稳定[57]。Runx2－Ⅱ 含 528 个氨基酸，N 端起始序列为 MASNS，其表达限制在骨细胞，BMP2 诱导其在骨母细胞中的表达，并且在成骨细胞分化时期表达增加，在骨骼发育期凝聚间质细胞和成熟软骨细胞中也有表达。Runx2－Ⅰ作用于早期成骨细胞的分化和膜内骨化；Runx2－Ⅱ作用于成骨细胞的成熟和软骨内骨化。其他 2 异构体的功能尚不清楚。

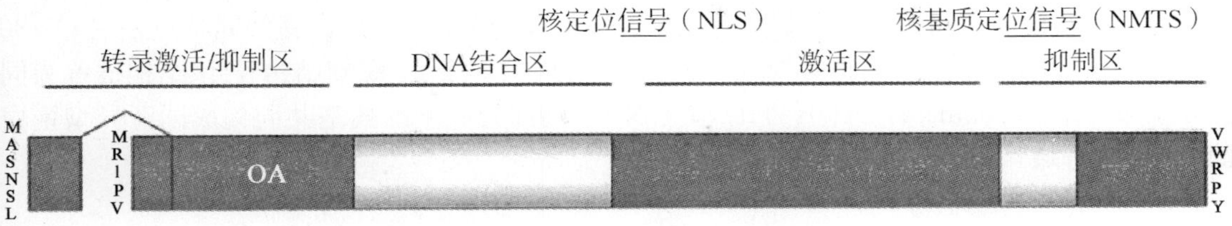

图 14－3　Runx2 基因的功能结构域

Runx2－Ⅰ的氨基酸序列［59］：

1 mripvdpsts rrfsppsssl qpgkmsdvsp vvaaqqqqqq qqqqqqqqqq qqqqqqqqqq
61 qqeaaaaaaa aaaaaaaaaa avprlrpphd nrtmveiiad hpaelvrtds pnflcsvlps
121 hwrcnktlpv afkvvalgev pdgtvvtvma gndenysael rnasavmknq varfndlrfv
181 grsgrgksft ltitvftnpp qvatyhraik vtvdgprepr rhrqklddsk pslfsdrlsd
241 lgriphpsmr vgvppqnprp slnsapspfn pqgqsqitdp rqaqssppws ydqsypsyls
301 qmtspsihst tplsstrgtg lpaitdvprr isdddtatsd fclwpsslsk ksqagaselg
361 pfsdprqfps issltesrfs nprmhypatf tytppvtsgm slgmsatthy htylpppypg
421 ssqsqsgpfq tsstpylyyg tssasyqfpm vpggdrspsr mvppctttsn gstllnpnlp
481 nqndgvdadg shssspTvln ssgrmdesvw rpy

Runx2－Ⅱ的氨基酸序列［59］：

1 masnslfsav tpcqqsffwd pstsrrfspp ssslqpgkms dvspvvaaqq qqqqqqqqqq
61 qqqqqqqqqq qqqqqqqeaa aaaaaaaaaa aaaaaavprl rpphdnrtmv eiiadhpael
121 vrtdspnflc svlpshwrcn ktlpvafkvv algevpdgtv vtvmagnden ysaelrnasa
181 vmknqvarfn dlrfvgrsgr gksftltitv ftnppqvaty hraikvtvdg preprrhrqk
241 lddskpslfs drlsdlgrip hpsmrvgvpp qnprpslnsa pspfnpqgqs qitdprqaqs
301 sppwsydqsy psylsqmtsp sihsttplss trgtglpait dvprrisddd tatsdfclwp
361 sslskksqag aselgpfsdp rqfpsisslt esrfsnprmh ypatftytpp vtsgmslgms
421 atthyhtylp ppypgssqsq sgpfqtsstp ylyygtssas yqfpmvpggd rspsrmvppc
481 tttsngstll npnlpnqndg vdadgshsss ptvlnssgrm desvwrpy

Runx2 基因含有许多具有重要功能的亚结构域（图 14－3）。这些亚结构域包括：同靶基因 DNA 结合的 Runt 结构域（DNA binding），核定位信号（NLS），转录激活（Activation）和转录抑制（Repression）区域，以及对 Cbfal 正常功能起关键作用的核基质定位信号（NMTS）。

14.2.1.3　Msx

Msx1 和 Msx2 为含有同源盒（homeobox，Hox）结构的转录因子，在脊椎动物发育中大多以重叠模式在多部位组织表达[66]。Msx 基因是 Hox 基因家族的成员，无脊椎动物只有单个 msh/Msx 基因，而脊椎动物中已有 3 个 Msx 基因被识别，它们均为染色体上不相连续，但结构极为相似的成员。人类 Msx 基因家族成员包括 Msxl 和 Msx2，为非连锁基因，Msx1 和 Msx2 分别定位于人染色体 4p16. 3－p16. 1 和 5q34－35 区，编码由 297、267 个氨基酸组成的蛋白质。同源异型盒基因是一类高度保守的 DNA 序列，其共同特点是具有 180 个核苷酸长度的同源区，编码由 60 个氨基酸折叠成的 3 个 α-螺旋结构 ，该结构被称为同源异型域（homeodomain，HD)，HD 与其 N-末端部分氨基酸残基共同构成同源异型蛋白的 DNA 结合域，与特异的 DNA 结合。

Msx1 的氨基酸序列[69]：

1 mtslplgvkv edsafgkpag ggagqapsaa aataaamgad eegakpkvsp sllpfsveal
61 madhrkpgak esalapsegv qaaggsaqpl gvppgslgap dapssprplg hfsvggllkl
121 pedalvkaes pekpertpwm qsprfspppa rrlsppactl rkhhktnrkpr tpfttaqlla
181 lerkfrqkqy lsiaeraefs sslsltetqv kiwfqnrrak akrlqeaele klkmaakpml
241 ppaafglsfp lggpaavaaa agaslygasg pfqraalpva pvglytahvg ysmyhlt

Msx2 的氨基酸序列[70]：

1 maspskgndl fspdeegpav vagpgpgpgg aegaaeerrv kvsslpfsve almsdkkppk
61 easplpaesa sagatlrpll lsghgareah spgplvkpfe tasvksense dgaawmqepg
121 ryspppprhms pttctlrkhk tnrkprtpft tsqllalerk frqkqylsia eraefsssln
181 ltetqvkiwf qnrrakakrl qeaeleklkm aakpmlpssf slpfpisspl qaasiygasy
241 pfhrpvlpip pvglyatpvg ygmyhls

在脊椎动物发育过程中，Msx 基因在中胚层、外胚层、神经上皮和许多特殊的组织中表达，包括骨缝区、面部隆突、腮弓、眼、牙蕾、唾液腺、乳腺和肢体等，它们和骨形态发生蛋白（BMP)、成纤维细胞生长因子（FGF）及其受体（FGFR)、Dlx（distal－less gene)、转化生长因子（TGF）等共同参与上皮-间充质的相互作用。

Msx1 和 Msx2 基因有 97% 完全相同，在同源结构域中有 58～60 个氨基酸残基完全相同。它们高度的核苷酸序列相似性，推测可能具有相同的 DNA 结合特性。在颅颌面发育阶段，二者的表达方式尽管不完全相同，但仍有相当多的重叠。Msxl 与 Msx2 在颌面部、牙胚发育过程中的各个发育阶段内，均以频繁重叠、彼此相关的方式进行表达，从基因定位方面提示了它们之间的功能冗余（functional redundancy)，即当 Msx2 的作用逐渐减弱时，Msxl 的作用可能相应增强，二者调控硬组织形成的功能可以相互补充。在哺乳动物的颅盖骨形态发生以及腺体、毛囊和牙齿的形成过程中，Msx1 功能减退是 Msx2 突变表现型加强的潜在机制之一。

Msx1 具促进生长发育和抑制分化的作用，其突变与人类口面裂、牙发育不全等有关。研究发现，人类 Msxl 基因的错义突变导致选择性牙发育不全、非综合征性唇腭裂畸形，和牙发育不全联合其他外胚层特征[58,60,61]。

Msx1 mRNA 和反义 RNA 之间的平衡控制着 Msx1 编码蛋白的水平，双向转录的 Msx1 同源结构域可能通过调控 Msx1 蛋白的水平，对细胞间信号传导和分化起作用，在牙齿发育的生物矿化过程和颅颌面发育中发挥重要作用[62]。

Msx2 在发育的颅盖骨和其下的脑膜中表达，参与成骨细胞的分化并调节其功能，调节细胞内的信号级联反应，介导硬脑膜细胞、发育中的颅骨和纤维骨缝等复杂的诱导组织间的相互作用，决定颅缝的闭合。人类 Msx2 基因突变可导致 Boston 型颅缝早闭、顶骨裂孔和顶骨骨化减少。正常的 Msx2 表达抑制成骨缘前成骨细胞的分化，刺激成骨细胞的增生，引起颅缝两侧缘颅骨向颅缝的生长。Msx2 的过分表达导致生长加强，促进了颅缝的闭合，反之，Msx2 的下调节或失活可导致前成骨细胞持续分化，颅缝闭合延迟[63]。

Msx2 在上、下颌骨，Meckel 软骨和牙胚等组织中呈强阳性表达，在人类牙胚不同的牙原细胞中表达，存在于磨牙、切牙和尖牙的牙胚中。Msx2 基因表达的水平和功能影响人类颌骨和牙齿发育。

Msx2 由分化后期的成骨细胞表达，参与调节胶原蛋白Ⅰ和骨钙素[64]。Msx2 转基因鼠和 Msx1 -/-敲除小鼠出现新生致死性和严重颅面畸形，包括继发腭裂，无牙槽突，蕾状期牙齿发育停止[65]。FGF4 刺激 Msx1 基因的表达和细胞增殖，而 BMP4 对 Msx1 和 Msx2 基因的表达均有诱发作用[66]。

14.2.1.4 Osterix（Osx）

Osx（Osterix）是最近由 Nakashima 等发现的一种含锌指结构的转录因子，属于 Sp/XKLF 家族。Osx 只在发育的骨组织中特异性表达，而且是成骨细胞分化和骨形成过程中所必需的关键物质[49]。

Osx 基因位于人染色体 12q13.13，编码一个有 431 个氨基酸组成的蛋白质，其 C 端存在 3 个 C2H2 型的锌指结构域，为 DNA 结合区。在锌指结构域的上游是一串和 EGR - 1（一种早期生长应答基因的产物）区域氨基酸相似的碱性氨基酸，对核定位有重要作用。Osx 还含有富含脯氨酸和丝氨酸的转录激活区域（27 - 192 位氨基酸）。

Osx 的氨基酸序列[75]：

```
  1 masslleeev hygssplaml taacskfggs splrdsttlg kagtkkpysv gsdlsasktm
 61 gdaypapfts tngllspags ppaptsgyan dyppfshsfp gptgtqdpgl lvpkghsssd
121 clpsvytsld mthpygswyk agihagispg pgntptpwwd mhpggnwlgg gqgqgdglqg
181 tlptgpaqpp lnpqlptyps dfaplnpapy paphllqpgp qhvlpqdvyk pkavgnsgql
241 egsggakppr gastggsggy ggsgagrssc dcpncqeler lgaaaaglrk kpihschipg
301 cgkvygkash lkahlrwhtg erpfvcnwlf cgkrftrsde lerhvrthtr ekkftcllcs
361 krftrsdhls khqrthgepg pgpppsgpke lgegrstgee easqtprpsa spatpekapg
421 gspeqsnlle i
```

Osx 最早在分化中的软骨细胞和外周软骨膜有表达，之后强烈表达于与骨小梁以及与骨领发育有关的细胞，牙胚的间质细胞也有表达。

Osx 可以促进骨形成。Nakashima 的研究发现，杂合 Osx 基因剔除小鼠表型正常且能生育，而纯合 Osx 基因剔除小鼠呼吸困难，很快出现发绀并死亡，前后肢严重内弯。Osx（-/-）小鼠胚胎中无矿化反应，新生鼠骨骼标本中以膜内骨化方式形成的所有面部和头盖骨骨骼均存在矿化缺失，锁骨极度发育不良。以软骨内骨化方式形成的骨骼（包括肋骨、肢体骨和椎骨）均有发育不良，呈弯曲变形。组织学研究提示这些部位虽有致密的间充质细胞和血管存在，但未见骨小梁和矿化过程。Osx（-/-）小鼠胚胎中，成骨细胞的分化也受到阻碍，膜性骨骼的致密间充质和软骨内骨骼的骨膜及间充质中，成骨细胞分化的各种标志物的表达严重降低。Osx 的缺失导致间充质细胞的分化被阻断，骨基质不能形成，成骨细胞分化被阻断，骨化过程不能继续。

Osx 是一种对成骨细胞分化非常重要的转录因子，前成骨细胞分化为成熟的有功能的成骨细胞需要 Osx 的存在。同时 Osx 可能是 Sox9 和软骨细胞的负向调控子，可阻止骨/软骨祖细胞向软骨细胞的分化。

14.2.1.5 DLX

DLX 基因是 DHox（divergent homeobox）基因中的一个家族，近几年研究表明，它在颅面部及牙胚发育中起着重要作用。目前研究已经发现 7 种 DLX 基因 DLX1～7，其中 4 和 7 是一个基因的同工型。人与鼠 DLX 有高度同源性，比较人与鼠的 DLX2 序列，两个基因开放可读框中氨基酸序列同源性 95%一致。

人 DLX1 和 2 定位于染色体 2q32 位点，按近 Hoxd（又称 Hox4，它在染色体 2q31 位点），DLX3，4 在人染色体 17q21～22 上，紧邻 Hoxb 簇，人 DLX5 和 6 定位于染色体 7q22 位点接近 HOXa 簇，DLX7 邻近 Hoxb 簇，在染色体 7q23[67,69]。这些基因在染色体上的顺序排列与其在体内的不同时空表达模式相对应。DLX4 是第一个发现在人胎盘上表达的 DLX 家族成员，它在胎盘滋养层细胞中高度表达。DLX7 在正常白细胞和有红细胞特色的白血病细胞中高表达[70]。DLX5 和 6 在发育的骨骼中均表达，从第一软骨凝集到发育脊椎骨的软骨膜、肋骨、四肢骨和躯干的长、短骨和颅面软骨、骨骼结构中均有 DLX5 和 6 表达，推测 DLX5 和 6 与先天骨畸形疾病有关[69]。

DLX 对牙胚的发育起着重要作用。牙胚沿着口腔颌骨轴，有着特殊的牙齿形成及位置特异调控体系。颌骨的近远轴形成是由 DLX 基因调节的，DLX 在牙胚的上皮与间充质组织中有不同的时空表达模式，并不同时出现在相同位置。在这个体系中，牙胚发育最早表达的 DLX 基因是 DLX1 和 2，约在鼠胚 9.5 天，近第一鳃弓位置，在迁移到上皮细胞邻近地带的神经嵴细胞中即有表达，因而在牙板形成之前，形成牙齿结构及牙齿类型的结构就已经被基因调控。鼠胚 10.5 天，DLX1、2、3、5、6、7 在第二鳃弓和下颌表达，但上颌只有 DLX1、2 表达，在切牙区域的上皮和间充质中均未见 DLX 基因的表达，因而推测这些基因特异性调节磨牙发育，而对切牙发育非特异调节。DLX3、7 在第一鳃弓近端区域表达，但在将来形成牙齿的位置上不表达。胚胎 10.5 天后，DLX2、5、6 在下颌的表达扩展到切牙区。胚 12.5 天，DLX1、2 在鳃弓中的表达主要集中于牙胚发育部位的外胚层，间充质中的表达较低，DLX3 在上颌的切牙中也有表达。胚胎 14.5 天，DLX1 在间充质部分将来产生成牙本质的细胞中表达增高。胚胎 18.5 天，DLX2、3 在外胚层来源的前釉细胞中表达显著[73,74]。

14.2.2 参与颅面和牙齿发育的生长因子

14.2.2.1 骨形态发生蛋白 bone morphogenetic proteins（BMPs）

骨形态发生蛋白（BMPs）是 TGF-β 超家族的成员，由于发现其可以在异位诱导骨和软骨形成而得名。到目前已有近 20 种 BMP 被发现。BMPs 作为 TGF-β 家族中最大的一族，其不仅对骨、软骨的形成与生长起作用，而且对生物体胚胎发育、器官形成、左右对称、神经系统发生、体节形成、肢体发育和肾、胃肠、肺、牙齿的发育都有作用。BMPs 家族成员在染色体定位、氨基酸数目、诱导成骨活性以及缺失后的表现等方面各不相同，并且在动物的不同生长发育阶段有各自特定的生理功能（表 14-1）。

表 14-1 骨形态发生蛋白家族

BMP 家族成员	主要功能	基因定位	氨基酸数
BMP-1	诱导体内软骨形成	8p21	302
BMP-2	诱导骨和软骨形成，成骨细胞分化	20p12	396
BMP-3（Osteogenin）	骨中含量最高，抑制成骨	4p14-q21	472
BMP-4	成骨诱导，肺脏及眼的生长发育	14q22-q23	408
BMP-5	成骨诱导	6p12.1	454
BMP-6	成骨细胞分化，软骨形成	6p24-p23	513
BMP-7（OP-1）	成骨诱导，肺脏及眼的生长发育	20q13	431
BMP-8（OP-2）	成骨诱导	1p35-p32	402
BMP-9	神经系统，造血	10q11.22	429
BMP-10（GDF-2）	心脏系统发育	2p14	424
BMP-11（GDF-8）	中胚层及神经组织塑造	2q32.2	375
BMP-12（GDF-7）	肌腱及韧带形成	2p24.1	450
BMP-13（GDF-6）	肌腱及韧带形成	8q22.1	201
BMP-14（GDF-5）	软骨形成，促进肌腱及骨骼的愈合	20q11.2	501
BMP-15	骨细胞成熟，调节卵泡刺激素活性	Xp11.2	392

GDF：生长分化因子；OP：成骨蛋白（osteogenic ptotein）

对 BMP 进行分子生物学分析发现，BMPs 均含有种间保守的 7 个特征性半胱氨酸结构。两个 BMP 单体可以通过半胱氨酸结构域间的二硫键形成二聚体前体蛋白。二聚体前体蛋白以前肽的形式分泌，经前体蛋白转化酶，如丝氨酸内切蛋白酶弗林（Furin）激活而活化。成熟蛋白的分子量为 20000～30000。

BMP1 与 BMPs 不同，不调节骨骼细胞生长及分化。BMP1 是一个蛋白酶，可以裂解前胶原纤维蛋白和 chordi，而 chordi 可以与 BMP2 和 BMP4 结合，并拮抗 BMP2 和 BMP4 的活性。

所有的成骨过程均起源于间充质细胞，而 BMPs 的主要生物学作用就是诱导间充质细胞分化为成骨细胞，通过钙盐沉积进而产生新生骨，其诱导成骨的方式主要是软骨内成骨，但也可以是膜内成骨。如果不受 BMP 等因子的作用，间充质细胞在整个生命中都不会分化形成软骨和骨。所以BMPs可以说是最重要的成骨生长因子。现在发现BMPs不仅可以诱导间充质细胞分化为成骨细胞，增加成熟骨细胞库数量，提高骨细胞分化功能；还可以通过刺激破骨细胞的生成，调节骨化过程的平衡。

BMPs的表达不局限在骨骼细胞，各种骨骼外组织也表达BMPs，在细胞的分化和功能方面发挥重要作用。成骨细胞分泌BMP1－6，其中BMP2、BMP4和BMP6表达最多。BMP2和BMP4在成骨细胞的表达为自分泌调节（autocrine regulation)，在BMPs的作用下瞬间表达增加，可以促进细胞分化，然后下降起控制作用。因BMP2和BMP4的启动子中含Runx2结合序列，其表达调节可能有Runx2参与。

BMPs最主要的作用是诱导间充质细胞向成骨细胞的转变，促进成骨的成熟与功能。因成骨细胞和破骨细胞的产生和分化需相互协调，以达到动态平衡，BMPs也直接和间接地调节破骨过程。该间接作用有Runx2的参与。其次，BMPs诱导软骨内骨化和软骨生成。BMPs刺激软骨细胞的成熟，增加胶原蛋白Ⅱ和Ⅹ的表达，促进生长板的粘多糖硫酸化。再次，BMPs对骨骼的发育也有调节作用，各种BMP的突变，会引起不同形式的骨骼异常，如融合肋骨、脊椎、颅骨融合，肢体缺损，甚至出生前死亡。

BMPs为早期启动骨形成的关键信号分子，可以调节间充质细胞在早期向成骨细胞的转变[81]。多种BMPs（包括BMP2，BMP4和BMP7）可能参与调节成骨细胞分化与未分化状态的平衡[68,82]。最近，几种BPMS被用以进行局部治疗骨折和骨缺损的研究。

14.2.2.2　Indian hedgehog（Ihh）和Sonic hedgehog（Shh）

Ihh（Indian hedgehog）是脊椎动物刺猬基因家族的成员之一，该家族也包括Shh（Sonic hedgehog）和Dhh（Desert hedgehog）。所有hh蛋白均可通过自身裂解产生一个分子量为25000的C末端，以及19000的功能性N末端结构域，且裂解部位相当保守。Ihh与Shh的C末端有明显区别，但N末端有93％相同。Ihh基因定位于2q33－q35，编码含317个氨基酸的蛋白。Shh基因定位于7q36，编码含462个氨基酸的蛋白。

Ihh的氨基酸序列[76]：

```
  1 entgadrlmt qrckdrlnsl aisvmnqwpg vklrvtegwd edghhseesl hyegravdit
 61 tsdrdrnkyg llarlaveag fdwvyyeska hvhcsvkseh saaaktggcf pagaqvrles
121 garvalsavr pgdrvlamge dgsptfsdvl ifldrephrl rafqvietqd pprrlaltpa
181 hllftadnht epaarfratf ashvqpgqyv lvagvpglqp arvaavsthv algayapltk
241 hgtlvvedvv ascfaavadh hlaqlafwpl rlfhslawgs wtpgegvhwy pqllyrlgrl
301 lleegsfhpl gmsgags
```

Shh的氨基酸序列[77]：

```
  1 mlllarclll vlvssllvcs glacgpgrgf gkrrhpkklt playkqfipn vaektlgasg
 61 ryegkisrns erfkeltpny npdiifkdee ntgadrlmtq rckdklnala isvmnqwpgv
121 klrvtegwde dghhseeslh yegravditt sdrdrskygm larlaveagf dwvyyeskah
181 ihcsvkaens vaaksggcfp gsatvhleqg gtklvkdlsp gdrvlaaddq grllysdflt
241 fldrddgakk vfyvietrep rerllltaah llfvaphnds atgepeassg sgppsggalg
301 pralfasrvr pgqrvyvvae rdgdrrllpa avhsvtlsee aagayaplta qgtilinrvl
```

361 ascyavieeh swahrafapf rlahallaal apartdrggd sgggdrgggg grvaltapga
421 adapgagata gihwysqlly qigtwlldse alhplgmavk ss

先前研究认为Ihh表达于前肥大软骨细胞和软骨膜侧方受体区，通过与PTHrP，BMP，FGF等信号共同调控软骨细胞的增殖和分化。最近研究表明其受体Ptc高表达于增殖区软骨细胞，因此Ihh可直接调控软骨细胞的增殖和分化。

Ihh通过甲状旁腺激素相关肽（PTHrP）及其主要受体介导的信号通路，以及BMP-2/4和Cbfa1介导的信号通路，参与软骨细胞的生长和分化调节。Ihh及Shh具有高度同源性，对软骨生长和软骨内成骨有促进作用。Ihh/Shh对跖骨培养物细胞的生长促进作用和BMP-2/4类似，均可以被BMP拮抗剂阻断。但是，Ihh/Shh对软骨的其他效应与BMP无关，如Ihh在软骨的过度表达上调PTHrP，延缓肥大软骨细胞的分化等。Ihh/Shh与BMP或协同，或依次对软骨细胞的增殖和软骨的生长进行调节。在BMP存在时，Ihh/Shh可以诱导Nkx3，进而诱导Sox 9表达，促进软骨生长。Runx-2/Cbfa-1信号通路阻断，也可以消除Ihh/Shh对软骨内成骨的效应[83]。

Ihh与PTHrP协同作用，形成一个负反馈信号通路，可以有效地协调软骨和骨的生长（图14-4）。随着增殖性软骨细胞分化为前肥大和肥大软骨细胞，Ihh被逐渐分泌。Ihh直接或间接刺激PTHrP在生长板软骨膜和关节周围增殖性软骨细胞中的合成（长箭头）。Ihh对软骨细胞的分化也产生作用（短箭头）。PTHrP作用于柱状增殖性软骨细胞，减缓其分化为可分泌Ih的h前肥大和肥大软骨细胞的进度（T型线）。因此，通过PTHrP，Ihh可以控制肥大软骨细胞发生的位置。Ihh还可以作用于软骨膜细胞，使其分化为形成骨领的成骨细胞（白箭头）。

Shh在多器官系统的正常发育过程中起关键作用，如建立底板，神经管，体节和肢体的极化。在胚胎发育期，Shh突变可致人全脑综合征，表现为头部中线结构，如前脑，眼，鼻，腭，唇及上颌中切牙的不完全分裂，形成单个的上颌中切牙，因此Shh在建立颅颌面中线结构和调节颅骨缝发育中发挥举足轻重的作用[84, 66]。前脑无脑畸形（HPE）是一种常见的和智力迟钝和颅颌面畸形有关的前脑畸形，Shh缺陷为最常见的造成人HPE的单一基因缺陷[85]。在鸡体内进行的实验可以证明Shh对颅颌面发育的作用，封锁Shh信号导致面部突起的生长抑制，Shh过度表达通过促进细胞增殖导致面部突起增长[86]。

14.2.2.3 甲状旁腺激素相关肽（PTHrP）

PTHrP为（PTH）的一员，是调节软骨细胞分化和软骨内成骨速度的关键因子。PTHrP和PTH在氨基末端13个氨基酸序列中有8个相同，并且在13～34氨基酸区域具有相同结构。

PTHrP异构体1的氨基酸序列[78]：

1 mqrrlvqqws vavfllsyav pscgrsvegl srrlkravse hqllhdkgks iqdlrrrffl
61 hhliaeihta eiratsevsp nskpspntkn hpvrfgsdde gryltqetnk vetykeqplk
121 tpgkkkkgkp gkrkeqekkk rrtrsawlds gvtgsglegd hlsdtsttsl eldsrrh

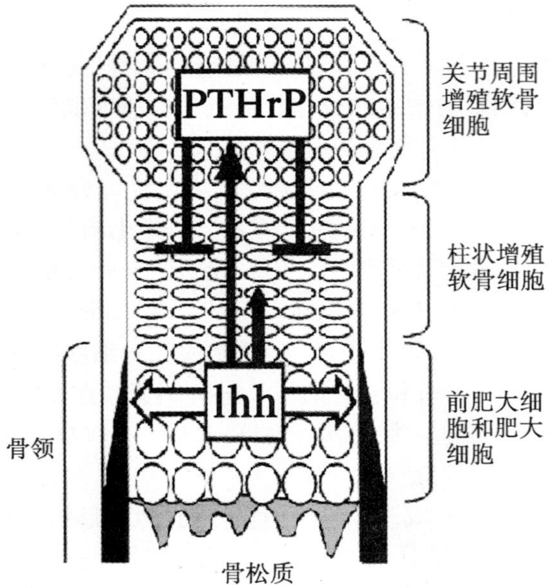

图 14-4 长骨生长板中 Ihh 和 PTHrP 的信号通路。

PTHrP 异构体 2 的氨基酸序列[78]：

1 mqrrlvqqws vavfllsyav pscgrsvegl srrlkravse hqllhdkgks iqdlrrrffl
61 hhliaeihta eiratsevsp nskpspntkn hpvrfgsdde grylttqetnk vetykeqplk
121 tpgkkkkgkp gkrkeqekkk rrtrsawlds gvtgsglegd hlsdtsttsl eldsr

PTH 的氨基酸序列[79]：

1 mipakdmakv mivmlaicfl tksdgksvkk rsvseiqlmh nlgkhlnsme rvewlrkklq
61 dvhnfvalga plaprdagsq rprkkednvl veshekslge adkadvnvlt kaksq

现已发现 PTHrP 和 PTH 基因具有遗传进化上的相关性，前者位于 12p12.1－p11.2，后者则位于 11 号染色体短臂（11p15.3－p15.1）。PTHrP 和 PTH 可以激活同一受体，即 PTH/PTHrP 受体 1，且亲和力类似。但 PTHrP 主要以自分泌或旁分泌方式调节细胞生长和分化，与 PTH 调节机体钙磷代谢的作用有所区别。在软骨内成骨时，PTHrP 和 PTH/PTHrP 受体 1 表达部位紧密相邻，且随发育阶段而不同。PTHrP 在早期软骨细胞和软骨膜中有表达，受体在增生带下层软骨细胞至肥大软骨细胞带上层区域表达明显。在生长板，胚胎髁和产后下颌髁骨中可见 PTHrP 表达[87-89]。PTHrP 表达的高水平与间充质细胞分化的增加，以及软骨细胞肥大过程的减缓相关[89]。在 PTHrP 缺乏小鼠，软骨细胞向肥大软骨细胞分化加速，细胞内基质在成熟前矿化，导致严重的侏儒症。还可见血管侵入，软骨逐渐被骨取代[90-93]。在 PTHrP 缺乏小鼠的髁软骨中，作为肥大软骨层中肥大软骨细胞标志物的胶原蛋白 X 的表达大大降低[94]。在另一方面，小鼠过度表达 PTHrP，可见肥大软骨细胞数量显著减少，前肥大软骨细胞明显增加[92,95]。此外，消除 PTH/PTHrP 受体基因导致小鼠生长板中软骨细胞加速分化[96]。因此，功能获得和功能缺失方法的结果得出一个结论，就是PTHrP对软骨的生理作用是通过抑制软骨细胞分化和成熟，并刺激其增殖以调节软骨内成骨过程，有利于骨骼形成复杂的形状和结构。

14.2.2.4 碱性成纤维细胞生长因子 basic fibroblast growth factor，bFGF)

bFGF是一族具有多种生物活性的细胞因子，在骨组织中含量丰富，它通过调整细胞增殖及促进细胞外基质的合成，在骨的发生、发展和修复过程中起到重要作用。1974年该物质首次被分离并纯化。由于它对成纤维细胞有明显的促分裂作用，故将其命名为成纤维细胞生长因子。它是一个含116个氨基酸的阴离子多肽，相对分子量约为18000。bFGF基因位于人类第4对染色体上（4q25－27)，为单拷贝基因，呈不连续状态，其功能区被2个内含子隔开分为3个外显子区域。随着研究不断深入，现已知bFGF在体内主要分布在脑组织、视网膜、肾脏、骨、软、肾上腺、脑垂体、黄体、胎盘、早期胚胎等。

bFGF的氨基酸序列[80]：

1 lgdrgrgral pggrlggrgr grapervggr grgrgtaapr aapaargsrp gpagtmaags
61 ittlpalped ggsgafppgh fkdpkrlyck nggfflrihp dgrvdgvrek sdph

bFGF对培养的关节软骨细胞增殖及基质代谢有促进作用，能缩短软骨细胞DNA合成G_1期及G_2M期而达到缩短细胞周期，促进细胞分裂增殖的目的。bFGF对软骨细胞既是丝裂原又是形态发生因子。bFGF能促进成骨细胞分裂增殖，使其骨钙上升，碱性磷酸酶活性下降。bFGF对成骨细胞具有双重作用，即对未成熟的成骨细胞有促进其分裂增殖的作用，而对成熟的成骨细胞则可促进其凋亡。bFGF是骨组织中含量丰富的生长因子之一，它对骨组织的形成有着重要的作用，它可以促进成骨细胞、软骨细胞、骨髓基质细胞、成纤维细胞及血管内皮细胞的分裂增殖，加速成骨作用。

14.2.2.5 血管内皮生长因子（vascular endothelial growth factor，VEGF)

最近研究表明，血管生成对软骨内成骨发挥重要作用。软骨的血管生成与软骨细胞的凋亡密切相关，抑制骺板的血管生成将推迟软骨细胞的凋亡，导致肥大软骨细胞大量增殖，影响骨的形成。研究发现血管内皮生长因子（VEGF）对肥大软骨细胞的凋亡和长骨生长板的血管化是必需的，证明其在软骨内骨化过程中起着关键作用。

VEGF是由二硫键交联形成的同型二聚体糖蛋白，分子量为34～45kD，序列高度保守，对热和酸稳定，与肝素有很高的亲和力。人VEGF基因定位于染色体6p6p12上。VEGF因其mRNA的剪接方式不同可分为7种异构体，即VEGFa－g。在表达VEGF的细胞类型中，大多数细胞能同时表达多种VEGF的异构体，通常VEGFf和VEGFd的表达占主要地位。

研究表明，静止期的软骨细胞几乎不分泌VEGF，仅部分增殖区域的软骨细胞偶尔表达少量的VEGF，而肥大区域的软骨细胞则表达较多的VEGF，矿化区域的低度肥大软骨细胞分泌的VEGF量最大。实验还证实在人类骨发育过程中的软骨细胞VEGF原位表达与体外研究结果一致。软骨矿化区VEGF的高表达及大量小血管结构的增生，表明肥大软骨细胞产生的VEGF对骺板生长过程中血管的增生起重要调节作用。在下颌髁骨也有同样的发现，VEGF表达的高峰早于新骨形成[36, 97, 98]。下颌髁骨牵引形成的机械力触发了一系列生化通路，导致髁突后部和颞盂的血管化和生长。VEGF对软骨内成骨发挥作用的另外证据，是

VEGF 专属性拮抗剂可溶性 Flt-1，可以通过减少软骨形成，延缓软骨再吸收，来抑制骨形成[89]。这些结果表明，VEGF 介导的血管增生是调节骺板形态发生、进而促使软骨改建的基本信号。总之，VEGF 在软骨内成骨过程中协调着软骨细胞的代谢、破骨细胞的功能、细胞外基质的改建、血管增生及骨形成之间的关系。

如上所述，有大批的候选基因可能有助于刺激骨和软骨的增长。我们面临的挑战是决定哪些基因最合适，如何进行运送和表达。

14.3 动物模型

动物模型是指在医学研究中建立的具有人类疾病模拟表现的动物实验对象和相关材料。在骨缺损的修复研究中，动物模型发挥着不可替代的作用。

影响骨缺损修复的因素很多，如动物种类、动物年龄、缺损部位、缺损大小、骨膜的完整性等。

在选择动物种属的问题上，研究者往往根据自己的经验选择动物。一种普遍的观点认为种系越接近人类的动物，其实验结果越容易外推至人类。也有人提出对骨缺损的修复研究，应考虑骨缺损局部生长的影响因素，尽量选择类似于人局部生长矢量和模式的动物，而不应仅考虑种系的亲缘关系。

大多数种系幼年动物较成年动物骨缺损愈合速度快，为克服年龄对实验的影响，一般应使用骨骼发育成熟的动物，其指标为骨骺板已经关闭。

准确性和可重复性是科学实验研究必须遵守的两个准则，骨缺损修复研究所使用的动物模型当然也不例外。一个可靠、便利以及科学的评价标准，是建立骨缺损动物模型的关键。

在 1986 年，Schmitz 首先提出了临界性骨缺损（critical size defect，CSD）的概念：在一特定动物的特定骨上，在此动物的生命周期内不能自行愈合的最小骨缺损即 CSD[100]。骨缺损动物模型的必要条件是在自然状况下不能达到骨愈合，即形成 CSD。在 1990 年，Hollinger 将 CSD 修定为：在动物生命周期内愈合小于 10%的骨缺损。如果一年内未达此水平，便可以认为此骨缺损模型符合 CSD 标准[101]。

以下即对不同的骨缺损模型做一简介。

14.3.1 颅骨缺损模型

颅骨穹隆指由眶上嵴向后至枕粗隆的区域，包括双侧顶骨、枕骨、颞骨鳞部、额鳞及一小部分蝶骨大翼。颅骨与颌面区骨很类似，均通过膜内成骨的方式成骨。颅骨为两层皮质骨内间隔松质骨，与下颌骨类似，颅骨的皮质骨类似于萎缩的下颌骨。颅骨血供差，并缺少骨髓，与其他骨相比，其愈合能力最差。人的颅骨大部分区域缺乏肌肉附着，血供逊于其他哺乳动物，实验动物的颅骨再生能力均优于人。

大鼠是研究颅骨缺损最常用的动物。缺损制备的方法一般为：颅骨正中切口，显露大鼠顶骨及额骨，单/双侧顶骨正中制作全层骨缺损，注意保持硬膜完整。早期研究由于缺乏统一标准而显得较为混乱，500g 重的 Wistar 大鼠顶骨 2mm 直径的缺损，在 12 周不能自行愈合。平均体重 231g 的 Wistar 大鼠，双侧顶骨各造 4mm 直径的缺损，4 周后缺损基本为纤维组织占据。10 周龄 Wistar 大鼠，颅骨 8mm 直径的缺损，4 周后缺损内充满纤维组织。8 周龄 Wistar 大鼠（平均体重 347g），顶骨造 5mm 直径的缺损，5 周后缺损边缘有少量成骨。5～6 个月龄 Wistar 大鼠双侧顶骨各造 5mm 直径的缺损，术后 6 及 12 个月，除边缘有极少骨形成外，没有自发骨再生现象，符合 Schmitz 和 Hollinger 提出的 CSD 标准。

Hollinger 等利用 Walter Read & Long－Evans 大鼠，颅骨造 8mm 直径的缺损，13 个月不能自行愈合，符合 CSD 标准。Schmitz 和 Hollinger 建立 CSD 标准后，为大家所普遍接受并采用，规范了骨缺损模型的建立。直径 8mm 成为大鼠颅骨 CSD 缺损的统一要求。如 Matzenbacher 在 2003 年发表的文章中，成年雄性 Harlan SD 大鼠颅骨的 CSD 骨缺损的直径为 8mm，与 Turonis 采用的标准相同[92,93]。

兔颅骨 CSD 的直径大多为 15mm[94]。只有在颅骨造成 CSD 缺损，动物自身无法修复，这样的实验结果才是可靠的。侯锐等进行了组织工程骨修复兔颅骨极限缺损的实验研究[95]。用牙科钻、骨凿去骨，制成直径为 15 mm 的颅骨全层圆形缺损区，注意保护硬脑膜，兔颅骨极限缺损 CSD 为 15 mm（每只兔制备一处）。按植入的修复物不同随机分为 5 组，每组 8 只。Ⅰ组：自体髂骨移植，为阳性对照组，取髂骨量约为颅骨全层缺损区的 1/2，然后纵行剖开，植入缺损区；Ⅱ 组：单纯珊瑚修复缺损区，为阴性对照组；Ⅲ 组：复合 rhBMP2 的珊瑚修复缺损区，每片珊瑚上复合 0. 5 mg rhBMP2；Ⅳ 组：复合有胶原 rhBMP2 的珊瑚修复缺损区，每片珊瑚上复合胶原 0. 14 ml，rhBMP2 0. 15m g；Ⅴ组：复合材料中含胶原及 rhBM P22 量同Ⅳ组，骨髓间充质干细胞数约为 5×10^6 个。术后动物分笼饲养，庆大霉素 8 万 U 肌注预防感染，每日 1 次，连续 3 d。术后 16 周的 X 线片结果：Ⅰ组阻射影像密度基本一致，与骨床结合的部位有个别区域为透光影。Ⅱ组基本无阻射影像。Ⅲ组阻射影像呈片状散在分布，密度明显低于周围骨床，透光影像有较多分布。Ⅳ组阻射影像占据大部分缺损区，密度较不均匀，中央区仍有少部分透光影像。Ⅴ组基本为阻射影像所充填，密度增加，与骨床结合部位多为阻射影。术后 16 周的组织学结果：Ⅰ组保留自体髂骨髂嵴部位的软骨组织结构，植入髂骨与周围骨组织间连接更紧密。Ⅱ组仅为纤维组织结构。Ⅲ组有较多的空白孔隙和纤维组织，新生骨组织的量明显增多。Ⅳ组新生骨组织呈片状，块状，有部分区域相互融合；M asson 三色法显示为红蓝混合的未成熟骨及软骨组织。Ⅴ组为相互融合的新骨组织，呈板层状结构，空白孔隙较少，孔隙周围可见较多的成骨细胞。

周海孝通过建立山羊颅骨缺损模型，探讨应用输送盘牵张成骨术整复颅骨缺损的可行性和方法[106]。作者认为山羊性情温顺，对手术耐受性强，且颅骨厚度适中，便于制备颅骨缺损模型。选用体重为 18～20 kg 的成年雄性山羊 10 只，实验前，先适应性圈养 1 周。术前 12 h 禁食水。术前半小时肌肉注射氯胺酮 100 mg，30 g/L 戊巴比妥钠 30 mg/kg 静脉注射麻醉。术中减量追加，追加量相当于首次剂量的 1/5～1/4。术中采用俯卧位并将山羊四肢固定于特制的手术架上。常规备皮消毒与铺巾后，切开颅顶皮肤、皮下直达骨膜，从骨膜上剥离头皮，显露颅顶区骨面。用细裂钻截除一个约 25 mm×10 mm 大小的颅骨块，制备全层颅骨缺损模型，手术中注意保护好深面的硬脑膜。

Lemperle SM 报道了成年犬的顶骨缺损模型的建立[107]。他们认为双边 15cm×20cm 全层顶骨缺损，均符合 CSD 标准。

前期报道的颅骨缺损模型，大部分是双皮质骨缺损。Schlegel KA 报道了成年猪单皮质骨缺损的模型[108]，颅骨单皮质骨缺损的面积为 10mm×10 mm，经显微放射照相和光学显微镜检查，在术后 52 周，缺损区非矿化区为 30±1.7%，矿化区为 55±1.7%，骨髓区为 15±1.7%，符合 CSD 标准。该实验的骨缺损动物模型是参照基准大小缺损（critical size defect，CSD）设计的，Schmitz 曾综述了头颅、颌面部骨不连实验模型的基准大小缺损，认为大鼠颅骨的 CSD 为 8 mm[100]，该实验空白对照组显示 12 周时缺损不能自行修复。

14.3.2 下颌骨缺损模型

下颌骨位于面颅骨的下 1/3，在维持颜面外形及口腔功能方面起着重要作用。

下颌骨是头颈部肿瘤手术最常切除的骨，常常需要修复以恢复其形态和功能。

Kaban 等在 2 个月龄 Charles River 大鼠双侧下颌骨升支各造成全层、直径 4mm 的无骨膜缺损，在第 24 周无明显骨形成[109]。28d 龄 Charles River 大鼠的同样下颌骨缺损的情况相同，说明大鼠下颌骨缺损愈合与年龄无关。4～8 个月龄 SD 大鼠（450～500g）下颌角直径 5mm 的缺损，在第 22 周末愈合[110]。

Saadeh 报道了大鼠下颌骨缺损模型的修复实验[111]。12 只雄性 SD 大鼠（200～300g）平均分为 2 组。用低速电钻在大鼠右下颌升支造成全层、4 毫米直径的圆形 CSD 缺陷。实验组动物的骨缺损处填充异体 I 型胶原凝胶，对照组不做处理。6 周后，对照组所有动物右颌骨缺损清晰，为圆形结缔组织填充，实验组骨缺损模糊，边缘有成骨细胞层，缺损中有骨桥连接。结果显示 I 型胶原凝胶在第 6 周后可以促进有膜骨缺损的愈合。膜骨存在与否对愈合有较大影响。

大鼠下颌骨缺损在操作上不是很方便，因下颌骨角部比较薄，为两个相融的皮质骨板。下颌体有一小的骨髓腔，但切牙根较长，弯至下颌骨体，易被损伤。啮齿类动物有磨牙习惯，牙齿运动过于频繁，不利于模型的建立。

成年家兔，性格温顺，易于口腔手术操作和饲养，为常用的下颌骨缺损模型动物。杨秀文等选择咀嚼运动频繁的兔下颌骨磨牙区唇侧骨皮质表面，建立了下颌骨侧嵴扩增的兔动物模型[112]。骨缺损直径为 5mm，骨皮质表面和骨缺损内植入 BG/rhBMP－2，可实现下颌骨侧方加厚。从兔下颌骨局部解剖看，磨牙区唇侧颌骨扁长，较下颌角升支厚，比无牙区以及前牙区宽，该区域表面有咀嚼肌附着，骨组织结构、牙齿运动及周围的软组织机械压力近似临床；下颌骨两侧对称，可以作为可靠的双侧实验对照模型。

吴景泉进行了自体骨粉修复兔下颌骨缺损的动物实验[113]。他们选用 20 只健康雄性大耳白兔，雌雄不限，体重 2.5～3.0 kg。速眠灵合剂肌注全身麻醉（0.3 ml/kg），颏下正中切口切开骨膜至下颌骨骨面下缘，切口长 5～6cm。于骨膜下钝性剥离，分离咬肌。于双侧下颌骨体部下缘各造成 1.0 cm×1.0 cm 的骨缺损，用磨削机器将之磨削成骨粉，清洗后全部回填一侧缺损部，对侧缺损旷置。分别在术后第 2，4，8 及 12 周各处死 5 只动物，完整获取下颌骨，拍摄 X 线片，制作组织学切片观察。第 2 周时缺损清晰可见，骨粉回填侧形成薄层骨痂，X 线表现为缺损处骨密度低，质不均。第 4 周时有明显纤维组织层覆盖，实验侧骨质增加，骨痂增生，缺损范围缩小，X 线表现为骨密度低于正常下颌骨；空白对照组缺损明显。第 8 周时两侧新生成骨质地坚硬、表面凹凸不平，但空白对照侧缺损较实验侧略大。X 线表现为实验侧缺损处骨质增生，密度均匀升高并有不规则骨纹理，下颌骨皮质连续骨密度略低于正常；对照组骨皮质不连续。第 12 周时缺损两端与植骨区无明显界面，植骨区表面略粗糙，骨形状基本和正常一致，X 线表现为实验侧骨密度增加接近正常，骨纹理清晰，下颌骨下缘连续平滑；对照组骨密度仍低于正常。对照组的结果显示，1.0 cm×1.0 cm 的骨缺损可能还不符合兔下颌骨缺损 CSD 标准。

Lemperle SM 比较了经软组织干预保护的颅骨和下颌骨 CSD 缺损的自发骨再生、骨传导和骨移植的影响[107]。18 只成年犬进行截骨术，形成 30 毫米的右下颌骨中段缺损，和双边 15 毫米×20 毫米全层顶骨缺损，均符合 CSD 标准．在下颌骨 CSD 缺损模型，未处置组 4 个月后骨形成量为 47.3%，高于移植骨组（34.8%），大大高于羟基磷灰石组（19.0%）。在所有动物组，形成的新骨均将骨缺损两端连接，新骨主要源于手术后残留的牙槽骨边缘骨膜。在颅骨缺损模型，移植组 4 个月后骨形成量为 27.3%，明显大于未处置组（18.2%）和羟磷灰石组（18.2%）。在颅骨缺损、骨膜未保存，向心性骨再生源自板障。未处理组骨连接不完全。这项研究显示了大孔防护层对下颌骨和颅骨缺损出色的保护能力。仅大孔防护层足以保护临界尺寸的缺损愈合。骨膜的存在有利于缺损愈合，所以骨膜的存在与否决定了临界尺寸的不同。

14.3.3 长骨缺损

大鼠长骨 CSD 研究不如颅骨广泛，但有些学者也进行了尝试，以检测用于长骨修复的 BRMS。Holtzman Albino 大鼠腓骨 12mm 的缺损，在有骨膜存在的情况下可自行愈合，而去掉骨膜，6mm 的区段性缺损在第 12 周仍未愈合[115]。Einhom 在大鼠股骨造成 6mm 的区段性缺损，并使用外固定方法，第 12 周仍未愈合[114]。

兔桡骨缺损动物模型是一种标准的骨缺损动模型，具有动物容易饲养、抗病力强、操作简便、无须外固定等特点。目前采用的标准尺寸缺损（critical size defects，CSD）通常为 6～20mm。研究表明，兔桡骨中段 10mm 缺损，如果不植骨，必然会造成无法愈合的骨缺损，采用该动物模型能够有效评价植入物的成骨活性。该模型的具体建立过程为：兔前肢剃毛，以速眠新按 0.2ml/kg 体重麻醉后，将兔的四肢固定于手术支架上，碘伏消毒、铺单。在前肢外侧作皮肤直切口。切开皮肤、筋膜，直接暴露桡骨中断。不剥离骨膜，用钢丝锯或骨刀连同骨膜一起切除桡骨 1.0cm，制造双侧桡骨骨干缺损[116]。

14.3.4 腭裂动物模型

腭裂动物模型在病因学、形成机制及治疗方法等研究中具有重要的作用。自 Harvold 在 1950 年首次通过手术方法建立恒河猴槽嵴裂动物模型以来，已制备了多种腭裂动物模型。应用于唇腭裂研究的动物模型，按产生的方法不同，主要分为两类：一类是外科手术诱导的动物模型，多用于腭裂临床治疗方法的探索；另一类是先天性唇腭裂动物模型，主要用于腭裂病因学和发生机制方面的研究。

外科手术诱导的动物模型是采用外科手术方法，在唇、牙槽嵴、硬腭或软腭上人为形成一条裂隙，以模拟唇腭裂；或者不形成裂隙，仅模拟唇腭裂治疗中某一现象，如在动物腭部形成类矩形黏骨膜缺损，以模拟朗根贝克切断术造成的腭裸露骨创面。前者称为有裂模型，后者称为非裂模型。这种模型通常采用狗、兔、猫、灵长类动物和大鼠为研究对象。

采用外科手术诱导狗硬腭裂模型比较成熟的方法是切除腭骨 5mm 宽的骨块以及黏骨膜。在形成硬腭缺损时，缝合鼻腔与口腔黏膜，或用丙烯酸固定膜以维持裂隙。也有保留鼻腔黏骨膜，并反转缝合至口腔黏骨膜，利用其骨吸收作用，阻止裂隙愈合。术后 34 周，腭裂模型稳定。

兔永久性牙槽嵴裂模型的制备方法为拔除一侧切牙，垂直向切除 10mm 宽的骨块，边对边缝合鼻、颊、腭、唇黏膜。

猴腭裂模型的裂隙最早采用 2mm，后扩大为 10mm。并拔除侧切牙，边对边缝合口鼻腔黏膜，或插入丙烯酸固定膜以维持裂隙。

早期建立的猫腭裂模型有自发性愈合现象，后在腭中线旁侧 2mm 处，向外作 7～8mm 宽，长 20mm 的骨切除，并缝合口鼻黏骨膜，形成洞穿模型。

由于啮齿类动物体型较小和手术入路的不便，外科手术诱导的啮齿类动物模型主要限于非裂隙或简单的唇裂模型。国内有用大鼠建立腭裂模型的报道，是造成腭正中条形黏骨膜缺损，继而以涡轮机裂钻形成骨缺损[117]。

14.4　基因传递系统

一个理想的基因转移载体应符合若干条件：高效、安全、经济、便利。它必须是安全的，即不能诱导细胞毒性或引起免疫反应。它必须能够经注射传递，有效地进入靶细胞，转基因的表达量可达治疗水平，在所需的时间内得到严格调控[118]。为了满足将治疗基因传递至骨组织的要求，最近已经开发了一批载体系统，包括病毒和非病毒载体。

14.4.1 非病毒载体

非病毒载体系统利用物理或化学方法转移遗传物质，依赖细胞的转运机制实现基因在宿主细胞的摄入和表达。该系统包括质粒 DNA（裸 DNA）[11,119]，或其耦连载体（脂质体或聚合物骨架）[120]。尽管该系统的转导效率很低，仅在体内瞬间转基因表达[121]，但也具有许多优点：如可以廉价生产大量的 DNA，易处理，低毒，低免疫原性等，因此可以作为骨生成备选的工具。

14.4.1.1　裸 DNA

裸质粒 DNA 直接注射可能是最简单的基因传递方法。在 1990 年首次证明裸 DNA 经肌肉注射后，可以被哺乳动物细胞摄取，并达到一定水平的表达量[11]。随后的研究证明，裸 DNA 经兔和大鼠关节注射后，在滑膜细胞和软骨细胞有可检测水平的转基因表达[122-125]。最近的一项研究表明肌肉注射含 IL-1Ra cDNA 的裸 DNA，可以有效抑制胶原诱导的小鼠关节炎（CIA）的炎症病理[116]。

直接注射 DNA 的优势包括制备工艺简单、安全、局部靶器官给药、可作用于非分裂细胞[127]。然而，Ohashi 的研究显示仅注射裸 DNA（25～50μg）的转基因表达非常微弱[128]。这与 Yovandich 的结果相符合，大鼠和兔关节内直接注射 100μg 裸 pDNA，滑膜中标志基因（Lac z）的表达及其微弱[129]。裸 DNA 低水平的基因转移限制了其临床应用，但今后技术的发展也许会促进非病毒转基因的进步。

14.4.1.2 电穿孔

最近的研究表明，质粒注射后施加电穿孔，可导致高效率的基因转移。电穿孔是一种物理学方法，可以在细胞膜暂时制造小开口或孔隙，使得带负电荷的 DNA 进入细胞质[130, 131]。使用体外电穿孔技术，携带 BMP-2 和 Smad4 基因的质粒可以成功转移到体外培养的软骨细胞中[132]。Grossin 报道了膝关节注射报导基因（GFP）后行电穿孔的结果[133]。电穿孔后 48 小时，可见 65%的髌骨软骨细胞中有强烈的 GFP 表达，转基因表达水平保持至少 2 个月。有趣的是，在此期间，绿色荧光信号的检测主要在膝关节软骨深层肥大软骨细胞，而不是在表面。与阳离子脂质体、阳离子聚合物相比，只有电穿孔在滑膜产生了报导基因的高表达[134]。这些结果表明，电穿孔是一种安全有效地将裸 DNA 导入骨与软骨的手段。然而，还需要进一步研究电穿孔对基因长期在体内表达的效果。

14.4.1.3 脂质体 质粒与阳离子结合生成的纳米颗粒比裸 DNA 具有更高的效率[139]。脂质体是由磷脂形成的自组装颗粒，形成的多层脂质泡的体积从 30 nm 到几 mm 不等[58]。与真核细胞的双层脂质膜类似，脂质体的磷脂可以将物质内吞至其脂质层内。由于这个内吞的特点，脂质体首次被用作药物载体，但后来又应用于基因工程的病毒和质粒 DNA[135]。Goomer 等在 2001 年报道了一种新的受体介导的脂质体基因转移系统，在体外可以高效率地转染原生软骨细胞（超过 70%）[136]。也曾有利用脂质体成功将报导基因（Lac Z）转移至软骨细胞的报道，但直接体内转移的结果还不清楚[137]。Park 在 2003 年采用腺病毒或脂质体载运人 BMP-2 cDNA，间接体内法转运至从大鼠股骨分离的初级骨髓基质细胞（BMSC），然后这些经基因改造细胞被植入颌骨临界体积缺损的大鼠体内[138]。脂质体介导基因转移 6 周后（腺病毒介导基因转移 2 周后），临界体积缺损完全修复。因此，足以证明脂质体基因转移较腺病毒载体有几个优点：包括便于准备，DNA 大小几乎无限制（理论上）、免疫学和安全问题较少。此外，该阳离子系统没有任何插入突变或野生型突破的风险[140]。另外，通过改变脂质组成成分，脂质/DNA 比值，脂质体/DN 复合物的粒径，和细胞株，脂质体基因转移的效率可以明显提高。因此，脂质体基因转移可能是未来骨再生基因疗法临床试验的选择之一。

14.4.1.4 基因活化骨架（GAM）

生物相容性和生物降解性支架具有多孔性，有利于骨骼在其中生长。基因活化骨架是一种含有哺乳细胞基因表达载体的支架。质粒已包裹在聚合物骨架内（基因活化骨架），可以延长治疗时间，改善骨再生[120]。将携带人甲状腺素（hPTH1-34），或 BMP-4，或两种基因的质粒，放入冻干的牛气管胶原蛋白中，然后移植入成年大鼠股骨 5 毫米中段截骨模式中。该疗法可能导致一种新的骨再生疗法[141]。为了验证基因活化骨架中转移基因的表达和持续性，以及对较大骨缺损的效果，采用了两种犬模型。基因活化骨架由 I 型胶原的冻干海绵组成，含有 pNTb-gal，PTH1-34 质粒，或没有质粒。可见对成纤维细胞显著的转染效率（30%～50%）。至少在 6 周内，可检出 PTH1-34 的表达及 mRNA[142]。Samuel 制备了可内含基因的胶原氨基葡聚糖（GSCG）多孔支架，用以在犬关节软骨细胞中缓释荧光素酶报告基因[143]。在种植软骨细胞的 GSCG 中，明显可见基因表达，可以持续细胞培养期(28 天)。然而，GAM 还没有应用于颅颌面骨。因为颅颌骨承受的机械负荷较温和，结构较坚固的 GAM 系统可能特别适合修复颅骨、鼻尖、耳轮的骨缺损[144]。

14.4.2 病毒载体

病毒是传递遗传信息的天然载体。将病毒结构基因或用于复制的必须基因删去，用治疗基因取而代之，就得到病毒载体。因为病毒载体相当有效，转染率高，一般来说比非病毒载体具有更多的临床前和临床效用（虽然这种差距在缩小）[6]。它们表达时间长，转染效率可达100%，远远超过大部分非病毒载体。目前，一部分病毒载体已应用于颅颌面骨组织的诱导[144]。最常用的病毒载体是反转录病毒，腺病毒和腺相关病毒。

14.4.2.1 反转录病毒载体（RV_S）

反转录病毒载体（RVs）是RNA病毒，因其病毒基因gag（编码病毒核心蛋白），pol（编码反转录酶和整合酶），和env（编码病毒衣壳糖蛋白）被取代造成复制缺陷。它含有8kb的核苷酸。作用于特定细胞类型的RVs的开发导致新基因传递策略的产生，也有助于降低非靶细胞感染的几率[145]。RV衣壳（由基因env编码）与细胞表面专属受体的相互作用，决定了RV感染靶细胞的可能性。因此，基因env的修饰，可能改变其宿主专属性[146, 147]。在1990年，来源于莫洛尼鼠白血病病毒（MLV）的RV载体首先进入临床研究[148]。RVs被研究得最透彻，可能在分裂细胞有效长期地表达转基因[149, 150]。但是，它们没有能力感染非分裂细胞，如神经细胞、肌肉细胞，并可能因与宿主基因组整合引起插入突变（活化细胞原癌基因或抑癌基因因插入而失活）[151,152]。据最新报道，逆转录病毒与人类骨髓再生细胞的整合是非随机的。虽然大部分的染色体都是作用对象，但载体与17和19染色体，以及6，13和16染色体的特定区域结合的频率明显增加。因此RV基因转移一般用于间接体内法[153, 154]。有些研究人员使用RVs研究介导颅神经嵴细胞、颅骨成骨细胞的分子机制[155]。用携带BMP－2 cDNA的RV修饰骨前体细胞，注射入小鼠股四头肌后可以诱导骨形成[156]。用携带BMP－7的RV体外转染兔骨膜细胞，可见BMP－7和其mRNA的表达大幅增加[157]。然而，由于间接体内法耗时长，花费高，劳动强度大，其实际应用受到了限制。所以，目前研究者集中开发直接体内法。Rundle等给大鼠股骨骨折处局部注射携带BMP2/4的MLV RV载体，可见大量的骨形成[147]。在骨折点外，如在肝，性腺中未见细胞转染。这些结果提示，采用RV载体携带生长因子的局部基因治疗，可以安全有效地应用于骨折的骨形成。

14.4.2.2 腺病毒载体（Ad Vectors）

Ad载体来源于人腺病毒血清型。共有约50种血清型的腺病毒被鉴定，按照其基因组大小，组成，同源性，组织来源等分为A到F型。研究最多的是c组血清型1、2、5和6。研究最深入，应用最广泛的是血清型2和5[158, 159]。自从Ad载体在1950年被发现[160]，其发展经历了3个阶段，但均基于删除E1A和E1B基因所得到的复制缺陷病毒。Ad病毒可以感染几乎所有人的细胞组织，携带大基因片段（可达8 kb），病毒滴度高（1010～1012病毒颗粒/ml）[144]。局部传递Ad载体转染效率高，可高比例地转染体内注射区域的成骨细胞、骨膜细胞，骨内膜细胞和软组织，以及体外实验的成骨细胞和骨髓细胞[161,162]。与RVs相反，Ad不与宿主基因组整合，因此不会改变细胞的基因型。Ad感染宿主细胞后，病毒基因以附件元件的形式存在于核内。这正是Ad的优势，因为它确保没有任何插入突变的危险，治疗无害处[163]。骨再生一般需要细胞因子长期表达，病毒技术被认为是骨骼生长的良好载体。Ad 载体已成功地用于转染骨组织，基因表达至少维持 10 天，且局限在给药部位[164]。这一技术的使用已引起相当的关注。在多个动物研究，已证明 Ad－BMP2 基因治疗诱导新骨生成的巨大潜力[165,28]。Okubo 评价了 Ad 载体诱导新骨生成的经时过程[166]。将 AxCAOBMP－2 注射正常和免疫抑制大鼠（环磷酰胺注射诱导）的小腿肌肉。结果表明，在暂时免疫抑制时，AxCAOBMP－2 有助于骨再生。另外，A d－BMP4，Ad－BMP7 和 Ad－BMP9 也在体内具有诱导新骨生成的作用[167]。最近，Tarkka 发现 Ad－VEGF 可以通过提高成骨细胞数量和骨体积，改善大鼠骨缺损[168]。Hiltunen 使用兔模型也得出同样结论，认为 Ad－VEGF－A 通过增加成骨细胞活力促进骨生成[169]。与 RV 和阳离子脂质体相比，只有用 Ad 修饰的骨髓基质干细胞（MSCs）可以产生可检测的 hBMP－2，和指示骨分化的内源性碱性磷酸酶活性显著增加。但是，目前腺病毒载体的一大缺点是诱发宿主严重的免疫反应。由 T 细胞介导的针对腺病毒蛋白的免疫反应，引起局部炎症，导致正常动物和人体内的转导细胞溶解，转基因表达期限较短[170]。因此，它们不宜用于治疗非致命颅面畸形。

14.4.2.3　腺相关病毒载体（AAV Vectors）

越来越多的基因治疗策略使用腺相关病毒（AAV）作为基因的运送载体。AAVs 为小型、无衣壳、线性单链小 DNA 细小病毒，基因组大小为 4.7kb，其复制需要一个辅助病毒，如腺病毒或疱疹病毒的帮助[161]。国际病毒分类委员会根据 AAV 衣壳的差别，已鉴别出 12 种 AAV 血清型，AAV 血清型 1－8 中，有四个是人源性（AAV－2，AAV－3，AAV－5，AAV－6），其他（AAV－1，AAV－4，AAV－7 和 AAV 8）为猴源性[172]。另外还有禽（avine）AAV，牛（bovine）AAV，犬（canine）AAV。

AAV－2 是基因治疗最常用的血清型。野生型 AAV 潜伏感染的细胞中，60％以位点专属形式与人第 19 染色体的 q 臂整合，AAV 基因组任何方向与第 19 染色体整合，都具有相同的感染性[173]。最近研究发现，感染后整合的几率仅为百分之一。位点专属整合与 AAV 的 Rep 蛋白有关，AAV 载体缺失了该基因，所以重组 AAV（rAAV）不发生位点专属整合。在一些细胞系发现了 AAV 载体的随机整合，但仅是个案，在体外培养和体内发生率极低[174]。用于基因治疗的 rAAV 缺失了 Rep 和 Cap 的阅读框（ORFs），其空缺以夹在 ITRs 间的转基因所取代。Muzyczka 在 1984 年率先使用了 AAV 载体将外源基因导入宿主染色体[175]，从此，rAAV 的克隆成为常规实验，通过构建 AAV 辅助质粒，可以在没有传染性腺病毒参与的情况下生产高滴度 AAV 载体，从而开发了 AAV 体外包装系统[176-178]。这些 rAAV 可以高效地感染多种靶细胞，包括人类或小鼠造血祖细胞[179,180]，成肌细胞[152]，脑细胞[181]，肝星状细胞，上皮细胞[182]，人和小鼠胚胎干细胞[183]。rAAV 载体可介导治疗性基因的长期表达，无细胞毒性或免疫原性，尚未引起任何人类疾病[146,184-190]。

AAV 载体已被证明是一个将基因转移到人体软骨细胞的有效载体，转染效率达到近 50％，至少维持 28 天[191]。在 Madry 进行的体外研究中，AAV－LacZ 转染离体人正常关节软骨细胞和骨关节炎关节软骨细胞的效率超过 70％[192]。分离的正常成人人体骨关节软骨和关节软骨用紫外线（UV）照射后，以 rAAV 转染原生软骨细胞培养物及完整关节软骨表面区的效率有显著提高[193]。

将 AAV－BMP2 载体直接注入 SD 大鼠后肢肌肉后 3 周，X－片可见明显的新骨生成。在非成熟区，BMP－2 的表达可达 8 周[194]。在 SD 大鼠的载体注射部位，AAV－BMP－4

可成功地诱导软骨内骨生成[152]。在人骨髓基质干细胞，rAAV 与紫外线照射合用，显著改善 TGF-1 的表达[195]。AAV 载体是一种高效、安全的将基因传递至骨骼系统的手段，较其他非病毒和病毒载体有较多优势。不过，它在体内转染颅面骨的能力依然不明，需要进一步研究。

14.5 靶向基因传递

病毒载体是有效的基因运载工具，但细胞趋向性（tropism）太广泛。成功的基因治疗不仅要有效和专属性地将治疗基因导入靶细胞，而且还需要发展在较长时间，如几个月或几年内中精确调节基因表达的技术。病毒靶向技术包括两个主要途径，靶向转导和靶向转录。

14.5.1 靶向转导

一项近期的体内研究提出，基因治疗的靶向转导载体最终必须与细胞选择性靶向转录相结合[196]。使用分子耦合物与质粒，RVs 和 Ads 的耦合，可实现针对专属细胞类型的靶向基因传递[197]。对分子耦合载体，靶向物质主要通过静电相互作用或通过双向单克隆抗体偶联与载体结合。Ponnazhagan 采用高亲和性生物素-亲和素交联作为分子桥与纯化的靶配基结合。他们在原核表达系统中，建立了生产链霉素亲和素融合蛋白的方法[198]。该技术还可以通过靶向接头蛋白来实现。Ad 载体通过与柯萨奇和 Ad 受体（CAR）结合来转导细胞。为开发瞬间（Ad 载体）和长期（AAV 载体）的靶向基因治疗，Nicklin 将 SIGYPLP 靶向肽插入 Ad HI loop 和 AAV VP3 衣壳蛋白中。该系统成功地在靶细胞中实现了基因传递和表达[199-201]。

14.5.2 靶向转录

靶向转录（Transcriptional Targeting）对提高细胞选择性基因表达的安全性方面上了一个台阶，有几个启动子有望用于靶向基因治疗。最理想的启动子应当在靶组织实现高水平的表达，而在非靶组织基因则被沉默。到目前为止，大部分骨骼基因转移研究都使用病毒启动子。巨细胞病毒（CMV）的启动子是一最强的广泛使用的病毒源性转录元件，已经被用于许多基因的表达[202]。CAG（chick - actin promoter and cytomegalovirus enhancer）是另一最常用的启动子[194]。在 CAG 启动子的作用下，通过免疫荧光测定可见 C2C12 成肌细胞中大量的 BMP-2 表达[203]。然而，这些病毒启动子的调节区含有许多不同的转录因子结合位点，因此在多种细胞类型均有高的转录效率。使用细胞专属性启动子在器官的特定部位实现转基因的靶向表达，是目前基因疗法面临的挑战[204]。Huang 用端粒酶逆转录酶（TERT）启动子（Adv-TERTp-E1A）取代腺病毒 E1A 启动子，构建了一个条件复制型腺病毒（CRAD），用于肿瘤专属性溶瘤作用[205]。他们发现 TERT 启动子驱动的 CRAD，在体内外均可肿瘤选择性复制和溶瘤，有望用于肿瘤治疗。最近一项研究结果显示，使用神经元烯醇化酶（NSE）启动子的 rAAV 可在脊髓和背根神经节（DRG）产生神经元特异性表达。看来很有可能在同一系统中通过传导及转录元件的组合，提高基因治疗病毒载体的效率，安全性与用途。

14.5.3 成骨细胞的基因传递

通过细胞靶向特定启动子的使用，转基因表达可以在包装细胞中抑制至很低水平，但在靶细胞中被激活，达到治疗水平。在这方面，骨特异性启动子控制下的转基因细胞的移植，为成骨细胞的基因治疗提供了有效的途径[206]。骨钙素是骨中最丰富的非胶原蛋白，与骨代谢紧密相连，可作为骨病的生物标记[207]。几种转基因动物模型已证明了骨钙素启动子的骨骼限制性[208-211]。鼠骨钙素基因 2（mOG2）启动子的两个区域，是其骨专属性表达所必需的：OSE2（成骨专属性元件 2），是 Runx2 的结合位点；OSE1（成骨专属性元件 1）与 Osf1 相结合，目前对 Osf1 的性质还不十分清楚[212]。在骨钙素基因启动子作用下的 Ad-BMP2 已用于成骨细胞和骨细胞中的靶向表达[213]。在鼠骨钙素基因启动子作用下的报告基因 CAT（氯霉素乙酰转移酶）转染贴壁骨髓细胞后，经间接体内法得到扩增。经生化分析和免疫分析，转基因 CAT 的表达仅限于成骨细胞和骨细胞[214]。在人骨钙素（hOC）启动子作用下的荧光素酶基因在转基因小鼠模型的表达研究表明，在 1 周至 1.5 年的期间内，转基因小鼠的许多骨骼呈现转基因的表达，包括头盖骨、脊椎骨、尾、四肢，在大多数情况下，转基因的表达在 1 周达到高峰。骨钙素启动子的治疗潜能，体现在其在成骨细胞的终身活性。这种基因在发育期骨形成时是活跃的，在成年期组织重建时也是活跃的。因此，干细胞介导的移植与骨钙素启动子作用下的组织专属性相结合，可以实现骨骼的治疗性基因传递。

14.5.4 软骨细胞的基因传递

Ⅱ型胶原是软骨细胞外基质最丰富的蛋白成分。这个基因体积小，其启动子具有软骨特异性，已被证明是一个很好的研究软骨特异性基因表达的典范。对Ⅱ型胶原蛋白基因（Col2a1）的分析引起人们对第一内含子 7-bp 序列的注意，该序列是专属性转录因子结合位点。第一内含子对于软骨特异性增强子的活性非常重要，可以促进 Sox9 介导的转录活性[215, 216]。在Ⅱ型胶原启动子的控制下，已成功地用于软骨中 Noggin 基因（Nog）[217]，突变 FGF 受体 3 cDNA[218]，软骨来源形态发生蛋白-1（CDMP 1）cDNA[219]的表达驱动。软骨细胞的 XI 型启动子[220]，肥大软骨细胞的 X 型启动子[221,223]也已得以研究。

14.6 基因传递的途径

基因治疗为生长因子的传递和表达提供了一个极好的机会。间接体内和/或直接体内方法均为将基因运送到骨骼和软骨提供了一种潜在的可能[223]。在第一种情况下，细胞经过基因改变，可以产生促进骨再生需要的因子。细胞的基因改造通过各种基因治疗载体在体外完成，然后重新植入特定部位（ex vivo）。在第二种情况下，载体可直接注入靶部位（in vivo）[224]。近期进行的诱导骨形成的基因疗法研究见表 2。

14.6.1 间接体内法

目前，骨骼修复的基因治疗往往采用间接体内法（Ex Vivo）[137]。这种间接的基因转移方法是细胞特异性的，只能通过某些特定的载体完成，由于基因操纵（遗传工程）发生在外部，条件好控制，在植入身体缺损前能对基因工程细胞进行安全测试，所以安全性高[225]。当这些细胞被用于表达生骨因子时，它们不仅参与修复过程，也在当地分泌生长因子，刺激宿主局部细胞对生长因子作出响应。这些基因改良细胞可以植入生物相容性支架，被称为“基因促进组织工程”[226]。

在特定因子及信号的作用下，来源于骨髓的骨髓间充质干细胞（MSCs）具有自我更新的能力，在体外可多向分化为骨、软骨、肌、肌腱、脂肪和神经细胞[227,228]。骨髓间充质前体细胞（MPCs）是骨骼组织修复的合适候选细胞载体。最近进行的几项研究探讨如何转染这些细胞，和应该转哪些基因。这些研究大多采用病毒载体。编码 BMP-4 的逆转录病毒可高效转染肌肉源性干细胞（MDSCs），在小鼠体内形成异位骨，和促进临界体积颅骨缺损愈合[229]。种植于钛网支架的基因工程 MSCs 可以促进体内骨形成。用携带 hBMP 的 Ad 载体进行基因改造的 rMSCs，引起的骨生成作用强于逆转录病毒载体和阳离子脂质体载体[230]。Zhang 报道一种基于 HIV-1 的病毒载体，可以将选定的基因有效传递至人 MSCs，有望成为一个具有吸引力的替代载体[231]。在应用转染 Ad-BMP-2 的 BMSCs 的 4 周内，大鼠临界体积颌骨缺损完全愈合[232]。采用 Ad-BMP-2 体外修饰的 MSCs 具有分化成成骨细胞的能力，在小型猪体内可见用于修复临界体积骨缺损的自体骨形成[233,234]。在免疫抑制鼠，以 Ad-BMP-9 转染人 MSCs 的间接体内基因治疗方法，可有效改善软骨内骨形成[202]。将 Ad 载体与整合素结合基元合并（Ad5lucRGD）后，转染的 MPC 中自杀基因的表达得到促进，并有利于腺病毒的复制[235]。在术后接受治疗剂量的辐射后，AdCMVBMP-7 间接体内基因治疗成功恢复了大鼠临界颅骨缺损的骨再生[26]。不过，对干细胞的传导效率差仍然是一障碍。Tao 发现基质细胞衍生因子-1（SDF-1alpha）/CXCL12 的存在可以显著提高反转录病毒的转染，促进转基因向高增殖性人和鼠造血祖细胞未成熟亚单位的传递[236]。早期的报告表明 rAAV 转导 MSCs 存在一定的困难和问题，原因是 MSCs 缺乏低亲和力膜相关肝素硫酸糖蛋白（HSPG），和两种高亲和力共受体（成纤维细胞生长因子受体和整合素 αvβ5）之一，外源基因的表达被部分限制[237,238]。Ju 报道羟基脲与依托泊苷可以增加 rAAV 对 hMSCs 的转染[239]。在紫外线照射后，AAV-TGF-1 感染的 hMSCs 分泌 TGF-1 明显增加[195]。

开发间接体内技术，必须要考虑移植的细胞类型。理想的细胞应易取得和分离，增殖和转染简单。多项研究技术已成功地应用于成肌细胞[240,166]，异种皮成纤维细胞（SDFs）[25]，脂肪组织提取细胞（PLAs）[231]，可作为动物实验的基因传递平台。用表达 BMP-4 的逆转录病毒转染肌肉源性细胞（MDCs）和未分离的 BMSCs，都可以愈合大鼠股骨临界体积骨缺损。有趣的是，MDC-BMP4 组的股骨骨密度较 BMSC-BMP4 组高。BMSC-BMP4 组未见新生骨与老骨的交联，但 MDC-BMP4 组则发生了交联[242]。转染 RV-BMP-7 的兔骨膜细胞可见 BMP-7 产生明显增加。将基因工程细胞种入 PGA 支架，然后移植入兔临界体积颅骨缺损，在术后 12 周可见明显的骨增加[157]。有的细胞可利用日常门诊活检的牙龈或皮肤中取得，Krebsbach 表明成纤维细胞很容易体外培养，也可成功表达和分泌转基因蛋白[24]。Ad-BMP-7 载体用这种成纤维细胞体外转基因疗法，可以成功治愈 9 毫米的大鼠颅骨临界体积缺陷。相当比例的基因工程成纤维细胞可转化为成骨细胞，而后直接参与骨再生过程[243]。因此，将这些经基因改造的表达成骨基因的非成骨细胞，运送到骨缺损区域，代表了潜在的骨科基因疗法战略。

14.6.2 直接体内法

虽然间接体内技术已成功地以细胞为载体表达骨生长因子基因，并且在颅面骨组织也增加了骨生长，但在技术上的要求比直接体内法更高，必须有足够数量的细胞被转染，才能应用到临床上。因为间接体内法需要时间上的耽搁，在需要立即治疗时，直接体内基因疗法应是便捷途径，它可以在选定解剖部位直接注射，也可以采取局部注射、静脉注射等系统注射方式。然而，颅面骨缺损治疗很少用系统性注射方式。

Rundel 等构建了基于小鼠白血病病毒（MLV）的逆转录病毒载体，来表达 BMP－2/4 杂交基因[244]。该载体被局部注射至大鼠股骨骨折模型的骨折骨膜处，新生的骨骼组织呈现正常状态。Ad－BMP－4 直接转运至骨骼肌支架可能代表了一种骨骼增生的方式。

Chen 等证明 Ad－BMP－2 或 Ad－BMP－4 直接肌肉注射，可通过一系列级联反应，诱导无胸腺裸鼠肌肉组织中明显的新骨形成[22]。最近 Alden 的一项研究表明，局部注射 Ad－BMP－2 和 Ad－BMP－9，可致无胸腺裸鼠临界体积颌骨缺损愈合[28]。检查结果显示，治疗组 3 个月后，发生了明显的骨生成和骨愈合。另外，骨生成仅限于骨缺损部位，没有向四周软组织延伸。Lindsey 等观察到与使用 Ad－BMP－2 后，鼻背骨缺陷发生明显的骨扩增[29]。在兔模型中，含 BMP－2 或 TGF－的 Ad 载体被传递至骨板固定的股骨缺损处，成功治愈了骨缺损[245,246]。

Kuboki 等使用 Ad 载体将报告基因（LacZ）传递至 TMJ 关节面[27]。他们报告 Hartley 豚鼠模型在注射 4 周后，在 TMJ 的颞关节表面结节、关节盘和关节滑膜均发现 LacZ 基因的表达。不过，软骨生成层的转染率较低。他们推测仅有很少的载体，可以穿过软骨基质到达软骨细胞，而后在软骨生成层实现高的转导效率。因此，他们研究了 TMJ 关节注射载体的全身效果，发现基因传递仅限于关节腔，可能消除不必要的系统作用[192]。rAAV 对软骨细胞的偏爱应导致新的基因疗法应用于提高新骨形成。但是，还需要进一步研究以确定合适的剂量，载体准确靶向传递至所需位置的方法。

14.7 展望

最早在 1995 年就讨论了基因治疗对口腔科的潜在影响[247]。在过去十年中，基因疗法作为一种新型的诱导颅面骨形成的策略已经引起越来越大的兴趣。此外，在确定许多候选功能基因对的颅面骨形成的作用机制方面的研究也正在进行[36]。可促进局部骨再生的其他新基因还会陆续被发现。此外，高效率的基因转导取决于运载系统的发展，该系统应允许特定基因运送到靶细胞，并长期维持治疗基因的高水平表达。考虑到载体的特征，以及靶组织的性质，AAV 介导的基因转移似乎是最有前途的做法[190]。

基因传递途径也很重要。直接体内法较间接体内法技术上简单，便于进行临床实验，因此更有潜在的应用价值。在不久的将来，AAV 介导的体内基因治疗在口腔-骨科的研究成果，将应用于治疗严重颅面畸形、骨缺损及软骨病变。为了进一步完善该技术，实现低风险，高效率，治疗用时短的目的，还必须进行大量的循证试验，以取得富有成果的进展。

表 14-2 近期采用不同的载体和基因传递方法进行的骨形成诱导的基因治疗研究

载体	动物模型	基因传递方法	效率	参考文献
liposomes - _ gal liposomes - PTHrP liposomes - TGF _ 1	兔膝盖软骨缺损	间接体内法：转染的骨膜细胞种入聚乳酸（PLA）支架，然后植入软骨缺损处	体外转染效率可超过70%，转化细胞持续表达β-gal达7天	[136]
GSCG - Luciferase	成年杂种犬	间接体内法：犬关节软骨细胞种入GSCG支架，并植入软骨病变部位。	荧光素酶在GSCG支架内的软骨细胞表达持续28d	[143]
VSV - GRV - eGFP VSV - GRV - _gal		间接体内法：人体骨髓基质干细胞（hBMSCs）	>81%的hBMSCs感染并表达eGFP	[216]
RV - BMP2 Ad - BMP2 Lipid - BMP2	临界体积大鼠颅骨缺损	间接体内法：经改良的MSCs种入钛网支架，植入骨缺损中。	与反转录病毒和脂质体载体相比，腺病毒载体有高的骨形成	[230]
RV - BMP4	SCID小鼠	间接体内法：转染的肌源性干细胞（MDSCs）透皮转入正常及SCID小鼠腓肠肌	RV - BMP4可以有效转染MDSCs，并促进小鼠体内异位骨形成和临界颅骨缺损的愈合	[229]
RV - BMP4	临界体积大鼠股骨缺损	间接体内法：转染的肌源性细胞（MDCs）和未分化骨髓基质细胞（BMSCs）植入股骨缺损	伤愈的MDC - BMP4股骨的骨密度显著高于BMSC - BMP4股骨	[242]
RV - BMP7	临界体积兔颅骨缺损	间接体内法：转染的骨膜细胞种入PGA支架，然后植入缺损	植入后12周有明显的骨生成	[157]
Ad - BMP - 2	SCID小鼠	间接体内法：修饰的脂肪细胞（PLAs）被移植到骨缺损	使用ad - Lac - Z转染PLAs的平均效率为55%	[241]
Ad - BMP - 2 Liposome - BMP - 2	SD大鼠下颌骨临界体积缺损	间接体内法：转染的骨髓基质细胞（BMSC）植入大鼠下颌骨缺损	脂质体组，临界体积缺损在基因转移6周后完全愈合，腺病毒组在4周内完成愈合	[138]
Ad - BMP - 7	大鼠颅面骨缺损	间接体内法：皮成纤维细胞感染Ad - BMP - 7后明胶载体，然后被移植到骨缺损	感染Ad - BMP - 7的成纤维细胞，可以成功治愈9mm的临界颅面骨缺损	[215]
Ad - BMP - 7 Ad - Noggin	大鼠牙周牙槽骨创伤	间接体内法：异源皮成纤维细胞（SDFs）感染Ad - BMP7后，种植于明胶载体，然后移植到母然牙槽骨缺损	经Ad - BMP - 7治疗的骨损伤有快速的骨生成，及牙周骨缺损病变的桥联，Ad - Noggin趋于减少牙周骨修复	[25]

续表

载体	动物模型	基因传递方法	效率	参考文献
Ad - BMP7	大鼠颅骨临界体积缺损	间接体内法：异源皮成纤维细胞（SDFs）感染 Ad - BMP7 后，种植于骨缺损。2 周后移植部位行辐射。	虽然成纤维细胞辐射敏感，但骨再生成功	[26]
Ad - BMP - 9 Ad - beta - gal	无胸腺裸鼠	hMSCs 转染 BMP - 9 后注入大腿前方肌肉	组织学分析指示在 hMSC/Ad - BMP - 9 注射处有明显的异位骨生成	[202]
Ad - BMP2	无胸腺裸鼠	体内法：大鼠鼻骨缺损处局部注射	大鼠鼻骨缺损处有明显的骨生成	[29]
Ad - BMP - 2 Ad - BMP - 9 Ad - beta - gal	无胸腺裸鼠临界体积骨缺损	体内法：颌骨缺损边缘及肌肉局部注射	BMP 治疗组见明显骨愈合。骨生长限于骨缺损处，没有向四周软组织延伸	[28]
Ad - LacZ	豚鼠	体内：TMJ 关节腔上方局部注射	颞结节关节面，颞下颌关节盘及关节滑膜见 LacZ 大量表达。注射后 4 周后其他器官无转基因表达	[27]
AAV - BMP4 AAV - GFP	SD 大鼠	体外：C2C12 细胞体内：肌肉注射	注射部位诱导骨形成	[152]
AAV - BMP2 AAV - GFP	SD 大鼠	体外：C2C12 细胞体内：肌肉注射	注射后 3 周，可见新骨生成	[194]
AAV - lacZ	大鼠膝缺损	体外：关节软骨细胞体内：骨缺损处直接注射	离体正常成人关节软骨细胞及骨关节软骨细胞的转染率超过 70%	[125]
AAV - GFP		体外：用 AAV 载体转导人软骨细胞及软骨培养物	转染 7 天后软骨细胞 GFP 阳性率高达 95.0% 或 93.7%。在软骨组织培养物，软骨组织的表面及深层均见 GFP 的，观察层，而且表达至少持续 28 天。	[181]
AAV - eGFP		体外：软骨细胞受到各种剂量紫外线照射，并感染多种 MOIs 的 rAAV - eGFP	紫外光可作为转基因体内基因治疗的佐剂。低滴度病毒可预防和/或治疗关节炎	[193]

参考文献

1. Thyagarajan T, Totey S, Danton MJ, KulkarniAB (2003) Crit Rev Oral Biol Med14: 154-174.
2. Slavkin H C (1995) Connect Tissue Res, 32: 233-239.
3. Krueckeberg SM, Kapp-Simon KA, Ribordy SC (1993). Cleft Palate Craniofac J, 30: 475-481.
4. Rankin M and Borah GL (2003) Plast Reconstr Surg, 111: 2140-2146; discussion 2147-2148.
5. Marx RE and Morales MJ (1988) J Oral Maxillofac Surg, 46: 196-203.
6. Bonadio J and Cunningham M L (2002) Ann N Y Acad Sci, 961: 48-57.
7. Bruder SP and Fox BS (1999) Clin Orthop, S68-83.
8. Wolff D, Goldberg VM, Stevenson S (1994) J Orthop Res, 12: 439-446.
9. Oldham JB, Lu L, Zhu X, Porter B D, Hefferan T E, Larson D R, Currier B L, Mikos A G, Yaszemski M J (2000) J Biomech Eng, 122: 289-292.
10. Akay G, Birch M A, Bokhari M A (2004) Biomaterials, 25: 3991-4000.
11. Wolff J A, Malone R W, Williams P, Chong W, Acsadi G, Jani A, Felgner P L (1990) Science, 247: 1465-1468.
12. Werntz J R, Lane J M, Burstein A H, Justin R, Klein R, Tomin E (1996) J Orthop Res, 14: 85-93.
13. Jaiswal R K, Jaiswal N, Bruder S P, Mbalaviele G, Marshak D R, Pittenger M F (2000) J Biol Chem, 275: 9645-9652.
14. Reddi A H and Cunningham N S (1991) J Biomech Eng, 113: 189-190.
15. Ripamonti U and Reddi A H (1994) J Periodontal Res, 29: 225-235.
16. Howell T H, Fiorellini J, Jones A, Alder M, Nummikoski P, Lazaro M, Lilly L, Cochran D (1997) Int J Periodontics Restorative Dent, 17: 124-139.
17. Boyne P J (2001) J Bone Joint Surg Am, 83-A Suppl 1: S146-150.
18. Suzuki T, Bessho K, Fujimura K, Okubo Y, Segami N, Iizuka T (2002) Br J Oral Maxillofac Surg, 40: 201-206.
19. Itoh K, Suzuki S, Kuroda T (2003) J Med Dent Sci, 50: 79-85.
20. Kohno S, Kaku M, Tsutsui K, Motokawa M, Ohtani J, Tenjo K, Tohma Y, Tokimasa C, Fujita T, Kawata T, Tanne K (2003) J Dent Res, 82: 177-182.
21. Zhang F, Fischer K, Lineaweaver W C (2002) J Long Term Eff Med Implants, 12: 113-123.
22. Chen Y, Cheung KM, Kung HF, Leong JC, Lu WW, Luk KD (2002) Biochem Biophys Res Commun, 298: 121-127.
23. Wu D, Razzano P, Grande DA (2003) J Cell Biochem, 88: 467-481.
24. Krebsbach PH, Gu K, Franceschi RT, Rutherford RB (2000) Hum Gene Ther, 11:

1201－1210.
25. Jin QM, Anusaksathien O, Webb SA, Rutherford RB, Giannobile WV (2003) J Periodontol, 74: 202－213.
26. Nussenbaum B, Rutherford RB, Teknos TN, Dornfeld KJ, Krebsbach PH (2003) Hum Gene Ther, 14: 1107－1115.
27. Kuboki T, Nakanishi T, Kanyama, M, Sonoyama W, Fujisawa T, Kobayashi K, Ikeda T, Kubo T, Yamashita A, Takigawa M (1999) Arch Oral Biol, 44: 701－709.
28. Alden TD, Beres EJ, Laurent JS, Engh JA, Das S, London SD, Jane JA Jr , Hudson, SB, Helm GA (2000) J Craniofac Surg, 11: 24－30.
29. Lindsey WH (2001) Laryngoscope, 111: 1128－1136.
30. Helms JA and Schneider RA (2003) Nature, 423: 326－331.
31. Karsenty G (1999) Genes Dev, 13: 3037－3051.
32. Yamaguchi A, Komori T, Suda T (2000) Endocr Rev, 21: 393－411.
33. Cohen MM Jr, (2000) J Craniofac Genet Dev Biol, 20: 84－93.
34. Chung UI, Lanske B, Lee K, Li E, Kronenberg H (1998) Proc Natl Acad Sci U S A, 95: 13030－13035.
35. Ornitz DM and Marie PJ (2002) Genes Dev, 16: 1446－1465.
36. Rabie AB and Hagg U (2002) Am J Orthod Dentofacial Orthop, 122: 401－409.
37. Lefebvre, V, Li, P, de Crombrugghe, B (1998) Embo J, 17: 5718－5733.
38. Akiyama H, Chaboissier MC, Martin JF, Sched A, de Crombrugghe B (2002) Genes Dev, 16: 2813－2828.
39. Lefebvre V, Huang W, Harley VR, Goodfellow PN, de Crombrugghe B (1997) Mol Cell Biol, 17: 2336－2346.
40. Uusitalo, H, Hiltunen A, Ahonen M, Gao TJ, Lefebvre V, Harley V, Kahari, VM, Vuorio E (2001) J Bone Miner Res, 16: 1837－1845.
41. Healy C, Uwanogho D, Sharpe PT (1999) Dev Dyn, 215: 69－78.
42. de Crombrugghe B, Lefebvr V, Behringer RR, Bi W, Murakami S, Huang W (2000) Matrix Biol, 19: 389－394.
43. Rabie AB, She TT, Hagg U (2003) Am J Orthod Dentofacial Orthop, 123: 40－48.
44. Rabie AB, She TT, Harley VR (2003) J Dent Res, 82: 725－730.
45. Bi W, Huang W, Whitworth DJ, Deng JM, Zhang Z, Behringer RR, de Crombrugghe, B (2001) Proc Natl Acad Sci U S A, 98: 6698－6703.
46. de Crombrugghe B, Lefebvre V, Nakashima K (2001) Curr Opin Cell Biol, 13: 721－727.
47. Rabie AB, Tang GH, Hagg U (2004) Arch Oral Biol, 49: 109－118.
48. Foster, JW, et al (1994) Nature 372 (6506): 525－530.
49. Nakashima K, Zhou X, Kunkel G (2002) Cell, 108: 17－29.
50. Komori T, Yagi H, Nomura S, Yamaguchi A, Sasaki K, Deguchi K, Shimizu Y, Bron-

son RT, Gao YH, Inada, M, Sato M, Okamoto R, Kitamura Y, Yoshiki S, Kishimoto T (1997) Cell, 89: 755-764.
51. Kim IS, Otto F, Zabel B, Mundlos S (1999) Mech Dev, 80: 159-170.
52. Enomoto H, Enomoto-Iwamoto M, Iwamoto M, Nomura S, Himeno M, Kitamura Y, Kishimoto T, Komori T (2000) J Biol Chem, 275: 8695-8702.
53. Zelzer E, Glotzer DJ, Hartmann C, Thomas D, Fukai N, Soker S, Olsen, BR (2001) Mech Dev, 106: 97-106.
54. Cohen MM Jr (2003) Ann Acad Med Singapore, 32: 244-251.
55. Hoshi K, Komori T, Ozawa H (1999) Bone, 25: 639-651.
56. Kreiborg, S, Jensen BL, Larsen P, Schleidt DT, Darvann T (1999) J Craniofac Genet Dev Biol, 19: 75-79.
57. Banerjee, R (2001) J Biomater Appl, 16: 3-21.
58. Vastardis H, Karlmbux N, Guthua SW (1996) Nat Genet, 13: 417-421.
59. Ogawa E , et al (1993) PNAS, 90: 6859-6863.
60. Jezewski PA, Vieira AR, Nishimura C (2003) Journal of Medical Genetics, 40 (6): 399-407.
61. Jumlongras D, Bei M, Stimson JM (2001) Am J Hum Genet, 69: 67-74.
62. Berdal Al, ezot F, Pibouin L (2002) Connective Tissue Research, 43: 148-152.
63. Bell JR, Noveen A, Liu YH (1993) Genomics, 16: 123-131.
64. Newberry EP, Latif T, Battaile JT, Towler DA (1997) Biochemistry, 36: 104 51-10462.
65. Satokata I and Maas R (1994) Nat Genet, 6: 348-356.
66. Kim HJ, Rice DP, Kettunen PJ, Thesleff I (1998) Development, 125: 1241-1251.
67. Cohen SM , Bronner G, krttner G (1989) Nature , 338 : 432.
68. Cohen MM Jr (2000b) J Craniofac Genet Dev Biol, 20: 19-25.
69. Simeone A , Acampora D , Pannese M (1994) Proc Natl Acad Sci USA, 91 : 2250.
70. Thesleff I , Vaahtokari A , Vainio S (1996) Anat Reco, 245 : 151.
71. Hewitt, JEet al (1991) Genomics, 11 (3) 670-678.
72. Jabs EW et al. (1993) Cell, 75 (3): 443-450.
73. Weiss KM , Stock D , Zhao Z (1998) Eur J Oral Sci, 106 : 55.
74. Bulfone A , Kim HJ , Puelles L (1993) Mech Dev, 40 : 129.
75. Milona MA et al. , (2003) BMC Genomics, 4 (1): 43.
76. Strausberg, RL et al. (2002) PNAS, 99 (26): 16899-16903.
77. Marigo, V et al. , (1995) Genomics, 28 (1): 44-51.
78. Yasuda, T et al. (1989) J Biol Chem, 264 (13): 7720-7725.
79. Hendy, GN et al. (1981) PNAS, 78 (12): 7365-7369.
80. Florkiewicz, RZ et al. (1991) Ann N Y Acad Sci, 638: 109-126.
81. Wozney, JM (1992) Mol Reprod Dev, 32: 160-167.

82. Stoeger T, Proetzel GE, Welzel H, Papadimitriou A, Dony C, Balling R, Hofmann C (2002) Growth Factors, 20: 197-210.
83. Ernesto C, Aris N E, Elisabetta G (2003) Endocrine Reviews 24 (2): 218 235
84. Chiang C, Litingtung Y, Lee E, Young KE, Corden JL, Westphal H, Beachy PA (1996) Nature, 383: 407-413.
85. Schell-Apacik C, Rivero M, Knepper JL, Roessler E, Muenke M, Ming JE (2003) Hum Genet, 113: 170-177.
86. Hu D and Helms JA (1999) Development, 126: 4873-4884.
87. Yamazaki K, Suda N, Kuroda T (1999) Arch Oral Biol, 44: 853-860.
88. van der Eerden BC, Karperien M, Gevers EF, Lowik CW, Wit JM (2000) J Bone Miner Res, 15: 1045-1055.
89. Rabie AB, Tang GH, Xiong H, Hagg U (2003) J Dent Res, 82: 627-631.
90. Amizuka N, Warshawsky H, Henderson JE, Goltzman D, Karaplis AC (1994) J Cell Biol, 126: 1611-1623.
91. Karaplis AC, Luz A, Glowacki J, Bronson RT, Tybulewicz VL, Kronenberg HM, Mulligan RC (1994) Genes Dev, 8: 277-289.
92. Amizuka N, Karaplis AC, Henderson JE, Warshawsky H, Lipman ML, Matsuki Y, Ejiri S, Tanaka M, Izumi N, Ozawa H, Goltzman D (1996) Dev Biol, 175: 166-176.
93. Amling M, Neff L, Tanaka S, Inoue D, Kuida K, Weir E, Philbrick WM, Broadus AE, Baron R (1997) J Cell Biol, 136: 205-213.
94. Suda N, Shibata S, Yamazaki K, Kuroda T, Senior PV, Beck F, Hammond VE (1999) J Bone Miner Res, 14: 1838-1847.
95. Weir EC, Philbrick WM, Amling M, Neff LA, Baron R, Broadus AE (1996) Proc Natl Acad Sci U S A, 93: 10240-10245.
96. Lanske B, Amling M, Neff L, Guiducci J, Baron R, Kronenberg HM (1999) J Clin Invest, 104: 399-407.
97. Rabie AB, Leung FY, Chayanupatkul A, Hagg U (2002) Angle Orthod, 72: 431-438.
98. Rabie AB, Shum L, Chayanupatkul A (2002) Am J Orthod Dentofacial Orthop, 122: 202-209.
99. Gerber HP, Vu TH, Ryan AM, Kowalski J, Werb Z, Ferrara N (1999) . Nat Med, 5: 623-628.
100. Schmitz JP, Hollinger JO (1986) Clin Orthop Relat Res, 205: 299-308.
101. Hollinger JO, Kleinschmidt JC (1990) J Craniofac Surg, 1 (1): 60-8.
102. Matzenbacher SA, Mailhot JM, McPherson JC 3rd, Cuenin MF, Hokett SD, Sharawy M, Peacock ME (2003) J Periodontol, 74 (11): 1641-6.
103. Turonis JW, McPherson JC 3rd, Cuenin MF, Hokett SD, Peacock ME, Sharawy M. (2006) J Oral Implantol, 32 (2): 55-62.
104. Kroese-Deutman HC, Wolke JG, Spauwen PH, Jansen JA (2006) J Biomed Mater

Res A ，79 (3)：503 - 11.

105. 侯锐，毛天球，杨耀武，高瞻，程晓兵，陈书军，陈富林（2005）中国修复重建外科杂志，19（10）：818 - 821

106. 周海孝，胡静，戚孟春，李继华，王大章（2005）中华创伤杂志，21（6）：439 - 442

107. Lemperle SM，Calhoun CJ，Curran RW，Holmes RE（1998）Plast Reconstr Surg Mar，101（3）：660 - 72.

108. Schlegel KA，Lang FJ，Donath K，Kulow JT，Wiltfang J（2006）Oral Surg Oral Med Oral Pathol Oral Radiol Endod 102（1）：7 - 13.

109. Kaban LB，Glowacki J（1981）J Dent Res，60（7）：1356 - 64.

110. Dahlin C，Linde A，Gottlow J，Nyman S（1988）Plast Reconstr Surg，81（5）：672 - 6.

111. Saadeh PB，Khosla RK，Mehrara BJ，Steinbrech DS，McCormick SA，DeVore DP，Longaker MT（2001）J Craniofac Surg，12（6）：573 - 9.

112. 杨秀文，刘洪臣，王会信，王东胜，宁江海（2006）口腔颌面修复学杂志，7（1）：10 -12

113. 吴景泉，柳大烈，袁继龙，胡俊峰（2006）中国医科大学学报，35（5）：504 - 506

114. Einhorn TA，Lane JM，Burstein AH，Kopman CR，Vigorita VJ（1984）J Bone Joint Surg Am，66（2）：274 - 9.

115. Narang R，Laskin DM（1976）J Oral Surg Mar，34（3）：225 - 31.

116. 朱建民，金宗达，陈光忠（1993）中国中医骨伤科杂志，4：5 - 8.

117. 黄洪章，傅豫川，刘恭奇（1995）口腔医学纵横，03：138 - 141.

118. Summerford，C and Samulski，RJ（1999）Nat Med，5：587 - 588.

119. Herweijer，H and Wolff，JA（2003）Gene Ther，10：453 - 458.

120. Niidome，T and Huang，L（2002）Gene Ther，9：1647 - 1652.

121. Levy MY，Barron LG，Meyer KB，Szoka FC Jr（1996）Gene Ther，3：201 - 211.

122. Evans，CH and Robbins PD（1996）Curr Opin Rheumatol，8：230 - 234.

123. Evans CH，Ghivizzani SC，Kang R，Muzzonigro T，Wasko MC，Herndon JH，Robbins PD（1999）Arthritis Rheum，42：1 - 16.

124. Nita I，Ghivizzani SC，Galea - Lauri J，Bandara G，Georgescu HI，Robbins PD，Evans CH（1996）Arthritis Rheum，39：820 - 828.

125. Madry H，Zurakowski D，Trippel SB（2001）Gene Ther，8：1443 - 1449.

126. Kim JM，Jeong JG，Ho SH，Hahn W，Park EJ，Kim S，Yu SS，Lee YW（2003）Gene Ther，10：1543 - 1550.

127. Buttrick PM，Kass A，Kitsis RN，Kaplan ML，Leinwand LA（1992）Circ Res，70：193 - 198.

128. Ohashi S，Kubo T，Kishida T，Ikeda T，Takahashi K，Arai Y，Terauchi R，Asada H，Imanishi J，Mazda O（2002）Biochem Biophys Res Commun，293：1530 - 1535.

129. Yovandich J，O′Malley B Jr，Sikes M，Ledley FD（1995）Hum Gene Ther，6：

603 -610.

130. Xie TD and Tsong TY (1990) Biophys J, 58: 897 - 903.

131. Johnson PG, Gallo SA, Hui SW, Oseroff AR (1998) J Invest Dermatol, 111: 457 -463.

132. Tsuru M, Nagata K, Ueno T, Jimi A, Noda S, Iida S, Sata M (2002) Kurume Med J, 49: 1 - 5.

133. Grossin L, Cournil - Henrionnet C, Mir LM, Liagre B, Dumas D, Etienne S, Guingamp C, Netter P, Gillet P (2003) Faseb J, 17: 829 - 835.

134. Ohashi N, Robling AG, Burr DB, Turner CH (2002) J Bone Miner Res, 17: 284 -292.

135. Lasic DD and Papahadjopoulos D (1995) Science, 267: 1275 - 1276.

136. Goomer RS, Deftos LJ, Terkeltaub R, Maris T, Lee MC, Harwood FL, Amiel D (2001) Osteoarthritis Cartilage, 9: 248 - 256.

137. Tomita T, Hashimoto H, Tomita N, Morishita R, Lee SB, Hayashida K, Nakamura N, Yonenobu K, Kaneda Y, Ochi T (1997) Arthritis Rheum, 40: 901 - 906.

138. Park, J, Ries J, Gelse K, Kloss F, von der Mark K, Wiltfang J, Neukam FW, Schneider H (2003) Gene Ther, 10: 1089 - 1098.

139. Stayton PS, Hoffman AS, Murthy N, Lackey C, Cheung C, Tan P, Klumb LA, Chilkoti A, Wilbur FS, Press OW (2000) J Control Release, 65: 203 - 220.

140. Fielding RM (1991) Clin Pharmacokinet, 21: 155 - 164

141. Fang J, Zhu YY, Smiley E, Bonadio J, Rouleau JP, Goldstein SA, McCauley LK, Davidson BL, Roessler BJ (1996) Proc Natl Acad Sci U S A, 93: 5753 - 5758.

142. Bonadio J, Smiley E, Patil P, Goldstein S (1999) Nat Med, 5: 753 - 759.

143. Samuel RE, Lee CR, Ghivizzani SC, Evans CH, Yannas IV, Olsen BR, Spector M (2002) Hum Gene Ther, 13: 791 - 802.

144. Warren, SM, Fong, KD, Chen, CM, Loboa, EG, Cowan, CM, Lorenz, HP, Longaker, MT (2003) Tissue Eng, 9: 187 - 200.

145. Daly G and Chernajovsky Y (2000) Mol Ther, 2: 423 - 434.

146. Oligino TJ, Yao Q, Ghivizzani SC, Robbins P (2000) Clin Orthop, S17 - 30

147. Rundle CH, Miyakoshi N, Kasukawa Y, Chen ST, Sheng MH, Wergedal JE, Lau KH, Baylink DJ (2003) Bone, 32: 591 - 601.

148. Blaese RM, Culver KW, Miller AD, Carter CS, Fleisher T, Clerici M, Shearer G, Chang L, Chiang Y, Tolstoshev P (1995) Science, 270: 475 - 480.

149. Nabel EG, Plautz G, Boyce FM, Stanley JC, Nabel GJ (1989) Science, 244: 1342 -1344.

150. Laurencin CT, Attawia MA, Lu LQ, Borden MD, Lu HH, Gorum WJ, Lieberman JR (2001) Biomaterials, 22: 1271 - 1277.

151. Cone RD and Mulligan RC (1984) Proc Natl Acad Sci U S A, 81: 6349 - 6353.

152. Luk KD, Chen Y, Cheung KM, Kung H, Lu WW, Leong JC (2003) Biochem Biophys Res Commun, 308: 636 - 645.
153. Roe T, Reynolds TC, Yu G, Brown PO (1993) Embo J, 12: 2099 - 2108.
154. Robbins PD, Tahara H, Ghivizzani SC (1998) Trends Biotechnol, 16: 35 - 40.
155. Nellemann C, de Bellard ME, Barembaum M, Laufer E, Bronner - Fraser M (2001) Dev Biol, 235: 121 - 130.
156. Engstrand T, Daluiski A, Bahamonde ME, Melhus H, Lyons KM (2000) Hum Gene Ther, 11: 205 - 211.
157. Breitbart AS, Grande DA, Mason JM, Barcia M, James T, Grant RT (1999) Ann Plast Surg, 42: 488 - 495.
158. Chroboczek J, Bieber F, Jacrot B (1992) Virology, 186: 280 - 285.
159. Bramson JL, Graham FL, Gauldie J (1995) Curr Opin Biotechnol, 6: 590 - 595.
160. Ginsberg HS (1999) Adv Virus Res, 54: 1 - 13.
161. Mehrara BJ, Saadeh PB, Steinbrech DS, Dudziak M, Spector JA, Greenwald JA, Gittes GK, Longaker MT (1999) J Bone Miner Res, 14: 1290 - 1301.
162. Scaduto AA and Lieberman JR (1999) Orthop Clin North Am, 30: 625 - 633.
163. O'Riordan CR, Lachapelle AL, Vincent KA, Wadsworth SC (2000) J Gene Med, 2: 444 - 454.
164. Spector JA, Mehrara BJ, Luchs JS, Greenwald JA, Fagenholz PJ, Saadeh PB, Steinbrech DS, Longaker MT (2000) Ann Plast Surg, 44: 522 - 528.
165. Lieberman JR, Daluiski A, Stevenson S, Wu L, McAllister P, Lee YP, Kabo JM, Finerman GA, Berk AJ, Witte ON (1999) J Bone Joint Surg Am, 81: 905 - 917.
166. Okubo Y, Bessho K, Fujimura K, Kaihara S, Iizuka T, Miyatake S (2001) Life Sci, 70: 325 - 336.
167. Franceschi RT, Wang D, Krebsbach PH, Rutherford RB (2000) J Cell Biochem, 78: 476 - 486.
168. Tarkka T, Sipola A, Jamsa T, Soini Y, Yla - Herttuala S, Tuukkanen J, Hautala T (2003) J Gene Med, 5: 560 - 566.
169. Hiltunen MO, Ruuskanen M, Huuskonen J, Mahonen AJ, Ahonen M, Rutanen J, Kosma VM, Mahonen A, Kroger H, Yla - Herttuala S (2003) Faseb J, 17: 1147 -1149.
170. Jiang ZL, Reay D, Kreppel F, Gambotto A, Feingold E, Kochanek S, McCarthy SA, Clemens PR (2001) Mol Ther, 3: 892 - 900.
171. Flotte TR and Carter BJ (1995) Gene Ther, 2: 357 - 362
172. Grimm D, Kay MA, Kleinschmidt JA (2003) Mol Ther, 7: 839 - 850.
173. Huser D and Heilbronn R (2003) J Gen Virol, 84: 133 - 137.
174. Tenenbaum L, Lehtonen E, Monahan PE (2003) Curr Gene Ther, 3: 545 - 565.
175. Muzyczka N, Samulski R.J, Hermonat P, Srivastava A, Berns KI (1984) Adv Exp

Med Biol, 179: 151-161.
176. Grimm D, Kern A, Rittner K, Kleinschmidt JA (1998) Hum Gene Ther, 9: 2745-2760.
177. Xiao X, Li J, Samulski RJ (1998) J Virol, 72: 2224-2232.
178. Clark KR, Liu X, McGrath JP, Johnson PR (1999) Hum Gene Ther, 10: 1031-1039.
179. Ponnazhagan S, Yoder MC, Srivastava A (1997) J Virol, 71: 3098-3104.
180. Tan M, Qing K, Zhou S, Yoder MC, Srivastava A (2001) Mol Ther, 3: 940-946.
181. Kugler S, Lingor P, Scholl U, Zolotukhin S, Bahr M (2003) Virology, 311: 89-95.
182. Smith AD, Collaco RF, Trempe JP (2003) J Virol, 77: 6394-6404.
183. Smith-Arica JR, Thomson AJ, Ansell R, Chiorini J, Davidson B, McWhir J (2003) Cloning Stem Cells, 5: 51-62.
184. Berns KI and Giraud C (1996) Curr Top Microbiol Immunol, 218: 1-23.
185. Kessler PD, Podsakoff GM, Chen X, McQuiston SA, Colosi PC, Matelis LA, Kurtzman GJ, Byrne BJ (1996) Proc Natl Acad Sci U S A, 93: 14082-14087.
186. Tamayose K, Hirai Y, Shimada T (1996) Hum Gene Ther, 7: 507-513.
187. Conway JE, Zolotukhin S, Muzyczka N, Hayward GS, Byrne BJ (1997) J Virol, 71: 8780-8789.
188. Inoue N and Russell DW (1998) J Virol, 72: 7024-7031.
189. Salvetti A, Oreve S, Chadeuf G, Favre D, Cherel Y, Champion-Arnaud P, David-Ameline J, Moullier P (1998) Hum Gene Ther, 9: 695-706.
190. Monahan PE and Samulski RJ (2000) Mol Med Today, 6: 433-440.
191. Arai Y, Kubo T, Fushiki S, Mazda O, Nakai H, Iwaki Y, Imanishi J, Hirasawa Y (2000) J Rheumatol, 27: 979-982.
192. Madry H, Cucchiarini M, Terwilliger EF, Trippel SB (2003) Hum Gene Ther, 14: 393-402.
193. Ulrich-Vinther M, Maloney MD, Goater JJ, Soballe K, Goldring MB, O'Keefe, RJ, Schwarz EM (2002) Arthritis Rheum, 46: 2095-2104.
194. Chen Y, Luk KD, Cheung KM, Xu R, Lin MC, Lu WW, Leong JC, Kung HF (2003) Gene Ther, 10: 1345-1353.
195. Ito H, Goater JJ, Tiyapatanaputi P, Rubery PT, O'Keefe RJ, Schwarz EM (2004) Gene Ther, 11: 34-41.
196. Reynolds PN, Nicklin SA, Kaliberova L, Boatman BG, Grizzle WE, Balyasnikova IV, Baker AH, Danilov SM, Curiel DT (2001) Nat Biotechnol, 19: 838-842.
197. Cristiano RJ and Roth JA (1995) J Mol Med, 73: 479-486.
198. Ponnazhagan S, Mahendra G, Kumar S, Thompson JA, Castillas M Jr (2002) J Virol, 76: 12900-12907.
199. Nicklin SA, Buening H, Dishart KL, de Alwis M, Girod A, Hacker U, Thrasher AJ,

Ali RR, Hallek M, Baker AH (2001) Mol Ther, 4: 174 - 181.
200. Nicklin SA, Von Seggern DJ, Work LM, Pek DC, Dominiczak AF, Nemerow GR, Baker AH (2001) Mol Ther, 4: 534 - 542.
201. Nicklin SA, Dishart KL, Buening H, Reynolds PN, Hallek M, Nemerow GR, Von Seggern DJ, Baker AH (2003) Cancer Lett, 201: 165 - 173.
202. Dayoub H, Dumont RJ, Li JZ, Dumont AS, Hankins GR, Kallmes DF, Helm GA (2003) Tissue Eng, 9: 347 - 356.
203. Okubo Y, Bessho K, Fujimura K, Iizuka T, Miyatake SI (2001) J Bone Joint Surg Am, 83 - A Suppl 1: S99 - 104.
204. Yarranton GT (1992) Curr Opin Biotechnol, 3: 506 - 511
205. Huang TG, Savontaus MJ, Shinozaki K, Sauter BV, Woo SL (2003) Gene Ther, 10: 1241 - 1247.
206. Horwitz EM, Prockop DJ, Fitzpatrick LA, Koo WW, Gordon PL, Neel M, Sussman M, Orchard P, Marx JC, Pyeritz RE, Brenner MK (1999) Nat Med, 5: 309 - 313.
207. Hauschka PV, Lian JB, Cole DE, Gundberg CM (1989) Physiol Rev, 69: 990 - 1047.
208. Baker AR, Hollingshead PG, Pitts - Meek S, Hansen S, Taylor R, Stewart TA (1992) Mol Cell Biol, 12: 5541 - 5547.
209. Desbois C, Hogue DA, Karsenty G (1994) J Biol Chem, 269: 1183 - 1190.
210. Frenkel B, Capparelli C, Van Auken M, Baran D, Bryan J, Stein JL, Stein GS, Lian JB (1997) Endocrinology, 138: 2109 - 2116.
211. Stein GS, Lian JB, Stein JL, van Wijnen AJ (2000) Cancer, 88: 2899 - 2902.
212. Schinke T and Karsenty G (1999) J Biol Chem, 274: 30182 - 30189.
213. Ko SC, Cheon J, Kao C, Gotoh A, Shirakawa T, Sikes RA, Karsenty G, Chung, LW (1996) Cancer Res, 56: 4614 - 4619.
214. Hou, Z, Nguyen, Q, Frenkel, B, Nilsson, SK, Milne, M, van Wijnen, AJ, Stein JL, Quesenberry P, Lian JB, Stein GS (1999) Proc Natl Acad Sci U S A, 96: 7294 - 7299.
215. Krebsbach PH, Nakata K, Bernier SM, Hatano O, Miyashita T, Rhodes CS, Yamada Y (1996) J Biol Chem, 271: 4298 - 4303.
216. Liu Y, Li H, Tanaka K, Tsumaki N, Yamada Y (2000) J Biol Chem, 275: 12 712 -12718.
217. Tsumaki N, Nakase T, Miyaji T, Kakiuchi M, Kimura T, Ochi T, Yoshikawa H (2002) J Bone Miner Res, 17: 898 - 906.
218. Naski MC, Colvin JS, Coffin JD, Ornitz DM (1998) Development, 125: 4977 - 4988.
219. Tsumaki N, Tanaka K, Arikawa - Hirasawa E, Nakase T, Kimura T, Thomas JT, Ochi T, Luyten FP, Yamada Y (1999) J Cell Biol, 144: 161 - 173.
220. Nakanishi T, Yamaai T, Asano M, Nawachi, K, Suzuki M, Sugimoto T, Takigawa, M (2001) Biochem Biophys Res Commun, 281: 678 - 681.
221. Drissi MH, Li X, Sheu TJ, Zuscik MJ, Schwarz EM, Puzas JE, Rosier RN, O'Keefe

RJ (2003) J Cell Biochem , 90: 1287 - 1298.

222. Zheng Q, Zhou G, Morello R, Chen Y, Garcia - Rojas X, Lee B (2003) J Cell Biol, 162: 833 - 842.
223. Erickson DM, Harris SE, Dean DD, Harris MA, Wozney JM, Boyan, BD, Schwartz Z (1997) J Orthop Res, 15: 371 - 380.
224. Kirker - Head CA (2000) Adv Drug Deliv Rev, 43: 65 - 92.
225. O'Connor WJ, Botti T, Khan SN, Lane JM (2000) The use of growth factors in cartilage repair Orthop Clin North Am, 31: 399 - 410.
226. Turgeman G, Aslan H, Gazit Z, Gazit D (2002) Curr Opin Mol Ther, 4: 390 - 394.
227. Metcalf D. (1989) Nature, 339: 27 - 30.
228. Gafni Y, Turgeman G, Liebergal M, Pelled G, Gazit Z, Gazit D (2004) Gene Ther, 11: 417 - 426.
229. Wright V, Peng H, Usas A, Young B, Gearhart B, Cummins J, Huard J (2002) Mol Ther, 6: 169 - 178.
230. Blum JS, Barry MA, Mikos AG, Jansen JA (2003) Hum Gene Ther, 14: 1689 - 1701.
231. Zhang XY, La Russa, VF, Reiser J (2004) J Virol, 78: 1219 - 1229.
232. Park J, Ries J, Gelse K, Kloss F, von der Mark K, Wiltfang J, Neukam FW, Schneider H (2003) Gene Ther, 10: 1089 - 1098.
233. Chang SC, Chuang HL, Chen YR, Chen JK, Chung HY, Lu YL, Lin HY, Tai CL, Lou J (2003) Gene Ther, 10: 013 - 2019.
234. Chang SC, Wei FC, Chuang H, Chen YR, Chen JK, Lee KC, Chen PK, Tai CL, Lou J (2003) Plast Reconstr Surg, 112: 1841 - 1850.
235. Pereboeva L, Komarova S, Mikheeva G, Krasnykh V, Curiel DT (2003) Stem Cells, 21: 389 - 404.
236. Tao W, Hangoc G, Cooper S, Broxmeyer HE (2004) Gene Ther, 11: 61 - 69.
237. Qing K, Mah C, Hansen J, Zhou S, Dwarki V, Srivastava A (1999) H Nat Med, 5: 71 - 77.
238. Summerford C, Bartlett JS, Samulski RJ (1999) Nat Med, 5: 78 - 82.
239. Ju XD, Lou SQ, Wang WG, Peng JQ, Tian H (2004) Acta Pharmacol Sin, 25: 196 - 202.
240. Lee, JY, Musgrave, D, Pelinkovic, D, Fukushima, K, Cummins, J, Usas, A, Robbins, P, Fu, FH, Huard, J (2001) J Bone Joint Surg Am, 83 - A: 1032 - 1039.
241. Dragoo JL, Choi JY, Lieberman JR, Huang J, Zuk PA, Zhang J, Hedrick MH, Benhaim P (2003) J Orthop Res, 21: 622 - 629.
242. Rose T, Peng H, Shen HC, Usas A, Kuroda R, Lill H, Fu FH, Huard J (2003) Langenbecks Arch Surg, 388: 347 - 355.
243. Rutherford RB, Moalli M, Franceschi RT, Wang D, Gu K, Krebsbach PH (2002) Tissue Eng, 8: 441 - 452.

244. Rundle CH, Miyakoshi N, Kasukawa Y, Chen ST, Sheng MH, Wergedal JE, Lau KH, Baylink DJ (2003) Bone, 32: 591 - 601.
245. Baltzer AW, Lattermann C, Whalen JD, Braunstein S, Robbins PD, Evans CH (1999) Knee Surg Sports Traumatol Arthrosc, 7: 197 - 202.
246. Baltzer AW, Lattermann C, Whalen JD, Ghivizzani S, Wooley P, Krauspe R, Robbins PD, Evans CH (2000) Clin Orthop, S120 - 125.
247. Baum BJ and O'Connell BC (1995) J Am Dent Assoc, 126: 179 - 189.

15 肺癌发生机理与分子治疗

王启钊[1,2]　刀勇[1,2]　许瑞安[1,2]*

ruianxu@hqu.edu.cn

[1]国立华侨大学分子药物学研究所（院）福建泉州　邮编 362021

[2]分子药物教育部工程研究中心　福建　邮编 362021

目录

15.1 现代医学对肺癌的认识

15.1.1 概况

肺癌是目前世界范围内发病率和死亡率增长最快、预后最差的恶性肿瘤之一。在欧美绝大多数工业发达国家，以及大部分发展中国家，肺癌引起的死亡在众多的肿瘤中位居首位。在世界范围内，因肿瘤死亡的人数占总死亡人数的18%。世界上每100000人就有37.5个肺癌患者，其中比例最高的是东欧的一些国家，最低的是非洲。在美国，2003年一年就有171900例肺癌患者得到确诊，其中的157200名患者将死于这种疾病，包括88400名男性患者和68800名女性患者，这个比例占总癌症死亡人数的28%。得肺癌而死亡的人数超过大肠癌、胸腺癌以及前列腺癌死亡人数的总和。肺癌患者的存活期超过5年的只占11%。在过去20年中，我国大中城市中肺癌的发病率亦逐年上升，尤以近10年为甚，北京、天津、上海等大城市中肺癌发病率在男性恶性肿瘤中已占首位。

15.1.2 肺的生物学

15.1.2.1 肺的结构和功能

肺位于胸腔内，左右两肺分居纵隔两侧，横膈以上。肺可分为实质和间质两部分，肺实质即各级肺内细支气管直至肺泡管、肺泡囊；肺间质包括肺的血管、淋巴管和神经。肺的血管有两套系统：一是组成小循环的肺动脉和肺静脉，属于肺的机能性血管；一是属于大循环的支气管动脉和支气管静脉，是肺的营养性血管。肺有丰富的淋巴管，分浅、深两组。肺的神经由迷走神经和交感神经组成。迷走神经兴奋时，使支气管平滑肌兴奋，血管舒张，腺体分泌；交感神经兴奋时，支气管平滑肌舒张。肺内呼吸道的主要细胞有纤毛细胞、Clara细胞、杯状细胞、基底细胞、神经内分泌细胞、酸性粒细胞、鳞状细胞、Ⅰ型滤泡上皮细胞、Ⅱ型滤泡上皮细胞等。肺的主要功能是气体的交换。

15.1.2.2 肺的发育

肺的发育包括肺的生长和肺的成熟。肺的生长受胸廓容积、肺液体量和压力以及羊水等影响；肺的成熟则包括结构和生化两方面，结构性肺成熟受物理因素的调控，引起细胞凋亡的因素能造成结构性不成熟的肺，而引起细胞增殖的因素造成结构性成熟的肺；生化的成熟主要受几个内分泌器官（垂体、肾上腺、甲状腺）分泌的众多激素的调节。

肺的发育可以分为 5 个期：胚胎期，3～6 周；假腺期，6～16 周；小管期，16～28 周；囊状期，28～36 周；肺泡形成期，36 周～4 年。目前已知参与胚胎肺发育的基因包括 wnt、Hox、Smad、Nkx2.1、myc、Gli、Transferrin 和 hSOD 基因等。

wnt 基因家族编码一组信号分子，与细胞间相互通讯有关，大多被认为是胚胎发育过程中起重要作用的信号分子。Hox 基因家族中至少存在 25 个成员，来源于 4 个基因群的特异性基因在胚肺的假腺期、小管期、原始肺泡期的间充质中表达，对肺细胞系分化、成熟起重要作用，它们在树状分支呼吸系统发育中的表达顺序具高度保守性。Smad 基因为骨形成蛋白（BMP）活化素 TGF－8 途径受体信号的胞内效应基因，TGF－8 配基抑制胚肺分支形态发生，而 Smad 基因负调节肺的器官发生。myc 基因家族包括 3 个密切相关的基因，即 C－myc、N－myc、L－myc，它们都编码一种与细胞周期的调控有关的具有 DNA 结合特性的核蛋白，它们对细胞的生长、增殖、分化、凋亡和细胞周期的进程产生影响，同时对其自身基因的表达和其他的表达也有重要的调节作用。Nkx2.1 在前肠前部和肺的形态发生中以及肺上皮细胞的分化中起关键作用，而 Gli 基因中的 Gli3 对于肺的正常发育是必需的。

在胚胎发育过程中，生长因子通过自分泌和旁分泌方式不仅能控制发育肺的有丝分裂，而且有些还能介导肺的分化。多种生长因子参与调控肺的发育，如 TNF－β、KGF、TTF1（Thyroid transcription factor－1）、TGF－a、TGF－β、EGF、IGF、FGF 等，同一种生长因子在胎肺发育的不同阶段其表达部位有所不同，而不同的生长因子又可产生相似的或相反的生理作用，它们之间相互协同或相互拮抗，参与胎肺的发育。如 TNF－β 可能为前肠的形成所必需，但它也能影响 TTF1 的表达；KGF 能促进上皮细胞增殖和气道分支，能激活一些选择性表达于呼吸道上皮的基因，包括 SP－A、SP－B、SP－C 和支气管上皮分泌蛋白基因；TGF－β 抑制气管的形态形成、上皮细胞的生长和胎儿肺的分化。

15.1.3 肺癌的病因学

在过去的几十年中，大量的科学研究已发现和证实肺癌的致病因素有外因和内因两部分。外在因素主要包括吸烟、大气污染、职业因素、饮食习惯以及肺部慢性疾病等；内在因素主要指肺癌的遗传易感性，这与个人的遗传特点以及免疫状态有关。

15.1.3.1 外在因素

第十一届世界肺癌大会（西班牙巴塞罗那，2005 年 7 月）上几乎所有的研究资料均认为吸烟是肺癌的主要危险因素。肺癌发病率的增长与纸烟销售量增多呈平行关系。长期吸烟可引致支气管黏膜上皮细胞、鳞状上皮增生，诱发鳞状上皮癌或未分化小细胞肺癌。无吸烟嗜好者，虽然也可患肺癌，但以腺癌较为常见。另外，被动吸烟也会增加肺癌的发病率。吸烟导致肺癌的主要机制是烟草中的致癌物通过不同的机制引起支气管上皮细胞 DNA 损伤，如癌基因的激活（K－ras，myc）以及抑癌基因（p53，FHIT，RB）的突变和失活，导致细胞遗传信息改变、细胞转化和癌变。烟草致癌物的来源主要有三方面：①烟草在燃烧过程中由于缺氧燃烧产生的致癌化合物，主要有：多环芳烃、芳香族、胺类、亚硝胺、酚、喹啉等；②烟草本身含有的肼、砷、镍、铬、镉、铅等无机物；③在生产加工运输过程中产生的亚硝胺类化合物（TSNA），主要有：4－亚硝基去甲基烟碱（NNN）、4－甲亚硝胺基－3－吡啶-1-丁酮（NNK）、N-亚硝基毒藜碱（NAB）、4-甲亚硝胺基-3-吡啶-1-丁醇（NNAL）。其中，对肺具有特殊亲和力的NNK致癌作用最强。

工业发达国家肺癌的发病率高，城市比农村高，厂矿区比居住区高，主要原因是工业和交通发达地区，石油、煤等燃烧后和沥青公路尘埃产生的含有苯并芘致癌烃等有害物质污染大气。大气中苯并芘浓度高的地区，肺癌的发病率也增高。大气污染与吸纸烟对肺癌的发病率可能互相促进，起协同作用。肺腺癌发病率高的主要原因是大气污染，而烹饪时使用的燃料和油烟是女性肺癌发生的危险因素。

肺癌的发生还与职业因素以及饮食习惯有关。20世纪30年代文献上就有欧洲Schneeberg矿区肺癌发病率高的报道。经过多年的调查研究，目前已公认长期接触铀、镭等放射性物质及其衍化物、致癌性碳氢化合物、砷、铬、镍、铜、锡、铁、煤焦油、沥青、石油、石棉、芥子气等物质，均可诱发肺癌，主要是肺鳞癌和未分化小细胞癌。流行病学对于酒精与肺癌的相关性结果还不一致。乙醛被认为在与乙醇相关的致癌物中扮演重要的角色。

肺癌的发生还与肺部的慢性疾病相关，如肺结核、矽肺、尘肺等可与肺癌并存，这些病例中肺癌的发病率高于正常人。肺炎与肺癌之间可能存在相关性，患肺炎后肺癌患病风险在住院后显著增高并持续3年时间。此外肺支气管慢性炎症以及肺纤维疤痕病变，在愈合过程中可能引起鳞状上皮化生或增生，在此基础上，部分病例可发展成为癌肿。

15.1.3.2 内在因素——肺癌的遗传易感性

外在的环境因素并非造成肺癌的唯一因素。在吸烟的人群中，只有10%～15%发生肺癌，而10%～15%的肺癌患者并不吸烟。导致这个情况的可能原因就是肺癌的易感性存在个体差异，即肺癌的遗传易感性。人体内在因素如家族遗传以及免疫机能降低，代谢活动、内分泌功能失调等都可能对肺癌的发病起一定的促进作用。肺癌发生是个体对环境危险因素的易感性与环境致癌因素相互作用的结果，不同个体对烟草和致癌物的敏感性是不同的，流行病学资料发现肺癌患者中还存在家族聚集现象。目前，关于肺癌发生与遗传易感性之间的关系已经成为众多学者研究的热点之一。肺癌的遗传易感性主要包括代谢酶基因多态性和DNA修复能力多态性以及某些基因的突变缺失。

15.1.3.2.1 代谢酶基因多态性 在体内，化学致癌物的致癌作用受到代谢酶的控制和影响，需经过Ⅰ相酶和Ⅱ相酶的相继代谢才会失去致癌性。因此，代谢酶的遗传多态性决定了个体肺癌的易感性。目前大量的关于遗传学改变同烟草致癌物易感性间的关系主要集中在三类代谢酶基因：细胞色素p450（CYP450）家族、谷胱甘肽转硫酶（GST）家族和N-乙酰基转移酶（NAT）家族。CYP450家族属Ⅰ相代谢酶，介导氧化代谢，是外源性化学物质体内生物转化最主要的代谢酶。CYP450基因多态性与肿瘤易感性密切相关。CYP家族中研究较多的有CYP1A1、CYP1B1、CYP2A6、CYP2A13、CYP2D6、CYP2E1。谷胱甘肽转硫酶（GST）超家族属Ⅱ相代谢酶，可水解、灭活化学致癌物代谢中的亲电子疏水化合物，目前研究较多的有GSTMl、GSTM3、GSTPl、GSTT1、GSTZ1。NAT家族编码N-乙酰基转移酶，也属Ⅱ相酶，参加烟草中芳香胺等致癌物的代谢，包括两种基因型NAT1、NAT2。根据NAT1和NAT2乙酰化代谢能力不同，又分为快速型和慢速型。

除了上述主要的代谢酶基因，肺癌易感性的相关基因还包括髓过氧化物酶（MPO）、NAD（P）H醌氧化还原酶Ⅰ（NQ01）、微粒体环氧化物水解酶（mEH或HYL1）、基质金属蛋白酶（MMPs）。MPO 参加烃基的合成，并可激活烟草中的各种致癌物如苯并芘、4-氨基联苯、芳香胺等。NQ01 能催化苯并芘形成致突变的 BPDE。在这些代谢酶中，它们往往不是单一酶的多态性影响肺癌的易感性，而是多种代谢酶基因的联合作用，因此，这种联合作用越来越受到研究人员的重视。

15.1.3.2.2 DNA 修复能力多态性 DNA 修复是一系列与恢复正常 DNA 序列和维持遗传信息相对稳定有关的细胞反应。与 DNA 修复相关的酶和蛋白是由许多基因编码的，目前已发现的 130 多个人类 DNA 修复基因分布于不同的修复系统，各基因之间相互协调，当这些基因中的一个或多个发生突变或在人群中存在多态性时，将导致 DNA 修复能力的低下或缺陷。尽管机体对致癌物的代谢能力决定 DNA 遭受损伤的程度，但是 DNA 修复能力的强弱则是维持基因组稳定性和细胞正常功能的中心环节。因此 DNA 修复酶的多态性异常是决定肺癌遗传易感性的重要因素。

机体中至少存在 4 种修复通路，包括碱基切除修复、核苷酸切除修复、双链断裂修复和错配修复。涉及的基因包括 hOGG1、XRCC1、XRCC3、ERCC2、XPA、XPG、BRCA1、BRCA2、MLH1、MSH2、PMS2、MSH6 等基因。除了以上主要的通路外，还有直接修复途径，如 O^6-甲基鸟嘌呤-DNA 甲基转移酶（O^6-methyguanine-DNA methytransferase，MGMT），能有效的修复烷基化损伤，防止细胞癌变和死亡。对于 MGMT 基因的单核苷酸多态性与肺癌的易感性的关系，大部分研究结果没有得出两者之间存在显著联系。

另外，癌基因的激活以及抑癌基因的失活也与肺癌的发生有极大的关系，这部分具体内容将在后面的章节中叙述。

肺癌的发生既不是单独由基因突变引起的，也不是单独环境因素的作用，而是二者综合作用的结果，基因—环境相互作用是肺癌易感性研究的新领域，而且与个人的性别、年龄、种族等密切相关，所以有必要不断深入研究，为肺癌的防治奠定基础。总的来说，肺癌的发病原因和致病机制以及进展机制尚不十分完全清楚，有许多课题还需进一步探索研究。

15.1.4 肺癌的临床分期

自 20 世纪 70 年代以来，为指导临床优选治疗方案和判断预后，肺癌的临床分期以非小细胞肺癌（NSCLC）和小细胞癌（SCLC）分为不同的两个体系。NSCLC 的比例大概在 80%左右，而 SCLC 则占 20%左右。其中 NSCLC 包括肺腺癌、肺鳞癌以及大细胞癌（图 15-1）。SCLC 为神经内分泌型肿瘤，具有很强的侵染性，在组织学上表现为大量的具有高核质比的小细胞（较淋巴细胞大），核仁成颗粒状或不明显，细胞具有较高的有丝分裂特性。NSCLC 缺少 SCLC 的表型，在临床上较难判断。肺鳞癌常表现出鳞状上皮细胞的特性，如角质化和细胞间桥接，肿瘤细胞具有嗜曙红性或透明细胞质以及缩小的细胞核。肺腺癌是由腺上皮细胞癌变而成，常以管状、腺泡状或乳突状方式生长在肺边缘小支气管的黏液腺，核仁明显，损伤部位常伴有纤维化基质。大细胞癌的诊断是通过排除其他类型的肺癌实现的，细胞很大，胞质丰富，没有腺体、角蛋白、细胞间桥接或者其他类型癌细胞具有的特性，核仁明显。

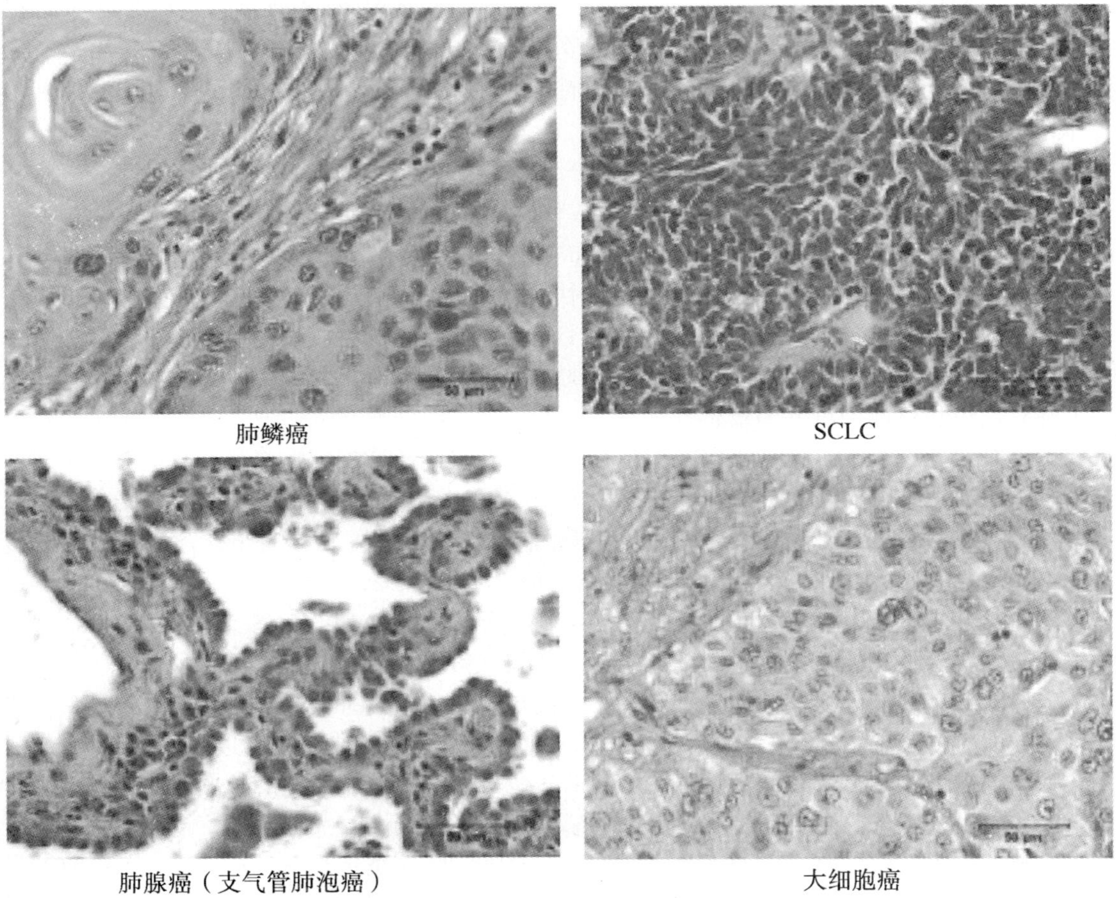

图 15-1　NSCLC 和 SCLC 的形态特征

15.1.4.1　肺癌 TNM 的定义

随着诊断和治疗的不断改进，生存率已有提高，为适应现实，临床分期已经作了多次修订。现行的国际肺癌 TNM 分期方法是根据 Mountain 在 1986 年提出来的基础上进行修订的结果。

肺癌 TNM 的定义：

T：原发肿瘤

TX　隐性癌：在支气管肺分泌物中找到的细胞癌，但在 X 线或支气管镜检未发现癌肿。

T0　无原发性癌的证据。

TiS　原位癌。

T1　肿瘤最大直径≤3cm，周围为肺癌组织或脏层胸膜，支气管镜检未证实向叶支气管近端侵犯。

T2　肿瘤直径在 3cm 以上；侵犯脏层胸膜；或任何大小的癌肿向肺门区扩展伴随肺扩张或阻塞性肺炎但其范围未达全肺；或支气管镜检查证实侵犯主支气管，但距隆突 2cm 以上。

T3 任何大小癌肿已经直接侵犯胸壁（包括肺上沟肿瘤）、膈肌或纵隔胸膜、壁层心包；或伴随肺扩张或阻塞性肺炎其肺癌范围达全肺；或在支气管镜下肿瘤侵犯主支气管，并与隆突相距不到 2cm，但未侵犯隆突。

T4 任何大小的肿瘤侵及纵隔、心脏、大血管、气管、支气管、食管、锥体、隆突；或伴随有恶性胸腔积液。

N： 区域性淋巴结

NX 无法证实区域淋巴结的转移情况。

N0 未发现有区域性淋巴结转移。

N1 支气管周围和（或）同侧肺门淋巴结转移或由原发癌肿直接侵犯。

N2 有同侧纵隔淋巴结及（或）隆突下淋巴转移或受侵。

N3 对侧纵隔、对侧肺门、同侧或对侧前斜角肌或锁骨上淋巴结转移。

M： 远处转移

MX 无法证实是否有远处转移。

M0 未发现远处转移。

M1 有远处转移——注明转移气管名称。

15.1.4.2 肺癌的临床分期

肺癌的在临床上主要分为 4 期，包括Ⅰ期（1A 和 1B）、Ⅱ期（ⅡA 和ⅡB）、Ⅲ期（ⅢA 和ⅢB）和 IV，有时还包括隐性肺癌期和 0 期（表 15－1）。

表 15－1 肺癌的临床分期

临床分期	TNM
隐性肺癌	TXN0M0
O	原位癌
1A	T1N0M0
1B	T2N0M0
ⅡA	T1N1M0
ⅡB	T2N1M0；T3N0M0
ⅢA	T3N1M0；T1N2M0；T2N2M0；T3N2M0
ⅢB	T4N0M0；T4N1M0；T4N2M0；T1N3M0；T2N3M0；T3N3M0；T4N3M0
IV	任何 T 或者任何 N 加 M1

这一分类分法适用于 NSCLC 和手术后的 SCLC。对于 SCLC 比较受欢迎的分类方法是国际肺癌研究会（IASLC）于 1989 年修订的两期分类方法（表 15－2）

表 15-2 SCLC 的临床分类标准

临床分期	病灶范围
局限期	病变限于一侧胸腔，但包括： ①有/无同侧或对侧纵隔或锁骨上淋巴结转移；②有/无同侧胸腔积液
广泛期	病变超越局限期范围

15.1.5 肺癌的诊断

近 20 年来虽然肺癌的治疗手段增多，治疗水平不断提高，但 5 年生存率仍甚低。其中的原因之一是患者就诊时发现的肺癌多数为中晚期，只有 15%～25%是 IA 期。因此，如何对肺癌高危人群进行有效的筛查和对肺癌病变进行早期诊断是提高肺癌治疗效果的关键。

15.1.5.1 影像学诊断

传统的 X 线胸部摄片在肺癌的诊断中发挥了基础性作用，由于经济、射线量小、无创等优点，是筛查肺癌的首选手段，但其存在着敏感性低的缺陷。胸部 X 线片筛查肺癌误漏诊率达 50%～90%，从而对外科可治愈阶段早期肺癌发现很困难。随着影像技术的发展如螺旋 CT、高分辨 CT、低剂量薄层 CT 等新的检查手段的出现，为肺癌的早期诊断带来希望。目前 CT 已经广泛用做肺癌的检查手段，其中螺旋 CT 更受到重视。螺旋 CT 扫描时间仅需 15～30s，一次屏气即可以完成，其辐射量小，仅相当于一张平片所接受的剂量，可准确发现小于 2～3cm 的病灶。高分辨 CT 可清晰显示肺部肿块内的支气管相空洞、液化坏死、毛刺、分叶等肿瘤特征性表现。低剂量薄层 CT 能够最大地覆盖全肺而不增加患者的放射接触量，作为筛查手段广泛应用于临床。近年，正电子发射体层扫描（PET）也用于临床诊断早期肺癌，其利用^{18}F 标记二磷酸果糖（FDG）在恶变转化细胞中过度蓄积而提供局部组织代谢信息，研究发现 PET 的阴性预测值很高，该检查呈阴性的病变往往为良性。但其分辨率较差，对于较小直径的癌变诊断尚有困难。

15.1.5.2 组织病理学

组织病理学目前仍是肿瘤诊断的“金标准”。无论是 NSCLC 还是 SCLC 最终确诊都需要组织病理学诊断结果。获取病理学诊断的方式有多种，临床应根据肺癌病灶选用。痰的细胞学检查的检出率较高可达 80%～90%。但是，由于肺癌发生在呼吸系统的末端，尤其是周围型小肺癌，痰标本容易受到留取条件、取材方式、涂片染色过程、人员素质等诸多方面因素的制约，敏感性较差，难以通过查痰明确诊断，癌前病变的检出效能更差。纤维支气管镜（BF）检查对早期中心型肺癌的诊断可能更有意义，直接观察、活检、刷检和支气管肺泡灌洗等可取得组织学、细胞学标本进行诊断。对周围型肺癌亦可经 BF 穿刺取得组织学标本，但对较早期微小病灶难以完成活检操作。为提高早期肺癌诊断阳性率，加拿大温哥华 Xillix 公司研制生产的荧光纤维支气管镜（LIBF）采用波长 400～440nm 的蓝色光照射支气管树。原位癌或早期浸润癌等恶性病变在蓝光照下可发出轻微的红色荧光，而正常组织发出绿光。恶性癌症病变的阳性率和准确度较普通 BF 高 6 倍。另外，经支气管镜采用激光诱发自体荧光技术（LIAF）用于肺癌早期诊断与定位，并取得了一定的成绩。但对靠近体表的肺泡癌及传统的肺沉默区肿瘤，纤维支气管镜仍有较大限制；在实际运用中，因为费用昂贵等原因不宜在大规模人群筛查中使用。

15.1.5.3 血清肿瘤标志物

随着分子生物学技术的不断发展，肿瘤标记物方面的研究相当活跃，在临床上，已被广泛应用于肿瘤的诊断、评估疗效、监测复发和推测预后。现阶段，癌胚抗原（CEA）、糖类抗原（CA）、细胞角质蛋白19片段（CYFRA21-1）、鳞癌相关抗原（SCC-Ag）、神经元特异性烯醇化酶（NSE）等几类血清标志物已经开始应用于临床诊断。CEA作为一种广谱的肿瘤标记物，在肺癌中有具有一定的应用价值。肺癌患者血清中CYFRA21-1含量的测定，对NSCLC的早期诊断、疗效监测和预后观察有重要价值，尤其对鳞癌，其灵敏度和特异性均高于CEA和SCC-AG，是一种很有价值的NSCLC的肿瘤标志物。NSE在各型肺癌中均有较高的敏感性，在小细胞肺癌中最高。SCC-AG对肺鳞癌的特异性较高，有助于对良、恶性疾病的鉴别诊断，也有助于肺癌的组织学分类。CA125可作为肺癌患者的独立预后指标，而不受肿瘤大小、分期、组织类型、患者年龄的影响。组织多肽抗原TPA，对肺癌具有辅助诊断价值。谷胱甘肽S转移酶-π可作为检测NSCLC的肿瘤标记物，其治疗前血清浓度水平能作为预测对含铂联合化疗方案化疗反应的一项参考指标。ABH血型抗原对提示肺癌转移和预后有一定价值。神经细胞黏附分子NCAM对SCLC的诊断、预后和监测治疗均有一定意义。单一的肿瘤标记物检测都存在各自的不足，联合检测这些标志物能最大限度地利用单项标志物之间彼此协调互补的特性，对肺癌辅助诊断具有较大意义。

15.1.5.4 基因检测

p53基因突变是肺癌中最常见的基因改变，应用PCR技术在绝大多数肺癌中均可检出突变的p53基因；细胞中K-ras基因突变分析可比临床诊断肺癌提前1年，特别是在肺腺癌中有较高的阳性率。p16基因失活不仅与肺癌的发生有关，也与肺癌的分化不良有关，p16基因的改变在肺癌的早期诊断中可作为一个新的生物标记。47%的Ⅰ-Ⅲ期NSCLC患者外周血出现FHIT位点突变蛋白，可用于早期诊断。检测血中hTERT mRNA可早期发现肺组织的恶变倾向，且可揭示患者预后。端粒酶在肺癌组织、肺癌患者支气管刷落细胞和BALF中具有很高的阳性检出率。DNA甲基化是基因表达异常最常见的形式，是肿瘤发病学研究的更深层次，众多基因中p16甲基化率最高。

15.1.5.5 基因芯片

基因组学和现代信息技术的应用，可从分子水平检测疾病，使诊断过程简单化，甚至可以在未表现症状的情况下进行精确诊断。基因芯片是指将许多特定的寡核苷酸片段或基因片段作为探针，有规律地排列固定于支持物上，然后与待测的标记样品的基团按碱基配对原理进行杂交，再通过激光共聚焦荧光检测系统等对芯片进行扫描，并配以计算机系统对每一探针上的荧光信号做出比较和检测，迅速得出所要的信息。蛋白质组是一种细胞内存在的全部蛋白质，蛋白质组学是以蛋白质组为研究对象的新的研究领域，它从整体水平研究细胞内动态变化的蛋白质组成成分、表达水平与修饰状态，了解蛋白质之间的相互作用与联系，解释蛋白质功能与细胞生命活动规律。组织芯片又称组织微阵列（Tissue microarray），可以将数十个甚至上千个不同个体的临床组织标本按预先设计的顺序排列在一张玻片上进行分析研究，是一种高通量、多样本的分析工具。组织芯片能够对大量不同组织的基因和蛋白表达模式进行分析，在分子水平对肿瘤和其他疾病进行快速、全面的高通量分析。利用基因芯片测定肺细胞癌的基因表达进一步分析这些基因特征将有助于发掘它们诊断、预后、治疗的潜能。肺癌的蛋白质组学研究主要集中在对肺癌的发生、肺癌分子标记物的寻找，以寻找更为敏感特异的早期诊断标记，在未来肺癌研究中，组织芯片将扮演十分重要的角色。

胸部X线、痰脱落细胞学、LDCT和荧光纤维支气管镜是目前常用的筛查方法。随着分子生物学和免疫学的不断发展，血清肿瘤标志物在肿瘤的普查、诊断、判断预后和转归、评价疗效和随诊等方面占有越来越重要的位置。生物芯片不仅使我们从了解单个相关基因走向探讨多个基因构成的表达模式，而且使我们可从核酸、基因、蛋白所构成的复杂系统着眼进行研究，大大扩大了研究的深度和广度。

15.1.6 肺癌的传统治疗

利用传统的肺癌的治疗方法治疗效果尚欠满意，少数早期肺癌病例病灶较小，且局限于一个肺叶内，及时进行妥善的治疗，可望获得根治。多数病人在诊断时癌肿病灶已较大，并已侵及支气管肺以外的器官组织，或已有远处转移。由于病变范围广泛，已不能获得根治，仅可进行姑息性疗法。因此早期发现、早期诊断、早期治疗是提高肺癌疗效的关键。肺癌的治疗方法主要有外科疗法、放射疗法和药物疗法以及免疫治疗这四种方法的综合应用。

15.1.6.1 手术疗法

手术疗法的目的是彻底切除肺部原发癌肿病灶和局部淋巴组织，并尽可能保留最大量的健康肺组织。各型肺癌如病灶较小，原发肿瘤局限在支气管肺内，尚未发生远处转移，病人的全身情况较好，手术后5年生存率可达50%。对于Ⅰ期和Ⅱ期肺癌病例以外科手术为主，辅以其他疗法是首选的治疗方案。未分化SCLC大多起源于较大支气管，很早就出现血道转移或广泛侵累纵隔，一般禁忌手术治疗。肺癌肺切除术的禁忌证：①广泛肺门、纵隔淋巴转移；②胸膜和心包转移；③胸外淋巴结（锁骨上、颈部、腋部淋巴结）转移；④远处转移如肝、骨、脑等器官转移，以及心、肺、肝、肾功能障碍，全身情况差，不能承受手术的病人禁忌施行肺切除。

15.1.6.2 放射疗法

放射治疗是局部杀伤癌肿病灶的一种手段，在各型肺癌中未分化SCLC对放射治疗最为敏感，次之为肺鳞癌，肺腺癌和支气管腺癌敏感度更低。不适于施行手术治疗者应考虑放射治疗或抗癌药物治疗以改善症状和延长寿命。不愿接受手术治疗的肺癌病人，单纯放射治疗3年生存率约为10%，5年生存率则降到3%。放射治疗可引起倦乏、低热、胃纳减退、骨髓造血机能抑制、放射性肺炎、肺纤维化和癌肿中央部分坏死液化形成癌空洞以及局部皮肤损害等放射反应和并发症，在治疗期中应予注意。下列情况一般不宜施行放射疗法：①全身情况不佳，呈现恶病质者；②高度肺气肿放射疗法易引起气胸和呼吸功能代偿不全者；③全身或胸膜、肺广泛转移者；④癌变范围广泛，大面积放射治疗后将引起肺纤维化或广泛放射性肺炎者；⑤癌性空洞伴有严重感染者。

15.1.6.3 药物疗法

抗癌药物有抑制癌细胞的生长繁殖和杀灭癌细胞的作用，临床上可以单独应用于晚期肺癌病例起姑息治疗作用以缓解症状。在更多的情况下是与手术及/或放射等疗法综合应用，防止癌肿转移、复发，提高长期生存率。未分化SCLC对抗癌药物最为敏感，肺鳞癌次之，腺癌敏感度最低。现在认为，间歇联合化疗亦即按癌细胞类型，结合细胞动力学原理，合理选择几种药物，间隔一定时间，联合应用，可发挥药物的协同作用，能延长缓解期，减轻毒性反应，其治疗效果比单用一种药物要好。常用的药物组合有：①环磷酰胺-阿霉素-甲氨蝶呤；②环磷酰胺-长春新碱-甲基环己亚硝脲-博莱霉素；③环磷酰胺-阿霉素-顺氯氨铂；④氟尿嘧啶-长春新碱-甲基节肼等。各种抗癌药物都可产生副作用，如恶心、呕吐、食欲减退、脱发、白细胞减少等。

15.1.6.4 免疫疗法

癌肿病人常呈现免疫功能抑制，而且免疫功能愈低，预后愈差。应用免疫疗法作为治疗肺癌的一种辅助措施，可能有助于机体对癌肿的抵抗能力。非特异性免疫疗法由应用卡介苗、短小棒状杆菌、转移因子、干扰素等生物制品或左旋咪唑等药物以激发人体免疫功能。特异性免疫疗法则应用经过处理的自体肿瘤组织，提取抗原或制成疫苗，加用佐剂后作皮下接种。免疫疗法常与手术治疗综合应用，但治疗效果尚不肯定。

到目前为止，针对肺癌还没有一种行之有效而安全的治疗方法。肺癌的主要治疗方法是以外科手术为主的多学科综合治疗，包括放疗、化疗和生物治疗等。虽然近年来化疗、放疗和手术方法不断发展，但肺癌患者总的 5 年生存率仍没有得到明显的改善。分子生物学理论和技术的飞速发展对肺癌癌变、侵袭转移的分子机理以及一些生物信号传导通路的认识得到进一步加深，为肺癌的早期诊断和开发新的治疗方法提供了机会。“肺癌基因治疗”就是 20 世纪末医药界贡献给人类的一个“礼物”。

15.2 肺癌发生的分子机理

肺癌是由正常的上皮细胞癌变而来的，在癌化的过程中，上皮细胞发生了一系列形态学和分子上的变化。分子生物学和人类基因组学的发展使人们对肺癌癌变、侵袭转移的分子机理，以及一些生物信号传导通路的认识得到进一步加深。目前关于癌症的理论认为，10 个或超过 10 个基因的改变才能导致肿瘤表现出临床症状，单独一种基因的突变不足以致癌。肺癌的发生也是一个多基因、多步骤的过程，基因组的改变可以发生在染色体水平，也可以在核苷酸水平，还可以通过 DNA 的甲基化来实现。核苷酸水平的基因组改变可以通过基因突变、基因插入、基因缺失等多种方式实现。这种变化的结果会导致癌基因以及其他促进肺癌发生基因的激活和抑癌基因的失活。在 NSCLC 和 SCLC 中，染色体畸变、癌基因激活以及抑癌基因失活等行为方式都有显著的不同。

15.2.1 染色体异常与肺癌

在恶性肿瘤发生发展过程中，众多的分子水平异常改变在癌变细胞内逐渐累积，构成细胞组织病理学改变的基础。其中染色体的异常改变通常被称为染色体不稳定性（chromosome instability，CIN），常表现为整条染色体数目的减少或增加（异倍体）以及结构的异常如染色体片段的扩增、缺失和易位。在肺肿瘤中，CIN 常表现为复杂的不稳定的畸变，这和一般的血液肿瘤 CIN 在表现形式上有所不同，后者主要是简单的稳定的染色体畸变。

早期肺癌细胞有丝分裂指数很低，很难获得足够处于分裂中期的细胞以进行详细的细胞遗传学分析（cytogenetic analysis）。另外，CIN 常和一些没有标记的染色体混合在一起，这给 CIN 的鉴定带来了很大的困难。随着分子细胞遗传技术的发展和应用，特别是荧光原位杂交（FISH）以及在此基础上建立起来的比较基因组杂交（comparative genome hybridization，CGH）、微阵列 CGH（array CGH）、比较表达序列杂交（comparative expressed sequence hybridization，CESH）等技术的相继出现，使细胞遗传分析越来越精确，可根本上解决肺癌肿瘤细胞 CIN 检测过程中面临的难题，极大地促进了肺癌 CIN 的研究。

在肺癌中，第一个被发现的重复发生的 CIN 是 3p 的缺失，由 Whang - Pang 等于 1982 年在 SCLC 上发现。3p 缺失在所有肺癌组织学类别中发生的频率最高，几乎所有的 SCLC 和 NSCLC 中都能检测到。在 3p 上存在具有对肺癌的发生起重要作用的肿瘤抑制基因。通过 CGH 检测发现，SCLC 中，3p、4p、4q、5q、8p、10q、13q、17p 经常发生染色体缺失，而 3q、5p、8q、19q 以及 Xq 上很容易产生染色体扩增。NSCLC 的 CIN 较 SCLC 更为复杂，已有报道的染色体缺失包括 3p、4q 、6q、8p、9p、9q、13q、17p、18q、19p、21q 和 22q，染色体的扩增则主要发生在 1p、1q、3q、5p、7p、7q、8q、11q 以及 12q（表 15 - 3）。其中最突出的改变包括 1q21 - 31、3q26 - qter、5p13 - 14、8q23 - qter 等区域的扩增，以及 3p14 - 21、8p21 - 23、17p12 - 13 等区域的缺失。CIN 与不同的组织亚型及生物学表型有关。1q、5p、8q 的染色体扩增在肺腺癌和肺鳞癌中的发生频率都较高。3q24 - qter、20p13 区域扩增在肺鳞癌中明显高于肺腺癌。另外，4q 的缺失在肺鳞癌中的发生频率较高，而 6p 的缺失在肺腺癌中更为常见。同时，肺腺癌中 20q13 扩增可能与肿瘤的侵袭性有关，而 7q 和 8q 的扩增很可能与肿瘤的恶性程度增高有关。

在转移性肺腺癌中，1q 的过度表达紧跟着发生 8q、20q 相关基因的过度表达以及 3p、4q、6q、9p、9q,、13q 的缺失。另外，3p12 - p14、3p22 - p24、4p13 - 15、4q21 - qter、6q21 - qter、8p、10q、14q21、17p12 - p13、20p12、21q 的缺失以及 1q21 - q25、7q11、9q34、11q12 - q13、14q11 - q13、17q25 的过度表达都与肺腺癌的侵染性相关。

NSCLC 和 SCLC 的 3p 和 4q 上的染色体缺失突变情况基本相同，突变的频率分别为 75％和 50％。另外，两者在 5p、7p22.3、11q13.1 - 11q14.1 区域上的染色体扩增频率也较为一致。

表 15 - 3 染色体畸变与肺癌

	染色体	
	缺失	扩增
NSCLC	3p、4q、6q、8p、9p、9q、13q、17p、18q、19p、21q、22q	1p、1q、3q、5p、7p、7q、8q、11q 、12q
SCLC	3p、4p、4q、5q、8p、10q、13q、17p	3q、5p、8q、19q、Xq

关于肺癌中染色体变异的机制，了解甚少，现在比较一致的看法是端粒的功能紊乱以及染色体的断裂融合桥事件可能起比较重要的作用，但是具体的染色体核型变异事件以及可能的细胞发生途径还不清楚。Honlund 等对 Mitelman 癌症染色体变异数据库（mitelman database of chromosome aberrations in cancer）共 432 例肺癌细胞遗传学异常分析表明，肺癌发生可能通过三条途径实现，分别是+7、3p -以及+12 途径，其中 3p -途径主要表现为缺失，而+12 途径则主要表现为扩增。肺癌中染色体核型变异事件也可能通过三个不同的时期，Ⅰ期的肿瘤表现为 CIN 较少，而且+12 途径和 3p -途径区分明显，Ⅱ期的肿瘤细胞+12 途径和 3p -途径区分不明显且 CIN 增加，Ⅲ期的肿瘤出现多倍体并高度复杂化。特别的，染色体核型变异事件和肺癌的形态学分类没有明显的联系，这可能表明肺癌细胞的核型演变模式可能与组织学分类无关。

15.2.2 端粒、端粒酶与肺癌

端粒是真核细胞线性染色体末端的特殊的蛋白质- DNA 结构，是维持染色体结构完整性所必需的，由端粒酶以逆转录方式合成。Muller 首先发现染色体末端结构对染色体稳定十分重要，并命名为端粒（telomere）。20 世纪 70 年代，Blackburn 利用四膜虫（tetrahymena）揭示了端粒的初步结构，由几个核苷酸（富含 G）组成的 DNA 重复片断，重复的次数由几十到数千不等。1984 年 Grieder 和 blackburn 发现四膜虫提取物能使寡聚核苷酸延长，证实了端粒酶（telomerase）的存在。进一步的研究揭示端粒与端粒酶在细胞的生长及肿瘤形成过程中起非常重要作用，现已成为一个研究的热点。

15.2.2.1 端粒

端粒是由短串联重复序列（TTAGGG）n 组成，长度在 5～20kb 范围内，随不同个体或同一个体的不同年龄、来源以及细胞的状态不同而不同。人类端粒 DNA 由长约 7000～10000bp 的双链区和约几百个核苷酸组成的富含鸟苷酸（G - rich）的单链 DNA 3′突出末端组成。端粒上结合有端粒结合蛋白（telomere binding proteins，TBP）。TBP 与端粒特异结合，一方面可保护端粒，使其免受化学修饰和核酸酶降解；另一方面还参与端粒长度和端粒酶的调节。根据与端粒 DNA 结合的部位不同，端粒结合蛋白分为双链端粒结合蛋白和单链端粒结合蛋白两大类。双链端粒结合蛋白能特异地识别并结合于端粒 DNA 双链区，如哺乳动物的 TRF1；单链端粒结合蛋白能特异地识别并结合于端粒 DNA 富含 G 的单链区，如人类的端粒保护蛋白 1（human protection of telomeres 1，hPOT1）。

hpot1 基因在 2001 年被鉴定为看家基因（gate gene），定位于 7 号染色体上，其 mRNA 在人体所有组织中均可检测到。Baumann 等利用卵巢组织来源的 cDNA 首次成功克隆 hpot1 基因，全长约 120kb，有 22 个外显子，翻译起始于第 6 外显子，cDNA 全长 2631bp，编码区为 24 - 1928bp。由于 hpot1 外显子的剪接变异，产生 5 种 hPOT1 剪接变异体蛋白。

hPOT1 蛋白有两大结构域：OB fold（oligonucleotide/oligosaccharide binding fold）和 TRF1 蛋白相互作用结构域。OB fold 是一个小结构域，可以和寡核苷酸、寡糖或多肽特异结合。该结构域包括由 5 条链组成的高度弯曲的反向平行 β -桶形（β - barrel），β -桶形的侧面和 2 个突出环 L12、L45 构成一发夹状或沟状结构，单链端粒 DNA 就嵌于其中。OB fold 是单链端粒结合蛋白家族共有的结构域，具有保守性，可以特异识别单链端粒 DNA 特定序列。hPOT1 蛋白在单链端粒 DNA 上的最小结合位点（minimal binding site，MBS）是 d（TAGGGTTAG）。单链端粒 DNA 3′游离末端的存在并不是 hPOT1 蛋白与单链端粒 DNA 结合的必要条件，但当单链端粒 DNA 3′游离末端存在时，hPOT1 蛋白则优先与该处的 MBS

结合。hPOT1 蛋白与 MBS 的结合具有高度的序列特异性，MBS 中除 7 位 T→A 突变外，其他的突变均使 hPOT1 蛋白无法识别 MBS。因此，hPOT1 蛋白能以高度的特异性与 G-rich 单链端粒 DNA 结合，而不与 C-rich 单链端粒 DNA 和双链端粒 DNA 结合。由于 OB fold 一直被认为通常只与 2-5nt 位点结合，因此 hPOT1 蛋白可能以二聚体的形式与 MBS 结合。OB fold 结构域不是 hPOT1 蛋白与端粒结合的唯一途径，hPOT1 蛋白可以通过与 hTRF1 结合而间接结合在端粒上。TRF1 蛋白相互作用结构域是 hPOT1 蛋白与 hTRF1 结合的结构基础。hPOT1 蛋白的主要功能是保护染色体末端、稳定端粒结构以及调节端粒长度，但有关 hPOT1 蛋白与肿瘤的相关研究不多。

正常细胞在增殖过程中，存在一个所谓的末端复制问题，DNA 聚合酶不能从头合成 DNA，必须以 RNA 引物从 5′向 3′方向合成。当引物降解时，新合成的 DNA 链 5′端留下一端无法填补的缺口，使后随链的端粒序列复制而进行性缩短。细胞中存在端粒酶，它能以自身携带的 RNA 为模板，合成 DNA，从而延长染色体的末端。然而，在正常的细胞中，端粒酶的活性极低，随着年龄的增长或传代次数的增加，端粒的长度逐渐缩短，当端粒的长度缩短到一定程度时，细胞即停止分裂，开始衰老。端粒长度的缩短而导致细胞分裂的停止的机制尚不清楚，目前有三种理论：第一种认为不断缩短的端粒最终将会影响到邻近的基因；第二种认为端粒 DNA 的完全丢失将会产生损伤的信号，激活 P53；第三种认为不是损伤的信号，而是缩短了的端粒本身激活了 P53。现更倾向于第三种理论。在那些端粒长度随细胞分裂而逐渐缩短的细胞是不能检测到端粒酶的活性的；而在不断增殖的细胞中，端粒酶是有活性的。

端粒高度的保守性表明端粒具有非常重要的作用。其主要功能包括：①保护染色体末端。真核生物的端粒 DNA-蛋白复合物如帽子一般保护染色体末端免于被化学修饰或被核酶降解，同时可能还有防止端粒酶对端粒进行进一步延伸的作用。改变端粒酶的模板序列将导致端粒的改变，从而诱导细胞衰老和死亡。②解决染色体复制时末端丢失的问题。细胞分裂、染色体进行半保留复制时存在染色体末端丢失的问题。随着细胞的不断分裂，DNA 丢失过多，导致染色体断端彼此发生融合，形成双中心染色体、环状染色体或其他不稳定形式。端粒的存在可以起到缓冲保护的作用，从而防止染色体在复制过程中发生丢失或形成不稳定结构。③细胞的“生命钟”。染色体复制的上述特点决定了细胞分裂的次数是有限的，端粒的长度决定了细胞的寿命，故而被称为“生命的时钟”。④固定作用。染色体的末端位于细胞核边缘，人类端粒 DNA 和核基质中的蛋白相互作用，以′TTAGGG′结构附着于细胞核基质。

15.2.2.2 端粒酶

人端粒酶由三部分组成：端粒酶相关蛋白（TP1）、端粒酶 RNA 组分（hTR）及端粒酶催化亚单位（hTERT）。TP1 是一种结构蛋白，是介导端粒酶与其他分子间相互作用的调节亚单位，在大多数组织中均表达，不能反映端粒酶活性。端粒酶 RNA 亚基是合成端粒 RNA 的模板，对于端粒酶的结构和催化活性都十分重要。端粒酶 RNA 成分定位于染色体 3q26.5。人类端粒酶 RNA 组分基因大约含 450 个核苷酸，其中模板区为 5′-CUAACCCUAAC-3′，能够指导端区 TTAGGG 的合成。hTR 的二级结构包括一个高度保守的伪足区，三段保守序列 CR4、CR5、CR7，以及一个 H/ACA 框。作为模板的 RNA 序列处于伪足区中，这个区域对端粒酶的作用十分重要，这是一个独特的 RNA 结构，单链 RNA 通过折叠形成三螺旋结构。hRT 在所有细胞中均表达，也不能作为端粒酶活性指标。hTERT 蛋白是端粒酶活性主要限制因子，其功能区部分与逆转录酶极为相似，其 mRNA 的表达水平与端粒酶活性水平始终保持一致。大多数体细胞不表达 hTERT，但却含有端粒酶的其他组分。hTERT 定位于染色体 5p15.33，其基因跨度超过 37kb，包括 16 个外显子和 15 个内含子，其中外显子位于 62 - 1354bp，内含子长 104 - 8616bp。外显子还包括了启动子，hTERT 基因启动子位于 59bp 区，属于逆转录因子家族，在 hTERT 基因转录中起重要作用。人类的端粒酶具有 7 个保守序列结构域单元和端粒酶特异性结构域单元 T，这是端粒酶和逆转录酶具有的共同结构。N 末端的 200 个氨基酸在不同的物种中有很大的差别，200～400 氨基酸富含 Arg 和 Pro，在蛋白-蛋白结合中起重要作用。从 601 氨基酸开始，各种 TERT 具有高度的同源性。根据拼接方式的不同，可以产生多种形式的端粒酶，其中主要是 α 拼接和 β 拼接（图 15 - 2）。

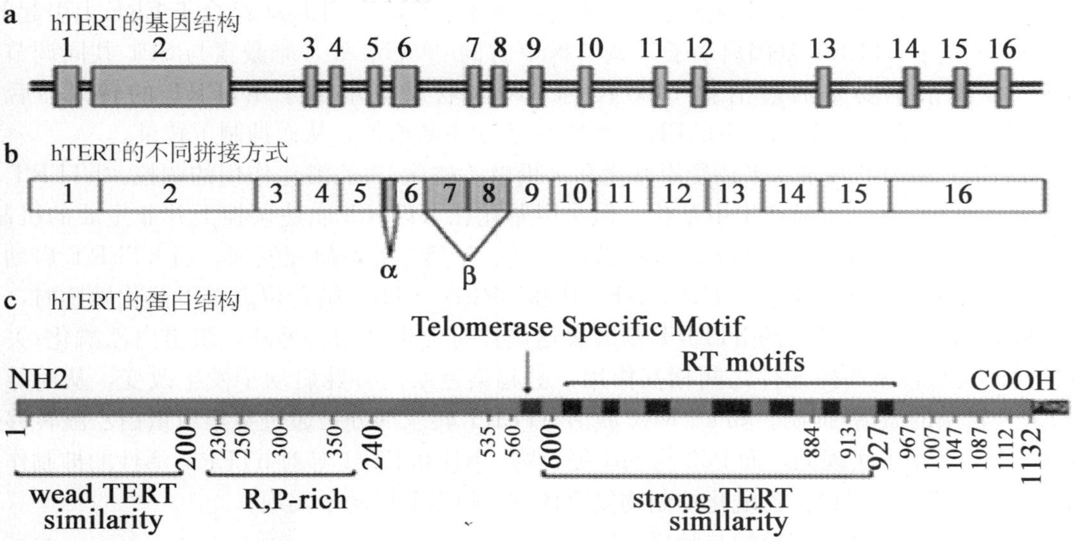

图 15 - 2：a. hTERT 的基因组结构　b. hTERT 的拼接方式　c. hTERT 的一级结构序列

端粒酶是一种 RNA 依赖的 DNA 聚合酶，它有别于一般的 DNA 聚合酶，是一种专一的反转录酶，能识别端粒序列中富含 G 的链，以自身所含的 RNA 为模板，从头合成端粒添加到端粒 DNA 3′端，以补偿细胞分裂时染色体末端的缩短，解决末端复制问题。端粒酶合成端粒必须有 3 个步骤：①端粒酶 RNA 组分对染色体末端的特异性识别和结合；②根据端粒酶内含的 RNA 模板添加互补的核苷酸并聚合；③染色体移位和重新定位使端粒重复序列得以连续复制。随后一种单链 RNA 聚合酶合成其互补链。端粒酶的另一功能是修复作用。

作为端粒酶激活的限速因素，hTERT 已成为研究端粒酶基因表达调控的主要对象。对它的调节包括转录、转录后等多个方面，其中通过对其启动子的调节而影响 hTERT 的转录是主要的调节方式。启动子区域内潜在的转录调节位点包括：5 个 SP1、MAZ、转录因子 hHLHZ 家族、C - Ets - 2、AP - 2、CCAC 盒、一个 C - myc 位点。起正调控因素的有 C -

myc、Sp1、人乳头状瘤病毒、类固醇激素等；起负调控的有 Mad1、P53、RB、E2F、肿瘤抑制因子、MZF-2 等。其中，研究最多的有：①c-Myc/Max/Mad 网络。C-Myc 和 Mad 都能与 Max 形成二聚物并结合到 hTERT 启动子的 E-box 上，c-Myc/Max 异二聚体能激活 hHTERT 基因的表达，而 Mad/Max 异二聚体则抑制 hTERT 转录。②Sp1 与 c-Myc 和 P53。hTERT 核心启动子中包含五个 GC 框，它们是转录因子 Sp1 潜在的结合位点，对于 hTERT 启动子的活化是绝对必需的。对 hTERT 启动子 ATG 上游 181bp 区域的所有 Sp1 结合位点进行突变，可以使 hTERT 的表达下调 90%。虽然 Sp1 促成 hTERT 转录的确切机制尚未明确，但在一些特殊类型细胞里，Sp1 联合 c-Myc 激活 hTERT 转录已经被许多试验证实，它们的表达与 hTERT 的转录活性之间存在正相关，是 hTERT 表达的主要决定因子。P53 能与 Sp1 相互作用阻止 Sp1 结合到 hTERT 启动子上，抑制 Sp1 对 hTERT 表达的上调作用。而当在核心启动子内 Sp1 结合位点突变时，会减弱 P53 对 hTERT 启动子的抑制，说明 P53 的抑制作用需要转录因子 Sp1 参与。在 hTERT 启动子序列上有 2 个雌激素反应元件（ERE），一个位于 hTERT 5′端调节域的-2677bp 处。在乳腺癌和子宫内膜癌 ER 阳性细胞中，雌激素对此 ERE 的活化作用是通过雌激素受体 α（ERα）结合于 ERE 上引起的。另一 ERE 位于 hTERT 基因启动子 5′调节区下游的-950bp 处，雌激素与 SP1 共同调节该 ERE。孕激素主要是通过活化 MAPK/PERK 级联反应增加了 hTERT 的转录。后期 hTERT 水平下降，则是由于 MAPK 导致 P21 表达不断增加，从而抑制了转录。

hTERT 基因的转录水平还受甲基化和组蛋白乙酰化/去乙酰化作用的调控。hTERT 启动子中富含 GC 区，容易产生甲基化。但是甲基化在 hTERT 表达调控上并非主要的机制，因为到目前尚未能确定上述两者之间的普遍联系。虽然如此，研究发现，当 hTERT 启动子上的某些转录因子（c-Myc、E2F、NF-B 和 CREB/ATF）结合位点对甲基化敏感时，甲基化可能对某些细胞类型的 hTERT 基因表达调控有促进作用。另外，组蛋白乙酰化/去乙酰化被证实与转录调控元件之间相互作用，引起染色质内特殊启动子发生改变，从而导致 hTERT 转录的激活/抑制。如 c-Myc 激活 hTERT 转录部分是通过募集组蛋白乙酰转移酶到 hTERT 启动子实现的，而 P53 与 Sp1 复合物、RB 和 E2F1 等对 hTERT 活性的抑制作用部分是通过募集组蛋白去乙酰化抑制物复合体到 hTERT 启动子实现。

15.2.2.3 端粒、端粒酶与肺癌

肿瘤细胞在其增殖过程中，随着细胞分裂，其端粒并不缩短甚至延长，使细胞逃避衰老和死亡，获得无限增殖的能力。端粒和端粒蛋白组成端粒蛋白 DNA 复合体，给染色体末端提供一个保护“帽”，防止核酸外切酶和连接酶的攻击，防止染色体末端的端端融合、重组、降解，保证细胞在有丝分裂时染色体准确分离，在减数分裂时染色体的配对和运动。因此，端粒酶活性是细胞永生化的关键步骤，人体绝大多数恶性肿瘤平均 85%以上存在端粒酶活性，在肺癌中为 80%以上，而在正常组织中无端粒酶活性。端粒酶活性在肺癌的极早期甚至在癌前期即可检测到，约 85%肿瘤细胞中检测到端粒酶活性，同时在转录水平也能检测到 hTERT 活性。因此，hTERT 有望作为肺癌诊断的新标志物，对肺癌的早期诊断有重要意义。hTERT 基因也是肺癌进展和癌细胞分化的一个重要标志，与肺癌的进展和预后不良有关，但是它与手术时患者平均年龄、性别、细胞组织类型及肿瘤大小等并没有直接的关系。

15.2.3 癌基因与肺癌

癌基因（oncegene）是指其编码的产物与细胞的肿瘤性转化有关的基因，它以显性的方式作用，对细胞生长起阳性作用，并促进细胞转化。可分为两大类：一类称病毒癌基因，是逆转录病毒中能够使细胞发生恶性转化的基因；另一类称细胞转化基因，它存在于细胞中，能使正常细胞转化为肿瘤细胞，如 K－ras。癌基因的发现可追溯到动物致癌病毒的研究，Rous 于 1911 年首先发现鸡肉瘤病毒（RSV），它能使鸡胚成纤维细胞在培养中转化，也能在接种给鸡后诱发肉瘤。以后的研究证明，它是一种 RNA 逆转录病毒（retrovirus）。

Coe 等鉴定了 159 个 NSCLC 和 SCLC 中的基因，发现 22 个参与细胞周期的基因表达在 NSCLC 和 SCLC 中不同。在 NSCLC 中改变的癌基因主要包括 K－ras、ErbB1（EGFR）、ErbB2（HER－2/neu）、myc、raf、bcl－1、bcl－2 以及 cyclin D1，而在 SCLC 中激活或过表达的癌基因有 myc、raf、myb、ErbB1、Bcl－2、fms、rlf、Kit/SCF、GRP/GRP－R 等。

15.2.3.1 K－ras

Ras 基因最初是在 Kirston 和 Hayvey 大鼠肉瘤中首先发现的，转导了 ras 基因的 NIH/3T3 细胞能发生恶性转化，从而确定了其癌基因的地位。进一步研究发现多数人类肿瘤中均有 ras 基因的突变激活，其中最常见于肺癌、胰腺癌和结肠癌。Ras 基因家族由 K－ras、H－ras、N－ras 三个密切相关的成员组成，蛋白序列具有 85%的同源性，其中 K－ras 基因与肺癌的关系最为密切。K－ras 在 NSCLC 中的突变频率在 15%～50%左右，特别是在肺腺癌中表达最高，达 30%～56%，并且和吸烟相关，而 K－ras 基因的突变率在小细胞肺癌（SCLC）中很少发生，甚至有报道未发现有 K－ras 基因突变。

K－ras 基因定位于人类的第 12 号染色体上（12p12.1）（图 15－3），含有 4 个编码外显子和 1 个 5′端非编码外显子，通过不同的拼接可以产生两种不同的蛋白质，K－ras4A 具有 188 个氨基酸，而 K－ras4B 比其他的 ras 蛋白多一个氨基酸（189），两者的 C 末端不同。其分子量为 21kD，又称都为 P21 蛋白。在 Ras 蛋白中，1－165 氨基酸序列高度保守，其余 C 末端氨基酸为可变区域（图 15－4）。在保守序列中，存在多种分子的结合位点，包括 GTP 结合位点、效应物结合位点以及参与 GEF（鸟嘌呤核苷酸交换因子，Guanine nucleotide exchange factor）反应的开关Ⅰ环和参与 GTP 激酶激活蛋白（GTPase activating protein，GAP）反应的开关Ⅱ环。可变的 C 末端与转录后修饰有关，其中末尾的 CAAX 可以与脂质结合，而 K－ras4A 和 K－ras4B 恰好在这个位置不同，因此它们的翻译后修饰也不尽相同。

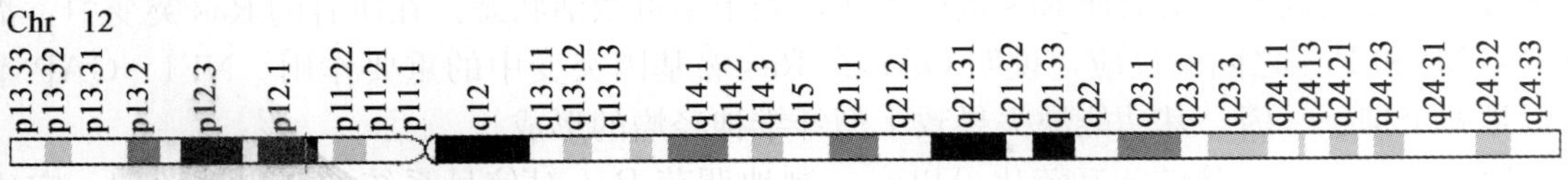

图 15－3 K－ras 在染色体上的定位（来源：GeneCard）

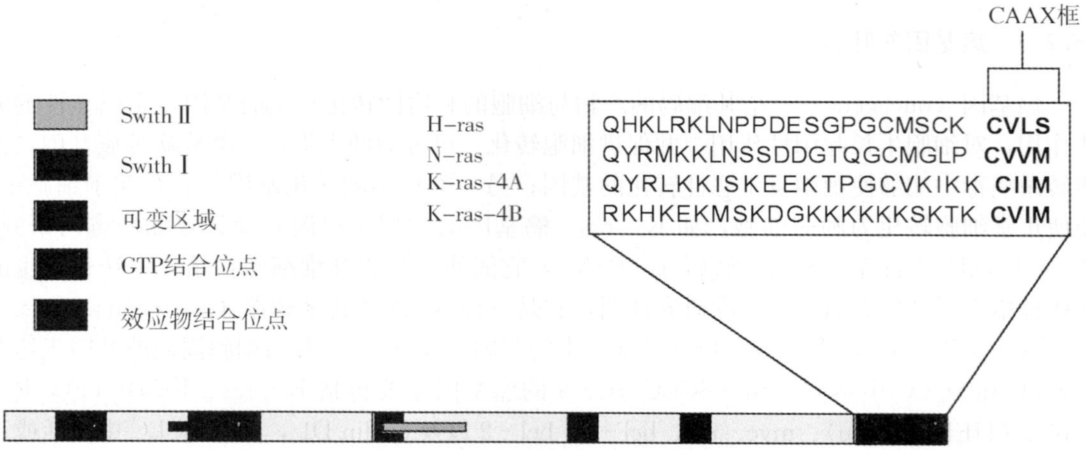

图 15-4 K-ras 家族蛋白的一级结构序列

Ras 蛋白形成后，需经过四个步骤的翻译后修饰，才能形成有功能的蛋白，定位到细胞膜（图 15-5）。Ras 蛋白的膜定位对于其发挥功能是必需的。第一步，在法尼基转移酶（Farnesyl transferase）的作用下，在 C 末端添加一个法尼基，在法尼基转移酶抑制剂存在的情况下，其 C 末端可以在牻牛儿牻牛儿Ⅰ型或Ⅱ型转移酶的作用下添加一个牻牛儿基团。法尼基转移酶和牻牛儿牻牛儿转移酶都能能识别 Ras 蛋白的 C 末端的 CAAX 序列（C，Cys；A，Leu，Ile，Val；X，Met，Ser，Leu，Glu），其中 X 的不同决定了其修饰的是法尼基还是牻牛儿牻牛儿基。第二步，在蛋白酶的作用下去除末端的 AAX。第三步，蛋白末端羧甲基化，作用的酶是 S-腺苷甲硫氨酸转移酶。最后，K-ras4A 末端的半胱氨酸棕榈酰化，定位到细胞膜上，而 K-ras4B 则是通过其末端的带有正电荷的赖氨酸序列以静电结合的方式定位于细胞膜。

Ras 途径的激活可以有很多方式，包括酪氨酸激酶、整合素、蛇型受体（serpentine receptors）、异三聚 G 蛋白（heterotrimeric G-proteins）、细胞因子受体等，其中了解最清楚的是酪氨酸激酶，如 EGF 受体。当配体和 EGF 受体结合后，引起 EGF 受体的寡聚化，使其活性位点暴露并磷酸化，Grb2 能识别酪氨酸激酶上的磷酸化的 SH2 区域并与之结合，Grb2 也能识别并结合细胞膜上的 GEF（如 SOS-1 或 CDC25），这样 GEF 就能和 Ras 蛋白反应，引起 Ras 蛋白构象的变化，结合 GTP 而释放 GDP。GEF 在细胞膜上的定位对于 Ras 的激活起关键的作用。Ras 的激活以 GTP 的水解结束。但是，Ras 蛋白本身就具有较低的 GTPase 活性，GTPase 活性可以被 GAP（NF1-GAP 和 p120-GAP）激活，GAP 结合后其水解速度可提高 1 万倍而使 Ras 蛋白失活，处于不可激活状态。在所有的 Ras 突变中，都缺少 GAP 和 Ras 之间的反应，说明 GAP 在 Ras 癌基因突变中的重要作用。NF1-GAP 本身就是一个抑癌基因，其功能缺失导致Ⅰ型纤维神经瘤的形成。

通过 GTP 和 GDP 的相互转化可以有节制地调节 Ras 对信号系统的开启和关闭，完成生长分化信号传入细胞内的过程。在正常状态下，因为 GTPase 活性和 GAP 的存在，Ras 信号途径只是暂时的出于开启状态，而 Ras 突变、NF1-GAP 失活或者 Ras 过量表达，都能使 Ras 信号途径一直处于开启状态，诱导癌症的发生。

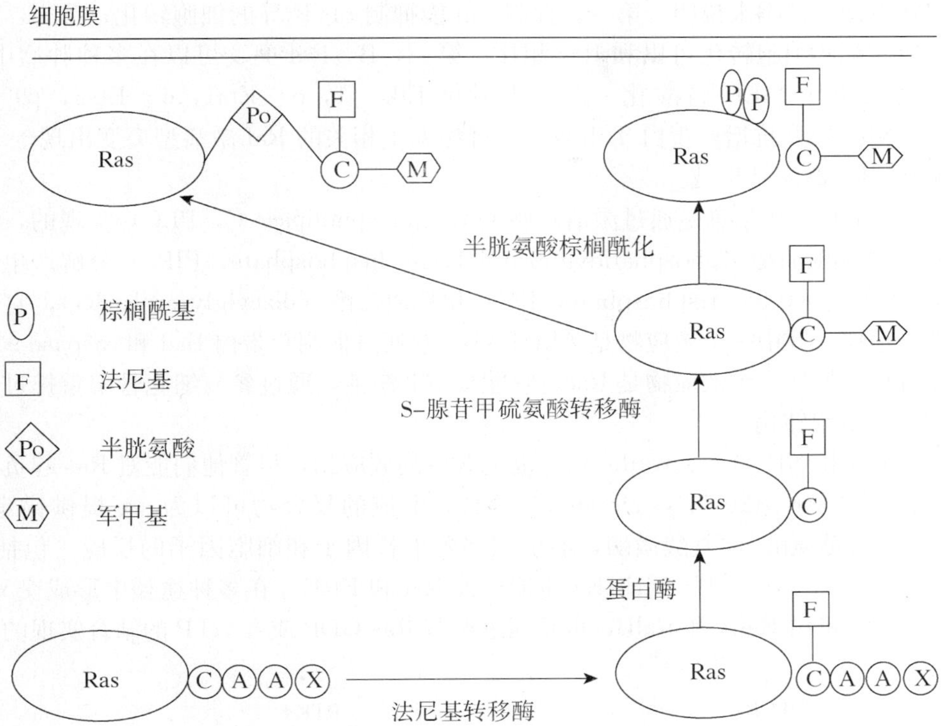

图 15-5　K-ras 蛋白的翻译后修饰（来源：Friday et al.，BBA 2005；1756：127-44）

Ras 的效应物有很多种，他们参与调控细胞的增殖、分裂、分化、存活以及血管形成等众多过程。了解最清楚的是 Raf 家族，包括 Raf-1、A-Raf 和 B-Raf。它们均含有 3 个保守的结构域：CR1、CR2 和 CR3。CR1 和 CR2 组成 N 端调控区，对 Raf 激酶活性具有抑制作用；CR3 是 Raf 的激酶结构域，通过磷酸化进行调节。Raf 激酶是 MAPK（mitogen-activated protein kinase）途径的关键组成部分，此途径包括 Raf/MEK/ERK（图 15-6）。Ras 激活之后，Raf 可以与开关Ⅰ环结合，Raf 的激活还需要多种因子的参与，经过多个磷酸化步骤，其过程极为复杂，现在还没有完全清楚。当 GTP 取代 GDP 与 Ras 结合，Ras 被激活后，再激活丝苏氨酸激酶级联放大效应，招集细胞浆内 Raf1 丝苏氨酸激酶至细胞膜上，Raf 激酶磷酸化 MAPK 激酶（MEK），MEK 激活 MAPK（ERK1/2）。MAPK 被激活后，转至细胞核内，直接激活转录因子。另外，MAPK 刺激 Fos、Jun 转录因子形成转录因子 AP1，该因子与 myc 基因中特异的 DNA 序列结合，从而启动转录。myc 基因产物也是转录因子，它能激活其他基因。最终，这些信号集中起来诱导 Cyclin D 的表达和活性。Cyclin D 与 Cyclin 依赖性激酶（如 CDK4 和 CDK6）形成复合体，该复合体的形成促使细胞从 G1 期进入 S 期。因此，Ras/Raf 通路在受体信号和 G1 期进展之间起着关键作用。然而，Ras/Raf 通路不是调控 G1 期进展的唯一通路。Ras 与 Raf 单独结合不能促进 Raf 激酶活性，同时，Raf 能被不依赖 Ras 的机制所激活（例如能被 Src 酪氨酸激酶和 PKC 所激活），MAPK 也能被不依赖 Ras 机制（如通过调节整合素的活性）所激活，表明级联反应每一个信号蛋白质都能被多个上游蛋白质所激活，而它们也可能有另外的靶蛋白。Raf 在 Ras 信号途径中的重要作用可以从下面的证据来说明。第一，抑制 Raf 能抑制 ras 诱导的细胞转化；第二，激活状态的 Raf 所支配的细胞转化可以和 Ras 相比；第三，B－Raf 突变可以在多种肿瘤中发现。Raf 激活之后诱导 MEK 磷酸化，进一步活化 Elk－1，c－Ets1，c－Ets2，p90RSK1，MNK1，MNK2 以及抗增殖蛋白 Tob 等。与肺癌发生相关的 Raf 激活型突变出现于 N 端调节结构域和 CR3 激酶结构域。

Ras 传递生长分化信息是通过激活磷脂酶 C（phospholipase C，PLC）实现的，它可使 4，5 二磷酸磷酯酰肌醇（phosphatidylinositol 4，5－bisphosphate，PIP2）分解产生三磷酸肌醇（inositol 1，4，5－trisphosphate，IP3）和甘油二酯（diacylglycerol，IG），它们都是细胞内第二信使，其中一个效应物是 Akt/PKB，它通过促凋亡蛋白 Bad 和 caspase 9 调节细胞的凋亡过程；另外一个效应物是 Rac，它能被 IP3 激活，通过参与细胞骨架重排过程而影响 Ras 诱导的细胞转化。

GAP/p120 和 NF－1/neurofibromin 也是 Ras 的效应物，尽管他们能对 Ras 起负调控作用。Ras 激活能诱导 p120 与 syndecan－2 结合，形成的复合物可以为 src 提供锚定位点。MEKK1 是一种苏氨酸/丝氨酸激酶，能引起多种生长因子和细胞因子的反应。包括 JNK，SAPK，14－3－3、NF－κB。MEKK1 也能调控 Raf 和 ERK，在多种途径中形成交叉调控。RalGDS 调节 G 蛋白 RalA 和 RalB，也是通过调节 Ras GDP 或者 GTP 的结合实现的。

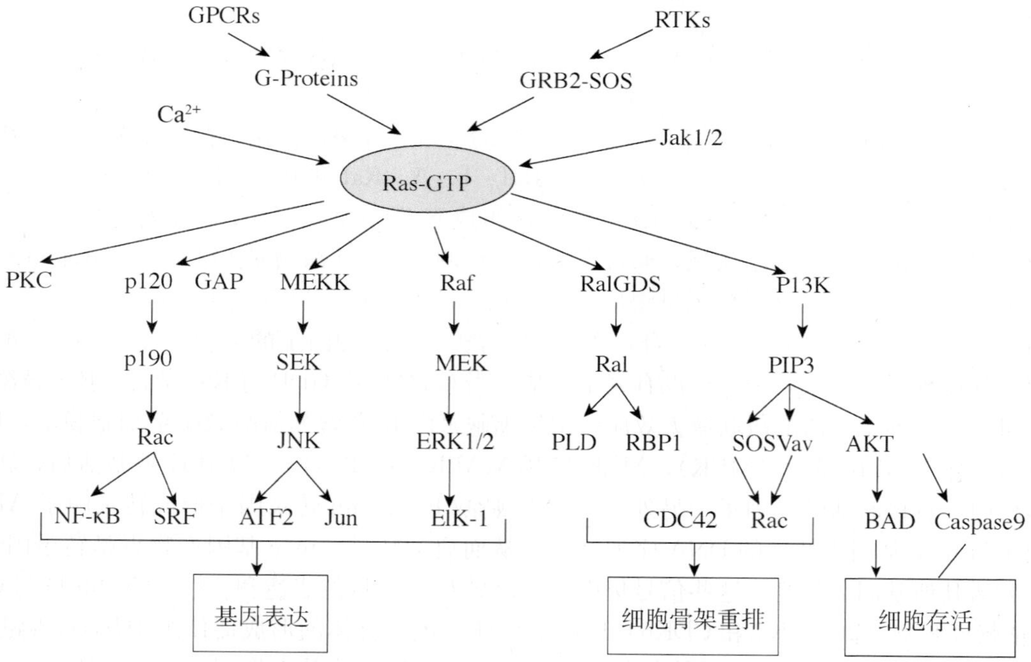

图 15－6：K－ras 信号通路及其作用

K－ras 参与肿瘤形成的方式可以通过激活突变，也可以是基因扩增、过表达或者是上游因子的激活。最常见的激活方式为点突变，突变的位点几乎都集中在 1 号外显子的第 12 位密码子上，偶也有发生于 13 位点及 2 号外显子的 61 位点的。K－ras 的基因 12 位密码子野生型为甘氨酸，突变型常为半胱氨酸、缬氨酸、精氨酸三种，突变的结果导致编码的氨基酸发生改变，使其GAP诱导的GTP水解成GDP不敏感，Ras蛋白一直处于开的状态，具有致癌活性。在其他的密码子上也发现有突变，如10、11、15、18和22，但是突变的作用现在还不知道。K-ras基因点突变是肺癌发生的早期事件并与肺癌临床与病理特征有密切的关系。K-ras基因突变为何多发生在腺癌中，以往认为腺癌多数起源于呼吸性细支气管，致癌因素易作用于小气道上皮，激活K-ras基因产生突变，使细胞转化为分泌型细胞，容易转化为腺癌细胞。目前研究发现，雌激素参与K-ras基因的克隆选择，K-ras基因突变导致雌激素受体表达增强，而腺癌不同于其他NSCLC，它与雌激素有一定内在联系，并且表达雌激素受体，K-ras基因突变克隆在雌激素的生长促进下，最易导致腺癌发生。故有学者认为，K-ras基因突变好发于女性，原因也与雌激素有关，打破了以往认为K-ras突变与性别无关的观点。从表面上看，K-ras基因突变型更多发生在肿块偏大，且有淋巴结转移的患者上，突变率随着临床TNM分期增高而有增高趋势，但从统计意义上看，K-ras基因与TNM状况无关。经研究认为，K-ras基因突变并不在于疾病的早晚，而是在肿瘤早期形成过程中即已发生，只是K-ras基因突变更赋予肿瘤极大的浸润与转移倾向。K-ras基因突变与肿瘤细胞分化程度有关，多数认为肿瘤分化程度越差，K-ras突变率越高。K-ras基因突变也是肺癌预后不良的重要指标之一。

15.2.3.2 C-myc

C-myc属于Myc基因家族，另外两个是N-myc和L-myc，编码转录因子蛋白（详见结直肠癌部分）。最近的研究表明，C-Myc可以调控整个基因组中15%的基因，包括细胞周期、蛋白合成基因、细胞黏附和细胞骨架以及新陈代谢相关的基因等。最近发现，C-Myc和能控制microRNA的表达。在SCLC中，Myc扩增发生的频率在8%～38%之间，而在NSCLC中则为8%～20%，一般在原发癌肿发生的频率较低，而在肺癌细胞系中发生的频率较高，而且Myc过表达可以在33%～67%的NSCLC中监测到，而在绝大多数SCLC中都能发现myc的过表达。小细胞肺癌C-myc和N-myc扩增与预后不良有关，有N-myc扩增的小细胞肺癌往往对化疗反应不敏感。接受化疗的肿瘤患者容易引起myc扩增。Myc家族DNA扩增还与高侵染性SCLC（V-SCLC）有关。

15.2.3.3 自分泌/旁分泌系统（Autocrine/Paracrine system）

许多生长因子或者神经肽以及他们的同源受体在肿瘤细胞或者肿瘤细胞周围的基质中表达。这一情况可以导致多种形式的自分泌或者旁分泌，促进肿瘤细胞的增值。神经肽及其受体-G蛋白偶联受体（G-protein coupled receptor，GPCR）在SCLC中特别普遍。目前，多肽发挥其永生化和凋亡作用的细胞内路径已被阐明。当肽样生长因子与受体结合后，细胞内E蛋白的激活，从而激活磷酸酯酶、二酰基甘油和三磷酸肌糖，导致细胞内钙离子升高、蛋白激酶C（PKC）的激活和细胞质磷酸酯酶A2增加，从而刺激细胞的永生化。当这种信号传导途径被打破后，就会发生细胞凋亡。在多种细胞中，GPCR的激活可以诱导产生促增殖信号，引起细胞的有丝分裂反应。铃蟾肽/胃泌素释放肽（Bombesin/gastrin releasing peptid，GRP），缓激肽（bradykinin）肠促胰酶肽（cholecystokinin，CCK），胃泌素（gastrin），neurotensin以及抗利尿激素（vasopressin）都被认为与SCLC的生长有关。了解最多的一类自分泌系统是GRP或者其他铃蟾肽样多肽（GRP/BN）以及他们的受体。在20%～

60% 的 SCLC 中可以检测到 GRP 的表达，抗 GRP/BN 的抗体以及 GRP/BN 的抑制剂都能在体内和体外抑制 SCLC 细胞系的生长，单克隆抗体在临床上表明具有抑制 SCLC 的活性。GRP/BN 自分泌信号在刺激 SCLC 的生长过程中起重要作用，有意思的是，GRP/BN 的异常表达似乎和基因扩增以及基因重排没有关系。一般认为，GRP/BN 在肺的胚胎发育中起重要作用。GRP/BN 在 SCLC 中的表达似乎可以这样来说，SCLC 重新分化成处于较早状态的细胞或者是肿瘤细胞重新激活在发育过程起重要作用的信号通路。另外，在 57%的 SCLC 中发现有胃泌素及其受体（CCK－B）存在，这进一步说明了神经肽自分泌信号在启动 SCLC 增殖中的作用。

在 NSCLC 中，多肽生长因子自分泌系统较 SCLC 更为普遍，生长因子与受体结合，激活酪氨酸激酶（RTK），启动细胞信号级联放大反应。ErbB 癌基因家族，包括表皮生长因子受体（ErbB1/HER1）和神经元受体（ErbB2/HER2）以及 ErbB3/HER3 和 ErbB4/HER4。ErbB1/HER1 定位于 7p12，长约 118kb 组成，包括 28 个外显子，其编码产物为 EGFR，属于Ⅰ型酪氨酸激酶超家族，由 1186 个氨基酸残基构成的单一肽链，分子量为 170kDa，定位于细胞膜上，由细胞外区、跨膜区和细胞内区构成。其中膜内区包含有典型的 ATP 结合位点和酪氨酸激酶区，EGFR 的家族成员有着相似的分子结构，与相应的配体结合后，相互间将形成二聚体，并将信号传导入膜内。EGFR 通过细胞外区结合诸如 EGF、TGFα 和 EGF 一类配体而被激活。一旦 EGFR 与一种配体结合，就会在细胞表面形成受体同源二聚体或异源二聚体。EGFR 及其配体 TFD－a、amphiregulin、EGF 在 NSCLC 中的过表达非常普遍，这些生长因子与 EGFR 形成旁分泌反馈环，在肺癌发生中起重要作用。EGFR 信号传导的一个主要通路为 Ras 通路。伴随 EGFR 的激活，自动磷酸化受体与 GRB2 的 SH2 区结合，通过 SH3 区、GRB2 与 SOS 结合，因此 EGFR 酪氨酸激酶的激活导致 SOS 向胞膜区移动。支气管上皮癌前病变和恶性人支气管上皮细胞具有 AKT 活性，非癌性支气管在体外暴露于烟草中的尼古丁后，AKT 被激活。因此，AKT 和 P13K/AKT 信号通路可能是肺癌预防和治疗的重要分子靶点。EGFR 信号通路可能还与钙黏附素信号通路之间存在关系。由于配体与 EGFR 结合，随之发生的自动磷酸化导致 β－catenin 和 γ－catenin 的直接磷酸化。EGFR 不仅在细胞增殖中起关键作用，在肿瘤进展、血管生成、转移扩散、凋亡受抑等方面亦起关键作用。业已证明 EGFR 的激活对与肿瘤有关的血管生成，以及上调诸如 VEGF、bFGF 和 IL－8 等血管生长因子的表达都是非常重要的。另外，微血管密度与 EGFR 表达呈相反关系。TGFα－EGFR 自分泌生长旁路可通过多种途径激活。例如 EGFR 过度表达、配体浓度增加、磷酸酶活性降低、转化降低、异常受体存在、EGFR 基因异常等。

ErbB1/HER1 基因在人类肿瘤中的突变已经在多种肿瘤中得到证实，包括肺癌，而且总是伴随有 EGFR 的过表达，尽管 EGFR 的过表达并不都是由于 ErbB1/HER1 扩增引起。人类肿瘤最常见的突变为 EGFRⅧ，它缺少外显子 2－7 相应的表达产物，缺乏细胞外区域，不能与配体结合，而胞内酪氨酸激酶区则继续被激活，并导致细胞增殖。另一方面，基因重排也导致肿瘤细胞中 EGFRⅧ过度表达。最近的研究表明，ErbB1/HER1 基因的扩增或多倍体可以在 22%～32%的初级 NSCLC 中检测到。另外，NSCLC 中，ErbB1/HER1 基因的杂合型变异发生的频率为 17%左右，表现为一个或一段碱基的缺失、插入，碱基替换引起的错义突变等，大部分都定位于 EGFR 酪氨酸激酶的 ATP 结合位点的编码区（第 18－21 外显子）。特别的，在东亚地区的患者中，这一频率为 33.4%，而在其他人种中仅有 5.5%，而且男性患者 ErbB1/HER1 突变的频率高于女性患者，分别为 38.7%和 10%。在肺腺癌中，BAC 型患者高于非 BAC 型患者（29.4% vs 1.8%），非吸烟者高于吸烟者（45.8% vs 7.1%）。ErbB1/HER1 基因的变异与 NSCLC 患者对 gefitinib 的有效率有明显相关性，有意思的是，最近在一些起初对 gefitinib 治疗有效的患者肿瘤内发现 ErbB1/HER1 基因产生第二次突变而导致 gefitinib 治疗失败。肺癌中 EGFR 过度表达在 43%～89%之间。不同的肺癌组织学类型，EGFR 表达水平不同。鳞状细胞癌 EGFR 阳性表达率 84%，腺癌 65%，大细胞癌 68%，SCLC0%。另外，KIT 和配体干细胞因子（SCF）在 SCLC 有重要作用，而 IGFs（肝素样生长因子，包括 IGF－Ⅰ和 IGF－Ⅱ）和受体 IGF－R（IGF－ⅠR 和 IGF－ⅡR）在 SCLC 和 NSCLC 中都有表达（详见肝癌）。生长因子受体信号转导系统不仅对细胞增殖意义重大，而且对癌的进展有决定性的作用，包括凋亡的抑制、血管发生、转移和播散等。

15.2.3.4 抗凋亡基因（Anti－apoptotic gene）－Bcl－2

Bcl－2 基因，即 B 细胞淋巴瘤/白血病基因-2，是一种抑制凋亡的癌基因。它首先是在研究人类滤泡型淋巴瘤中发现，被认为是人类滤泡型淋巴瘤的细胞遗传学标志，后来研究发现它在人类肿瘤中有广泛意义。它定位于人染色体 18q21.3，由 230kb 组成，含三个外显子，3′和 5′端分别有 5.3kb 和 1.4kb 的非翻译片段。正常情况下，Bcl－2 不表达或低表达。在染色体转位时可以激活 Bcl－2 基因，Bcl－2 基因从染色体 18q21 易位至 14q32 编码免疫球蛋白重链的 IgH 片段上（图 15－7），与一个很强的启动子序列为邻，因而转位的 Bcl－2 基因发生失调节效应，过表达大量该基因 mRNA，并编码过量的蛋白质分子，这是细胞潜在恶性化的重要原因之一。

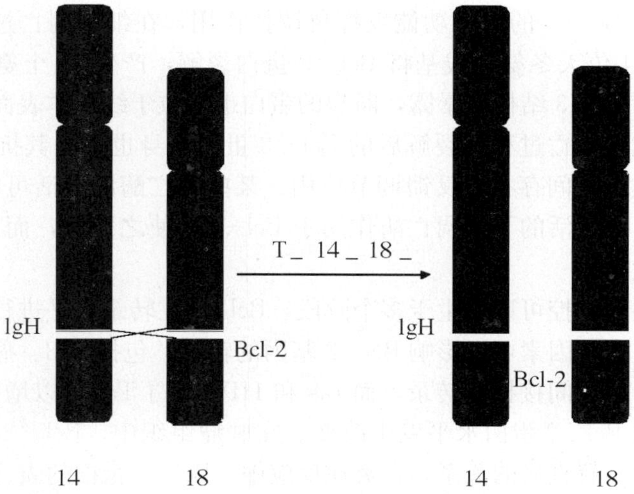

图 15－7 t（14；18）Bcl－2 转位

Bcl－2 是一个多基因家族，目前在哺乳动物中已经发现多个家族成员，它们形成同源或异源二聚体，调控蛋白酶和核酸酶活性，双向调节细胞凋亡。Bcl-2家族可以分成两类，每一类至少含有一个Bcl-2同源区域（BH），大部分都含有一个跨膜区域。凋亡抑制基因，包括Bcl-2、Bcl-xL、Bcl-w、A1/Bfl-1和Mcl-1等；促凋亡基因，包括Bax、Bak、Bok/Mtd、Bid、Bik、Bnip3、Hrk/Dp5、Bim和BLK等。不同家族成员在组织中的表达各不相同，但在结构上有相似之处：一是羰基端有1个疏水的跨膜结构域，决定蛋白的亚细胞定位；家族成员的序列同源性体现在至少含有4个保守的结构域中的1个BH，Bcl-2蛋白含有全部4个结构域，BHl和BH2是抗凋亡蛋白必备结构域，在同源或异源性二聚体和离子通道的形成中发挥重要的作用。促凋亡成员Bax、Bak和Bok/Mtd具有BH1-BH3结构，而Bid、Bik、Bnip3、Hrk/Dp95、Bim和BLK等仅含有BH3结构域，称为“BH3 only”成员。抑凋亡成员结构中至少含有BHl和BH2结构域，BH4结构域处于N端，形成了一个螺旋结构，是Bcl-2发挥抗凋亡作用的重要结构域。由于功能不同，家族成员的细胞内定位也不同。抗凋亡成员Bcl-2和Bcl-x主要分布于线粒体外膜、内质网膜和核膜等；而促凋亡成员主要分布于细胞浆中，在凋亡信号出现时，结构发生变化，能够定位于线粒体的外膜，同时发挥促凋亡的作用。Bak是迄今发现的仅有的定位于线粒体的促凋亡成员。

Bcl-2蛋白可以形成同源或异源的二聚体，在凋亡的过程中可以单独或以二聚体的形式发挥作用。Bcl-2的BHl、BH2和BH3结构域能形成疏水的袋状结构，可同促凋亡成员BH3结构域的螺旋区域相结合，形成的异源二聚体，使促凋亡成员的BH3区域不能暴露，抑制促凋亡成员发挥作用。Bcl-2/Bax、Bcl-2/Bcl-xs和Bcl-2/Bcl-xI抑制细胞凋亡，而Bax/Bax、Bax/Bad和Bcl-2/Bax-xs促进细胞凋亡。细胞内凋亡抑制蛋白和促凋亡蛋白的含量和功能状态之间的平衡是细胞调控凋亡的重要机制，当Bcl-2的含量高于Bax时，抑制了细胞的凋亡；而Bax的含量高而形成Bax同源二聚体时，则细胞趋于凋亡。在Bcl-2空间结构中，处于N端的BH3和BH4之间有一个柔性环状结构，由60个氨基酸残基形成，这一结构也存在于Bcl-2家族其他的抗凋亡成员中，而在促凋亡成员中不存在这个结构。该环状结构对于Bcl-2的凋亡功能发挥负调控作用，在细胞凋亡过程中，Caspase-3能在此环状结构的34位天冬氨酸残基将Bcl-2蛋白裂解，产生34个氨基酸残基的小片段和BH4片段，同时其BH3结构域暴露，断裂的蛋白也定位于线粒体表面，导致细胞色素C的释放，加速了细胞的凋亡过程。裂解后的Bcl-2蛋白本身也失去其抗凋亡功能，在此过程中，Bcl-2和凋亡酶之间存在着反馈调节作用，某些凋亡酶的激活可能会避过Bcl-2蛋白抑制凋亡的途径，被激活的下游凋亡酶作用于Bcl-2，使之裂解，而Bcl-2的裂解产物反而促进了凋亡的发生。

Bcl-2蛋白表达的调控可以发生于多个阶段，Bcl-2在转录水平进行的调控是细胞凋亡过程中的关键因素。多种因素可以影响Bcl-2基因的转录，包括P53、癌基因产物和病毒蛋白产物等，其中p53可以间接抑制转录，而ras和HIV蛋白Tat可以增强Bcl-2基因的转录，从而使组织中的Bcl-2蛋白水平发生改变。在肿瘤组织中，Bcl-2蛋白的表达明显增强，与这种调控作用具有直接的关系。在炎症反应中，Bcl-2蛋白的表达明显下降。磷酸化对于细胞内Bcl-2蛋白的含量也发挥重要的调节作用。Bcl-2蛋白存在几个蛋白激酶作用位点，在正常环境中是稳定的，但在一定的致死因素刺激作用下，如Bcl-2的87位丝氨酸在MAP激酶作用下去磷酸化，会导致Bcl-2蛋白被泛素化而降解，使Bcl-2蛋白水平下降。

Bcl-2 可以通过两条途径发挥抗凋亡作用。

(1) 线粒体途径 线粒体在细胞的凋亡过程中发挥了核心的作用，Bcl-2 蛋白发挥抗凋亡作用主要是通过作用于线粒体。Bcl-2 家族的蛋白如 Bcl-2、Bax、Bcl-X 等都定位于线粒体膜上，而且实验证实，Bcl-2 家族蛋白可以影响 Prr 通道 (permeability transiton pore) 开放及线粒体内细胞色素 C (cyto C)、AIF 等。

诱导凋亡因子的释放，还可以改变线粒体外膜的通透性。如 Bax 一方面可以直接促使线粒体膜内相对分子质量约为 12000 的细胞色素 C 在外膜未被破坏的情况下通过某种通道释放至胞浆；另一方面，又可以激发 Frr 通道的开放。而 Bcl-2 蛋白则起抑制作用：① Bcl-2 能改变线粒体巯基的氧化还原状态来控制其膜电位，从而调控细胞凋亡。在细胞凋亡中，线粒体的琉基可能组成了胞内氧化还原电位的传感器，Bcl-2 可能是通过抑制谷胱甘肽 (GSH) 的外泄，降低胞内的氧化还原电位来抑制细胞凋亡的。② 在细胞凋亡过程中，caspase 可使线粒体 Prr 通道打开，导致线粒体内的细胞色素 C 释放到胞质中，Bcl-2 蛋白可能是线粒体 PT 孔道的组成成分，它在较高 pH 的条件下能形成离子通道，而 Bax 则能在较为广泛的 pH 范围内形成孔道。Bax 能允许一些离子和小分子如细胞色素 C 等穿过线粒体膜，进入细胞质，从而引起细胞凋亡；而 Bcl-2 的作用正好相反，它能封闭 Bax 形成孔道的活性，使一些小分子不能自由通透，从而保护细胞免于凋亡。③Bcl-2 能将凋亡蛋白前体 Apaf-1 等定位至线粒体膜上，使其不能发挥凋亡作用。实验证明，尽管 Bcl-2 与胱冬肽酶之间无亲和力存在，但当二者在细胞中同时表达时却发现它们之间有相互作用。这种作用可能是间接的，是通过第三者 CED4 来实现的。Bcl-2 能与线虫中的 CED4 结合并抑制其功能，而 Apaf-1 具有与胱冬肽酶结合的功能。另外，Bcl-2 蛋白在内质网作用的细胞凋亡过程中也发挥了重要作用。在凋亡的早期，内质网中的 Ca^{2+} 会持续释放，导致胞质中的 Ca^{2+} 浓度持续增高并作用于线粒体，影响其通透性，从而促进细胞的凋亡。但位于内质网的 Bcl-2 则可以调节内质网腔中游离的 Ca^{2+} 浓度，使胞质中的 Ca^{2+} 维持于中等浓度水平，从而起到抑制凋亡的作用。

(2) p53 基因依赖途径 这条途径主要以核蛋白 P53 调控为主，当 DNA 损伤时可激活 P53 基因，从而导致细胞周期 G1 和 G2 阻滞。若 DNA 损伤严重，p53 基因可以触发凋亡。同时转染 P53 和 Bcl-2 基因的细胞，Bcl-2 基因转录和翻译减少，提示 P53 对 bcl-2 的表达有抑制作用。Bcl-2 基因 5′UTR 端的一个 195bp 区段是 P53 依赖的负反应元件，而 P53 是一个 bax 基因增强子的激活子。同时 P53 基因可以诱导基因编码蛋白质，催化氧化还原反应，并产生活性氧，引起线粒体细胞色素 C 释放，从而激活细胞凋亡的线粒体途径。Bax 约介导 50%以上的 P53 依赖性细胞凋亡，其途径可能是 p53 基因上调 Bax 的表达，Bax 转移到线粒体外膜，诱导线粒体释放细胞色素 C 等效应因子，从而激发细胞凋亡的线粒体调控途径。P53 诱导细胞凋亡部分是通过改变细胞内 Bax 与 Bcl-2 蛋白比例，依赖细胞的线粒体途径发挥作用的。

超过 90%的 SCLC 可以发现有 Bcl-2 蛋白的表达，而在肺鳞癌中只有 25%左右，肺腺癌为 12%。在肺癌组织中存在细胞凋亡现象，这可能是凋亡作为机体抵制过度生长细胞群体的一种自稳态机制，对肿瘤发生起负作用。Bcl-2 的过表达则可抑制肺组织中的细胞凋亡现象。细胞增殖速度虽然没有改变，但由于凋亡细胞的减少仍会导致细胞数量的增多，延长了细胞生存时间，这不仅打破了细胞之间的动态平衡，而且给细胞恶性转化提供了时间和可能性，最终导致肺癌的形成。细胞死亡的易感性受控于胞质内 Bcl－2 家族成分诸如 Bcl－2 和 Bax 间的平衡，故癌前病变中的上述成分间的失衡有助于细胞存活和细胞克隆的建立。Bax 低表达有利于癌细胞存活，Bcl－2 高表达有利于癌细胞扩增；癌旁组织，Bcl－2/Bax 的比例能决定细胞的转化，其比例高，则易发展为癌肿。抑凋亡基因 Bcl－2 过表达和促凋亡基因 Bax 低表达，可使细胞凋亡抑制，细胞存活期延长并扩增，这是肺癌发生的重要机制之一。

在肺癌组织中存在明显的 Bcl－2 蛋白过度表达，从蛋白质水平说明了 Bcl－2 蛋白过度表达与肺癌发生有关，且可能是肺癌发生的早期事件。随着病情发展，Bcl－2 可能受到 p53，C－myc 等的调控而导致表达水平降低，处于低表达状态，使其在肺癌晚期不起主要作用，而 p53，C－myc 等因子则可能在肺癌发生晚期中起着主要作用。Bcl－2 蛋白对肺癌中的分级、预后、临床分期等方面的意义仍众说纷纭，尚须进一步研究，一般认为，Bcl－2 蛋白表达与患者年龄、性别、肿瘤大小以及淋巴结转移无关。

15.2.3.5 新的基因

随着与人肺癌相关基因的鉴定数量的增加，潜在的可用于基因治疗的基因也在增加。

Survivin 是继 Bcl－2 家族后发现的又一类凋亡抑制蛋白（Inhibitor of apoptosis protein，IAP）家族，最新的研究认为，Survivin 抑癌基因是迄今发现最强的凋亡抑制因子，详见肝癌部分。Survivin 在肺癌中的检出率从 50％～96％不等，主要发生在 NSCLC 上。Survivin 可能是肿瘤早期转导过程中的一个因子，不但是一个很好的 NSCLC 早期诊断指标，而且在肿瘤演进过程中起重要的促进作用。目前，survivin 已经成为 NSCLC 最显著的独立预后影响因子之一。

环氧合酶－2（COX－2）又称前列腺素过氧化物合成酶，是一种膜结合蛋白，具有环氧合酶和过氧化物合成酶双重酶的功能，是前列腺素（PG）合成起始步骤的关键酶（详见肝癌）。至少有 3 条证据强力支持 COX－2 在肺癌演进中的作用：①COX－2 在许多肺癌中过度表达；②几种选择性和非选择性 COX－2 抑制剂（如 NSAIDs）独立用药可防治实验动物的肺癌；③有限的流行病学研究支持 NSAIDs 的规律应用能减少肺癌发生的设想。COX－2 表达增加是 NSCLC 这种侵染性疾病的一项重要生物标记，它可能与肿瘤的发展有关并能增加肿瘤的侵染性。依赖于 COX－2 的肿瘤侵染可能是通过一系列的因子实现的。目前的研究已经证明，在肺腺癌癌前病变即非典型性腺瘤样增生中发现 COX－2 表达，在肿瘤侵袭损害和淋巴结转移灶内可经常测到 COX－2 免疫活性的增加，COX－2 的表达在肺腺癌和肺鳞癌明显高于正常肺组织。腺癌中 COX－2 的水平明显高于鳞癌。最近，Heu ze－Vourc′h 等发现一种新的机制：由于在 NSCLC 细胞的表面缺少 IL－10Rα，COX－2 不能和 IL－10 发生反应，导致 COX－2 以及其产物在肺癌细胞中保持较高的浓度。这一发现表明 COX－2 作为靶基因用于基因治疗的潜在效果，并提供了进一步的肿瘤防治提供了一个新的靶点。

半乳糖结合蛋白－3（Galectin－3）是半乳糖结合凝集素家族成员之一，它最近才被认为是 NSCLC 转移的一种关键因子。Galectin－3 在肿瘤的侵染和转移过程中意义重大。在肺癌和其他的一些肿瘤患者中，Galectin－3 的血清水平显著增高，特别是在具有转移性的疾病中。体外实验研究表明，Galectin－3 的表达可能在 NSCLC 肿瘤的运动、侵入和迁移中起关键作用。NSCLC 细胞系和 NSCLC 活组织中 Galectin－3 的水平是正常内皮细胞的 3 倍。因此，Galectin－3 将可能成为 NSCLC 基因治疗的新的靶点。

MiRNAs 是目前生物学研究的最热点之一，它们是一类内源性的小 RNA，在细胞内起到转录后基因表达调控的作用。越来越多的研究表明，这些小 RNA 基因表达的异常参与肿瘤的发生。在肺癌中，MiR－17－92 基因簇表达明显增加，它不但能抑制抑癌基因如 PTEN 和 RB 的表达，还能激活 My、E2F1 的表达，另外，凝血酶敏感蛋白 1（thrombospondin－1，TSP－1）和结缔组织生长因子（CTGF）也可能是其作用的靶基因。研究 miRNAs 在肺癌中的表达模式不但有助于的肺癌发病分子机理的重新认识，同时也可能为肺癌的早期临床诊断和治疗提供新的方法和途径。

15.2.4 肿瘤抑制基因与细胞周期调控

早在 1942 年，Charles 就提出了抑癌基因的概念，但没有得到足够的重视。到了 60 年代，就有人提出正常细胞中存在抑癌基因的设想，源于从杂交细胞实验中发现正常细胞中有一类存在对细胞增殖起负调节作用的基因，一个正常细胞和一个肿瘤细胞融合的杂交细胞，不具有肿瘤细胞的表型，甚至两种不同肿瘤细胞的杂交体也是非肿瘤型的。直至 Whyte 等发现 105000 的多肽是视网膜母细胞瘤基因（retinablastoma，Rb）编码的蛋白产物，才使抑癌基因的概念具体化，但抑癌基因存在的证据是间接的，直到从儿童的视网膜母细胞瘤分离鉴定出第一个抑癌基因，1986～1987 年国际上有 3 个实验室成功地分离到第一个抑癌基因 Rb 基因的分子克隆。抑癌基因（tumor suppressor gene）又称肿瘤抑制基因，指正常细胞内存在的，能抑制细胞转化和肿瘤发生的一类基因群，在生物体内与癌基因功能相抵抗，共同保持生物体内正负信号相互作用的相对稳定。当它们受到各种因子的作用失活后，细胞的生长分化失控，增加了细胞恶性转化的可能性。在正常情况下，抑癌基因通过它们的蛋白产物控制细胞生长（如 Rb、P53），或通过酶激活蛋白使癌基因失活（如 NF1）。若抑癌基因的功能丧失，则可能促进细胞的恶性转化。肿瘤的发生是癌基因激活和抑癌基因失活共同作用的结果。目前与肺癌相关的抑癌基因主要有 p53、Rb、p16INK4A、p14ARF、FHIT、p27、PTEN 等（图 15－8）。

15.2.4.1 抑癌基因的生物学特征

15.2.4.1.1 Rb Rb 家族包括肿瘤抑制基因 pRb/p105（Rb）、Rb 相关基因 p107 以及 pRB2/p130 等。Rb 基因全长约 200kb，定位于染色体 13q14.2，由 27 个外显子和 26 个内含子组成（图 15－9），外显子与内含子交界处是保守的 GT－AT 序列，各外显子、内含子的长度差别很大，外显子长度在 31～889 bp，最大的 27 号外显子包含了终止密码子和完整的 3′末端翻译区；内含子小的仅 80bp，大的可＞60 000。Rb 基因 cDNA 长约 4757 bp，其末端 PolyA 尾巴上游有一保守多聚腺苷化信号，与外显子交界处的序列不同，提示 RB 蛋白可能含有不同的功能区。Rb 基因的启动子结构复杂，含有 G－C 丰富区和多种转录调控因子如 E2F、ATF、SP1、RBF1 等的结合位点，但缺乏典型 TAAT 和 CAAT 框，通过启动子内的 Rb 调控元件（RCE）对生长调控基因起作用。外显子 13～17 是突变热点，可以在多种肿瘤中观察到。Rb 基因编码包含 928 个氨基酸残基的约 105～110 kDa 的核内磷酸化蛋白 RB。RB 蛋白包含了 3 个主要的结构域：N 末端结构域、A/B 口袋结构域（A/B pocket do-

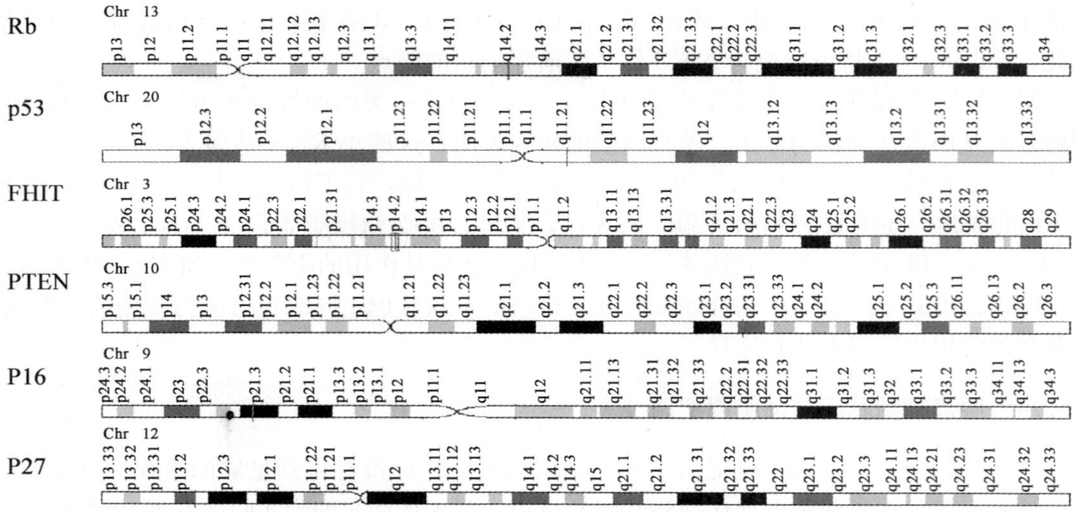

图 15-8 肺癌相关主要基因在染色体上的定位

main）和 C 口袋结构域。A/B 口袋结构域由 A 区（379～572）、B 区（646～772）以及位于 A、B 区之间的间隔区（573～645）组成，是 pRb 蛋白与一系列细胞蛋白和病毒蛋白结合所必需的，能与 E2F-1 的 409～426 氨基酸结合；肿瘤细胞中存在的 Rb 基因的突变多数破坏了 A/B 口袋结构的完整性。位于 RB 蛋白 C 末端的 C 口袋结构域由 768～928 氨基酸残基组成。N 末端结构域中也存在蛋白结合位点，可能与 RB 蛋白的磷酸化修饰有关。p107 和 p130 蛋白因具有 A/B 口袋结构域而被归为 RB 蛋白的家族成员，该家族蛋白分子的 A/B 口袋结构域具有相似的 A 区和 B 区及不同的间隔区，在结合蛋白的种类及功能上有所不同。RB 蛋白借助其结构域可与多种细胞周期调控相关的蛋白结合，如 c-Myc、E2F、Cdc2、CDK2 和 ATF-2 等。

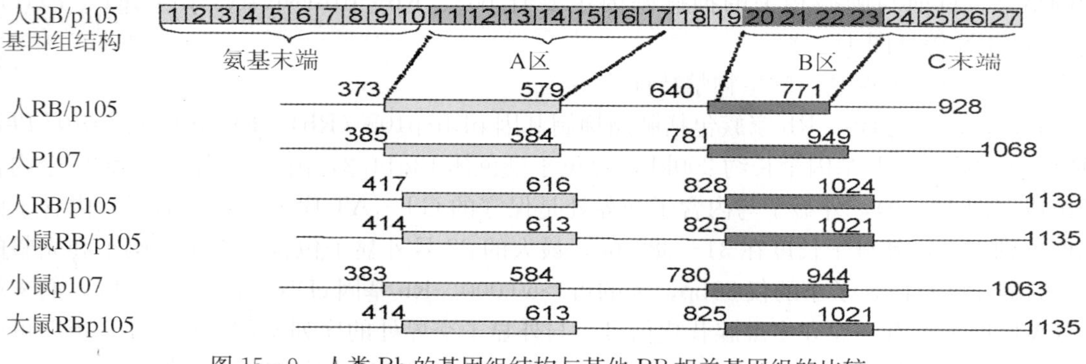

图 15-9 人类 Rb 的基因组结构与其他 RB 相关基因组的比较

15.2.4.1.2 p53 P53 蛋白最早是在研究 SC-40 转染细胞时发现的，是肿瘤抑癌基因家族中的重要成员之一，也是人类肿瘤中出现频率最高的肿瘤抑制基因。p53 定位于 17 号染色体短臂 17p13.1（图 15-10），基因组 DNA 长约 20kb，由 11 个外显子和 10 个内含子组成，开放阅读框架编码长度为 393 个氨基酸残基的 p53 蛋白。人类的 p53 基因和其他物种的 p53 组织结构高度相似，它们都具有以下几个特征：①在 5′段都含有一个非常大内含子；②外显子 1 都不表达，该区域可以形成稳定的茎环结构，能与野生型 p53 紧密结合而不与突变型 p53 结合，这一结合可以专一性的抑制 p53 mRNA 的转录，调控细胞内 p53 蛋白的水平；③内含子的大小不一，但外显子/内含子的排列方式一致。人 P53 蛋白（HP53）包括 5 个部分，每一部分都有其特定的功能。氨基酸末端，其中含有转录激活区以及 mdm2 结合位点；第二个区域富含脯氨酸，在各种生物 p53 蛋白中高度保守；第三个区域为 DNA 专一性结合区，人类 90% 的 p53 突变都集中在这一区；接下来是寡聚化结构域，包含一个 β-折叠、α-螺旋，其中 α-螺旋对于 p53 的二聚化是必须的，其上面有一个核定位信号（NSL）和一个出核信号（NES）；最后是 C-末端，包含三个核定位信号和一个对损伤 DNA 的非专一性结合区域。

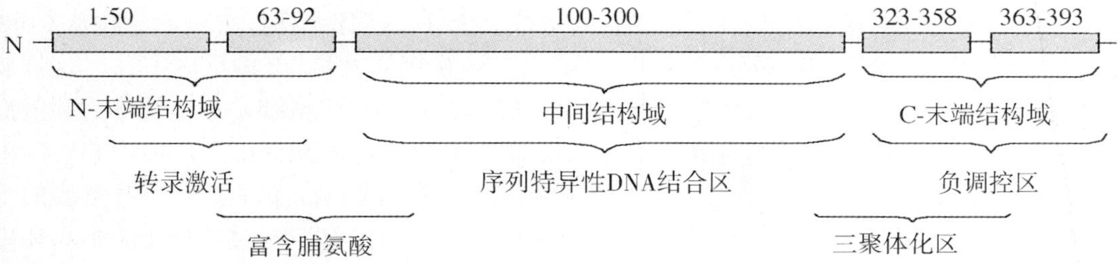

图 10　P53 的蛋白

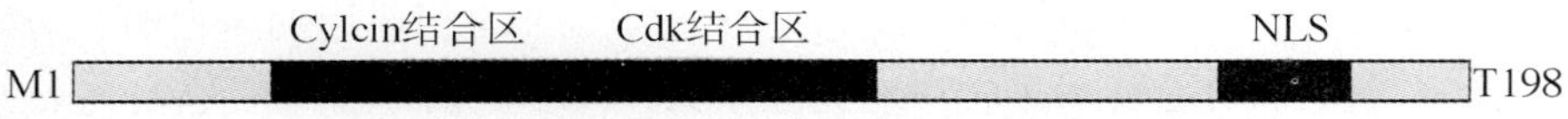

图 15-10　P27 蛋白以及结构

15.2.4.1.3　P27　1994 年，Polyak 等在转化生长因子-β（TGF-β）和经细胞接触处理的生长抑制细胞中发现了一种相对分子质量 27000 的热稳定蛋白。这种物质在体外与 Cyclin E-CDK2 和 Cyclin D-CDK4 紧密结合，并以一种化学剂量的关系抑制 CDK 的活性，因此被称为 p27Kip1（p27 或 Kip1）。p27 基因位于人染色体 12p12 与 12p13.1 交界的 12p13 处，由至少 2 个外显子和 1 个约 600bp 的内含子组成，外显子 1 长度为 474bp，外显子 2 长度为 120bp，两者共同组成 1 个 594bp 的开放阅读框架，编码 1 条含 198 个氨基酸的多肽。P27 蛋白是一种热稳定蛋白，与 P21、P57 蛋白具有同源性。P27 蛋白 N 端对于 p27 与 Cyclin-CDK 复合物的结合是必须的。C 端有一个 23 个氨基酸的 C 端扩展区，也有一个公认的 NSL（图 15-10）。另外，P27 蛋白还和其他物种的垂直同源很高蛋白具有同源性，猪（Sus scrofa），小家鼠（Mus musculus），挪威大鼠（Rattus norvegicus）和 美洲水貂（Mustela vison）。这些结构上的相似性是它们在细胞周期调控中所起的作用决定的。P27 的抑制区是一个伸展的非球状结构，由一个刚性的环状结构（rigid coil）、一个两亲性的 α-螺旋、一个两亲性的 β-发夹、1 个 β 线状结构以及一段 3_{10} 螺旋构成。P27 的二级结构元件之间并没有形成很严密的空间结构，而是比较松散的组织在一起，也没有自己的疏水中心，这样的结构可以使 p27 很好的覆盖 Cyclin A/CDK－2 复合物，并与之结合。另一个特点是 p27 的疏水氨基酸包裹在 Cyclin A/CDK－2 复合物的周围，而不是引起自身的折叠。

Cyclin A 分子具有两个 5 螺旋重复结构，其中第一个螺旋是 Cyclin 框中的保守结构，它只能与 p27 的刚性的环状结构 α－螺旋结合。Cdk2 则具有一个突出的 N－末端，由 β－折叠构成；而 C－末端突出基本上由 α－螺旋组成，其反应中心位于两个突出末端之间。Cdk2 的 N－末端以及反应中心能与 p27 的 β－发夹、β－strand 以及一段 3_{10} 螺旋反应。P27 的刚性的环状结构由 10 个氨基酸组成，其中包括 Leu－Phe－Gly 保守序列。刚性的环状结构能与 Cyclin 中的一个窄凹槽结合，这个窄凹槽由 α1、α3、α4 螺旋构成，在各种 Cyclin 中高度保守，此疏水核心包括 Met210，Ile213，Leu214，Trp217，Leu253，Arg250 和 Gln254。这也是为什么 p27 能和各种不同的 Cyclin 相结合的原因。当刚性的环状结构与窄凹槽结合后，使亲水 p27 表面暴露并与 Cyclin 框上的 α4、α5 螺旋结合。α4、α5 螺旋发生构象变化，使之朝向 Cdk2，在 Cyclin A/CDK－2 复合物的表面形成一条可以控制的沟。随后，两亲性的 β 线状结构与 Cdk2 的 N 末端上 β－片层的结合，形成一个 β－三明治结构，β 线状结构从 Cdk2 转向合并到 Cdk2 β 片层，使 p27 进入 Cdk2。随后，3_{10} 螺旋插入 Cdk2 的反应中心。3_{10} 螺旋上的 Phe－Tyr 被深埋到 Cdk2 反应中心的内部，通过模拟 ATP 上的嘌呤以范德华力和氢键与 Cdk2 结合。p27 和 Cdk2 的结合导致了一系列的 Cdk2 上 N－末端突出和反应中心的巨大构象变化，致使反应中心加宽。总之，作为蛋白激酶的一种抑制剂，p27 具有一些重要的组分，N－末端突出和反应中心的结构重排使 ATP 的结合不稳定；P27 通过填补反应中心和模拟 ATP 来抑制 ATP 与 Cdk2 的结合；p27 与底物竞争结合 Cyclin 上的地位结合位点，以降低底物与 Cyclin 的结合。

15.2.4.1.4 P16 1993 年，Serrano 等在研究与 CDK4 相作用的蛋白时，分离到了特异性 CDK4 抑制蛋白 P16 蛋白，并成功地克隆了其 cDNA。p16 基因位于人类染色体 9p21 区，长约 815Kb，由三个外显子（Exon1α－Exon2－Exon3，分别为 150bp、307 bp 和 14 bp）和两个内含子组成。三个外显子共同编码一个 CDK4 的抑制蛋白 P16INK4α，又名 MTS－1、CDKN2A、INK4α 的等，分子量为 16kDa，由 156 个氨基酸组成。p16 基因启动子长约 71bp，位于转录起始位点上游 500 bp 处。另外，启动子和外显子 1 和 2 区含有多个可甲基化的 5′－CpG 岛。1995 年，发现 p16INK4α 存在可变读框基因 p14ARF，它和 p16INK4α 共享 Exon2 和 Exon3，由 Exon1β 取代 Exon1α，三个外显子共同编码 14kDa 的蛋白质，由 132 个氨基酸组成（图 15－11）。Exon1β 位于 Exon1α 上游 20kb 处，长度为 268bp，具有高度保守性。Exon1β 上游有一个 GT 富集区，为 GT 盒启动子单元；在第 75 核苷酸 AUG 处有共同的 KOZAK 序列；下游有一长的微卫星重复序列。p16 基因 5′端 CpG 岛的再次甲基化会阻止全长 p16 转录本的生成，去除甲基化可恢复全长 p16 mRNA 的转录。P14ARF 转录本的功能还不清楚，已知它对维持野生型 P16 的功能是十分重要的。RB 反馈调节 p16 基因的表达主要调节 p16INK4α，而 p14ARF 则不受 Rb 的调节。

P16 蛋白是由 4 个锚蛋白重复序列组成，三维空间结构像字母“L”，这种“L”形的结构提供了一个范围较大的凹面，从而有助于与 CDK4/CDK6 的结合。P16 蛋白的 4 个锚蛋白重复序列分别由 D14－V35、R47－H66、P81－A100、P114－A134 等氨基酸残基组成。在空间立体结构上，这 4 个锚蛋白重复序列分别呈现螺旋-转角-螺旋（helix－turn－helix，

HTH）结构，4 个 HTH 之间由 3 个环相连。Loop1（Ala36－Arg46）、Loop2（Gly67－Arg80）、Loop3（Gly101－Leu113）垂直于锚蛋白重复序列的螺旋轴，疏水的氨基酸残基位于螺旋轴的中心位置，起到稳定 P16 蛋白空间结构的作用，三个环在空间是具有伸展性，这有助于 P16 蛋白在于其他蛋白相互作用时空间构象的变化。CDK4/CDK6 的三维立体结构是由富 β－sheet 构成 N 末端（1～103 氨基酸残基组成），由一个大的螺旋构成 C 末端（104～301 氨基酸残基组成），在二者间是个具有催化作用的裂缝，它是 ATP 结合位点。在以往对 CDK4/CDK6 的结构研究时发现，它在与周期蛋白结合和发生磷酸化所致构象改变需有二个调节性元件：一是 PSTA IRE 螺旋，在与 Cyclin 结合时，它被挤入有催化活性的裂缝内，从而引起活性中心的氨基酸残基发生重排；另一个 T 环，必须经历一系列构象的变化，最后暴露出有催化作用的裂缝，及识别底物结合位点的多肽。P16 蛋白结合于 CDK4/CDK6 具有催化作用裂缝的一侧，它背对于周期蛋白在 CDK4/CDK6 上的结合位点，而与 ATP 结合点相比邻。当 P16 与 CDK4/CDK6 结合时，CDK4/CDK6 的 N 和 C 端相互缠绕，而使 Cyclin 与 ATP 结合位点发生扭曲，也阻碍了 PSTA IRE 螺旋进入有催化活性的裂缝内；同时 P16 蛋白通过改变 CDK4/CDK6 构象来间接抑制 Cyclin 与 CDK4/CDK6 的结合，而达到抑癌的目的。在与 CDK4/CDK6 相互作用的 p16 蛋白 4 个锚蛋白重复序列中，第二、三重复序列起主要作用，而第一、四次之。主链上的疏水氢键绝大多数由 P16 蛋白的第二重复序列（52～54 氨基酸残基）参与形成。P16 蛋白有三个突变的高发区域，依次为 71～76、80～102、107～127 等位点的氨基酸残基，它们分别位于 Loop2、第三个锚蛋白重复序列、Loop3 与第四个锚蛋白重复序列。P16 蛋白 4 个锚蛋白重复序在与 CDK4/CDK6 结合和发挥抑制中是必不可少的结构，发生在锚蛋白重复序列上的变异通过两种途径来改变 P16 蛋白的功能。一部分蛋白变异体在三维空间结构上与天然野生型 P16 蛋白体相比较并没有大差异，但由于突变的氨基酸是与 CDK4 特异性结合的位点，影响 P16 蛋白与 CDK4/CDK6 的结合。这些氨基酸残基目前比较肯定的有 His－66、A sp－84、Arg－124，尚不能完全肯定的是 Glu26、Asp92；一部分 P16 蛋白突变体三维空间构象发生改变，变得不稳定，影响与 CDK4－CDK6 的结合。

15.2.4.1.5 PTEN 1997 年，Li、Steck 等 3 个研究小组分别发现一种抑癌基因，定位于染色体 10q23.3 上，分别被命名为 MMAC1、PTEN、TEP，现在已经证明这三个基因都编码同一个蛋白，并统称为 PTEN。PTEN 基因有 9 个外显子和 8 个内含子，含 1209 个核苷酸，编码由 403 个氨基酸残基组成、相对分子质量为 47kD 的位于胞质中的蛋白质即蛋白酪氨酸磷酸酶。PTEN cDNA 有一个长的 5′端非翻译区，其表达可能是翻译性的调节，第一个外显子有 4 个 ATG 起始密码序列，真正的蛋白外显子编码序列始于第 4 个 ATG，在该非翻译区有 CGG 重复的多个序列，为甲基化提供了基础。PTEN 蛋白中结构区域包括一个氨基端磷酸酶区域（PHD）、一个与脂质结合的 C2 区域（C2D）和一个尾巴区域。PHD（1～185）是发挥主要作用的功能区。PTEN 蛋白包含一个保守的信号基序（HCXXGXGRXG，123～130），该基序构成了磷酸酶催化区中的活性位点。其与蛋白酪氨酸磷酸酶（PTP1B）、双专一性磷酸酶 VHR 催化域具有同源序列，但是 PTEN 的磷酸酶催化位点较 VHR 和 PTP1B 大，而且此位点的氨基酸相当保守。表明该区域具有双特异磷酸功能，可使酪氨酸、丝氨酸/苏氨酸的残基去磷酸化，且还能使信号分子 PIP3 去磷酸化，

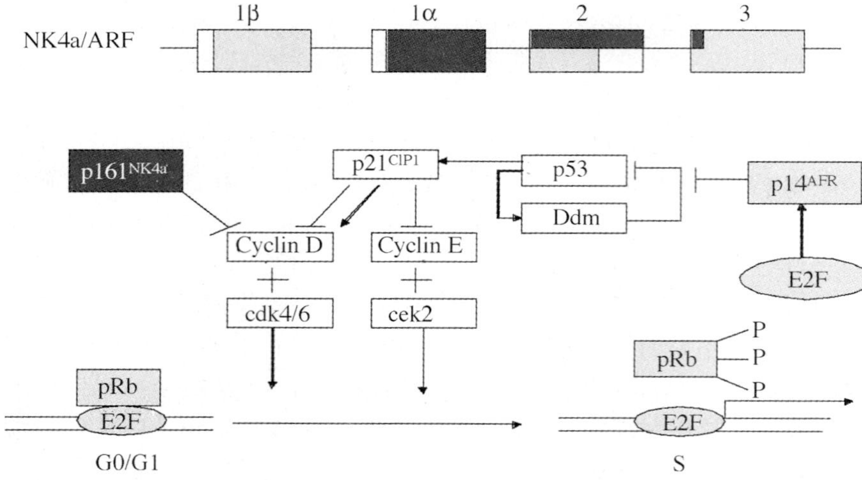

图 15-11：p16INK4α 和 p14ARF

在多种信号途径和细胞周期中发挥作用。C2D（186～351）与 PHD 紧密相连，此区具有结合膜磷脂作用。PTEN 通过 C2D 结合于膜磷脂，说明 C2 区可能有具催化作用的区域。尾巴区域有规则 PEST（Pro-Glu-T hr-rich sequences，350～375，379～396）序列和一个 PDZ（PSD-95，Dlg，Zo-1）结构域，还有一个酪蛋白激酶 2（CK2）磷酸化位点。酪蛋白激酶 2（CK2）磷酸化位点对于 PTEN 的稳定和活性都非常重要。CK2 是一种丝氨酸/苏氨酸磷酸酶，能使细胞周期和细胞生长中一系列底物磷酸化。PDZ 结构域，它能使 PTEN 结合 MAGI（membrane-associated guanylate kinase inverted）蛋白，PTEN/MAGI 可能能加强 PTEN 信号的透膜传导。

15.2.4.1.6 FHIT 自 1979 年从一个意大利的早发、双侧、多灶的肾透明细胞癌家系中观察到有染色体易位 t（3；8）（p14.2；q24）以后，研究发现在不同肿瘤组织中 3 号染色体短臂（3p）缺失现象频发，1996 年 Ohta 等利用定位克隆技术及外显子捕获法在染色体 3p14.2 区域内找到一种新的基因。此基因编码的蛋白质属于三氨酸家族（histidine triad family，HIT），而且此基因易于断裂，故得名 FHIT 基因（fragile histidine triad gene，即脆性组氨酸三联体基因）。FHIT 基因在染色体上占据 1Mb 大小的位置，覆盖 FRA3B 脆性位点、肾细胞癌相关性断裂点 t（3；8）、抑癌基因 γ 蛋白质酪氨酸磷酸酶基因（protein tyrosine phosphatase γ gene，PTPRG）的 5′末端及 HPV16 整合位点。FHIT 全长 500kb，由 10 个外显子组成。其 cDNA 长 1095bp，转录产物则相应为 1.1kb 的 mRNA。FHIT 的 5′端有一个约 350bp 的非翻译区，3′端除亦有一个非翻译区外，还有聚腺苷酸同源序列及一个多聚腺苷酸尾部。FHIT 的编码区可以编码由 147 个氨基酸残基组成的蛋白质，分子量 16.8kD。在其开放阅读框架（open reading frame，ORF）中，Exon5 含有起始的蛋氨酸密码。Exon6 中则含有一个框架内的蛋氨酸密码，在 Exon5 缺失的情况下，细胞仍可以用 Exon6 中的蛋氨酸密码翻译出不完全的 FHIT 蛋白。Exon8 中则含有编码 HIT 的密码。HIT 家族蛋白最初由一些类似于牛蛋白激酶 C（PKC）抑制剂-1 的小蛋白组成，在这些蛋白中有 4 个保守的组氨酸残基，其中三个相互连接在一起，形成 HxHxHxx 的结构（x 是一个疏水氨基酸)。目前对于这些蛋白是否为 PKC 的抑制剂还无法定论，但是结构分析表明，此类蛋白能结合核苷。哺乳动物的 FHIT 蛋白和 HIT 蛋白具有很多的相似性，同样具有四个组氨酸残基（H35，H94，H96，H98)。FHIT 蛋白在原核生物和真核生物中都高度保守，其蛋白质序列与酵母的二腺苷四磷酸不对称水解酶（diadenosine 5′，5‴- P1，P4 - tetra phosphate（Ap4A）asymmetrical hydrolase）有 69%的同源性，二者功能类似；同样，FHIT 蛋白结构和 galactose - 1 - phosphate uridylyl transferase（GalT）具有很高的相似性。FHIT 蛋白既能将 Ap4A 水解成 AMP 和 ATP，又能将 Ap3A 水解成 AMP 和 ADP，但是其对 Ap3A 的利用率要明显高于 Ap4A。组氨酸残基定向突变表明 FHIT 蛋白质的完整功能需 4 个保守的组氨，三联体中 H96 的突变对 FHIT 蛋白的活性影响最大，此点突变能使 FHIT 蛋白的 k_{cat}变为原来的 1/1000000，致使 FHIT 蛋白的特征常数只有原来的 1/1000000。在 FHIT 催化的过程中有 H96 - AMP 供价中间体的形成。

目前已分离的其他抑癌基因还包括 Trail、p33ING1、nm23、TIMP、KAI1、APH、MCC、APC、DCC、BRCA1 等。

15.2.4.2 抑癌基因与细胞周期的关系

细胞周期是指正常连续分裂的细胞从前一次有丝分裂结束到下一次有丝分裂完成所经历的连续动态过程，也是多阶段、多因子参与的精确而有序的调控过程，可分为 5 期：即 G0 期（静息期）、G1 期（DNA 合成前期）、S 期（DNA 合成期）、G2 期（DNA 合成后期）、M 期（有丝分裂期）（图 15 - 12）。细胞周期中有两个重要的调节点，即 G1 - S 和 G2 - M 调节点。控制细胞从 G1 期进入 S 期，能防止受损的碱基复制，修复染色体中的突变，G1 期是细胞增殖的标记，当条件不允许时，细胞会进入 G0 期，此时细胞处于非增殖状态。G2/M 限制点是细胞一分为二的控制点，能使细胞在进入分裂期之前修复已复制好的 DNA 上出现的损伤。细胞周期的运行主要依赖于各种 CDK，它们只有与 cyclin 结合才有活性，可促进细胞周期中 G1→S 和 G2→M 的转变。

目前公认的 CDKs 有 9 种，其中只有 5 种在细胞周期中是有活性的，包括 CDK1、CDK2、CDK4、CDK6、CDK7。目前研究较多的 Cyclins 有 CyclinA、B、D、E、H 等，它们都是一个相关基因家族产生的功能类似的同源蛋白，其中 Cyclin D 又分为 D1、D2、D3，Cyclin B 又分为 B1、B2。Cyclin D 的表达完全依赖于生长因子，故自 G1 早期表达后，水平持续整个周期，而其他 Cyclin 都是后成促进的，如 Cyclin E 的高峰在 G1/S 限制点，它与 CDK2 结合，使细胞完成 G1/S 期的转换，进入 S 期即被泛素化分解。Cyclin A 在 G1 晚期表达，持续到 G2 期末迅速被分解。Cyclin B 表达于 G2 初期，在 G2/M 限制点达高峰，在 M 期末被泛素化分解去除。

抑癌基因的抑癌功能主要是通过在细胞增殖周期对细胞分裂和生长进行负调控，防止细胞周期失控变成无限制地增殖而实现的。目前认为 p53、p16、Rb 基因与 G1 - S 调节点有关。

p53 基因有野生型（wt - p53）和突变型（mt - p53）两种，前者能抑制某些促使细胞进入有丝分裂的酶活性，阻止细胞进入 DNA 合成期，抑制细胞的分裂和增殖，并且使 DNA 损伤有充分的时间修复，即使不能修复，wt - p53 蛋白还能启动细胞的程序性死亡过程，防止细胞的恶性转化，即 wt - p53 参与细胞周期的调控，在维持细胞生长、抑制肿瘤增殖过程

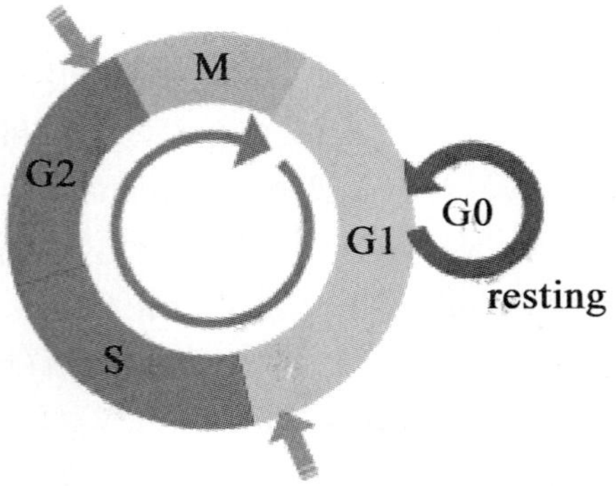

图 15-12：细胞周期和节点

中起重要作用。当其转变为 mt-p53 基因时，则失去对细胞生长的抑制作用，促进细胞转化和过度增殖，导致肿瘤的发生。正常细胞中 P53 蛋白半衰期短（6～20min），含量极微，而在癌细胞和转化细胞中可高达 100 倍。当细胞 DNA 损伤后，细胞内各种途径通过激酶或乙酰基转移酶调节 wt-p53 基因表达并激活 p53 蛋白，通过 p16、Rb、Cdk4、p21、Gadd45、BRCA1、14-3-3σ 等途径阻滞细胞周期于 G1→S 期或 G2→M 期，上调 p53R2 等基因的表达，修复损伤 DNA。P21 是一种细胞周期抑制蛋白，通过抑制 cyclin D/CDK 导致细胞周期阻滞，阻止损伤 DNA 的复制。Mdm2 的作用是通过负反馈环调节 p53 蛋白水平，它可以结合并抑制 p53 的转录活性，有利于其通过泛素依赖的蛋白水解途径降解。其他蛋白，如 P14ARF 蛋白，可与 Mdm2 结合，阻止 Mdm2 介导的 p53 蛋白水解作用；如果 DNA 损伤过大，则上调促凋亡基因以及 Fas、Bax、Puma、Noxa、AIP1、Pig3 等基因，启动细胞凋亡程序，诱导细胞凋亡，此时，p53 蛋白也可直接激活 Bax 蛋白或 caspase-8，不经转录调控途径而直接启动凋亡程序。此外，p53 基因还有抑制血管内皮生长因子（VEGF）和多药耐药（MDR）基因表达的作用，移去 p53 基因的功能将导致细胞遗传不稳定和对化疗及放疗不敏感。Mt-p53 蛋白不仅对 p53 基因较为特殊，与 G2→M 调节点又有一定关系，是参与细胞凋亡的重要基因。细胞凋亡与 CDK2 基因编码的 p34CDK2 激酶（即 M 期促进因子）的活化有关，p34CDK2 具有 G1→S 和 G2→M 双重作用，p34CDK2 激酶过早激活，可引起 DNA 裂解和细胞核破坏，导致细胞凋亡。

RB 蛋白的生物学功能主要是通过与 c-Myc、E2F、Cdc2、CDK2、ATF-2 等蛋白的结合及相互作用实现的，RB 蛋白与这类蛋白的结合能力又受到 RB 蛋白自身的磷酸化和非磷酸化修饰的水平调控，当细胞处于 G0/G1 期，所有的 RB 蛋白处于非磷酸化修饰状态，而在 S 期和 G2 期，大部分的 RB 蛋白发生磷酸化修饰。E2F 转录因子家族是 RB 蛋白参与细胞周期调控的最主要的作用靶分子。目前发现的 E2F 转录因子家族成员包括 E2F-1、-2、-3、-4 和-5，参与诱导多种 DNA 复制相关基因的转录活化，如 c-myc、b-myb、cyclin A、二氢叶酸还原酶基因、胸腺嘧啶激酶基因以及 DNA 聚合酶-α 基因等。RB 蛋白在非磷酸化状态时可与 E2F 结合，并抑制其活化基因转录的功能；RB 蛋白的磷酸化修饰导致 E2F 的释放，诱导下游基因的表达，促进细胞 G1/S 周期转换。RB 蛋白抑制 E2F 转录活性的机制包括：①RB 蛋白与 E2F 结合阻断了后者的活性部位；②RB 蛋白通过与 E2F 结合被转位至 E2F 下游基因的启动子区域，进一步结合并抑制其他转录因子的功能；③RB－E2F 二聚体分子还可与组氨酸去乙酰酶（histone deacetylase，HDAC）结合，通过组氨酸去乙酰化修饰改变染色质结构，抑制 E2F 下游基因的转录激活。E2F 与低磷酸化修饰的 RB、p107 和 p130 蛋白的 A/B 口袋结构域结合，E2F 与 RB 家族成员间的结合具有分子特异性，而且二聚体的形成也具有周期时相特异性。E2F－1、－2 和－3 与 RB 蛋白在 G1 期结合，在 S 期解离；E2F－4 与 p107 结合而成的二聚体分子存在于各个周期时相，在 G1 期进一步与 CyclinE/CDK2 结合，在 S 期则与 CyclinA/CDK2 结合；E2F－5 和 p130 在 G0 期结合，在其他周期时相解离。E2F 转录因子与 DP－1（dimerization protein－1）结合形成异源二聚体，与 DNA 及 RB 蛋白的结合能力较 E2F 单体明显增强。参与调节细胞增殖和促进细胞分化的进程。除 E2F 转录因子外，与 RB 蛋白相互作用的其他因子包括 Elf－1、Id－2、MyoD、MEF2、C/EBPs、Cbfa1/Runx2、Mitf、PU－1 和 c－myc 以及其受体等，其结果是导致相应基因的转录激活。在多种细胞诱导分化过程中可出现 RB 蛋白的去磷酸化反应和 RB 蛋白表达量的增加。RB 功能的缺失可导致终末分化的细胞重新进入细胞周期，提示 RB 介导的细胞周期阻滞可能是细胞分化的先决条件。多种基因（如 c－myc、c－fos、IGF－Ⅱ 和 TGF－β 等）的启动子区域存在 Rb 控制元件（Rb control element，RCE），在转录因子 Sp1/Sp3 的参与下，RB 蛋白通过 RCE 激活或抑制下游基因的转录。BRG1 和 hBRM1 蛋白参与调节染色质的结构，该两种蛋白与 RB 蛋白的相互作用与基因转录活化有关。RB 蛋白可与酪氨酸激酶 c－abl 结合并相互抑制彼此的蛋白功能。在处于 G0 和 G1 期的细胞核内，RB 蛋白可通过自身的 C 口袋结构与 c－abl 结合并抑制后者的激酶活性，而 c－abl 的过表达可解除 RB 蛋白介导的生长抑制。pRb 蛋白的磷酸化修饰导致 c－abl 的释放，c－abl 重新获得激酶活性并参与细胞周期调控。转录因子 MITF 能调控 p21（Cip1）基因的表达和 RB 蛋白的低磷酸化修饰，进而诱导细胞退出增殖周期，并启动了细胞分化进程。PTEN 具双重特异性磷酸酶（DSP）活性，可通过磷酸化与去磷酸化的动态变化调节正常细胞的生长。脂质 PIP3 是一种全新的磷酸酶作用的靶分子，是细胞生长调控途径中的关键因素之一，主要作用是刺激细胞生长和阻止细胞凋亡。PTEN 通过去除 PIP3 的三个磷酸基团之一，改变 PIP3 途径，诱导 Akt 依赖性细胞凋亡而达到抑制肿瘤的发生。整合蛋白连接激酶通过磷酸肌醇磷脂酶依赖的途径激活胞内的信号级联反应，如灶性粘连激酶（FAK）等酪氨酸激酶，使酪氨酸激酶下游磷 PI3K、PPKB、MAPK 信号途径磷酸化而将其激活，维持细胞生存。在 PTEN 突变的细胞中整合蛋白连接激酶活性增加。野生型 PTEN 转染于 PTEN 突变的细胞中，整合蛋白连接激酶活性受到抑制，而使细胞停止于 G1 期，诱导凋亡，并对生长增殖、浸润和迁移等多方面起调控作用，从而抑制多种肿瘤的发生和发展。

P16INK4α 蛋白在正常细胞中起负反馈调节作用。P16INK4α 蛋白与 CDK4 或 CDK6 结合可降低 CDK4 或 CDK6 与 CyclinD1 的亲和力，抑制 CDK4 或 CDK6 磷酸化，并使之稳定在酶失活状态，进而通过 p16/CDK4－6/CyclinD1/RB/E2F 途径作用于 Gl→S 期转换控制点，参与细胞增殖周期调控。P14ARF 主要与癌蛋白 MDM2 结合，加速 MDM2 降解，恢复和稳定细胞 P53 水平，增强 P53 在 G1→S 和 G2→M 的限制点效应，最终使细胞阻滞于 G1 和 G2 期。p27 正是一种抑制蛋白，它在两个水平上起作用：一方面通过其 C－末端抑制 Cdk2－Thr160 的磷酸化，从而抑制 Cyclin/CDK2 前活性状态复合物的激活过程；另一方面通过直接与 Cyclin/CDK 结合抑制已激活的复合物的激酶活性。P27 蛋白还是胞外刺激信号和细胞周期状态之间的潜在媒介之一，胞外刺激信号可能通过调节 P27 蛋白的活性来调控细胞周期。P27 蛋白可能部分地参与细胞停止分裂和启动细胞分化。FHIT 基因在细胞凋亡和细胞周期调控中发挥重要作用，在 FHIT 基因缺失的肿瘤细胞中导入 FHIT cDNA 使 FHIT 蛋白重新表达，可引起阻滞于 S 期和 G0→G1 期的细胞数增多，凋亡细胞数增多，致癌性下降。FHIT 蛋白的 C2 末端部分与 hUBC9 有关，可能通过它与 hUBC9 之间的相互作用参与细胞周期的调控。FHIT 还可能通过限制微管动态或干扰微管分散而阻止细胞有丝分裂过程，抑制细胞过度增殖。

15.2.4.3 抑癌基因与肺癌

近年来随着分子生物学研究的进展，在分子水平认识到肺癌的形成是一个多步骤的过程，有多种基因功能失常，一般认为癌变的重要原因是细胞周期的失控。当 Rb 基因缺失、突变或磷酸化失活后，则促进细胞进入 S 期，当 p53、p16 基因突变或缺失时，则可间接或直接造成具有促增殖活性的 CDK 的过度表达，产生细胞增殖失控导致癌变。各种抑癌基因在肺癌中途变得频率是不同的。如 p53 突变在 NSCLC 占 50%，而在 SCLC 中高达 80%。就 NSCLC 而言，肺鳞癌中的 p53 突变频率高于肺腺癌，有关肺癌中。途经的改变对于 SCLC 和 NSCLC 都非常重要，RB 突变可以在 90% 的 SCLC 和 15%～30%的 NSCLC 中检测到。PTEN 的杂合性缺失频率在肺鳞癌中为 40%，在肺腺癌中为 0，而在早期肺癌中其总的等位基因的缺失率为 33.3 %。

在人类肿瘤发生过程中，p53 基因监控功能的丧失是目前最常检查到的变化之一，是肿瘤发生中最常见最重要的原因，也是迄今临床发现与肿瘤发病相关性最高的 TSG。在大约 200 多种不同的恶性肿瘤中，有 60%以上的肿瘤带有 p53 基因突变。p53 是肺癌中最为常见的基因损伤，p53 突变的具体情况可以从国际癌症研究组织（International Agency of Research on Cancer，IARC）的 p53 数据库中得知（www. iarc. fr/p53）。p53 的突变在肺癌中 G∶C 碱基对向 T∶A 转变的频率特别高，突变主要集中在 5、6、7、8 四个外显子的相对保守区域内。在无 p53 基因突变的肺癌中，p53 基因因为结合了高水平的 MDM2 蛋白而无活性，或因其下游基因如抗凋亡基因 Bcl-2 家族使 p53 基因功能发生变化或无活性转录而出现功能性失活。p53 基因突变刺激血管生成和肿瘤转移使肿瘤细胞具有更强的侵袭性，对化疗及放疗的敏感性下降，明显降低了放化疗的效果。p53 突变或过度表达是肿瘤预后效果较差的一个引导因子，特别是那些患有腺癌的患者。

在肺癌组织和细胞系中 Rb 基因异常多表现为杂合子丢失、基因突变等。Cyclin D1 过表达也可以在 47% 的 NSCLC 中发现，Cyclin D1 可以通过诱导 Cdk4 的磷酸化而抑制 RB 的功能。p16 基因的改变主要有基因缺失、基因突变和 CpG 岛异常甲基化。其中主要方式是纯合性的缺失，且主要在 NSCLC 形成中起重要作用。p16 基因缺失除与肺癌发病密切相关外，还与肺癌发展及预后有着密切关系。由于 p14ARF 基因在结构上与 p16INK4a 基因的特殊联系，决定了 ARF 基因缺失与 INK4a 基因的状态具有一定的相关性。p14ARF 能保护 p53 免受 MDM2 的降解，其在 NCLCs 上的突变频率在 19%～37%之间。65%的 SCLC 可以发现 p16INK4A 蛋白的缺失。有意思的是，无论是 NSCLC 还是 SCLC，p14ARF 缺失总是伴随 p53 突变。PTEN 基因缺失、突变或表达产物的失活，影响肺癌的发生、发展。其中外显子 5 的纯合性丢失和肺癌细胞的高侵袭能力有关。PTEN 过表达可以通过向下调节包括 α-6 整合素在内的一系列基因，而抑制肺癌细胞的侵袭转移。PTEN 蛋白表达水平的高低与患者的病理分级及预后有关，患者预后越差、恶性度越高，PTEN 蛋白水平越低。另外，PTEN 基因的甲基化可能也与肺癌的发生有关。几乎所有人类肿瘤均伴随 P27 蛋白下调或缺失。P27mRNA 水平不一定改变，它的表达异常主要是转录水平后的改变。在 NSCLC 中经常可以发现 P27 表达量显著降低。P27 作为 CDK 的抑制剂，也在 SCLC 中起着独特的生物学作用，它赋予 SCLC 细胞在不适合生长的情况下逃避凋亡的能力。p27 表达与年龄、性别、组织学类型、临床分期及吸烟指数无明显关系，但低水平的 p27 表达与患者的不良预后显著相关。

染色体 3p 缺失与肺癌的关系密切，存在于 50%的 NSCLC 和 90% 的 SCLC 中，在这一区域中包含多个与肺癌发生相关的基因，如 FHIT。FHIT 基因突变的主要类型是外显子的缺失。FHIT 基因异常在肿瘤细胞中表现是极为复杂的。与经典的抑癌基因失活是由于一个等位基因缺失而同时另一个等位基因突变所不同，在 FHIT 位点上两个等位基因缺失是相互独立的，常存在于不同区域上，当这两个区域有重叠的时候就形成纯合子缺失。位于外显子 5 附近一段将近 300 kb 的区域，Alu 重复序列少，而含有很多的，每一 kb 上就有一个重复序列。染色体断裂位点大多数位于 LINE 1 或者长末端重复序列（long terminal repeats）中，而正是由于 FRA3B 易产生两条染色体的断裂及随之而来的错误的修复，产生 FHIT 基因内不连续的缺失以及两个等位基因各自不同的缺失位点。肺癌中常见的 FHIT 基因异常改变包括：异常转录本、等位基因 LOH 以及蛋白表达的下调或缺失等，80% SCLC 和 40% NSCLC 存在 FHIT 基因转录异常，76%的肿瘤表现为 FHIT 等位基因缺失。最常见的异常转录为外显子 4 或 5～8 缺失。FHIT 基因的杂合性缺失提示预后不良。FHIT 蛋白表达下调或缺失在肺癌及肺支气管癌前病变中都很常见，73%N SCLC 和 93% 的癌前病变有 FHIT 蛋白的表达降低，肺鳞癌中 FHIT 蛋白降低发生率（87%）明显高于腺癌（57% ），吸烟组亦明显高于不吸烟组（75% vs 39% ）。在肺癌中，FHIT 基因的缺失比 p53 突变和 EGFR 的下调发生得更早也更频繁。FHIT 基因可能是烟草中致癌物作用的分子靶之一，FHIT 基因的杂合性缺失与吸烟高度相关。FHIT 基因异常在肺癌发生中是早期、频发事件，FHIT 基因的检测有望成为肺癌早期诊断的方法。其他存在于这一区域的基因包括 RARα、RASSF1A、FUS1、SEMA3B 以及 ROBO1，这些基因是肺癌发生的候选基因。RASSF1A 在微管的稳定性方面起重要作用，在裸鼠中，RASSF1A 的重新表达可以抑制肿瘤的形成。

新近发现的基因 TRAIL，它能够选择性地诱导多种肿瘤细胞凋亡，但不影响正常体细胞的生长分化。抑癌基因 p33ING1，定位于染色体 11q33，需依赖于野生型 p53，才能发挥细胞生长的抑制效应。而定位在人染色体 5q21 的抑癌基因 MCC、APC 在肺癌中经常表现为纯合性缺失，抑癌基因 APH 也位于 3p 区（3p21.3），在 SCLC 细胞系中发现 APH、MCC、APC 的表达低下，提示它们可能与 SCLC 的形成有关。nm23、TIMP、KAI1 基因的作用是抑制肿瘤转移。DCC（结直肠癌缺失基因）是在结肠癌中新发现的抑癌基因。BRCA1 抑癌基因主要与家族性乳腺癌和卵巢癌的发生有关。另外，在 SCLC 的 4p、4q、5p、5q、10p、10q、13q34 以及 NSCLC 的 1p、6p、13q11、18q、19p 和 Xq22.1 上都可能存在肺癌的抑癌基因。

MiRNA 不但能其原癌基因的作用，也能起到抑癌基因的作用。Let-7 是研究最早也是研究比较多的一类 miRNA。在肺癌中发现 Let-7 的表达降低，let-7 通过与靶 mRNA 的 3′ UTR 结合，在 Ras 基因家族中的 3′ UTR 端存在多个与 let-7 互补的区域。另外，研究还发现 let-7 还可以以相似的方式结合 Hmga 基因而抑制其表达。根据肺癌中 Let-7 表达含量的高低可以将肺癌分为两组，let-7 表达底下患者的存活时间较短。因此，Let-7 可以作为肺癌预后的一个独立指标。

15.2.5 血管生成与肺癌

血管生成（angiogenesis）是指已存在的血管芽生（spouting）和套叠式的微血管生长（intussusceptive microvascular growth）形成新的血管的过程，它与血管形成（vasculogenesis）均是形成原始血管的机制，但血管形成主要是指胚胎细胞分化形成血管网络。生理性的血管生成只存在于生殖系统和伤口愈合的过程，短暂并且受到严格控制。失控的血管生成则导致多种疾病，如糖尿病、视网膜病、风湿性关节炎等。肿瘤的生长、转移是血管依赖性的。近二十年来的研究证明了肿瘤血管生成在肿瘤生长中的重要作用及抗血管生成在抑制肿瘤生长、浸润和转移中的重要意义。

15.2.5.1 肿瘤的血管生成的过程及调控

恶性实体肿瘤是血管新生依赖疾病，实体肿瘤的生长如果没有新生血管，不会超过 1～2mm，新生血管为肿瘤提供营养物质和氧以及排出代谢废物，并为肿瘤细胞的播散提供最直接的通道，并且原发肿瘤的血管生长使肿瘤易于转移。

肿瘤的血管生成是一复杂过程，其基本步骤为：①由肿瘤或受伤部位生产血管生成因子；②产生的管生成因子释放进入周围组织；③血管生成因子与临近血管上内皮细胞上的专一性受体结合；④EC 激活，信号由细胞表面传入细胞核，内皮细胞随即产生与血管形成相关的分子以及酶类，血管基底膜（basement membrane）上存在的小孔在各种酶的作用下逐渐增大；⑤内皮细胞分裂增殖，并从上一步形成的孔洞中朝向肿瘤方向迁移；⑥在各种黏附分子或者整合素的作用下，萌发的新血管逐渐向肿瘤方向生长；⑦新生血管顶部的组织在各种酶（基质金属蛋白酶（matrix metalloproteinases，or MMPs））的作用下溶解，使新生的血管能顺利向前生长，之后在血管周围重新生成各种组织；⑧新生的血管卷曲，形成管状的血管结构；⑨一个个的血管相互连接形成血管环（vascular loops）；⑩ 新形成的血管在特殊肌细胞的（平滑肌细胞或周细胞，pericytes）的作用下固定在肿瘤组织中。

血管生成受促血管生长因子和血管抑制因子等因素的调控。目前已证实的促血管生成因子主要有：血管内皮生长因子（VEGF）、血小板衍生生长因子（PDGF）、血小板衍生内皮细胞生长因子（PD-ECGF）、转化生长因子（TGF）、碱性成纤维细胞生长因子（bFGF）、酸性成纤维细胞生长因子（aFGF）、表皮生长因子（EGF）、胰岛素样生长因子（IGF）、肿瘤坏死因子（TNF-a）、血管生成素（Angiogenin，Ang）、白细胞介素-3（IL-3）、白细胞介素-8（IL-8）、粒细胞集落刺激因子（G-CSF）、肝细胞生长因子（HGF）、Pleiotrophin、多育曲霉素（Proliferin）、卵泡抑素（Follistatin）、胎盘生长因子（PlGF）、中期因子（Midkine）、趋化因子（Fractalkine）等。其中研究得最多的是 VEGF、FGF、bFGF 以及 EGF 等。抑制因子主要有血管抑制素、内皮抑素（Endostatin）、生长抑素（Angiostatin）、血小板因子- 4（PF－4）、凝血栓蛋白- 1、干扰素（INFα，β，γ）、纤溶酶原（Kringle 5）、组织基质金属蛋白酶抑制物（TIMP）、白细胞介素（IL－4，10，12）、干扰素诱生蛋白（interferon－inducible protein－10，IP－10）、干扰素诱生单核因子（Monokine induced by interferon，MIG）、泌乳刺激素 16kD 片段（Prolactin 16 Kd fragment）、四氢可的索- S（Tetrahydrocortisol－S）、人嗜铬粒蛋白 A N-端片段（Vasostatin－1）、色素上皮衍生因子（Pigment epithelium－derived factor，PEDF）、纤溶酶原激活物抑制剂（plasminogen activator inhibitor，PAI）、肌钙蛋白（Troponin－1）、2－甲氧雌二醇（2－methoxyestradiol，2－ME）、纤维连接蛋白 20 Kd 片段（Fibronectin 20 Kd fragment）、内皮单核细胞活化多肽- II（EMAP－II）等。其他调节因子还包括 NO、Cyr16、PR39 等。

多种基因参与调控肿瘤血管的形成。其中与刺激血管形成相关的基因包括 HIF－1α（Hypoxia－inducible factor－1a）、K－ras、N－myc、C－myc、ErbB1/HER1、ErbB2/HER2、EGFT、C－src、Raf、p73、Del－1、PI3K/Akt、C－Jun、Bcl2、MDM－2、Fzd、PML－RAR、elF－4E，而与抑制血管形成相关的基因包括 Rb、PTEN、p53、VHL、trk B、p16INK4a。

肿瘤血管生长的调控机制，目前多数学者接受血管调控平衡学说（angiogenics witch）。认为肿瘤细胞、内皮细胞和巨噬细胞受缺氧、系统刺激、基底膜通道的信息传递等使局部微环境发生变化的因素作用后出现一系列基因表型变化，打破原先的促血管生长因子和血管生长抑制因子之间的平衡状态。当促血管生长因子的作用强于血管生长抑制因子时，便引起肿瘤血管生长。生长中的肺癌组织同样高度表达编码血管生成的基因。NSCLC 中微血管密度和转移的发生明显相关，在放大 200 倍的显微镜下，微血管数为 0～9/HP 时，肺癌转移发生率为 9.2 %；10～19/HP 时，为 62%；20～30/HP 时为 100%。由于肺癌组织中的内皮细胞增殖比正常组织快 30～40 倍，Chaplain 等提出一种内皮细胞在肺癌血管生成机制中的作用模式。在肺癌组织从无血管期到血管期的生长过程中，癌细胞分泌肿瘤血管生成因子，这些因子弥散于肺癌周围组织中，附近的 EC 对这类化学趋化性刺激发生反应，如血管基底膜降解、内皮细胞游走和增殖。同时一些血管生成抑制剂，如夫马菌素（fumagillin）、IFN 及 Endostatin 等以不同的机制作用于 EC，对肺癌血管生成起负调控作用。另外，肺癌细胞还诱导内皮细胞 bFGF、VEGF 受体表达，使肿瘤抑制基因编码的血小板反应素（thrombpspondin）失活，促进肺癌血管生成。

总之，肺癌血管生成表型的启动或转换取决于血管生成因子及其抑制因子的平衡和协调作用，由复杂的蛋白水解平衡系统来完成内皮细胞的游走、侵袭及增殖等过程，最终形成肺癌新血管。因此，随着分子生物学和分子病理学的进展，抗肿瘤血管生成治疗作为治疗肺癌的一项重要手段，已越来越受到人们的重视。

15.2.5.2 血管内皮祖细胞和血管内皮细胞

血管内皮祖细胞（endothelial progenitor cells，EPC）是血管内皮细胞（endothelial cell，EC）的前体，亦称成血管细胞（angioblast）。1997 年 Asahara 等首次从外周血液中分离出 EPC。它具有迁移特性、能进一步增殖分化为成熟的 EC，但缺乏成熟 EC 的特征性表型，也不能形成管腔结构。近年的研究发现，EPC 定居于成体骨髓，可以动员到外周血，迁移、归巢到血管新生部位，并在迁移部位增殖、分化，形成新的血管。它们在成体血管新生和受损内膜的再内皮化中发挥着重要作用。

EPC 有下列生物学特征：①在成体中，是 EC 的前体细胞。②是在循环血中存在的单核细胞，在血管形成的微环境中，具有黏附性和 EC 的形态学特征。③在通常情况下，存在于骨髓组织的血管形成区。④ 在健康机体的外周血中存在很少量的 EPC，在促血管形成因子或药物的作用下，骨髓会快速动员 EPC 进入血液循环。⑤具有胚胎性成血管细胞的性质，如在成血管的培养条件下，能够分化为成熟 EC，并且具有高增殖的潜能。⑥在体内能够特异性迁移并参与肿瘤组织新生血管生成或损伤 EC 的再生。⑦可在原位形成新生血管，也可迁移到缺血区形成新生血管。

目前尚未发现 EPC 的特异性表面标志物，但比较公认的表面标记有代表骨髓造血干细胞的表面标志 CD34 和 CD133 以及代表 EC 表面标志的 EC 生长因子受体（VEGFR－2）。在 EPC 逐步分化为成熟 EC 的过程中，早期干细胞的表面标志 CD133 的表达下降，而 CD34 和 VEGFR－2 表达升高，并开始表达 CD31、血管内皮钙粘素（cadherin）和 vWF（yon Willebrand factor）等成熟内皮细胞的标志。另外，也开始具有内皮细胞的功能表型，如掺入乙酰化 LDL 的能力。

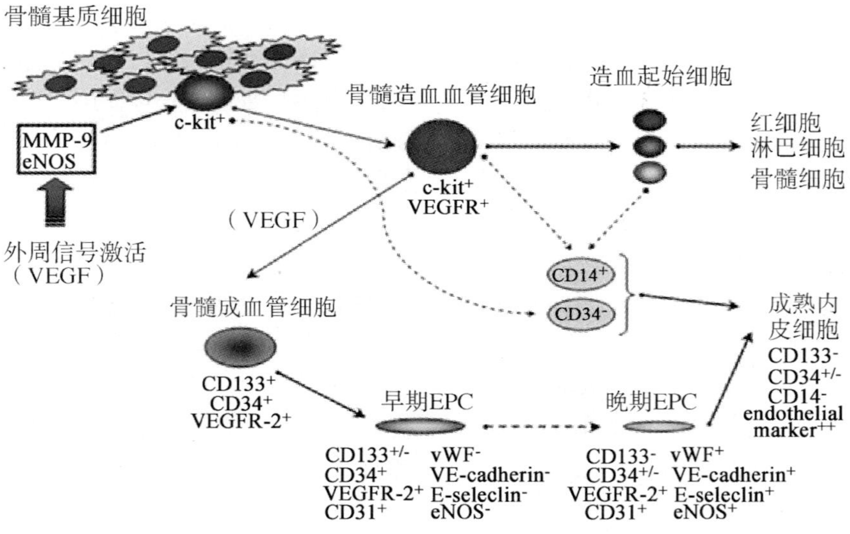

图 15－13　内皮祖细胞的动员、分化和归巢

有多种细胞因子在体内参与 EPC 的调节，最常见的促进 EPC 增殖、迁移、聚集和分化的因子有：VEGF、EGF、血管生成素、bFGF、TGF－β1、促红细胞生成素、GM－CSF、MMP－9 以及整合素 β1、β2 等。EPC 从骨髓动员需要 c－Kit 配体参与，在 MMP－9 的作用下其从膜结合性配体转化为水溶性配体，促进 EPC 从骨髓的动员，内皮型一氧化氮合酶（eNOS）也参与 EPC 从骨髓动员至外周循环的过程，基质细胞起源因子－1α（SDF－1α）通过 VEGF/eNOS 相关通路促进 EPC 从骨髓的动员。之后 EPC（c－Kit＋）从骨髓基质中脱离出来，向血管方向移动。移动的过程受 VEGF 的调控，它能和 VEGFR－2 结合，并进一

步介导成血血管干细胞 - 成血管细胞 - 早期 EPC - 晚期 EPC 整个级联放大过程（图 15 - 13）。

内皮祖细胞的功能主要是在机体缺血区、组织损伤部位形成新生血管，促进血流恢复和创伤修复。EPC 促进新生血管形成的机制是通过自身的分化、增殖而形成新的内皮细胞参与新生血管，无需依赖原有的血管系统，类似于胚胎时期的血管发生，故称之为出生后血管发生（postnatal vasculogenesis），与血管生成（angiogenesis）过程（通过原有 EC 的增殖、迁移、黏附而形成新生血管）有本质区别。EPC 介导的血管发生在不同的病理状态下有不同的转归：在肿瘤组织表现为持续细胞分化和幼稚血管形成；在缺血组织表现为血管趋向成熟，毛细血管和动脉密度增高；在损伤修复组织则表现为血管退化及瘢痕组织的产生。

EPC 可以促进肿瘤生长，其具体机制可能与促进肿瘤血管生成有关。EPC 在缺血器官和组织中细胞因子的趋化性作用下迁移人缺血器官和组织，参与血管再生。肿瘤患者及成瘤小鼠的外周血 EPC 的数量高于正常水平，肿瘤的体积和血浆 VEGF 浓度也与 EPC 的动员数量相关。在 NSCLC 的鼠模型以及患者中，都发现有大量 CD133＋ EPC 存在于新生肿瘤血管中。EPC 还是肿瘤血管生长必不可少的条件之一，因为 EPC 来源的内皮细胞能够分泌多种促血管生长因子，促进和维持肿瘤血管生成，如 EGF、FGF - 4（9）、HGF、IL - 8、VEGF 等。在 NSCLC 组织中，CD133＋EPCs 增多，有助于肺癌组织中血管的形成，毛细血管增多。EPC 对肿瘤血管生成的作用需要经过以下几个步骤，肿瘤组织主动捕获并诱导循环血中的 EPC 进入肿瘤的微管脉系统；EPC 透过血管内皮进入胞间隙；在血管外形成细胞簇；形成血管苗芽和细胞网络；最后组织成具有功能的微血管。

15.2.5.3 促血管生长因子

在众多的促血管生长因子中，VEGF 是肿瘤血管生成最主要和关键的相关因子，在肿瘤细胞中高表达，能特异性地刺激 EPC 从骨髓向肿瘤区聚集、增殖并转化为 EC，进而建立肿瘤的微血管网络，因此，本书以 VEGF 为例来说明促血管生长因子及其受体在血管形成过程中的作用。

15.2.5.3.1 VEGF VEGF 最早在 1983 年由 Senger 等发现，并根据其增加血管通透性的功能将其命名为血管通透性因子（VPF）。之后 1989 年，Ferrara 等提纯并测定 VEGF 的序列，同时证明 VEGF 具有促进内皮细胞有丝分裂的作用。VEGF 家族包括 VEGF - A、PlGF（placenta growth factor）、VEGF - B、VEGF - C、VEGF - D、VEGF - E 以及 sv-VEGF（snake venom VEGF）。

人 VEGF - A 基因位于染色体 6p21.1，由 8 个外显子及 7 个内含子构成，基因全长 28kb，编码基因长 l4kb。由于拼接方式不同，至少有 9 个亚型，包括 VEGF121、VEGF145、VEGF148、VEGF162、VEGF165、VEGF165b、VEGF183、VEGF189 和 VEGF206。其中 VEGF165 在血管的形成过程中起关键作用，其他形式的 VEGF 也在血管的形成和发展中起一定的作用。VEGF - A 是 PDGF 超基因家族的成员之一，通过两对链间二硫键共价连接形成反平行同型二聚体。在该家族的基因产物中，具有八个半胱氨酸残基的保守结构。VEGF 单体 N 端 8 - 109 位氨基酸残基形成的二级结构分别是 α1、β1、α2、β2、β3、β4、β5、β6、β7。其结构特征为中央是平行的 4 段 β 片层（βl、3、5、6），胱氨酸结位于一端。胱氨酸结是在两个相邻的 β 片层（β3、7）之间由两对二硫键（Cys57 - 102，Cys61

-104）形成的一个共价连接的环状结构，同时第三对二硫键（Cys28-68）穿过该环把β1、β4片层的起始端连接在一起，两对链间二硫键（cys51-51，Cys60-60）把两个亚基共价连接起来。二聚体形成的决定簇位于VEGF起始110残基处，其中端螺旋His12和Asp19之间的氨基酸形成的结构域对VEGF二聚体的形成起着关键作用，VEGF单体间的疏水性氨基酸的相互作用可以稳定或协助二聚体的形成。

VEGF-B：基因定位于染色体的11q13，分布广泛，尤其是在心肌和骨骼肌，并且分布于绝大多数肿瘤中。人VEGF-B有两种形式的异构体分别为VEGF-B167和VEGF-B186，VEGF-B既能结合并激活VEGFR-1，也能与NRP-1结合。

VEGF-C和VEGF-D：VEGF-C基因定位于染色体4q34，主要在心脏、胎盘等组织中表达。VEGF-D基因定位于染色体Xp22.31，全长50 kb，由7个外显子和6个内含子组成，主要在心、肺、肠道表达。VEGF-C与VEGF165有30%左右的同源性，VEGF-C和VEGF-D具有相似的C-末端和N-末端，而与其他类型的VEGF不同。VEGF-C和VEGF-D都能结合并激活VEGFR-3以及VEGFR-2，促进内皮细胞的有丝分裂。VEGF-C还能与NRP-2结合。

VEGF-E：包括VEGF-ENZ-2、VEGF-ENZ-7、VEGF-ENZ-10、VEGF-ED1701、VEGF-EVR634，主要来源于病毒的基因组中。所有的VEGF-E类型都能结合并激活VEGFR-2，但是对VEGFR-1和VEGFR-3没有作用。VEGF-ENZ-2，VEGF-ENZ-10和VEGFED1701可以与NRP-1结合，而VEGF-ENZ-7和VEGF-EVR634不能与NRP-1结合。VEGF-E也能刺激内皮细胞的增生，但是缺少VEGF165一样的肝素结合区域。

PIGF：基因定位于染色体2p16-21。PIGF在胎盘的各个时期都有很高的表达。另外，它在心、肺、甲状腺、骨骼肌中也都有表达。PIGF能与VEGFR-1结合但是不能和VEGFR-2结合。通过不同的拼接方式，人PlGF基因可以产生四种形式的PlGF，包括PlGF-1（PlGF131），PlGF-2（PlGF152），PlGF-3（PlGF203）和PlGF-4（PlGF224）。PlGF-1最短且没有肝素结合位点，PlGF-2能结合肝素、NRP-1以及NRP-2，这是由于C-末端附近有一段21氨基酸序列（外显子VI表达）。PlGF-3在外显子4和5之间插入一段216bp的核苷酸编码72个氨基酸，但是缺少外显子6，不能与肝素结合。PlGF-4和PlGF-3类似，但是它有一个肝素结合区域。

最近在蛇的毒液中也发现有VEGF家族蛋白的存在，包括svVEGF（snake venom VEGF）、TfsvVEGF（Trimeresurus flavoviridis svVEGF）、ICPP（increasing capillary permeability protein）和vammin。

VEGFR是VEGF特异性的膜受体，两者具有高亲和力，VEGFR属于酪氨酸激酶亚家族中的一个新成员。根据其结构与功能的不同主要分为：VEGFR-1（fms-like tysosine kinase，Fit-1）、VEGFR-2（kinase insert domain containing receptor，KDR/Flk-1）及VEGFR-3共3种。VEGFR-1，分子量180kDa，是VEGFA，VEGF-B，PlGF和TfsvVEGF的高亲和性受体。它处在EC表达外，还能在造血干细胞、巨噬细胞、单核细胞中表达。VEGFR-2分子量200-230kDa，能与VEGF-A、VEGF-E、svVEGFs以及加工过程中的VEGF-C和VEGF-D特异性的结合。VEGFR-3是一个分子量为195 kDa的分

子，是 VEGF－C 和 VEGF－D 的特异性受体。

作为一种典型跨膜镶嵌蛋白，VEGFR 分为胞外区、跨膜区及膜内区三部分，以胞外 7 个免疫球蛋白样的超二级结构、胞内 2 个间开的酪氨酸激酶区为特征。VEGFR 与 VEGF 结合，VEGFR 发生二聚体化，接着受体胞浆区的酪氨酸残基自动磷酸化，进而导致胞浆区的信号蛋白磷酸化，然后通过信号传导分子的级联反应产生一系列的生物学效应，包括细胞存活、细胞骨架重排、细胞增殖、血管通透性改变等。由于不同受体的蛋白质一级序列差异导致结合的信号传导分子不同，产生不同的信号传导通路，从而产生不同的生物效应。多条通路参与受体信号传导，并且不同通路的信号传导分子之间存在相互调节作用。

VEGF 的大部分生物学功能是通过 VEGFR－2 实现的，主要介导内皮细胞的增殖、引起血管通透性升高、维持内皮细胞存活等（图 15－14）。VEGFR－2 具有六个磷酸化位点已经得到确认，分别是位于激酶插入区的 Tyr－951 和 Tyr－996、位于激酶区的 Tyr－1054 和 Tyr－1059 以及位于 C－末端尾巴的 Tyr－1175 和 Tyr－1214。关于这些位点的确切功能还没有完全阐明，现在知道 Tyr－951 与 SH2 结构域蛋白和 VEGFR 相关蛋白的结合有关，Tyr－1175 是 PLC－γ（phospholipase C－γ）、Sck 以及 Shb 的结合位点。VEGFR－2 主要有 2 条信号传导途径：①PKC/Raf/MEK/ERK 途径影响内皮细胞的增殖；②PI3K/AKT 途径与内皮细胞的存活有关。关于 VEGFR－1 的功能目前还不完全确定，可能参与细胞骨架重排引起细胞迁移，并引起单核细胞/巨噬细胞的趋化。VEGFR－1 信号传导依赖 p38 MAPK 调整肌动蛋白的重排，而 VEGFR－1 的对细胞骨架的重排作用则需要 FAK 的磷酸化和 paxillin 蛋白的参与。VEGFR－1 主要在胎发育期起作用，在成熟个体内主要是调节 VEGFR－2 的功能，VEGFR－1 可能作为一种"诱骗"受体负调控 VEGFR－2 介导的 VEGF 生物学功能。EGFR－3 主要表达在淋巴细胞和淋巴管内皮细胞表面，其与配体 VEGF－C 相连可促进胚胎及成熟个体内淋巴管的形成。VEGFR－3 的磷酸化能导致 PI3K 依赖的 Akt 激活以及 PKC 依赖的 p42/p44 MAPK 激活。

另外，VEGF 的部分功能还是通过 NRPs 传导实现的。NRP－1 是一个 130～140 kD 的细胞表面糖蛋白，能与 VEGF165、VEGF－B、PlGF－2 以及一些 VEGF－E 结合；NRP－2 与 NRP－1 具有 44%的同源性，能与 VEGF145、VEGF165、PlGF－2 以及 VEGF－C 结合。NRPs 的胞内部分都很短，不足以独立传导各种信号，NRPs 能与 plexin 受体家族形成 plexin/NRP 复合物，传导 Semaphorins－3 型的信号。最近的研究表明，VEGFR－2 可以与 NRP－1 形成复合物，在 VEGF165 存在的情况下加强 VEGFR－2 的活性。

VEGF 功能生物学功能可分为长期效应和短期效应两种效应形式，主要有：①促进血管形成的功能。作为特异内皮细胞分裂素，能直接促进内皮细胞分裂、增殖，体外促进细胞生长，并可诱导血管生成，目前研究表明 VEGF 通过活化磷脂酶 C 和刺激第二信使形成直接促进 EC 的有丝分裂；诱导纤维蛋白溶解酶原的降解，参与细胞外蛋白水解和基底膜的降解，利于 EC 的迁移和增生；②增加血管通透性。VEGF 作为最强的血管通透因子，迅速增加血管通透性，作用短暂而强大，使血浆蛋白包括纤维蛋白外渗，形成纤维素网络，为毛细血管延伸生长提供良好；③增加组织因子的产生。VEGF 可直接改变内皮细胞基因表达，诱导内皮细胞表达血浆纤溶酶原激活剂（PA）及血浆纤溶酶原激活物的抑制剂（PAI－11），该体系既调控蛋白水解，又参与细胞间的黏附，可促进细胞浸润，有利于血管形成。

VEGF 能诱导蛋白水解酶、组织因子、基质胶原酶等的表达，激活第八因子释放，改变细胞外基质，介导内皮细胞迁移和浸润，利于血管生成。

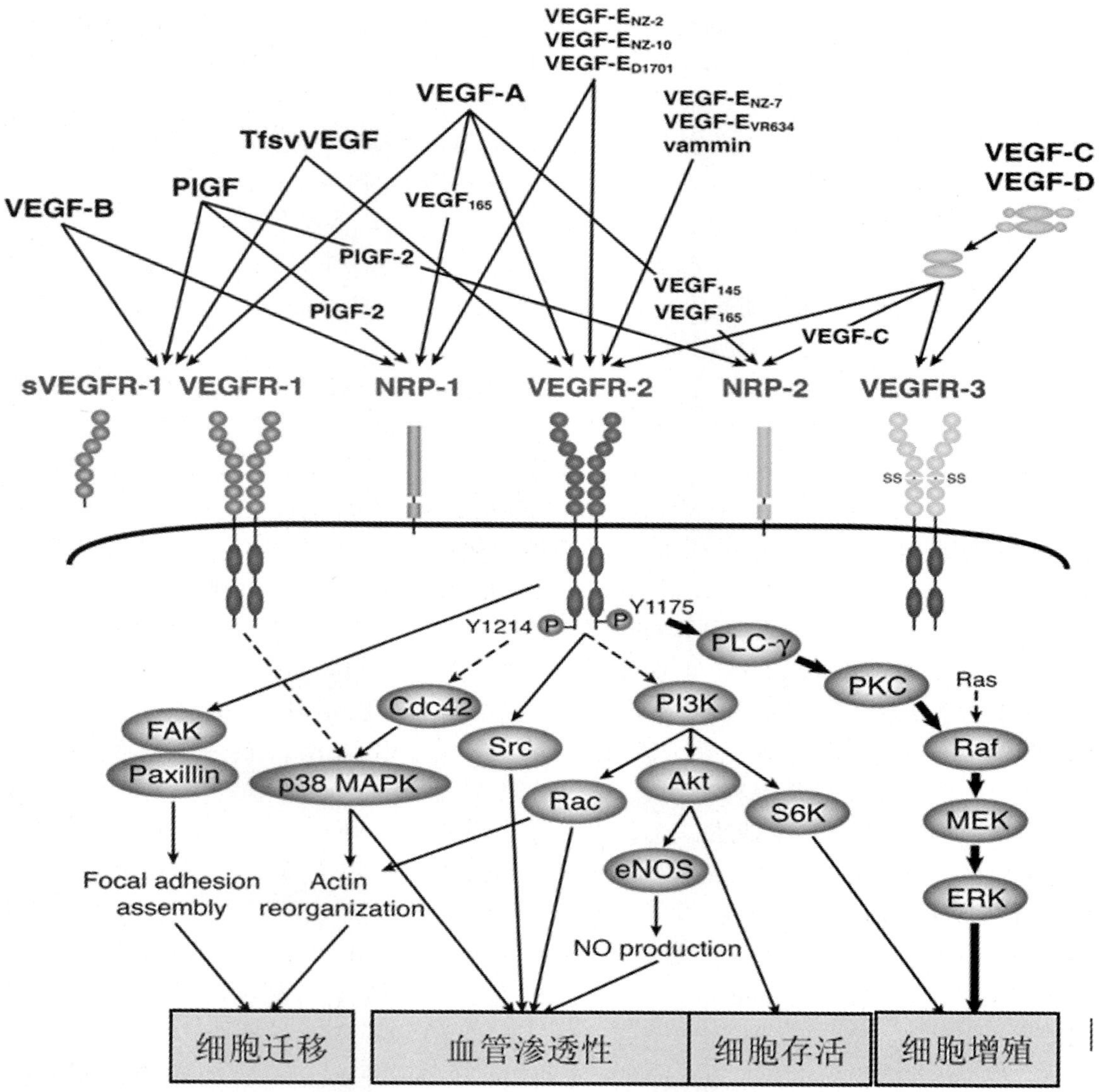

图 15-14 VEGFs、VEGFRs 以及信号通路

VEGF 作为重要的促进血管生长因子，在多种正常组织细胞和肿瘤细胞中都有表达，但是其表达水平却相去甚远。肿瘤组织内高水平 VEGF 受多种细胞因子、生长因子和促炎性因子的调节。这种调节作用与肿瘤细胞周围被激活的基质细胞、炎性细胞有密切的关系。基质细胞，如成纤维细胞，能分泌 bFGF、PDGF、TNFα、TGF-β、IGF-β、EGF、HGF。这些生长因子通过诱导 VEGF 表达促进肿瘤内血管的生成。角化细胞可以分泌特异的生长因子 KGF，该因子在损伤修复过程中大量表达，并能诱导角化细胞合成 VEGF。另

外，基质细胞和浸润入肿瘤组织的炎性细胞还可分泌多种炎性因子。已证实 IL－1β 及IL－6均有不同程度的上调 VEGF 表达的作用，相反，IL－10 和 IL－13 则抑制 VEGF 的释放。VEGF 与其受体结合可增加细胞内 NO 的生成。而 NO 又可促进 VEGF 的表达，并增进其血管通透和扩血管作用。

缺氧是肿瘤组织的明显特征。由于细胞快速地，无休止地恶性增殖使得大量肿瘤细胞远离临近血管。供养血管的氧气难以弥散至 150μm 以外的区域，使得大部分肿瘤细胞处于缺氧的环境。缺氧诱导细胞产生大量的 HIF－1，而 HIF－1 又进行性地诱导 VEGF 的表达，从而促进新血管的形成。VEGF 启动子上游存在缺氧诱导元件（HRE）。HIF－1 可特异性与 HRE 结合，激活启动子促进 mRNA 转录。另外，缺氧可诱导生成一种 mRNA 连接蛋白 HuR。HuR 结合到 VEGFmRNA 3′端非转录区（UTR）增加 mRNA 的稳定性。

除细胞外因子和细胞内信号因子外，部分癌基因和抑癌基因也影响 VEGF 的表达。野生型 p53 能够抑制 VEGF 的表达，而 p53 突变或缺失则引起 VEGF 的上调，促进肿瘤血管生成。VHL 是另一种与 VEGF 表达有关的抑癌基因。VHL 因产物 P^{VHL} 与 hCUL 2 形成酶复合物 CBC，可以特异性降解 HIF－1α 亚基使其失活。另外，P^{VHL} 还可与转录因子 Sp1 结合，抑制 Sp1 结合 VEGF 基因启动子促进转录的作用，而 VHL 基因的突变则导致 VEGF 的过表达。癌基因 Ras 的表达产物可影响 HIF－1α，经由 MAPK 和 AKT 信号途径增加 HIF－1α 的活性及稳定性，从而上调 VEGF 的表达。

15.2.5.3.2　其他促血管生成因子　其他促血管生成因子，如血管生成素、FGF、TGF、TNF 等也是通过配体与受体结合的方式参与血管的生成和调控。具体的作用方式可能随者各种亚型和配体以及不同部位不同时间而不同。血管生成素及其受体途径（Ang/Tie）在胚胎血管生成及成熟血管维持和构建上扮演着重要的角色。在肿瘤发生过程中，Ang/Tie 体系参与肿瘤性新生血管的生成，在 VEGF 等生长因子的协同作用下，诱导内皮细胞迁移，刺激血管发芽及内皮细胞增殖，促进肿瘤新生血管形成。FGF 主要结合在血管基底膜上，通过结合肝素化硫酸蛋白而储存于细胞外基质中，通过肝素替换或蛋白酶的裂解作用释放出来，发挥其血管形成作用，主要作用于内皮细胞、平滑肌细胞、骨细胞及成纤维细胞等，刺激内皮细胞产生胶原酶、激活血纤维蛋白溶酶激活因子，促使基底膜降解，诱导内皮细胞迁移 TGF 具有刺激细胞从贴壁依赖性生长转变为贴壁非依赖性生长的作用。TGF－α与 EGF 能有效结合肿瘤细胞和 EC 的 EGFR，并导致受体相关的酪氨酸酶活化，促进细胞分裂、增殖和转化，刺激血管形成，促进肿瘤生长。TGF－β 则是一个双向作用因子，既可诱导某些肿瘤细胞增生，也可抑制一些肿瘤增生；对大血管内皮细胞具有抑制作用，而对小血管内皮细胞具有促进生长作用。另外，TGF－β 是很强的免疫抑制剂，抑制淋巴系统细胞增殖作用与其能拮抗其他生长因子如 TGF－α、EGF、FGF 及 IL－2 等有关。早期肺癌或癌旁组织中即可观察到 TGF－α 和 TGF－β 过量表达，有助于癌变早期诊断，而转化的支气管上皮细胞亦可见 TGF－β 高表达。TGF－α 和 TGF－β 正负调控肿瘤 EC 生长的作用，可将其应用于抗肿瘤血管治疗。TNF 有 2 类：TNF－α 和 TNF－β。TNF 受体（TN-FR）存在于多种正常细胞及肿瘤细胞表面，TNF 与其相应的 TNFR 结合后通过介导复杂的信号转导而表现其生物学活性。TNFR 有两种类型：TNFR－p55 和 TN FR－p75，TNFR－p55 主要存在于对 TNF 细胞毒活性敏感的细胞上，而 TNFR－p75 主要存在于骨髓来源的细胞及经过刺激的 T 细胞和 B 细胞上，前者介导 TNF 的抗肿瘤细胞毒活性，后者介导 TNF 在抗肿瘤治疗中的毒性不良反应。TNF 在肿瘤血管生成中的作用主要是抑制大血管内皮细胞的生长，作为细胞趋化因子诱导其他细胞分泌促血管生长因子，同时与其他血管生长因子协同作用，导致新生血管管腔形成。

15.2.5.4 MMP 和 TIMP

血管基底膜和周围基质的降解是血管树生长的重要条件，只有通过降解过程，内皮细胞才能迁移入周围组织，并逐渐形成血管树。基质降解酶类包括基质金属蛋白酶、尿激酶型纤维蛋白溶解酶、丝氨酸蛋白酶、组织蛋白酶等，它们在肿瘤血管生成中起重要作用。其中以基质金属蛋白酶最为重要。组织基质金属蛋白酶抑制因子（Tissue inhibitor of metalloproteinase，TIMP）是 MMP 最主要的内源性抑制因子。MMP/TIMP 之间的平衡在细胞外基质（Extracellular matrix，ECM）的重建中发挥着极其重要的作用。

15.2.5.4.1 MMP MMP 属于锌肽酶超家族，广泛分布于植物及动物中，是 ECM 降解过程中必不可少的酶，几乎能降解 ECM 的所有成分，在生理和病理过程中发挥重要作用。MMP 在正常稳定状态组织中表达量极少，而在炎性细胞因子、激素、生长因子刺激下和细胞转化过程中其表达量上升。目前已分离鉴别出 20 种 MMP 家族中的成员，含功能不同的信号肽、前肽区和催化区三个基本结构区域。信号肽的主要功能是引导翻译后的产物至胞浆内质网；前肽区主要作用是保持酶原的稳定性；催化区的两个 Zn^{2+} 结合区和一个 Ca^{2+} 离子结合区，不仅对酶催化作用的发挥至关重要，而且对于催化 Zn^{2+} 的精确定位必不可少。根据 MMP 作用的底物不同分为以下几类：①胶原酶（Collagcnases）：MMP－1、MMP－8、MMP－13；②明胶酶（Gelatinases）：MMP－2、MMP－9；③间质溶索（Stromelysins）：MMP－3、MMP－10；④膜型基质金属蛋白酶（Membrane type MMP，MT－MMP）：MMP－14、MMP－15、MMP－16、MMP－17；⑤其他：MMP－7、MMP－l1、MMP－12、MMP－20、RASL－1（MMP－18/19）。

15.2.5.4.2 TIMP TIMP（21－30KDa）是 MMP 的特异性内源性抑制因子，4 种 TIMP 根据其发现的先后顺序依次被命名为 TIMPl、TIMP2、TIMP3 和 TIMP4，其中 TIMPl、TIMP2、TIMP4 为可溶性蛋白质分子，而 TIMP3 与其他三者不同，它是一种仅存在于 ECM 中，并与 ECM 紧密结合的不可溶性蛋白质分子。四种 TIMP 的不同点以及相同点如表 15－4 所示。TIMP 具有高度保守的二级结构，它们均由两个主要的结构域构成：即 N 端（约 125 个氨基酸）的一个大三环结构域和 C 端（约 65 个氨基酸）的一个小三环结构域，每个结构域中具有 3 个高度保守的二硫键连接。N 端结构域的半胱氨酸残基能与 MMP 的 Zn^{2+} 活性中心结合，是抑制 MMP 活性的主要部分；而 C 端结构域则可以与某些 MMP 的其他催化区域结合，或是与 MMP2、MMP9 血红素结合蛋白区域结合。TIMP 均以 1∶1 的容积摩尔比与 MMP 非共价特异性结合，TIMP 的分子形态如同一个楔形，能牢固的嵌入与之匹配的 MMP 活性中心，进而抑制 MMP 的活性。TIMPl 的 N 端结构域中的两个半胱氨酸残基间的二硫键部分对 MMP 的抑制起到了关键性作用。而其中一个半胱氨酸氨基端的 a－氨基和羰基簇更是和 MMP 的催化活性中心形成了牢固的“二齿状”配位结构，TIMP1 的 N 端片段（Cys－Thr－Cys－Val－Pro）则与 MMP 的活性中心亚位点 S1－S4 区域相结合。在 TIMP2－MTl－MMP 复合物中，TIMP2 通过其 N 端的 4 个残基与 MMP 活性中心结合，其中第1和第3个残基为高度保守的半胱氨酸，它们在蛋白质主体结构的空间构象上形成了二硫键，而且第一个半胱氨酸氨基端的α-氨基和羰基则与MMP活性中心最重要、且必需的辅助因子Zn^{2+}形成了螯合，进而隔离了水分子与Zn^{2+}连接的形成，最终导致MMP活性被抑制。TIMP3和TIMP4的抑制活性部分也在N端。由此可见，TIMP的抑制作用，是一种对MMP活性特异的转录后抑制调控机制。

表15-4 四种TIMPs的比较

	TIMP1	TIMP2	TIMP3	TIMP4
分子量（kDa）	28.5	21	24-27	24
组织分布	分布广泛，但总体水平较低；子宫、蜕膜>卵巢、心脏>肌肉、胎盘、肾、胸腺、脾；在肝脏、睾丸、脑中分布较低	分布广泛，脑（脑膜、脉络丛）、心脏、子宫、卵巢>胸腺>蜕膜、肌肉、脾、肾>睾丸、胎盘；在肝脏中较低	胸腺>心脏、肾>卵巢>胎盘、脑、肌肉>子宫、蜕膜、脾；在肝脏中较低	分布较窄，脑（TIMPs中表达最高，尤其是小脑浦肯雅细胞）>心脏、睾丸>胸腺>卵巢、肌肉、胎盘；血管、血小板、乳房中也表达；肝和脾中不表达
染色体定位	Xp11.23-11.4	17q2.2-2.5	22q12.1-13.2	3p25
外显子数目	6（1不表达）	5	5	5
遗传标记	位于突触蛋白基因的内含子的反向序列中	位于突触蛋白基因的内含子中	位于突触蛋白基因的内含子中	位于突触蛋白基因的内含子中
启动子	缺少TATA框，具AP-1，PEA3结合位点	TATA框，AP-1结合位点	TATA 框，6个AP-1结合位点	缺少TATA框和AP-1，具有Ets，Sp1结合位点
mRNA（kB）	0.9	3.5，1.0	4.5，2.8，2.4	1.1
糖基化	是	否	高	否
可溶性	是	是	与ECM结合	是
调节	转录调节	组成型调节	转录调节	收各种水平调节
二硫键	6	6	6	6
C-末端尾巴	无	QEFLDIEDP	KSIINATDP	KEFVDIVQP
MT-MMP抑制	否	是	是	是
ADAMs抑制	否	否	ADAM-17抑制	否
血红素结合蛋白区域结合	MMP-9	MMP-2	MMP-2	MMP-2
三分子复合物	MMP-9/TIMP-1/MMP-3	MT1-MMP/TIMP-2/pro MMP-2	不与MT1-MMP和MMP-2结合	不与MT1-MMP和MMP-2结合

15.2.5.5 血管生成内源性抑制剂—内皮抑素（Endostatin）和血管抑素（Angiostatin）

15.2.5.5.1 内皮抑素和血管抑素的结构 内皮抑素和血管抑素都是由O′Reilly首先于1999和1994年分别发现，Endostatin是胶原蛋白XVIII的C末端片断，胶原蛋白XVIII基因定位于染色体21q22.3，全长约105kb，具有43个外显子和两个相距50kb的启动子（图15-15）。启动子1位于外显子1上游，由它转录产生的转录本包括缺少外显子3，产生的蛋白质由1336个氨基酸组成（NC11-303）；启动子2位于外显子3上游，由它可以产生两个较大的转录本，NC11-493和NC11-728，NC11-493是在外显子3内部发生拼接并连接到外显子4-43上，而NC11-728则是通过外显子3的5′端的拼接而形成的。三种形式的胶原蛋白只是在N-末端非胶原结构域（NC11）有所不同，其中最长的NC11-728中有一个富含半胱氨酸的frizzled-like motif。内皮抑素分子量20kDa，共有184个氨基酸，其中酸性氨基酸6个，碱性氨基酸29个，疏水性氨基酸占42%，共有4个半胱氨基酸，其分子折叠成紧密的球形结构，能抵御蛋白酶的水解。内皮抑素主要由β折叠片和环构成，还包括两个α-螺旋（α1和α2），其中α2很短。有两个二硫桥，分别连接Cys164和Cys304、Cys266和Cys296，前面的二硫桥连接α和中心的β折叠片，后面的一个二硫桥则连接O、M、N折叠片。内皮抑素上含有一个由11个精氨酸残基组成的碱性区，构成肝素的结合位点，从而使内皮抑素和肝素有着很高的亲和性。通过黏合与生长因子信号传输有关的类肝素硫酸盐蛋白聚糖，内皮抑素可抑制血管发生。Zn^{2+}是内皮抑素的组成部分。内皮抑素以1∶1与Zn^{2+}结合。内皮抑素的Zn^{2+}配基共有4个，分别位于N-末端1，3，11位组氨酸和76位天冬氨酸上，前两位对于Zn^{2+}的结合是必需的。如果Zn^{2+}的配基发生突变使Zn^{2+}不能结合内皮抑素或EDTA去除Zn^{2+}，则严重影响内皮抑素的生物学活性。内皮抑素结合Zn^{2+}的能力主要作用于两方面：一是Zn^{2+}的结合保护了内皮抑素的N-末端不被蛋白酶分解，从而防止其失活；二是与Zn^{2+}结合后，内皮抑素的结构对于其和假定的内皮细胞受体的相互作用是至关重要的。

Angiostatin为血浆纤维蛋白溶酶原（Plasminogen，Pgn）中的一个小片段。Plasminogen是一种包含791个氨基酸的单链蛋白，在Asn289位点处有一个N连接的糖基化位点，而在Thr346处有一个O连接的糖基化位点。Pgn的非蛋白水解部位是由461个氨基酸组成的氨基端、活化前多肽（PA）和5个独立的Kringle环（K1，K2，K3，K4，K5）组成。每个Kringle环分别由78～80个氨基酸组成，通过二硫键连接。血管抑素是由纤溶酶原5个三维环状Kringle区域的前4个组成。由链内和链间二硫键所维持的血管抑素的天然结构对其活性的发挥起着重要作用。如果二硫键完全被破坏，血管抑素将失去其抑制血管生成的活性。目前已发现的血管抑素有5种，根据所具有的环状结构的不同，分别命名为K1-3，K4，K1-4，K1-4，5和K5。在纤溶酶原蛋白链的不同位置上有不同纤溶酶原激活物的作用位点，因此不同纤溶酶原激活物作用于纤溶酶原或纤溶酶将会产生不同分子构成的血管抑素。血管抑素不同Kringle片段对内皮细胞增殖的抑制作用也不同。不同的Kringle区所起的作用不同：K1-3区抑制内皮细胞增殖的作用较强；K2，K3之间的二硫键还原可提高其抑制EC增殖作用；K4区则具有较强的抑制EC迁移作用。K4没有明显的抑制EC的增殖活性，这一点与天然纤溶酶原酶解片段K4一致。K4虽然不表现出抑制内皮细胞增殖的活性，但在阻止内皮细胞移行方面起重要作用。K5 区与前 4 区氨基酸序列约有 50％同源性，同样具有较强的抑制 EC 迁移作用。K5 还原后，其抑制 EC 迁移作用增强。血管抑素的 Kringle1－3 结晶 X－线衍射结构研究发现其立体结构呈“三角的碗形”，3 个 Kringle 区组成“碗壁”，Kringle 之间的连接部分形成“碗底”。3 个环共同形成一个腔隙样空间结构，很可能就是该物质的活性中心。

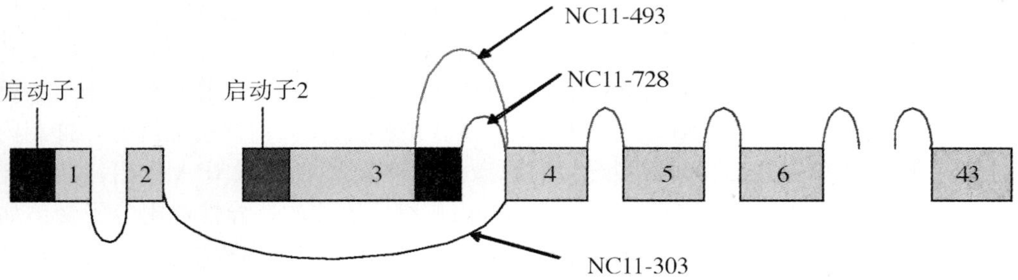

图 15－15：胶原蛋白 XVIII 的不同拼接形式

15.2.5.5.2　内皮抑素和血管抑素的作用机制　在肿瘤诱生的新血管形成这一复杂多步骤过程中，内皮抑素的抑制作用是多方面的，主要包括：(1) 抑制 EC 增殖，作用机制表现在以下几方面：①内皮抑素的结构中有一肝素结合部位，与 bFGF 等血管生成刺激因子竞争性结合生长因子信号转导系统中的硫酸肝素蛋白聚糖受体，从而抑制内皮细胞的增殖。②内皮抑素可直接与 EC 受体结合，抑制内皮细胞的增生。③内皮抑素抑制内皮细胞分泌 IL－6 和 IL－8。④作用于内皮细胞的细胞增殖周期，使内皮细胞停滞于 G1 期，从而抑制内皮细胞增殖。(2) 诱导内皮细胞凋亡：①内皮抑素可阻碍增生内皮细胞与基质蛋白的相互作用，从而诱导内皮细胞凋亡。由于内皮抑素和胶原 XⅧ 的其他一些片段可竞争层粘连蛋白 (laminin1)、硫酸乙酰肝素蛋白多糖 (perlecan) 和细胞微丝 (fibulins)，这些物质都与纤维连接素有关，所以内皮抑素打乱了基底膜内皮细胞的相互作用，从而加速凋亡。②在 bFGF 刺激增殖的 EC 中，可抑制抗凋亡蛋白 Bcl－2 和Bcl－xL 的表达，并可减少 Bcl－2、Bcl－xL 抗凋亡蛋白的量，促进 EC 凋亡加速。③内皮抑素可被内皮细胞内吞，然后部分降解，再通过 Shb 蛋白（一种诱导血管凋亡的受体蛋白）调节某种信号转导，使一个 125×10^3 的未知蛋白发生酪氨酸磷酸化，激活细胞凋亡系统。(3) 抑制内皮细胞迁移、黏附等过程。内皮抑素可以与 MMP－2、pro MMP－2 结合，抑制 MT1 MMP 对 pro MMP－2 的激活和 MMP－2 本身的活性。

血管抑素既不是癌细胞本身产生，也不是巨噬细胞产生，而是由癌细胞和浸润肿瘤组织内巨噬细胞共同培养所产生，巨噬细胞在血管抑素的生成过程中发挥了至关重要的作用，由纤溶酶原转化为血管抑素可通过以下几种途径：金属蛋白酶的水解，弹性蛋白酶、纤溶酶的自身消化作用，外肽酶的作用等。目前比较明确能够产生血管抑素的蛋白分解酶有：①丝氨酸蛋白酶；②MMP，包括 MMP－2、MMP－3、MMP－7、MMP－9；③肿瘤细胞产生的组织型纤溶酶原激活剂（tPA）和尿激酶型纤溶酶原激活剂（uPA），能加强纤溶酶原的活化；④肿瘤细胞产生的 GM－CSF，刺激肿瘤浸润巨噬细胞产生巨噬细胞金属弹性蛋白酶

(MME) 使纤溶酶原降解为血管抑素；⑤前列腺癌分泌的组织蛋白酶原 D、纤维肉瘤细胞分泌的糖酵解磷酸甘油激酶可作为二硫键还原酶参与血管抑素的产生。血管抑素对肿瘤细胞本身没有任何作用，不影响肿瘤细胞增殖系数，但是却能特异性地抑制内皮细胞的增殖和迁移，不过血管抑素对肿瘤的抑制主要是针对肿瘤的血管生成；血管抑素可进入血液循环对远离肿瘤部位产生作用，而对正常细胞和肿瘤细胞的增殖无直接的抑制作用。其间接抑制原发性和转移性肿瘤生长的机制在于使肿瘤细胞发生凋亡，使肿瘤的增殖与凋亡处于平衡，此即肿瘤休眠状态。此过程中生物化学机制及其抑制血管生成的过程目前还不清楚。其作用机制主要有以下几点：①通过特异性结合内皮细胞膜表面的 ATP 合成酶（ATPase）的 α 和 β 亚单位而抑制其活性，从而产生抗血管生成作用及下调内皮细胞的增生和移行作用；②诱导促进细胞有丝分裂的蛋白激酶 ERK－1 和 ERK－2 脱磷酰化，使其活性明显降低，抑制内皮细胞增生；③通过非竞争性结合组织型纤溶酶原激活物（tPA），降低 tPA 作用，减少纤溶酶生成，从而抑制 EC 的定向迁移；④竞争性结合内皮细胞表面的特异性黏附分子受体如整合蛋白 αvβ3，干扰整合素介导信号传导而抑制血管生成；⑤作用于内皮细胞前体。EPCs 比成熟 EC 对血管抑素更加敏感，提示在体内血管抑素可能不是作用于成熟 EC 而是 EPCs。另外，血管抑素还可以通过间接作用抑制血管生成，主要的作用包括抑制 Caveolin－1 下调、抑制中性粒细胞迁移及其介导的血管生成作用、选择性上调 E 选择素以及升高细胞内钙离子浓度等。

15.2.5.6　肺癌中各种血管形成因子的表达

VEGF 是诱导肺癌血管形成作用最强、特异性最高的血管生长因子，也是抗肺癌血管形成治疗和抗肺癌转移治疗较理想的靶分子。无论是在体外培养的肺癌细胞中，还是在肿瘤细胞接种无胸腺裸鼠形成荷瘤裸鼠动物模型的肿瘤细胞中，抑或是在人体肺癌组织中均有 VEGF 的高表达。VEGF mRNA 主要分布在肿瘤细胞中，VEGF 在肺癌细胞和癌旁的新生血管上都有明显阳性。VEGF 的表达与肺癌的淋巴结和远处转移以及肿瘤的分化程度密切相关。多数研究显示 VEGF 高表达的肺癌患者预后较差。一般认为在肺癌组织中 VEGF 的表达与性别、年龄以及肿瘤分期无明显相关。

肺癌组织与间质细胞中均可表达 MMP，但以肿瘤组织表达相对较高，而间质细胞中主要是纤维母细胞、淋巴细胞、巨噬细胞和嗜酸性粒细胞有少量表达。MMP 在肺癌组织中表达的阳性率为 41%～68%，而在其相邻的正常组织中表达的阳性率仅为 1%～28%。大多数的研究发现 MMP 的表达水平与肺癌的病理类型、组织学分级相关。多数 MMP 在腺癌中表达的阳性率高于鳞癌，如 MMP－1、－2、－9、－11、－13、－14。在 SCLC 中，MMP－1、－9 表达的阳性率为 60%～70%，MMP－2、－3、－11、－13、－14 表达的阳性率在 70%～100%。这些结果提示 SCLC 中 MMP 表达的阳性率均高于 NSCLC，符合 SCLC 高侵袭转移的特性。在组织学分级中，分化程度越低的肺癌 MMP 的表达水平越高。TIMP 与肺癌的淋巴结转移及临床分期密切相关，有淋巴结转移者 MMP 及 TIMP 水平高于无淋巴结转移者，越晚期的肺癌，其表达水平越高。TIMP－2 的免疫活性与疾病的分期有关；MMP－1 的表达水平与淋巴结转移有明显的相关性，而 MMP－9 与 T 分期有明显的相关性；uPA、MMP－2、MMP－11 均与肿瘤的临床分期有关，越晚期的患者，其表达水平越高，且与淋巴结转移呈正相关。MMP、TIMP 的表达水平与肺癌预后相关。TIMP－1、MMP－2、MMP－9

可作为肺癌预后的标志物。TIMP－1 上调与 NSCLC 的进展有关，MMP－2、MMP－11 不仅与肺癌病人淋巴结转移呈正相关，同时也可以作为 NSCLC 的预后指标。

NSCLC 患者中血清内皮抑素的表达水平升高，在 TNM 分期中 T2 或 1B 期以上明显提高，提示其表达水平可能与患者的疾病分期有关。另外，肺癌组织中的内皮抑素水平明显高于肺癌旁组织。

15.2.6 肺癌的侵袭和转移

肺癌转移是一个多步骤、多阶段、复杂的生物学过程，它与细胞外基质的破坏、癌基因的激活与抑癌基因的失活、肿瘤转移相关基因的激活和肿瘤转移抑制基因的失活以及血管形成和信号传导等机制密切相关。转移的最初步骤是依赖于细胞外蛋白水解酶的作用肿瘤细胞发生黏附和降解细胞外基质和基底膜。其中，最重要的蛋白水解酶是 MMP。MMP 可通过细胞侵犯和破坏正常细胞基底膜及其他的机制促进肿瘤细胞转移的发生。肺癌细胞本身可产生 MMP，也可诱导周围的正常细胞分泌 MMP。MMP 抑制剂通过抑制 MMP 作用可阻止动物模型中 SCLC 和 NSCLC 肿瘤细胞生长。

参与肺癌转移的癌基因有 K－ras、C－met、ErbB1/HER1 等。ras 基因参与肺癌细胞侵袭与转移机制可能是上调 VEGF 的表达，促进血管生成。C－Met 基因是一种原癌基因，其表达产物为跨膜酪氨酸酶，分子质量为 190ku，是 HGF 的受体，HGF 可在 C－Met 的介导下诱导细胞增生、运动和向周围组织侵袭。EGFR 本身的配体，如 EGF、TGF－a、两性调节蛋白和 EGF 都能够与 EGFR 结合，改变受体的三维构象，形成受体的二聚体化，激活受体的酪氨酸激酶活性。后者提供给细胞一个进行分裂的信号，从而促进细胞的生长、分化和恶变。抑癌基因 Rb、p53、p16、PTEN 等失活都和肺癌的侵袭和转移有关。

另外一类参与肺癌转移的基因是肿瘤转移相关基因。mta1 基因可通过 PKC、RTK、Ras/ Raf/ Mek/ Erk 等信号传导途径发挥其功能。mta1 基因的高表达与肿瘤细胞的基底膜浸润、淋巴转移密切相关。Tiam－1 基因的蛋白产物能与透明质酸受体 CD44v、细胞骨架蛋白 Ankyri 结合，激活 Rac GTPase，增强肿瘤细胞在透明质酸基质上的迁移能力，另外NF－κB 基因可能也参与肺癌的侵袭过程。转移抑制基因的失活是导致肺癌转移的另一个重要因素。nm23 基因在肿瘤的转移抑制中发挥着重要的作用，nm－23－H1 参与调控肺癌转移过程，它的缺失与 NSCLC 转移关系密切。KAI1 基因产物可与多种成分结合并在细胞表面形成大的复合体，特别是与整合素的结合，KAI1 蛋白通过调节整合素的功能从而影响细胞的黏附。

血管形成与肺癌的侵袭和转移密切相关，原发肿瘤及其转移病灶需要新的血管形成来维持生长和生存，在肿瘤发展的各个阶段都伴随着血管形成。VEGF 可刺激血管上皮细胞的生长。蛋白激酶 C（PKC）的激活是许多生长因子细胞内信号传导路径中共同的步骤，在肿瘤的发生、发展和侵袭、转移中的各个环节均起非常重要的作用。PKC 的激活抑制凋亡的发生。

综上所述，在肺癌侵袭、转移这一极其复杂的发展过程，涉及肿瘤细胞、机体、靶组织的相互影响和作用；涉及一系列肿瘤侵袭转移相关基因的结构或/和功能的异常，一些基因被激活，一些基因受抑制，而另一些基因则表现为缺失或功能失活，或者相互拮抗，从而影响其抗侵袭转移功能的正常发挥，最终导致肺癌转移。随着分子生物学研究的发展，新技术的进步，人类将会最终从基因水平和功能水平揭示肺癌侵袭与转移的确切机制。阻断这些因素的发生、调节其功能将可能逆转肿瘤的侵袭与转移，为实验开发和临床应用新的药物及新的疗法、预防肺癌的转移和复发提供新的思路。

15.2.7 小结

分子生物学研究显示，肺癌细胞中不但存在包括癌基因、抑癌基因在内的多种基因改变，而且癌细胞内的各种基本过程都存在控制失调，这些过程包括信号传导、细胞周期、细胞凋亡、血管形成、端粒酶的稳定性以及细胞外基质的相互作用等等。肺癌的发生和发展是一个复杂的多阶段过程，是多种肿瘤相关基因表达失常或许多肿瘤抑制基因失活所致。正常基因的突变或缺失，癌基因的异常扩增和表达，多个基因的协同作用．基因本身的多效性以及机体免疫因素，决定最终肿瘤表型。虽然肺瘤分子生物学基础研究已初显成效，但现有的方法和技术应用于临床仍未取得突破性进展。提示肺癌发生的复杂网络结构还未被揭示，攻克肺癌还有很长的道路要走。必须用一种整体的、系统的方法来从总体上深刻认识肺癌本质。随着人类基因组计划的不断深入，生物信息学的蓬勃发展以及分子生物学研究方法的革命进步，人类终将战胜肺癌。

15.3 肺癌基因治疗

基因治疗（genetherapy）是新近发展起来的一项新技术，经典的基因治疗指在基因水平上对遗传缺陷进行纠正，它主要是向靶细胞或组织中引入外源基因 DNA 或 RNA 片段，以纠正或补偿基因的缺陷，关闭或抑制异常表达的基因，从而达到治疗的目的。通常包括基因置换、基因修正、基因修饰、基因失活等。现在基因治疗已从对单基因缺陷性遗传病的基因替代治疗，拓展至对致病基因的修正和基因增强治疗，以及采用外源调理性细胞因子基因、核酶类及反义核酸类基因药物进行治疗。基因治疗是一门相对年轻的学科，在过去的几十年中有了巨大的发展，人类的基因治疗已经取得了一定的成绩。

肺癌是恶性程度较高的肿瘤之一，由于缺乏有效的治疗方法，其死亡率较高。分子生物学研究证实，人类肺癌的发生发展涉及多种基因改变。肺癌的基因治疗就是针对肺癌在发生、发展和演变过程中细胞原癌基因的激活和抑癌基因的失活这些节点，采用已知的基因片段导入、转移和重组等技术来消除激活的癌基因和增殖肿瘤中抑癌基因的功能 。概括地说，基因治疗包括两部分：一是恢复异常表达或缺失的体细胞基因功能；二是引人有治疗价值的其他来源的基因。在肺癌基因治疗中，除了考虑打破肿瘤的生长规律，纠正其恶性表现外，尚需考虑肿瘤局部微环境及其全身抗肿瘤系统的功能恢复和加强。因此，肺癌基因治疗的原则应包括：①增强宿主局部免疫功能；②阻止癌基因表达；③阻止癌转移；④逆转肿瘤恶性表现；⑤引入肿瘤抑制基因；⑥前药转换，转移肿瘤多药抗性；⑦癌组织特异基因治疗。肺癌基因治疗的策略主要包括：替代缺陷的抑癌基因、灭活癌基因、引入自杀基因、免疫基因治疗、肿瘤血管基因治疗以及病毒治疗、多药耐药基因治疗等。

15.3.1 肺癌基因治疗的靶向性

从肿瘤学的角度出发，所谓“肺癌靶向治疗”应当包括两种概念，即抗肿瘤药物或抗肿瘤制剂特异性地作用于肿瘤细胞，不作用或仅很少作用于正常细胞，只杀死肿瘤细胞而不杀伤或仅很少损伤正常细胞的抗肿瘤药物、抗肿瘤制剂或抗肿瘤方法；其次是只给正常组织细胞很小的毒性。因此，“肺癌靶向治疗”可以这么认为：应用分子遗传手段，将作用于肺癌细胞膜表皮长因子受体，信号传导通路中的特定酶位点，生长因子受体，以及肺癌细胞增殖、分裂、侵袭和转移相关基因等特定靶点的目的基因或 DNA 片段，特异性的导入肺癌细胞，表达基因产物杀死肺癌细胞，同时不杀死或极少杀伤正常细胞，又能极大地降低宿主毒性反应。

15.3.1.1 病毒固有的肿瘤选择性

呼吸道肠道病毒只能在 Ras 处于激活状态的肿瘤细胞原理。Ras 作为一种原癌基因，在肺癌中过度表达，因而可以用于肺癌的治疗。另外一些病毒，如水疱状口炎病毒、新城疫病毒等、水疱状口炎病毒、新城疫病毒对干扰素敏感，只能发生在干扰素功能缺失的肿瘤细胞中。

15.3.1.2 组织/细胞特异性启动子控制

靶向性基因转导即是将目的基因置于靶向性组织、细胞特异性启动子、增强子下游，如 MUC1、CEA 、SLPI（Secretory leukoprotease inhibitor）启动子、Myc/Max 效应元件等都已经成功地用于肺癌的靶向基因转导。另外广谱肿瘤特异性启动子 hTERT 以及组织缺氧诱导因子反应元件（hypoxia - inducible factor responsive elements）有效控制外源基因的表达。

15.3.1.3 缺失病毒中的某部分基因使其只能在肿瘤细胞中复制

这种方法是目前应用最多的一种方法，下面要提到的基于腺病毒的 Onyx - 015 以及我国研究人员制备的 pZD55 都是利用这种方法实现肿瘤靶向性的。腺病毒缺失其 E1B - 55 KD 基因，只能在 p53 缺失或 p53 通路有突变的肿瘤细胞内复制。其他的病毒如 HSV、牛痘病毒、脊髓灰质炎病毒（polioviruses）等都能在一定条件下实现对肿瘤的靶向性复制。

15.3.1.4 细胞靶向

通过修饰病毒的外壳蛋白，可以实现肿瘤选择性的吸收复制性病毒载体。多种途径已经成功的修饰纤维蛋白以改变腺病毒取向肿瘤细胞。最近报道经过修饰的 HSV - 1 只能进入表达 IL - 13 受体 2 的恶性脑肿瘤细胞。HSV - 1 中糖蛋白 B 和 C 上的天然含硫糖蛋白结合位点融合，并插入 IL - 13 基因。值得注意的是 blood - borne Sindbis vectors，此载体可以通过全身注射特异性的靶向并杀死肿瘤细胞。

15.3.2 灭活癌基因

癌基因的活化在肺癌的发生、发展中起着至关重要的作用。肺癌中癌基因改变就会导致其他基因异常活化或者失活而启动细胞生长，从而发生恶性转化。癌基因作用的发挥都依赖于特定的细胞途径，而信号途径是一个极为复杂的、多调控位点的过程，各信号之间还可以形成交叉调控，因此我们可以针对不同的步骤设计基因治疗方案，干扰信号途径。具体的策略包括抑制信号蛋白表达以及其在细胞膜上的定位、阻断蛋白与效应物的结合、直接靶向突变的癌基因蛋白或者抑制其效应物。本书主要以 K－ras 为例，来说明针对癌基因的治疗策略。

15.3.2.1　抑制信号蛋白表达

15.3.2.1.1　反义核苷酸　反义核苷酸（antisence）治疗，即人工合成的与癌基因序列相反的一段核苷酸或将癌基因反向连接于质粒或其他载体上，经载体将它们传递到肿瘤细胞，以便在转录或翻译水平上阻断癌基因的过度表达。对于肿瘤内过表达的基因都可以通过反义核苷酸抑制其表达。反义核酸包括 DNA 和 RNA，其中反义 RNA 是指用一类反义 RNA 影响 mRNA 的加工成熟或直接与 mRNA 结合而抑制癌基因蛋白产物的生成。应用质粒和逆转录病毒载体，携带 K－ras 基因的反义核苷酸片段至表达变异性 K－ras 基因的 NSCLC 细胞系，可以降低小鼠动物模型中肿瘤细胞的致瘤性以及生长率。研究人员将 K－ras 基因的一个 2kb 的基因片段反向插入表达载体，然后将此载体导入有 K－ras 基因突变的 NSCLC 细胞系内，细胞的生长速度降低了 70％，裸鼠成活率也明显降低。用 H460a 细胞进行裸鼠原位接种，随后气管内滴注反义 K－ras 逆转录病毒表达载体。30d 后观察发现治疗组裸鼠成瘤率及肿瘤体积显著低于对照组。为使反义 K－ras RNA 的模板 DNA 能更有效地进入肺癌细胞，可以构建包含特定启动子的载体，如 MUC1、CEA、hTERT 启动子等。这些载体携带的反义 K－ras DNA 治疗肺癌已经在多个肿瘤细胞以及动物模型上获得成功，部分已经完成临床试验报告或正在进行临床实验之中。另外一个利用反义核苷酸治疗的策略是引入携带 oncoprotein neutralizing antibody fragments 的载体，引入抗 Ras 单克隆抗体片段可以诱导 Ras 引起的肺癌细胞系 H460 凋亡。反义核苷酸治疗的一个缺点是其安全性以及有效性问题。对核苷酸进行硫修饰可以提高义核苷酸治疗的稳定性。其中 ISIS－2503 就是一个例子，ISIS－2503 已经经过临床Ⅱ期研究，尽管其具有较好的耐受性，但是现在还没有足够的证据证明，ISIS－2503 单独使用可以产生明显的抗癌作用。Ras 直接反义核苷酸治疗失败的可能更多是技术问题，而不是靶向的有效性问题。

15.3.2.1.2　RNA　interference 第二种手段是 RNA interference（RNAi），RNAi 是一种在生物体细胞内，由特异的内源性或外源性双链 RNA（ double stranded RNA，dsRNA）诱发其同源信使 RNA（messenger RNA，mRNA）降解的基因沉默机制。相对于反义核苷酸，这一技术的优点是即使只有一个碱基的错配，也能降低 si RNA 引起的 mRNA 降解。如可以设计 siRNA 只针对 12 密码子突变的 K－ras（K－ras v12），因此可以特性性的靶向突变的 K－ras 而不影响正常的 K－ras。许多实验已经证明，si RNA 可以抑制 K－ras 突变的肺癌细胞系而不影响正常的细胞（图 15－16）。但是，这一技术也可能同样受到安全性和有效性的困扰。另外，在人体内 RNAi 是否与在体外以及动物模型中有相似的研究结果、肺癌细胞是否会对这种 RNAi 介导的序列特异性 mRNA 降解快速产生抵抗性等问题也还有待于解答。最近 Acuity Pharmaceuticals 公司报道了利用 siRNA（Bevasiranib）沉默 VEGF 治疗 wet AMD（wet age－related macular degeneration）的二期临床结果，患者没有出现毒副作用，而且资料效果十分令人满意。但是，目前还没有 siRNAs 针对 K－ras 基因治疗肺癌的临床报道，相信不久的将来会有报道。

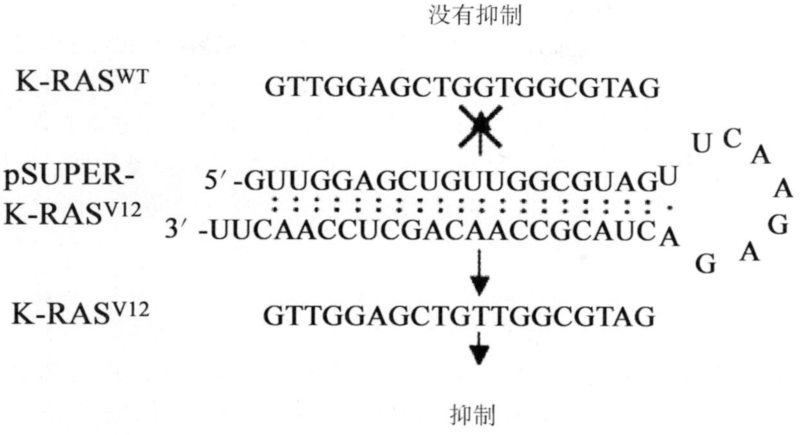

图 15-16 RNAi 用于干扰突变的 K-ras

15.3.2.1.3 核酸酶 核酸酶是一种小的寡核苷酸，是有催化活性的 RNA，能够在特异的位点催化 RNA 断裂反应。在体内表达后，与相应的编码基因的 mRNA 形成双链，阻止 mRNA 的翻译过程，从而阻断癌基因的转录和表达。针对 K-ras 的突变多发生于 12 密码子（GGT GTT）这一特点，Zhang 等设计了抗 K-ras 的溶酶体腺病毒载体（KRbz-ADV），它能有效的抑制 K-ras 12 密码子突变的 NSCLC 细胞系 H441 和 H1725，而对正常的上皮细胞和没有 12 位突变的 NSCLC 细胞系（H1650）没有抑制作用。在动物体内，KRbz-ADV 预处理能消除皮下灌注的 H441 和 H1725 细胞系。而用突变的 Rbz-ADV（mutKRbz-ADV）（没有催化能力）则没有抗肿瘤的作用。在肿瘤诱导后 7d，行 KRbz-ADV 多次重复注射处理，能完全抑制肿瘤的生长。

15.3.2.1.4 抗体基因 另一方法是导入编码抗体分子（单链 Fv-scFv 分子）的基因。在肿瘤细胞内表达后，scFv 可与癌基因产物结合并使之失活，在蛋白水平灭活癌基因产物。

15.3.2.2 抑制信号传导过程

信号的传导过程非常复杂，各种调控网络相互交叉，因此可以在多个水平上组织胞外信号的传导，针对 K-ras 途径，可以采取的策略包括抑制法尼基转移酶的活性，干扰 Ras 蛋白的裂解、甲基化以及棕榈酸化等。法尼基化是 ras 蛋白的翻译后修饰的限速步骤，因此也是主要的抑制对象。目前已经有多种法尼基转移酶抑制剂运用到临床，其作用表现为：一方面，防止 Ras 蛋白与细胞膜结合，使其不具有生物学活性；另一方面，细胞内非法尼基化的游离 Ras 蛋白水平增高，不但缺乏生物学活性，而且还可以干扰细胞膜上 Ras 蛋白的功能，阻断肿瘤细胞的生长信号通路，并启动细胞凋亡，对肺癌有一定治疗作用。运用基因治疗方法抑制 K-ras 信号传导也不失为一个办法。多种法尼基转移酶已经被开发出来，其中一些已经进入临床研究阶段。阻断 PKCa 的反义寡核苷酸治疗肺癌的研究已经进入Ⅲ期临床试验。RAS 激活的下游信号效应包括 RAF、ERK1 和 ERK2 等，阻断这些通路都能部分的抑制 Ras 信号的传导。

15.3.2.3 靶向突变的 K-ras 蛋白

K-ras 突变蛋白和 K-ras 蛋白具有不同的免疫学特性。K-ras 突变蛋白具有肿瘤专一性，因此可以设计具有肿瘤专一性的细胞毒性 T 细胞。K-ras 突变蛋白能刺激 $CD4^+$ 和 $CD8^+$T 淋巴细胞产生免疫反应。体外实验表明，T 细胞能识别并抑制具有 K-ras 突变的细胞系。另外一种方法是利用酵母表达突变蛋白，全酵母细胞具有免疫原性，它能诱导一种针对重组蛋白细胞呈递的免疫反应。在肺鼠动物模型上，全酵母靶向 K-ras 突变免疫能降低肺内肿瘤的生长。

15.3.3 替代缺陷的抑癌基因

抑癌基因的失活与肿瘤的生长密切相关，将正常的抑癌基因导入肿瘤细胞中，以补偿和代替突变或缺失的抑癌基因，从而达到抑制肿瘤生长或逆转其表型的基因治疗方法即为抑癌基因替代治疗。目前已证实，肺癌中常见失活的抑癌基因有 p53、Rb 和 P16，其中 p53 基因在肺癌基因治疗研究中最为活跃，也是第一个用于临床试验的基因药物。另外，抑癌基因 p21、p27、FHIT、MDA-7 替代的临床前研究也表明能抑制肿瘤细胞的生长。

目前研究最多的是抑癌基因 p53。从理论上来说，插入功能性 p53 基因能恢复细胞增殖与细胞死亡的正常平衡，有效杀灭肿瘤细胞，同时因野生型 p53 基因具有调节多个控制肿瘤细胞生长的基因的作用，所以替换单一缺陷的 p53 基因能影响多个对恶性表型起关键作用的基因。1994 年上半年，美国重组 DNA 咨询委员会（RAC）批准了 Texas 大学 Anderson 癌症中心 Roth 等以腺病毒介导的 p53 基因治疗 NSCLC 的临床试验，该小组开展的Ⅰ期临床研究在国际肿瘤治疗界影响很大。现在在世界范围内已经有很多的基于 p53 基因治疗的临床报告，包括采用各种不同的载体（腺病毒载体和逆转录病毒载体）、不同的处理手段（肿瘤内注射、气管灌洗）以及针对不同的肺癌（NSCLC、细支气管肺泡癌）。通常 Ad-p53 都采用瘤体内注射的方法，因此只对局部肿瘤病灶有治疗作用，对远处转移尤其是微转移几乎没有效果。因此，肿瘤内注射 Ad-p53 基因治疗只有可能用于治疗那些早期没有发生转移且不能手术的 NSCLC 患者。但是到目前为止，静脉内注射 Ad-p53 作为对发散性 NSCLC 的综合治疗还是不可取的：腺病毒骨架本身所具有的免疫原性很可能会降低基因转染的效率，也会影响载体的重复注射；另外就是腺病毒的在能达到整体性的、有效的基因转染时的浓度具有生命威胁毒性（life-threatening toxicity）。如何有效地防止腺病毒的基因治疗时的免疫反应是腺病毒基因治疗成为一种可行的整体性治疗方案之前必须解决的问题。具有低免疫原性、高转染效率的基因载体是下一步的基因治疗成功的关键。

除野生型 p53 基因替代治疗外，还有一种靶向于突变 p53 基因的复制选择性腺病毒 Onyx-015，因腺病毒的 E1B-55kDa 基因产物能与 wt-p53 结合，使 p53 抑制和/或降解，根据这个原理，将 E1B-55kDa 基因除去的腺病毒 Onyx-015，不能灭活正常细胞的 p53 和在其中复制，而肿瘤细胞缺乏正常 p53 功能，复制能进行，结果致细胞裂解死亡，又称溶瘤病毒。但近来有一些报道发现 Onyx-015 也能在含野生型 p53 的细胞中复制，相对于在肿瘤细胞中，它的复制效率要低得多。国外 Onyx-015 已用于结直肠癌、胃肠道肿瘤肝转移、卵巢癌等多种肿瘤的临床Ⅰ/Ⅱ期试验，取得了较好的疗效。国内上海三维生物技术有限公司类似于 Onyx-015 溶瘤病毒 H101 也已进入Ⅲ期临床试验。

p27、p16 作为细胞周期抑制因子，其功能已广为接受，构建 p27、p16 的腺病毒可作为基因治疗的一种新模式。利用 p27 和 p16 治疗肺癌在细胞水平和动物水平都取得了可喜的成绩。p16 基因是另一个研究较多的抑癌基因，它对细胞周期 G1 期有特异性调节作用。用构建含有 p16 cDNA 表达载体转染 p16 基因缺失的肺癌细胞 Calu－6，可有效地抑制癌细胞克隆的形成。Craig 等用腺病毒介导的 p16 基因替代治疗可抑制 p16 基因缺失的肺癌细胞株的生长。美国 MD Anderson 癌症中心的研究人员将 p16 基因载体直接注入 NSCLC 细胞的裸鼠移植瘤中，发现肿瘤的生长得到了有效抑制。Kawabe 等研究发现，将腺病毒介导的野生型 p16 INK4a 基因导入有野生型 p53 基因而无 p16 基因功能的肺癌细胞后，肿瘤细胞的放疗敏感性明显增加。此外，研究发现，p16 基因与 p21 基因、p53 基因之间有协同作用，p16 基因与 p21 基因以及 p16 基因与 p53 基因联合转导的抗肿瘤效应好于 p16 基因单独转导。最新的研究显示，p14ARF 基因治疗能从根本上改变肺癌治疗策略。但目前对 p16ARF 基因表达调控还不是十分清楚。除了 p53 调节通路外，p14ARF 是否还存在其他的调节通路？此外，p14ARF 基因治疗如何与其他治疗肺癌的方式（如手术、放疗、化疗）配合以达到最佳治疗效果，如何根据不同肺癌患者的个体差异而采取相应的措施等问题尚需进一步的更深入的研究。

将 FHIT 基因应用于肺癌的基因治疗目前也取得了初步的实验研究结果。在细胞水平上，利用腺病毒载体介导表达 FHIT 基因，所有 Fhit 阴性的细胞系都表现出细胞凋亡现象，同时伴随有凋亡蛋白酶 Caspase－8 的激活。在 FHIT 重新表达的细胞系中，其 BAK 水平增高。注射 Ad－FHIT 至裸鼠体内，使裸鼠体内原有的肿瘤消失，或者肿瘤生长被强有力地抑制，而且还能抑制杂合 Fhit（+/-）基因敲除鼠（它在致癌物质暴露后更加容易使肿瘤发展）中的肿瘤发展。虽然需要进行更多的关于 FHIT 基因的研究，但是 FHIT 基因治疗也许最终将成为一种临床上用于防治肺癌的有效治疗方法。

2000 年，Claudio 等报道了野生型 pRb2/pl30 对肺癌抑瘤作用的动物体内、外实验研究，他们利用逆转录病毒载体将野生型 pRb2/pl30 导入人肺癌细胞 H23，发现转染了野生型 pRb2/pl30 基因的细胞其生长受到了明显的抑制；接下来，他们分别将已转染和未转染野生型 pRb2/p130 基因的肺癌 H23 细胞分别注入裸鼠体内，结果显示 pRb2/pl30（+）H23 细胞在小鼠体内的致瘤性明显低于 pRb2/pl30（-）H23 细胞；最后，将 H23 分别注入两组裸鼠体内，15 天后，给实验组裸鼠注射携有 Rb2/pl30 基因的逆转录病毒，一周后，实验组小鼠体内的肿瘤明显小于对照组（未注射组），4/6（只）小鼠体内肿瘤的生长被完全抑制。这些研究证明 pRb2/pl30 是一个典型的抑癌基因，并为今后的基因治疗提供了一个良好的备选基因。

15.3.4 引入自杀基因

自杀基因（Suicide gene）又称为前药敏感基因（Prodrug sensitive gene），来源于某些病毒、细菌及真菌。它们编码特定的酶类，能将原来对哺乳动物无毒的抗病毒药物或化疗前体药物通过代谢转化为细胞毒性产物，从而导致细胞死亡。自杀基因治疗又称为病毒介导的酶前体药物疗法（VEDPT），基因导向的酶解药物前体疗法（GDEPT）、分子化疗（Molecular chemotherapy），是将自杀基因导入肿瘤，同时给予前体药物，使无毒的前体药物在局部转变为细胞毒性药物，进而杀伤肿瘤细胞的一种治疗方法。

15.3.4.1 自杀基因疗法的作用机制

自杀基因疗法可以通过 2 种效应产生抗肿瘤作用：一是直接杀伤效应，即转染前药转换酶基因的肿瘤细胞编码产生前药转换酶将前药转变成细胞毒物质，从而直接杀伤前药转换酶基因阳性的肿瘤细胞。二是旁观者效应（bystander effect），指在应用自杀基因疗法时，不仅转染前药转换酶基因的肿瘤细胞会产生细胞毒效应，其相邻或更远的未转染的肿瘤细胞同样也可以被杀伤的现象。旁观者效应在自杀基因疗法中起着相当重要作用，是自杀基因疗法成功与否的决定因素之一。旁观者效应克服了自杀基因系统转染率低的缺陷，明显扩大自杀基因的肿杀伤作用。至于旁观者效应的确切机制目前尚不清楚，可能与缝隙连接、细胞凋亡和机体免疫有关，不同自杀基因体系引起旁观者效应的机制也可能不同。

作为自杀基因疗法的核心物质，前药转换酶需具备以下 2 种特性：①不存在于正常人体组织中或含量极少；②肿瘤细胞高表达且活性强。而理想的前药则应该满足下列要求：①是前药转换酶的适宜底物，其最适反应条件与肿瘤组织微环境相似；②前药与其活性形式的细胞毒性的差异有统计学意义；③前药活性形式能被未转染的肿瘤细胞摄取或能够自由扩散以产生显著旁观者效应；④ 前药活性形式的半衰期应恰如其分，太短不足以产生足够的细胞毒作用，太长则易产生全身毒性反应。

15.3.4.2 自杀基因的种类及作用机理

根据来源不同，前药转换酶可分为两大类：①哺乳类动物不含有的外源性前药转换酶，如单纯疱疹病毒胸苷激酶（HSV - TK）、水痘带状疱疹病毒胸苷激酶（VZV - TK）、胞嘧啶脱氨酶（CD）、羧肽酶 G2（CPG2）、大肠杆菌黄嘌呤鸟嘌呤磷酸核糖转移酶（XGPRT）、硝基还原酶（NR）等；②哺乳类动物含有但正常细胞不表达或表达极低的前药转换酶，如细胞色素 P450。自杀基因的种类不同，其作用机理也不同，其中研究最深入是 HSV - TK 基因及 EC - CD 基因。

15.3.4.2.1 HSV - TK/GCV HSV - TK 编码区共 1128 个核苷酸，编码 376 个氨基酸，无内含子序列，其 mRNA 在 5′端有 107 核苷酸的非编码区。Moolten 于 1986 年首次提出用 HSV - TK 基因转移治疗恶性肿瘤的设想，将 HSV - TK 基因插入肿瘤细胞中，可以造成肿瘤与正常组织生化性质上的差异，插入并表达了 HSV - TK 基因的肿瘤细胞可以获得对 GCV 的敏感性而被杀死，正常细胞则对其不敏感而不受影响。HSV - TK 的前体药物是环氧鸟苷（GCV），HSV - TK 能催化 GCV 磷酸化生成 GCV - MP，这个步骤在 GCV 代谢形成 GCV - TP 的过程中是限速步骤。GCV - TP 的细胞毒性是最强的，它抑制 DNA 聚合酶活性，阻止 DNA 复制，从而杀死肿瘤细胞。正常的哺乳动物细胞中也有 TK 酶，其作用是催化细胞中脱氧胸苷（TdR）的磷酸化，使之变成脱氧胸苷酸。与 HSV - TK 相比，TK 酶与 GCV 的亲和力极低，因此在正常细胞内核苷酸类似物的磷酸化程度很低。转染 HSV - TK 基因的肿瘤细胞能选择性地使抗病毒药物 GCV 磷酸化成单磷酸化产物，并在细胞内磷酸激酶作用下，形成三磷酸产物，干扰、阻断肿瘤细胞 DNA 的正常合成和细胞增殖。

15.3.4.2.2 其他的自杀基因 CD 基因可将无毒性的 5 -氟胞嘧啶（5 - Fc）脱氨基转换成有毒性的 5 -氟尿嘧啶（5 - Fu）从而导致细胞死亡。具体的作用基质参考结肠癌。

VZV－TK是最早用作肿瘤自杀基因治疗的酶前药体系之一。VZV－TK使ara－M（6－甲氧基阿糖核苷）转变成ara－MMP，再转变成具有细胞毒物质三磷酸阿糖胸苷ara－TTP。NR/CB1954是最有发展前景的酶前药体系。CB1954是一种单功能烷化剂，可被硝基还原酶DT黄递酶（DT diaphorase）转化成4－羟基氨基酸衍生物，继而在乙酰辅酶A等硫酯类物质作用下形成具有强大细胞毒性的双功能烷化剂，使细胞DNA产生难以修复的二聚体。XGPRT催化黄嘌呤类似物6－巯基黄嘌呤（6－TX）形成单磷酸6－巯基黄嘌呤（6－XMP），继而转变成具有高度细胞毒性物质单磷酸6－巯基鸟嘌呤（6－GMP）。Escherichia coli Deo gene编码产生人类细胞不具有的嘌呤核苷磷酸化酶（PNP）。PNP裂解6－甲基嘌呤脱氧核苷产生6－甲基嘌呤，后者是一种强有力的细胞毒素，可通过细胞膜自由扩散。人β葡萄糖醛酸甙酶将无活性的阿霉素衍生物葡萄糖醛酸阿霉素（HMR1826）转化成细胞毒物阿霉素。CYP2B1，即细胞色素P450同工酶，能将环磷酰胺和异环磷酰胺代谢成活性的烷化剂产物从而杀伤肿瘤细胞。羧肽酶A（CPA）CPA代谢α－肽氨甲蝶呤产生细胞毒物质氨甲蝶呤，抑制二氢叶酸还原酶从而引起细胞死亡。羧肽酶G2/CMDA能将某些N－芳香基谷氨酸盐类前药（CMDA）水解产生苯甲酸、苯酚和苯胺氮芥，或通过自溶反应（self－immolative）产生蒽环类抗肿瘤药。另外，钠/碘转运体（NIS）基因能使碘迅速地进入细胞内部，通过吸收注射的放射性碘，导致放射性核苷酸的积累，产生对肿瘤的灭杀作用。NIS基因和甲状腺过氧化物酶基因的联合作用可以扩大对放射性碘的吸收、储存以及随后对NSCLC的致死效应。

15.3.4.3　自杀基因与肺癌的基因治疗

在以上的自杀基因中，在肺癌中研究最多的是HSV－TK。HSV－TK自杀基因和GCV的联合治疗方法已经成功地用于体内多种实体瘤的临床实验。转导HSV－tk的鼠具有更高的存活率，而且存活率的高低与转导的效率相关。为了使目的基因选择性地表达于靶细胞，增强自杀基因治疗肺癌的效率，并减少对正常组织的损害，目前自杀基因的研究重点就是将肿瘤特异性启动子序列用于调控自杀基因的表达，使目的基因选择性表达，从而提高肿瘤杀伤效率。在人SCLC细胞系SBC5中，具有GRP启动子的细胞都能检测到GRP mRNA的专一性表达。Myc－max反应元件，其核心核苷酸序列为CACGTG，在myc过度表达型SCLC细胞中能专一性的表达HSV－TK。Myc－max反应元件能够调控HSV－tk基因的表达。在体内直接注射Ad－MycTK，随后利用GCV治疗，能选择性的明显的抑制myc过度表达性的肿瘤细胞。CEA启动子可以用来降低自杀基因对正常细胞的毒性。Osaki等以CEA基因的翻译起始位点上游445个核苷酸调控HSV－TK基因，转染入能产生CEA的人肺癌细胞株A549中，其GCV的IC_{50}为0.57μm，对GCV的敏感性比亲代细胞高1000倍。在裸鼠被注射GCV后，上述肿瘤细胞显著消退。Goto等建立了一种有两个腺病毒组成的体系：Cre重组酶/LoxP系统。其中一个是在CEA启动子控制下表达Cre基因，另一个是表达HSV－tk基因。当这个系统用于治疗鼠腹膜腔中由CEA产生的已经发散的肿瘤细胞时可以明显地增强抗肿瘤活性，并且具有最小的HSV－tk基因治疗不利反应。这个系统为发散性肿瘤的治疗提供了一种有效而且毒副反应很小的治疗工具。但是并非所有在肺癌中高表达的元件都可以用于自杀基因的表达，例如，在人SCLC细胞SBC3中NSE mRNA的数量要高于其他肺癌细胞系，但是NSE并不适合用来将自杀基因导入SCLC细胞中。

另外，修饰 HSV－tk 基因本身或前药可改善 HSV－tk 基因治疗。利用 VSV－G 假性反转录病毒载体将 HSV－TK 突变体 TK30 导入肿瘤细胞，随后应用 GCV 治疗，能对人 NSCLC 细胞系产生明显的抑制作用。最近，有人将两种 HSV－TK 突变体包载于腺病毒中导入几株肿瘤细胞系，发现也能对肿瘤细胞产生抑制作用，而且其抑制作用要高于野生型的 HSV－TK。另外，一种新的鸟嘌呤核苷类似物 A－5021，也能对反转录病毒介导的 HSV－TK 转染人肺癌细胞产生毒性，其细胞毒性与 GCV 相当，但是安全性要好于 GCV，而其对骨髓原细胞和群体形成没有抑制作用。除了利用病毒载体之外，脂质体也可被用于介导 HSV－TK 感染裸鼠动物模型中。直接杀伤效应加上较强的旁观者效应使其在治疗时取得良好的实验效果。

以上的研究都是把自杀基因导入肿瘤细胞中，通过前药的转化起到杀伤肿瘤的目的。新的思路是将自杀基因直接导入肿瘤血管内皮，使得 HSV－TK/GCV 系统在肺癌血管上起作用。用血管内皮钙粘蛋白（VE cardherin）启动子能使 HSV－TK/GCV 特异性地作用于血管生成细胞，通过抑制血管生成阻止肿瘤的生长。大部分的实体瘤都存在低氧的区域，低氧条件下的肿瘤往往产生血管内皮生长因子 VEGF 来刺激血管的生成。因此，以 VEGF 启动子可以使自杀基因选择性地在肿瘤缺氧区域的细胞上表达。Koshikawa 等以 VEGF 基因启动子（包含缺氧反应元件 HRE）驱动 HSV－tk 基因的重组逆转录病毒转染 Lewis 肺癌 K11 细胞，在缺氧环境中，转染细胞对 GCV 的敏感性增加，其 GCV 三磷酸化的作用也得以增强。

单一的自杀基因的临床效果不能令人满意，为进一步提高自杀基因治疗肺癌的效率，近来已有不少其他治疗策略同自杀基因治疗联合应用，以达到增强肺癌治疗效果的作用。利用基因工程技术将两个作用机制不同的自杀基因用连接子或直接相连，使用一个开放阅读框，转录翻译产生一个嵌合的双功能融合蛋白，其中 HSV－TK/GCV－CD/5－Fc 融合自杀基因体系就是目前研究最多的。GCV 和 5－Fc 联合给药治疗肺癌能产生叠加效应。另外一个例子是 CD＋UPRT（尿嘧啶转磷酸核糖激酶）。自杀基因联合免疫基因治疗会刺激宿主产生抗肿瘤免疫，可能产生排斥肿瘤和控制肿瘤转移的作用。免疫基因的联合应用，不但可增强机体抗肿瘤免疫应答反应，更主要的是可以增强旁观者效应。目前与自杀基因联合应用的免疫基因有 IL－2、IFN－α 和 GM－CSF。在鼠肺癌的肝转移模型上，联合 HSV－TK 和 IL－2 基因治疗肺癌的转移能明显延长存活时间。由于 IL－7 能刺激 CTL 的反应和下调肿瘤产生免疫抑制肽 TGF－β，所以联合 IL－7 和 HSV－TK 基因克服肺肿瘤引起的免疫抑制，改善宿主的免疫缺陷，从而有效治疗 NSCLC。在小鼠体内植入转染了 IL－7 和 TK 基因的肿瘤细胞会导致转染的细胞完全消退，再联用体外活化的树突状细胞，未转染的小鼠肿瘤细胞也有 80％消除。体外将 GM－CSF 和 HSV－tK 基因转染入具弱免疫原性的肺泡细胞癌细胞株 L1C2 后接种入小鼠体内，再联合骨髓来源的树突状细胞以增强抗原的递呈。结果显示，转染了目的基因的肿瘤细胞全部消退，这种多基因联合治疗还导致了潜在的肿瘤抗原的释放、特异性抗肿瘤免疫反应的发生和上述肺癌模型免疫原性的增强，最终提高抗肿瘤的效率。

关于利用自杀基因治疗肺癌的工作目前还处于实验室阶段，要想成为临床上安全有效的抗肿瘤治疗方案，还有许多问题有待肿瘤研究学者们去解决。例如，涉及高效靶向的基因转运载体、实现安全可控的基因表达、多基因联合治疗等。但是不可否认，肺癌的自杀基因疗法具有极大的应有潜力，相信不久的将来，自杀基因必将成为治疗肺癌的有力手段。

15.3.5 病毒治疗

在基因治疗中使用最多的载体是第1代腺病毒，即复制缺陷型腺病毒载体，腺病毒中的E1区完全缺失了，故无复制和恢复突变的可能性，以这种载体携带p53基因的研究进展最快。在我国，腺病毒携带p53基因（Ad-p53）已经于2004年上市，这是世界上第1个获得正式批准的基因治疗药物。但是，这种复制缺陷型腺病毒载体不能特异性地靶向肿瘤细胞，也不能高效及长时间地在肿瘤细胞内表达治疗基因，使得大多数的治疗药物不能消灭肿瘤，所以，过去基因治疗未曾获得重大突破性进展。

人们发现，不少病毒能选择性地在肿瘤内复制而导致细胞裂解死亡，这种肿瘤特异杀伤病毒，又叫溶瘤病毒（oncolytic viruses），已经引起了广泛关注。溶瘤病毒是指能特异性感染肿瘤细胞并在肿瘤细胞中繁殖最终裂解肿瘤细胞的一类病毒，它不感染正常细胞。这类病毒并不只是外源基因的载体，而是依靠病毒本身特异性在肿瘤细胞中的复制来杀死并裂解肿瘤细胞，裂解细胞后释放出来的病毒又可以进一步感染周围的肿瘤细胞。根据这些特性，Kirn于2001年提出“病毒治疗”（virotherapy）这一概念。

15.3.5.1 溶瘤病毒的种类及其作用机理

溶瘤病毒大致分为两类，一类是通过基因工程人工改造后的病毒，通过改造使病毒具有肿瘤特异性亲和力并能裂解肿瘤细胞。改造病毒有3种主要类型：①人工改造病毒衣壳蛋白，使病毒能特异性识别肿瘤细胞并且在肿瘤细胞中复制，最终达到溶瘤效果。②在抑癌基因缺失的瘤细胞中选择性复制的病毒，这种病毒通过对基因组的人工调节，使病毒能够在某些特定的抑癌基因（如p53基因）缺失的瘤细胞中复制并发挥特异性溶瘤作用，而在正常细胞中不复制。③在肿瘤特异表达物诱导下复制的病毒。通过人工改造，使病毒能够识别肿瘤特异标志物并在其中选择性复制，以达到溶瘤目的。目前人们已经通过基因工程方法改造了腺病毒、单纯疱疹病毒、流感病毒、牛痘病毒等。另一类是天然就对某些肿瘤细胞有亲和力的野生型病毒，如新城疫病毒（new castle disease virus）、自主复制的细小病毒（autonomous parvovirus）以及呼肠弧病毒（reovirus）等。这些病毒能够在某些肿瘤细胞中繁殖并裂解细胞，具有天然的特异性溶瘤活性。国内外正在研制中的溶瘤病毒有10多种，其中用于肿瘤治疗的溶瘤病毒多由腺病毒和单纯疱疹病毒改造而来。

腺病毒是一种非整合型双链DNA病毒，约80%的成年人体内存在青年时感染腺病毒而产生的抗腺病毒Ⅱ和Ⅴ型的抗体。接触野生型腺病毒会产生一些自限性症状，如上呼吸道感染、胃肠炎等。人腺病毒分为47个血清型，分别归A、B、C、D、E、F等6个亚属，5型腺病毒属人腺病毒C亚属，其基因组可分为早期转录区（E区）和晚期转录区（L区）。E区又可分为E1、E2、E3、FA几个区。E1区可分为EIA和E1B两个转录区，E1B区编码3个蛋白，其中55KD蛋白就位于E1B区。目前腺病毒研究的热点Onyx-015正是一种E1B-55KD缺陷型腺病毒。腺病毒E1B 55kd蛋白是腺病毒早期基因编码的蛋白，能够与细胞中的p53蛋白结合，抑制其功能。p53是宿主细胞抗腺病毒的主要蛋白，正常细胞受腺病毒感染后立即激活p53，诱导细胞凋亡，腺病毒便不能再增殖，从而避免病毒扩散到临近组织，这是机体的一种“丢卒保车”的策略。由于腺病毒E1B 55kd蛋白能够抑制p53的功能，大多数正常细胞感染腺病毒后并没有立即出现凋亡，腺病毒仍然能够在正常细胞内复制，因此 E1B 55kd 蛋白是腺病毒在正常细胞中复制所必需的。然而，p53 途径缺陷的肿瘤细胞中，病毒感染后，没有 p53 可被激活，E1B 55kd 蛋白是“英雄无用武之地”。因此腺病毒缺失 E1B 55kd 基因后，不能在正常细胞中复制，而能在 p53 失活的肿瘤细胞中大量复制、增殖，最终裂解肿瘤细胞，并释放新的病毒去感染临近的肿瘤细胞，以进一步消灭肿瘤。

15.3.5.2 溶瘤病毒介导肿瘤细胞破坏的机制

溶瘤病毒介导肿瘤细胞破坏的机制主要有以下几种：①病毒复制直接裂解肿瘤细胞。由于病毒在肿瘤细胞内不断增殖占用了宿主细胞的原料、能量和场所等，引起肿瘤细胞被抑制和破坏，而且释放的子代病毒又感染邻近的肿瘤细胞，从而起到了连续放大的作用，直到被免疫系统所识别和破坏或病毒缺乏了敏感细胞才终止。同时，有些病毒产物具有细胞毒性作用可发挥溶瘤活性。如腺病毒的 E3 区编码死亡蛋白（adenovirus death protein）能有效地介导肿瘤细胞溶解。②病毒引发抗肿瘤免疫反应，包括非特异免疫如肿瘤坏死因子作用和特异免疫。在机体内病毒与宿主相互作用机制很复杂，免疫反应是调节病毒增殖的主要因素，其作用具有双重性。先天产生或后天获得的针对病毒的免疫反应，可以限制病毒的增殖，促进病毒的清除，因此局限了病毒的抗肿瘤作用。另一方面，对病毒感染的肿瘤细胞的免疫反应可以加强对肿瘤的杀伤作用。对肿瘤的杀伤主要通过两方面发挥作用：一是因病毒抗原呈递到肿瘤细胞表面，发起对病毒特异的免疫反应，通过对病毒抗原的作用而杀死肿瘤细胞。二是机体针对呈现在肿瘤细胞表面的病毒抗原的免疫反应，可以直接转变成为针对肿瘤抗原的反应，并以此增强抗肿瘤的作用。在抗肿瘤的非特异免疫方面，病毒可通过增强瘤细胞对多种细胞因子的敏感性而起到杀瘤作用。如腺病毒通过在感染的瘤细胞内复制和表达 E1A 蛋白而增强肿瘤坏死因子所介导的杀瘤作用。在抗肿瘤的特异性免疫方面，通过病毒感染肿瘤细胞而诱发的特异性免疫，具有防止肿瘤复发的长期效应。当瘤细胞被病毒感染后，可通过淋巴细胞过滤和抗原呈递以及细胞因子的释放而增强对瘤细胞的免疫作用，而且出现在肿瘤细胞表面的病毒抗原与 MHCI 类抗原形成复合物，很容易被细胞毒性 T 淋巴细胞所识别，从而介导对病毒感染的瘤细胞的特异性攻击；这当中也可能包括了对目前尚未确定的肿瘤特异性抗原的免疫应答。③与其他传统治疗方法的协同。溶瘤病毒可增强肿瘤细胞对放疗和化疗的敏感性。腺病毒 E1A 基因的产物就是一种强有力的化学致敏剂（chemosensitizer），特别是在具有 p53 功能的细胞中，E1A 的产物可在这些细胞中诱发 p53 的高水平表达，并以此增加化疗和放疗对 DNA 的损伤作用；但正常细胞不受 E1A 的影响。④转基因表达。通过把具有治疗作用的外源性基因插入到病毒基因组中，然后再让重组病毒感染肿瘤细胞并表达所插入的治疗基因，从而发挥抗肿瘤作用。有些研究者把某些药物前体转化酶的基因如 HSV - tk 等基因插入到腺病毒基因组中，这些基因的产物能将低毒或无毒的前体药物转变为有剧烈细胞毒性的产物，并且通过“旁观者效应”杀伤邻近肿瘤细胞。还有一些研究将各种具有免疫调节作用的基因如 IL - 12 等基因重组进单纯疱疹病毒基因中，以扩大抗肿瘤免疫。

15.3.5.3 病毒治疗肺癌

在肺癌中，p53 突变在 NSCLC 中占 50%，而在 SCLC 中高达 80%。在 p53 突变的细胞系中（NCI－H522 和 NCI－H1703）对于 ONYX－015 的敏感性要比没有 p53 突变的细胞系（NCI－H2347 和 NCI－H838）高 10 倍。但是，不少研究表明，ONYX－015 并不是严格的只在 p53 缺陷的细胞中表达，在正常的人体细胞中也能复制。例如，E1B 55 KD 缺失腺病毒在多种 p53 突变肺癌细胞株（H441、H446、Calu1）中复制能力较差，而在野生型 p53 的 A549 以及肺成纤维细胞系 IMR90 种能很好地复制，因而部分学者认为 E1B 55 KD 缺失腺病毒不能用于治疗 p53 突变的肺癌细胞。肺癌肿瘤细胞的特异性可以通过多种途径解决，其中之一就是人的端粒酶的逆转录酶 hTERT 启动子，是迄今发现的一个最为广泛的肿瘤新标志物。利用 hTERT 启动子取代 E1A 基因自身的启动子够使外源基因的表达限制在肿瘤细胞中（H1299、A549 和 H226Br），在 H1299 移植的鼠动物模型上，此病毒也能成功的抑制肿瘤的生长。利用分泌型白细胞蛋白酶抑制剂（SLPI）启动子控制 ElA 联合巨细胞病毒（CMV）启动子控制 EIB－19kDa（AdSLPLE1AdB）能提高腺病毒对 NSCLC 细胞系的特异性（A549，H358 和 HS24）。在结合基因治疗和溶瘤病毒治疗的双重优势的基础上，刘新垣院士倡导一种肿瘤治疗的新策略-癌症的靶向基因-病毒治疗（targeting gene virotherapy of cancer）。这种方法即具有溶瘤病毒载体的靶向性和复制性，同时又具有外源抗癌基因的强烈杀伤性，溶瘤病毒的靶向瘤内复制，实现了治疗基因的瘤内长期和高效表达。有些基因可以有效地杀伤肿瘤细胞（如 TRAIL 和 IL－24），两者之间还具有互补作用或协同效应，如果将 2 个这样的基因装入溶瘤病毒载体中，就可以实现癌症的靶向双基因-病毒治疗（targeting dual gene vivotherapy of cancer），可全部消除实验动物移植性肿瘤。在此基础上，还可以得到“癌症的双靶向病毒-双基因治疗”（double targeting virus double gene therapy of cancer），即用两个肿瘤特异性的启动子以控制病毒的复制，又装入 2 个有互补或协同效应的抗癌基因，已经取得初步好结果，这种“双靶向病毒- 双基因治疗”策略对癌症的治疗可能最有应用前景。

从临床数据上来看，单独利用病毒治疗效果难以令人满意，因此可以通过不同的联合治疗来提高疗效。化疗（paclitaxol 和 cisplatin）能增加 ONYX－015 的溶瘤作用。组蛋白乙酰基转移酶抑制剂 FR901228 能增加条件复制性腺病毒 OBP－301 对肺癌细胞的裂解作用。免疫基因治疗和条件复制性腺病毒的结合也许能给肺癌的治疗带来很大的希望。AdSLPLE1AdB 和 AdCMV－NK4 的联合治疗更能提高对 NSCLC 的溶瘤作用。

15.3.6 肿瘤血管基因治疗

肿瘤生长与转移是一个依赖于血管生成的过程，肿瘤血管形成是由肿瘤细胞和肿瘤浸润炎症细胞如巨噬细胞或肥大细胞产生的促血管形成因子所介导的，是血管生成促进因子和血管生成抑制因子失衡的结果。减少血管生成，切断肿瘤血供是近年来治疗肺癌的研究热点。随着基因转移技术的成熟，基因治疗被广泛应用于肿瘤治疗中。目前抗肿瘤血管形成基因治疗主要是有以下几个途径：①基于 EPC 的肿瘤治疗；②下调促血管形成因子的表达和干扰信号传导，通过多种单克隆抗体、RNA 干扰或基因转导阻断封闭生长因子信号传导或通过主动免疫的方法诱导机体产生针对于血管生成相关的靶细胞或靶分子的免疫反应；③上调血管内源性抑制剂的表达，主要途径是补充内皮抑素、血管抑制素、基质金属蛋白酶组织抑制剂等；④抑制基底膜的降解；⑤抑制 EC 的迁移、增殖，促进其凋亡或者直接杀伤 EC；⑥

联合治疗。

15.3.6.1 基于 EPC 的肿瘤治疗

EPC 在细胞因子作用下向肿瘤组织特异性趋化、进入肿瘤组织并参与肿瘤血管形成这一特性为定位肿瘤病灶及发现治疗物质的新载体提供了一定的思路。利用 EPC 细胞向肿瘤组织定向归巢的特性，可以成功的治疗肺转移灶。首先，从鼠胚胎分离出来的 EPC（Tie－2＋/c－kit＋/Sca－1＋/Flk－1－）经体外扩增后，转染能将 5－FC 转变成 5－FU 以及其他活性代谢物的自杀基因；将经过改造的 EPC 通过静脉注射到荷瘤的老鼠体中；EPC 优先趋向肺癌转移灶，透过肿瘤血管进入肿瘤基质微环境；用 5－FC 处理自杀基因编码的蛋白质产生活性，通过旁观者效应影响转移灶位点并延长荷瘤老鼠的存活时间。静脉注射的 EPC 优先趋向含氧量低的肺癌转移灶，这种优先性产生的原因是转移灶内血流的灌注程度、血管密度、局部的含氧量和 VEGF 浓度均不同于正常组织。它与转移灶内血流的灌注程度和血管密度呈负相关，而与其局部的含氧量和 VEGF 浓度呈正相关。这种机制使携带治疗基因的 EPC 靶向性更明确，同时对正常组织的影响却较小。而且 EPC 参与形成的肿瘤血管再生可被 E－选择蛋白、P－选择蛋白以及他们的配体所阻断。EPC 作为治疗载体还有一个优点即不表达主要 MHCI，这样可抵御自然杀伤细胞所介导的细胞毒作用而逃避免疫排斥。类似的方法也被用于其他肿瘤的治疗上，Arafat 等应用转染 T0Z.1 的 CD34 造血干细胞结合应用更昔洛韦可导致 99％的卵巢癌细胞死亡，对体内正常 EC 也有一定影响，但在机体可耐受范围内。由于 EPC 能促进血管生成，一些疑问也就此产生：它对肿瘤生长的促进作用是否会超过它的治疗作用。Muta 等做了相关研究，他们把未经基因修饰的 EPC 注入携有 Walker256 肿瘤的小鼠，发现 EPC 分化成肿瘤血管，增加了其血液供应从而增大了肿瘤的体积。随后，用转染了 IL－12 基因的 EPC 注射相同的模型，其分泌的 IL－12 强烈地激活了细胞毒性淋巴细胞和自然杀伤细胞，EPC 的肿瘤促进作用即被抵消了，这表明只要阻止了 EPC 对肿瘤血管的促进作用，它就能成为有效的肿瘤特异性药物的递药工具，成为攻克肿瘤的“特洛依木马”。

15.3.6.2 下调促血管形成因子的表达

肿瘤血管生成过程中的众多促进因子中，VEGF 是肿瘤诱导血管生成的一个主要的调节因子，它可选择性刺激内皮细胞分裂，并能增加微血管的通透性，许多血管生成促进因子都是通过诱导 VEGF 的表达来实现对血管生长的调控。因而抗血管生成基因治疗中 VEGF 是比较理想的靶分子。

采用单克隆抗体、单链抗体等结合 VEGF 或 VEGFR－2，阻断 VEGF 与受体结合，从而阻断了 VEGF 导致的血管通透性的增加，也可以抑制肿瘤的生长，如 rhuMAbVEGF；或在 VEGFR－2 的抗体上连接霉素或放射性同位素，特异杀伤肿瘤 EC。反义 RNA 能与 VEGF mRNA 序列特异性的互补配对，从而阻断 mRNA 翻译成蛋白质，将腺相关病毒介导的 VEGF 反义 mRNA 导入肿瘤细胞，培养时 VEGF 的表达减少，将瘤细胞种植于裸鼠皮下，结果发现肿瘤生长受到明显抑制，血管生成减少，坏死增加。核酶可序列特异性地切割 RNA 分子，根据核酶二级结构的自我剪切模型和理论，人们可设计出各种所需要的核酶及其基因，用以剪切有害基因转录出的 mRNA 或其前体，从而抑制肿瘤基因的表达。Oshika 等将针对外显子 6 的锤头状核酶导入非小细胞肺癌系 OZ－6PVR，结果 VEGF mRNA 受到明显抑制，将 OZ－6PVR 细胞以 1×10^5/只接种于裸鼠体内，无一例形成肿瘤，而对照组在 8 周内都长出了肿瘤。RNA 干扰技术（RNAi）对基因表达的精确调控更是愈来愈受到重视，其在抗血管生成的应用也见增多。利用载体导入 siRNA、shRNA 或者 miRNA，可以靶向 VEGF，这一方法已经在多种肺癌肿瘤的细胞系上取得了成功，今后可能成为治疗肺癌的有效手段。另外，构建由 VEGFR 基因启动子驱动的自杀基因序列，能在肿瘤 EC 内特异表达，并杀伤肿瘤细胞。

由于可溶性的 VEGFR（sVEGFR）不具备跨膜区和细胞内酪氨酸激酶结构域，所以它与 VEGF 结合后，不能传导信号至胞内。在体内，发现 VEGFR－1 与 VEGFR－2 都有 sVEGFR 的存在。因此，可运用 sVEGFR 竞争性地结合循环 VEGF，消耗肿瘤细胞产生的 VEGF，阻断 VEGF 功能受体的信号转导，从而抑制 VEGF 诱导的生物学功能。如 Kong 等用小鼠结肠癌细胞建立同系肺转移癌模型，3d 后将腺病毒载体介导可溶性 VEGF 受体 VEGFR－1 基因（Ad－sVEGFR－1）气管内滴注，治疗后肺转移数量明显少于对照组，提示 Ad－sVEGFR－1 能有效地抑制肺部肿瘤的生长和转移；实验同时还显示皮下瘤内注射亦可明显抑制肿瘤的生长，但静脉注射 Ad－sVEGFR－1 未能抑制肺转移癌，说明 Ad－sVEGFR－1 抑制肿瘤生长的作用可能是局部的而非全身作用。其他以腺病毒、逆转录病毒、AAV 以及阳离子脂质体构件的表达 sVEGFR－1 和 sVEGFR－2 载体，通过肿瘤内直接注射或者腹膜内重复注射在各种肺癌细胞系和动物肿瘤模型中都取得了成功。但现在尚无利用 sVEGFR 治疗肺癌的临床试验的报道。

目前，靶向治疗研究亟待解决的一个问题是 VEGFR 靶向治疗的疗效通过阻断 VEGFR 本身为好，还是阻断 VEGFR 信号通路的下游成分更好。VEGFR 信号通路的主要成分之一是 Raf/MEK/ERK。由于许多肺癌中存在 K－ras 突变，所以如果只阻断 VEGFR 治疗效果不一定很好。另一体系，Ang－1/ Tie2 在肺癌的基因治疗中也受到较多的注意，为转移性瘤的基因治疗提供了一条有发展潜力的途径，不过也同样受到这一问题的困扰。

15.3.6.3 上调血管内源性抑制剂的表达

内皮抑素对肿瘤血管有相对特异性作用，因而对正常组织内的血管不会造成明显影响。内皮抑素对肿瘤 EC 生长具有强烈的抑制作用，是迄今发现的疗效最好的血管生成抑制因子；因此与直接杀伤肿瘤细胞的化学治疗相比，血管生成抑制剂有如下优点：①直接作用于 EC；②肿瘤 EC 不易产生内药性；③原发肿瘤和继发肿瘤的 EC 相同，血管生成抑制治疗法的效果相似。Endostatin 载体注射处理不但可以明显地抑制 Lewis 肺癌的生长速度和肿瘤大小，还可以抑制肺微小转移的形成。肌肉内直接注射包载人 Endostatin 的腺相关病毒载体可产生足够高浓度的 Endostatin 以抑制血管新生和肿瘤生长。在鼠的脉管系统中植入经反转录病毒（编码一种分泌形式的 Endostatin）感染的造血干细胞，可以在脉管系统中检测到高水平的 Endostatin 表达。Nakashima 等就成功利用阳离子载体转导 Endostatin，直接静脉注射可抑制鼠肺癌的转移。直接肌肉注射多聚 Endostatin 质粒载体也能抑制鼠同源肿瘤的生长河肺肿瘤的转移，它还能抑制鼠转移性脑瘤的生长。电穿孔法也可以促进 Endostatin 基因进入肌肉组织，它能抑制肺实验性黑素瘤的转移；直接的肿瘤内电穿孔能显著的抑制肿瘤生长。利用工程双歧杆菌包载 Endostatin，发现这种载体只集中在肿瘤内，通过尾静脉注射可以抑制局部肿瘤的生长。

重组的人血管抑素对 Lewis 肺癌低转移表型（LLC - LM）小鼠原发瘤和继发瘤具有抑制作用，而重组鼠血管抑素对 Lewis 肺癌小鼠原发瘤具有明显的抑制。另外，鼠纤维肉瘤中血管抑素 cDNA 的表达抑制 Lewis 肺癌小鼠原发瘤的生长并使转移瘤处于长期休眠状态。利用腺病毒和反转录病毒载体转导 Angiostatin cDNA 能抑制内皮细胞的生长（体外）和血管生成（体内）。在肺转移胸腺癌模型中导入 Ad - angiostatin 能明显的延缓肿瘤的生长。直接肿瘤内注射高浓度的 AAV - angiostatin 载体能有效抑制鼠肿瘤，长期存活的鼠超过 40%，而对照的 AAV - GFP 处理组没有表现出任何治疗效果。Angiostatin 是一种内源性血浆酶片断，利用 Angiostatin 基因转导可以获得有效的全身性的基因治疗效果。将人和鼠的 Angiostatin 质粒载体包覆到脂质体中，在腹膜内重复注射这种脂质体能抑制肿瘤生长，在黑素瘤异体移植模型中，其延缓肿瘤生长的作用和直接肿瘤内注射相当。通过静脉注射 AAV - angiostatin 载体能抑制肺小结瘤和转移性 EL - 4 淋巴瘤，延长患有两种肿瘤的鼠的存活时间。利用蛋白酶基因转导产生 Angiostatin，如巨噬细胞金属弹力酶和猪胰弹性蛋白酶等，都具有改变肿瘤生长的作用。

15.3.6.4 抑制基底膜的降解

由于认识到 MMP 在肿瘤侵袭、转移中起着重要的作用，因此对于 MMP 抑制剂的研究开发备受重视。天然抑制剂 TIMP - 1、TIMP - 2 对组织的穿透力有限，合成或重组 MMP 抑制剂是较有效的方法。现已研究出几种 MMP 抑制剂，如 Marimastat、BMS - 275291、AE - 941、FYK - 1388 和 COL - 3 等，并在体外及动物模型中取得良好的效果。利用合成的 TIMP 同样存在生产困难等特点，而利用基因治疗则能很好地解决这个问题。直接肿瘤注射 Ad - TIMP - 2 对肿瘤的抑制率能到达 60%～80%，肿瘤相关的血管形成减少 25%～75%，存活时间也大大延长，对 LIC 肿瘤的肺转移抑制率超过 90%。利用包载有 TIMP - 1 的质粒载体直接进行肌肉内注射，四周后发现，肺转移的程度大大降低，明显低于只用质粒 DNA 载体处理的对照组。基于无毒的阳离子胆固醇衍生物介导的 TIMP - 2 和 TIMP - 3 基因转染入 HCC 裸鼠异体移植瘤中，能产生明显的抗肿瘤作用。TIMP - 3 的特殊性也许使得它能更好地用于肺癌的基因治疗。TIMP - 3 与 ECM 紧密结合，通过阻碍 VEGF 与受体的结合抑制 VEGF 介导的血管生成；TIMP - 3 还能抑制 TNF - α -转换酶（TNF - α - converting enzyme）的活性。TIMP - 3 诱导肺癌细胞 A549 的凋亡，上调 p53、Fas 配体、TNFR1 和 TNFR2 的表达，在体内，腺病毒介导的 TIMP - 3 基因治疗效果要好于 TIMP - 1 和 TIMP - 2。

然而，并非所有的靶向肿瘤血管生成的基因治疗策略都获得了成功。一些研究甚至出现负面的影响，尽管其基因产物蛋白一直处于一种持续的高水平状态。Ku 等构建了五种腺病毒载体，分别表达 Angiostatin、Endostatin、sVEGFR - 1 和 sVEGFR - 2 配体结合胞外结构域以及 Neuropilin，并利用全身运输来处理几种不同的鼠肿瘤模型，发现 Ad - sVEGFR - 1 和 Ad - sVEGFR - 2 对鼠肿瘤以及人肿瘤的抑制率接近 80%，而编码 Angiostatin、Endostatin 以及 Neuropilin 的腺病毒基本上没有治疗效果。Rugulier 等比较了编码 Endostatin、增生相关蛋白（proliferin - related protein，PRP）以及干扰素诱生蛋白（interferon - inducible protein 10，IP10）的腺病毒载体对具有免疫性能的鼠中 B16F10 黑素瘤模型的治疗效果，发现 Ad - PRP 或者 Ad - IP10 比 Ad - Endostatin 更加有效，前两者能产生完全的肿瘤排斥，延长大部分试验动物的存活时间。

15.3.6.5 联合治疗策略

许多用于基因治疗的内源性抑制剂对肿瘤的作用仅仅是延缓肿瘤的生长，但无肿瘤细胞毒作用，为了获得更有效的治疗效果，需要结合其他的治疗方法。克服此疗法缺陷的一个策略即是把血管形成抑制物治疗同细胞毒治疗结合起来。另外一种多基因治疗方法是用Angiostatin基因来抗血管生成联合HSV-tk治疗。还有，腺相关病毒介导的基因治疗联合离子放射治疗能加强抗肿瘤作用。在评定angiostatin和endostatin的重组蛋白的抗肿瘤免疫中，Li等证明，寄主的免疫反应可能会加强抗血管生成试剂的抗肿瘤效应。在Angiostatin治疗之前用原位基因转导的方法转入T细胞的刺激物B7.1能根除预先建立的肿瘤。IL-12不仅仅是一种内源性抑制剂，而且还是一种很强的免疫调节剂。当利用angiostatin和IL-2进行多基因治疗时，两者具有互促作用。此外，血管抑素和内皮抑素与反义VEGF、抗VEGF抗体、VEGF的可溶性受体等基因的联合应用亦可能产生协同作用；在某种程度上，抗血管生成基因治疗与放疗或化疗合用可产生更强的抑制效果，原因可能是生长因子/受体通路阻断后增加了内皮细胞对放、化疗的敏感性。因此，多基因、多手段的联合治疗将是今后肿瘤治疗的主要研究方向。

关于肺癌的抗血管新生成治疗已进行广泛的实验研究，且有多种药物深入临床实践。目前认为内皮抑素是高效、专一的抗血管生成物质，可以抑制多种恶性肿瘤的生长。但是到目前为止，内皮抑素的基因治疗效果远没有其蛋白质治疗效果显著。利用基因导入系统产生持续表达的内源性蛋白产物可以解决体外内皮抑素和血管抑素不稳定，需长期、大剂量用药等缺点。抗血管生成基因治疗因其作用于基因稳定、无变异的肿瘤新生EC，故不易产生耐药性，毒副作用少。一方面提高传统化疗的疗效，另一方面，在传统化疗后辅助应用可使微小转移灶处于休眠状态，从而控制肿瘤转移及复发。但我们应清醒地认识到，与其他疗法相比，它还不成熟，存在一些缺陷和质疑：如肿瘤血管部分存在异质性，使部分区域不依赖血管生成；抗血管新生治疗只能抑制肿瘤的生长和转移，不能达到消灭肿瘤的目的；动物试验的结果与临床应用的疗效是否具有一致性；长期应用是否会对人体产生毒副作用。所以，需要在基础理论、药物筛选、临床前期研究和临床应用方面进行更深入的探索和研究。

自从Folkman阐述肿瘤与新生血管依赖关系，并提出有关分子机制假说以来，有70余种抗血管生成药物进入临床研究。但临床研究结果与期望相差甚远。在2007年4月AACR年会上，Folkman对单用抗血管生成药物治疗肿瘤基本无效的现象进行了分析，认为大部分人类肿瘤的血管生成系统为一网络结构，仅阻断一条或几条通路，可以引起其他通路代偿性增强。他提出合并使用几种抗血管生成药物，或直接靶向抑制活化的内皮细胞，或阻断血管生成网络，应当为今后的研究方向。

15.3.7 肺癌的免疫治疗

目前手术治疗、放疗和化疗是治疗恶性肿瘤的重要方法，但这些治疗方法基本都着眼于直接杀伤肿瘤细胞，很难彻底消灭肿瘤细胞，又易损伤正常组织。由于分子工程以及肿瘤免疫学的研究进展，将疫苗用于肿瘤的治疗已经成为可能。将疫苗用于治疗肿瘤的设想早在100多年前就有人提出来了。当时William Coley报道，不宜手术的恶性肿瘤在丹毒（erysipelas）患者身上出现衰退现象。肿瘤能产生特异性的抗原，抗原在细胞内被降解并呈递到细胞表面与组织相容性复合物（histocompatibility complex，MHC）结合后被 T 细胞所识别，激活免疫系统。肿瘤免疫基因治疗指应用基因转移技术将 MHC、共刺激分子、细胞因子及受体、肿瘤抗原、病毒抗原等外源基因导入人体，提高机体的抗肿瘤免疫反应，从而达到抑制和杀伤肿瘤细胞的目的，这是一种新型肿瘤治疗模式。自 1990 年 Resenberg 等将 TNF 基因转染肿瘤浸润淋巴细胞（TIL）来治疗黑色素瘤病人以来，肿瘤免疫基因治疗已经有十多年的历史。

免疫基因治疗的具体策略是通过基因工程的方法将目的基因导入肿瘤细胞或效应细胞，然后将表达目的基因的受体细胞输入到患者体内，或者将目的基因直接导入人体内的效应细胞，通过提高人体免疫系统对肿瘤细胞的认识、抑制或杀伤能力，对肿瘤进行治疗。目前免疫基因治疗的方法主要有针对免疫应答细胞和针对肿瘤细胞的免疫基因治疗。针对免疫应答细胞的免疫基因治疗常用的免疫细胞有两种：免疫效应细胞和树突状细胞。免疫效应细胞介导的基因治疗是将细胞因子导入抗肿瘤效应细胞中以增强抗肿瘤作用，并以免疫效应细胞为载体细胞将细胞因子基因携带至体内靶细胞，使细胞因子局部浓度提高，从而更有效地激活肿瘤局部及周围的抗肿瘤免疫功能。常用的免疫效应细胞有肿瘤浸润性淋巴细胞（TIL）、CTL、LAK、巨噬细胞、NK 等，可供选择的目的基因有 IL、IFN、TNF、CSF、趋化因子等。在这些目的基因中，以 IL－2 的研究为最多。树突状细胞（DC）是人体最有效的抗原递呈细胞（APC），能致敏和激活静止 T 细胞和 B 细胞。T 细胞直接或通过分泌细胞因子，B 细胞通过分泌抗体，作用于靶细胞或病原体上，最终消灭靶细胞或病原体。肿瘤之所以能逃脱机体的免疫系统，就是因为其本身的弱免疫原性，而且在抗原递呈过程中还存在多个环节的缺陷。针对肿瘤细胞的免疫基因治疗就是将细胞因子和免疫相关基因导入肿瘤细胞，制备各种瘤苗以增强机体的抗肿瘤免疫功能。

15.3.7.1 树突状细胞

自 1973 年，Steinman 和 Cohn 首次从小鼠淋巴结中分离出一类与粒细胞、巨噬细胞和淋巴细胞形态和功能不同的细胞，具有抗原呈递功能，命名为树突状细胞（DC）。DC 是迄今为止发现的功能最强大的专职抗原递呈细胞（antigen presenting cels，APC），其刺激 T 淋巴细胞尤其是 CTL 产生免疫应答的能力较其他抗原递呈细胞强 100～1000 倍，它虽在组织中含量极低，约为所在器官全部细胞的 1％以下，但其在体内分布广泛，除角膜、心、脑外，各组织中均可测到典型的 DC，在机体细胞免疫和体液免疫中均可发挥重要作用。自 1996 年人们克服了分离及增殖的困难以来，以 DC 为基础的瘤苗是当今肿瘤生物治疗研究热点之一。

DC 在体内主要分为髓系 Dc（myeloid DC）和淋巴系 DC（lymphoid DC）两大类，此外还有一类特殊类型的 DC 为滤泡 DC。DC 是机体免疫系统中专职而功能最强的 APC，只有 DC 才能在体内直接激活初始型 T 细胞，生成辅助性 T 细胞和杀伤性 T 细胞，也能使 B 细胞生成抗体。DC 具有以下特点：①能合成大量的 MHCII 类分子；②具有摄取、表达和转运抗原的特殊膜受体功能；③能有效摄取并处理抗原、然后迁徙到 T 细胞区域，具有一个成熟化的过程；④能够激活初始型 T 细胞；⑤DC 激活 T 细胞的能力是其他 APC 的 100－10000 倍，少量的抗原和 DC 即足以激活 T 细胞；⑥表达丰富的共刺激分子、黏附分子及

IL-12。DC在免疫应答中起的调控作用包括：①机体的卫士；②免疫应答的始动者；③T细胞的强效刺激者；④免疫耐受的诱导者。人多数DC分化于CD34的造血祖细胞，成熟的DC主要有三个去向：①大部分随血液循环进入胸腺外组织和淋巴外组织，并演化成一类能识别、处理、加工和呈递外来抗原的细胞，但表型的结构具有异质性的APC；②一部分直接进入淋巴组织，成为淋巴组织内非激活状态的DC，其功能尚不清楚；③一部分进入胸腺组织，参与诱导T淋巴细胞的成熟，并使T细胞获得对自身抗原成分的免疫耐受。

由于异体的DC与人类白细胞抗原（HlA）基因型不相合会引起强烈的排斥反应，而且受者体内的T细胞不能识别供者DC上非匹配的HlA分子，无法诱导CTL的活化和增殖，因此，只有来源于自体的DC才能作为肿瘤疫苗的负载体用于临床抗肿瘤治疗。目前用于作为癌症患者的瘤苗的DC有三个来源：骨髓、外周血、新生儿脐带血和脾脏。

DC负载肿瘤抗原进入体内不仅保证肿瘤抗原被有效呈递和摄取，还可以提供攻击肿瘤细胞所需的共刺激信号。DC通过细胞表面高水平的MHCI、Ⅱ类分子呈递了丰富的肿瘤抗原，使相应的T细胞体被充分占据；同时DC细胞提供高水平的共刺激因子CD40、B7-2（CD86）、B7-1（CD80）分子等，使T细胞被充分激活。目前认为DC抗肿瘤机理主要为：①外源性抗原被DC摄取处理后，与MHCⅡ类分子结合，借助共刺激分子CD86等将抗原多肽递呈给CD4 T细胞，使其发生克隆增殖分化，分泌IL-12加强免疫应答；②DC摄取的肿瘤抗原肽与MHCI类分子结合，被CD8T细胞识别，无需CD4 T细胞辅助，直接诱导CTL反应；③DC通过趋化因子（DC-CK1），选择性趋化未致敏T细胞通过血管屏障而增加肿瘤部位的效应T细胞数量；④DC通过自身或诱导其他细胞分泌IL-12，启动CD4 Thl型应答反应。活化的细胞可产生IFN、GM-CSF和TNF-α等细胞因子正反馈DC对IL-12和共刺激分子的分泌；⑤DC通过吞噬凋亡的肿瘤细胞获得抗原启动免疫应答；⑥肿瘤抗原冲击的DC，可以释放一种膜状小体（exosome），它不含凋亡小体、胞浆膜或内质网组等，表达MHCI、MHCⅡ类分子和CD86，具抗原呈递能力，能在体外刺激抗原特异性T细胞的增殖，诱导T细胞免疫反应。树突状细胞表面的抗原是体内诱导初级T细胞介导的免疫应答的关键因素。

15.2.7.2　DC为基础的肿瘤免疫治疗的方法

随着DC在肿瘤中的研究工作不断深入，以DC为基础的肿瘤免疫治疗方面的研究已成为其中的热点之一。目前认为该治疗主要有两种方法：DC瘤苗与以DC为基础的基因治疗。DC瘤苗系将经肿瘤抗原在体外冲击致敏的DC回输体内或接种荷瘤宿主，可诱导CTL介导的特异性抗肿瘤免疫应答，从而达到肿瘤治疗的目的。DC肿瘤疫苗的负载方法主要有以下几种：

（1）肿瘤抗原多肽：用弱酸洗脱的肿瘤抗原MHC-I多肽，或人工合成的肿瘤抗原多肽冲击DC。此类瘤苗具有很好的靶向性，而且抗原浓度大，可有效激活CTL。然而特异性的肿瘤抗原知之甚少，而且单一肿瘤抗原负载的免疫疗法不利于对发生突变而丧失特异抗原的肿瘤细胞的识别。因此此法在临床应用受到一定限制。

（2）肿瘤细胞：以肿瘤细胞或裂解的肿瘤细胞成分直接对DC进行体外冲击，也可采用细胞融合技术将肿瘤细胞和DC融合成杂交细胞。该种DC疫苗因肿瘤抗原易于获取在临床应用上具有较大的潜力。此法的缺点是肿瘤细胞抗原成分中可能包含正常机体组织抗原，从而诱发自体免疫疾病。不过可以通过利用肿瘤细胞凋亡小体冲击DC而降低自体免疫疾病的危险，Hirschowitz 等针对 16 例 NSCLC 患者的研究表明，此类疫苗具有很好的耐受性和生物活性。

（3）肿瘤 mRNA：采用核酸扩增技术从肿瘤组织中扩增到足量用于刺激 DC 的 mRNA，并通过差异筛选方法获得肿瘤细胞特异表达的肿瘤 mRNA，以此作为抗原冲击 DC。此法可避免自身抗原刺激 DC 诱发自身免疫性疾病的风险，故具有更高的临床实用价值。在临床应用中已证实此瘤苗可在体内外有效地诱导出 CTL 活性，导致肿瘤消退。采用晚期肿瘤病人编码癌胚抗原（CEA）的 mRNA 体外刺激 DC，能诱导 CEA 特异的 CTL，并溶解表达 CEA 的肿瘤细胞，表现出用 CEA 刺激 DC 相似的杀伤活性。

（4）CpG DNA：CpG DNA 是含有以未甲基化的胞嘧啶鸟嘌呤二核苷酸为核心的特定核苷酸系列，具有激活多种免疫效应细胞的功能。用 CpG DNA 直接刺激鼠骨髓起源的 DC，可引起 IFN－α，IFN－β、IL－6、IL－12 的分泌增加。从人外周血分离的 DC，体外单独用 CpG DNA 刺激后能延长 DC 的存活和促进其成熟，并增加 MHC－II 和共刺激分子（如 CD40、CD54、CD86）的表达，增强参与混合淋巴细胞反应功能以及增加 T 细胞分泌 Thl 型细胞因子。CpG DNA 对 DC 的刺激作用优于 GM－CSF。CpG DNA 诱发的 CTL 反应是由 DC 递呈的，在人体，含有 CpG 特定结构的表达质粒能引起较强的免疫反应。CpG DNA 诱导引起的 Thl 型免疫应答和其体内应用的无毒副作用等特性使其成为近年来肿瘤免疫治疗的又一热点。

（5）细胞因子：早有研究证实，GM－CSF/IL－4 刺激人 CD14＋单核细胞均能扩增获得大量的可诱导特异性 CTL 反应的 DC。GM－CSF/PRL（催乳素）也能诱导人单核细胞向 DC 分化及成熟。人的 CD34（＋）造血干细胞经 TNF－a/GM－CSF 或 TNF－a/IL－3 刺激后，亦可获得大量 DC。

以 DC 为基础的基因治疗系利用基因重组技术，将肿瘤抗原基因或细胞因子基因等导入 DC，然后回输体内，通过基因的表达，可增强 DC 诱导的抗肿瘤作用。目前用于 DC 修饰的基因类型有：①肿瘤抗原基因：将肿瘤抗原编码基因导入 DC 后能在 DC 内持续表达，使肿瘤抗原经 MHC－I 途径提呈，以诱导特异性的抗肿瘤免疫。②细胞因子基因：通过基因工程技术使 DC 表达某些细胞因子，可有效地增强 DC 的抗原提呈功能，从而提高抗肿瘤免疫反应的效应。如使用 IL－12、IL－7、IL－l8 基因、TNF－α 基因等，均不同程度地增强了机体的抗肿瘤免疫效果。③趋化因子基因：在体内，未成熟 DC 具有强大的捕获和处理抗原能力，通过输入淋巴管迁移到淋巴结胸腺依赖区，这一迁移过程受到趋化因子高度调节，将有利于 DC 和 T 细胞接触的趋化因子基因转入 DC，可增强 DC 瘤苗的抗肿瘤作用。

肿瘤基因修饰的 DC 较之传统方法的益处是：①不受病人 HLA 类型的限制；②当应用肿瘤蛋白或肿瘤细胞融解物作为肿瘤相关抗原（TAA）的来源时需要大量的肿瘤细胞数量，而基因介导的 DC 疫苗（DNA 或 mRNA 整合的 TAA）可避免这缺陷，便于临床应用；③肿瘤抗原编码基因导入 DC 后，能在 DC 内持续表达肿瘤抗原，可以克服抗原直接刺激的 DC 所带来的抗原—MHC 复合物解离或细胞 MHC 分子降解对其诱导 T 细胞免疫应答的不利作用。

肺部 APC 活性主要由分布于气道和靠近肺泡的肺间质 DC 承担。DC 存在于人的整个肺组织，包括气管、支气管、肺泡和脏层胸膜，主要位于支气管上皮和上皮下组织以及支气管相关淋巴组织中。支气管肺泡灌洗液（BALF）和肺泡腔以及肺泡壁仅含少量DC。大气道到小气道的DC密度为600～800/mm到75/mm气道内皮面积。在上皮中约30%的DC是CD1a+（OKT6），在上皮下组织中DC与T淋巴细胞形成特征性小簇。另外，肺内血管腔隙富集DC前体细胞，这些“哨卫”（sentinels）细胞加工已经穿透上皮屏障的外源性抗原并将处理后的抗原转运到局部淋巴结，这些细胞需要连续不断地得到补充。暴露在恰当的生长因子环境下（如GM-CSF）存在肺内血管腔隙单核细胞群容易分化成主要组织相容性复合物（MHC）Ⅱ+DC。这些DC可能是肺部DC募集的来源，同时介导肺部炎症反应。

肺癌细胞通过对树突状细胞的抑制，使得树突状细胞无法识别肿瘤抗原，不能完成抗原递呈，使特异性免疫应答在抗原递呈阶段就被终止，从而逃脱免疫监视。事实上，不仅仅只有肺癌细胞对树突状细胞有抑制作用，其他包括乳腺癌、胃癌、食管癌、肝癌等的肿瘤细胞对树突状细胞也有抑制作用，其抑制机制有一定的共性，都是促使其凋亡，抑制其功能：①抑制骨髓祖/前体细胞发育成DC；②抑制DC的分化成熟、激活及功能；③促进DC死亡等途径来抑制DC系统。肺癌对树突状细胞的抑制作用可能与VEGF、CD40、COX-2以及B7-H1有关。

对肿瘤微环境中的肿瘤浸润性DC（tumor infiltrating dendritic cells，TIDC）数量功能研究证实了DC在抗肺癌免疫中起着重要的作用。TIDC的浸润程度与患者预后和生存期呈正相关。抗癌转移机制中起重要作用的VEGF抑制$CD34^+$前体细胞向树突状细胞的分化，从而使肿瘤逃脱了免疫监视形成微转移，发现VEGF的表达与肺癌组织中DC含量呈明显的负相关，并且随着临床期别的提高，DC密度显著降低。鉴于此，开始了DC疫苗与肺癌治疗的实验室研究。体外，通过Lewis肺癌细胞与DC融合构建的高表达CD40，CD40和肺癌相关抗原的融合细胞免疫动物，发现具有诱导淋巴细胞的增殖活性，动物体内免疫后产生针对Lewis肺癌的特异性杀伤作用。承载有经过紫外照射的A549-M1细胞的DC能有效的降将肿瘤细胞抗原M1呈递给T细胞，并引起抗原特异性免疫反应，释放IFN、扩充M1多肽特异性Vβ17+和CDB+外周T细胞、产生M1特异细胞毒性T淋巴细胞。这些都证明了以肺癌细胞为抗原，制备肿瘤DC疫苗的可行性。

斯坦福大学的研究者提取肿瘤患者体内的CEA经放射灭活后基因修饰，使之分泌刺激免疫增强的因子，然后致敏DC，作为疫苗注入12名肺癌和结肠癌患者体内，在12名病人中观察到2例肿瘤的消退，2例患者肿瘤稳定6个月，1例观察到部分肿瘤消退，而且无一例发生严重的毒副反应。日本学者将HLA-A24限制性的CEA致敏DC用于治疗一位肺部肿瘤患者和一位消化道肿瘤患者，病人均能良好耐受，两位病人的疾病稳定期分别为6个月和9个月。利用细胞因子基因或肿瘤相关抗原基因修饰的树突状细胞来增加其抗原的表达能力，在两种肺肿瘤模型中，腺病毒IL-7转染的树突状细胞（DC-AdIL-7）直接注射入肿瘤发生部位，和其他肿瘤内治疗相比，如AdIL-7，DC-AdIL-7在机体抗肿瘤反应以及增强免疫原性等方面更加有效，并能感应脾细胞的GM-CSF和IFN-γ，两者都能完全根除肿瘤。其治疗潜力现在已经处于临床试验阶段。Adv-CCL21转染的DC在治疗3、4期NSCLC患者也取得了较为理想的结果。在转移性肝癌模型中，直接输送经过IL-12基因转染的树突状细胞不但能抑制直肠结肠癌细胞在体内的生长，而且还能加强机体的抗肿瘤免疫反应，这可以从脾和引流淋巴结分离出来的T淋巴细胞分泌的IFN-γ含量增加看出。Adv

-CD40L 转染的树突状细胞能在体外刺激异源 T 细胞的增殖以及 Mut1 专一性 $CD8^+$ 细胞毒性 T 细胞的反应。利用 Mut-1 肽脉冲 Adv-CD40L 转染的树突状细胞能产生强烈的抗肿瘤免疫活性，它能 100% 的保护鼠不受 Lewis 肺癌细胞感染。

目前面临的主要问题是：肺癌为实体瘤，具弱免疫原性，用何种高活性的肺癌抗原致敏 DC 来制备特异性的肺癌疫苗是各研究者的方向。美国一项临床Ⅱ期实验将进展期的肺癌患者在接受标准的治疗后（常规的手术，放疗，化疗），提取其自身体内特异性的突变 p53 肽致敏自身体内来源的 DC 作为疫苗。总的来说，在将树突状细胞用于临床之前，还有许多工作要做，特别是树突状细胞的成熟以及具体的时间和顺序等。

15.3.7.3 DNA 疫苗

DNA 疫苗，又称基因疫苗（Genetic vaccine）或“裸”DNA 疫苗。通常而言，DNA 疫苗是由插入有一种或多种外源抗原基因的质粒 DNA 和真核启动调控等基因元件构成。载有外源抗原的质粒 DNA 在一种真核启动子和 Poly（A）加尾信号以及相关增强子等基因单元的控制下，可在哺乳动物的各类细胞中表达出相关的抗原蛋白。就是说外源抗原编码基因可在被免疫对象机体中的活体细胞内调控合成抗原蛋白，从而诱导机体的免疫反应。所合成的抗原蛋白类似于亚单位疫苗，区别在于 DNA 疫苗的抗原蛋白是在免疫对象体内产生。目前用于构建 DNA 疫苗的外源基因主要是抗原基因、抗原可变区基因、抗体可变区基因、细胞因子基因和 CTL 基因等。

与传统的蛋白疫苗相比，DNA 疫苗具有以下优点：①DNA 疫苗生产周期短，使用和保存运输方便；②有利于多价或多联疫苗的研制；③相对传统疫苗 DNA 免疫更加安全稳定；④DNA 疫苗可同时诱导广泛的体液免疫和细胞免疫应答，促进黏膜免疫的发生，诱导免疫记忆反应；⑤DNA 免疫和病毒的自然感染过程相似，可以重复注射。

DNA 疫苗一般都是利用单一蛋白抗原分子来诱导免疫反应。当疫苗的质粒 DNA 被导入机体后，可被机体细胞所摄取。这种摄取的机理尚不十分清楚，不过现有实验已经证明，肌细胞、上皮细胞和黏膜细胞有较强摄取 DNA 分子的能力。被摄取后的质粒 DNA 分子在特定启动子作用下，即可在细胞核内转录为 mRNA，再被移至细胞质内翻译成抗原蛋白分子，这些蛋白分子在细胞内经加工后降解成 8-12 个氨基酸的短肽。表达出的抗原蛋白分子诱导机体免疫反应的途径，目前倾向性观点认为主要有三：①经降解后的氨基酸的短肽，一部分与细胞中 MHCI 类分子结合递呈到细胞表面，然后与 $CD8^+$ T 细胞表面分子结合，刺激 CTL；②一部分蛋白分子从细胞中直接分泌出后与 B 细胞受体结合，刺激 B 细胞；③被分泌出细胞另一部分蛋白质分子被 APC（比如树突状细胞）吞噬、降解，然后与这些细胞内质网内产生的 MHCⅡ类分子结合，递呈于 Th2（Ⅱ型 T 辅助性细胞）淋巴细胞，从而刺激 Th2，最终引发了免疫系统的响应。经这三条途径所诱导产生的免疫反应既包含了体液免疫能力（即特异性抗体），也包含了具有较长记忆时间和较强细胞杀伤力的细胞免疫反应。免疫系统的反应程度，与不同的免疫部位、细胞的表达程度和是否增加免疫调节基因有关。另外，树突状细胞也可以直接摄取注入机体内的 DNA 疫苗分子，将其降解后与 MHCI 类分子结合，然后递呈给 $CD8^+$ T 细胞。同时这类细胞也可以吞噬由肌细胞分泌的抗原分子，按上面的途径激活 Th2 细胞。目前的研究认为，对 DNA 疫苗质粒起抗原递呈作用的细胞，可能是许多种类的细胞，只不过树突状细胞可能起的作用更大些。DNA 疫苗之所以能有效的引发杀伤 T 细胞反应，主要和它的抗原递呈方式有关。一般传统的灭活疫苗或重组蛋白疫苗，病菌抗原是由体外注射入体内，经抗原递呈细胞吞噬后，被分解的抗原片段与 MHCⅡ分子结合，引发的主要是辅助 T 细胞，免疫反应则以产生抗体为主。DNA 疫苗和这些传统疫苗最大的差别，在于注射入动物体内的是插有病原体基因的“裸”质体 DNA，当这种 DNA 分子被细胞摄取后，其所带的病原体基因由人体细胞表达成抗原蛋白。以这种方式而言，DNA 疫苗与病毒的感染有更多的相似性。这种内生性蛋白有部分会降解成蛋白片段，经由 MHCI 递呈后，可以活化杀伤 T 细胞。除此之外，有些被质体 DNA 转染后的细胞可能会因转染而导致细胞的死亡。这些死亡细胞发生破裂后，所释放的类似病毒的抗原蛋白，也可经由抗原递呈细胞吞噬而引发抗体反应，这就解释了为什么基因疫苗能同时引发抗体反应和杀伤 T 细胞反应。

MUC 是一种跨膜蛋白，高度糖基化，正常情况下主要表达于多种组织、器官中的上皮细胞近管腔或腺腔面，呈顶端表达，极性分布。MUC1 基因是通过筛选乳腺癌、胰腺癌等细胞系构建的 cDNA 表达文库克隆而得到的。人的 MUC1 基因定位于染色体 lq21，cDNA 长 1821bp，含有 7 个外显子。其中第 2 个外显子含有串联重复序列（variable number of tandem repeats，VNTRs)，每个 VNTRs 含有 60 个碱基，富含 GC。不同人的 VNTRs 数量从 20～125 不等，其表达产物由 20 个氨基酸组成。它们是 VTSAPDTRPAPGSTAP-PAHG。MUC1 基因的编码产物 MUC1 粘蛋白是一种具有跨膜序列的附膜糖蛋白，其分子由肽核心和糖链组成，其中糖链约占其重量的 50%～90%，多以 O 型糖苷键与多肽骨架连接。肽核心富含苏氨酸、丝氨酸和脯氨酸残基。肽核心由跨膜段、胞内段和胞外段三部分组成。跨膜段和胞内段在不同种间结构是高度保守的。可能与其组织表达的特异性有关；胞外段决定着 MUC1 粘蛋白特异性的空间结构和免疫原性。

MUC1 在不同情况下有时甚至表现出截然相反的功能，如同时具有黏附和抗黏附作用，免疫活化和免疫抑制作用等。MUC1 在肿瘤组织中多出现异常表达，具体体现在以下三个方面：① 表达量增高，为正常的 l0 倍以上，且增加的程度与肿瘤的恶性程度成正比；②极性分布消失，整个腺上皮细胞表面均表达 MUCI，细胞浆中也表达；③糖链的糖基化不全、糖链变短。分支小，结构简单，导致新糖链表位形成（如 TF、Tn、sTn 糖表位）和肽链表位暴露（如 PDTRP 区）。MUC1 在大多数上皮组织和正常的肺组织中都有表达，在正常的淋巴结中不表达，但是在多数 NSCLS 细胞系和肿瘤中却被掩盖。肺鳞癌中，在基底细胞/杯状细胞增生、化生、发育不良时，黏液基因表达的量与正常相同，但 MUC5AC、MUC4 在表达的量上有所不同，MUC5AC 在支气管和鳞癌中表达过度，与小颗粒黏液细胞分化密切相关。正常气道中 MUC4 是由基底细胞、纤毛细胞及某些杯状细胞产生，它的表达与鳞状细胞有关，与大多数鳞癌有关。肺腺癌中，粘蛋白基因的改变包括 mRNA 的上调、下降、缺失及表达异常。肺腺癌表达正常呼吸道的粘蛋白（MUC1、MUC2、MUC4、MUC5AC、MUCSB）以及正常肺组织中不表达的粘蛋白（MUC3、MUC6）。根据粘蛋白的不同，有学者将腺癌分为两型：其一为黏液型 BAC（Bronchioloalveolar Carcinoma)，它分化良好，恒定表达染色体 11p15.5 上的粘蛋白基因（MUC2、MUC5AC、MUC5B、MUC6)，具有杯状细胞的表现特征，临床表现及预后与其他腺癌亚型不同。另一类为非黏液型 BAC 及非 BAC，它们恒定表达 MUC1、MUC4，黏液分泌区域有 MUC5AC、MUC5B 的表达。另有学者发现黏液型 BAC 的 K-ras 的突变频率远大于腺癌的其他亚型。这与粘蛋白基因表达的差异是否有关，尚需进一步研究。小细胞肺癌中，MUC1 表达恒定，MUC4 在 12 例病例中仅有 3 例表达，其余的粘蛋白均无表达。这点与其他类型的肺癌不同。

Graham 设计了一个含 32 个 VNTRs 的 MUCI cDNA 疫苗，与 β2 肌动蛋白启动子共同组成 pCMV252MUC1 裸 DNA 疫苗，用来免疫 C57BL 小鼠，免疫以后出现了针对 MUC1 的体液免疫，再用人 MUC1 基因转染的同源小鼠 RMA 肿瘤细胞攻击免疫后小鼠，产生 MUC1 特异性 CTL，保护了 78 %的小鼠使其没有肿瘤生长。在老鼠中用裸露的 DNA 免疫 MUC1 能产生长期的肿瘤抑制作用，也能抑制肺转移瘤的发展。当相似的疫苗用在 tumor-bearing 老鼠模型中时，却不能产生有效的抑制肿瘤生长作用。而增加来自内源性鼠并处于激活而非初级状态的树突状细胞却能有效地抑制肿瘤生长，同时延长存活时间。

另外一种研究较多的 DNA 疫苗是 CEA（详见结肠癌）。现在已经证实，CEA 可以作为抗原目标诱导抗肿瘤免疫反应，产生特异性的抗体或者抗原特异性 T 细胞，并鉴定了多种能与人 T 细胞 HLA I 结合的抗原决定部位。在老鼠身上注射抗体-IL-2 融合蛋白，能获得编码人 CEA 并具有抗肿瘤活性的 DNA 疫苗。这种 DNA 疫苗能阻止外周 T 淋巴细胞继续容忍 CEA，诱导 Lewis 肺癌表达的 CEA 处于一个稳定的水平。它能 100%根除鼠皮下组织癌，并且对实验中预防性试验动物的肺部转移问题能产生 75%的抑制作用。多个研究小组都已证明 CEA 作为 DNA 疫苗在动物体内治疗肺癌的有效性。ALVAC-CEA B7.1，一种表达 CEA 和 B7.1 的金丝雀痘病毒，用于治疗转移性肿瘤时，能维持肿瘤状态达 13 个月之久，并且是相对安全的。裸露的 DNA 疫苗用于免疫 CEA 来治疗结肠直肠癌的一期临床实验表明，这种疫苗非常有效。单单利用免疫治疗已经在许多患者中取得成功，但是这种治疗的成功与否取决于肿瘤所处的时期。在没有明显症状或者肿瘤还没有发生转移的时候，这种治疗方法最为有效。

近年来，RNA 疫苗的研究又扩展了核酸疫苗的概念。与 DNA 疫苗相比，RNA 疫苗有着更多的优点。由于总 RNA 或 mRNA 的使用，不必知道纯化的肿瘤抗原的分子特性；几乎没有整合入宿主细胞基因组的风险；可以用于分裂后或静息细胞。RNA 疫苗研究所使用的甲病毒载体又被称为复制子（replicons），保留了编码病毒复制酶的非结构蛋白基因，可以促进载体 RNA 在胞浆内的高水平扩增、表达。它主要包括辛德毕斯病毒、塞姆利基森林病毒和委内瑞拉马脑炎病毒等，是一类极为吸引人的基因传递系统，以其为基础发展的载体促进了 RNA 疫苗的发展。人类乳头瘤病毒（HPV）感染与宫颈癌的关系已被论证。Rocha 等已经论证了应用 DNA 疫苗预防 HPV 的可行性。

15.3.7.4 细胞因子和共刺激分子疗法

广义的细胞因子是指一类免疫或相关细胞分泌的调节细胞功能的高活性多功能低分子量蛋白质，不包括免疫球蛋白、补体和一般生理性细胞产物，主要由机体的免疫细胞和非免疫细胞合成和分泌，包括淋巴细胞产生的淋巴因子和单核巨噬细胞产生的单核因子。细胞因子使免疫效应细胞活性增加，增强机体的免疫能力，对肿瘤细胞有不同程度的抑制和杀伤作用，并改变肿瘤细胞表面抗原结构，提高肿瘤细胞免疫原性，刺激免疫活性细胞增殖、成熟，并增强其活性。细胞因子的抗癌作用机理主要表现在以下几个方面，①直接调节肿瘤细胞的生长和分化；②对肿瘤细胞具有毒性作用；③作用于肿瘤的血管和营养系统；④激发机体对肿瘤的免疫反应。细胞因子基因治疗克服了以往细胞因子直接给药以及反复应用所产生的严重毒副作用等缺点。在基因治疗中，细胞因子基因治疗由于其简单、安全、有效成为结直肠癌中较为常用的基因治疗手段，具有临床应用的巨大潜力。常用于肺癌的有 IFN、IL、TNF、红细胞生成素（EPO）和 CSF 等。细胞因子的应用是目前最成熟的生物治疗方法，尤其是 IFN 和 IL，CSF、TNF、EPO 等也逐渐被广泛应用，在肿瘤的治疗中起到了重要作用。

常用的细胞因子和共刺激分子有如下几种：

IFN　IFN 是最早发现具有抗癌效应的细胞因子，分为 α、β、γ 三种主要类型，早在 1980 年第一次用于小细胞肺癌（SCLC）的实验中就显示出了良好的前景。IFN 通过诱导细胞的终末分化、逆转细胞的恶性表型；增强肿瘤细胞的主要组织相容性抗原的表达；增强 NK 细胞、巨噬细胞、CTL 活性；抑制癌基因的表达等途径而显示抗肿瘤作用。

TNF　1975 年美国的 Gorswell 等人首先发现，分为 TNFα 和 TNFβ 两型。TNF 能直接抑制和杀伤肿瘤细胞，影响肿瘤血供，增强 NK 细胞活性，增强肿瘤细胞抗原性，活化单核巨噬细胞系统、中性白细胞、淋巴细胞以及成纤维细胞，诱生多种免疫介质。

IL　发现于 1976 年，由 TH1（T helper type 1）细胞分泌，能促进 T 细胞和诱导 NK 细胞的增殖和分化，诱导 T 细胞表达 IL－2R，它能与细胞膜上 IL－2R 结合，增强细胞毒性细胞的杀伤活性，增强活化 T 细胞和 NK 细胞产生 IFN－γ，激活单核巨噬细胞，是机体复杂的免疫网络中起调节作用的最主要的细胞因子，它能激活各种免疫细胞，特别是诱导 T 细胞的增殖和发挥免疫效应。肿瘤细胞可以促进体内可溶性 IL－2R（sIL－2R）表达量的增加，竞争性的与 IL－2 结合，从而抑制 T 细胞的增殖活性。IL－24 是近来发现的一种新白介素，利用腺病毒转染的方法发现其可以抑制肺癌细胞的增殖并可以增强肺癌细胞对放疗的敏感性。

CSF　发现于 1966 年，是一类生物活性很强的糖蛋白，作用于骨髓造血前体细胞，促进其增殖、分化、形成定向成熟克隆。目前报道的有中性白细胞 CSF（G－CSF）、GM－CSF、多潜能 CSF（Multi－CSF，IL－3）、巨噬细胞 CSF（M－CSF），其中与肺癌治疗关系密切者是重组 G－CSF 和 GM － CSF，进入临床已有 10 多年，在治疗肿瘤放化疗引起的骨髓抑制中发挥了重要作用，是恶性肿瘤治疗史上划时代的进步。尽管不具备直接抗肿瘤作用，其预防和治疗化疗药物所致的粒细胞减少，确保化疗方案的如期进行，减少感染发生率，具有肯定的免疫治疗价值。

细胞因子基因治疗的方法可以分为如下几种：

（1）细胞因子基因直接体内注射。向肌肉、瘤体或腹腔内直接注射携带细胞因子的质粒或裸 DNA，或者注射携带细胞因子基因的病毒载体和非病毒载体等。

（2）细胞因子基因导入免疫反应效应细胞。将细胞因子基因导入肿瘤浸润淋巴细胞或肿瘤特异性杀伤细胞（如 LAK、CTL、巨噬细胞），再将这些特异性的免疫细胞重新输回体内，就能选择性的聚集在肿瘤组织中，产生细胞因子，提高局部细胞因子水平，使转基因免疫活性细胞发挥较强的抗肿瘤作用。从理论上看，这种方法是目前最为理想的一种过继性细胞免疫治疗方法。但是在实践上，该方法效果不尽如人意，存在明显的局限性，主要表现在转基因免疫活性细胞在体内靶向性差，存活时间短，在结直肠癌中这一方法应用还不多。

（3）细胞因子直接导入成纤维细胞或 DC。成纤维细胞易于获得和体外培养，生命周期较长，适于基因转移，移植后在体内能长期存活，且分泌细胞因子稳定，临床应用安全可靠。DC是机体内最强的抗原递呈细胞，具有很强的捕获和加工抗原的能力，而且含有高水平的MHC分子、共刺激分子和黏附分子等。现在将细胞因子基因导入DC细胞制成DC疫苗诱导抗肿瘤免疫反应已经引起了人们极大的关注。

（4）肿瘤细胞靶向性的细胞基因治疗　即将组织特异性的启动子或其他调控元件与细胞因子基因连接并转染细胞，这样该系统只能在含有必须转录因子的肿瘤细胞中表达，而不侵犯正常的细胞。其中最理想的是将目的基因导入到正在分裂的肿瘤细胞。常用于肠胃道的特异性调控元件有pCEA、Vilin、erbB2等。CEA在90%以上的结肠癌中均有表达，利用CEA启动子调控的细胞因子自杀基因表达载体转染结直肠癌细胞株，能使细胞株对前药的敏感性提高2000倍。

（5）细胞因子基因修饰肿瘤疫苗。将细胞因子导入肿瘤细胞制备新型的肿瘤疫苗是近年来肿瘤免疫治疗的热点之一。制备自体肿瘤细胞疫苗由于较为费时，价格昂贵，而且并不是所有的原发肿瘤细胞都能增生至足够的数量用于制备肿瘤疫苗，故现在较大的应用肿瘤细胞系作为疫苗。常规的肿瘤疫苗采用灭活的肿瘤细胞，处理的手段包括X或γ射线照射、60Co照射、反复冻融以及丝裂霉素处理等。John Wayne癌症研究所用另外一种方法制备肿瘤疫苗，即经过照射的肿瘤细胞与卡介苗（BCG）相结合，卡介苗具有强烈的全身免疫刺激性。

利用细胞因子和淋巴细胞表面分子B7.1以及CD40配体等的基因治疗已经开始在临床研究中用于肿瘤的治疗。在LLC-f5自发性转移瘤模型中，微粒介导IL-12基因进入远离肿瘤位点的皮肤当中，它引起的抗肿瘤转移效应可以和局部基因转导相媲美，尽管它对初期肿瘤的抑制作用并不明显。转染有IL-12的Lewis肺癌细胞（LLC/IL12）在内源性C57BL/6鼠中的致癌性明显降低，并且依赖于IL-12的水平以及$CD4^+$、$CD8^+$ T细胞和自然杀伤细胞。另外，LLC/IL1对已经建立的LLC/wt肿瘤的抗肿瘤效应要明显强于转染有B7.1或者GM-CSF cDNA的LLC。另一方面，共刺激分子B7.1是IL12基因治疗过程中对初始肿瘤的敏感性所必需的。这个发现也许能为发展多细胞因子基因治疗提供有效的支持。Dietrich等证明，持续的颗粒介导细胞因子（IL-12、IL2、IFN-γ/B7.1）基因治疗能对LLC肿瘤模型产生很好的抗肿瘤活性和抗转移活性，但是有效的抑制肿瘤生长和增加存活时间需要各种细胞因子按一定的时间和顺序排列。为了保证各种因子能发挥相互促进的作用，异二聚体IL-12可以以单链形式存在，也可以以异二聚体的形式存在。当以异二聚体的形式存在时，其p40亚单位能接合IL-2。Gillies等表明，IL12/IL2双功能细胞因子融合蛋白能诱导产生极高的γ-干扰素，其协同作用效果与各种细胞因子联合应用是一致的。另外，这种双功能分子惊人的抗肿瘤活性，无论是作为融合蛋白使用还是用于基因治疗。比较IFN-α和IL-12的抗肿瘤活性发现，IFN-α能引起肿瘤专一性免疫反应，而IL-12刺激非专一性致死。

Kusumoto等对一种自体同源GM-CSF（粒细胞-巨噬细胞群体-刺激因子）分泌型黑素瘤细胞疫苗进行了一期临床试验，这种疫苗是由腺病毒的复制和人GM-CSF基因构建而成，在9个患者当中有一个患者肺部肿瘤迁移明显减小。炎症细胞的渗透在肿瘤的免疫反应中起重要作用，包括T细胞（$CD3^+$、$CD8^+$）、巨噬细胞和树突状细胞等。自体同源GM-

CSF 分泌型肿瘤细胞疫苗对于防治已经建立和迁移的肿瘤同样有效，其治疗效果同样可以通过 IL－2 和 IL－6 的共分泌而得到加强。Maimi 等表明，在鼠肾细胞癌模型中，肺放疗联合自体同源 GM－CSF 分泌型肿瘤细胞疫苗（表达重组 IL－2、IFN－γ 和 GM－CSF）治疗对肺转移瘤的抑制率达到 90%以上。自然杀伤细胞和粒细胞在这种抗肿瘤行为中起主导作用。最近 Salgia 等的一项一期临床试验表明，利用受过辐射的自体同源肿瘤细胞疫苗免疫能产生 GM－CSF，在一些转移性 NSCLC 患者中能使抗肿瘤免疫活性大大提高。

CD40 是一种肿瘤细胞坏死因子受体，属于细胞表面蛋白，在 B 细胞、树突状细胞、人胸腺内皮细胞以及许多肿瘤细胞系中都有表达。CD40 和 CD40 配体（CD40L，CD154）之间的反应对 B 细胞和 T 细胞之间的交互作用是至关重要的，也是 B 细胞免疫球蛋白家族转换所必不可缺的。Imaizumi 等研究表明，利用 Lewis 肺癌细胞 CD40L 表达克隆刺激肺泡巨噬细胞表面的 CD40 分子能加强 NO、TFN－α 和 IL－12 的表达，同时增强在 IFN－γ 刺激下的抗肿瘤活性。Noguchi 等表明，在转染有 CD40L 基因的鼠肺癌细胞（3LLSA－CD40L）并不能在内源性 C57BL/6 鼠生长，而在 CD40 缺陷型鼠中却能生长，其程度和对照肿瘤没有明显区别。转染有 IFN－γ 的 3LLSA 和 3LLSA－CD40L 共接种能增加在体内的抗肿瘤免疫活性。Tata 等表明，在鼠肺癌细胞总表达 CD40L 能产生抗肿瘤效应，这种效应是通过 DCs 和肿瘤之间的反应实现的，加速 DCs 能诱导细胞因子的分泌，随后产生依赖于 T 细胞的体液免疫。这些研究表明，CD40L 基因治疗途径用于治疗肺癌应该受到重视。

细胞因子的联合应用：细胞因子通常不是单独起作用的，一种细胞因子可诱导或抑制另一种细胞因子的产生，不同细胞因子间可能产生协同或抑制作用，利用细胞因子间的协同作用，可以提高肿瘤治疗效果。

15.3.7.5 肺癌细胞疫苗

肿瘤疫苗是利用肿瘤细胞或肿瘤抗原物质诱导机体的特异性细胞免疫和体液免疫反应，增强机体的抗癌能力，阻止肿瘤的生长、扩散和复发，因此称它为肿瘤特异性主动免疫治疗。肿瘤疫苗包括肿瘤细胞及其衍生物疫苗；应用分子生物学方法制备出肿瘤相关抗原（TAA）、肿瘤特异抗原（TSA）以及肿瘤抗原肽疫苗来进行免疫治疗；肿瘤基因疫苗。

一般认为肿瘤细胞本身免疫原性弱，应用理化或生物学方法处理肿瘤细胞，将肿瘤抗原暴露出来，或将肿瘤细胞疫苗加入微生物佐剂等，可提高肿瘤免疫原性。免疫学研究表明，肿瘤特异性免疫应答的产生，不仅需要第一信号，也需要第二信号（共刺激信号）的参与。现在多采用基因转移技术，将 MHC 分子、共刺激信号 B7 分子等导入肿瘤细胞或免疫效应细胞，以增强肿瘤细胞的免疫原性及其与效应细胞的相互作用。将 TAP－1 基因转入小细胞肺癌，可恢复 HLA－Ⅰ类分子的表达，在小鼠体内肿瘤生长减缓，转移率显著降低。Takenoyama 等将 CD80（B7－1）转入 5 个肺癌细胞系，结果自体淋巴细胞增殖能力提高，且转染了 CD80 的肿瘤细胞可诱导出特异性 CTL 克隆。肺癌细胞转染 CD86（B7－2）同样也能有效诱发抗肿瘤免疫反应。现在认为 CD86 是比 CD80 更为重要的共刺激分子。Martin 等研究发现，将 MHC－Ⅱ反式激活因子 CIITA 转入肺癌细胞，只有在 CIITA 低表达时，才对原发瘤生长有抑制作用，当 MHC－Ⅱ高表达时，相应肿瘤细胞克隆生长速度反而会加快，将 CD86 和 CIITA 共转染肿瘤细胞，并不能引起抑癌作用。故其认为肿瘤疫苗研究中 CIITA 的作用应慎重对待。许多细胞因子不仅可直接杀伤肿瘤细胞，还可通过活化效应细胞，间接起到抗肿瘤作用。其中研究最多的是 IL-2，有研究发现治疗前 IL-2 分泌水平与肺癌预后有关。IL-2 在体内多由 $CD4^+$ T 淋巴细胞分泌，但肿瘤患者体内免疫系统未被有效激活。有人将 IL-2 基因转入肿瘤细胞，也取得了一定的治疗效果，但此方案在临床上的可行性和效果都是值得怀疑的。

美国细胞基因系统工程公司（Cell Genesys）公司报道 Gvax 疫苗用于晚期非小细胞肺癌患者。研究人员首先从患者切除的肿瘤中分离并培养癌细胞，使其分泌粒细胞集落刺激因子（BM-CSF），并在其中添加能刺激免疫系统产生抗体的基因，最后将这些基因修饰过的细胞进行辐射处理，制成肿瘤疫苗。参与此研究的 90 %以上的患者已成功地获得了肺癌免疫力。人体注射该疫苗后，一旦发现有癌细胞出现，疫苗所产生的大量抗体将其歼灭。

随着人类对肿瘤抗原的进一步精确的分离鉴定，肿瘤疫苗的研究又重新引起人们的关注并得到迅速发展，遗憾的是，人类目前尚未发现完全特异的肿瘤抗原。

15.3.7.6　单克隆抗体疗法

单克隆抗体的问世是免疫学发展的重要里程碑，也为肿瘤治疗提供了新工具。针对肿瘤抗原的单克隆抗体既可诱导继发的免疫反应，也可能直接影响肿瘤细胞的增殖分化，与核素、化疗药或免疫毒素等结合后，还可发挥导向作用，使这些治疗性物质可以在肿瘤部位集中达到较高的浓度，提高杀瘤效果，而正常的组织器官不会产生明显的毒性反应。单抗导向治疗目前被认为是最有发展前景的肿瘤生物治疗手段之一，1997 年 Rituxan（抗 CD20 单抗，rituximab，美罗华）首先得到美国 FDA 批准用于非霍奇金淋巴瘤的治疗，这标志着恶性肿瘤治疗性单抗研究的突破。到今年为止，上市及进行Ⅱ、Ⅲ期临床试验的已有 100 多个抗癌单抗，其中约有半数是人源化的。目前肿瘤单抗研究的主要作用靶点包括表皮生长因子受体（EGFR）家族、血管内皮生长因子（VEGF）、B 细胞表面特有的抗原分子 CD20、信号转导因子等。已经上市的 ZD1839（Iressa）是苯胺喹唑啉化合物，是一个强有力的 EGFR 酪氨酸激酶抑制剂，对癌细胞的增殖、生长、存活的信号转导通路起阻断的作用，可以增加 DDP、CBP 和 ADM 等多种化疗药物的抑瘤效果。美国 Cornell 大学一个旨在评价 250mg 和 500mg Iressa 治疗曾接受过化疗的晚期肺癌的疗效及耐受性实验，结果显示，每日 250mg 是比较合适剂量，在总共 221 例患者中，症状缓解率 43%，其中 75%患者症状缓解出现在治疗开始 3 周之内，有效率为 12%，中位影像有效维持时间 7 个月，1 年生存率 27 %，此Ⅱ期临床试验证实 Iressa 有确切的临床抗肿瘤作用，作为已接受过含铂类化疗的晚期肺癌患者的二、三线治疗可迅速缓解患者临床症状，提高生活质量，延长患者生存期。另外两个 EGFR 单抗 cetuximab 和 ABX-GFR 也已经开始Ⅱ期临床试验，其中 cetuximab 已经在晚期 NSCLC 患者中显示出良好的治疗效果。目前在临床试验中针对 VEGF 的单抗有 SU5416、ZD6474、ZD2171 等。络氨酸激酶的抑制剂已进入了Ⅰ期临床阶段。环氧化酶 2（COX-2）在正常组织中几乎测不到，在肺癌中高表达，在肺癌病情的发展中起重要作用，其抑制剂如某些非甾体类抗炎药在治疗中有一定的特异性。包括 1MC-c225、OSI-774 等类似药物的临床试验在进行中。

除了以单抗直接用于治疗肺癌之外，还可以以单抗为载体对肿瘤进行免疫导向治疗。即以单抗为载体，携带化疗药物、放射性核素、蛋白质毒素等细胞毒成分，通过其特异性免疫反应，起到选择性杀伤作用。应用异型双功能连接剂 SPDP 将抗人肺腺癌单克隆抗体

CMU15A 与天花粉蛋白交联，制备的新型免疫毒素具有高效靶向杀伤肺腺癌细胞能力。也可以将含有两个能与不同抗原决定簇特异性结合的抗体片段连接在一起，构成双特异性抗体。用化学交联法制备的同时识别人小细胞型肺癌表面相关抗原和人 CD3 抗体的双特异性抗体 2D62UCHT1 可显著增强 LAK 细胞对靶瘤细胞的毒性，这种增强效应与加入双特异性抗体的浓度相关。

15.3.7.7 肽疫苗

肿瘤抗原的提呈必须先在抗原递呈细胞的胞内降解为短肽，与 MHC 分子结合，最后形成肽- MHC - TCR 复合物提呈到细胞表面给 T 细胞所识别。肽疫苗主要包括癌基因、抑癌基因突变肽疫苗和病毒相关疫苗。已有人合成癌基因、抑癌基因突变肽疫苗。构建 Ras 突变肽、p53 基因产物、EGFR 突变肽等疫苗，可能对肺癌的防治有一定的价值。另外，对单克隆抗独特型抗体的内镜像 mRNA 的序列分析，可明确抗原复制品的关键序列。构建与此序列相对应的肽疫苗，能产生针对 TAA 的主动免疫。WT1 是一种肿瘤特异性免疫治疗的靶抗原。既往动物实验证实，用 WT1 肽或 WT1 cDNA 免疫小鼠能使肿瘤细胞表达 WT1，但用 WT1 肽疫苗并不产生治疗作用。Nakajima 第一次报道用 WT1 肽疫苗结合牛结核分枝杆菌 Calmette Guerin 胞壁架（BCG - CWS）比单纯 WT1 肽疫苗能更有效地清除种植于小鼠体表达 WT1 的肿瘤细胞。首先在小鼠皮下注射 BCG - CWS，第二天在同一部位注射 WT1 肽，继之产生 WT1 特异性 CTLs，然后杀灭 WT1 表达的肺癌细胞。结果表明，具有促进先天免疫能力的 BCG - CWS 与 WT1 肽结合能增强 WT1 特异性免疫反应。在Ⅰ期临床试验中，用基于 WT1 肽的免疫治疗法治疗癌症。2 例晚期 NSCLC 皮下接种 0.13mg HLA - A32402 限制性的 92merWT1 肽，用 Montanide ISA51 佐剂乳化。连续间歇 2 周的 WT1 疫苗注射能使肿瘤标志物如 CEA 和 sialy1Lewis（x）（ SLX）下降，瘤体暂时缩小。除局部注射部位红肿外，未发现严重不良反应。该结果表明基于 WT1 肽的免疫治疗是对肺癌治疗很有希望的一种方法。日本学者 Mine 等观察了 10 位晚期肺癌患者接受了肽疫苗（CTL 前体疫苗）的疗效。事先用周围血单核细胞（PBMC）体外实验筛选对 14 肽的反应，继之对有反应的患者体内注射 14 肽。10 名患者接种肽疫苗的方案不同，但均能耐受。在既往接种疫苗的 PBMCs 中 CTL 对免疫肽和肿瘤细胞的反应增加分别占 50％和 30％。40％的患者接种后血清中可测得肽特异性 IgG 抗体，且这些患者无疾病进展时间明显延长。9 例患者的平均存活时间为 66810±16412 天。MAGE23 是肿瘤最常表达的一种 testis 抗原蛋白，也是肿瘤疫苗的主要靶位。美国 Atanackovic 报道他们用重组 MAGE23 蛋白接种 NSCLC 病人，使 $CD8^+$ 和 $CD4^+$ T 淋巴细胞成功产生抗体，表明蛋白疫苗也有良好的临床前景。

体内试验证实接种Ⅰ类肿瘤肽能诱导产生肿瘤反应性 $CD8^+$ T 淋巴细胞。Harada 研究证实哪种Ⅰ类肿瘤结合肽能进入 HLA - A2＋的肺癌细胞引起大量的 IgG1 和 IgG2，特异性针对 nonamer 肽，ubiquitin 结合的酶异构体 Kua（UBE2V）（43251）。UBE2V（43251）肽在第六点上含有半胱氨酸。HLA2DR 限制型和 UBE2V（43251）肽识别型 $CD4^+$ T 淋巴细胞来源于接种后肿瘤病人的 PBMCs，而不是在接种前。另外，可在接种后的 PBMCs 中培养出能识别 HLA2DRB130403 分子中的 UBE2V（43251）肽的 $CD4^+$ T 细胞系（UB22）和它的克隆（UB2213）。在肽疫苗中增加了肽特异性 T 细胞，特别是 $CD4^+$ T 细胞。相反，接种的 UBE2V（43251）肽含有单体和双体。用反相 HPLC 分离出的两种肽均可在 UB22 和

UB2213 细胞中识别出。总之，这些结果显示Ⅰ类肿瘤肽疫苗能在体内诱导 HLA2DR 限制型 $CD4^+$ T 细胞的产生和引起体液免疫反应，能被 $CD4^+$ T 细胞识别的半胱氨酸肽既有单体，也有双体。美国 NovaRx 公司还利用两种技术制作疫苗。一种是 TGF－β 抗敏基因修饰技术（Antisense gene modification）。这一技术能阻断疫苗中 TGF－β 的免疫抑制作用，从而阻止肿瘤细胞逃避免疫监视。第二种技术叫同种异体细胞取代自体细胞技术，这些复活的异体细胞可用以治疗大量的癌症患者。实验证实，TGF－β 抗敏基因修饰技术使肿瘤细胞疫苗更有效。NovaRx 正在对不能切除的 NSCLC 患者中进行Ⅱ期临床试验。试验的目的是为了观察患者接种 TGF－β 抗敏基因修饰的 NSCLC 疫苗后机体产生抗瘤免疫反应。EGF 在肿瘤生长的调节中发挥重要作用。古巴 Gonzalez 等花费 10 年的时间专门研究针对自身 EGF 治疗 NSCLC 的疫苗，并已进行了临床前试验和几项临床研究。在三组临床研究中已有 75 名患者接受了治疗。在接受疫苗的患者中 80％显示血清保护，其中 47％有抗 EGF 抗体反应。辅助剂类型、疫苗剂量和事先用环磷酰胺治疗是产生免疫性的重要因素。免疫反应持续时间较短，要维持抗体滴度需不断重复免疫。无严重不良反应。接种疫苗的患者生存期明显长于对照组，产生血清保护组的患者生存期也明显长于无血清保护组，产生抗 EGF 抗体反应好的患者生存也明显长于抗体反应差的患者。因此，认为 EGF 疫苗在晚期 NSCLC 中是安全有效的，能产生免疫性和改善患者生存时间。有两组临床试验，验证 5 个剂量 EGF 方案的安全性和免疫原性，并比较不同辅助剂和治疗方案的差异。40 例晚期 NSCLC 患者进入两组试验。随机应用氢氧化铝或 montanide ISA 51 作为 EGF 疫苗的佐剂。在第二轮试验中接种前应用环磷酰胺治疗。两组资料显示，应用 montanide 作为辅助剂能增加好的抗体反应（GAR）的百分比，而接种前应用环磷酰胺治疗则不能有效激发抗体反应。存活患者中的 GAR 明显高于缺乏抗体反应者。反应的持续时间也与生存者的明显改善有关。美国的生物科技公司最近热衷于从转基因植物中提炼出可医治人类疾病的疫苗，称作“生物制药”。研究人员相信这种方法提供了医治艾滋病、癌症等的大好机会，而且成本低廉。动物实验及临床试验均显示肺癌疫苗具有一定的治疗肿瘤作用，如何将主动特异性免疫治疗与外科手术、化学治疗、放射治疗有机地结合起来，充分发挥综合治疗的优势，将成为一个大有可为的研究方向。

15.3.7.8 免疫活性细胞继承性输注技术在肺癌治疗中的应用

免疫活性细胞继承性输注是指以输注自身或同种特异性或非特异性肿瘤杀伤细胞来达到治疗肿瘤的目的。它不仅可纠正细胞免疫功能低下，促进宿主抗肿瘤的细胞免疫功能，并且可直接发挥抗肿瘤作用，目前输注的细胞主要包括淋巴因子活化的杀伤细胞（LAK）、肿瘤浸润性淋巴细胞（TIL）及细胞毒性 T 细胞（CTL）等。CTL 的过继治疗成为近些年研究的热点之一，体外诱导肿瘤特异性 CTL，一般通过淋巴细胞与肿瘤细胞混合培养产生，效应细胞可以通过分离患者自身血、淋巴结或脾脏的淋巴细胞，也可从实体瘤中分离出肿瘤浸润的淋巴细胞作为效应细胞。目前有学者认为 CTL 细胞对肿瘤细胞的杀伤活性较 TIL 细胞高，但长期以来由于利用肿瘤细胞来刺激产生 CTL 效率太低，达不到预期效果，而且操作复杂，有些研究者并不看好这种治疗方式。最近 Luis 等在一个临床Ⅰ期试验中将 CD80 和人白细胞抗原（HLA）共同转染到经过放射性处理过的人肺腺癌细胞中，然后回输给 14 名晚期非小细胞肺癌患者，观察到患者免疫反应明显增强，其中位生存期达到了 17.5 个月。

15.3.7.9 肿瘤脉管系统目标

靶向肿瘤脉管系统的疫苗是一种新的肿瘤免疫策略。最近，Niethammer 等提出了一种口服的 FLK－1 DNA 疫苗，它能在肿瘤的脉管系统中靶向那些稳定的处于增殖状态的内皮细胞，能使老鼠有效地应对由黑素瘤、结肠癌、肺癌细胞等引起的致命挑战，并能很好地抑制在治疗背景下已经建立的转移瘤的生长。肿瘤脉管系统中的血管生成受到抑制，但是对于细胞活性、神经肌肉性能和造血作用都没有明显的损害，只是稍微影响伤口的愈合。实体瘤和异源内皮细胞之间的微血管交叉反应使 DNA 疫苗用于肿瘤治疗有了很大的可能性。参与这种交叉反应得几种异源分子已经被鉴定出来，并以疫苗的形式用于处理肿瘤，其中包括鸡同源基质金属蛋白酶－2（chicken homologous matrix metalloproteinase－2）、鸡同源黏合素β3（chicken homologous integrin β3）的配体结合域、爪蟾同源血管内皮生长因子以及异源表皮生长因子受体等。这些都表现出潜在的体内抗肿瘤治疗作用。

15.3.8 端粒酶与肺癌的基因治疗

自从 1991 年第 27 届美国临床肿瘤学会提出以端粒酶抑制剂治疗肿瘤后，目前以端粒酶为靶点的抗肿瘤药物已成为研究热点。

15.3.8.1 反义寡聚核苷酸

目前，针对 HTERT 或者 hRT，都可以利用反义寡聚核苷酸来特异性封闭其转录和 mRNA 的表达，从而达到治疗肿瘤的目的。在细胞水平上，hTERT cDNA 的全长反义序列可以抑制肺癌细胞系 PLA2801D hTERT mRNA 的表达和端粒酶活性，限制 PLA－801D 细胞的生长。在体外，利用脂质体或者腺病毒介导的端粒酶 hTR 反义寡核苷酸转染 A549 肺腺癌细胞株可以下调端粒酶的活性。这些都表明，用端粒酶反义寡核苷酸诱导肺癌细胞凋亡有可能是靶向性肿瘤基因治疗中的一种有效的抑制肿瘤生长的方法。

15.3.8.2 无催化活性的 hTERT

除了利用反义寡聚核苷酸之外，还可以将无催化活性的 hTERT 导入肿瘤细胞，与肿瘤内的 hTERT 竞争从而达到抑制癌细胞端粒酶活性的目的，端粒逐渐缩短，细胞增殖停止，并在端粒缩短至极限时出现典型的非 p53 介导的凋亡，这一策略已经在肺癌细胞系 A549 上取得成功。端粒维持的中断限制了肺癌细胞的预期生命期限，联合使用化疗药物和端粒维持抑制因子也许对 NSCLC 患者具有治疗作用。

15.3.8.3 通过 hTERT 启动子导入抗肿瘤基因

通过 hTERT 启动子驱动抗肿瘤基因的肿瘤基因治疗，均是靶向那些端粒酶阳性的肿瘤细胞，而对端粒酶阴性的正常细胞则不起作用。所以，hTERT 启动子赋予了基因表达载体系统很高特异性，由此进行的基因治疗显示出广阔的前景。导入凋亡诱导基因直接诱发肿瘤细胞发生凋亡，被认为是一种可行的方法。Gu 等分别构建了以 hTERT 基因启动子核心序列驱动 LacZ 报告基因和凋亡诱导基因 Bax 的腺病毒载体，并以 CMV 启动子为对照。hTERT 基因启动子控制的 LacZ 基因在肺癌等 5 种肿瘤细胞系中均有较高水平的表达，而在正常细胞中几乎未检测到阳性表达。进一步将 hTERT 基因启动子驱动的 Bax 基因通过腺病毒载体转染肿瘤细胞，证实 hTERT 基因启动子能介导 Bax 基因在肿瘤细胞系中高效表达。

也有学者提出通过 hTERT 基因启动子向肿瘤细胞内导入自杀基因治疗肿瘤。Majumdar 等用携带自杀基因 HSV－tk 并由 HTERT 基因启动子调控的表达质粒 HTERTp/tk 转染肿瘤细胞和正常细胞系，结果发现 HSV－tk 基因在端粒酶阳性的肿瘤细胞和永生化细胞系中高度表达，在端粒酶阴性的肿瘤细胞呈阴性表达。利用 Myc－Max 反应元件（MMRE）和 SV40 可以增强 hTERT 基因启动子感染 SCLC 细胞的能力，可以诱导端粒酶阳性且 myc 过度表达的肿瘤特异性细胞死亡。

15.3.8.4 肿瘤特异性的溶瘤病毒

为诱导病毒介导的肿瘤细胞溶解而设计的载体，可以选择性地在肿瘤中进行病毒繁殖。端粒酶激活被认为是致癌过程中关键性的一步，其活性与 hTERT 密切相关。在移植了人 SCLC 组织的裸鼠上，瘤内注射 TRAD 可导致明显的肿瘤生长抑制，尽管在循环中存在 TRAD，TRAD 在瘤外组织中不能检测到。此外，在未注射 TRAD 的远处肿瘤中也有 TRAD 的复制。hTERT 启动子赋予 TRAD 在人类肿瘤中选择性复制并进而使肿瘤细胞溶解的能力，其对于肿瘤治疗有重要的应用价值。

15.3.8.5 调节端粒酶表达的免疫治疗

越来越多的证据表明，来自 hTERT 的多肽可以被细胞毒性的 T 淋巴细胞（$CD8^+$ 的 T 淋巴细胞）特异性地识别。通过用来自 hTERT 的肽 461－469（hTERT461）反复刺激健康供体，Tajima K 等研究了一种人类白细胞抗原（HLA）－A24 限制性的 $CD8^+$ 的 T 细胞克隆（K3－1），它能介导特异性的溶细胞作用。用 K3－1 处理从肺癌病人胸腔积液中获得的原发性肺腺癌细胞，可以观察到肿瘤细胞溶解。在使用 IFN－γ 处理后，肿瘤细胞端粒酶表达减少，K3－1 介导的溶细胞作用相应减弱。该研究表明干扰素－γ 可特异性地调节肺癌细胞对端粒酶特异性的细胞毒性 T 淋巴细胞的易感性。强调 hTERT461 肽在肺癌免疫治疗中的作用，并表明在治疗上应该考虑使用 IFN－γ 调节端粒酶的表达。另外，新近提出一种 TTS 系统，此系统是在 hTERT 催化因子与人类表面活性蛋白 A1 催化因子控制下的 TTF1 基因，TTS 系统在肺癌细胞中的催化活性比在其他癌细胞、正常肺组织，包括干细胞中的活性都高很多，将负性糖皮质激素反应元件插入 TTS 中，它还可以被药物调控。

以端粒酶为靶向的药物可能是一类特异性强，毒性小的较理想的新一代治疗肺癌的药物。但这类药物大多数的抗增殖作用有赖于特定肿瘤细胞的端粒酶长度，临床效果要到染色体末端的端粒完全丢失才能显示出来。因此抗端粒酶治疗最有可能的应用是作为其他减瘤细胞治疗如手术、化疗、放疗等的一种辅助治疗手段。另外一种可能应用是作为疾病完全缓解后的治疗以消除微小的残存病灶，减少肿瘤复发转移的可能。抗端粒酶治疗的主要副作用是对端粒酶阳性细胞如生殖细胞、淋巴细胞、骨髓细胞等增殖活跃的细胞的影响，这将是今后研究应重视的问题。但是，不管如何，端粒酶仍然是真核细胞永生化最广泛最经典的途径之一，针对端粒酶的抗肿瘤治疗仍可能是有希望的恶性肿瘤治疗方案之一。相信随着对端粒酶研究的进一步深入，有望能开发更有效的控制与治疗肺癌的药物。

15.3.9 多药耐药基因治疗

多药耐药（Mulitiple Drug Resistance，MDR）是指肿瘤细胞长期接触某一种化疗药物，不仅对此种化疗药物产生耐药，而且对其他结构和功能不同的多种药物产生交叉耐药性。这种耐药性由基因控制，即多药耐药基因 MDR 或多药耐药相关蛋白基因 MRP 放大或过表达，MDR 分为 MDR1 和 MDR2，其中 MDR1 与细胞的多药耐药有关。MDR1 基因表达产物为分子量 170KD 的 P-糖蛋白（P-gp），它是一种细胞膜上依赖 ATP 的药物外排泵，能将进入细胞内的药物泵出细胞外，导致细胞内药物浓度不断降低，其细胞毒作用因而减弱甚至丧失，最终出现耐药现象。因此，逆转肿瘤细胞的耐药性对提高化疗效果是非常重要的。多药耐药基因治疗有两种方法：一种是应用反义 RNA 技术，以抑制异常活化的 MDR1 或 MRP 基因，从而达到逆转肿瘤细胞化疗耐药的作用；另一种是将 MDR1 基因导入造血干细胞，获表达后可使骨髓细胞产生对化疗药物的抗性，抵御化疗药物的损害，从而达到增加化疗药物剂量，进而提高化疗疗效的目的。

15.3.10 结语

总之，肺癌的基因治疗具有独特的优点，将成为肺癌常规治疗的一种补充，在肺癌的生物治疗中发挥越来越大的作用，初步研究结果证实对肺癌单用已取得较理想的疗效，联合常规放、化疗可增强肺癌治疗的整体疗效。如何提高基因的转化率，增加转化细胞的特异性，修饰病毒载体，降低其在宿主体内的毒性和免疫原性，积极探索其在临床应用潜能是未来肺部恶性病变基因治疗的研究重点之一。亦有人正在研究，鉴别能选择作用在靶细胞基因的启动子，从而提高治疗基因的表达水平，改进病毒转化系统，延长其表达时间，更好地适应某些慢性肺部疾病基因的治疗，亦肺部疾病基因研究之一。可以预期，随着对肿瘤发病分子机制的深入阐明，基因治疗技术的不断提高，基因治疗必将在肺癌临床治疗中发挥越来越重要的作用。

15.4 肺癌动物模型

肿瘤-宿主相互作用，包括免疫反应、血管和基质效应以及宿主相关的药理作用、药代动力学等，在体外很难模拟，因此需要借助动物模型。在过去数十年里对肺癌的研究取得了很大的进展，但是早期诊断和早期治疗手段却十分有限。缺乏合适的动物模型是对肺癌研究落后的原因之一，肺癌动物模型与临床结果一直存在差距。因此，有必要建立合适的动物模型对肺癌的病因、发病机制、转移和治疗等进行深入的研究。

一个理想的动物模型，应具备以下几个原则：① 动物容易获得；②在无新生物组织学证据时开始；③ 诱发机制与人类致癌因子的作用机制相同；④ 诱发的新生物组织类型和人类相似；⑤操作简单，定位准确，重复性好，并且剂量相关；⑥所需时间短，成功率高；⑦ 有利于临床研究。

15.4.1 常用动物

制作动物模型的根本目的是要对人类疾病进行预防和治疗，因此应选择那些结构、功能、代谢和人类相似的动物进行研究。一般来说，动物进化阶段越高，其结构、功能越复杂，反应也越接近于人类。目前，肺癌动物模型多选择小鼠、大鼠、地鼠、羊和狗等动物，还没有关于猿猴等灵长类的报道，可能与大型灵长类动物数量少、价格昂贵、遗传和饲养管理困难有关。各种动物在肺癌研究中各有其特点，比较如下。

15.4.1.1 鼠

小鼠的肺癌在组织、形态、分子特点上与人类肺癌比较相近，而且小鼠与人类基因有同源性，其基因容易操纵，所以小鼠的肺癌模型在肺癌研究中应用较多。但是依然存在两个问题：一是人类肿瘤在小鼠体内生长很快，提示小鼠和人类对肿瘤的敏感性有显著差异；二是小鼠肺癌具有散发性和异源性的特点。因此，小鼠肺癌模型对原发性肺癌的研究价值不大，而多用于肺内转移癌的研究。为克服这些问题，人们转而利用先天无胸腺的裸小鼠或免疫缺陷的小鼠来诱导原发性肺癌。但这两种小鼠价格昂贵，饲养要求高，并需要监测小鼠体内反应。为此，人们采用胸腺切除后经照射的小鼠，这样更经济，方法也更容易一些。人类肺泡和下呼吸道的上皮组织是支气管肺癌的好发部位，同时也是诱导肺肿瘤的主要靶位；致癌物的吸收取决于气道上皮的厚度以及与胞浆面积有关的核浆比，大鼠支气管上皮的厚度与人类有明显差异，因而两者肺癌的诱发机制也可能不尽相同。因此，大鼠不是制作肺癌模型的理想动物。除了支气管下端和支气管干的腺体较简单外，地鼠呼吸道的组织学特征与人类相似，并且由于经鼻甲呼吸、过滤等机制，地鼠的呼吸道很少有炎性损害，原发性肺癌的发生率也很低（0.1%～0.5%），因而被认为是研究肺癌的合适动物。如叙利亚地鼠有很好的敏感性，在较短时间之内即有较高的呼吸道肿瘤发生率。有两种模型已经被加拿大国家癌症协会用于各种研究：MNU 诱导的气管支气管鳞癌和 DEN 诱导的肺腺癌。其不利的方面是个体小，操作困难，在临床研究方面的应用受到一定的限制。利用转基因鼠制作的肺癌模型与普通 A/J 鼠模型相比能更好地用来研究肿瘤防治。此外，转基因鼠模型可以用来考察已知基因突变所致肿瘤的化疗方案。普通的移植瘤模型生长在皮下并且对影响血管生成的因素敏感，转基因鼠肿瘤模型比普通移植模型更优越。

15.4.1.2 羊和狗

羊的支气管肺癌和人类相似，起源于肺的周围组织并有向肺内生长的趋势，同时两者还有相似的组织学和超微结构特征，因此可能提供一些癌细胞起源方面的基本信息，加深人们对肺癌的病因、自然病史等方面的认识以及对肺癌进行化疗等的研究。但是相对于鼠、狗等其他动物，羊的原发性肺癌发生率要高得多。与其他动物相比，狗的生活方式和环境更接近于人类，而且狗有发达的血液循环和神经系统，消化过程也和人相似，机体反应更接近于人类，因此适合于临床研究。狗的原发性肺癌与人类有些相似，但发生率只有 1%，并且没有明显的种族和饲养嗜好方面的差异，是制作肺癌模型的理想动物。由于狗的支气管动脉接近于人类，可供进行数字减影血管造影（DSA）和介入治疗后的临床研究，也为内、外科治疗等临床实践提供了条件。

总的来说，鼠模型成本低，致癌率高，适合化学预防和营养预防等临床研究，在肺癌的研究中应用最多；而狗模型可大量获取上皮而无须处死，可诱导所有非小细胞性肺癌，用于癌前变化的研究以及一些目前所知甚少的癌变过程的研究，适合于 I 临床前调查、产生新方法等，用于肺癌的早期发现和治疗。

15.4.2 肺癌动物模型

广义上，动物模型可以分为三类，一种是自发的或诱导的肿瘤模型，主要由外在的化学药物或致癌物质经人为的诱导产生。自发或诱导的肿瘤模型能很好地模拟临床情况，鼠的组织形态、分子特点、组织发生都与人的较为相似，但是这种肿瘤模型一般只有在晚期的时候才能很好的鉴定，而具体的转移模式并不一致，且它们对治疗的敏感性较差，因此它们一般在肿瘤的发生以及防治上应用较多。第二类是经过遗传修饰导致肿瘤的发生动物模型。利用基因工程技术，通过转染或敲除某一类细胞的特异性调控基因，可以获得各种各样的肺癌模型。这种通过基因改造获得的动物肿瘤模型可以用于分析肿瘤形成过程的分子机制。另外一种是移植肿瘤模型，通过接种肿瘤细胞或者肿瘤组织产生，移植肿瘤模型在实验治疗研究中应用较为广泛，新的治疗方法的评价一般也需要借助这一模型。

15.4.2.1 自发的或诱导的肿瘤模型

在日常生活中，我们经常会接触到一些有害化学或物理物质，这些物质具有潜在的致癌性。在实验室条件下，人为地将这些物质注入动物体内，可以诱导动物体内产生肿瘤。这种方式产生的肺癌模型已经在多种动物身上实现。使用的方法包括支气管灌注、吸入、支气管黏膜下注射、肺内注射等。自发的或可诱导的肿瘤模型的缺点在于产生的肿瘤不具单一性，往往是多种肿瘤并存，而且可能出于不同的肿瘤发展阶段。

15.4.2.1.1 支气管灌注 煤焦沥青（CTP）可引起肺癌。CTP 这一致癌物主要含多环芳烃（PAH），而环境中 PAH 与人类肺癌发生有关。运用 CTP 诱发大鼠肺癌这一动物模型，通过对 CTP 的灌注量和大鼠肺鳞癌各病理阶段发生时间的准确记录，有助于推算人类接触类似致癌物可能发生肺癌的剂量以及出现各种病理阶段的时间，为人类肺鳞癌预防提供可靠的实验依据。另外一种药物是甲基胆蒽（3 - methylcholanthrene，MCA）其水悬液能诱导出大鼠肺癌，并表现出剂量相关性，但水悬液灌注次数多，药物分布广，易被污染和排出。改进的方案是在透视下经支气管灌注致癌物碘油溶液。用 MCA 和 MCA＋二乙基亚硝胺（DEN）两种方法，分别平均 8 个月和 80 天诱导出大鼠的肺鳞状细胞癌，成功率分别达到 85.9%和 100%。这种方法的优点有：①药物灌注深，不易被排出；②药物集中，定位准确；③药物局部滞留时间长，灌注次数少，致癌率高；④碘油不易被污染，减少肺内感染；⑤碘油既是脂溶剂又是造影剂，操作方便。

15.4.2.1.2 吸入 通过支气管造口术或直接将动物持续暴露于粉尘或烟雾中，通过影像学检查来观察肿瘤的发生。这种方法常用于职业病防治和吸烟与肺癌关系的研究。由于肺癌发生的时间和部位的不确定性，这一模型的应用不多。

15.4.2.1.3 支气管黏膜下注射 Benfield 等通过将 10%浓度的致癌物质、催化剂和液态硅化橡胶混合，经支气管镜将其注射到支气管黏膜下，成固态硅化橡胶，作为持续释放物（suntained release implant，SRI）按一级指数释放致癌物质，使动物暴露于致癌物质。不同致癌物质的效价和安全性也不同，其中 MCA 的平衡性最好。注射 MCA（最大剂量达 540～1 170rag）的狗在 12～24 个月后出现病理证实的肺癌。通过肺穿刺或支气管穿刺等将 MCA 诱导的癌细胞系注入大鼠支气管黏膜下，5 天内即有肉眼可见的肿瘤生长，成功率都在 95%以上。在高氧状态下向支气管黏膜下注射二乙基亚硝胺，可以成功地在地鼠体内诱导出多发神经内分泌性肺癌，肿瘤可分布于气道的所有位置，包括肺叶、支气管和肺泡等，但是未发现肺外转移。

15.4.2.1.4 肺内注射 肺内直接注入二苯并蒽稀释液剂量达 5.0ttmol/kg 时，肺癌诱发率高达 90%以上，呈现良好的剂量反应关系。本法避免了气管灌注带来的肺染毒剂量误差较大，以及灌注时由于气管—支气管纤毛运动使部分毒物被反排到咽喉部咽入胃肠造成的肺外吸收等缺点。通过剂量—效应相关对比，证明二苯并蒽不仅突变基因，更能代表人类的散发性癌症。这种模型可以通过 K-ras 基因的活化而导致癌症的发生。小鼠体内个别细胞发生 K-ras 活化的过程与人类癌症的发生机制类似。新模型的另一个优点是 K-ras 基因的活化程度与人类癌症相近。荷兰癌症研究所的 Betas 博士在相关评论中指出，这种新的小鼠模型将有助于对肿瘤的发生过程进行研究，同时也适用于肿瘤防治方案的研究。

除了上面提到的一些物质之外，乙烷、苯并芘、金属离子、黄曲霉毒素以及烟草成分中的多环芳烃、亚硝胺等都有致癌作用。这些物质能通过加速肿瘤的侵染性和多样性来启动或促进肺部肿瘤的发生。另外，病毒、紫外线等也能诱导肺部肿瘤的形成。人支气管肺泡癌（BAC）和羊肺腺瘤（sheep pulmonary adenomatosis，SPA）具有相同的临床、巨检、组织学和超微结构特征，利用 SPA 制作模型，可提供一些肺癌的信息。从原发的 SPA 分子克隆具有感染性的羊肺腺瘤反转录病毒（JSRV）前病毒，通过体内、外转导，PCR 扩增等技术最后感染羔羊，成功地诱发 SPA。

15.4.2.2 基因工程肺癌模型

建立基因敲除动物模型的过程是，先在体外构建一个打靶载体，载体上含有一段与欲敲除基因具有高度同源性的外源基因。在外源基因中插入一带有启动子的选择标记基因，把这个含有修饰后外源基因导入受体细胞中，外源基因与染色体上的靶基因发生同源重组，将修饰的外源基因置换到受体细胞中，通过筛选标记基因而检出发生同源重组的受体细胞并体外扩增。再将带有此受体细胞的囊胚移植到假孕鼠的子宫内，发育成一个嵌合体。经过进一步杂交传代的方法，使外源基因纯合，即建立成基因敲除动物模型。基因转染可以通过显微注射、病毒感染、胚胎干细胞转导等多种途径实现。基因敲除动物模型在原癌基因的表达调控、原癌基因对肿瘤的生长分化的影响以及肿瘤的细胞转移过程研究中起越来越重要的作用。

利用基因敲除技术，将原癌基因如 H-ras，p53 或 SV40 T 抗原突变的基因转入肺部组织，能在鼠肺内迅速形成肿瘤，引起动物早期死亡。这些基因可以在体内肺专一性的表达，也可以通过连接肺特异性启动子促使其在 Clara 细胞或滤泡细胞中的特异性表达。此类动物模型被广泛地应用于肺癌发生过程中的分子事件研究。另外一种策略是通过基因敲除技术使细胞内的肿瘤抑制基因从基因组中去除。敲除的基因马上就能起作用，而且会影响到动物的整个生命过程。因此，这类肿瘤动物模型一般也发生在早期，动物的寿命较短。人肺癌中，Rb 和 p53 抑癌基因缺失普遍存在，在鼠肺内敲除这两个基因能诱导支气管增生，在形成肺癌之前就死于其他肿瘤如胰岛细胞癌。上面所讲的都是第一代的基因敲除小鼠肺癌模型。第二代的基因敲除小鼠肺癌模型则是一类可调控的肿瘤模型。其中一个例子就是 LSL-K-rasG12D。Cre/LoxP 系统是噬菌体 P1 的位点专一重组系统，Cre 是重组酶 Int 家族的成员，在真核细胞和原核细胞中都能发挥介导作用，在 LoxP 位点进行精确的重组功能。LoxP 位点由 34bp 的 DNA 回文序列组成，包括 2 个 13 bp 的反向序列和 8 bp 的不对称核心，每段反向重复序列及相邻的间隔序列中的 4bp 组成一个 Cre 蛋白的功能区。当外源性 DNA 的两段带方向相同的 LoxP 位点时，Cre 可介导 DNA 片段的特异切除及整合，将 Cre/LoxP 系统与基因敲除技术相结合，出现了“第二代基因敲除小鼠”。在该模型中，“STOP”元件处于两个 LoxP 位点之间，并处于 K－ras 基因的外显子 1 上。另外，外显子 1 第 12 个密码子发生突变，由原来编码甘氨酸变成天冬氨酸。由于“STOP”元件的存在，这一突变等位基因是没有功能的。然而，暴露 Cre 重组酶能导致 LoxP 位点重组，删除“STOP”元件，使突变的 K－ras 基因表达，诱导肺肿瘤的发生（图 15－17）。该系统具有两个优点，第一，可以在任何时候诱导肿瘤发生，此过程能很好地模拟体内肿瘤基因突变。第二，能下调转染基因表达，可以用于研究被转染的基因是否是肿瘤的生长或增殖所必需的。在肺癌中，可以通过感染重组 Cre 的腺病毒启动 Cre 重组酶的表达。这一肿瘤模型的一个缺点是，产生的肺腺癌缺少人晚期肺癌的特性，包括基质沉淀、局部侵染、转移灶等。为了进一步克服这一缺点，提高这一模型与人肺癌的相似性，人们建立了 K－ras 和 p53 两个突变基因可调控的肺癌肿瘤模型—LSL－p53R270H。同样在该系统中，p53 上的“STOP”元件出于外显子 1 中，在外显子 8 的 270 密码子上有一个突变。这一复合的突变体能更好地诱导肺肿瘤的形成。除了 Cre/LoxP 系统外，酵母中 FLP/frt 系统和 R 重组酶系统具有与之相似的功能，在酵母中有一种酶其作用方式与 Cre 基因相似，它可将 frt 位点之间的 DNA 片段切除，这一系统也将运用到基因敲除动物模型的建立中去。

在众多的基因治疗策略中，针对癌基因以及抑癌基因的治疗是两种以肿瘤细胞遗传物质改变为治疗目标的策略。抗 K－ras 逆转录病毒以及重组 p53 腺病毒作为它们的代表是很有希望的治疗策略，因为它们具有明确的治疗目标。尽管转基因老鼠的技术并非与人类的基因治疗完全一致，但是此类模型能用于人类各种癌症基因功能的鉴定。因此，基因工程肺癌模型将为基因治疗的临床前研究提供有力的帮助。

15.4.2.3　人肺肿瘤异体移植模型

理想的体内模型应允许肺癌细胞和周围环境相互作用，而重复这种作用相当困难，利用目前体外系统和动物模型尚未获得成功。将人的肿瘤移植到啮齿动物体内，并通过 successive passages 使之在动物体内保持肿瘤的组织学形态和生物学功能。此方法彻底改变了肿瘤的研究，特别是针对肿瘤的药物研发。有利于人类肿瘤的生物学行为，尤其是转移等的研究。

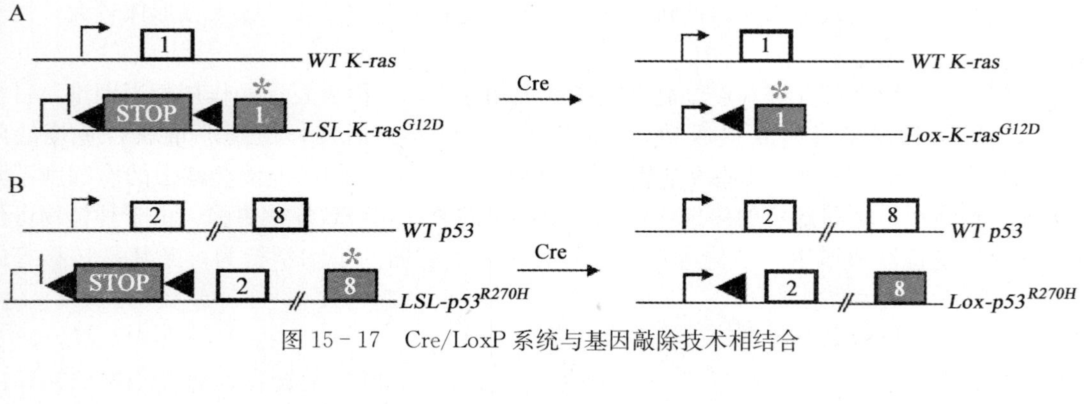

图 15－17　Cre/LoxP 系统与基因敲除技术相结合

人肿瘤在植入到其他动物体内时面临的一个主要问题就是免疫排斥的问题，放射、胸腺切除、脾腺切除以及皮质类固醇都是较早用于降低免疫排斥反应的手段。现在，随着 SCID 技术的发展，试验室动物接受来自人的肿瘤已经变得非常容易。裸鼠皮下种植是目前最为常用的人肺肿瘤异体移植模型，此方法操作简单、位点（dorsal lateral flank）控制容易。皮下异种移植肿瘤模型能很好地预言临床效果，尽管最近有不少研究人员对于这些取得的数据心存怀疑。当然，这种肿瘤模型也不是万能的，其不足之处主要表现在以下几个方面：对于新鲜的临床肿瘤样品的接受率较低；肿瘤生长在非正常的组织中，其微环境可能会影响实验结果；缺少一致的侵染和转移特性，这与临床上的肿瘤有很大的区别。

原位肿瘤模型将人的肿瘤直接植入实验动物合适的器官或组织中，这种方法的好处是增加了肿瘤打靶效率，提高侵染和转移能力。通过原位植入方法已经获得了多种肿瘤的转移的表型，如将结肠癌细胞接种与盲肠壁，在膀胱中种植膀胱癌细胞以及在肺部种植肺癌细胞等。这些方法获得转移瘤比在皮下种植要高得多。此方法的好处是组织特异性位点能为肿瘤的生长和转移提供了合适的环境。这也证明了 Paget 关于肿瘤的转移并非随意的设想——恶性肿瘤细胞对于他们生长的环境具有特殊的亲和性。原位肿瘤移植缺点是动物寿命更短、肿瘤模型也较为复杂、而且价格较为昂贵。原位肺癌模型的建立方法包括支气管黏膜下注射、胸腔内注射以及静脉注射细胞悬液等，也可以采用外科手术的办法将新鲜的肿瘤组织直接植入动物合适的部位。McLemore 等第一次成功的制备了原位肺癌肿瘤模型，他采用的方法是将肿瘤细胞系通过支气管黏膜下注射直接植入到裸鼠的肺部。肿瘤在肺内的生长远远超过皮下注射。然而，过多的肿瘤在肺部生长导致只有 3％发现有肿瘤转移现象。第二个建立的动物模型是经皮注射肺肿瘤细胞系入胸膜腔，这一模型能获得很高的打靶效率，肿瘤增殖速度很快，因此动物寿命较短。另一方面，由于肿瘤生长在胸膜腔内，而不是在肺部软组织或者支气管中，它和人类肺癌的可比性值得怀疑。

利用源于 H460 细胞性的肿瘤碎片，经支气管黏膜下注射，能获得肿瘤的全身转移模型。H460 裸鼠具有 100％肺部肿瘤形成，肿瘤的生长和增殖都很快，能在 32～35 天长到 4 克。无论在淋巴结还是在机体的其他部位如骨组织、脑、肾都发现有肿瘤形成。这是第一个具有全身转移性的肺肿瘤模型。和其他的肿瘤模型相比，H460 原位肿瘤大鼠模型具有以下优点：①原发肿瘤来源于支气管树，与人类肺癌相似；②原发癌定位于 right caudal lobe，这样可以避免由于植入肿瘤材料的机械损伤而导致的肿瘤转移发生；③大鼠形体较大，便于操作。

理想的体内模型应允许肺癌细胞和周围环境相互作用，而重复这种作用相当困难，目前体外系统和动物模型尚未获得成功。Namikawa 等将人类器官种植到严重联合免疫缺陷（SCID）鼠上，成功重现了某些癌细胞对特定器官的亲和性。临床上侵袭性强的癌细胞系具有更强的致癌性，转移部位的癌细胞系比原发部位的癌细胞系致癌性更强。由于种植物可保持原有的解剖特征和增生、分化等功能，有利于人类肿瘤的生物学行为，尤其是转移等的研究。

15.4.2.4 肺癌转移模型

肺癌患者的预后较差、超过 85％的肺癌患者都伴随有肺癌的转移。而关于肺癌转移的分子途径知之甚少，这给我们对于肺癌的诊断和治疗带来了极大的困难。合适的动物模型也许能帮我们更好地了解肺癌转移的分子机理。肿瘤细胞进入循环系统是肺癌转移的第一步，但是到目前为止还不能在临床上直接确诊这一步何时发生。现在对于肿瘤特殊标记物的检测使我们看到了一点希望。例如可以将肿瘤转染绿色荧光蛋白基因，使肿瘤细胞能在荧光显微镜下观察到。为了了解 NSCLC 的转移过程，Yand 等开发出一种能表达 GFP 的 H460 细胞（H460 - GFP）。通过该细胞系建立的原位肿瘤模型发现，其在骨骼肌中有很多的转移灶。通过这种方法为肿瘤生长和转移、肿瘤血管的形成以及基因表达等提供了直接研究的可能。它使检测肿瘤微环境甚至使某一特定细胞中肿瘤的生长和转移情况成为可能。在恶性肿瘤中，经常会包括有处于不同时期，不同侵染特性的细胞。分离这些细胞克隆可很好地用于研究侵染性细胞和非侵染性细胞之间的差别。分离的方法之一是通过体内繁殖和挑选以筛选细胞变种。在肺癌中，两种 H460 细胞系变种，H460 - LNM35 和 H460SM 已经建立起来，这些细胞具有统一的转移方式，这些成对的双亲以及变种细胞系能为肺癌转移过程中的基因发现提供有利的模型支持。

15.4.3 小结

总的来说，多种肺癌的模型已经建立起来，但是没有一种模型能够模拟人肺癌的全部特性。每一种模型都有自己的优点和缺点，在利用何种动物模型之前，应仔细考虑模型和实验目的之间的差别和联系。为了选择最合适的模型，应该考虑遗传的稳定性、植入细胞的异质性、植入肿瘤细胞与宿主的免疫原性以及模型动物的寿命等。尽管在肺癌动物模型的制作上取得了许多成果，但仍有一些问题尚待解决：①动物模型对致癌物的反应可能与人类不同。如苯，在人类主要引起急性白血病，对于肺癌仅有促进作用，而在啮齿类诱发的肿瘤则位于肺等骨髓以外的部位；② 剂量相关问题，如镉，仅能在大鼠诱导出剂量相关的肺癌。这些问题提示在肺癌的研究中仍需进一步探索。另外，现有的动物模型普遍不适于肺癌的介入和外科治疗的研究，因此急需建立一个合适的动物模型。现在外界要求停止使用动物实验的呼声越来越高，给研究人员造成了不小的压力，然而，动物模型为癌症、药物的实验室研究和临床研究架起一座适当的桥梁。动物模型将为肺癌的复杂机理逐步揭开神秘的面纱。

参考文献

1. Arafat WO, Casado E, Wang M, Alvarez RD, Siegal GP, Glorioso JC, Curiel DT, Gomez - Navarro J. Clin Cancer Res 2000; 6 (11): 4442 - 8.
2. Asahara T, Murohara T, Sullivan A, Silver M, van der Zee R, Li T, Witzenbichler B, Schatteman G, Isner JM. Science 1997; 275 (5302): 964 - 7.
3. Baumann M, Krausea M, Zipsa D, et al. Lung Cancer 2004; 45 (8): 187 - 97.
4. Bremnes RM, Camps C, Sirera R. Lung Cancer 2006; 51: 143 - 58.
5. Brew K. Dinakarpandian D, Nagase H. Biochim Biophys Acta 2000; 1447 (1 - 2): 267.
6. Cammett TJ, Luo L, Peng ZY. J Mol Biol 2003; 327: 285 - 297.
7. Castelao JE, Bart RD 3rd, DiPerna CA, et al. Ann Thorac Surg 2003; 76 (4): 1327 -35.
8. Claudio PP, Howard CM, Fu Y, Cinti C, Califano L, Micheli P, Mercer EW, Caputi M,

Giordano A. Cancer Res 2000; 60: 8 - 12.
9. Coe BP, Lockwood WW, Girard L, Coe BP, Lockwood WW, Girard L. Br J Cancer 2006; 94: 1927 - 35.
10. Theimer CA, Blois CA, Feigon J. Mol Cell, 2005, 17 (5): 671 - 682
11. Craig C, Kim M, Ohri E, Wersto R, Katayose D, Li Z, Choi YH, Mudahar B, Srivastava S, Seth P, Cowan K. Oncogene 1998; 16: 265 - 72.
12. DiFiore J W, Wilson J M. Semin Pediatr Surg 1994; 3 (4): 221 - 32.
13. Dumon KR, lshii H, Fong LY. Proc Natl Acad Sci USA 2001; 98 (6): 3346 - 51.
14. Elamaa H, Snellman A, Rehn M, Autio - Harmainen H, Pihlajaniemi T. Matrix Biol 2003; 22: 427 - 42.
15. Evans TL, Lynch TJ Jr. Lung cancer Oncologist 2001; 6: 407 - 14.
16. Evel - Kabler K, Chen SY. Mol Ther 2006; 13 (5): 850 - 8.
17. Folkman J, Merler E, Abernathy C, Willium G. J Exp Med 1971; 133: 275 - 88.
18. Folkman J. J Natl Cancer Inst 1990; 82: 4 - 6.
19. Fong KM, Sekido Y, Gazdar AF Minna JD. Thorax 2003; 58: 892 - 900.
20. Franklin WA. Chest 2000; 117: 80S - 89S.
21. Greco FA. Treat Rev 1993; 19: 35 - 45.
22. Hanahan D, Folkman J. Cell 1996; 86 (3): 353 - 64.
23. Hecht SS. Lancet Oncol 2002; 3: 461 - 69.
24. Hirschowitz EA, Foody T, Kryscio R, Dickson L, Sturgill J, Yannelli JR. J Clin Oncology 2004; 22 (14): 2808 - 51.
25. Hohenester E, Sasaki T, OIsen B R, Timpl R. EMBO J 1998; l7 (6): 1656 - 64.
26. Husgafvel - Pursiainen K. Mutat Res - Rev Mutat 2004; 567 (2 - 3): 427 - 45.
27. Jesus C, Clifford M. Microbes Infect 2003; 5 (4): 311 - 9.
28. Johnson L, Mercer K, Greenbaum D. Nature 2001; 410 (26): 1111 - 5.
29. Kawabe S, Roth JA, Wilson DR, Meyn RE. Oncogene 2000; 19: 5359 - 66.
30. Kawashima T, Kagawa S, Kobayashi N, Shirakiya Y, Umeoka T, Teraishi F, Taki M, Kyo S, Tanaka N, Fujiwara T. Clin Cancer Res 2004; 10: 285 - 92.
31. Kelland LR. Eur J Cancer 2005; 41 (7): 971 - 9.
32. Kennedy TC, Hirsch FR, Lung Cancer 2004; 45: S21 - S27.
33. Kim YH, Girard L, Giacomini CP, Hernandez - Boussard T, Tibshirani R, Minna JD, Pollack JR. Oncogene 2006; 25: 130 - 38.
34. Kirkin V, Joos S, Zomig M. BBA 2004; 1644: 229 - 49.
35. Kirn D, Martuza RL, Zwiebel J. Nat Med 2001; 7: 781 - 7.
36. Kirn D, Niculescu - Duvaz I, Hallden G, et al. Trends Mol Med, 2002, 8 (4): S68 -S73.
37. Kiyohara C Otsu A, Shirakawa T. Lung Cancer 2002; 37: 241 - 56.
38. Knoepp UW, Ravenel JG. Crit Rev Oncol Hemat 2006; 58 (1): 15 - 30.

39. Koh J, Enders GH, Dynlacht BD, Harlow E. Nature 1995; 375 (6531): 506 - 10.
40. Koshikawa N, Takenaga K, Tagawa M, Sakiyama S. Cancer Res 2000; 60: 2936 - 41.
41. Little CD, Nau MM, Carney DN, Gazdar AF, Minna JD. Nature 1983; 306: 194 - 6.
42. Liu J, Johnston MR. Surg Oncol 2002; 11: 217 - 27.
43. Liu XY, Gu JF. Cell Res 2006; 16: 25 - 30.
44. Lukas J, Parry D, Aagaard L, Mann DJ, Bartkova J, Strauss M, Peters G, Bartek J. Nature, 1995, 375 (6531): 503 - 6.
45. Macchiarini P, Fontaini G, Hardin MJ, Chuanchieh H, Bigini D, Vignati S, Pingitore R, Angeletti CA. Lancet 1992; 340: 145 - 6.
46. Marcus PM. J Clin Oncol 2001; 19: 83S - 86S.
47. Marneros AG, Olsen BR. FASEB J 2005; 19: 716 - 28.
48. Marsit CJ, Zheng S, Aldape K, Hinds PW, Nelson HH, Wiencke JK, Kelsey KT. Hum Pathol 2005; 36: 768 - 76.
49. Meuwissen R, Berns A. Genes Dev 2005; 19: 643 - 64.
50. Mountain CF. Chest 1997; 111 (6): 1710 - 7.
51. Muta M, Matsumoto G, Hiruma K, Saji S, Nakashima E, Toi M. Oncol Rep 2003; 10 (6): 1765 - 9.
52. Nagase H, Visse R, Murphy G. Cardiovasc Res 2006; 69: 562 - 73.
53. Nestle FO, Farkas A, Conrad C. Curr Opin Immunol 2005; 17: 163 - 9.
54. Norman KL, Farassati F, Lee PW. Cytokine Growth F R 2001; 12: 271 - 82.
55. Oehler MK, Bicknell R. Br J Cancer 2000; 82: 749 - 52.
56. Osaki T, Tanio Y, Tachibana I, Hosoe S, Kumakai T, Kawase I, Oikawa S, Kishimoto T. Cancer Res 1994; 54 (20): 52 - 8.
57. Panani AD, Roussos C. Cancer Letters 2006; 239: 1 - 9.
58. Pekarsky Y, Zanesi N, Palamarchuk A, Huebner K, Croce CM. Lancet Oncol 2002; 3: 748 - 54.
59. Qadri SSA, Wang JH, Redmond KC, O'Donnell AF, Aheren T, Redmond HP. Ann Thorac Surg, 2002, 74: 1648 - 52.
60. Rezler EM, Bearss DJ, Hurley LH. Curr Opin Pharmacol 2002; 2: 415 - 23.
61. Ries SJ, Brandts CH. DDT 2004; 9: 759 - 68
62. Rodenhuis S Slebos RJ. Am Rev Respir Dis 1990; 142: S27 - S30.
63. Rodenhuis S, Slebos RJ, Boot AJ, Evers SG, Mooi WJ, Wagenaar SS, van Bodegom PC, Bos JL. Cancer Res 1988; 48: 5738 - 41.
64. Rumpold H, Wolf D, Koeck R, Gunsilius E. J Cell Mol Med, 2004, 8 (4): 509 - 16.
65. Sah NK, Khan Z, Khan GJ, Bisen PS. Cancer Lett, 2006, 18: 1 - 8.
66. Schuler G, Schuler - Thurner B, Steinman RM. Curr Opin Immunol 2003; 15 (2): 138 -47.
67. Senan S, De Ruysscher DC. Crit Rev Oncol Hematol 2005; 56: 345 - 51.

68. Shaw AT, Kirsch DG, Jacks T. Clin Cancer Res 2005; 11 (13): S4999 - S5003.
69. Sorenson CM. Biochim Biophys Acta 2004; 1644: 169 - 77.
70. Steele R, Thompson A, Hall P, Lane DP. Br J Surg 1998; 85 (11): 1460 - 7.
71. Takahashi H, hibuya M. Clin Sci (Lond) 2005; 109 (3): 227 - 41.
72. Tamura M, Gu J, Tran H, Yamada KM. J Natl Cancer Inst 1999; 91: 1820 - 8.
73. Taylor - Papadimitriou J, Burchell J, Miles DW. Biochim Biophy Acta 1999; 1455: 301 -13
74. Toloza EM, Roth JA, Swisher SG. Semin Surg Oncol 2000; 18: 91 - 9.
75. Tuveson DA, Jacks T. Oncogene 1999; 18: 5318 - 24.
76. van Zandwijk N. Eur J Cancer 2005; 41: 1990 - 2002.
77. Viktorsson K, De Petris L, Lewensohn R. Biochem Biophys Res Commun 2005; 331 (3): 868 - 80.
78. Vita M, Henriksson M. Semin Cancer Biol 2006; 16 (4): 318 - 30.
79. Wachters FM, Groen HJ, Biesma B, Schramel FMNH, Postmus PE, Stigt JA, Smit EF. Br J Cancer 2005; 92: 131 - 39.
80. Warburton D, Schwarz M, Tefft D, Flores - Delgado G, Anderson KD, Cardoso WV. Mech Dev 2000; 92 (1): 55 - 81
81. Wei J, Blum S, Unger M, Jarmy G, Lamparter M, Geishauser A, Vlastos GA, Chan G, Fischer KD, Rattat D, Debatin KM, Hatzopoulos AK, Beltinger C. Cancer Cell 2004; 5 (5): 477 - 88.
82. Weinmann M, Jeremic B, Bamberg M, Bokemeyer C. Lung Cancer 2003; 40: 1 - 16.
83. Weinmann M, Jeremic B, Toomes H, Friedel G, Bamberg M. Lung Cancer 2003; 39: 233 - 53.
84. Zhu L. Eur j Cancer 2005; 41 (16): 2415 - 27.
85. Gagos S, Irminger - Finger I. Int J Biochem Cell Biol 2005; 37: 1014 - 1033
86. Bamias A, Dimopoulos MA. Eur J Intern Med 2003; 14: 459 - 469
87. de Castro Junior G, Puglisi F, de Azambuja E, El Saghir NS, Awada A. Crit Rev Oncol/Hematol, 2006, 59: 40 - 50.
88. Normanno N, De Luca A, Bianco C, Strizzi L, Mancino M, Maiello MR, Carotenuto A, De Feo G, Caponigro F, Salomon DS. Gene 2006; 366: 2 - 16.
89. Jimeno A, Hidalgo M. BBA 2006; 1766: 217 - 29.
90. Heuze - Vourc'h N, Zhu L, Krysan K, Batra RK, Sharma S, Dubinett SM. Cancer Res, 2003, 63 (4): 766 - 70.
91. Rosner M, Freilinger A, Hengstschlager M. Mutat Res 2006; 613: 10 - 6.
92. Ohta M, Inoue H, Cotticelli MG, Kastury K, Baffa R, Palazzo J, Siprashvili Z, Mori M, McCue P, Druck T, Croce CM, Huebner K. Cell 1996; 84: 587 - 597.
93. Huebner K, Hadaczek P, Siprashvili Z, Druck T, Croce CM. BBA 1997; 1332 (3): 65 -70.

94. Croce CM, Sozzi G, Huebner K. J Clin Oncology 1999; 117 (5): 1618-24.
95. Hayashita Y, Osada H, Tatematsu Y, Yamada H, Yanagisawa K, Tomida S, Yatabe Y, Kawahara K, Sekido Y, Takahashi T. Cancer Res 2005; 65 (21): 9628-32.
96. Johnson SM, Grosshans H, Shingara J, Byrom M, Jarvis R, Cheng A, Labourier E, Reinert KL, Brown D, Slack FJ. Cell 2005; 120: 635-47.
97. Folkman J. AACR. USA, 14-18, April, 2007.

16 肝癌的新型治疗方法

孙学英[1,2]　王启钊[1,3]　许瑞安[1,3*]

ruianxu@hqu. edu. cn

[1]国立华侨大学分子药物学研究所（院）福建泉州　邮编 362021
[2]哈尔滨医科大学第一附属医院中心实验室　邮编 150001
[3]分子药物教育部工程研究中心　福建泉州　邮编 362021

目录

16.1 肝癌的现状

16.1.1 概述

世界范围内所有的原发性肿瘤中，肝脏恶性肿瘤的发病率居第 5 位，而肝细胞癌（Hepatocellular carcinoma，HCC）是最常见的肝脏原发性恶性肿瘤。但是，HCC 却在全球癌症死亡率中居第三位。全球 50%以上的 HCC 发生在我国，并且高居我国癌症死亡率第二位。近 20 年发病率逐年增高，在欧美地区也有上升趋势。除原发性肿瘤外，肝脏也是恶性肿瘤转移最常见的部位，大约 1/3 的癌症可以转移到肝脏。

16.1.2 肝癌的 TNM 分类

肝癌的临床分类方法较多，各自具有自己的优点和缺点。Okuda 系统（1985）分类的基础是肿瘤的大小、肝腹水以及血清白蛋白和胆红素的水平，其对早期和晚期 HCC 的区分较为困难；CLIP（Cancer of the Liver Italian Program ）记分系统较准确地评估各期患者的预后，但对于晚期肝癌的治疗并无指导意义；CUPI（Chinese University Prognostic Index）和 JIS（Japan integrated staging）分期系统，也显示了对晚期肝癌较差的分层能力，CLIP、CUPI、JIS 与 Okuda 分类不通之处在于增加了实验室或者影像学检查。而在国际上使用最多的还是 TNM 分期，它主要考虑肝癌肿瘤特征，如肿瘤大小、肿瘤数量、血管侵袭、淋巴结特征以及是否发生远处转移等，而未涉及肝功能状态。

肝癌的 TNM 分期定义如下：

T 分级标准

TX：原发肿瘤不能测定

T0：无原发肿瘤的证据

T1：孤立肿瘤没有血管受侵

T2：孤立肿瘤，有血管受侵或多发肿瘤直径≤5cm

T3：多发肿瘤直径>5cm 或肿瘤侵及门静脉的主要分支或肝静脉

T4：肿瘤侵及胆囊以外的邻近器官，或有穿孔，或侵及脏层腹膜

N 分级标准：

Nx：区域内淋巴结不能测定

N0：无淋巴结转移

N1：区域淋巴结转移

M 分级标准：

Mx：远处转移不能测定

M0：无远处转移

M1：有远处转移

肝癌的 TNM 临床分期如下：

0 期 Tis N0 M0

I 期 T1 N0 M0

II 期 T2 N0 M0

IIIA 期 T3 N0 M0

IIIB 期 T4 N0 M0

IIIC 期 任何 T，N1 M0

IV 期 任何 T，任何 N，M1

16.1.3 肝癌的诊断和治疗

16.1.3.1 早期发现是提高肝癌治疗效果的首要前提

早期的检测手段主要有实验室检测和影像学检查。用于肝癌实验室检测的分子标记包括甲胎蛋白（AFP）、羧基凝血酶原（DCP 或者 PIVKA-II）、α-L-岩藻糖苷酶（AFU）、肝癌相关性甘氨酰脯氨酸二肽氨基肽酶同工酶（GPDA-F）、γ-谷氨酰转移酶同工酶Ⅱ（γ-GT2）、酸性同工铁蛋白（AIF）、碱性磷酸酶（ALP）、CEA 等，其中以 AFP 和 DCP 最为常用，但是 AFP 对 HCC 的灵敏度和特异性分别只有 39%～50%和 76%～86%，而单独使用 PIVKA-II 的灵敏度和特异性分别为 24%～80%和 90%～99%。各种标记物的联合检测有助于提高早期肝癌的检出率。PIVKA-II 和 AFP 联合对 HCC 的检出率能达到 66%，而 PIVKA-II、AFP 与 γ-GT2 三者的联合检查，可以使检出率提高到 88%。原发性肝癌细针穿刺细胞学（FNA）已经作为诊断肝脏疾病的重要手段而广泛应用，是一种十分安全、迅速和经济的诊断方法。影像学检查主要是 B 超和螺旋 CT。B 超是肝癌诊断中最常用的方法，优点是无创、价廉、可重复使用和无放射性损害。缺点是受肺和肋骨的影响，存在超声难以检测到的盲区。CT 已成为肝癌定位和定性诊断中重要的常规检查项目。另外核磁共振成像（MRI）对肝癌诊断，尤其是早期微小肝癌的发现一直是国内外影像医学界探索的热点。研究人员发现，肝癌检出时肿瘤直径<2cm 时的 5 年存活率为 62%，远远超过更大肿瘤患者的 5 年存活率（30%）。选择性或高选择性肝动脉造影也已成为肝癌诊断中的重要手段之一。高分辨率三螺旋 CT、肝动脉造影 CT 以及 MRI 对于小肝癌的检测具有一定的敏感性和特异性，大大地提高了早期 HCC 的检测率，但是目前对于<1cm 的 HCC 的检出仍然存在困难。PET 也已经在 HCC 的检测中得到应用，它的一个优点是能检测出肝外的相关疾病，为肝癌的治疗提供保障。基因芯片技术的应用可以检测与肝癌相关的多种基因的变化，有助于原发性肝癌的早期诊。

16.1.3.2 肝癌的治疗现状

目前，HCC 的中位生存率只有 1～8 个月，5 年存活率在 3%左右。外科治疗仍然是主要而且是唯一可以提供治愈可能性的方法。世界上多个研究中心的资料和不带任何人为偏见的大量数据显示，仅仅有10%～20%的患者适合于外科手术切除。手术切除之所以不能经常开展，往往因为肿瘤已经侵入或十分接近重要结构，或者已经发生明显的肝外转移，患者身体状况不允许，或者已经探知患者剩余肝脏不足以维持其生命。因为各种复杂的原因，即使成功手术切除后，大多数病例的肿瘤还会复发并最终导致患者死亡，手术切除后仅仅有约5%的少数患者能长期存活。

对于不能手术切除的肝癌，经导管肝动脉栓塞化疗（TACE）常常是首选的治疗方法。经TACE治疗后，超过50%患者的肿瘤体积缩小，但临床随机试验并未证实其可以明显提高生存率。局部治疗的措施还包括很多，如经皮乙醇注射、热消融及放射内照射等。上述方法是否能达到与TACE相似的效果仍有待于对照观察。此类患者的另外一个治疗方法是肝脏移植。早期的研究表明，肝脏移植往往导致肿瘤的复发，但是如果患者的肿瘤较小或者纤维板层变异者肝脏移植的成功率与正常人相当。但术后肿瘤和乙/丙型病毒肝炎（HBV/HCV）复发、供体来源、病人等待时间以及在发展中国家包括我国花费高等问题严重影响其广泛开展。

目前普遍认为HCC对化疗耐药，对阿霉素单药化疗的反应率仅为15%～20%。肝癌动物实验模型和人类流行病学调查发现性激素与肝细胞增殖和肝癌发生之间的关系，使激素治疗也成为一种可选择的方法。免疫治疗包括过继免疫治疗已经应用于肝癌治疗中，如IFN可以延长病人生存期。一项大样本回顾性研究显示，应用干扰素治疗1643名慢性丙型肝炎患者，HCC的发生率明显降低。聚乙二醇化干扰素（peg-IFN），因其由聚乙二醇支链与IFN共价结合而成，与传统非修饰干扰素相比，具有持续吸收，不易被清除，半衰期长等优点。应用peg-IFN治疗慢性丙型肝炎患者，与传统IFN相比，在病毒学、生物化学及组织学指标等方面取得更好的疗效。最近发现选择性环氧化酶Ⅱ（COX2）抑制剂NS-398能抑制HCC细胞株的生长并促进其凋亡，且该作用与COX2阳性率无关联。其他COX2抑制剂包括舒林酸、EXISULIND和美洛昔康亦能显著抑制HCC细胞株的增殖或/和诱导HCC细胞凋亡。

尽管外科技术、综合治疗方法和分子生物学研究取得一定进展，但是毫无疑问肝癌的治疗效果尚不满意。HCC还是威胁人类健康的主要疾病之一，它的发病率将持续上升。不幸的是，正如Schafer和Sorrell在一篇重要文章中所说，肝癌的死亡率与发生率之比仍约为1，目前尚缺乏有效的治疗策略，急需寻找新的有效治疗方法。

16.2 肝癌发生分子机理

肝细胞癌的发病是多因素、多步骤的复杂过程，受环境和遗传双重因素的影响。最小的早期肝癌细胞分化良好，呈边缘不清的结节状；随着细胞增殖逐渐去分化。当早期肝癌达1.0～1.5cm时，癌组织较少分化且增殖较活跃，呈现“节中节”外形；随后逐渐被中、低分化的癌组织取代，当肿瘤达到2～3cm时这一过程完成。肝癌发生常是多灶性的，不管是否同步，临床预后均较差。绝大多数肝癌都伴有肝炎和肝硬化病理改变，慢性肝炎和肝硬化的局部损伤，产生氧/氮自由基等诱变物质引起DNA损伤，诱发癌相关基因的遗传学和表遗传学发生改变；同时损伤的肝细胞应答旁分泌生长因子和细胞因子的刺激而分裂，不断的增殖和再生启动克隆扩增，使遗传学和表遗传学改变得以固定和积累，从增生性结节演变为不典型增生性结节，可直接恶变为肝癌微小灶。

16.2.1 肝癌的病因学

流行病学及实验研究资料表明，HBV 和 HCV 感染、黄曲霉素 B1（aflatoxin B1，AFB1）污染、酒精、肝硬化及性激素等与 HCC 发病相关，其中 HBV 和 HCV 感染是最重要的因素。

HBV 的基因组 DNA 在细胞染色体上的整合与 HCC 的发生高度相关，90%以上的 HCC 都发现有 HBV DNA 的整合，感染 HBV 而产生 HCC 的比例约为 200∶1。亚洲和非洲人群肝癌高发的主要原因就是 HBV 的感染率较高。肝癌细胞中存在着 HBV DNA 的整合，可激活癌基因并使抑癌基因发生突变，其致癌机制主要有两种：一为顺式启动作用，HBV DNA 插入肝细胞原癌基因附近，直接启动或增强原癌基因的表达；另一种为反式启动作用，HBV DNA 随机整合到肝细胞基因组上，通过转录并翻译成蛋白质后，再启动自身基因（启动因子为 HBV X 抗原）或肝细胞原癌基因。HBV 的 X 蛋白（HBxAg）与其他 HBV 编码蛋白如前 S 蛋白在肝细胞的癌变过程中起重要作用。

HBx 基因经常整合到宿主 DNA，编码的一种多功能蛋白，其功能包括酪氨酸磷酸激酶活性、P53 蛋白结合活性、转录激活作用、Src 激酶活化作用及 DNA 切除修复系统抑制作用等，能反式激活细胞增殖调控信号传导途径如 NF－κB、AP－1、AP－2、JAK/STAT、PI3K/Akt、ras/raf/MAPK 和 Wnt 等，HBxAg 还能与许多核内的转录因子直接结合，如 ATF－2、CREB、Oct－1、p53、bZip 以及其他一些基本转录因子。HBxAg 可以通过不同的机制导致宿主染色体的不稳定。HBxAg 能通过结合 UV 损伤 DNA 结合蛋白（UV－damaged DNA binding protein，UVDDB）并使之失活而危及核酸切除修复（NER）。HBxAg 与 p53 的结合，破坏 p53 与 ERCC3、p53 与 TFIIH 转录因子 XPB 和 XPD 的正常偶联，也能危及 NER 和 TCR（转录合并修复，transcription－coupled repair）。另外，HBxAg 还能通过不依赖于 p53 的途径下调 XPB 和 XPD 而危及 NER。这些正常关系动摇的结果是导致染色体重排和微核（micronuclei）的形成。HBxAg 还能诱导临时中心体和多极纺锤体的形成，表明 HBxAg 能促进染色体的不稳定和异常有丝分裂。这一结果可能还与 Crm1 有关。Crm1 的作用是运载核内的细胞蛋白进入胞浆，而 HBxAg 通过结合并隔离 Crm1 导致 NF－κB 和 mdm－2 在核内的积累。以上的结果都导致了染色体变异的积累，促进肿瘤的发生。另外，HBxAg 还能激活一些与肝细胞生长和存活相关的细胞基因，他们和 HCC 的关系还有待于进一步的研究。

HBV 的 X 基因具有特殊的区域，如 X promoter/enhancer I 复合物和 preS/S。这些序列能与宿主基因的整合，导致一系列融合蛋白的产生。其整合到 Cyclin A2 产生缺少 cyclin 降解信号序列的 Cyclin A2，导致细胞内 Cyclin A2 的持续激活和细胞周期的行进。与 SERCA1 基因整合后产生的 ATPase 不能维持内质网的 Ca^{2+} 水平而导致细胞死亡。整合还可以发生在其他调控 Ca^{2+} 水平的基因。Ca^{2+} 的外流可以导致 src 和 ras 的激活，促进肿瘤的发生。整合到 RARβ 基因的结果是导致其限制细胞生长和分化能力的丧失。在肝细胞中，

HBV 还能整合到 hTERT 而使端粒酶活性提高和肝细胞的生长。另外，有报道称，HBV 还能与多种核糖体蛋白编码基因结合，其可能通过影响蛋白的合成而促进 HCC 的发生。这些结果都表明顺式作用在 HCC 发生过程中的重要作用。HBxAg 还能抑制 cyclin 依赖激酶抑制剂如 p21、p53 和翻译起始因子 sui1 的转录，还可以与衰老相关因子（senescence related factor）p55sen 结合并使之失活，还可以诱导 Rb 的磷酸化。另外 HBxAg 还与线粒体膜电位有关，能与膜上的 VDAC3 结合（voltage dependent anion channel）而导致线粒体膜电位的降低，结果是促进 ROI（reactive oxygen intermediates）的产生以及加强氧的胁迫作用，诱导 NF - κB、STAT3 以及其他转录因子的磷酸化。

脆性位点（FRA）是正常染色体的组成部分，在正常细胞中处于稳定状态，而在细胞处于不利条件时经常出现断裂、缺口以及重排等，造成 DNA 复制的延搁。脆性位点正好是 HBV 整合的绝佳位置。与 HCC 相关的脆性位点以及肿瘤相关区域（cancer associated regions）包括 FRA1A、FRA1H、FRA2C、FRA3D、FRA5E、FRA20B、FRA5C、FRA7J、FRA10F、FRA11H、FRA11A、FRA11B、FRA11G、FRA19A、FRA12A、FRA12E、FRA13D、FRA14C、FRA16E、FRA17A、FRA3A、FRA4F、FRA4E、FRA9F、FRA9B、FRA9E、FRA10D、FRA10A、FRA18B、FRA18C、FRA19B 等。

除了顺式和反式作用外，HBV DNA 的整合还能通过促进遗传不稳定（LOH 或者宿主编码蛋白基因的扩增）以及调节基因的改变如 miRNAs 来改变基因表达。miRNAs 的改变已经在多种肿瘤中发现，其中包括 HCC，它经常处于脆性位点附近或者位于脆性位点之中。miRNAs 可以通过自己的作用方式表现为癌基因或者抑癌基因，或者调节癌基因以及抑癌基因的表达。

HCV 感染也是另外一种重要的 HCC 诱因。欧洲人种中，28％～76％的 HCC 可以发现 HCV 感染，在日本这一比例为 80％～90％。HCV 是双链 RNA 病毒，不能逆转录成 DNA 整合至宿主基因组中，但是 HCV 基因组可编码多种蛋白，其中核心蛋白是一个多功能蛋白，如同 HBV 的 X 蛋白可与 P53 结合，并调节其活性，还可以调节 c - myc 的转录。另外，HCV 核心蛋白还可能通过抑制 Fas 和 TNFa 诱导的细胞凋亡来促进 MAPK/ERK 信号传导来促进肿瘤的形成。HCV 的非组成型蛋白 NS3 和 NS5A 可能具有癌基因的作用。表达 HCV 核心蛋白的转基因鼠能产生肝癌，最开始出现腺瘤，进而发展成结中结结构，表现出早期 HCC 的特征。

AFB1 必须在细胞色素 p450 作用下转换成 AFB1 - 8，9 -环氧化物才能对肝细胞产生作用。AFB1 - 8、9 -环氧化物能与 DNA 上的鸟嘌呤核苷发生反应形成 DNA 加合物，最终导致染色体的不稳定，主要是 GC→TA 突变（图 16 - 1）。AFB1 主要是导致肝细胞中 p53 的特征性突变，突变主要位于 p53 基因的 249 位密码子。另外，AFB1 和 HBV 可能还具有协同作用。多数学者认为，酒精的作用主要通过新陈代谢影响肝细胞。酒精的代谢有三条途径，分别是酒精脱氢酶（alcohol dehydrogenase，ADH）、微粒体乙醇氧化系统（microsomal ethanol oxidizing system，MEOS）包括 CYP2E1 和过氧化氢酶（catalase）。在酒精转化成乙醛再转换成乙酸的过程中都要产生 NADH，NADH 进入电子传递呼吸链导致氧的过度利用，导致 ROS，结果造成蛋白和 DNA 的过氧化反应而损伤 DNA，乙醛本身也能导致 DNA 加合物的产生。另外，酒精还可能通过 GSH 来促进肿瘤的形成。无论是病毒、酒精还是遗传性肝病引起的肝硬化，都是肝癌最重要的危险因素，肝硬化患者发展为肝癌的年发病率为 2%～8%，5 年累积发病率为 15%～20%。

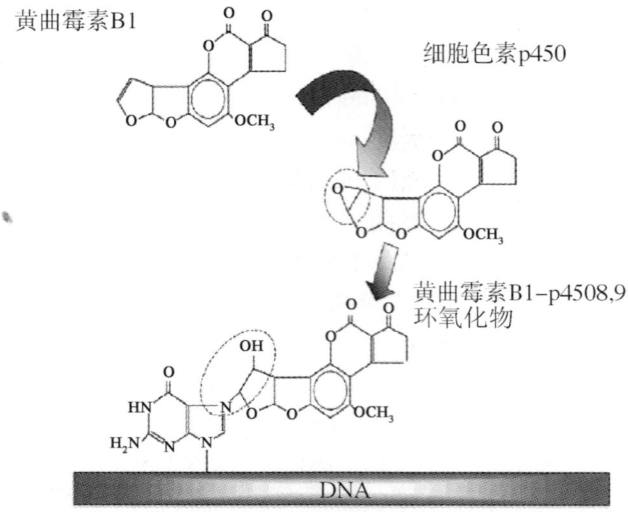

图 16-1 AFB1 致肝癌的作用机理

16.2.2 肝癌的遗传易感性

Ⅱ相酶中的 NAT、GST 和 mHE 基因多态与肝癌易感性有关。GST 通过对活性致癌物的解毒作用，保护细胞免受损伤，因此在癌变的早期阶段起重要作用。GST M1 有 GSTM-la、GST Mlb 和 GST M1-null 共 3 个等位基因。具有 GST M1-null 基因型的个体，缺乏 GSTM1 活性，在肝脏中不能表达，因而不具备对肝脏有毒物质如 AFB1 的解毒功能，使个体患肝癌的危险性增加。在不同种族的正常人群中，GSTM1 空白基因型频率范围很大，一般在 31%～66%。GSTTl 与 GSTM1 互为同工酶，同样具有不能表达 GSTIl 酶活性的空白基因型。目前虽对 GSTTl 在体内的作用底物不太清楚，但已有报道其对环氧化物活性较高。微粒体环氧化物水解酶（mHE）是一类的环氧化物水解酶，基因定位于人类染色体 1p11，主要存在于内质网中，对外源性化学物质具有灭活和活化两重性。1994 年 Hasserf 等在人群中确认了两个频发突变位点，一个是外显子 3 的 T-C 突变，使 113 位酪氨酸突变为组氨酸（使酶活性降低）；另一个是外显子 4 的 A-G 突变使 139 位组氨酸突变为精氨酸（使酶活性增强）。文献报道，具有 113 位和 119 位密码子突变基因的个体发生肝癌的危险性增加；且危险性是突变基因纯合子高于杂合子，杂合子又高于正常基因纯合子，并呈剂量反应关系。不过也有相反的报道。在 60.9%的肝癌 MGMT 为阴性，此时该基因启动子区频发广泛的高甲基化，并随着 HBV 感染的病理演进，甲基化程度也随之增加，提示 HBV 感染在 MGMT 甲基化中起重要作用。还发现 MGMT 基因的甲基化与 AFB1-DNA 加合物水平及 p53 基因突变状态密切相关。NAT1 和 NAT2 基因的多态性由其编码区和非编码区的点突变所造成，这些点突变能够导致表达降低、酶活性下降和酶的不稳定性。对台湾地区人群研究发现，NAT2 基因多态性与 HBsAg 阳性的吸烟男性患肝癌的危险性有关。

16.2.3 CIN 与肝癌

肝脏病患者肝细胞较正常人更易发生 CIN，这是进一步发生肝细胞癌变的物质基础，CIN 还与肿瘤预后相关。存在高频扩增的染色体臂依次为 lq、8q、17q、6p、20q、7q、1lq、7p、17p、5p、Xq；存在高频缺失的染色体臂依次为 8p、4q、13q、17p、16q、lp、9p、16p、9q、19。1 号染色体结构重排是肝癌中最常见的结构畸变，主要是其短臂的丢失。染色体缺失是导致抑癌基因失活的主要原因，例如抑癌基因 HCCS1 定位于 17p13.3，该区是肝癌细胞中高频杂合性缺失区域。染色体缺失还与肿瘤的分级、分化状态、有无包膜等相关。当肝癌初期肿瘤小于 2cm 时，lp 上的杂合性缺失发生频率较高；肿瘤复发同 13q 的缺失及 DNA 拷贝数变异数量相关，DNA 拷贝数在 8p 与 13q 的降低及在 1lq13 上的扩增同病人较差的预后显著相关。6q 上的等位缺失和病人预后相关。8p23.1 上 D8S1771 位置的 LOH 与较大肿瘤及较差的分化状态有关，8p23.1 上 D8S1721 位置的 LOH 在无包膜肿瘤中出现频率较高。13q 是 HCC 中变异频率较高的染色体臂，等位缺失在较大肿瘤中出现频率增加，这种特征可能与等位缺失变异的积累相关，13q32、13q 12.3、q14.1 与较大肿瘤及较高的肿瘤分级有关。染色体易位是原癌基因活化的一种重要方式。易位可使转录因子的结构与功能改变，导致转录水平的信号传递发生错误，进一步诱导细胞分化及癌变。14 号和 18 号染色体易位发生于多种肿瘤，该处的染色体易位可能参与了肝癌的癌变过程。肝癌细胞中的染色体易位多与 HBV 感染有关。染色体变异与肝癌的转移复发也有关。

另外，MSI、DNA 甲基化异常等也参与了 HCC 的发生与发展，如 HBxAg 通过促进E－cadherin 启动子甲基化而降低其表达，其发生要早于同一位点的 LOH。

16.2.4 肝癌相关癌基因

迄今为止，已经发现的与肝癌相关的癌基因包括 AFP、ras、c－myc、c－fos、c－jun、rho、TGF－a、HGF、CerbB2、ErbB2、HER－2、HER－2/neu、HER2、NEU、NGL、TKR1、ErbB2/HER－2、uTP、MDM2、MAGE（melanoma antigen，编码黑色素瘤抗原的基因）、MMP、胰岛素样生长因子Ⅱ（IGF－Ⅱ）、IGF－Ⅱ受体、集落刺激因子Ⅰ受体（CSF－ⅠR）等。在肝癌细胞中，这些癌基因异常表达、协同作用，使癌细胞分泌的生长因子不仅作用于它们自身的受体，而且也作用于邻近的细胞，持续分裂、促进生长，造成细胞的持续增殖而导致癌变。

16.2.4.1 AFP

AFP 是一种大分子糖蛋白，属于白蛋白样蛋白（albumin－like）家族，此家族还包括维生素 D 结合性蛋白（vitamin D－binding protein，DBP）、α－白蛋白（α－albumin，α－ALB）和血浆白蛋白（HSA），并且 AFP、α－albumin 和 HAS 三个基因紧密相连。在胎儿血清中首次发现，出生后 AFP 的合成逐渐停止，但是在肝重建的过程中，AFP 可以重新表达。但当肝细胞发生癌变时，AFP 基因也可重新激活并产生大量的 AFP 蛋白。人 AFP 基因定位于 4 号染色体长臂上（4q11－q13），含有 15 个外显子，14 个内含子，其中外显子 1 和 15 不表达。AFP 基因的在胎儿肝中的主要表达产物是 2.1kb mRNA，其他的还有 1.7、1.4 和 1.0kb mRNA，在成年的肝中可以检测到 1.4 和 1.0kb mRNA。

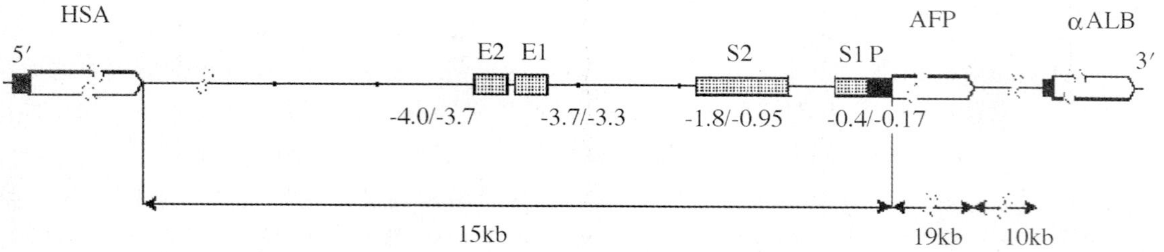

图 16－2 AFP 启动子结构及其与 HAS、α－ALB 在染色体上的位置关系

16.2.4.1.1 AFP 调控区结构 AFP 调控区 5′-末端是高度保守的（从－7.6 kb 到转录起始位点），含有转录因子的特异结合序列，包括启动子、增强子和沉寂子，使 AFP 基因转录得到精确调控（图 16－2）。在转录起始点的上游有 44 个核苷酸的 5′端帽子结构，具有两个 ALU 家族序列和两个 poly（dTdG）重复序列。AFP 启动子是一个紧位于 AFP 基因上游的长为 200 bp 的区域，其上有众多的转录因子结合位点，是一个典型的肿瘤特异性的启动子，非常适宜于 HCC 基因治疗。在人 AFP 基因调控区有两个增强子：一个位于 AFP 基因转录起始点上游－4.0/－3.7kb，一个位于－3.7/－3.3kb，均具组织特异性，在非肝细胞中不起作用，而鼠类动物的 AFP 一般都有三个增强子。目前在人 AFP 增强子区域中，已有 6 个转录因子结合位点被确定下来，两个 HNF1 位点，HNF3 和 HNF4 的位点各一个，C/EBP 结合位点有两个。具有 HNF1 位点是人 AFP 增强子的一个特征。由于 AFP 启动子是一个比较弱的启动子，在决定胎儿肝脏和 HCC 的 AFP 表达水平上，发挥主要作用的是增强子。AFP 沉寂子是一个负的顺式作用区域，有一个共有序列，5′－CTTCATAACTAATACTT－3′。两个沉寂子区域位于人 AFP 基因的上游，近端沉寂子位于－402/－169 bp 区域，含有 1 拷贝的共有序列；远端沉寂子位于－1822/－951 bp 区域，含有 4 拷贝的共有序列，后者的抑制作用比前者要强得多。AFP 沉寂子实际上并不直接抑制启动子的功能，只是阻止 AFP 增强子对 AFP 启动子的强化，而且此抑制作用只有当沉寂子位于增强子与启动子之间时才显现出来。AFP 沉寂子的作用既无方向性也无增强子特异性，如只要它位于增强子与启动子之间，就能像阻断 AFP 增强子那样阻断 SV40 增强子的活性。他们可能在胎儿出生之后 AFP 基因表达的下调过程中起关键作用。

16.2.4.1.2 肝细胞核因子和肝细胞专一性基因的表达 核因子（hepatocyte nuclear factors，HNF）对于肝脏细胞内基因的表达调控起关键的作用。HNF 包括 HNF1、C/EBP、HNF3、HNF4 以及 HNF6，它们对于肝特异性基因的结合位点目前已有一定的了解。在肝细胞内，各种肝细胞核因子相互作用共同调控基因的表达，各因子之间也存在着复杂的调控网络，可能的模式如图 16－3 所示。

HNF1 家族，包括 HNF1（HNF1α，LFB1）和 vHNF1（HNF1β，LFB3），在肝内广泛表达，受其调控的基因目前已知超过 100 个，调控位点主要位于启动子区域内。HNF1 和 vHNF1 能识别同一 DNA 序列，以同源二聚体或者异源二聚体的方式发挥作用。小分子蛋白 DCoH 对二聚体起稳定作用，两个 DCoH（dimerizing cofactor for HNF 1）和二聚体一起形成四聚体而发挥调控作用。在不同的组织中，HNF1 和 vHNF1 具有不同的变异体，并

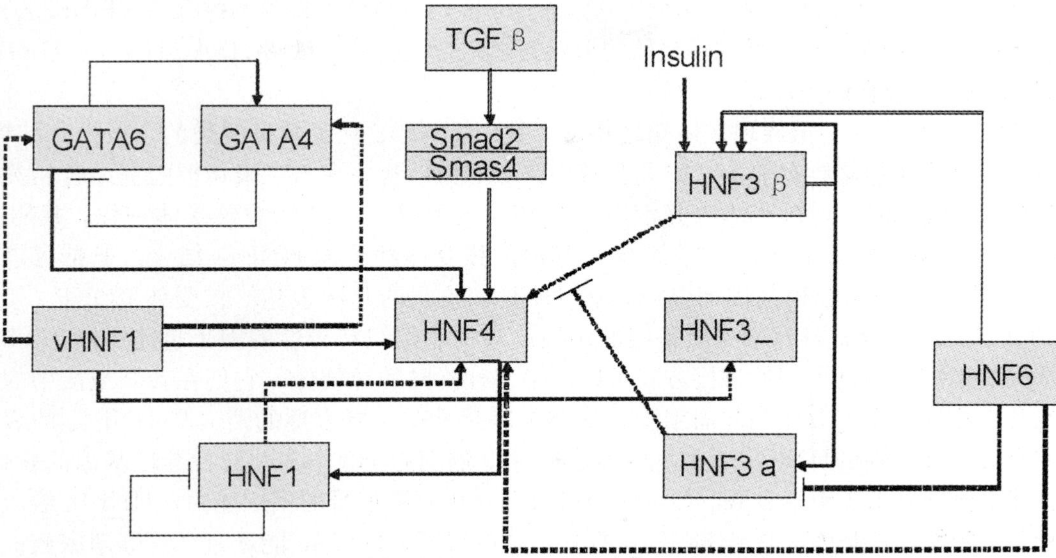

图 16-3　肝细胞核因子的表达调控网络：实线表示的是普遍存在的调控关系；虚线表示的是在某一特定发育时期存在的调控关系

具有不同的调控作用，另外，它们对肝内细胞的调控还受 DCoH 水平的影响。HNF1 基因本身的表达受 HNF3、HNF4 和 AP-1 的调控，vHNF1 的启动子区域存在核受体 COUP-TFI/Ear3、COUP-TFII/Arp1 和视黄酸受体结合位点，但是不受 HNF4α 的影响。

在胚胎发育过程中，vHNF1 的出现要早于 HNF1。在分化的肝癌细胞中经常发现 HNF1（而非 vHNF1）表达的增加，而在肝癌细胞去分化以及抑制干特异性基因表达经常伴随 HNF1 表达的降低以及 vHNF1 水平的升高。HNF1，HNF4α 和 vHNF1 的突变会导致胰岛素分泌系统不能发挥作用，引起三类非胰岛素依赖的糖尿病 MODY3、MODY1 和 MODY5，多见于青年。

C/EBP 家族（CCAAT/增强子结合蛋白）　这一家族中的一个重要特征是具有一个 bZIP 结构域、一个 N 末端反式激活区域（amino terminal trans-activation domain）以及一个亮氨酸拉链结构。C/EBP 蛋白的结合位点已经在 AFP、HAS、C/EBPα 以及其他一些肝细胞基因的调控区中发现。此家族中，C/EBPα 和 LIP 由同一基因编码，LIP 缺少转录激活区域因而没有转录激活作用，C/EBPα 和 LIP 的比例受翻译水平以及 C/EBPα 蛋白水解酶的调控。其他类型的 C/EBP 蛋白（C/EBPα、β、γ 和 DBP）与 LIP 形成异二聚体能抑制转录的激活。C/EBP 家族蛋白在许多非增殖性细胞中特异性表达，而在肝重建中的细胞、原代培养肝细胞以及肝肿瘤细胞中他们的表达都很低，它们具有抗增殖作用。C/EBPα 对于细胞分化、增殖都起关键的控制作用。另外 C/EBP 家族蛋白还可能与肝内造血干细胞的分化有关。所谓的 PAR 蛋白，缺少亮氨酸拉链而不能形成二聚体，其中之一就是 DBP，它只有在成年肝脏中合成。在肝重建的过程中，其表达水平明显降低。

HNF3　此家族包含一个翼状螺旋（Winged Helix）型 DNA 结合区域，一个螺旋-环-螺旋区域以及两个与 DNA 结合的翼（Wing）。根据其四聚体结构，HNF3 的 DNA 结合区域与组蛋白 H5 极为相似，表明其激活基因表达可能与染色体的构象调控有关。HNF3α、β、γ 能识别同一 DNA 序列，并以单倍体的形式与之结合。它们能激活 HSA、HNF1、HNF3α 和 HNF3β，形成自调控环。

HNF4　HNF4 的家族现在还知之甚少，其中 HNF4α 是了解最清楚的。根据其结构，HNF4 与核受体超家族有关。它们具有两个锌指结构以及一个与二聚化核配基结合相关的 C 末端结构域。但是现在在体内并没有发现相应的配体。与其他的核受体一样，HNF4α 以同源二聚体的方式与 DNA 结合。但是其他的核受体并不与 HNF4α 结合，但是可以通过与 HNF4α 竞争结合靶基因而参与调控 HNF4α 控制的基因表达。核受体 COUP－TF1 和 COUP－TF2 能加强 HNF4 对基因的调控。多种非组织特异性的因子也能协同 HNF4α 对基因的调控。通过不同的拼接方式可以产生多种不同的异构体，它们在转录激活中的作用也各不相同。在去分化的肿瘤细胞系和体细胞杂种中，肝表型的消失与 HNF4α 的表达下调有关。外源性的HNF4α 表达能恢复去分化肝癌细胞 H5 中多种肝特异性基因的表达，并且能部分恢复上皮细胞表型，并重新获得对于分化刺激信号的反应能力。HNF4α 能激活多种肝细胞特异性基因，它是 HNF1α 的主要调控因子。HNF4α 能通过 TGFβ 超家族诱导表达。

HNF6　是 HNF 家族中的一个新成员。它与 HNF3 基因一样能结合到一些肝细胞特异性基因的启动子区域。它可能参与 HNF3α、β 基因的表达，其本身的表达受性别和激素的影响。

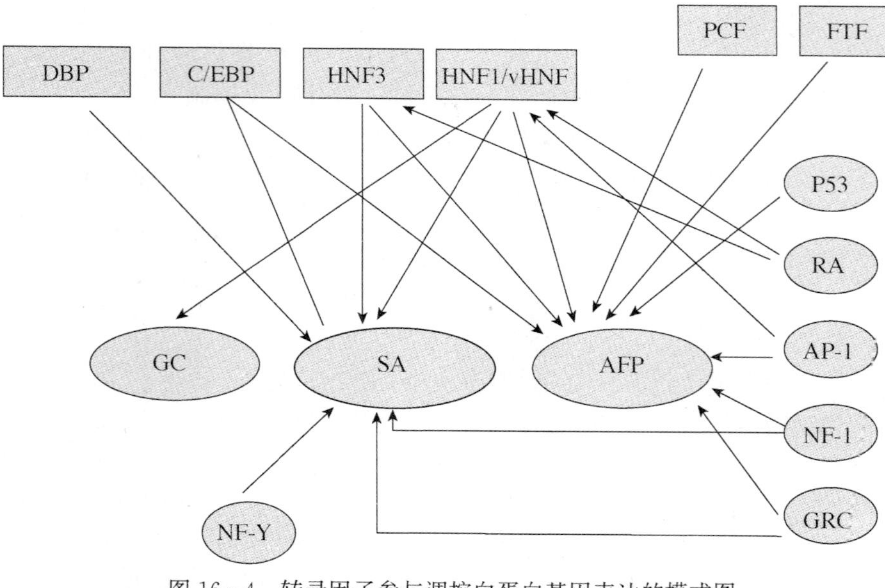

图 16－4　转录因子参与调控白蛋白基因表达的模式图

RA，视黄酸；GC，组特异性组分

16.2.4.1.3　转录因子对 AFP 基因的调控（图 16－4）　AFP 启动子上的两个 HNF1 结合位点，分别位于－64/－49 和－131/－117 bp。远端 HNF1 结合位点只有在肝细胞中与

HNF1 结合，其作用强于近端 HNF1 结合位点。在 HAS 的- 65/- 53 bp 以及 α - ALB 的- 171/- 159 和- 101/- 89 bp 都发现有 HNF1 结合位点。另外，在族特异性组分基因（group - specific component gene 或者叫 DBP）中也存在 HNF1 结合位点，表明其可能参与肝族基因（clustered liver genes）的表达。HNF1 和 vHNF1 都能激活 AFP 基因的表达，在肝细胞中，vHNF1 调控 AFP（而非 HSA）基因表达的能力强于 HNF1，而 HNF1 对其他一些白蛋白基因具有激活作用，如人 HepG2 肝癌细胞中的族特异性组分基因，而 vHNF1 却表现为反式显性抑制，这些表明，HNF1/vHNF1 的平衡在一些细胞中能影响 AFP 和其他白蛋白之间的比例。在非肝细胞中，HNF1 和 vHNF1 都能上调 AFP 和 HAS 基因的表达，在此，HNF1 的作用要强于 vHNF1。在增强子区域，也有 HNF1 结合位点，但是 HNF1 与之结合的能力远远低于启动子上的 HNF1 结合位点。AT 基因序结合因子 1（AT motif - binding factor 1，ATBF1）却能和这一区域结合。ATBF1 也能与 AFP 和 HSA 启动子上的 HNF1 结合位点结合，但是结合的效率较低，ATBF1 在肝细胞瘤和非肝来源的细胞中都有表达。在人类肝癌细胞系中，ATBF1 通过与 HNF1 竞争结合位点而抑制 AFP 增强子和启动子的活性。在 AFP 基因的启动子中存在两个 C/EBP 结合位点，分别位于- 77/- 68 和- 115/- 106 bp。远端结合位点的作用强于近端结合位点，但是沉默子上的两个 C/EBP 结合位点强于启动子上的 C/EBP 结合位点。C/EBP 家族中的 C/EBPα、β、γ、DBP 以及负调控因子 LIP 都参与 AFP 基因的表达调控。尽管 C/EBPα、β 能在体外激活 AFP 启动子，但是在发育的过程中并没有发现 AFP 启动子活性与此家族蛋白活性之间的相关性。在出生之后，AFP 合成显著降低，而 C/EBPα、β 的水平却显著增高，C/EBPα 的比例增加。与启动子上的 C/EBP 结合位点不同，增强子上的 C/EBP 结合位点在胚胎发育的晚期以及出生之后能被 C/EBPα 激活，在成年肝脏中，增强子还具有活性，可能对 HAS 启动子产生影响。

在 AFP 启动子上具有一个非组织特异性的 NF - 1 结合位点，位于- 123/- 108 bp，它部分与 HNF1 以及 C/EBP 结合位点重叠。低浓度的 NF - 1 能轻微的刺激 AFP 启动子活性，而高浓度的 NF - 1 却反而抑制启动子的活性。HSA 中，启动子的活性与 NF - 1 的浓度成正比。启动子的- 166/- 155 bp 区域是 FTF 家族蛋白的结合区域。FTF 能以单体的形式与 DNA 结合而不需要其他配基的参与。FTF 在新生和成年鼠中特异性表达，而在胚胎期的肝脏中表达量很少，在一些 AFP 阳性肝癌细胞中也有表达。FTF 与 AFP 启动子位点的结合还受到 LF 的竞争性影响。LF 的结合区域位于- 155/- 134bp，部分的与 FTF 结合位点重叠。另外，在 HNF3α 启动子中也发现有 FTF 结合位点。启动子的- 166/- 153 bp 区域高度保守，是增强子发挥作用所不可缺少的。这一区域的缺失会导致 70% 的启动子活性降低，而缩短启动子和增强子之间的距离或者踢出增强子之后，这一序列的缺失却不会对基因表达产生影响。nkx - 2.8 的作用是为 AFP 启动子和增强子与相关调控蛋白复合物的连接提供可能。其只有在胚胎肝脏以及 AFP 阳性肿瘤细胞系中表达，它的表达缺失可能导致 AFP 基因沉默。另外，nkx - 2.8 可能通过与其他转录因子的竞争性结合而下调 AFP 基因的表达。HSA 启动子上缺少 nkx - 2.8 结合位点，

在胚胎发育的某一特定时期，核受体，特别是糖皮质激素受体和视黄酸受体，能参与 AFP 基因表达的调控。而在不同的个体发生和肿瘤形成过程中，相同的激素-受体复合物对同一基因的表达可能会起到截然不同的作用。糖皮质激素及其类似物地塞米松（dexamethasone)，能在出生之后迅速下调肝中 AFP 基因的表达，而不影响肝中 HSA 和肾内 AFP 的表达，表现为肝组织特异性和时间特异性。在 AFP 的调控区域内，存在多个糖皮质激素—受体复合物（glucocorticoid hormone - receptor complex，GRC）识别位点。其中两个位于启动子的- 166/- 154 bp 和- 224/- 219 bp 区域，它们决定 McA - RH 7777 细胞对地塞米松的敏感度。启动子 GRG 结合位点与 nkx - 2.8、FTF、LF、AP - 1 都存在重叠，它们之间存在竞争关系。视黄酸能在胚胎癌细胞和肝癌细胞中调节 AFP 基因的表达。在小鼠畸胎癌 F9 细胞中，视黄酸能诱导 AFP 和 vHNF1 基因的表达。在大鼠肝癌细胞 McA - RH 7777 和 McA - RH 8994 中，视黄酸也能在转录水平激活 AFP 基因的表达，而在 McA - RH 8994 中还能诱导 HSA 基因的表达。视黄酸的影响可以通过 HNF 途径实现，也可以通过激素-受体复合物与 AFP 调控区的结合而实现。在 AFP 调控区中有三个元件对视黄酸敏感，一个位于启动子的- 139/- 127 bp，与其他结合位点存在重叠，核受体 COUP - TF1 的表达能阻止视黄酸激活 AFP 启动子。总的来说，糖皮质激素和视黄酸对 AFP 基因的调控多样性依赖于各种形式的受体与重叠结合位点的竞争性结合，以及与其他转录因子的蛋白-蛋白相互作用。

癌基因蛋白也参与 AFP 基因的表达调控。AFP 的启动子区域有 AP - 1 结合位点（- 160/- 152 bp）。这一位点能与 Jun 和 Fos 蛋白结合。结合的形式是 Jun - Fos 异聚体以及 Jun - jun 二聚体，但是 Jun - jun 二聚体的结合能力以及激活作用不如 Jun - Fos 异聚体。在体内肝重建过程以及一些肝肿瘤细胞系中，c - jun、c - fos 以及 c - myc 基因表达上升。在正常的肝细胞中，EGF 诱导的核内癌蛋白表达与 AFP 基因激活相关，在癌基因 mRNA 水平上升之后几个小时，AFP mRNA 的水平也上升。但是在转化的肝细胞（transformed hepatocytes）中，癌基因可能并不直接激活 AFP 基因。AP1 结合位点与 GRC 结合位点部分重叠，因此 GRC 和 AP - 1 之间存在相互拮抗的作用。AP - 1 复合物并不影响 HSA 基因启动子和增强子的活性。

P53 对于 AFP 基因表达的调控主要是通过与 HNF3 竞争性的结合沉默子区域实现的。

Afr1 维持 AFP 基因在成年肝中的低水平表达，而 Afr2 决定了肝重建过程中 AFP 基因的表达。Afr1 和 Afr2 都具有多效性，它们还能控制肝内 H19 基因的表达。Afr1 定位于 15 号染色体，与 C - myc 基因比邻。Afr1 基因对 AFP 和 H19 的调控具有肝细胞特异性，而 HSA 基因的表达却不受 Afr1 的影响。Afr2 定位于 11 号染色体。Afr1 和 Afr2 与 AFP 沉默子上的 cis - elements 而影响 AFP 基因的表达。Afr1 表现为负调控因子，其产物能直接与沉默子结合，或者直接（间接）通过与 RNA 聚会酶Ⅱ复合物结合，改变 RNA 聚会酶Ⅱ。Afr2 则可以与沉默子的- 1010/- 838 bp 区域结合，表现为促进激活作用。但是 Afr1 和 Afr2 在沉默子上的结合区域是不同的，它们独立作用。一些研究表明，Afr1 基因参与 AFP 的转录后调控，它能与 mRNA 的 5′和 3′非翻译区结合，稳定 mRNA。

16.2.4.1.4 AFP 的生物学功能　AFP 的生物学功能非常复杂。由于它是胎儿的主要血清蛋白以及它的结构与成年人血清白蛋白结构相似，因而人们一直认为它的作用犹如血清白蛋白。尽管人出生 2 年后，AFP 基因基本处于关闭状态，但是当人发生肝癌或肝脏良性再生时，处于痕量表达状态的 AFP 基因又重新开放，血清 AFP 的含量又特异性增高，所以在临床上血清 AFP 的含量常作为早期诊断肝癌的金标准。

除此之外，AFP 还具有许多很重要的生物学活性。它在体内主要活性是作为结合、运输配体的工具。如胆红素、脂肪酸、类视黄醇、类固醇、重金属离子、染料以及各种药物等能，能有效地结合重金属 离子等。近来的研究表明AFP还能与已多种环境因子包括植物雌激素、二噁英和类黄酮等结合，这类化合物在许多靶器官中具有胚胎毒性、神经毒性和免疫毒性。AFP还参与细胞增殖和代谢的调节，还具有促进各种肿瘤细胞增殖的功能。AFP作为一个生长调节因子，起着一个既可以增强又可以抑制的双重生长调节因子的作用。其上调和下调生长和增殖的能力具有AFP剂量依赖性，它可能通过凋亡调节、胞内信号转导的调控以及受体敏感度下降等几种机制调节生长。在生理条件下抑制母体对发育中的胚胎产生免疫反应，而在病理条件下抑制患者对生长中的肿瘤产生免疫反应，诱导淋巴细胞凋亡。

AFP抑制母体免疫排斥胎儿的主要原因是AFP能抑制T细胞介导的细胞毒性，并具有诱导抑制性T细胞的作用，通过进一步的研究发现AFP具有免疫抑制功能。但是，人们对AFP在肝癌发生过程的免疫调节作用知之甚少。已经有研究发现AFP能抑制原发性肝癌患者和荷肝癌小鼠的免疫系统功能，这些抑制作用是由于AFP具有改变$CD4^+$和$CD8^+$等T淋巴细胞亚群的比例和导致淋巴细胞死亡所致。把体外培养的人肝癌细胞注射到小鼠体内后，导致体内AFP升高，发现AFP可抑制免疫攻击，促使肝癌细胞逃避免疫监控，造成癌细胞在小鼠体内生长；U m 等用从人脐带血中提取的AFP作用于肝癌患者的单核细胞，发现AFP不仅能抑制单核细胞转变为成熟的DC，并且能损伤DC的功能、抑制DC对T细胞的激活并诱导这些DC凋亡。所以AFP能抑制DC转化成APC和诱导DC凋亡，提示AFP具有直接抑制肝癌患者的免疫能力，AFP是通过诱导DC细胞凋亡和抑制T淋巴细胞的免疫反应促使肝癌细胞逃避免疫监控。AFP如何通过发挥免疫调节作用，维持肝癌细胞在体内生长，是目前研究AFP生物学功能的热点。肝癌细胞可能先表达AFP诱导淋巴细胞凋亡，为其生长提供一个良好的体内生存环境，AFP又可通过癌细胞膜上的受体促进癌细胞异常增生。淋巴细胞时刻监视机体细胞的生长情况，发现细胞异常增生则分泌肿瘤坏死因子（tum ornecrosis factor，TN F）家族，通过死亡受体诱导异常细胞凋亡。正常细胞或肿瘤细胞的凋亡，主要由TNF家族及其受体介导，包括TNF/TNFR、Fas/FasL和TRAIL/TRAILR系统。肝癌患者细胞内的TNFR表达停止或丢失，伴随有AFP表达量升高，提示AFP可能通过下调TNFR的表达，减少淋巴细胞分泌的TN F与肿瘤细胞结合，导致肝癌逃避机体的免疫监视；肝癌细胞分泌的AFP还能抑制淋巴细胞分泌TNF，减少淋巴细胞分泌的TNF对肿瘤细胞的凋亡诱导。在TNF家族及其受体系统中以Fas/FasL和TRAIL/TRAILR系统快速诱导凋亡而备受关注。肝癌细胞也能通过高表达FasL，与淋巴细胞膜上的Fas结合，诱导淋巴细胞凋亡。NK细胞和T细胞分泌的TRAIL是抑制肿瘤细胞生长和转移的重要细胞因子，有研究表明，肝癌细胞Bel 7402中，AFP可以影响TRAIL凋亡途径而使肿瘤细胞逃避凋亡控制。最近研究发现p53能直接和AFP基因调控序列结合，AFP通过直接上调survivin表达或者可能通过促进突变型p53的表达而上调survivin的合成，阻断Caspase传递的凋亡信息，抑制淋巴细胞分泌的TNF、Fas和TRAIL对肝癌细胞的攻击，这可能是A FP通过封阻凋亡信号通路促使肝癌细胞逃避淋巴细胞攻击的主要原因。

16.2.4.2 IGF轴

人胰岛素样生长因子Ⅱ（insulin - like growth factor Ⅱ，IGF - Ⅱ）主要在肝脏合成，发现于20世纪70年代末，它与IGF - I、IGF - IR、IGF - ⅡR、至少6种IGF结合蛋白

（IGFBP1－6）一起形成完整的 IGFs 轴。IGFs 轴的失调在肝癌的发生发展过程中发挥重要作用。

16.2.4.2.1 IGF 轴的组成、结构、功能及其调控 IGF－Ⅱ是含 67 个氨基酸的单链多肽，基因定位于染色体 11p15，长约 30 个 kB，含 9 个外显子（E1－E9）和 4 个不同的启动子（P1－P4）。各种 IGF Ⅱ mRNA 长短不同，但其编码的外显子 E4－E9 都相同，差别只在非翻译区外显子 E1－E3 的有无。4 个启动子功能各异：P1 调控 E1－3、E7－9，P2 调控 E4、E7－9，P4 调控 E6－9。在胚胎期呈高活性，能产生 70%以上的肝 IGF Ⅱ RNA，但出生后不久即表现为负调解在成年期则接近静止。在肝细胞，人 IGF－Ⅱ可通过与三种受体结合而发挥作用，包括 IGF－Ⅱ R，IGF－IR 和胰岛素受体。IGF－IR 与胰岛素受体结构相似，具有酪氨酸蛋白激酶活性。IGF－Ⅱ R 为 6－磷酸甘露糖受体（IGF－Ⅱ/mannose 6－phosphate receptor，IGF－Ⅱ/M6PR），是一种单链多肽，无酪氨酸蛋白激酶活性。IGF－Ⅱ与三种受体的亲和力大小依次为 IGF－Ⅱ R>IGF－IR>胰岛素受体。IGF－Ⅱ与 IGF－Ⅱ R 结合可以增强细胞的转移能力，具体机制不清楚。IGF－Ⅱ R 还介导细胞对 IGF－Ⅱ的摄取和降解，促进 IGF－Ⅱ从血液中清除，控制着细胞周围游离 IGF－Ⅱ的水平。多数学者认为，IGF－Ⅱ的生物学作用主要是由 IGF－IR 介导的，IGF－Ⅱ与 IGF－IR 结合后，可启动两条信号转导通路：PI3K 通路和 MAPK 通路，促进细胞有丝分裂，诱导细胞增生、转化和抑制凋亡。在肝细胞癌发生过程中，下游的 Wnt 通路可能也与 IGF－Ⅱ相关。该通路中 GSK－3β 是体内外肝癌形成模型中 IGF Ⅱ轴组成型激活的分子靶点。IGF Ⅱ与肝癌发生发展及肿瘤细胞增生密切相关，经自分泌和（或）旁分泌途径发挥其生物学作用，并且受 HBxAg 的影响而表达上调。在肝癌细胞系中 IGF－IR 的表达也受 HBxAg 的调控，而 ras 信号途径的激活和 p53 途径的失活都可能导致 IGF－IR 信号的激活。

IGFs 与受体以及结合蛋白具有高度的亲和力，绝大多数 IGF 均与 IGFBPs 结合，约 1%为游离型。IGFs 是重要的促有丝分裂因子，可以诱导细胞的增殖和新陈代谢。IGFs 和 IGFBPs 在局部组织的表达与否调控组织的生长与分化，IGFBPs 至少可以通过以下三条途径调控 IGFs 的行为：①抑制模式，IGFBPs 阻止 IGFs 与其受体的结合；②促进模式，IGFBPs 运送 IGFs 进入其活性作用位点；③不依赖于受体的模式，这一途径可能包含 IGFBPs 和 IGFBPs 受体的直接反应作用。IGFBPs 对 IGFs 的调控作用受其与 IGFs 的相对浓度影响，也受 IGFBP 蛋白酶的影响。IGFBP 蛋白酶能将 IGFBPs 水解，生成的小片段对 IGFs 的亲和力不如原来的 IGFBPs，从而增加游离 IGF 的生物学活性。目前已发现 6 种主要的 IGFBPs 中，除 IGFBP－3 由肝非实质细胞（Kupffer 细胞、肝窦上皮细胞、肝星状细胞）分泌外，其他均由肝实质细胞分泌。IGFBP－3 与 IGFs、酸不稳定亚单位（Acid－labile subunit，ALS）可结合形成三联体复合物，分子量约 150 kD。该三联复合物能够延长 IGF 的半衰期，防止其通过血管屏障，有助于维持 IGF 浓度的稳定。

16.2.4.2.2 印记基因 IGFII 是第一个发现的内源性印记基因。遗传印记（genetic imprinting）是指配子发生或合子发育期间，来自亲本的等位基因或染色体在发育过程中产生表遗传学（epigenetics）的加工修饰，导致后代体细胞中两个亲本来源的等位基因有不同的表达活性，它是一种伴有基因组改变的非孟德尔遗传形式，可遗传给子代细胞。遗传印记的表遗传学基础是：两个亲本等位基因中的一个在含有 CpG 岛的序列上甲基化。在 7 号染色体的末端存在 5 个印记基因，其他四个分别是 Mash-2、Insulin-2、p57KIP2 和 H19。最近许多研究集中在 H19 和 IGFII 基因的相互作用上。IGFⅡ的活性拷贝来自父源性等位基因，而 H19 则来源于母本。它们都受增强子 E 和 M 的控制（图 16-5）。在父本中，IGFII 受增强子的作用而 H19 处于关闭状态，而在母本中正好相反。在这一区域的染色体上存在两个甲基化区域，DMD 位于 H19 上游，而 DMR1 位于 IGFⅡ之中。在父本中，这两个区域都被甲基化，而在母本中都没有甲基化。增强子 E 对 H19 和 IGFII 的调控受 DMD 的控制，DMD 甲基化（在父本中）则激活 IGFII 启动子，而 DMD 未甲基化（母本），则 DMD 作为边界元素（boundary element）阻止增强子对 IGFII 的作用。最新的研究表明，这一区域还存在三个组织专一性的沉默子（黑色），一个位于 DMD，能够沉默父本的 H19；另外两个沉默母本上的 IGFII，一个位于 IGFII 和 H19 之间，在肌肉组织中起作用，另一个位于 DMR1，在其他组织中起作用。敲除 DMR1，沉默子失活，导致母本染色体上 IGFII 能像父本上一样的表达，而不再表现出印记特性。据推测，正常情况下，M 增强子能通过边界元素，但是却受沉默子的作用而使基因不能表达，或者沉默子和边界元素反应，阻止 M 增强子发挥作用，当沉默子跌失后，IGFII 基因表达。

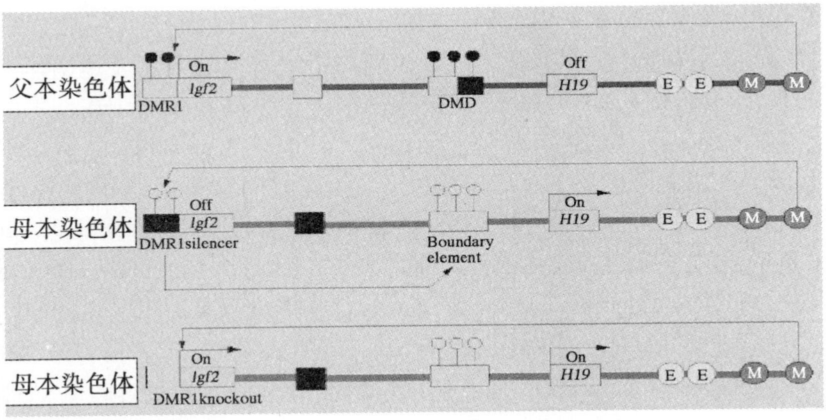

图 16-5 印记基因 IGFⅡ和 H19 的表达调控

正常情况下，IGFⅡ的四个启动子中，P2、P3、P4 是印记化的，它们启动单等位基因表达；P1 是非印记的，启动双等位基因表达。这样肝脏 IGFⅡ在胚胎发育期由于母源性等位基因印记表现为单等位基因表达，成人肝脏由于 P1 启动子活化而出现双等位基因表达。研究发现，在胎肝和新生儿肝中，IGFⅡ mRNA 表达量最高，其来自几个启动子的 mRNA 丰度 P3>P4>P2，而 P1 启动子失活。在成人肝脏，IGFⅡmRNA 表达量仅为新生儿峰值的 1/10，其中来自 P1 启动子的 mRNA 丰度最大。有关研究表明，肝脏非典型增生及肝细胞癌中，IGFⅡ过表达与等位基因的表达失调相关，表现为高频率的双等位基因表达缺失及逆转为单等位基因表达。提示在肝细胞癌变早期，P3，P4 启动子活化及 P1 启动子失活，IGFⅡ印记基因的沉默。

16.2.4.2.3 IGF 轴与肝癌 近期的研究表明，IGFⅡ在人肝癌组织中高度表达。Elisabetla 利用 IGF2 ⅡcDNA 和寡核苷酸探针进行 RNA 印迹分析显示，22%的肝癌标本中

IGF2 Ⅱ mRNA 升高 40～100 倍，肝癌及部分相邻肝硬化组织中存在 2 种胚胎型 IGFⅡ mRNA（5 和 6 kb）。虽然部分良性肝病组织中可见 5 kb 的 IGFⅡ mRNA，肝硬化和肝脏良性肿瘤中大多数存在成人型 IGFⅡ mRNA（5.3 kb）。这表明，良性肝病中有不同的 IGFⅡ mRNA，而肝癌中高水平的胚胎型 IGFⅡ mRNA 支持自分泌机制诱发癌变的观点。另有一些研究提示，IGFⅡ的出现是肝细胞肿瘤转化的一个早期表现。与 HBV、HCV 相关的慢性肝炎、肝硬化、肝腺癌等病变的细胞与正常肝细胞不同，常出现 IGFⅡ mRNA，但这些良性增生病变中的 IGFⅡ mRNA 主要是成年型，而 HCC 出现的是胚胎型。丙型肝炎病毒核心蛋白可反式激活 IGFⅡ基因转录，它通过刺激转录因子脱落蛋白-1（Sp-1）和早期生长反应基因-1（Egr-1）磷酸化，并上调这两种转录因子与启动子 P4 的结合活性而发挥作用。HBV 的 X 蛋白则引起 PKC 和 P44/P42MAPK 信号转导通路的激活，诱导转录因子 Sp-1 磷酸化并上调其与靶 DNA 结合活性，从而刺激 IGFⅡ启动子 P4，致 IGFⅡ基因表达增加。

肝细胞癌变过程中 IGF-1R 表达明显增强，乙肝病毒可能通过 HBV X 蛋白促进 IGF-1R 表达而加速肝癌的发展。IGF-ⅡR 能够降解 IGF-Ⅱ，活化 TGF-β，还能转运溶酶体蛋白水解酶。因此，IGF-ⅡR 基因被认为是抑癌基因。事实上，在原发性肝癌中，IGF-ⅡR 的表达显著减低，并且发现该基因的突变。

6 种主要 IGFBPs 中，IGFBP-3 含量最高，能够抑制肝癌的发生、发展。肝癌组织中 IGFBP-3 明显降低，其启动子甲基化增加，而癌周组织 IGFBP-3 表达明显增强。加入人重组 IGFBP-3（hrIGFBP-3）或 IGF-Ⅱ抗体，细胞分化显著减低。在培养的肝癌细胞系 PLC 中，加入的外源 IGF-Ⅱ的促有丝分裂活性被 IGFBP-3 所抑制。加入 hrIGFBP-3 也抑制肝癌细胞株 PLC/PRF/5 及 HepG2 的生长。同样，用全反式维甲酸处理肝癌细胞株 Hep3B，抑制其表达 IGFBP-3，促进 Hep3B 细胞的生长。进一步研究证实，IGFBP-3 抑制肝癌细胞增殖可能与维甲酸 α 受体有关。曲古抑 A（Trichostatin A，TSA）是组蛋白脱乙酰酶 1 抑制剂（Histone deacetylase1，HDAC1），它能增强 IGFBP-3 的表达，促进肝癌细胞的凋亡。其机制可能与 IGFBP-3 启动子 SP1 磷酸化，以及 SP1/SP3/HDAC1 多蛋白复合体的调节有关。IGFBP-3 与 P53 之间存在自分泌/旁分泌反馈循环，共同抑制肿瘤的生长。作为 P53 的靶基因，在细胞遗传物质遭到破坏时，IGFBP-3 基因有抑制细胞分化，促进凋亡的功能。最近的研究发现，TGFβ 的 V 受体（TβR-V）可能参与 IGFBP-3 的作用。TR-V 是一非蛋白聚糖膜糖蛋白、苏氨酸特异性蛋白激酶，在多数细胞中与 TβR-Ⅰ、TβR-Ⅱ和 TβR-Ⅲ共表达，然而，TR-V 却在内皮性肿瘤细胞中的表达特异性的降低。TR-V 是 IGFBP-3、IGFBP-4、IGFBP-5 的受体，但是 TR-V 传导的信号并不参与 Smad2/Smad3 的磷酸化刺激。IGF 可能通过这一途径而阻止 TGFβ 和 IGFBP-3 发挥抑癌作用。

16.2.4.3 环氧合酶-2（COX-2）与肝癌

COX 又称前列腺素过氧化物合成酶，是一种膜结合蛋白，具有环氧合酶和过氧化物合成酶双重酶的功能，是前列腺素（PG）合成起始步骤的关键酶。目前发现两种 COX，COX-1 和 COX-2，二者具有不同的结构和生理功能。COX 基因由 11 个外显子和 10 个内含子组成，全长 22.5kb，其表达水平在人体内保持相对稳定。COX-1 又称组成型环氧合酶（constituitive COX），COX-1 主要分布在内质网，促进 PG 合成，维持人体正常功能。COX-2 又称诱生型环氧合酶（inducible COX），其基因位于染色体 lq25.2-25.3，全长

8.3 kb，启动子区域包含有GATA框、TATA框、NF-κB、AP-1、CRE、C/EBP结合位点等。在大多数组织中COX-2为诱导性表达，但在神经元细胞培养的非上皮细胞中为组成型表达。COX-2主要位于核膜。研究显示，COX-2基因是早期生长反应基因（early growthresponse genes）之一。这类基因可被生长因子、致裂原诱导表达，产物包括核转录因子、细胞因子等。COX-2可被广泛的血管外激活物如IL-1、TNF、5-羟色胺（5-TH）、EGF、TGFβ1等诱导表达。COX-2蛋白有三个功能结构域，N-末端区域包含一个EGF区域，可以作为致裂原刺激细胞生长和有丝分裂；中间区域是膜结合位点；N-末端区域是催化中心，对COX-2的活性最重要。在三维结构中，活性位点位于疏水channel的末端．在催化区域的内部有一亚铁血红素分子（灰色）和一个药物分子，药物分子可能通过膜结合位点进入催化中心。在亚铁血红素分子和一个药物分子中间，有一个酪氨酸残基，对COX-2的催化活性非常重要。

COX-2是催化花生四烯酸转变为前列腺素和血栓素的限速酶，与机体的各种生理病理过程密切相关。COX-2可以通过以下途径影响肿瘤的发生：COX-2可以通过其主要产物PGE2刺激肿瘤细胞的增殖；COX-2抑制细胞凋亡至少有三种途径即增加Bcl-2表达，减弱NO信号途径，降低细胞间神经鞘氨醇含量；COX-2过度表达可刺激肿瘤新生血管的形成；COX-2影响肿瘤的侵袭、转移；COX-2的酶解产物PGE2不仅可抑制T细胞和B细胞的增殖和自然杀伤细胞的细胞毒性反应，而且还可抑制TNFα的产生，诱导有免疫抑制功能的IL-10的产生；COX是兼有环氧化酶和过氧化酶双重功能的酶，参与致癌物的代谢过程。已证实在慢性乙型肝炎、慢性丙型肝炎、肝纤维化及肝癌中都有COX-2的高表达。HBV诱发的COX-2可能造成肝细胞中的基因突变或致癌性的前列腺素增多，导致肿瘤的发生。近来，许多研究提示COX-2与肝癌的分化程度很大关系，COX-2水平在高分化肝细胞肝癌中明显高于中分化肝癌、低分化肝癌、肿瘤旁组织及正常的肝组织，肿瘤旁组织中的COX-2水平高于正常肝组织，而肿瘤旁组织、中分化肝癌及低分化肝癌组织中的COX-2水平无明显差异。这些发现表明COX-2作为靶基因用于基因治疗的潜在效果，并提供了进一步的肿瘤防治提供了一个新的靶点。

16.2.4.4　HCCA1（HCC-associated gene 1）

HCCA1是一新发现的HCC相关基因，HCCA1编码的蛋白是一80kDa的胞浆蛋白，具备2个特征：①富含脯氨酸，可与含-SH3的蛋白质相互作用，介导真核细胞的信号转导，对细胞增殖有正向调节作用；②含多个磷酸化位点，可被多种激酶（PKC、PKA、PKG、GSK3、P34、cdc2、CAMⅡ、CKⅡ、CKI及酪氨酸激酶）调节。通过比对EST数据库发现，HCCA1和许多胚胎组织来源的EST克隆有同源性，提示正常情况下HCCA1可能编码一调节胚胎发育的胚胎蛋白，在胎儿分娩后迅速下降，当癌变时又再次升高。HCCA1高表达是一HCC晚期事件，它增高的水平和肿瘤进展及转移显著相关。应用原位杂交和免疫组化技术发现：无论在mRNA水平上抑或蛋白水平上，HCCA1在癌组织中均较癌周组织中优先表达。HCCA1在HCC的癌组织中特异性高表达，而在其他肿瘤包括胃癌、直肠癌、乳腺癌及肾癌中均未见异常表达。HCCA1在原发性肝癌中的高度组织特异性，不仅有可能成为新的HCC诊断指标，更是潜在的基因治疗靶位点。

16.2.4.5 PEG10

定位于7p21，表达的蛋白包括PEG10-RF1和PEG10-RF1/2。正常情况下，PEG10虽然不能在成人组织中完整表达，但广泛存在于除肝外大多数组织中，PEG10高表达时减少了SIAH1介导的细胞凋亡，促进HCC的发生，并且PEGIO对HCC的癌组织有特异性，只在肿瘤组织中表达而在癌旁组织中未检出。

16.2.4.6 LAPTM4B

溶酶体相关4次跨膜蛋白质B（1ysosome-associated proteintransmembrane 4 beta，LAPTM4B）基因是北京大学基础医学院细胞生物学教研室刘军建等新近通过荧光差异显示技术筛选出的在成人正常肝中低表达而在绝大多数肝癌组织中表达高度上调的cDNA片段。基于其表达产物存在4个穿膜区、有典型的溶酶体定位信号及与LAPTM4A同源46%这样一些结构特性即LAPTM4B。LAPTM4B基因编码的蛋白明显与细胞的分化、增殖、黏附、迁移和癌变相关，还能与多种细胞表面的信号分子形成复合物，提示其很可能作为一个原癌基因在生命的进化过程中发挥作用。

绝大多数的癌基因表达产物都是细胞信号转导系统的组成成分，它们可以从多个环节干扰细胞信号转导过程，导致肿瘤细胞增殖分化异常。可能机制包括：①Ras-Raf-MEK-ERK信号转导路径：该路径参与细胞生长、分化、凋亡等一系列转录因子的活性调控。癌基因作用于Ras上游因子Shc、Grb2和SOS，长期促进GTP与Ras结合；持续性激活Src激酶，后者磷酸化激活Shc，最终激活Ras，进而激活Ras/Raf/MEK/ERK路径，导致转录因子AP-1和NF-κB活化，促进RNA聚合酶Ⅱ依赖性基因转录，从而有利于HCC的发生；②PI3K/Akt信号转导路径：PI3K及其下游靶因子Akt的活化可抑制细胞免受物理、化学、病毒等因素诱导的凋亡，因而有利于HCC发生。通过激活细胞因子和细胞因子受体发挥效应或通过激活Src，从而激活Ras-GTP，后者与PI3K的p110亚单位结合，激活PI3K；Src与PI3K的P85亚单位结合，激活PI3K；③Jak-Stat信号转导路径：该路径参与细胞因子受体和生长因子受体的活化，在促进肝癌细胞增殖中发挥重要作用。

在肝癌演进中，常发生c-myc和N-ras基因的低甲基化或突变，并发现与肝癌的侵袭和转移相关。N-ras是肝癌中最早发现的转化基因，N-ras基因m-RNA水平和蛋白质水平在肝癌中均有明显的表达。c-myc是作为核内癌基因，当其与N-ras基因协同作用时，能导致肝细胞恶性转化，在HCC中，C-myc的扩增与启动子的超甲基化、点突变以及基因扩增有关，另外，C-myc也是β-catenin的下游靶基因，其高表达还可能与Wnt通路的重新激活相关。约21%的肝癌存在不同程度的HER-2基因扩增，它可能通过激活cyclin-D/CDK而导致细胞持续生长并促进转移，并与术后生存期、肿瘤大小相关，其扩增基因的拷贝数与患者的年龄、AFP水平和HBV感染呈正相关。Cyclin A通过与CDK2形成复合物，参与细胞周期G0/S期间的转换。Cyclin A的表达与肝癌的发生、去分化和转移相关；C-met癌基因编码HGF受体，异常高水平的表达常是慢性感染的结果，并与肝癌转移相关；与周围正常的肝组织中的c-met的基因表达相比，肝细胞癌组织中c-met基因都处于过表达状态。另外还发现，c-met基因的过表达与低、中度分化的肝细胞癌之间有显著的相关关系。JAK/STAT的持续激活也受HBxAg的影响，它可以通过Src和（或）ras信号途径刺激细胞生长。

另外，一些基质蛋白及其细胞表面受体对正常和肿瘤细胞的基因表达和行为有重要的影响，例如肝癌细胞的增殖、分化表型受层粘蛋白及其细胞表面整合素调节，当这些基因过度表达时，可增强肝癌细胞的去分化和异常分化表型。乙酰肝素酶是内切糖苷酶，在肿瘤细胞的侵袭、血管生成和转移中起重要作用。肝癌的乙酰肝素酶 mRNA 水平分别较肝硬化和正常肝增加 2 倍和 2.2 倍。MMP 在肝癌中也表达上调，通过降解细胞外基质，促进肝癌侵袭性生长、转移以及血管的生成：其他如 E－钙粘蛋白、骨桥蛋白和软骨低聚基质蛋白等基因的表达增加或过度表达，与肝癌的转移能力密切相关。

16.2.5 细胞周期信号调控相关基因

16.2.5.1 RB 与 p53

肿瘤发病学中的细胞凋亡机制可能有：诱导凋亡基因的失活或抑制凋亡基因的过度表达；宿主细胞黏附因子、生长因子等抑制肿瘤细胞凋亡；肿瘤细胞通过对生存信号的依赖性降低及竞争力增强等逃避凋亡，促进肿瘤转移与恶化。细胞内外的许多信号刺激可以诱导或抑制细胞发生凋亡，如相应配体结合死亡受体如 Fas、TNFR 等、紫外线照射和电离辐射、抗癌药物、生长因子缺乏、异常表达某些特定的癌基因和抑癌基因等。细胞凋亡后期的共同途径是 Caspases 的激活，最后导致细胞凋亡。目前研究已经证实，许多基因参与了细胞凋亡的调控，抑制肝癌细胞凋亡的基因有 bcl－2 家族、P53 、RB、Survivin 等，其中 Survivin 是迄今发现最强的凋亡抑制因子；诱导肝癌细胞凋亡的基因有 Fas/ FasL、野生型 P53、Caspases 等。

RB 途径成员包括 p16、p15、RB、CDK4 和 cyclin D1 等。它们在整合各种促进和抑制的有丝分裂刺激、控制细胞生长和增殖中起关键作用。p16 灭活的主要形式是 DNA 高甲基化（63.2%），其次是 LOH（27.3%），突变和纯合缺失少见。在不同病因的肝癌，p16 基因的甲基化率有所不同；p16 基因的甲基化发生在肝癌变的早期阶段，并可在患者的血浆或血清中被检出。p15 基因亦位于染色体 9p21，它编码的蛋白与 p16 高度同源、功能相似。肝癌 p15 基因通过甲基化灭活可高达 65%，并可在血浆中被检出。33%的肝癌失去 RB 基因的表达，失活的主要方式是突变和 LOH，且启动子全部被甲基化，RB 失活导致 E2F1 的释放并积累，细胞增殖。Cychn DI 基因扩增可见于 20%～30%的肝癌。

p53 途径的成员包括 p53、pl4AFR 和 mdm2 等，它们在调控细胞增殖与凋亡的平衡中起重要作用。p53 的过表达在肝细胞肝癌的诊断中具有极其重要的意义，且与癌分级及分化程度有关。肿瘤体积较大，分化程度偏高，并无侵袭转移的病例，p53 基因突变频率明显低于肿瘤体积小，分化程度低，已有侵袭转移的病例；同时 p53 基因突变和 p53 蛋白高阳性的肝细胞肝癌，往往根治性手术后易复发，术后无瘤生存时间也多偏短。在 HCC 中，p53 失活的主要方式也是突变和 LOH。p53 的失活还能引起 PTEN 的失活，导致 PI3K 激活，促进细胞存活以及增殖。经 HBV 感染的肝细胞，p53 和 PTEN 的失活还能导致 HIF1－α 和 VEGF 的表达。HBxAg 还能干扰 p53 介导的 DNA 损伤修复。HBxAg 与 wt－p53 以及 p55sen 结合能抑制 P21 的表达，而在 p53 突变的 HCC 细胞系中转染 p21WAF1/CIP1 能恢复细胞的凋亡能力，表明在 HCC 中，p53 突变发生在 p21 突变之前。在肝炎病毒、过量饮酒相关性肝癌中未发现上述 p53 的特征性突变，一般突变频率为 13%～15%。pl4AFR 约在

20%的肝癌中被灭活，是高甲基化或同源缺失的结果。在肝癌组织中 mdm2 基因的表达明显高于癌周肝组织，mdm2 基因与肿瘤抑制基因 p53 基因间存在着一种相互调节的关系，P53 蛋白可刺激 mdm2 基因表达，而 mdm2 基因的过度表达又可抑制 p53 的功能，mdm2 通过灭活 p53 而增加肝癌的侵袭性。

从 HBV、HCV 和过量饮酒为主引起肝癌的研究看来，RB1 途径改变（pl6 甲基化或缺失、pl5 和 RBI 的甲基化以及 cyclin D1 扩增）最为常见，约占被检测肝癌的 83%，而 p53 途径改变分别仅占 31%。

16.2.5.2 Fas/FasL

Fas/FasL 系统是机体重要的细胞凋亡系统，它包括 Fas、FasL 及它们的可溶性形式 sFas、sFasL。Fas 蛋白为 I 型跨膜蛋白，属于肿瘤坏死因子家族，分为胞外区、跨膜区和胞浆区。胞外区的 N 端有一个约含 80 个氨基酸的死亡域，与凋亡信号传导有关。Fas 主要以膜受体形式存在，可通过转录水平的不同剪接产生多种可溶性 Fas 分子（sFas），它与 Fas 较相似，但缺少跨膜结构域，与 FasL 结合后可对 Fas 介导的细胞凋亡起重要的负调节作用。Fas 基因定位于人 10 号染色体的长臂，由 9 个外显子组成（图 16-6）。外显子 1-5 编码胞外区，外显子 6 编码跨膜区，外显子 7-9 编码胞内区。在靠近死亡结构域的 3′端是突变的高发区。

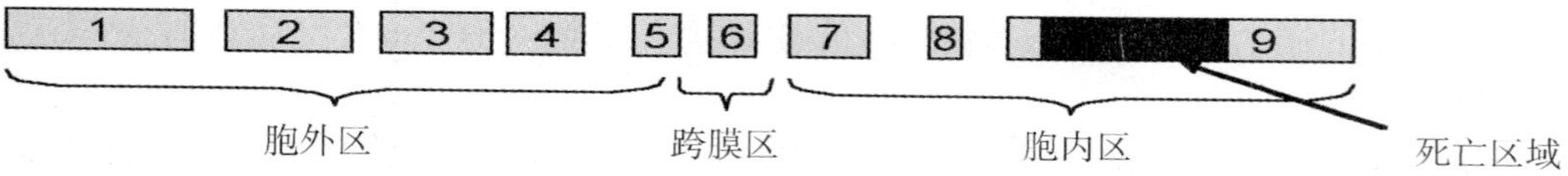

图 16-6 Fas 的基因组结构

FasL 为 Fas 的天然配体，主要存在于活的 T 淋巴细胞，如细胞毒 T 细胞。Fas/FasL 介导的细胞凋亡机制尚未完全阐明，认为 Fas 与 FasL 结合后，Fas 发生交联，募集蛋白质分子（Fas～associated protein with deathdomain，FADD）结合于 Fas 胞浆内的死亡域，FADD 具有 DED 死亡效应结构域（DED-death effector domain），能与 caspase 家族中的某些 caspase 前体（pro-caspase）上的 DED 区域结合，其中最重要的是 caspase-8 前体，形成死亡诱导信号复合物（death inducing singaling complex，DISC），继而 caspase-8 前体发生水解，形成有活性的 caspase-8，并离开 DISC 进入胞浆，引起 caspases 的级联反应或者诱导线粒体释放细胞色素 C，两者的最终结果都是导致凋亡抑制蛋白 I-CAD 失活并释放 CAD，之后 CAD 进入细胞核，降解 DNA 为 180bp 左右的片段，诱导细胞凋亡。

凋亡的发生可以通过两条途径，一是细胞不能接受外界的存活信号；一是类似于 Fas 诱导的凋亡。Fas 诱导的细胞凋亡是一个主动的过程。处于凋亡状态的细胞，细胞骨架重排导致膜囊泡化、染色体浓缩、DNA 断裂。最终形成凋亡小体（apoptotic bodies）被巨噬细胞所消灭。与细胞死亡不同的是，细胞凋亡并不导致毒性物质的释放，因此不会激活炎症反应。激活的细胞毒性 T 细胞识别特异性抗原多肽后，细胞毒性 T 细胞通过两条途径消灭受感染的细胞。一是通过释放毒性分子如穿孔素（perforin）和颗粒溶解酶（granzyme）；一是通过扩增 T 细胞表面的 FasL。处于激活状态的 T 细胞能共表达 Fas 和 FasL，这使得 T 细胞能有效地识别同一细胞或者不同细胞上的 FasL。激活的 B 细胞诱导 Fas 的表达，使得它们有能力通过 Fas 系统接受死亡细胞。在人体中，当外周的 T 细胞完成其免疫使命之后，可以通过 Fas 系统清除过多的 T 细胞。Fas 介导的细胞凋亡是清除肿瘤细胞的重要机制，在小鼠腹腔注入抗 Fas 抗体，几小时后就会引起肝细胞的大量凋亡和坏死。Fas 在 HCC 中表达明显减少，甚至完全丧失，而且 Fas 的表达与 HCC 的分化程度有关，分化程度愈低，Fas 表达愈少。多数 HCC 对 Fas/FasL 介导的细胞凋亡耐受，可能是 HCC 上的 Fas 表达较少，或者 sFas 竞争性地与 FasL 结合，阻断了 Fas/FasL 介导的细胞凋亡。有报道 HCC 表达高水平的 Fas 和 FasL 在同一个区域，且对 Fas/FasL 介导的细胞凋亡耐受。认为可能是 HCC 上的 FasL 与抗肿瘤淋巴细胞 Fas 结合，引起淋巴细胞的死亡，逃脱免疫监视；Fas 介导的细胞凋亡受多种蛋白及酶类影响，如肿瘤细胞上的 Fas 相关磷酸脂酶 - 1、FLIP (FLICE/caspase - 8 inhibitory protein) 可与 Fas 受体结合，抑制 Fas 介导的信号传导。bcl - 2、p53 以及一些癌基因对 Fas 也具有重要的调节作用。Bcl - 2 以及其结合蛋白 BAG1 能通过抑制线粒体释放细胞色素 C 而抑制 Fas 引起的细胞凋亡，而 Bax 可拮抗 Bcl - 2 而促进凋亡。

16.2.5.3 肿瘤坏死因子相关凋亡诱导配体（tumor necrosis factor - related apoptosis - inducing ligand，TRAIL）

TRAIL 也是 TNF 家族成员，定位于 3q26.1 - 26.2。和 TNF 家族其他成员不同的是，TRAIL 在体内仅以膜结合型存在，体外实验表明，无论膜结合型的还是可溶型的 TRAIL，都能迅速诱导表达 TRAIL 特异受体的细胞发生凋亡。TRAIL 含有一个保守序列，具有 5 个受体，包括 2 个死亡受体 DR4 和 DR5，2 个诱骗受体 DcR1 和 DcR2 和 1 个可溶性受体 OPG（osteoprotogerin，OPG）。这些受体决定着 TRAIL 的生物学功能，在诱导细胞凋亡中发挥着重要的功能。DR4 和 DR5 是转导 TRAIL 凋亡信号的受体，DcR1、DcR2 和 OPG 则形成三聚体，与 TRAIL 结合后阻止死亡信号向下转导。DR4 和 DR5 属于 I 型跨膜蛋白，其 N 端延伸至细胞外，可与 TRAIL 结合。C 端伸入胞内，可与 TNF 受体超家族成员类似的胞浆死亡结构域结合，通过死亡结构域激发和传导死亡信号，激活 caspase 蛋白酶级联反应，导致细胞凋亡。TRAIL 的一个显著特点就是能引起肿瘤细胞发生凋亡，而不引起正常细胞凋亡。DR4 和 DR5 在正常细胞和肿瘤细胞中均有表达，正常细胞对抗 TRAIL 诱导的细胞凋亡机制可能是：①高表达的诱导受体 DcR1、DcR2 和 OPG，竞争性地对抗 DR4 和 DR5 与 TRAIL 的结合；② DcR2 可能与 DR4 和 DR5 形成不具凋亡信号传导能力的异源多聚体；③ DcR2 过量表达激活转录因子 NF - κB，后者诱导抗凋亡基因的表达。在对肝癌的研究中发现，尽管大部分的人类肿瘤对 TRAIL 诱导的凋亡敏感，但 HCC 对 TRAIL 诱导的细胞凋亡明显耐受，通过联合应用化疗药物，如顺铂、足叶乙甙，可以逆转 HCC 对 TRAIL 的耐受，增强了肝癌细胞对化疗药物的敏感性，起到协同作用 。DR4 和 DR5 是 p53 的靶基因，有实验表明，在 TRAIL 诱导的 HCC 细胞凋亡中，没有影响 p53 水平，说明 TRAIL 诱导的细胞凋亡是 p53 非依赖型，还可能存在死亡受体介导细胞凋亡的其他途径。TRAIL 可以诱导 NF - κB 表达的增高，后者可抗细胞的凋亡。有学者用特异性的 NF - κB 抑制剂 SN50 作用于 TRAIL 诱导的 HCC 细胞凋亡，发现该抑制剂对 TRAIL 诱导的细胞凋亡没有多大影响，表明 TRAIL 诱导的 NF - κ 活性升高与 TRAIL 对 HCC 诱导的细胞凋亡耐受并不相关联。因而认为 HCC 对 TRAIL 诱导的细胞凋亡耐受可能是肿瘤细胞内存在凋亡抑制剂，如 cFILP（caspase8/FLICE inhibitory protein，cFILP）、bcl - xl、bax、bid 等。TRAIL 在肝癌的基因治疗中可以起到旁观者效应，即可使转导目的基因的肿瘤细胞死亡，同时又可使临近没有转导目的基因的肿瘤细胞死亡，可在相同转导效率的情况下提高目的基因对肿瘤细胞的杀伤，在一定程度上解决目的基因转导效率低的问题。

16.2.5.4　BCL - 2

除了前面提到的通过线粒体途径和 p53 依赖途径产生抗凋亡作用外，还可能通过直接的抗氧化起作用，活性氧可损伤 DNA、破坏蛋白质、脂质氧化、抑制了细胞凋亡；或者影响细胞的跨膜转运、改变钙离子分布、调节钙离子激活内切酶和谷氨酰转移酶。在正常肝组织中，bcl - 2 不表达或低表达，而 bax 高表达。在多数 HCC 中，bcl - 2 高表达，其阳性率明显高于癌前组织，且 HCC 分化越低，bcl - 2 表达越高。

16.2.5.5　Survivin

凋亡抑制蛋白（inhibitor of apoptosis protein，IAP）是继 Bcl - 2 家族后发现的又一类凋亡调控蛋白家族，Survivin 是该家族中分子量最小的一个成员，其基因定位于人类染色体 17q25，靠近端粒，全长 14.7kb，由三个内含子和四个外显子组成，编码 142 个氨基酸，具有抑制细胞凋亡和调节细胞分裂的双重功能。1997 年由耶鲁大学的 Alrieri 等用效应细胞蛋白酶受体 1（EPR - 1）cDNA 在人类基因组库的杂交筛选中首先分离出来。现在，survivin 与肿瘤的关系已成为热门研究课题，对其在肿瘤临床诊治中的应用研究也日趋深入。最新的研究认为，Survivin 基因是迄今发现最强的凋亡抑制因子。

IAP 家族蛋白一般包含 2 或 3 个串联的含有半胱氨酸/组氨酸的杆状病毒 LAP 重复区序列（BIR），与此相邻的羧基末端含有一个环指结构。Survivin 的结构较为独特，它仅含有单一的 BLR 功能区。BIR 分子中含有对抑制凋亡有重要作用的氨基酸残基 Trp67，Pro33 和 Cys84，Survivin 通过这些残基与 Caspase3 和 Caspase7 结合，抑制 Caspase 的活性，在 COOH 端有一个由 40 个氨基酸组成的 α 螺旋结构，通过 α 螺旋结构与细胞分裂微管（Microtube）结合，抑制细胞凋亡。序列分析还发现 survivin 蛋白包含 3 个潜在的 PKC 磷酸化位点 Thr21、Sers88 和 Thr127，两个酪氨酸激酶 II 的磷酸化位点 Thr48 柏和 Th97。以及一个 PKA 磷酸化位点 Ser81。这些潜在的磷酸化位点在 survivin 的磷酸化以及对其功能调控中的作用有待进一步的研究来确定。Survivin mRNA 具有多种拼接方式，产生不同的 suivivin 蛋白 suivivin2B、suivivin3B、suivivin2α 和 suivivin ΔEX 3 等。

Survivin 表达与细胞增殖有关。Survivin 在 G2/M 表达，是细胞周期 G2/M 的调节基因。Survivin 基因含有多转录启始点，该启始点是由无 TATA 的启动子和 GC 富集区，2 个 CDE 区（GGCGG）和一个 CHR 区（ATTGAA）组成，CDE 和 CHR 为 G1 抑制元件，调节 G2/M 调节基因表达的半衰期，Survivin 基因 ATG 上游约 200bp 区有调节 Survivin 的启动子活动性作用。Survivin 依赖细胞增殖信号介导而进入核内，与 Cdk4 结合，导致 Cdk2/Cyclin 激活和 Rb 磷酸化，Survivin/Cdk4 的形成使 p21 释放，使得 Cdk4 与 pro - caspase 作用而抑制细胞凋 t。Survivin 是 P53 的效应物，在 Survivin 上具有 P53 结合元件，另外，E2F 也可以和 Survivin 结合。

Survivin 能抑制 Fas、bax 及 Caspase7 诱导的细胞凋亡，Survivin 抑制 caspases 的活性

受 Survivin 分子中 Caspase 结合域分子裂解的调节。Survivin 蛋白缺乏锌指结构，而不能直接参与 caspases 的结合，可能是通过与有丝分裂的微管（micuotube）结合，从而抑制 caspases 的活性。当 Survivin - microtube 结合解开时，Survivin 抗凋亡的功能消失，同时 Caspase 活性增强。此外 Survivin 还可能通过抑制细胞色素 C 的释放在线粒水平参与抗凋亡（图 16 - 7），Survivin 作用于各种凋亡通路末端效应因子。Smac/DIABLO 通过参与激活 caspase - 9 而起促凋亡作用，Survivin 与 Smac/DIABLO 具有很高的亲和性，因此 Survivin 可以拮抗 Smac/DIABLO 的作用。

Survivin 只在快速分裂的细胞——胎儿细胞和癌变细胞中具有活性；而不见于终末分化的成人组织，这有利于胚胎与胎儿组织的稳定和分化。对健康的成人，survivin 基因显然是“关掉”的。不知什么原因，癌变的细胞能够重新“打开”这个基因。这样，survivin 使本应自毁的癌细胞通过了检查关口。Survivin 在血管生成时的内皮细胞中被表达，内皮中 survivin 的表达可促使代偿的或病理的血管生成；在血管上皮细胞的有关研究中发现，survivin 的表达可被血管内皮生长因子（VEGF）上调，这表明 VEGF 和 survivin 在血管生成中有密切的关联，提示有可能通过抑制血管生成而达到靶向 survivin 的治疗，这为有关癌症的治疗提供了一个新的思路。Ikeguchi 等对 57 例 HCC 检测发现，41 例肝癌组织有 Survivin mRNA 的表达，其表达与年龄、性别、肿瘤大小无关，在正常肝组织中没有检测到，Survivin 表达阳性的肝癌组织的凋亡指数显著低于 Survivin 表达阴性的肝癌组织。

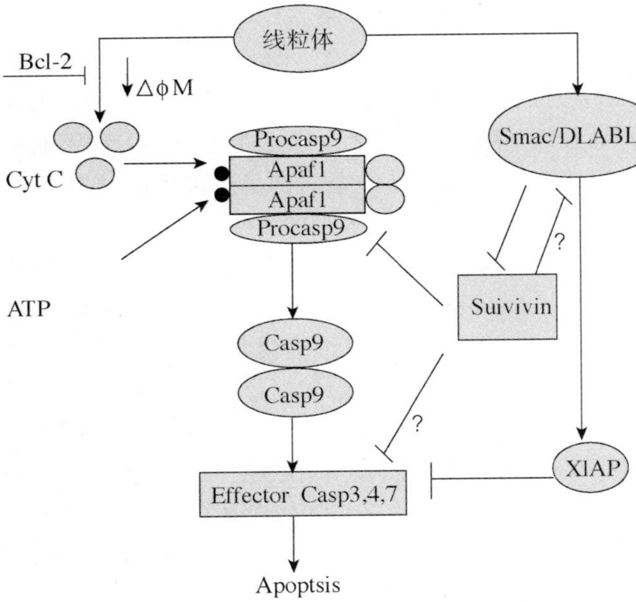

图 16 - 7 Survivin 通过抑制细胞色素 C 的释放在线粒水平参与抗凋亡

16.2.5.6 TIP30（Tat - interacting protein，Tat 相互作用的辅助因子）

TIP30，又称 CC3、Htatip2，是 1997 年 Shtivelman 等用 RNA 差异显示技术首次发现的一种与肿瘤抑制和调节有关的基因，所表达的蛋白具有磷酸激酶的活性，可诱导凋亡。最初发现它是调节蛋白 Tat 的协同蛋白，可以通过与 RNA 多聚酶Ⅱ的亚单位结合而加强 HIV -1 的转录，后来发现它还有抑制变异型小细胞肺癌转移、诱导肺癌细胞凋亡的作用。目前认为，TIP30 的肿瘤抑制作用可能有以下机制：（1）自身的肿瘤抑制作用和核膜物质运输相关蛋白（importin betas）结合，抑制核内外的流通性，促细胞凋亡。（2）pro - apoptotic activity 通过诱导与凋亡有关的基因 Bad 和 Siva 及转移抑制基因 NM23 - H2 的表达，抑制肿瘤的发生和转移。（3）和其他一些基因相互作用：①和 CIA（CO - activator independent of AF - 2 function）及 c - myc 基因的复合体相互作用，抑制雌激素介导的 c - myc 的转录，促细胞凋亡；②外源性的 TIP30 增加 p53 的表达水平，诱导凋亡。（4）抑制肿瘤血管形成。

16.2.5.7 nm23

nm23 基因是 Steeg 等在鼠黑色素瘤 K21735 细胞株中克隆的一种肿瘤转移抑制基因。人的 nm23 家族包括八个相关基因，表达 NM23 - H（1 - 8）蛋白。nm23 基因家族中有两个密切相关的家族成员 nm23 - H1（NME1）和 nm23 - H2（NME2），在人类基因组中这两种基因在染色体上定位于 17q22 上。NM23 蛋白是结构和功能上都很保守的蛋白家族，与核苷二磷酸激酶（nucleoside diphosphate kinase，NDPK）氨基酸序列高度同源。因此 NM23 有时也称为 NDPK 或 NM23 /NDPK。同时，NM23 蛋白还具有嘌呤结合功能，因而也称之为嘌呤结合因子（purine binding factor，PBF）。目前关于 nm23 基因调节肿瘤转移和分化的生化机制仍不清楚，但发现它至少有以下生化功能：nm23 具有 NDP 激酶活性，它使 NDP 变成 NTP，而 nm23 磷酸酯酶可使 NTP 还原成 NDP；有人认为 nm23 基因编码的产物就是 NDPK，其中 nm23 - H1 编码 NDPK 的 A 亚基，而 nm23 - H2 编码 NDPK 的 B 亚基；影响微管的聚合，当 NM23 蛋白缺失或结构改变时，GTP 供给不足，即可引起微管的聚合异常，纺锤体减数分裂障碍，导致癌细胞异倍体增加，促进肿瘤发展，又可通过影响细胞而引起细胞运动，促进肿瘤的浸润转移；通过影响 G 蛋白的信号传递而发挥负调节作用，进而参与肿瘤的发生和发展。

nm23 - H1 和 nm23 - H2 均参与肿瘤的转移和发病。nm23 - H1 的肿瘤转移的抑制作用可以通过将 nm23 - H1 cDNA 转染到人乳腺癌细胞而得到直接证明，而 nm23 - H2 的转染无抗转移的作用。nm23 - H1 影响原发性肝癌细胞浸润与转移，可能是通过调节癌细胞内的信息传导，尤其是 Ca^{2+} 的浓度变化来实现的 nm23 - H1 基因也可能通过使 GnT - V 的活性下降来完成抑制肿瘤的转移。nm23 - H1 蛋白表达与 HCC 大小、组织学类型以及 Edmonson 分级无显著相关。NM23 - H2 是一种 DNA 结合蛋白，通过它的 DNA 结合活性调节基因表达。另据报道 nm23 - H2 反向激活 c - myc 基因，并可调节人的端粒酶逆转录酶（hTERT）；c - Myc 基因可直接激活 hTERT 的转录。因此，可以推测 nm23 - H2 与肿瘤的形成有关，但是目前仍无直接的证据证明。

另外，PTEN 和 FHIT 基因的缺失、突变或表达产物的失活等，与原发性肝癌的发生发展密切相关。在 HCC 中部分存在着突变或缺失。PTEN 蛋白的缺失可能参与了 HCC 的发生发展，可能与病理学分级有关。FHIT 基因在正常肝细胞中表达，但约在一半的肝癌组织、肝癌细胞系中不表达或表达异常。

16.2.6 Wnt 途径与肝癌

Wnt 途径成员包括 β-Catenin、APC、GSK-3β、AXIN、TCF、LEF-1 等，β-Catenin、APC、GSK-3β 和 AXIN 基因的突变能阻止 β-Catenin 的下调，结果使 β-Catenin 稳定化、Wnt 途径激活，参与肿瘤的发生。约 20%～40%肝癌的 β-Catenin 基因在负责磷酸化和泛素化的外显子 3 发生突变，结果使游离态细胞质 β-Catenin 稳定化。AXIN1 和 AXIN2 基因分别在 54%和 38%的肝癌中发生突变：还发现有 cyclin D1 基因的扩增，与 β-Catenin 基因突变在多数情况呈交叉出现。提示 cyclin D1 是 Wnt 途径的靶基因。目前未发现 APC 基因和 GSK-3β 基因的突变，但近来研究发现在大部分肝癌中均有 APC 基因启动子的高甲基化发生。Wnt 途径是一个多环节、多作用点的开放式通路，很多其他途径的分子参与这一过程。最近的研究表明，约 70%的肝癌呈 β-Catenin 积聚，其中仅有 20%是由 β-Catenin 基因突变所引起，而多数是由于肽基脯氨酸异构酶（pedyl-pmplyl-isomerase，PINI）的过度表达抑制了 APC 蛋白与 β-Catenin 的相互作用而引起。因此，导致 β-Catenin 积累的 PINI 过度表达，可能是肝癌发生中的关键事件，并可能是肝癌治疗性干预的靶点。信号转导及转录活化因子 STAT 在 HepG2 细胞中能与 β-Catenin 结合，它与 Wnt 途径关系值得进一步研究。

Wnt 通路受 E-cadherin 的调节，在转移型 HCC 中发现 E-cadherin 区域存在 LOH 现象，其与 HCC 的较差生存率相关。而 E-cadherin 启动子甲基化在 preneoplastic liver 以及早期 HCC 中就有发现，HBxAg 可能会促进 E-cadherin 的甲基化。E-cadherin 表达的减少可能导致 wnt 信号的持续激活而促使 c-myc、c-jun 以及 cyclin D1 的基因的表达。

肝癌发生与细胞信号转导关系的研究不断深入并有所发现。有报道表明，Notch 信号在维持细胞增殖、分化和凋亡平衡中起重要作用。它可通过阻断肝癌细胞周期和诱导凋亡抑制其生长。

最近，研究人员开始利用 DNA 芯片对 HCC 的复杂调控网络进行全面系统的研究，根据基因表达方式的不同可以将 HCC 分为两大类：A 型和 B 型。A 型中，与细胞增殖和泛素化（ubiquitination）有关的基因高水平表达；而 B 型中抑癌基因表达水平很低，相比较而言，B 型中的细胞增殖和泛素化相关基因上调较 A 型弱。A 型中包含大量的 C-myc 以 TGFα 表达，β-catenin 的量则很少，B 型则与 β-catenin 的突变以及 E2f1 的高 x 水平表达相关。这一研究也许为将来的 HCC 治疗提供不少帮助。

16.3 肝癌的基因治疗

在肝癌治疗动物实验中，将治疗性基因注入肿瘤内或肿瘤周围组织可以产生疗效，并取得一定进展。一些抗癌治疗策略（如肝动脉内灌注载有野生型 P53 的腺病毒，或肿瘤内注射编码自杀基因 HSV-tk 或 IL-12 的腺病毒载体）已应用于临床或正在进行 HCC 的Ⅰ期或Ⅱ期临床试验。

16.3.1 病毒性肝炎的基因治疗

乙型和丙型病毒性肝炎是导致肝癌的主要病因，对其治疗可以明显降低肝癌的发生率。干扰素（IFN－γ）仅对不足40%的慢性乙型肝炎患者和不足20%～30%的慢性丙型肝炎患者有效，对两型肝炎病人有效率的差别是由于病毒基因型或寄居部位不同而造成的。联合应用IFN－γ与利巴韦林能使感染乙型病毒的患者反应率增加，但显效率仍低于40%。最近报道，聚乙二醇化IFN－γ只需每周给药一次，即能维持其血药浓度，相对于传统IFN治疗，其显效率较高（约40%）。相当一部分慢性丙型肝炎患者仍对抗病毒治疗存在耐药性。用长效表达载体将IFN－γ基因转入肝脏，能在局部获得IFN－γ长效而持续的表达。最近一项研究表明，在小鼠模型中，注入表达IFN－γ的腺病毒能有效遏制病毒性肝炎的进展。但在慢性病毒性肝炎动物模型中（如woodchuck模型），长时IFN－γ表达载体基因治疗的效应和毒性尚有待进一步验证。

在病毒性肝炎的治疗中亦可应用反义DNA/RNA。通过整合到宿主基因组的长程表达载体运载上述分子，使一部分肝细胞产生对病毒感染的抵抗力，因为它们较感染病毒的细胞更具有生物学优势，它们将有望取代坏死的肝细胞并修复整个肝脏。

基因治疗还可用于介导抗病毒免疫，注射裸病毒DNA或空载体，例如包含病毒基因的Semliki森林病毒载体，能产生有效的保护性抗病毒免疫反应。也可以将编码病毒抗原的基因与编码免疫共刺激因子（如IL－2、IL－12或粒细胞-巨噬细胞集落刺激因子）的基因联合应用。将包含两型肝炎病毒核心和E1序列及IL－12基因的两种腺病毒联合应用，可以诱导产生比更强的细胞TH1免疫反应。基因枪粒子轰击带有woodchuck肝炎病毒的DNA能诱导产生Th2免疫应答，当联合应用含有woodchuck肝炎病毒核心基因及编码IL－12基因的质粒时，产生的T细胞免疫为TH1型且对病毒接种有很强的保护作用。因此，联合接种病毒和细胞因子基因能产生理想的T细胞免疫，这将成为一种很好的免疫方法。

16.3.2 提高药物敏感性的自杀基因以及肝癌的靶向性

HSV－tk/更昔洛韦系统在HCC及肝转移性结直肠癌治疗中的效果已经被很多的研究所证实。但是，在临床试验中发现，这一治疗方法存在其明显的缺陷，因为基因载体也可以转染正常的非瘤肝脏组织，导致明显的毒副作用，而且也存在耐药的问题。如何提高对肝脏肿瘤细胞的特异性是这一方法的关键。在肝癌的靶向性调控中，目前多用AFP启动子/增强子来驱动目的基因进入肝癌细胞，VEGF的缺氧诱导增强子同AFP启动子结合提高了自杀基因特异杀伤肝癌细胞的作用，保护了正常肝细胞。但并非所有肝癌患者AFP水平都增高，而且肝癌患者多伴有肝炎和肝硬化，AFP也呈不同程度表达。同时，正常肝细胞也少量表达AFP。因此如何让靶基因在肝癌细胞中高表达是有待解决的问题之一。APF启动子/增强子来驱动目的基因表达可以通过增加糖皮质激素来实现，在APF启动子上有GRE，糖皮质激素与GRE结合能提高APF启动子的强度，另外，地塞米松（dexamethasone）可能也具有加强acyclovir联合HSV－tk治疗肝癌的效果。对于不合成AFP肝癌，可选用白蛋白启动子/增强子ABL来驱动HSV－tk在肝细胞中的表达。其他的启动子还包括a1抗胰蛋白酶启动子、血红素结合蛋白启动子、乙肝病毒核心蛋白启动子等。Kramer等将分别含上述启动子序列的重组病毒注入鼠体内，发现由 a1 抗胰蛋白酶启动子或其联合白蛋白增强子等参与构建的重组病毒转染肝细胞后，肝细胞目的基因的表达最稳定持久，提示其提高基因治疗靶向特异性的作用最强。

在非病毒载体中，肝癌基因治疗的靶向传输研究多集中在能与半乳糖受体这一肝癌表面特异性受体结合的去唾液酸糖蛋白等特异性识别分子上。AF－20 抗体能识别半乳糖受体，将 cholesterylspermidine 和 AF－20 偶联能有效地将目的基因导入 AF－20 阳性肝癌细胞，其体外和体内实验均取得较高的转染率。由于肿瘤细胞表面转铁蛋白受体表达明显增多且亲和力明显高于正常细胞表面的转铁蛋白受体，因此转铁蛋白—转铁蛋白受体（Tf－TfR）成为近年来广泛研究的配体—受体系统，有研究表明其能增强基因转染及表达。此外，尚有利用表皮细胞生长因子（EGF）及低密度脂蛋白（LDL）等为特异性配体转染肝细胞的报道。

其他的自杀基因在肝癌中的治疗也有不少报道。如 Mohr 等用重组 AdV 分别携带 PNP、TK 基因转染肝细胞系，并分别辅以氟达拉滨（fludarabine）、GCV 治疗，发现 PNP＋氟达拉滨组在抑制肿瘤生长及旁观者效应方面都强于 TK＋GCV 组。Krohne 等用同样方法转染 HepG2 和 Hep3B 细胞系时也观察到了同样的结果，发现二者作用机制不同，PNP＋氟达拉滨不依赖于 p53 和 Fas－FasL 系统，而 TK＋GCV 则依赖于 p53 和 Fas－FasL 系统，介导 HepG2 和 Hep3B 细胞系 FasL 的上调和 HepG2 系 Fas 上调，因而对 HepG2 系的杀伤作用强于 Hep3B 系。

16.3.3 免疫基因治疗

肿瘤细胞存在着特异性的抗原，可以被机体识别从而引起机体的抗肿瘤免疫应答反应。但是当肿瘤细胞缺乏可识别的肿瘤抗原或肿瘤抗原较弱，不能刺激机体产生有效的抗肿瘤免疫反应，宿主的免疫系统经常无法清除恶性肿瘤。机体缺乏有效的抗肿瘤免疫原因是复杂和多样的，如肿瘤细胞缺少 MHC 分子的表达或肿瘤分泌一些免疫抑制因子（如 TGFβ、VEGF）。机体的抗肿瘤免疫的机制和肿瘤细胞间存在着相互作用的动态平衡，肿瘤的命运取决于这种作用力量对比（图 16－8）。因此通过基因转染的方法促进机体的免疫反应，如增加肿瘤抗原和共刺激分子的表达可以激发有效的抗肿瘤免疫反应。细胞因子基因对机体免疫系统的调节有重要作用，它能消除机体对肿瘤抗原的免疫耐受，从而帮助消灭肿瘤。许多研究已尝试在体内或体外应用细胞因子基因来调节宿主的免疫反应，其中包括 IL－2、LI－4、IL－6、IL－7、IL－12、IFN－β、TNF－α、GM－CSF 等。在刺激机体产生抗肿瘤免疫方面，IL－12 在所有细胞因子中作用最强，它通过介导 TH1 型免疫反应、活化自然杀伤细胞和细胞毒性 T 淋巴细胞、增加内皮细胞黏附分子的表达从而使淋巴细胞更容易到达肿瘤部位和介导有效的抗血管生成效应等四方面机制来发挥作用。

在 Buffalo 大鼠原位 HCC 模型中，通过给予肿瘤内注射编码 IL－12 重组腺病毒（Ad IL－12），能在大多数动物中彻底根除肿瘤并增加长期存活率。而且更引人注意的是，当肝脏内植入两个肿瘤，仅对其中一个应用上述治疗方法便能使两个肿瘤都有不同程度的缩小。上述现象可能是由于注入肿瘤内的腺病毒有一部分进入体循环而感染整个肝脏的缘故，因为腺病毒具有很强的嗜肝性。由肿瘤及瘤旁肝细胞分泌的 IL－12 能活化自然杀伤细胞，介导特异性抗肿瘤免疫，增加肿瘤血管中黏附分子的表达，从而发挥强大的抗血管生成效应，最

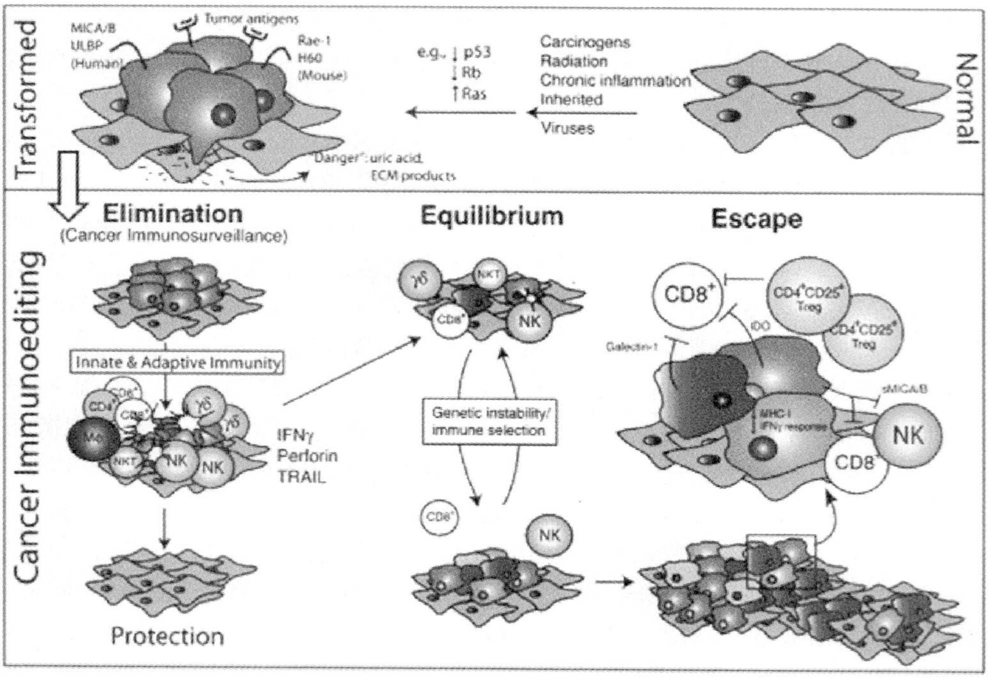

图 16－8　肿瘤细胞和机体免疫反应间的动态平衡

终使肿瘤缩小。在极具侵袭性的大鼠多灶性 HCC 模型中（DENA 介导的 HCC），肝动脉内给予 AdIL－12 能显著减少肿瘤负荷并延长生存期。

尽管 IL－12 具有很强的抗肿瘤效应，因其能诱导 IFN－γ 产生从而引起全身性毒性反应，为使 IL－12 在抗肿瘤作用同时减少其毒性反应，将亚最佳剂量的 AdIL－12 与表达化学因子 IP－10 的腺病毒联合应用。其原理是 IP－10 能将免疫效应全部吸引至肿瘤处，而 IL－12 将其活化，这样能减少 AdIL－12 的用量，减少其毒性反应但并不影响它的抗肿瘤作用。上述方法能活化树突状细胞——最重要的抗原递呈细胞，进而介导抗肿瘤免疫，另一可能增加低剂量 IL－12 抗肿瘤活性的方法，是在体外用 AdIL－12 感染树突状细胞，再将它们注入肿瘤内部。该策略在结肠癌动物模型中被证实能极有效的清除肿瘤并诱导抗肿瘤免疫反应。

树突状细胞的刺激活化很大程度上有赖于共刺激分子（如 B7 和 CD40L）的活化。在体外培养的大鼠 HCC 细胞的肿瘤原性能被腺病毒介导的 CD40L 基因（AdCD40L）彻底消除，肿瘤内注射 AdCD40L 能使大鼠肝内 HCC 肿瘤结节缩小并延长生存期，应用 AdCD40L 治疗大鼠 HCC 能产生保护性抗肿瘤免疫且无明显毒性反应。

亦有报道应用基因疫苗来抑制肿瘤生长，在裸鼠皮下建立 HCC 动物模型中，编码裸鼠 AFP cDNA，能使肿瘤缩小并延长其生存期。其抗肿瘤效应是由细胞毒性 T 细胞介导的，而保护性抗肿瘤免疫则依赖于 $CD4^+$ 和 $CD8^+$ T 细胞。

基因疫苗是免疫基因治疗的另外一个选择，联合应用 DNA 启动和重组安卡拉痘辅剂，可以诱导形成了一个多重高免疫反应，远较单一使用这两种方式有效。然而，这些产品的抗肿瘤免疫介导作用尚未被用于 HCC 的治疗。在我们的研究中，在体外对肿瘤细胞进行转染共刺激分子 B7.1 进行修饰，可以诱导抗肿瘤免疫应答反应。

免疫基因治疗存在的问题是，肿瘤细胞的多样性和个体之间的差异，使诱导的抗肿瘤免疫反应特异性不强。在特定选择的实验动物中成功的方案在临床病人中并不一定成功。另外较大的肿瘤分泌抗免疫反应因子，抑制了抗肿瘤免疫反应。联合应用几种不同的免疫治疗，或将免疫治疗与其他基因治疗方法或常规治疗方法结合其他，可以提高疗效。

16.3.4 诱导肿瘤细胞凋亡的基因治疗

正常肝脏组织 75%的血液供应来自门静脉，25%来自肝动脉，但是肝脏肿瘤的主要血液供应来自肝动脉。因此利用肝动脉可以直接注射药物或基因载体。肝动脉内灌注载有野生型 P53 的腺病毒治疗肝脏已经应用于临床。P53 基因转染肿瘤细胞导致细胞的凋亡，而对正常的肝脏细胞没有影响。但是肝动脉的血流速度很高，如何延长病毒载体与肿瘤细胞的接触时间，提高转染率是治疗成功的关键。新近 Inoue 等进一步研究了 p53 基因治疗肝癌的分子机制，发现腺病毒介导的 p53 基因导入人类肝癌细胞系 Huh7 和 Hep3B，可以增强 TRAIL 诱导的凋亡。在我们的研究中，由副腺病毒介导的 TRAIL 基因治疗抑制了肝脏转移肿瘤的生长和延长了荷瘤动物的生存期，而且没有发现可检测到的肝脏和全身毒副作用。但带有目的基因的载体如何到达“靶细胞”是肿瘤细胞凋亡基因治疗的关键。除了上面提到的靶向性策略外，还可以通过基因工程手段修饰病毒载体的包装蛋白，如逆转录病毒中的包装的原病毒 env 序列，使所包装的重组病毒特异地识别位于靶细胞表面的抗原或受体决定簇。此外，肿瘤新生血管的内皮细胞也是一个很好的“靶”细胞及组织，针对 VEGF、VEGF-R1、VEGF-R2 设计反义基因或调控 VEGF 的基因作为目的基因，也是一个有前景的思路。IL-24是一个近年来被确认为可诱导肿瘤细胞凋亡的热点分子，已被应用于许多类型肿瘤的基因治疗研究，其临床应用前景值得期待。通过使癌细胞直接表达编码毒素蛋白的基因而选择性杀伤癌细胞也是一种可行的方法。Abdul Ghani 等用携带端粒酶的转录调控序列、白喉毒素 A 基因的质粒转化鼠肝癌细胞，发现癌细胞的蛋白质合成受到特异性的抑制。

16.3.5 抗肿瘤新生血管生成基因治疗

对于转移性肿瘤，血管的作用除了为肿瘤的持续生长提供营养和氧气之外，另一重要的作用是为肿瘤的转移提供通道。典型的 HCC 都是由不典型增生结节发展而来，在恶性转化过程中，不典型增生结节中的内皮细胞发生了明显的表型变化。在肝硬化结节和不典型增生结节中的内皮细胞不表达 CD31、CD34 和 BNH9，而在 HCC 的内皮细胞中都能检测到这些标记分子。在早期 HCC 中，肿瘤内皮细胞也正常人肝内的窦状内皮细胞相似，如缺少基底膜和具有小孔等。而毛细血管内皮细胞具有的特征如内皮下层连蛋白沉积以及荆豆凝集素 I (Ulex europaeus agglutinin I) 修饰等在早期的 HCC 内皮细胞中都没有，而在肿瘤进一步去分化进入后期时都能检测到。由不典型增生结节到 HCC 的过程还与供血血管的变化有关，在此过程中，供血血管从门静脉变成了以动脉供血为主。因此对于 HCC 血管形成过程的调控分子机制的研究不仅有助于 HCC 的诊断，还为 HCC 的靶向治疗提供分子基础。HCC 患者，其 VEGF 蛋白和 mRNA 水平都明显提高，与微血管密度、不成对血管等相关，并可能受组织缺氧的刺激。它可能在早期的 HCC 形成过程中起重要作用。HBx protein 能通过刺激 HIF1－a 而诱导 VEGF 的表达。VEGF 可能通过血管依赖途径以及非血管依赖途径影响 HCC 的生长和转移。bFGF 则可以通过与 VEGF 相互作用而影响 HCC 的进程。超过 80% 的 HCC 患者 Tie－2 过表达，其他影响 HCC 的血管相关因子还包括 PD－ECGF、组织因子（Tissue factor）、IL－8、COX－2，而 Angiostatin、Endostatin、Vasostain、Tumstatin、IL－12 等因子可抑制新生血管生成。因此，这些因子和血管内皮细胞上的标记物都可设计为肿瘤抗血管生成治疗的靶点。抗血管生成治疗与化疗和放疗相比有以下几个优点：①容易靶向血管；②肿瘤细胞不易产生耐药性；③肿瘤血管内皮细胞的有限损伤就可造成大量肿瘤细胞的生长抑制，不会对骨髓和造血器官产生毒性；④抗血管生成治疗可应用到很多种恶性肿瘤，具有广谱性。肝癌是一种高度血管化的实体肿瘤，因此抗新生血管生成治疗是一种极具有发展前景的方法。到目前为止，在动物实验中发现一些肿瘤新生血管抑制剂如：血管抑素（angiostatin）、内皮抑素（endostatin）、TNP－470、sVEGF 可以抑制肝脏肿瘤的生长。在我们研究中发现基因转染 Vasostatin 也可以有效抑制 HCC 的生长，而且可以协同共刺激分子 B7H3 介导的抗肿瘤免疫治疗，消灭建立在皮下的肝脏肿瘤。

虽然已经发现了许多内源性血管生成抑制剂如 PTK 787、TNP－470、Batimastat，但由于它们的某些缺陷使得它们的临床应用都受到了阻碍，包括药物剂量过大、生产困难及相应的重组蛋白的不稳定性等。抗血管生成治疗只能抑制肿瘤的继续生长，但不能消灭肿瘤，只有长时间的治疗才能使肿瘤停留在静止期。而这些抗血管生成蛋白的活性周期较短而且其局部浓度不能满足治疗需要。虽然有研究表明纯化的内皮抑素蛋白给药后血浆浓度可以达到 400μg/mL，但要明确内皮抑素在肿瘤局部的药物浓度仍然是很困难的。抗血管生成基因治疗能够使肿瘤患者自身产生抗血管生成蛋白。这一方法已经在试验中屡次获得成功，已经为肿瘤治疗翻开了崭新的一页。然而在抗血管生成的基因治疗中，大多数研究所用到的基因转染系统仍存在着一些不足之处。例如，裸露 DNA 的输注就是一种无效的方法，不适合全身治疗；而腺病毒介导的基因治疗可引起机体对转导的靶细胞的免疫反应和剂量依赖性的毒性反应。AAV 无致病性，而且可以稳定地整合到宿主染色体中，有低免疫源性、长期表达、可感染分裂期及非分裂期细胞等优点。它已经在体内多种组织中用于转基因的长期表达，并没有产生宿主毒性反应和细胞免疫反应。因此，AAV 应该是抗血管生成基因治疗中理想载体。最近，我们构建亲肝性的 AAV 表达载体，在载体中加入疾病治疗相关基因启动子、多腺苷酸化信号、后控元件，使转基因表达效率提升了三个数量基，保证外源性基因长期高水平稳定表达。利用肝脏特殊的解剖特点，经门静脉灌注 AAV－Angiostatin，使其靶向性转染肝脏细胞，并在肝脏长期（大于 6 个月）表达，在局部形成高浓度的 Angiostatin，显著抑制肝脏转移肿瘤的新生血管的生成和肿瘤的生长，并延长了荷瘤小鼠的生存期。治疗组动物肝脏肿瘤细胞凋亡指数明显增加，但周围正常肝细胞未出现凋亡。肝细胞表达分泌的 Angiostatin 也可以在血液循环中检测，可以抑制远处转移的癌症病灶。这一方法解决了抗肿瘤新生血管治疗存在的问题，成为治疗肝脏肿瘤的一种有发展前景的方法。最近，我们构建 AAV－kallistatin 和 AAV－vasostatin 表达载体，并成功应用 AAV 门静脉灌注方法治疗小鼠肝脏肿瘤。

16.3.6 抑制原癌基因的表达

采用反义 HCCA1 能有效地抑制 HuH－7 肝癌细胞生长。将 survivin 反义 mRNA 重组质粒转染 SMMC－7721 肝癌细胞，可以靶向抑制野生型生存素基因的表达，并能提高肝癌细胞对常用抗肿瘤药物的敏感性。IGF－IR，IGF－IIR 的反义基因对 SMMC－7721 肝癌细胞株的恶性增殖有明显的抑制作用。尿激酶型纤维蛋白溶酶原激活剂（u－PA）是人 HCC 细胞生长和浸润的一个必需的因子，用 u－PA eDNA 的反义基因载体或 u－PA 的 SiRNA 载体转染 SKHeplC3 肝癌细胞，发现 SKHepIC3－AS 细胞生长和浸润能力都明显减退。深入探索众多激活的癌基因在促进肝癌细胞生长过程中相互作用的规律将获得更多的治疗策略。

16.3.7 病毒治疗

以“Onyx－015”为代表 E1B－55KD 缺陷型腺病毒也已经运用到肝部肿瘤的治疗。Makower 等在Ⅱ期临床实验中对一组手术无法切除的肝胆系统恶性肿瘤内注射 Onyx－015 后有超过 50％的实验对象出现肿瘤标志物的衰减。此外，还有利用 VSV 溶瘤特性，经肝动脉滴注治疗大鼠多发肝癌的报道。含有 AFP、端粒酶逆转录和 E2F 启动子的溶瘤腺病毒已在不同的 HCC 模型中观察到显著的抗肿瘤效应。另外。溶瘤病毒也可作为载体用于改善治疗基因在肿瘤内表达，增强基因治疗效果。近年来以溶瘤病毒为载体用于治疗 HCC 动物模型的基因包括免疫刺激基因（如 GM－CSF，IL－12）、促凋亡基因（如 TRAIL、Smac）、血管生成抑制剂（如 endostatin）、前药激活酶基因（如 p450CYP2BI）。

16.3.8 联合治疗

尽管基因治疗在肝癌的研究中取得一定的进展，其疗效仍有很大的局限性，尚不能达到传统常规治疗的效果。因此，将不同的基因治疗方法联合起来成为一种可行的选择。在我们最近的研究中，我们利用抗新生血管生成治疗针对肿瘤内基因相对稳定的血管内皮细胞的特点，结合免疫治疗和化学治疗达到根除在小鼠建立的肝脏肿瘤的效果。抗肿瘤新生血管治疗，可以抑制血管内皮细胞的生长，进而抑制了免疫细胞与血管内皮细胞的亲和，而促进了免疫细胞在肿瘤内的浸润。而且抗肿瘤新生血管生成治疗促进了肿瘤细胞的凋亡使其活性降低，进而降低了肿瘤细胞分泌的抗肿瘤免疫因子，提高了免疫治疗对肿瘤细胞的杀伤作用（图 16－9）。由 AAV 介导的 B7.1 共刺激分子转染肿瘤细胞作为肿瘤疫苗和经门静脉灌注 AAV－Angiostatin 抗肿瘤新生血管治疗消灭了在小鼠肝脏建立的转移癌病灶，延长了荷瘤小鼠的生存期。由新的共刺激分子 B7H3 介导的肿瘤免疫治疗联合 Vasostatin 抗新生血管治疗或三氧化二砷消灭了建立在小鼠皮下的肝脏肿瘤。B7H3 免疫基因治疗刺激了细胞毒性 T 细胞（$CD8^+$）和 NK 细胞的增殖和 IFN－γ 的分泌，而且远处没有直接注射基因的肿瘤也随之消失，说明这种治疗引起了系统性的全身的抗肿瘤反应。

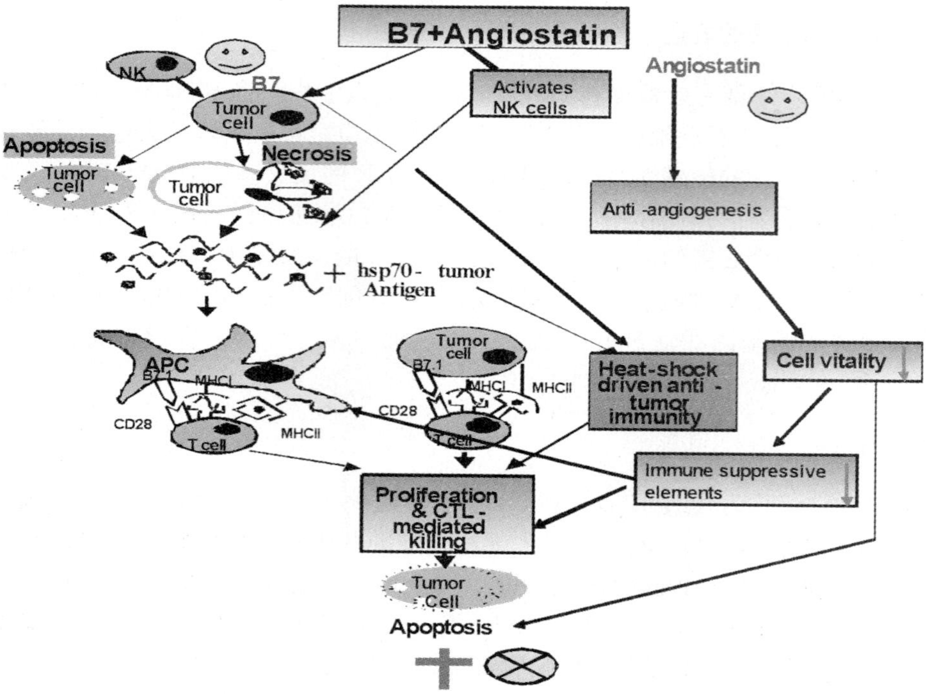

图 16－9 联合抗肿瘤新生血管生成和 B7 免疫基因治疗协同作用机理探讨

16.3.9 展望

基因治疗已成为医学研究领域中调节病变组织生物学功能的强有力工具，越来越多的实验和临床研究证实认为它很可能在将来成为能治愈疾病的“良药”。然而，要评估基因治疗的潜能，改善其疗效并使其毒性反应降至最小，仍需要更深入的研究。

未来的研究方向包括：①高效率、高容量、低毒性的载体；②基因调控性较好的表达系统；③理想的治疗性基因或基因组合；④载体的有效输入途径；⑤大规模生产且成本低廉的方法。在进行临床应用之前需在动物模型中反复检验，以确保药物的安全性及有效性。另一方面，临床试验的设计应十分周密，必须建立严格的调节程序，这样才能为基因治疗在人体应用提供有用的信息，尤其是那些缺乏有效治疗方法的致死性疾病（如不可切除且对化疗不敏感的肿瘤）。一些新的显像技术如正电子发射体层扫描能检测到体内输入的基因并对其功能做出定量评估，从而为指导临床基因治疗提供了强有力的工具。

16.4 肝癌动物模型

20 世纪初已获得小鼠自发性肝瘤并证明为恶性肝癌。在 30 年代又先后成功诱发了大鼠肝癌、小鼠肝细胞癌。我国肝癌模型的研究在 50 年代后期开始，至今已建立了多种移植性大小鼠肝癌模型以及多株裸鼠人肝癌模型。裸鼠人肝癌模型肝癌动物模型主要以鼠和兔为主，其中人肝癌细胞裸小鼠模型是目前实验中最能反映人类肝癌生物学特性的动物模型，为肝癌动物模型开辟了广阔的前景。

16.4.1 自发性肝癌模型

动物自发性肝癌在发生学上与人类肝癌相似，主要反映动物的肿瘤易感性和环境致癌物质、促癌物质的积聚度，以近交系小鼠的自发性肝肿瘤最为常用。其中，C3H近交系小鼠肝肿瘤发生率为雄性10%，雌性27%，14月龄以上的C3Hf系雄鼠、C3H系雄鼠和C3He雄鼠的发生率分别为72%、85%和80%。自发性肝癌模型的优点在于肿瘤发生学及细胞动力学特点与人类肿瘤较接近，肿瘤的形成周期长，便于进行慢性治疗实验。其不足表现在肿瘤的发生时间和发生率与动物的品系（遗传特点）、性别和饲养条件及环境因素有关。肿瘤发生率相对较低且不稳定，发生时间较难预测且参差不齐，荷瘤动物个体在动物（性别、体重、肿瘤发生时间等）和肿瘤（大小、数目、部位等）两方面差异较大。

16.4.2 诱发性肝癌模型

诱发性肝癌模型是指将化学、物理或生物的致癌因素作用于动物而形成的肝癌。常用的诱导剂有邻位氨基偶氮甲苯（O-AAT）、3-甲基奶油黄（3-Me-DAB）、乙酰氨基芴（AAF）、DEN、AFB1，诱发肝癌常用的实验动物是Wistar、SD和F344大鼠。给药途径主要有经口给药法和注射给药法。动物诱发性肝癌模型起病隐匿、病程长，肿瘤多为弥漫结节型，合并或不合并肝硬化。一般整个诱癌过程分为：启动肝细胞—肝细胞增生—肝细胞增生结节—肝细胞癌，接近于人类肝癌的发病特点和过程。不足是诱导时间长（3～5个月，甚至1～2年），动物死亡率高。肝癌出现的时间、部位、病灶数等在个体之间表现不均一。多用于肝癌病因学、发生学、发病机理、遗传及生物学特性的研究。

16.4.3 移植性肝癌模型

移植性肝癌是指用肝癌组织或细胞系（源于动物或人）移植到动物体内（肝脏、肝外组织或器官）以及非肝脏来源的恶性肿瘤或细胞系（如乳腺癌、鳞癌、结直肠癌等）移植到动物的肝脏所形成的荷肝癌动物模型。瘤源可以是自发的、诱发的或人肝癌患者被切除的标本。移植性肝癌模型分为同种移植性和异种移植性肝癌，异种肿瘤移植研究现在集中于免疫缺陷动物的应用。常见的人肝癌移植模型有皮下移植模型（肝癌外科标本移植和肝癌细胞株移植）、原位移植模型、腹腔移植模型、皮下-原位移植模型、皮下-肾包膜下移植模型、转移模型（皮下-转移模型和原位-转移模型）。如我国的H615以及BERH-1和BERH-2，国内目前最常用的小鼠移植性肝癌模型为H2。建立异种可移植性肿瘤模型的最终目的是提供人类肿瘤的体内研究手段，以便直接研究人类肿瘤的生物学特性及其发病机制。1976年，Shimosato等首先报道了裸鼠人肝癌模型的建立。动物移植性肝癌模型的特点为：模型复制简便，接种一定量的肿瘤细胞，可以使一群动物同时带有同样的肿瘤，这些肿瘤生长速率一致，个体差异较小，对宿主的影响也类似，易于客观判断疗效；接种成活率高，可以在同种或同品系动物中连续移植，长期供实验用，也可以用液氮保存瘤种；生长特性与人体肿瘤有差别，动物移植性肿瘤生长速度快，增殖比率高，体积倍增时间短，这些都是与人类肿瘤的不同之处，特别是与人的实体瘤差别更大；没有单一的瘤株对所有的抗肿瘤药物都敏感。裸鼠成瘤的关键因素包括肝癌细胞或外科标本的特性、移植部位及移植癌细胞数量、裸鼠的品系和周龄以及生长环境及其他因素的影响。

人肝癌完整组织块裸鼠原位移植模型因保留了人肝癌的组织结构特征及具备侵袭转移潜能而成为目前最接近人体内肝癌生物学演化和特性的建模方法，且其造模时间短，成功率高，因此是研究人肝癌生长、侵袭及转移较为理想的模型。

16.4.4 转基因动物肝癌模型

转基因动物肝癌模型是指借助基因工程手段将特定的外源基因导入动物的染色体内，使其发生整合、遗传繁殖，并由此培养出携带外源基因的转基动物所形成的肝癌模型。转基因动物模型可按照研究需要进行设计和培育，不但能从动物整体的组织器官水平上进行研究，而且还可以深入到细胞水平和分子水平，为肝癌发病机制、药物筛选和临床医学研究提供了比较理想的实验体系。导入基因常用显微注射、逆转录病毒感染、胚胎干细胞植入等方法。1974 年美国学者 Jeanisch 应用显微注射法获得 SV40 DNA 转基因小鼠以来，这种方法目前应用最广泛也最成功。转入动物体内的外源基因可为单基因（如 HBx、c-myc、SV40 等），也可为双基因（如 C-myc/TGF-Gt、c-myc/TGF-β1、HBx/c-myc 等）。转入单基因建立的肝癌动物模型比转入双基因建立的动物模型成功率高，步骤简单，但转入双基因的动物肝癌形成所需的时间明显缩短。利用人抗凝血酶Ⅲ（ATⅢ）基因和 SV40T 抗原（SV40-T）序列构建的 SV40 转基因小鼠肝癌模型能很好的应用于抗肿瘤药物如抗肿瘤血管生成或抗肿瘤血栓生成药物的筛选。

16.4.5 HBV 诱发的肝癌模型

由于 HBV 在肝癌形成过程中的重要作用，因此有必要为其研究建立特殊的动物模型。但是，人类乙（HBV）一般不感染培养的细胞，也不感染常用的实验动物，在一定程度上限制了对其致肝癌机制的研究。HBx 抗原作为 HBV 编码的病毒逆转录激活因子，具有控制转录过程、调节其他病毒基因表达的功能，并能通过影响宿主的生物合成，干扰基因的表达和细胞分化，从而诱导肝癌的发生。利用 C57BL/6×DBA 小鼠和 CD1 小鼠建立的 HBx 转基因模型均证明 HBx 表达与肝癌发生的相关性。而 HBx 和 c-myc 基因的协同作用能诱导肝癌的发生。利用基因打靶技术，通过定点同源重组将 HBsAg 和 HBx 基因分别导入小鼠的 p21 位点，建立了两个转基因小鼠肝癌模型，证明了 HBx 基因与肝癌发生有明显相关性，HBsAg 也在 HBV 相关肝癌的形成中发挥重要作用。

参考文献

1. Alt M, Eisenhardt S, Serwe M, Renz R, Engels JW, Caselmann WH. Eur J Clin Invest 1999; 29: 868-76.
2. Amara RR, Villinger F, Altman JD, Lydy SL, O'Neil SP, Staprans SI, Montefiori DC, Xu Y, Herndon JG, Wyatt LS, Candido MA, Kozyr NL, Earl PL, Smith JM, Ma HL, Grimm BD, Hulsey ML, Miller J, McClure HM, McNicholl JM, Moss B, Robinson HL. Science 2001; 292: 69-74.
3. Aurisicchio L, Delmastro P, Salucci V, Paz OG, Rovere P, Ciliberto G, La Monica N,

Palombo F. J Virol 2000; 74: 4816 - 23.
4. Bae SH, Jung ES, Park YM, Kim BS, Kim BK, Kim DG, Ryu WS. Clin Cancer Res 2001; 7: 1410 - 8.
5. Barajas M, Mazzolini G, Genové G, Bilbao R, Narvaiza I, Schmitz V, Sangro B, Melero I, Qian C, Prieto J. Hepatology 2001; 33: 52 - 61.
6. Bosch X, Ribes J, Borras J. Semin Liver Dis 1999 ; 19: 271 - 85.
7. Bruix J, Llovet JM. Baillieres Best Pract Res Clin Gastroenterol 1999; 3: 611 - 22.
8. Bruix J, Sherman M, Llovet JM, Beaugrand M, Lencioni R, Burroughs AK, Christensen E, Pagliaro L, Colombo M, Rodes J. J Hepatol 2001; 35: 421 - 30.
9. Bru? a - Romero O, Lasarte JJ, Wilkinson G, Grace K, Clarke B, Borrás - Cuesta F, Prieto J. Hepatology 1997; 25: 470 - 7.
10. Butterstein LH, Ribas A. Expert Opin Biol Ther 2002; 2: 123 - 33.
11. Castells A, Bruix J, Bru C, Fuster J, Vilana R, Navasa M, Ayuso MC, Boix L, Visa J, Rodes J. Hepatology 1993; 18: 1121 - 6.
12. Chantalat L, Skoufias DA, Kleman JP, Jung B, Dideberg O, Margolis RL. Mol Cell 2000; 6 (1): 183 - 189.
13. Choti MA, Bulkley GB. Management of metastatic disease. In: Schiff ER, Sorrell MF, Maddrey WC, eds. Schiff's disease of the liver. Philadelphia: Lippincott - Raven, 1999.
14. Chow YH, Chiang BL, Lee YL, Chi WK, Lin WC, Chen YT, Tao MH. J Immunol 1998; 160: 1320 - 9.
15. Colombo M, Forni G. Immunol Today 1994; 15: 48 - 51.
16. CormierJN, Thomas KT, Chari RS, Pinson, CW. J Gastroint Surg 2006; 10 (5): 761 -80.
17. Crews KA, Kuhn JA, McCarty TM, Fisher TL, Goldstein RM, Preskitt JT. Am J Surg 1997; 174: 614 - 8.
18. Daughaday WH, Rotwein P. Endocr Rev 1989; 10: 68 - 91.
19. De Matteo RP, Fong Y, Blumgart LH. Ballieres Clin Gastroenterol 1999; 13: 557 - 74.
20. De Sanctis JT, Goldberg N, Mueeler PR. Cardiovasc Intervent Radiol 1998; 21: 273 -96.
21. Dirkx A, Oude Egbrink MG, Kuipers M, van der Niet ST, Heijnen VV, Bouma - ter Steege JC, Wagstaff J, Griffioen AW. Cancer Res 2003; 63: 2322 - 9.
22. Dull TJ, Gray A, Hayflick JS, Ullrich A. Nature 1984; 310: 777 - 81.
23. Feitelson MA. Cancer Lett 2006; 239: 10 - 20
24. Gabrilovich DI, Chen HL, Girgis KR, Cunningham HT, Meny GM, Nadaf S, Kavanaugh D, Carbone DP. Nat Med 1996; 2: 1096 - 103.
25. Garcia - Navarro R, Blanco - Urgoiti B, Berraondo P, Sanchez de la Rosa R, Vales A, Hervas - Stubbs S, Lasarte JJ, Borras F, Ruiz J, Prieto J. J Virol 2001; 75: 9068 - 76.
26. Geissler M, Schirmbeck R, Reinmann J, Blum HE, Wands JR. Hepatology , 1998,

28：202－10.

27. Gillespie JR，Uversky VN. BBA 2000；1480：41－56.
28. Glue P，Rouzier－Panis R，Raffanel C，Sabo R，Gupta SK，Salfi M，Jacobs S，Clement RP. Hepatology，2000，32：647－53.
29. Graepler F，Verbeek B，Graeter T，Smirnow I，Kong HL，Schuppan D，Bauer M，Vonthein R，Gregor M，Lauer UM. Hepatology 2004；41：879－86.
30. Grimm CF，Ortmann D，Mohr L，Michalak S，Krohne TU，Meckel S，Eisele S，Encke J，Blum HE，Geissler M. Gastroenterology 2000；199：1104－12.
31. Group d'Etude et de Traitement du Carcinome Hepatocellulaire. N Engl J Med 1995；332：1256－61.
32. Guan XY，Fang Y，Sham JST，Kwong DLW，Zhang Y，Liang Q，Li H，Zhou H，Trent JM. Genes Chromosomes Cancer 2000；29：110－16.
33. Heathcote EJ，Shiffman ML，Cooksley WG，Dusheiko GM，Lee SS，Balart L，Reindollar R，Reddy RK，Wright TL，Lin A，Hoffman J，De Pamphilis J. N Engl J Med 2000；343：1673－80.
34. Heidemann DAM，Gerritsen WR，Craanen ME. Scand J Gastroenterol 2000；232：S93－S100.
35. Holmgren L，O'Reilly MS，Folkman J. Nat Med 1995；1：149－153.
36. Kobayashi M，Ikeda K，Saitoh S，Suzuki F，Tsubota A，Suzuki Y，Arase Y，Murashima N，Chayama K，Kumada H. J Gastroenterol Hepatol 2001；16：406－15.
37. Ishikawa H，Nakao K，Matsumoto K，Ichikawa T，Hamasaki K，Nakata K，Eguchi K. Hepatology 2003；37：696－704.
38. Johnson PJ，Williams R，Thomas H，Sherlock S，Murray－Lyon IM. Lancet 1978；1：1006－9.
39. Kim SJ，Park SE，Lee C，Lee SY，Jo JH，Kim JM，Oh YK. BBA 2002；1586：307－15.
40. Kinoshita S，Hirai R，Yamano T，Yuasa I，Tsukuda K，Shimizu N. Surg Today 2004；34：40－6.
41. Kisker O，Becker CM，Prox D，Fannon M，D'Amato R，Flynn E，Fogler WE，Sim BKL，Allred E N，Pirie－Shepherd SR，Folkman J.. Cancer Res 2001；61：7669－74
42. Kotoh K，Sakai H，Sakamoto S，Nakayama S，Satoh M，Morotomi I，Nawata H. Am J Gastroenterol 1994 89：194－8.
43. Lai CL，Wu PC，Chan GC，Lok AS，Lin HJ. Cancer 1988；62：479－83.
44. Lai EC，Fan ST，Lo CM，Chu KM，Liu CL，Wong J. Ann Surg 1995；221：291－8.
45. Lasarte JJ，Corrales FJ，Casares N，Lopez－Diaz de Cerio A，Qian C，Xie X，Borras－Cuesta F，Prieto J. J Immunol 1999；162：5270－7.
46. Lau WY，Ho S，Leung WT，Chan M，Leung N，Lin J，Ho KC，Metreweli C，Johnson PJ，Li AKC. Int J Radiat Oncol Bio Phys 1998；0：583－7.

47. Lau WY. Semin Surg Oncol 2000; 9: 135 - 44.
48. Lazarevich NL. Biochemistry (Mosc), 2000, 65 (1): 117 - 33.
49. Leboulleux S, Gaston V, Boulle N, Le Bouc Y, Gicquel C. Eur J Endocrinol, 2001, 144: 163 - 68.
50. Li, J, Chen X, Dong X, et al. J Gastroen Hepatol (in press), doi: 10.1111/j. 1440 -1746. 04366.
51. Luo L, Qiao H, Meng F, et al. Int J Cancer, 2006, 118: 1823 - 30.
52. Ma H, Liu Y, Liu S, et al. Int J Cancer, 2005, 116 (2): 314 - 21.
53. Ma L, Luo L, Qiao H, Dong X, Pan S, Jiang H, Krissansen GW, Sun, XJ. Hepatol (in press) doi: 10.1016/j.jhep.2006.07.031.
54. Mazzolini G, Qian C, Narvaiza I, Barajas M, Borras - Cuesta F, Xie X, Duarte M, Melero I, Prieto J. Hum Gene Ther 2000; 11: 113 - 25.
55. McCarter MD, Fong Y. Semin Surg Oncol 2000; 19: 177 - 88.
56. McKillop IH, Moran DM, Jin X, Koniaris, LG. J Surg Res 2006; 136, 125 - 35
57. Melder RJ, Koenig GC, Witwer BP, Safabakhsh N, Munn. LL, Jain RK. Nat Med 1996; 2: 992 - 7.
58. Musiani P, Modesti A, Giovarella M, Cavallo F, Colombo MP, Lollini PL, Forni G. Immunol Today 1997; 18: 32 - 6.
59. Nagao T, Inoue S, Yoshimi F, Sodeyama M, Omori Y, Mizuta T, . Kawano N, Morioka Y. Ann Surg 1990; 211: 28 - 33.
60. Nagao T, Panis Y, Farges O. Ann Surg 1991; 241: 114 - 7.
61. Nagasue N, Uchida M, Makino Y, Takemoto Y, Yamanoi A, Hayashi T, Chang YC, Kohno H, Nakamura T, Yukaya H. Gastroenterology 1993; 105: 488 - 94.
62. Nagata S, Golstein PT. Science 1995; 267: 1 449 - 56.
63. Narvaiza I, Mazzolini G, Barajas M, Duarte M, Zaratiegui M, Qian C, Melero I, Prieto J. J Immunol 2000; 164: 3112 - 22.
64. Nerenstone SR, Ihde DC, Friedman MA. Cancer Treat Rev 1988; 15: 1 - 6.
65. Nishiguchi S, Shiomi S, Nakatani S. Lancet 2001; 357 (9251): 196 - 7.
66. O'Reilly MS, Holmgren L, Chen C, Folkman J Nat Med 1996; 2: 689 - 92.
67. Okuda K. J Hepatol 2000; 32 (1suppl): 225 - 37.
68. Pang R, Poon RTP. Cancer Lett 2006; 242: 51 - 67.
69. Paradis V, Degos F, Dargere D. Hepatology 2005; 41: 40 - 7.
70. Pelletier G, Ducreux M, Gay F, Luboinski M, Hagege H, Dao T, Van Steenbergen W, Buffet C, Rougier P, Adler M, Pignon JP, Roche A. J Hepatol 1998; 29: 129 -34.
71. Pignata S, Daniele B, Gallo C, Pignata S. , Daniele B. , Gallo C. , Vivo R. D. , Monfardini S. , Perrone F. Eur J Cancer 1998; 34: 25 - 32.
72. Poirier K, Chalas C, Tissier F, Poirier K, Chalas C, Tissier F, Couvert P, Mallet V, Carrie A, Marchio A, Sarli D, Gicquel C, Chaussade S, Beljord C, Chelly J, Kerjean

A, Terris B. J Pathol 2003; 201 (3): 473 - 9
73. Ponnazhagan S, Curiel DT, Shaw DR, Alvarez RD, Siegal GP. Cancer Res 2001; 61: 6313 - 21.
74. Qian C, Drozdzik M, Caselmann WH, Prieto J. J Hepatol 2000; 32: 344 - 51
75. Rahman MA, Dhar DK, Masunaga R, Yamanoi A, Kohno H, Nagasue N. Cancer Res, 2000, 60: 2085 - 9.
76. Reddy KR. Ann Pharmacother 2000; 34: 915 - 23.
77. Renehan AG, Frystyk J, Flyvbjerg A. Trends Endocrin Met, 2006, 17 (8): 328 - 36.
78. Rossi S, Buscarini E, Garbagnati F, Di Stasi M, Quaretti P, Rago M, Zangrandi A, Andreola S, Silverman D, Buscarini L. Am J Roentgen 1998; 170: 1015 - 22.
79. Roth C, Rochlitz C, Kourilsky P. Adv Immunol 1994; 57: 281 - 351.
80. Sato M, Watanabe Y, Ueda S, Ohno J, Kashu Y, Nezu K, Kawachi K. Gastroenterology, 1996, 110: 1507 - 14.
81. Schafer DF, Sorrell MF. Lancet 1999; 353: 1253 - 7.
82. Schmidt - Wolf G, Schmidt - Wolf GH. Immunol Today 1995; 16: 173 - 5.
83. Schmitz V, Barajas M, Wang L, Peng D, Duarte M, Prieto J, Qian C. Hepatology 2001; 34: 72 - 81.
84. Schmitz V, Qian C, Ruiz J, Sangro B, Melero I, Mazzolini G, Narvaiza I, Prieto J. Gut 2002; 50: 130 - 5.
85. Schwegler EE, Cazares L, Steel LF, Adam BL, Johnson DA, Semmes OJ, Block TM, Marrero JA, Drake RR. Hepatology 2005; 41: 634 - 42.
86. Spear BT. Sem Cancer Biol 1999; 9: 109 - 6.
87. Sun X, Krissansen GW, Fung PWC, Fung PWC, Xu S, Shi J, Man K, Fan S, Xu R. Int J Cancer 2005; 113: 670 - 7.
88. Sun Y, Qian C, Peng D, Prieto J. Hum Gene Ther 2000; 11: 127 - 38.
89. Takayama T, Sekine T, Makuuchi M, Yamasaki S, Kosuge T, Yamamoto J, Shimada K, Sakamoto M, Hirohashi S, Ohashi Y, Kakizoe T. Lancet 2000; 356 (9232): 802 - 7.
90. Thorgeirsson SS, Grisham JW. Nat Genet, 2002, 31 (4): 339 - 46.
91. Thorgeirsson SS, Lee JS, Grisham JW. J Hepatol, 2006; 44: 798 - 805
92. Tse LY, Sun X, Jiang H. Int J Cancer (under revision).
93. Vidalin O, Fournillier A, Renard N. Virology 2000; 276: 259 - 70.
94. Wang XW, Hussain SP, Huo T. Toxicology 2002; 181 - 182: 43 - 7
95. Weizsacker FV, Wieland S, Lock J. Hepatology 1997; 26: 251 - 5.
96. Werner H, LeRoith D. Adv Cancer Res 1996; 68: 183 - 223.
97. Wu GX, Lin YM, Zhou TH, et al. Cancer Lett 2000; 160: 229 - 36.
98. Wu T. Cancer Treat Rev 2006; 32 (1): 28 - 44.
99. Xu RA, Sun, X, Tse LY, Li, H, Chan, P - C, Xu, S, Xiao, W, Kung HF, Krissans-

en GW, Fan S-T Hepatology, 2003; 37: 1451-1460.

100. Zeuzem S, Feinman SV, Rasenack J, Heathcote EJ, Lai MY, Gane E, O'Grady J, Reichen J, Diago M, Lin A, Hoffman J, Brunda MJ. N Engl J Med 2000; 343: 1666-72.

17 结肠癌的分子药物治疗

吕颖慧[1,2]　王启钊[1,2]　许瑞安[1,2*]

ruianxu@hqu.edu.cn

[1]分子药物教育部药物工程研究中心，邮编 362021
[2]国立华侨大学分子药物学研究所（院）

目录

17.1 结肠癌发病与研究现状

17.1.1 概述

结直肠癌（Colorectal cancer，CRC）是胃肠道常见的恶性肿瘤。CRC 包括结肠癌与直肠癌，病变位于肛门者，又称肛门癌。结肠癌和直肠癌从发病因素、预防、治疗和预后方面有较多的相似之处，因此常统称为 CRC。癌肿部位最常发生于直肠和乙状结肠，约占 77.8%，其次为盲肠及升结肠，再次为降结肠、肝曲及脾曲（图 17－1）。CRC 生长较慢，转移较晚。在不同地区，其发病率有明显区别。一般来说，经济发达的国家发病率较高，CRC 在北美、西欧、澳大利亚、新西兰等地的发病率最高，日本、智利、非洲等地则低，我国在世界范围内属于低发区。在大多数国家中结肠癌男女发病率没有明显的区别，但直肠癌的发病率男性普遍高于女性。在欧美国家中，结肠癌是癌症相关性死亡的第二大致因，它的发生几率在男性中仅次于肺癌，在女性中仅次于乳腺癌。每年有超过 900000 的 CRC 新增病例，且有接近 500000 例癌症死亡是由于罹患 CRC。近年来 CRC 同肺癌一样有上升趋势，我国亦不例外。该病在国内的发病率有地区差异，以上海、浙江、福建为高发区。男性 CRC 的发病率明显高于女性，约为 1.6∶1，以 40～50 岁为多，年龄组中位数约为 45 岁，40 岁以下占全部病例的 1/3 左右。发达国家 CRC 高发年龄为 60～70 岁，30 岁以下者占 6%左右。我国 CRC 好发年龄比国外提早 10～15 岁，30 岁以下者占 11%～13%，这是我国 CRC 的一个主要特点。

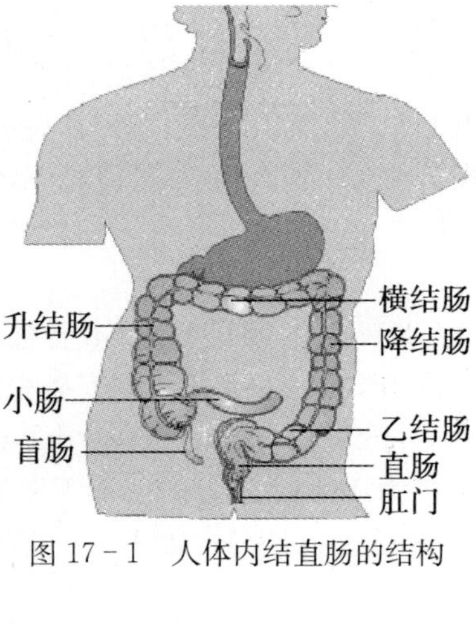

图 17－1　人体内结直肠的结构

17.1.2 发病原因

CRC的病因尚未明确，但对其发病的高危因素已有较深入研究。CRC是在环境因素（外因）与机体（内因）协同作用下，产生体细胞遗传物质的一系列变化所致。其中外因包括：饮食因素、生活习惯（少运动）等。内因即CRC的遗传易感性。

17.1.2.1 外因

环境因素约占CRC病因的80%。其中饮食因素在外因中占主要地位，约占80%。易患CRC的人群一般膳食中纤维、蔬菜、叶酸含量低，而脂肪、红肉含量高；另外，酗酒、不运动、肥胖等也是增加罹患CRC几率的重要因素。

少摄取新鲜蔬菜和水果为CRC的危险因素，其作用机理可能是：①饮食纤维能抵抗体内消化酶的降解，使粪量增多而稀释结肠内的致癌剂。②能吸收胆汁酸（CRC促进剂）。③能被细菌酵解产生短链脂肪酸而降低pH，不利于癌细胞生长。高脂、高蛋白饮食与肠癌发生率及病死率成正相关。高脂饮食导致CRC机制尚不明确，可能是促进机体胆汁的分泌，并代谢生成脱氧胆酸、石胆酸等次级胆酸，而次级胆酸对结肠隐窝上皮细胞有细胞毒作用并造成不可修复的DNA损伤，这些DNA受损的细胞正常情况下为细胞凋亡所清除，但高浓度的次级胆酸和致癌物的长期作用可使一些拮抗凋亡突变的细胞度过DNA损伤而选择性地存活下来，增生并逐步演变成腺瘤及腺癌。蛋白质本身无致癌性，但有证据表明某些潜在的致癌物来源于饮食蛋白，特别是动物蛋白（肉类的主要成分，尤其是红肉）。红肉使CRC危险性增高在女性中有特异性，且直肠比结肠危险性更高。红肉促使CRC的危险性增高的原因可能是肉在高温下长期烧烤、焙制和煎炸的过程中，表面会产生多种的杂环胺、芳香胺类致癌物。钙和硒是CRC中研究较多的2种微量元素。Ca^{2+}可与脂质结合形成不溶性钙皂，抑制脂肪酸和胆酸，对肠道上皮起保护作用，流行病学也提示钙对预防CRC有保护作用。硒可抑制细胞增殖，抑制促瘤作用。K、Ca、Mg、Fe、Zn、P、Se、Cu的摄入量与CRC发病也有一定的相关性。抗氧化维生素A、C、E等可抑制自由基反应而防止对DNA的氧化剂损伤，可使腺瘤患者的结肠上皮过度增生逆转为正常。

CRC的发病还和消化道疾病因素有关，如溃疡性结肠炎、Crohn病（CD）和直肠息肉等，吸烟、喝酒、肥胖也可能和CRC的发病有关。其中肥胖的比例和CRC的高发成正相关。合适的体力活动则可以降低CRC的发病几率。另外，药物对CRC的发病率也有影响，如长期服用小剂量非甾体类抗炎药（如阿司匹林）可降低CRC的发生率。心理精神因素对CRC的发生、发展也有重大影响。

17.1.2.2 遗传因素

遗传体质约占CRC病因的20%。主要的遗传体质症状表现包括家族腺瘤息肉病（FAP）、遗传性非息肉结肠癌（HNPCC）以及其他有家族史的肿瘤。

17.1.2.2.1 家族性腺瘤病（familial adenomatous polyposis，FAP） FAP为一种常染色体显性遗传性疾病，其发病率为1/10 000，占所有CRC的1%左右。临床上，其特征性表现为结直肠内布满息肉状腺瘤（≥100个），如不及时治疗，35岁以前约3/4癌变，至50岁以后几乎全部发展成癌。1991年APC（Adenomatous polyposis coli）基因被成功克隆，并发现此病与人类第5号染色体长臂的缺失与突变有关。FAP是常染色体显性遗传疾病，80%的患者可以检测到生殖细胞中有 APC 基因突变。

17.1.2.2.2 遗传性非息肉病性 CRC （Hereditary nonpolyposis colon cancer, HNPCC）HNPCC，又称 Lynch 综合征，也是一种常见的常染色体显性遗传疾病，占所有 CRC 的 2%～7%，90%以上的 HNPCC 患者存在 MSI 现象。HNPCC 可以分为 Lynch Ⅰ综合征和 Lynch Ⅱ综合征两大类。Lynch Ⅰ综合征又称遗传部位特异性 CRC（hereditary site-specific colorectal cancer，HSSCC），在这类家系中 CRC 是唯一的恶性肿瘤，往往发病比较早，70%位于近端结肠，常见同步或异步的 CRC。根据 Amsterdam 诊断标准（1990）：家系中至少有三例病理学诊断的 CRC 患者，其中的一例必须是另外 2 例的直系亲属，CRC 累及连续两代人，至少有 1 例 CRC 诊断早于 50 岁，并排除 FAP 家系。Lynch Ⅱ综合征又称癌症家庭综合征（cancer family syndrome，CFS），是 1998 年对 Amsterdam 诊断标准的修订。Lynch Ⅱ综合征除具有 Lynch Ⅰ综合征的所有特征外，还表现为肠外恶性肿瘤的高发生率，常见的有子宫内膜、胃、小肠、卵巢、胰腺、胆道等的腺癌，输尿管、肾盂等的移行细胞癌和血液系统的恶性疾病等。

17.1.2.2.3 色斑性息肉病（peutz-jeghers syndrome，PJS） PJS 是一种常染色体显性遗传性疾病。它特征性地表现为胃肠道错构瘤性息肉及皮肤黏膜色素沉着。临床病理表型为：①组织病理学明确的胃肠道错构性息肉；②小肠多发性息肉或 PJS 的家族史或面颊黏膜、唇、手指、脚趾等处的色素斑。PJS 的相关基因 STK11 在 1997 年首次被定位于人类染色体 19p 13.3，也叫 LKB1，编码丝氨酸/苏氨酸激酶，含 10 个外显子，基因组 DNA 长 23kb。

17.1.2.2.4 家族性幼年性息肉病（familial jurenile polyposis，JP 综合征） JP 综合征是一种常染色体显性遗传性疾病，表现为多发性幼年性错构性息肉及胃肠道肿瘤。它通常发生在儿童时期，约 9%～68%的 JP 患者会发生胃肠道肿瘤。JP 综合征的相关基因 SMAD4（DPC4 或 MADH4）定位于人类染色体 18q21.1，在 D18S1118 和 D18S487 位点之间。约 10%～60%的 JP 家族含有 Smad4 突变。另外，PTEN 和 BMPR lA 基因也和 JP 综合征相关。

17.1.3 临床分期

直肠癌的分期有三种分类方法，分别为 TNM、Dukes′和 MAC 分期。

17.1.3.1 CRC 的 TNM 分期

TNM 分期由美国癌症联合会与国际抗癌联盟（AJCC/UICC）提出，分期简洁，适用于所有的 CRC 患者，并能获得诊断和治疗标准。根据 TNM 定义将 CRC 分为 4 个时期。CRC TNM 定义如下：

T：原发肿瘤。

Tx 原发肿瘤不能确定。

T0 在切除标本中未发现原发肿瘤。

Tis 原位癌。

T1 癌灶侵犯至黏膜下层。

T2 癌灶侵犯肌层。

T3 穿透肌层进入浆膜下，进入浆膜但未穿透浆膜肿瘤进入结肠周围脂肪组织，但在肠系膜范围之内。

T4 穿透浆膜进入腹腔或进入邻近器官。在无浆膜结直肠处，如远端 2/3 直肠，左或右结肠的后面。

N：区域淋巴结

NX 区域淋巴结转移不能确定（例如仅行肿瘤局部切除）

N0 无区域性淋巴结转移

N1 有 1～3 个淋巴结转移

N2 4 个或 4 个以上淋巴结转移

N3 沿脏器主干淋巴道走行的任何淋巴结有转移

M：远处转移

MX 远处转移不能确定

M0 无远处转移

M1 有远处转移

根据 TNM 定义，CRC 的临床分期如下：

0 期：Tis N0 M0

Ⅰ期：T1 N0 M0；T2 N0 M0

Ⅱ期：T3 N0M0；T4 N0M0

Ⅲ期：任何 T N1 M0；任何 T N2，N3 M0

Ⅳ期：任何 T 任何 N M1

17.1.3.2 CRC 的 Dukes′分期

传统上，CRC 普遍采用的是 Dukes′分期，Dukes′分期主要包括：

Dukes′A 期 癌灶未穿出肌层，无淋巴结转移。

Dukes′B 期 癌灶已穿出深肌层并侵入浆膜层、浆膜外或直肠周围组织，但无淋巴结转移。

Dukes′C 期 癌灶伴有淋巴结转移。又分为：

C1 期 癌灶邻近淋巴结转移（肠旁及系膜淋巴结）；

C2 期 癌灶伴有肠系膜动脉结扎处淋巴结转移。

Dukes′D 期 癌灶伴有远处器官转移，或因局部广泛浸润或淋巴结广泛转移而切除术后无法治愈或无法切除者。

Dukes′分期与 TNM 分期的对应关系如下

Dukes′A＝T1N0M0，T2N0M0

Dukes′B＝T3N0M0，T4NOM0

Dukes′C1＝任何 TN1M0，任何 TN2M

Dukes′C2＝任何 TN3M0

Dukes′D＝任何 T 任何 NM1

17.1.3.3 修改后的 Astler－coller（MAC）分期的另外一个分期方法就是 MAC 分期：

A：肿瘤细胞局限于肠黏膜。

B1：肿瘤细胞局限于肠壁肌肉层内。

B2：肿瘤细胞穿透肠壁肌肉层，但并未侵犯到周围组织。

B3：肿瘤细胞穿透肠壁肌肉层，且侵犯到围组织。

C1：肿瘤细胞局限于肠壁肌肉层内，且有局部淋巴结转移。

C2：肿瘤细胞穿透肠壁肌肉层，但未侵犯到围组织，有局部淋巴结转移。

C3：肿瘤细胞穿透肠壁肌肉层，已侵犯到周围组织，有局部淋巴结转移。

它和 TNM 分期的对应关系如下：

MAC A ＝T1N0M0

MAC B1＝T2N0M0

MAC B2＝T3N0M0

MAC B3＝T4N0M0

MAC C1＝T2N1M0，T2N2M0

MAC C2＝T3N1M0，T3N2M0，T4N1M0，T4N2M0

MAC C3＝T4N1M0，T4N2M0

17.1.4 CRC 的诊断

17.1.4.1 肛门指检

肛门指检是一种简单而快捷的肛门及直肠肿瘤初筛手段。在较发达的欧美地区，其结肠癌与直肠癌发病率之比约 2∶1，而在我国，直肠癌的发病普遍高于结肠癌。换而言之，在我国应用肛门指检就可初筛到近一半左右的 CRC。据报道在直肠癌误诊病例中，约 80％病人初诊时肛门指检被医生忽略。肛门指检的不足之处是检查效率很大程度上取决于检查者的操作技能，受人为影响较大。

17.1.4.2 大便隐血检查（fecal occult blood test，FOBT）

大便隐血是早期 CRC 特征之一，FOBT 是 CRC 临床检验的有效手段和普查最常用的方法。隐血检查方法可分为五类：放射分析法、物理法、化学法（包括愈创木酯法和联苯胺法）、免疫化学法和血红素-卟啉试验。此法的优点是方便（无需控制饭食）。FOBT 的基础是结肠和直肠内的出血，但多种良性病变均可出血，因此特异性较差。不过目前，由于其具有非侵袭性、简单、有效、便宜等优点，仍广泛用于高危人群和 50 岁以上的普通人群筛检 CRC。

17.1.4.3 脱落细胞学检查

脱落细胞学检查是通过多种手段获取结直肠黏膜表面细胞进行 CRC 诊断的方法。该方法的准确率可高达 80％～90％，对早期 CRC 比其他消化道肿瘤更有诊断价值。标本的获取可通过冲没法、拉网法、内镜法及穿刺法。最简单的方法是制备细胞涂片，帕氏（Papanicolaou）染色后直接光镜检查。也可以通过测定肠脱落细胞蛋白标志和 DNA 的量来测定。粪便内脱落的蛋白标志物可分为两类，一类是非结直肠上皮细胞的蛋白成分，如钙卫蛋白（calprotectin）；另一类蛋白标志物为结直肠上皮细胞本身的蛋白成分。蛋白组学的试验有可能检出以蛋白质为基础的肿瘤特异性产物，并能够鉴别肿瘤患者和非肿瘤患者。从理论上讲，检测肿瘤特异性抗原能够增加 CRC 筛检的灵敏度和特异性。CEA 是最早应用于临床的

CRC 相关抗原，广泛用于血清学检测 CRC。CRC 患者粪便促衰变因子（decay - accelerating factor，DAF）或 CD55 水平明显高于结直肠息肉、上消化道癌及无消化道疾病者，大部分小于 2cm 的结直肠肿瘤、早期癌或粪隐血试验阴性的 CRC 患者，粪便 DAF 呈阳性反应，检测 CRC 的灵敏度和特异性分别为 55%和 85%。最近 Iwagaki 等又研究出一种新的使用抗 DAF 单克隆抗体的 ELISA 检测系统，能够可靠地检测出粪便内很低浓度的 DAF，极大地提高了筛检的灵敏度。

17.1.4.4 内镜

内镜在早期 CRC 的检出方面具有较大的优势，既可以直视下观察，又可以取活检。在临床上应用较多的是纤维结肠镜及电子结肠镜。近年新的内镜有两种：一种称为“细胞内镜”（endocytoscope）的小口径内镜，它可以通过治疗内镜的活检孔道进入胃肠腔，亚甲蓝染色后可窥视细胞核和细胞结构。另外一种是微型共聚焦显微镜与标准可视内镜的联合，称“显微内镜”（endomicroscope）。这种内镜可以使内镜成像放大 1000 倍，可以在活体情况下看到细胞和亚细胞结构，可以看到隐窝结构以及隐窝中的杯状细胞，上皮内淋巴细胞，毛细管和红细胞。它还可看到黏膜表面以下（黏膜固有层）250μm。上述新的内镜在炎症性肠病癌变的诊断上有高度的精确性（与金标准比准确性达到 99%），然而，目前的“显微内窥镜”不能看到核和细胞结构，也许将来经过染色能克服这个缺陷。上述两种内镜均不能看到黏膜下层，所以不能对早期癌进行分期。通过模拟传统结肠镜检查的成像技术，利用螺旋 CT 扫描的计算机程序可产生病人结肠内部的二维或三维图像，产生新一代结直肠评价技术。CT 结肠成像术具有判定传统结肠镜检查无法充分评价或鉴别的 CRC，如位于结肠袋折叠处等特殊位置内肿瘤的潜在优势，同时也是由于各种原因无法完成结肠镜检查的患者可供选择的筛检技术。将来 CT 结肠成像术可能会成为一种非常有效的 CRC 筛检技术，并可通过显示息肉的数目和位置，指导内镜学家进行治疗性结肠镜检查。CT 结肠成像术也有许多不足之处，大约有 15%的假阳性结果，此外，CT 结肠成像术是非治疗性检查，无法在检查期间进行息肉切除术，并且所有阳性结果必须随后进行结肠镜检查以验证，同时费用也较传统结肠镜检查高得多。仿真结肠镜检查除 CT 结肠成像术外，MR（磁共振）结肠成像术也是一种新兴的 CRC 筛检技术。MR 结肠成像术具有所有 MR 的优点，如无放射性和多平面成像的能力。MR 结肠成像术在 CRC 的诊断和筛检中也具有较高的灵敏度和特异性，与传统结肠镜检查相当，优于双重对比钡灌肠检查。不足之处是检查前仍需净化结直肠。最近有报道使用粪便标签技术或 CO_2 灌肠剂扩张结直肠，能很好地消除净化结直肠时给病人带来的不适，并可增加病人的依从性。镜检可以了解癌浸润层次，以及术前正确的 TNM 的分期，有助于术前合理选择术式，更能全面可靠地进行全结肠的腔内检查，不但可发现较大病变，而且对较小的病变做定性活检以及电切治疗，不易遗漏同时存在的多原发癌。CRC 术后要定期每半年或一年常规行纤维结肠镜复检，这是提高对 CRC 的诊断率及提高生存率的重要手段。

17.1.4.5 双对比钡灌肠

目前未将双对比钡灌肠单独用于 CRC 普查，但对大便隐血试验结果阳性，又不愿意接受或无法进行结肠镜检查者，可采用双对比钡灌肠作为检查手段，此方法比结肠镜便宜，病人痛苦小，可检查全结肠病变。但检查阳性者仍需要作结肠镜确定病变性质，而且小的腺瘤容易漏诊。

17.1.4.6 基因诊断

近年来不少研究表明，基因突变为CRC起源的早期事件。而p53基因突变可以发生在良性腺瘤向恶性转变阶段，对早期CRC有着阻力。目前研究的热点已由过去检测单个基因转向同时检测多个基因突变预测CRC的发生，同时检测粪脱落细胞K-ras、APC、p53等基因的15个热点突变和Bat-26（一种微卫星不稳定性标志物）、长片断DNA（大于200bp）等标志物，此方法的检出率在80%以上。另外由于90%以上的HNPCC中都会存在MSI现象，MSI可作为筛查HNPCC的金标准。随着分子生物学迅速发展，与早期CRC有关的基因检查必然更多地应用于临床。

17.1.5 CRC的传统治疗

外科手术切除是目前最有效的治疗方法，也是有可能治愈CRC的唯一途径。因此，只要病人全身情况允许，又没有广泛远处转移，均应予以手术切除。凡属于Dukes′A期，可单纯手术切除，一般不需要化疗和放疗；对于Ducks′B、C期者，实行以手术为主的综合治疗。病人全身情况不能耐受手术或已经有广泛转移的晚期癌肿不能用手术治疗。辅助化学治疗的目的在于消灭术后可能残留在体内的癌细胞。主要适用于手术前、中、后的辅助治疗或者不能手术的结直肠癌晚期患者的治疗。在转移细胞数比较少的情况下化疗效果较好，因此，最好在手术后早期就开始化疗。如5-FU可预防肝转移。另外，尚有50%左右的评价在诊断后5年内出现复发症状转移，这些病需要以化疗为主进行治疗，以期获得姑息疗效。对于已经肠穿孔、并发严重感染者或者心、肝、肾病变者以及体质弱者不易化疗。手术治疗CRC失败的主要原因为局部复发率较高，故提高提高CRC的治疗效果必须考虑综合治疗，包括术前放疗、术中放疗、腔内放疗等。放疗主要用于晚期CRC的治疗。CRC的免疫治疗主要包括：①非特异性免疫增强剂提高机体免疫力，如胸腺肽等；②输注抗肿瘤抗体、各种细胞因子（如IFN和IL-2）等以激活免疫活性细胞杀伤肿瘤；③肿瘤免疫疫苗增强机体对肿瘤干细胞的特异抗病力；④改变肿瘤细胞的生物学特性以使肿瘤逆转而自然消退。大多数恶性肿瘤都不能通过单一的治疗手段得以治愈，必须合理制订综合治疗的方案，并且需要患者和医生密切配合，战胜病魔。

CRC是严重威胁人类的主要肿瘤之一。目前的治疗手段主要以手术治疗为主，辅以全身或局部化疗和放疗。但术后肿瘤易复发，尤其是肝脏转移极易发生。基因治疗是当代医学和生物学的一个新的研究领域，试图从基因水平调控体内癌基因、抑癌基因、癌相关基因的表达，以及利用各种方法导入不同的目的基因，利用基因产物的功能直接或间接杀死肿瘤细胞。基因治疗研究已取得了一定的成果，有不少方法已进入临床试验阶段，必将为CRC彻底治疗带来希望。

17.2 CRC的分子病理学

现代医学基本证明CRC的发生遵循腺瘤—腺癌的顺序。1990年，Fearon和Vogelstein在总结CRC癌基因和抑癌基因研究成果的基础上，提出了CRC从腺瘤—腺癌的组织发生过程中癌基因和抑癌基因的变化及其大致顺序的经典分子模型（图 17－2）。1993 年，Ionow 和 Aaltonen 等在 HNPCC 中发现了 MSI，随后人类的各种错配修复基因（MMR）相继被发现，从而提出了 CRC 发生的另一条崭新途径—错配修复途径。Kinzle 和 Vogelstein 也因此在 1996 年对其 1990 年提出的模型进行了补充，作者认为在 HNPCC 的发病中，MMR 基因起着加速肿瘤发生过程的作用。而近年来 MSI（＋）散发性 CRC（Sporadic colorectal cancer，SCRC）的研究则使人们对 CRC 的发病机制的认识进一步深入。

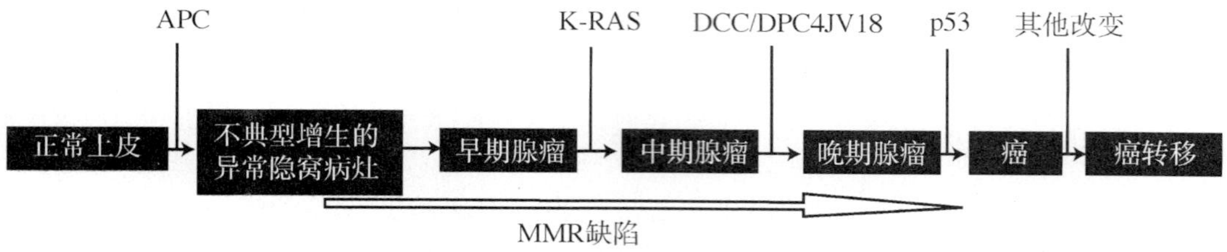

图 17－2 CRC 的发生的腺瘤-腺癌的顺序及其相应的基因变化

CRC 的发生发展与生殖系及体细胞系的基因改变均有密切关系。正常细胞的突变一般不足以使其获得产生恶性表型的所有遗传错误。肿瘤的发生需要以整个基因组的不稳定为前提，促使细胞内遗传错误的积累，从而导致细胞癌变。在 CRC 中，基因组不稳定可以由两条途径导致，其中约 85％的肿瘤表现为 CIN，其余约 15％表现为 MSI。CIN 的表现是染色体片段的迁移或数目的改变；MSI 则是由机体错配修复系统异常而导致的整个基因组微卫星序列的移码突变。CRC 的发病是一个多基因多步骤多途径的过程，CIN 与 MSI 两种途径使得基因组高度不稳定从而允许各种癌基因、抑癌基因、凋亡信号系统等突变在体内积累，最终导致结直肠肿瘤的形成。

17.2.1 CIN 途径

现代细胞遗传学和分子生物学研究表明，CIN 涉及大量基因的变异，包括纺锤体检测点、复制检测点、细胞周期检测点、DNA 修复检测点、染色体凝集、姊妹染色单体黏合、着丝粒/动粒的结构和功能、中心体与微管形成、端粒酶等相关基因。绝大多数 CRC 肿瘤中都可以观察到明显的 CIN 现象，且在小腺瘤期即会发生 LOH 以及染色体区段的扩增或缺失。LOH 现象在肿瘤中非常普遍，CRC 中可检测到的等位基因位点突变比率可高达 67％，平均为 20％，且基因位点突变率高于 20％的 CRC 患者预后明显较差。对于 CRC 中 LOH 现象的研究进一步提示，在由良性小腺瘤向大腺瘤最终至癌的发展过程中，遗传突变随着肿瘤病理分期的进展而不断累积。

尽管在 CRC 的发生发展中，染色体缺失是随机产生的，但是某些特定位点还是表现出高频缺失。1p 染色体缺失在 CINCRC 中最为常见，约有 80％的腺癌都表现 1p 缺失，主要集中在 1p35－36。1p 染色体缺失现已被公认为 CRC 发生过程早期阶段中的早期事件，一方面其缺失可能与 CIN 的获得有关，并由此导致 7p、17p、18q 等其他染色体畸变；另一方面其末端也可能存在抑癌基因，缺失会导致细胞增殖出现异常。另外，那些包括 p53（17p）、

SMAD4（18q）、APC（5q）等重要抑癌基因的位点也往往会发生高频缺失，这些位点的缺失相对于其他位点来说可能对致癌进程起到更为关键的作用。

CRC 中 CIN 发生的具体机制现在也不是很清楚，但是最近研究发现一种多瘤病毒（JCV）与 CRC 中的 CIN 产生有关。大多数人都会感染 JCV，而 JCV 对人体一般是无害的，但是对啮齿类或灵长类大脑内注射 JCV 会导致严重的脑部肿瘤。在健康人的循环系统中偶尔也会发现异倍体的淋巴细胞，同时发现这些人体内的 JCV 抗体滴度往往偏高。Neel 将这些淋巴细胞称为“无赖淋巴细胞”，同时推测异倍体化会使这些细胞存活不超过一个有丝分裂周期，这一现象的发现提示 JCV 与 CIN 的产生可能存在某些关联。在正常人的胃肠道、CRC 或结直肠腺瘤患者体内以及曾有患 CRC、腺瘤史的人群体内都可检测到 JCV DNA 的存在，然而肿瘤组织中的病毒含量要远远高于正常结肠中。Enam 等在结直肠肿瘤细胞中检测到了 JCV 致癌性 T 抗原的表达，而相应的正常结肠中则未检测到 T 抗原。JCV T 抗原与 β - catenin 存在相互作用。在二倍体 CRC 细胞系 RKO 中引入 JCV 基因组会在一周内诱导 CIN 产生。然而在 CRC 细胞系中却未能检测到完整的 JCV 基因组，因而推测 JCV 可能通过稳定 β - catenin 而诱导 CRC 发生，这一作用类似于 APC 基因的失活，进而会导致并加速染色体臂的缺失，APC、p53 等抑癌基因的失活累加。

在 CRC 中，CIN 途径致癌的基本原理可以描述为：CIN 引起抑癌基因的失活和癌基因的激活以及基因组稳定性调控系统的改变和 DNA 甲基化等，从而导致 CRC 的发生，并且遵循“正常黏膜-腺瘤-腺癌”的发展顺序。目前，这条途径可以用来代表 FAP 和大部分 SCRC（约 85%）的发病机制。参与该途径的主要基因突变包括 K - ras、c - Myc、survivin、Bcl - 2、APC、P53、DCC 等。

17.2.2 错配修复途径

1993 年，Ionow 和 Aaltonen 等发现，在几乎所有的 HNPCC 和约 12%～15%的 SCRC 中存在 MSI 现象。MSI 是由于复制错误引起的简单重复序列（＜10bp）的增加或丢失，也称为 RER（＋）（replication error）。MSI 由 MMR 的改变引起，是 DNA 错配修复功能缺陷的表现型，MSI 与 MMR 基因的发现引出了 CRC 发生的新途径，即错配修复途径。

17.2.2.1 微卫星（Microsatellite）

MSI 与 MMR 微卫星 DNA 标记是一类短重复 DNA 序列，没有编码功能，由 10～50 个小序列重复组成，重复序列可为 1～6 个碱基，常见为双核苷酸重复。微卫星 DNA 标记广泛随机分布于人类基因组中，虽然它的功能尚不清楚，但有假说认为其可能起启动子、重组位点或 DNA 拓扑异构酶结合位点的作用。目前已被广泛用于基因作图的遗传标记、遗传疾病致病基因的连锁分析及基因位点缺失或 LOH 的研究，而在与同一个体的正常组织比较下，肿瘤组织内微卫星重复单位可以发生增多或减少而造成长度改变，从而在同一位点上出现不同于正常组织的等位片段即称为 MSI。MSI 是发生在核苷酸水平上的基因组不稳定现象，是由 DNA 错配修复系统在 DNA 复制过程中不能修复复制错误所致。

MMR 基因被认为是机体基因组的“看守基因”（care taker gene），在生物进化过程中相对保守，具有修复 DNA 碱基错配、增强 DNA 复制忠实性、维持基因组稳定性、降低自发性突变功能的特性。一般认为单独的 MMR 缺陷不足以引起肿瘤，而是通过两条途径促进肿瘤的发生与发展：增加癌基因、抑癌基因的突变率以及导致某些 MMR 相关基因（如 TGFβRⅡ）复制错误。MSI 现象是最早在细菌及酵母中发现的，并发现它与一些 MMR 基因（MutS，MutL，MutH）的失活有关。1993 年在人类 HNPCC 的研究中也发现了相应的 MMR 基因：与 MutS 同源的有 hMSH2、hMSH3、hMSH6；与 MutL 同源的有 hMLHl、hPMSl、hPMS2。在人类结直肠肿瘤中，hMSH2 与 hMLH1 的突变在 HNPCC 病患中检出率最高，约占检出的错配修复基因的 70%～90%，hMSH3、hMSH6 的检出率最低。hMSH2 是第一个被分离的人类 MMR 基因，位于人类染色体 2p21－22，基因组 DNA 全长约 73kb（不含启动子），含 16 个外显子，第 7 个外显子最长，cDNA 全长 3111bp，含 2727bp 的开放阅读框，编码一种由 909 个氨基酸组成的蛋白质。大约 60%的 HNPCC 与 hMSH2 突变有关，主要是单碱基改变或由于碱基缺失和插入引起的移码突变，常见 C↔T 突变，导致下游提前出现终止密码，而使蛋白截断或功能缺失。hMSH2 的突变主要位于其后面的外显子上。hMLH1 位于 3p21－23，基因组 DNA 全长约 58kb（不含启动子），含 19 个外显子，cDNA 有 2268bp 的开放阅读框，编码含 756 个氨基酸的蛋白。hMLH 的突变是研究的又一热点，主要为错义突变和碱基缺失插入造成的移码突变及杂合性缺失，导致 hMLH1 蛋白的改变而使肿瘤发生。目前普遍认为 MSI 由 MMR 功能缺陷导致。在 HNPCC 中，MMR 基因失活首先是一个等位基因在生殖系中失活，另一个等位基因由于突变引起杂合性缺失而失活；在 MSI（-）HSCRC 中并没有发现 hMSH2 或 hMLH1 的生殖系突变或体细胞突变，但在这类 CRC 病人中 hMSH2、hMLH1 蛋白表达常发生缺失，而且在散发性 MSI－HCRC 以缺乏 hMLH1 蛋白为主。研究表明 hMLH1 的异常表达不是由于 hMLH1 基因本身突变造成，而可能与 hMLH1 启动子的 CpG 区过度甲基化有关。

CpG 岛是哺乳类动物基因组中富含 CpG 二核苷酸序列的区域，大小约 0.5kb 到 3.0kb，通常定位于真核生物管家基因 5′端的启动子区域、非翻译区或第一外显子。肿瘤细胞中的一些基因经常会出现 CpG 岛过甲基化的现象，称为 CpG 岛甲基化表型（CIMP）。CpG 岛的过甲基化往往会抑制靶基因转录，其作用机制还未完全弄清，可能是通过直接干扰转录因子结合或通过改变染色质结构而间接抑制靶基因转录。错配修复基因 hMLH1 CpG 岛的过甲基化与 MSI（＋）CRC 有着密切的联系。在几乎所有非 Lynch 表型的 MSI（＋）CRC 中都存在 hMLH1 基因启动子区域 CpG 岛的过甲基化，且在体外培养的 CRC 细胞中加入去甲基化试剂能纠正错配修复缺陷以及相关的 MSI 现象。

17.2.2.2 MSI 与 CRC

MSI 不仅将 HNPCC 的研究引向深入，同时也将 SCRC 分为微卫星稳定型（microsatellite stability，MSS）、微卫星不稳定低频型（microsatellite instability low，MSI－L）、微卫星不稳定高频型（microsatellite instability high，MSI－H）三类。在分析的 5 个微卫星 DNA 标记中有 2 个或 2 个以上发生 MSI 现象称为 MSI－H，如 1 个发生 MSI 称为 MSI－L，如没有发生微卫星不稳定现象称为 MSS。在当前的许多研究中，也常将 CRC 统分为微卫星不稳定阳性（MSI（＋））和微卫星不稳定阴性（MSI（-））两类。

肿瘤微卫星位点存在多态性，需与正常位点对照才能判断其是否存在不稳定，而每个位点因其重复序列的不同，其不稳定性也不同。要确定 MSI 需要选取多个位点综合考虑，所选取的位点及数目不同都会引起 MSI 的阳性率不同。一个用于检测的理想微卫星位点应在

>80%的 MSI－H 肿瘤中出现不稳定，而在<20%的 MSI－L 中出现不稳定。1997 年美国国立癌症研究所（NCI）经广泛讨论推荐采用 BAT－25、BAT－26、D5S346、D2S123 和 D17S250 五个微卫星位点作为 MSI 的标准，必要时可采用候选的微卫星，如：BAT－40、TGFβRⅡ等，并推荐以 30%～40%作为 MSI－H 与 MSI－L 分界。

MSI（+）肿瘤与 MSS（-）肿瘤有不同的生物学特性。MSI－H 的 HNPCC 多为二倍体细胞，呈低分化或未分化，有肿瘤浸润性淋巴细胞（tumor infiltrating lymphocyte，TIL）浸润，多发生在右半结肠，且临床进展较 MSI（+）肿瘤慢，一般不发生肝转移，预后较好。HNPCC 患者还会伴随或直接表现为结直肠外癌，如胃肠道其他部位、子宫内膜及卵巢、上泌尿道等部位的肿瘤。MSI（+）SCRC 的特点则与此类似；MSI（-）肿瘤多发生在左半结肠，呈多倍体，这些也都能表明 MSI（+）肿瘤与 MSI（-）肿瘤的发生机制不同。

MMR 基因保证了 DNA 复制的高度保真，对维持基因内部的稳定性和完整性起到重要的作用，MMR 基因失活不仅会导致整个基因组的不稳定，即表现为 MSI 和相关靶基因，如 TGFβRII、β－catenin、BAX、β2 微球蛋白等基因的突变，而且还可能使细胞降低甚至丧失细胞凋亡的能力，因而使癌基因和抑癌基因的突变在体内迅速聚集而发生肿瘤。在研究 MSI 与 HNPCC 的关系时，发现 MSI 与 p53、K－ras、APC 等基因的突变存在明显负相关，提示这些基因可能在 MSI（+）CRC 的发生发展过程中不起关键性作用。一些重要的生长调控基因如 TGFβRⅡ、BAX 等基因的外显子中或其邻近常存在微卫星不稳定，可引起这些基因的移码突变，产生截短蛋白而失活，或使这些基因在 DNA 复制中对致癌因子更为敏感，容易发生突变，使得一些细胞生长失控并逃避 T 细胞的免疫监视，从而选择性引起某些肿瘤细胞的增生。同样在 MSI（+）SCRC（约占 13%～16%）也多见 BAX、β－catenin、TGFβRⅡ等基因的突变，提示 MSI（+）与 MSI（－）CRC 有不同的发生机制。

有趣的是 CIN 与 MSI 一般呈负相关关系，MMR 缺陷的肿瘤细胞常表现为二倍体，CIN 发生率为正常水平，而 MMR 健全的肿瘤细胞常表现为非整倍体，CIN 发生率提高。有研究显示 MMR 健全的肿瘤细胞中，CIN 发生率比 MMR 缺陷的肿瘤细胞高 10 倍。部分控制细胞增殖和凋亡的关键基因在 CIN 和 MSICRC 中都会产生高频突变（如 β－catenin），所不同的是 CINCRC 中突变主要发生于基因编码区，而在 MSICRC 中突变主要发生于微卫星区。

17.2.3 参与 CRC 发生的主要基因突变

17.2.3.1 端粒酶

近年来，国内外采用 TRAP 法、RT－PCR 等多种方法对端粒酶相关因素——端粒的长度（TRF)、端粒酶活性、人端粒酶 RNA（hTR）在 CRC 的诊断，尤其是早期诊断方面进行了不少研究。CRC 端粒缩短的发生明显高于结直肠腺瘤和正常黏膜，尤其是 Dukes′ B、C 期者，端粒缩短率分别达 50%和 92.9%。CRC 组织中的端粒酶活性均明显高于癌旁组织及正常组织。一般正常结直肠黏膜无端粒酶活性，而 CRC 组织中端粒酶活性达 80.4%以上，甚至可高达 100%，癌旁组织中端粒酶的阳性率在 12%～14.3%之间，两者之间差异非常显著。端粒酶活性的表达，在结直肠腺瘤至腺癌的癌变过程中起着重要的作用，其突变可能发生在 p53 基因突变之前。因此，对端粒酶阳性的结直肠腺瘤患者随访可能有助于 CRC 的早期发现。多数学者认为，端粒酶活性与CRC临床、病理学参数（如侵入深度、淋巴或静脉转移、原发灶位置、Dukes′分期，以及肿瘤的位置、大小类型、分化）等无关，但是也有不少相反的报道。端粒酶异常激活可能与CRC的肝转移生物学行为和原发灶进程有关，但是和肝内转移灶数目、大小、HBsAg以及是否伴有肝纤维化无关。

17.2.3.2 与Wnt通路相关的基因突变

17.2.3.2.1 APC/β-Catenin/Wnt通路 Wnt基因定位于染色体12q13上，其编码的蛋白在小鼠乃至人类的胚胎细胞中具有传递生长和发育信息功能，可控制胚胎轴向的正常发育，Wnt信号只在胚胎发育过程中起作用，在正常成熟细胞中缺少Wnt信号。Wnt通路调节控制着包括生物体生长、发育、衰老、死亡，细胞形态与功能的分化、维持、免疫、应激，细胞癌变与细胞凋亡等许多生命过程。然而，Wnt通路与肿瘤的发生密切相关，在细胞癌变过程中，Wnt通路重新激活并发挥作用，这种变化可由Wnt基因本身或通路中任何成分改变而引发，有十几种目前已知的高发性癌变源于Wnt通路的失调。Wnt介导信号的通路分Wnt经典通路和Wnt非经典通路。Wnt经典通路，即Wnt/β-catenin通路，是Wnt信号通路中研究得最为深入的的一条分支，它通过激活β-catenin在核内的功能来调节靶基因的表达水平，影响细胞增殖、细胞存活和细胞命运。一些不产生内源性β-catenin积累信号的Wnt蛋白则通过另一种方式转导信号，称为Wnt非经典通路，其主要调节对象是细胞的极性和胞内的Ca^{2+}的离子浓度。经典Wnt通路与CRC的发生发展紧密相关。该通路在进化过程中高度保守，包括胞膜、胞质、胞核信号三部分，整个信号转导途径可概括为：在无Wnt因子的情况下，胞浆中游离的β-catenin与降解复合体（包括APC蛋白，轴蛋白(Axin)，糖原合成酶激酶（glycogen synthase kinase-3β，GSK-3β））相结合，可被酪蛋白激酶1（casein kinase 1，CK1）在45位Ser磷酸化，然后由GSK-3β磷酸化第41，37和33位的Ser/Thr残基；后两个氨基酸残基的磷酸化启动了由蛋白β-TrCP（β-transducin repeat-containing proteins）介导的β-catenin的泛素化作用（ubiquitination），并使β-catenin在蛋白酶体内降解。当Wnt通路被激活时，Wnt蛋白与胞膜上的卷曲蛋白（Frizzled，Frz）受体及低密度脂蛋白受体相关蛋白（low density lipoprotein receptor related protein）LRP-5，LRP-6辅助受体结合；胞膜上的Wnt信号活化后使胞质内散乱蛋白（dishevelled，Dsh）激活，Dsh被磷酸化，抑制β-catenin降解复合体降解β-catenin。另外，β-catenin降解复合体异常（如APC或Axin突变等）以及β-catenin基因本身突变均可导致β-catenin降解障碍，β-catenin在胞质内积累进而进入细胞核，激活T细胞因子/淋巴增强因子（T cell factor/lympoid enhancer factor，Tcf/Lef），启动靶基因转录（如c-myc，survivin，cyclinD1，MMP-7，FGF-18，EGFR等）。Wnt信号及其核心蛋白β-catenin所形成的网络通路是非常复杂的，它调控着形态发育与器官形成的复杂过程。新近研究发现，90%以上的CRC存在Wnt经典信号转导通路的激活，以及继发于此的β-catenin蛋白在细胞内的积聚。其中以Wnt通路中APC、β-catenin的异常改变与CRC变关系尤为密切。

17.2.3.2.2 Wnt信号转导途径的调控机制 几种蛋白质分子在通路的不同阶段调节Wnt信号。可溶性分泌蛋白Cerberus（Cer）和FrzB（一种Wnt蛋白的竞争性拮抗物）能够与Wnt结合，抑制Wnt和跨膜受体Frz的相互作用。Dickkopf（Dkk）蛋白通过阻断

LRP5/6 辅助受体通道从而抑制 Wnt 信号，并且与 Kremen 因子联合诱导 LRP5/6 的胞吞作用。当 β - catenin 未进入核内时，TCF 通过结合 Groucho 因子抑制转录过程，同时核内的 ICAT 蛋白与 β - catenin 的相互作用负调控 Wnt 信号途径。

Wnt 信号途径可能也会受到钙黏素（E - cadherin）的影响。β - catenin 含有一个 12 价 AM 重复（armadillo repeat）的核心区域，并且这个区域结合 E - cadherin 和 TCF 因子之间是相互排斥的，即此区域不能同时与 E - cadherin 和 TCF 因子结合。E - cadherin 的过量表达导致胞浆内 β - catenin 的降解，能够干扰 Wnt 信号；反之，Wnt 信号会通过调控 β - catenin 的含量影响 E - cadherin 依赖的细胞粘连。

整合蛋白连接激酶（ILK）可将整合蛋白信号和 Wnt 信号通路联系起来。在上皮细胞中 ILK 如果过量表达，就会负调节 E - cadherin 的含量和诱导 β - catenin 的核内转运，激活依赖 β - catenin/TCF 的基因转录。ILK 能阻抑 GSK - 3β 的活性，但不大可能改变 β - catenin 的含量。与 ILK 的作用类似，癌基因 Ras 能促进 E - cadherin 的降解，并促使 β - catenin 向核内的转移，这个过程可能涉及 β - catenin 与 1，4，5 -三磷酸肌醇激酶之间的相互作用。

17.2.3.2.3　APC、β - catenin 的异常改变与 CRC 关系

17.2.3.2.3.1　APC　APC 基因是由 Herrera 于 1986 年对 1 例格德纳综合征（葡萄糖注射液）患者进行细胞遗传学研究时发现的一个抑癌基因。Groden 等于 1991 年从结肠癌中首先克隆到这一基因。APC 基因位于染色体 5q22.2，其 cDNA 克隆为一 8535bp 的开放阅读框架，包括 21 个外显子，其中第 15 个外显子最大，为 6571bp，占基因编码区的 75%以上。5′端有一甲硫氨酸密码子，其上游 9bp 处有一框内终止密码子，3′端有数个框内终止密码子。第 15 外显子内 1286 - 1513 号密码子之间的 10%左右的编码区集中了约 65%的突变，称为“突变密集区”（MCR）。APC 基因编码由 2843 个氨基酸组成的 APC 蛋白（图 17 - 3），分子量为 300KD，早期研究认为 APC 蛋白定位于胞质溶胶，是一亲水性胞浆蛋白，位于结直肠上皮细胞基底膜侧。Neufeld 等发现全长 APC 蛋白同时存在于胞质溶胶和细胞核内，核内的 APC 蛋白主要位于包括核仁在内的离散的亚核区。Rosin - Arbesfeld 进一步发现核内 APC 还能将核内 β - catenin 蛋白转运回胞质内进行降解，从而干扰 β - catenin 蛋白对转录活动的影响，这可能是抑癌基因 APC 的另一个重要功能。

APC 蛋白 N 端包含多个功能区，在不同种属之间具有很高的同源性。其前十七个氨基酸通过形成 α 螺旋棒介导同源二聚体形成（oligodimerization domain），中间部分从 453 - 767 氨基酸残基是七价 Am 重复区，它对于蛋白质之间的相互作用和细胞黏合非常重要，与该区域结合的蛋白质主要有 PP2A（phosphatase 2A）、Asef（APC - stimulated guanine nucleotide exchange factor）、Kap3（kinesin superfamily - associated protein 3）和 Axin 等。目前，仍不清楚是否这些相互作用同时出现及它们又是如何调节的，因此研究 APC 的 N 端如何调节 APC 分子内及与其他分子间的相互作用显得尤为重要。有报道指出，APC 的 N 端与全长的 APC 相比，能更为有效地激活 Asef 活性，影响细胞的迁移。APC 分子的中间区域包含一个重要的结构域，它在 Wnt 转导途径中与其他蛋白相互作用。这一中间部分包含 15 个氨基酸残基组成的 3 - 4 个重复区域（15AA repeats），以及紧接着的由 20 个氨基酸残基组成的 7 个重复区域（20AA repeats），它们是 β - Catenin 结合部位，并且在 20AA repeats 区域，这种连接是通过磷酸化调节的。MCR 区域靠近 APC 基因的 β - catenin 蛋白结

合位点，该部位突变可导致截短的 APC 蛋白，虽能与 β - catenin 蛋白结合但却不能降解 β - catenin，提示在肿瘤发生中，APC 基因突变的一个关键意义是失去对 β - catenin 蛋白的调节。与这 20 个氨基酸重复区域相间的是 3 个称为“Samp repeats”的氨基酸序列，该序列涉及 Axin 与 APC 的结合部位。APC 的 C 端含有数个结构域，包含可降解 β - Catenin 的部位和结合细胞骨架微管的部位。它包含一个约 200 个氨基酸残基的序列，在该区域富含碱性氨基酸，是微管蛋白的结合位点。在此区域之后，是由约 170 个氨基酸残基组成的与 EB1 结合位点，C 端的最后 15 个氨基酸残基构成了肿瘤抑制蛋白 DLG 结合域。APC 的 C 端在不同种属之间变化最大，结构的有序化程度低。且研究发现，当 C 端不与微管结合时，较为伸展，易被蛋白酶水解；而当 C 端与微管结合后，构象发生改变，形成比较稳定的结构以抵抗蛋白酶的水解。

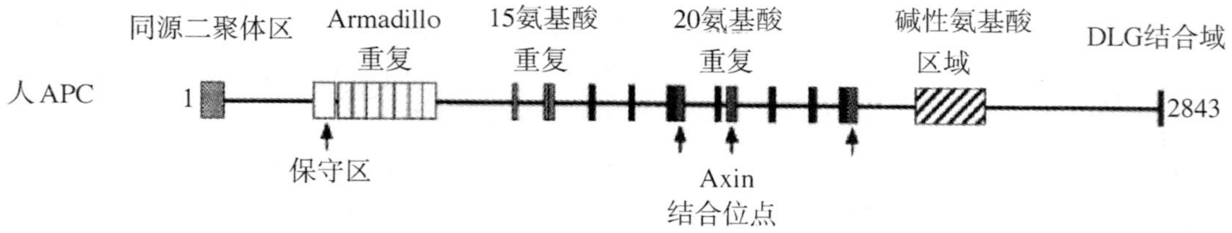

图 17 - 3　人 APC 蛋白结构域

APC 基因突变会导致染色体的不稳定。APC 蛋白能与 EB1 蛋白相互作用以在有丝分裂过程中稳定纺锤体微管。APC 基因突变能导致微管、着丝粒连接出错从而引起染色体分离产生异常。对于小鼠胚胎干细胞的研究发现 APC 突变能导致多倍体产生。然而 APC 突变在结肠腺瘤早期发生的染色体不稳定中的重要性还不能确定，这是由于在腺瘤发生早期的更具特征性的染色体缺失与添加并非由 APC 突变所引起。从这个意义上来看，APC 基因通过影响 Wnt 信号通路来调控基因转录可能在 CRC 的发生中起着更重要的作用。APC 基因在许多组织中均有表达，正常的 APC 蛋白与 Axin、Gsk - 3β 形成复合物保证 Wnt 信号途径对细胞特化、增殖、极性以及迁移的正常调节，APC 基因突变将导致其编码的 APC 蛋白的改变，产生截短的无活性的 APC 蛋白，截短的 APC 蛋白可以通过与野生型 APC 基因产物结合而产生一种负显性作用，使其不能正常地发挥生理功能，导致细胞黏附、生长、分化、增殖、凋亡调控和细胞内信号等方面的重要改变，使细胞发生癌变。

APC 基因是与 CRC 发生密切相关的热点基因。APC 基因是唯一一个在结肠上皮增殖起看门作用的基因（gate keeper），它的失活是细胞增殖所必需的。APC 的突变与 CRC 的早期发生有关，并稳定于肿瘤发生发展的全过程，存在于 85%以上的 SCRC 和几乎所有的家族性结肠腺瘤息肉病（FAP）中，突变多为无义突变或移码突变。该基因在生殖细胞中的突变与 FAP 有关，而 SCRC 体细胞中通常会发生 APC 基因的突变。APC 基因在 FAP 及 SCRC 中所显示生殖细胞与体细胞突变谱的相似性，提示 APC 基因参与这两种 CRC 的发生发展可能为共同机制。而有研究推测，APC 的一个等位基因突变出现在结直肠肿瘤发生的早期，另一个等位基因的突变则发生在肿瘤的演进期。因而可见，APC 基因对早期诊断及治疗 CRC 有着重大的指导意义。5q LOH 以及 APC 表达降低的肿瘤 APC 甲基化的频率高于正常肿瘤。

17.2.3.2.3.2 β-catenin β-catenin 基因（CTNNB1）定位于人染色体 3p21.3-22，该区域是人类基因组经常发生恶性改变的区域，基因全长为 23.2kb，由 16 个外显子组成，其 mRNA 长度为 3362bp，包含一个 2343bp 的开放读框，编码一种 92kD 蛋白，由 781 个氨基酸残基组成。蛋白结构从 N 端到 C 端包含一个 GSK-3β 磷酸化位点、一个 α-catenin 结合位点、12 价 AM 重复区以及一个转录激活区（图 17-4）。其中 AM 重复区是 APC、Axin/conductin、E-cadherin、Tcf/Lef、EGF 受体酪氨酸激酶结合区。β-catenin 基因外显子 3 的第 33、37、41、45 位密码子编码区域构成 β-catenin 蛋白的 N 末端，该区域是 β-catenin 与降解复合体结合后发生磷酸化的位点，其缺失或突变会导致 β-catenin 在胞质的积聚，游离的 β-catenin 进入核内与 Tcf-4 结合，促进相应的靶基因转录，从而促使肿瘤的发生。在结直肠腺瘤和 CRC 中有相当比例的 β-catenin 基因突变，且以外显子 3 的突变最为常见。

β-catenin 在核内的激活与肿瘤发生发展有关。作为 Wnt 通路的核心蛋白，β-catenin 的积聚发挥着极其重要的作用，导致 β-catenin 积聚的机制主要有：①APC 基因突变；②Axin突变；③β-catenin 自身突变，主要发生于 4 个磷酸化位点，导致其无法为降解复合体所识别，且不能形成 β-catenin/E-cadherin 复合体。

①APC 基因突变。正常成熟细胞中没有 Wnt 信号，胞浆内 β-catenin 大部分与细胞膜上的 E-cadherin 结合，少部分与细胞浆内 APC 蛋白、GSK-3β、Axin 结合，正常野生型 APC 蛋白调节 β-catenin 在 Wnt 通路中的作用，其中 1014 至 1210 密码区被认为是 APC 与 β-catenin 结合降解所需，GSK-3β 使 APC 蛋白磷酸化，而磷酸化后的 APC 蛋白具有与β-catenin 的高亲和性，进一步降解 β-catenin。当绝大多数 APC 基因突变时，下游形成提前的终止密码子，导致截短 APC 蛋白产生或失表达，从而引起游离的 β-catenin 在细胞浆内集聚并进入核内，在核内 β-catenin 与 Tcf-4 结合而激活相关靶癌基因转录、过表达，导致癌症的发生，且这一过程可能发生在癌变的早期阶段。

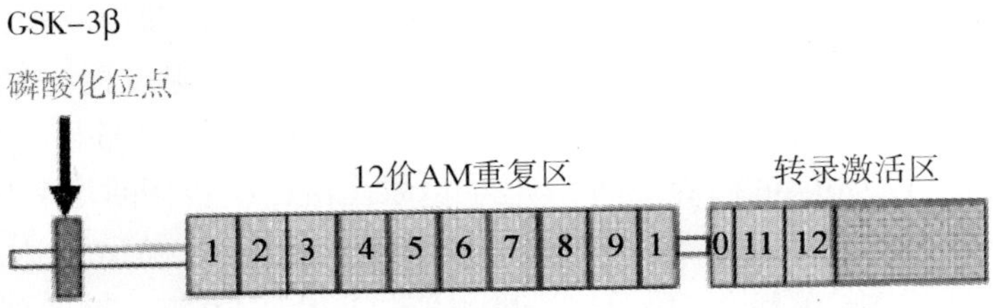

图 17-4 β-catenin 蛋白结构及其主要蛋白作用结构域

②Axin 突变。Axin 基因也和 APC 基因一样起着抑癌基因的作用，研究发现，一些没有 APC 基因和 β-catenin 基因突变的 CRC 中存在 axin 的突变，导致 β-catenin 的累积。Axin 突变还与错配修复缺陷密切相关。

③β-catenin 自身突变。β-catenin 的 NH_2 末端是 GSK-3β 结合位点，其自身缺失或突变亦可导致无法与 GSK-3β 结合而免于降解，其表达产物可进入核内，启动转录过程。此外，肿瘤细胞中 β-catenin 基因突变使 β-catenin 与 E-cadherin 结合位点结构异常，不能

形成 β-catenin/E-cadherin 复合体，导致细胞黏附功能降低或丧失。细胞间黏附的紊乱是肿瘤侵袭和转移的先决条件，核内 β-catenin 高表达可能使癌细胞具备了上皮-间质转化（Epithelial mesenchymal transition，EMT）和干细胞形成的能力，这两种能力可能导致肿瘤干细胞播散，进而导致肿瘤的侵袭与转移。在 APC 基因完整的 CRC 中 β-catenin 基因外显子 3 的突变率高达 50%。另外，在实验性毒物诱导的动物 CRC 中也可频繁检测到 β-catenin 基因的突变。但与 APC 基因突变相比，CRC 的 β-catenin 突变率较低，大约占 10%，而且通常在 APC 基因突变时，β-catenin 是野生型；而在 β-catenin 突变时，APC 是野生型。β-catenin 与原癌基因 k-ras 的突变在同一肿瘤中也不共存，这类现象值得进一步研究。

β-catenin 既参与 Wnt 信号传导又介导细胞黏附，BCL9-2 分子（人 BCL9 分子同族体）在这两个功能转换间发挥着重要的开关作用。这种开关作用受 β-catenin 第 142 位酪氨酸的磷酸化所调控，磷酸化能诱导 BCL9-2 与 β-catenin 结合，阻止 β-catenin 与 α-catenin、E-cadherin 相互作用，使 β-catenin 由介导细胞贴附转向传导 Wnt 通路信号。BCL9-2 与 α-catenin 在 β-catenin 上的结合位点是相互重叠的，都包括第一个 AM 重复区（含第 142 位酪氨酸）。通过磷酸化作用或置换成谷氨酸残基以在 β-catenin 的 142 位酪氨酸残基上引入负电荷，能促进 β-catenin 与核辅因子 BCL9-2 的结合，而这种结合却不会影响 β-catenin 与核转录因子 LEF/TCF 蛋白的结合，于是形成 β-catenin/BCL9-2/LEF/TCF 复合体，启动 Wnt/β-catenin 通路中的相关靶基因转录。因此，Met、fyn 等酪氨酸激酶起到了调控 β-catenin 介导的信号转导的作用。

正常结直肠黏膜上皮细胞胞浆、核中游离 β-catenin 水平较低，而发生癌变的细胞 β-catenin 在浆、核中的含量却明显增加。用免疫组织化学方法检测正常肠黏膜上皮细胞、结直肠腺瘤、腺瘤恶变及腺癌组织中 β-catenin 的表达，结果发现正常细胞只有细胞膜阳性染色，而腺瘤、腺瘤恶变及腺癌中则细胞浆和细胞核中均呈阳性着色，且细胞膜染色下降，在腺瘤中膜染色下降和浆、核染色上升与腺瘤的不典型增生程度有关，腺癌与腺瘤相比，膜染色下降、浆核染色上升更为明显。β-catenin 可以作为结直肠肿瘤诊断和预后估计的标志物。研究显示核内 β-catenin 的表达强度与良性息肉逐渐进展为腺瘤直至癌的病理过程有显著相关性，最终发展为 CRC 的结直肠腺瘤病人的核内 β-catenin 含量显著多于单纯结直肠腺瘤的病人，且核内 β-catenin 高表达的 CRC 病人发生淋巴结转移的几率明显增高。

17.2.3.2.4 Wnt 通路中其他成分异常改变与 CRC 的关系 Wnt 基因及其受体异常与人类肿瘤的发生可能相关，Wnt-2 和 Wnt-5a 可能与 CRC 的发生、发展有关；DKK-1 失活可能在 CRC 进展中起重要作用。Tcf 基因家族包含 4 个不同的蛋白，Tcf-1，Tcf-2，Tcf-3，Tcf-4/Lef。在结直肠正常上皮及肿瘤细胞中表达的主要是 Tcf-4。人 Tcf-4 是结肠上皮主要的家族成分，其基因编码定位于染色体 10q25.3，包括 17 个外显子和许多选择性结合位点。体外培养的 CRC 细胞中会出现高频 Tcf-4 突变，且多发于基因 3′末端，突变基因产物可能通过减少 C-末端结合蛋白的结合而增强基因的转录活性。

17.2.3.2.5 Wnt 通路靶基因异常改变与 CRC 的关系 Wnt 通路激活导致 β-catenin 在胞内累积，进而进入核内与 Tcf-4 结合形成复合物，启动下游靶基因的异常转录从而促进肿瘤发生及细胞周期进程。这些靶基因多数与细胞凋亡、细胞增殖、血管生成及肿瘤侵袭转移有关，如 c-myc、survivin、cyclinD1、MMP-7、FGF-18、VEGF 等。

17.2.3.2.5.1 C-myc 原癌基因 c-myc 是第一个被确定的 Wnt 信号转导通路的靶基因，Tcf/β-catenin 复合物使 c-myc 表达上调，影响细胞增殖或凋亡。c-myc 在超过 70%的 CRC 中过表达。c-myc 属于 Myc 基因家族，该家族还包括另外两个基因 N-MYC 和 L-MYC，编码转录因子蛋白。C-myc 基因定位于染色体 8q24，由 3 个外显子及 2 个内含子组成，第一个外显子不编码，只起调节作用，编码一个 439 个氨基酸的蛋白质。C-myc 基因由启动子 P1 或 P2 起始转录，并在第一内含子中尚有一个潜在启动子 P，当第一个内含子发生断裂时，P 可被激活而成为一个异常转录起始点，但蛋白合成起始位点不变，并与正常 C-myc 基因产物相同。在各种不同动物中，C-myc 基因第 2、3 外显子具有高度保守性，而第 1 外显子则有较大的差异。小鼠和人的外显子 1 只有 70%的同源性。

C-myc 基因的产物为 62KD 的磷酸化蛋白，定位于细胞核内，为核蛋白。C-Myc 蛋白在结构上可分两个大的区域，N-末端区域（NTD）和 C-末端区域（CTD）。NTD 主要与转录激活以及转录抑制有关，而 CTD 则与 DNA 结合有关。CTD 上有一核定位信号（NLS）以及一个碱性区，其中碱性区对于识别 DNA 上的 E 框（CACGTG）具有非常重要的作用。螺旋-环-螺旋-亮氨酸拉链区（HLH-LZ）在已知的转录因子中可介导蛋白的寡聚化，HLH 和 LZ 这两个结构域同时存在是 C-myc 蛋白所特有的，且高度保守，它们是 Max（Myc associated protein）结合所必需的。NTD 主要是转录调节区，含有多个保守的 MB（ Myc boxes)。其中 MBI 与基因激活以及蛋白降解有关；MBII 对于大多数的 MYC 蛋白功能来说是关键组分；MBIII 在转录抑制、细胞凋亡、转化以及淋巴癌发生中有特殊意义。

Myc 的活性通过以下几种 Myc 反应蛋白的参与而激活：①Max：Myc 的活性完全依靠 Max 的参与，Max 广泛存在于各种细胞中，属于 b-HLH-LZ 蛋白，具有两种形式，21kD 和 22kD 蛋白，两者的不同是通过 N 末端的 9 个氨基酸序列的不同拼接实现的。不同的 Max 对于 DNA 的结合以及转录调控、生物学功能都是不一样的。最近还发现了其他形式的 Max，但是他们的功能还不知道。Myc 和 Max 通过静电吸引而结合在一起，Max 自身的二聚化则是通过极性反应实现的。Myc - Max 二聚体形成较 Max-Max 容易。Myc - Max 能与 DNA 上的 E 框结合。Myc - Max 二聚体的另外一个功能是为其他蛋白的结合提供一个平台，如 Miz-1、INI1 和 BRCA1，他们都能与 Myc 的 b-HLH-LZ 区域结合。MAX 的磷酸化能调节 MYC-MAX 和 MAX-MAX 之间的竞争关系，影响与基因的结合。Myc-Max 的结构关系可能为我们设计合适的抗肿瘤药物提供新的思路。②染色体重排蛋白（chromatin remodeling proteins）：C-myc 基因主要通过扩增和染色体易位重排的方式激活，与某些组织肿瘤的发生、发展和演变转化过程中有重要关系。多种具有 Myc N 末端的蛋白参与 Myc 的转录调控。其中之一就是 TRRAP，它能形成一种具有 HAT（Histone acetly-transferase）活性的复合物，Myc 介导的染色体重排主要通过其上的 MBII 区域与 TRRAP 相连。抑制 TRRAP 的合成或者功能能阻止 Myc 引起的肿瘤发生。Myc-Gcn5 融合蛋白能部分恢复 Myc MBII 缺失突变造成的转录激活，因此，恢复 HAT 活性也是 Myc 的主要功能之一。最近研究发现，CBP（CREB binding protein）与 Myc 的 CTD 相连，CBP 的功能部分是通过 HAT 实现的。Myc 还能与其他多种参与染色体重排的蛋白相结合，包括

TIP48 和 TIP49。TIP48 和 TIP49 与 Myc 的结合并不需要 TRRAP，是通过与 Myc 的 NTD 结合实现的。IP48 和 TIP49 都具有 ATP 水解酶的活性、解螺旋酶活性。Myc 还可能通过 SWI/SNF 复合物完成染色体的重排，这一过程需要 ATP 的参与。Myc 可以直接和 SWI/SNF 的组分 INI1/hSNF5 以及 BAF53 反应。已发现 ras 与 myc、sis 与 myc、myc 与 fos 偶联激活，协同致瘤等。③其他转录调节因子：其他参与 myc 反应的蛋白还包括 Bin－1（Bridging protein－1）、JPO2、Krim－1、ARF、PML 等。另外，myc 蛋白还能与一些稳定 myc 蛋白的蛋白作用，如 skp2 等。

除了转录激活外，c－Myc 引起的反式阻遏现在已经阐明。调节这个过程的蛋白质是 Mad 家族，包括 Mad1/Mad2/Mxi1，Mad3 和 Mad4。Mad 也是通过 E 框与 DNA 结合，因此可以和 MYC－MAX 复合物竞争结合位点。Mad/Max 二聚物通过染色体修饰共抑制复合物（chromatin－modifying co－repressor complex，Sin3，N－CoR，HDAC1 和 HDAC2）抑制转录。这些物质可以使组蛋白的尾巴去乙酰化，形成紧凑型的染色体构象，从而阻止转录激活。

最近的研究表明，c－Myc 可以调控整个基因组中 15％的基因。如参与细胞周期的基因：CyclinsD1、CyclinsD1、CDK4 和 CyclinB1 都具有 E 框，myc 也能通过 Miz－1 抑制 p21 和 p15INK4A，还可以抑制 Gadd45 和 gas1；蛋白合成基因：主要是编码核糖体 RNAs 和核糖体相关蛋白基因，另外还包括 RNA 聚合酶 I 和 RNA 聚合酶 III；细胞黏附和细胞骨架以及新陈代谢相关的基因等。c－Myc 能控制 microRNA 的表达。它的转录的调节可以通过不同的方式来实现，包括组蛋白乙酰基转移酶（histone acetylases）、染色体调节蛋白（chromatin modulating proteins）、基本转录因子（basal transcriptional factors）以及 DNA 甲基转移酶（DNA methyltransferase）等。

c－myc 具有引起细胞增殖与诱导细胞凋亡的双重作用。在凋亡机制正常的细胞中，c－myc 会增加细胞对 DNA 损伤诱导产生的凋亡的敏感性；而在凋亡机制失活的转化细胞中，c－myc 则会刺激细胞增殖。c－myc 表达还会决定 p53 对 DNA 损伤的响应。当细胞中 c－myc 含量较低时，p53 会导致细胞周期素依赖性细胞周期素抑制因子 p21 表达上调，阻抑细胞周期，启动 DNA 修复；而大量的 c－myc 表达产物则会与 Miz－1 相互作用下调 p21 表达，从而启动 p53 引起的凋亡。

大部分学者的观点认为 C－myc 表达发生在 CRC 黏膜恶性转化的早期阶段。1985 年美国癌症研究学会 Yander 等首先在鼠结肠癌模型中检测 C－myc 的扩增和表达水平，发现肿瘤组织中 C－myc 的 DNA 含量是正常结肠黏膜的 30～40 倍，可见 c－myc 可能对结直肠黏膜周期起调控作用，其高表达可引起细胞增殖、恶变。近年来有关 c－myc 基因在 CRC 发生中的确切机制的研究有了进一步突破。He 等在约翰霍普金森大学报道了通过 Wnt 通路激活 c－myc 癌基因的过程，在结肠癌细胞中发现：因 APC 突变而形成的 β－catenin/Tcf－4 的复合体通过与 c－myc 基因启动子上 Tcf－4 的结合位点作用，使之活化表达，这解释了为什么 c－myc 在结肠癌许多阶段处于过表达状态。正常情况下，野生型 APC 控制 Wnt 通路使 c－myc 处于抑制表达状态，直到胚胎发育的需要及正常 Wnt 信号的到来。但是如果 APC 一旦缺失或失活，c－myc 将随时被激活，导致肿瘤的发生，由此为肿瘤抑制因子（APC）的失活导致 Wnt 通路中 β－catenin/Tcf－4 途径异常及 c－myc 的激活提供了合理思路。最近发现，c－myc存在另一促进肿瘤增殖的机制。对果蝇翅膀生长的研究表明在细胞生长因子有限的情况下，翅中高水平表达c－myc的细胞发生过度增殖，并且会诱导c－myc表达量少的邻近细胞凋亡。在癌变细胞扩增的过程中，癌细胞对邻近正常细胞的杀伤作用是非常重要的，这种存在于细胞间的相互竞争作用为"肿瘤区域化"这一广为人知的理论提供了合理解释，即遗传性突变的恶性细胞能大量增殖并替换掉正常细胞。同样可以解释为何在CRC中经常会出现退化损伤区域。对于肿瘤周围的正常细胞发生凋亡的抑制作用可能成为逆转c－myc高表达细胞强竞争性的有力手段，从而限制肿瘤的增殖。

17.2.3.2.5.2 Survivin Survivin基因启动子区域内有Tcf－4的结合位点，是Wnt通路的重要靶基因。survivin主要表达于胚胎组织和大多数肿瘤组织，而在成人终末分化的成熟组织中不表达或低表达，其表达往往预示肿瘤具有较高侵袭性且预后不良。据统计，survivin在结直肠肿瘤组织中的总体表达率为53.2％，其高表达与结直肠肿瘤的进展和预后关系极为密切。Survivn在结直肠肿瘤中表现出高选择性和阶段性，通常只是选择性的表达于结直肠肿瘤细胞的胞质溶胶中，而在正常结直肠上皮及癌旁正常组织中无survivin阳性表达，且其表达强度随病变恶性程度进展而增加，具体表现为从低度异常增生腺瘤、高度异常增生腺瘤到腺癌组织survivin表达依次增高，伴随着凋亡指数（AI）依次降低。Survivin表达阳性的结直肠肿瘤细胞AI明显降低，患者预后普遍较差。可见Survivin是CRC发生中的早期事件，与结直肠肿瘤的恶性进展关系密切，但其可能并不参与正常结直肠细胞凋亡调节。Survivin的高表达能导致细胞凋亡抑制、增殖失控、肿瘤血管增生，以及放疗耐受性，目前I期临床中靶向Survivin的治疗已初见成效。综上可见，survivin有望成为CRC的诊断标志物和新的基因治疗靶点。

17.2.3.2.5.3 Wnt通路其他靶基因 CyclinD1是调节细胞进入细胞周期中增生期的主要因子，已被证实为原癌基因，其过度表达和失调控均可导致细胞周期调控异常，从而发生肿瘤。CRC中CyclinD1等位基因由于纯合性或杂合性突变以及错配修复缺陷产生的突变体聚集，其编码的产物有可能使细胞绕过G1/S调控点而异常增生。CyclinD1的一个重要特点是其蛋白的过量表达与肿瘤的浸润转移有关。恶性分化、淋巴结转移和进展期的CRC组织中，CyclinD1表达较分化良好、无淋巴结转移及早期癌组织中明显升高。实验性毒物诱发的大鼠CRC中发现存在CyclinD1过度表达，并与β－catenin基因突变有关；反义CyclinD1 cDNA的表达可以使结肠癌细胞生长明显抑制，并能阻止裸鼠中SW480结肠癌细胞生长，表明CyclinD1在肿瘤发生中起着关键作用。MMP是一组具有降解细胞外基质功能的酶，MMP－7和MMP－26是Wnt通路的靶基因。研究表明，如果在CRC侵袭面的β－catenin核积聚伴随MMP－7的表达，预后往往不良。在MMP－7表达缺失时，显著抑制了突变型小鼠的肠道肿瘤形成。MMP－7还能导致E－cadherin功能的丧失，进而使肿瘤细胞脱落，为肿瘤的侵袭和转移提供条件。Wnt信号调节的分泌因子以旁分泌的形式作用于邻近静止细胞，通过促进这些细胞的生长加速肿瘤的发展，如VEGF是一种促癌蛋白，它的表达水平与CRC的发展有关。VEGF通过Wnt信号与其启动子的结合位点结合后表达上调。在CRC发生中，FGF18基因是β－catenin/TCF的一个下游靶基因，在信号激活下表达增加，其中FGF18的启动子是靶结合区。

17.2.3.3 Ras基因与CRC

Ras 基因家族三个基本成员中 K－ras 基因与 CRC 的关系最为密切。在超过 50％的结直肠腺瘤及癌中存在 K－ras 基因突变激活，突变的结果导致编码的氨基酸发生改变，从而产生具有致癌活性的 RAS 蛋白。K－ras 的基因发生突变激活时，GTPase 活性降低，RAS－GTP 牢固结合不被 GTPase 水解而一直处于激活状态，持续刺激细胞生长、发育、增殖，引起细胞恶变，CRC 即可发生。K－ras 基因失常是 CRC 过程中较为早期的事件，可以在组织学尚不显著的上皮细胞或毗邻癌组织的畸形腺窝灶中检测到。尽管部分研究显示 K－ras 基因突变阳性患者平均存活时间较短，K－ras 基因突变在临床检测上的意义还是有所争议的。K－ras 的突变也存在于正常的结直肠黏膜上皮细胞，上皮的异常增生仅在 K－ras 基因合并其他抑癌基因如 APC 均突变的情况下才发生。因此认为 K－ras 基因的突变不是个独立的发病因素，而需要其他基因的协同作用。有研究表明，激活 ras 的表达能增强血管生长因子（VEGF）的表达，提示 ras 在血管生成中发挥作用，抑制 ras 活性能抑制依赖 ras 的肿瘤细胞增殖，也能干扰血管生成；同时，激活 ras 还能抑制凋亡，使癌细胞对药物和紫外光诱导凋亡的抗性增加，这可能是由于 ras 癌基因增强了细胞分解过氧化氢的能力。

17.2.3.4　DCC（deleted in colorectal cancer）结肠癌缺失基因

DCC 基因是 Fearon 等于 1990 年研究结直肠肿瘤时首先确定并命名的，定位于人染色体 18q21。其完整 cDNA 全长 1.4Mb，包括 29 个外显子，编码由 1447 个氨基酸组成，分子量为 190kD 的跨膜蛋白，起始氨基酸为蛋氨酸，接着的 25 个氨基酸具有膜相关蛋白信号序列典型的疏水成分，续后的氨基酸序列含有 6 个与免疫球蛋白 C2 功能区同源的区域，以及 4 个纤维连接蛋白型样重复结构，与神经细胞黏附分子（N－CAM）及其他相关细胞表面糖蛋白的氨基酸序列相似，具有同源性。DCC 蛋白在绝大多数正常上皮细胞组织中均能表达，在脑组织中表达最丰富，结肠黏膜次之，但在肿瘤组织包括 CRC、食管癌、胃癌、子宫内膜癌、卵巢癌、前列腺癌及神经母细胞瘤中表达明显减少或缺失。75％的结肠癌可以检测到 DCC 基因改变，而在小腺瘤或早期腺瘤很少检测到 DCC 基因改变，说明 DCC 改变可能是 CRC 发生的晚期事件。有些研究者怀疑 DCC 在 CRC 中所起的作用，因为缺少 DCC 的工程小鼠 CRC 发病率并不见得比正常小鼠增加。DCC 编码与蛋白质 netrin－1 结合的细胞表面受体，科学家先前认为 netrin－1 与神经系统发育有关。1998 年，研究者用实验室培养的人细胞证明 DCC 受体是一类使细胞依赖于外界蛋白质才能存活的受体。如果该外界蛋白质缺失，带有 DCC 受体的细胞便死亡；而如果该外界蛋白质存在，带有 DCC 受体的细胞则无限期地存活下去，这是与癌细胞所共有的特性。因而 DCC 可能是第三类癌控制基因，称为条件性抑制基因。这些基因在制止癌与促进癌之间的开关靠的是一种特殊蛋白质的存在或缺失，在一种情况下对癌设置障碍，而在另一种情况下则成为癌的加速器。关于 DCC 基因突变在 CRC 的发病、转移及预后中的作用还存在较大争议，有待进一步的探索。

17.2.3.5　p53

p53 基因是研究最为广泛深入的肿瘤基因之一，人类肿瘤中约 50％以上与 p53 基因突变有关，尤其频繁出现在 CRC。野生型 p53（wtp53）基因能促进细胞凋亡，尤其是通过激活 p21 诱导凋亡，抑制细胞生长；而突变型 p53（mtp53）基因抑制细胞凋亡。将 wt p53 基因转染到无 p53 基因的结肠癌细胞，可使细胞发生凋亡。但 p53 基因并非凋亡发生的必需基因，在结直肠肿瘤中 p53 突变主要发生在晚期腺瘤向癌转变的最后阶段，可能是腺瘤向癌转化的最关键因素，也是 CRC 形成过程中较晚期的事件。从腺瘤到腺癌，p53 突变率逐渐增高。p53 突变的 CRC 一般具有较高的转移特性，预后较差，且该基因突变还与肿瘤对化疗和放疗的耐受性有关。

17.2.3.6 COX-2

CRC 细胞株 HCT-15 缺乏内源性 COX-2 蛋白表达，用 COX-2 cDNA 转染后和 TRAIL 共同孵育，能显著减弱 TRAIL 诱导的凋亡及阻止膜死亡受体-5 的转录，同时减低 caspase-3，caspase-8，caspase-9 的活性，并上调 BCL-1 蛋白。COX-2 高表达能通过抑制细胞色素-C 依赖的凋亡途径而显著减弱由非甾体抗炎药及 5-Fu 诱导的凋亡，还可能抑制 NO 诱导的凋亡。Oshima 等发现 APC 基因剔除小鼠在肠息肉发生早期即有 COX-2 表达增多，去除小鼠的 COX-2 基因，则肠息肉形成受阻。在 CRC 中，COX-2 的高表达促进新生血管的形成及血管依赖的固体瘤的生长、转移，COX-2 表达越高则分期越晚。COX-2 调控血管生成主要通过促进血管形成多肽的释放及提高前列腺素的形成，而前列腺素通过内皮细胞迁移及官腔的形成而刺激血管形成。COX-2 在 CRC 中的表达可通过抑制淋巴细胞的增生而逃避宿主的免疫应答。转染 COX-2 表达载体的人类 CRC 细胞相比无转染 COX-2 表达载体人类 CRC 细胞，其生化显型的改变包括显著促进 MMP-2 的活性及提高 MMP-1 的 mRNA 水平。且 COX-2 高表达的 CRC 细胞显著提高其黏附于内皮细胞的能力，并促进 Sialyl Lewis 抗原（一种细胞表面糖类抗原）的生成，从而提高 CRC 肝转移潜能。而 Kobayashi 等在小鼠实验中发现，选择性 COX-2 抑制剂 JTE-522 能抑制 CRC 肺转移的生长。

17.2.3.7 DPC4 和 TGFβRⅡ

TGF-β 通常抑制上皮细胞增殖，刺激间质细胞增殖。丧失对 TGF-β 抑制作用是 CRC 细胞的一大特征。TGF-β 是通过细胞膜上的 TGF-β 受体（TGFβR）结合起作用，受体的磷酸化使 Smad2、3 和 4 形成复合物（见肝硬化部分），这种复合物进入核内，并与 DNA 结合蛋白相互作用而引起基因转录，从而发挥作用。一部分结肠癌患者的癌细胞中出现抑癌基因 DPC4 的缺失，此基因编码人的 Smad4 蛋白，缺失可导致在鼠的 APC 和 Smad4 突变的双杂交体系中能发展成巨大的肠肿瘤，表现出恶性增殖和侵袭性，这些肿瘤都存在 APC 和 Smad4 等位基因的缺失，这表明小鼠肠道对 TGF-β 信号反应的丧失有可能导致肿瘤细胞恶性和侵袭性的演化。另外，90%以上的 MSI（+）CRC TGFβRⅡ存在有不稳定性，提示 TGFβRⅡ的这种改变与 CRC 细胞丧失对 TGF-β 的抑制反应有关。

17.2.3.8 P16

结肠癌中 p16 的基因突变形式主要是 CpG 岛甲基化，92%的结肠癌细胞系存在 p16 基因 5′端 CpG 岛甲基化，40%的原发性结肠癌和 16%的原发性结肠腺瘤也有 5′端的甲基化。有 MSI（+）的肿瘤中，甲基化的频率和程度均明显高于 MSI（-）的肿瘤，提示启动子区甲基化作用、DNA 修复不足与引起基因不稳定性有关。

另外，Fas/Fasl，p27，PCNA，p97，PTEN，PTTG 等基因的表达也与 CRC 的发生发展和预后密切相关。有报道显示 Fas 在 CRC 的发生及转移中起重要的作用，但 Fasl 在此过程中并不是必需的。最近有资料表明，p97 是通过活化 Nf-Kb 途径抑制 CRC 细胞的凋亡。

17.2.4 结直肠炎症与 CRC

近几年，慢性结直肠炎症与 CRC 发生之间的关系越来越受到研究者们的关注。慢性炎症会营造一个富含促炎症细胞因子（如 TNFα，IL－1，IL－6，IL－8 等）、活性氧自由基以及前列腺素的环境，促进 DNA 损伤、血管生成、抑制细胞凋亡，肿瘤由此多发。对于慢性结直肠炎症致癌机制的研究有助于防患于未然，达到将肿瘤扼杀在摇篮中的功效，因而具有非常重要的意义。

17.2.4.1 NF－κB 通路与炎症致癌

NF－κB 是调节炎症反应最主要的转录因子，其在 CRC 发生发展中具有重要的作用。在静息状态，NF－κB 与 RelA 和 p50 组成复合体存在于胞质溶胶中，并受 IκB 所抑制。当有外界微生物感染或受 TNFα 等促炎症细胞因子激发的情况下，IκB 激酶（IKK）磷酸化 IkB 而导致其降解，释放 NF－κB 入核，启动靶基因转录。在发生炎症的结肠中敲除 IKK 能显著减小外界致癌源诱导的结直肠肿瘤发生。这有可能与 NF－κB 通路能激活抗凋亡因子 BCL－XL 的转录有关。NF－κB 的组织定位对于其发挥作用也起到了至关重要的作用。在巨噬细胞中敲除 IKK 虽也能减少肿瘤的发生，然而该作用主要是由于 NF－κB 的失活降低了 COX－2 的表达而非由于对细胞凋亡的影响。

近来，越来越多的研究者将目光定位于肠道微生物与 NF－κB 激活的关系。微生物与肠黏膜上皮表面 toll 蛋白样受体（toll－like receptor，TLR）的结合可能通过 NF－κB 通路激活抗凋亡机制。由此为饮食因素与 CRC 发生的密切关系提供了合理解释。可能每种食物成分都会激活不同的肠道微生物，其中有的微生物起着促进肿瘤发生的作用，而有的微生物则起到了抑制肿瘤发生的作用。因此，对于饮食成分通过 TLR 以及 NF－κB 影响细胞凋亡通路具体机制的研究将有助于对 CRC 的进一步深入认识。

17.2.4.2 溃疡性结肠炎

溃疡性结肠炎（UC）会增加患结肠癌几率，其伴发率约为不伴 UC 者的 4.4 倍，且与病程有关。UC 病程大于 10 年者其 CRC 危险性是 0～3%，病程大于 20～30 年者，危险性分别增加至 12%～15%和 50%。在 UC 基础上伴发的 CRC（ulcerative colitis－associated colorectalcancer，UCACRC）和散发性 CRC 相比，具有患者年龄偏轻、多发性倾向、病变表现平坦、肉眼病理分型复杂，病变多呈境界不明了、右侧（升）结肠发病比例占多、可并发发育异常、多属低分子腺瘤及粘液形成瘤等特征。UC 长期随访发现，有重复不典型增生的溃疡性结肠炎病灶中 30%以上有癌变灶，甚至有的报道高达 60%。UCACRC 发生的分子机理还未完全搞清，Potter 提出了结构不良-癌顺序（dysplasia carcinoma sequence）模型。目前所知检出率最高的基因异常为 p53，约达 80%～95%。p53 改变发生比较早，甚至在二倍体组织学正常的组织也可有 p53 改变。UCACRC 的病例也可出现 MSI 现象，其出现率不一，且于 UC 的炎症黏膜也可检出 MSI，提示错配修复相关基因可能在癌变早期开始发生作用。致癌相关基因干扰素诱导基因家族（interferon inducible gene family）1－8U 亦见于通常的 CRC 和 UC 的炎症黏膜，在 UCACRC 中表达率尤其高，且在 UC 炎症黏膜的表达与炎症重度相关，可能与 UCACRC 的发生有关。但是 SCRC 标志性的 APC、K－ras 基因突变于 UCACRC 检出率不高，据报道 UCACRC 中 APC 的点突变及 LOH 只有 6%（图 17－5）。

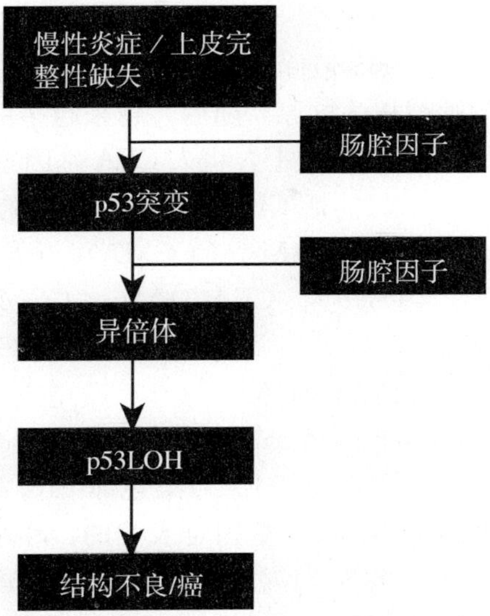

图 17－5 UCACRC 发生的分子机制

17.2.4.3 Crohn 病

最近，Crohn 病（CD）伴发 CRC 的事实开始引起人们的注意。有报道其相对危险度可为 3.4 倍，又有兼发痔瘘癌及肛门癌的报道。在扩散性结肠炎，其相对危险度约达 18 倍，发病年龄愈轻，其相对危险度愈高。Friedman 等报告对 259 例 CD 随访 2 年，施行结肠镜监视结果发现 CRC 5 例，其 4 个病变呈高度发育异常，23 个病变低度发育不良，从而主张须对 CD 进行监视复查。此外，也有以 MSI 检测探索分子生物学机制的报道，只是 33 例中仅检出 1 例，其几率颇低。

17.2.4.4 肠结核

以肠结核炎症黏膜为背景而发生 CRC 的问题尚无结论。就是说，是患有炎症的黏膜基础上发生了 CRC，还是 CRC 发病于先而后继发了肠结核，这两点的鉴别并非易事。不过，约有 10％病例可伴发育异常。此值尽管不高，却兼具 UC 伴发 CRC 的特征，故犹有积累病例、开展分子生物学研究的必要。

虽然慢性结直肠炎症会增加罹患 CRC 的几率，现代治疗手段的发展已经在逐渐降低其癌变的危险性，例如有报道基于 5－ASA 类药物的治疗能基本排除由慢性炎症发展到 CRC 的可能性。

17.2.5 结直肠癌患者的免疫状态变化

17.2.5.1 结直肠癌中表达的肿瘤相关抗原

肿瘤细胞可以表达特定的蛋白，激活免疫系统，成为 T 细胞的靶细胞。根据表达方式的不同，肿瘤患者中能被 T 细胞识别的 TAA 可以分为四类。①TAA 只在正常的组织中表达。②TAA 在正常的组织中不表达，而在相应部位的肿瘤细胞中则有表达。③TAA 在正常的组织中不表达，而在其他非对应组织的肿瘤中有表达。④TAA 的抗原决定簇通过蛋白的突变产生，每一个个体都具有特殊型。在结直肠癌中表达的肿瘤相关抗原主要有 CEA、

Ep-CAM、ERbB2/HER2 等。

17.2.5.1.1 CEA CEA 是 1965 年首次在肠道肿瘤及胚胎消化道中被发现的，是一种癌胚蛋白，是第一个被鉴定的肿瘤相关抗原。随后，越来越多的 CEA 相关分子被发现，于是在 1998 年德国 CEA/PSG 工作平台会议上，将人 CEA 基因家族分为两大类：一类是癌胚抗原相关细胞黏附分子 CEACAM，包括 CEACAM1，以前称 BGP、C-CAM、CD66a1、CEACAM3（CGM1、CD66d）、CEACAM4（CGM7）、CEACAM5（CEA、CD66e）、CEACAM6（NCA - 50/90、CD66c）、CEACAM7（CGM2）、CEACAM8（CGM6、CD66b），另一类是妊娠特异性糖蛋白 PSG。PSG 家族包括 PSG1-11 等 11 个成员。除此两类外，还有一类被称为假基因，包括 CEACAM-ps1-11 等 11 个成员，它们以前被称为癌胚抗原基因家族成员（CEA gene family members，CGM），即 CGM8-18。

人 CEA 基因家族共有 29 个基因，位于 19 号染色体 q13.2 区，该区约有 1.2×10^{6}碱基，其中 7 个 CEACAM 基因和 11 个 PSG 基因是表达的。另外还有 11 个假基因是不表达的。编码人 CEA 的基因 mRNA 长度为 3100bp，含有 8 个外显子，分别编码 CEA 上的 N 区、A1 - A3、B1 - B3 和 M 区。癌胚抗原蛋白由 668 个氨基酸组成，分子量为 70kD，包括一段前导序列以及三个 178 氨基酸残基组成的保守重复序列。每个保守序列的亚单位 A 和 B 的结构具有高度的同源性。保守序列中在相同的位置都有 4 个半胱氨酸，它们两两配对形成二硫桥以稳定各个亚单位形成的环状结构。CEA 通过其疏水的 C 末端区域（M 区）上的糖基磷脂酰肌醇分子定位于细胞膜上，这与其他的 CEA 家族蛋白不同。大多数成熟的 CEA 都是糖蛋白，分子量为 180kD，在其蛋白上有很多糖基化位点，以 N-糖苷键形式与糖组分相连。

CEA 在胎儿的结肠中表达含量很高，而在成年人的正常结肠上皮细胞表达含量很低。在炎症或肿瘤发生部位，CEA 的表达则迅速升高，CEA 存在于多种肿瘤细胞，包括肺癌、胃癌、小肠癌、结肠癌、胰腺癌、肝癌、乳房癌、卵巢癌、宫颈癌和肺癌等。关于 CEA 在正常的结肠上皮细胞和肿瘤细胞中的作用还没有完全确定。现在认为 CEA 是一种细胞表面标记。在细胞表面的 CEA 作为一种同型黏附分子，可以引起 CEA 表型细胞的聚集。进一步的研究表明，尽管在成人正常结肠上皮细胞的表达含量很低，但是在各种肿瘤细胞的定位方式是不同的。在正常的结肠细胞中，CEA 只分布在细胞的黏膜表面，而在肿瘤细胞中，则无规则的分布于细胞膜上。现在认为，CEA 具有促进结肠上皮细胞在结肠胚胎发育过程中的空间取向，维持成人结肠黏膜上皮细胞的完整性的作用。肿瘤细胞表面 CEA 的无规则分布打乱结肠细胞之间的黏附，导致异常组织增生以及恶性肿瘤细胞的形成。CEA 可能还与肿瘤的转移有关。现在已经证实，CEA 可以作为抗原目标诱导抗肿瘤免疫反应，产生特异性的抗体或者抗原特异性 T 细胞，并鉴定了多种能与人 T 细胞 HLA I 结合的抗原决定部位。

17.2.5.1.2 其他的肿瘤相关抗原 Ep-CAM 作为一个在上皮组织相关癌症中广泛表达的黏附分子，在肿瘤的发生、发展和转移的过程中担当着一个举足轻重的角色。Ep-CAM 属于黏附分子，胞膜外区含有两个上皮生长因子样重复序列，N 端富集半胱氨酸。ERbB2/HER2，即人类表皮生长因子受体-2，是由 ErbB-2 基因编码的跨膜受体，在部分结肠癌中有过度表达；正常的组织中都表达 TGFβ RII，但是 TGFβ RII 的突变形式只有在肿瘤中发现，并且可以被 IL－2 诱导。在 90％的 MSL＋结肠癌中都有突变形式的 TGFβ RII 表达，因此可认为突变形式的 TGFβ RII 是一种肿瘤特异性抗原。

除了以上的几个主要肿瘤相关抗原外，另外有一些蛋白也被认为是潜在的结肠癌肿瘤抗原即 SART－3、cyclophilinB、p56lck 等。另外在人类肿瘤细胞起作用的一些癌基因，如 p53 和 k－ras，在结肠癌中也有过表达，它们在结肠的表型中有一定的作用，它们也可以作为结肠癌免疫研究的靶目标。

17.2.5.2 结直肠癌中 HLA 的表达

T 细胞对抗原的识别需要通过靶细胞分泌 HLA 分子。HLA 的作用是结合抗原小分子，并将它们呈递到免疫效应细胞的表面。HLA 包含两个大的类别，即 HLA Ⅰ和 HLA Ⅱ，两者在结构和功能上都有明显的不同。HLA Ⅰ主要在 $CD8^+$ T 细胞识别抗原的过程中起作用，几乎在所有的成熟细胞中都有表达；而 HLA Ⅱ则在 $CD4^+$ T 细胞识别抗原过程中起作用，一般只有在抗原呈递细胞如 B 细胞，巨噬细胞和 DC 中表达。

17.2.5.2.1 HLA I 的异常表达 在人类的肿瘤细胞中，HLA Ⅰ表达经常发现缺失或者表达下调，导致 CD8 CTL 不能有效地识别肿瘤并杀伤肿瘤细胞，这一机制被认为是肿瘤细胞逃避 T 细胞控制的主要原因。在 CRC 中，大量的资料都已经证明，存在 HLA Ⅰ表达缺失或下调。主要包括三种方式的改变。①HLA Ⅰ等位基因的完全缺失，即 HLA－A、HLA－B、HLA－C 的亲本完全丢失，这在 MSI＋的 CRC 细胞中极其普遍，主要由 β2m 基因突变导致。②单型缺失（Haplotype loss），经常由于染色体 6 的大片断缺失引起的，推测可能是染色体缺失或重排。③单一 HLA 的缺失，可能是通过小的遗传缺失或者点突变实现的。总体上讲，在 CRC 上，HLA Ⅰ的部分缺失或者完全缺失发生的频率为 73％。但是，在结直肠癌体内 HLA Ⅰ缺失发生的具体事件及其过程还不是很清楚。CRC 转移癌中 HLA Ⅰ的缺失频率要高于原位癌。但是在转移癌中，HLA Ⅰ的缺失与肿瘤的分期无关。

17.2.5.2.2 CRC 中 HLA Ⅱ分子的异常表达 肠上皮细胞表达低水平 HLA Ⅱ。HLA Ⅱ表达上调和炎症性肠病（inflammatory bowel diseases）有关。在肠上皮细胞中，存在两条抗原处理途径。第一条与传统的 APC 途径相似，Ii、HLA－DMαβ 以及其他蛋白酶的存在可以使抗原在很低的水平就能被呈递。第二条途径依赖于 Ii 和 HLA－DMαβ，只有在抗原浓度较高的时候才能有效地呈递。在肠上皮细胞中，HLA Ⅱ呈递途径有赖于病理状态并与炎性因子有关，IFNγ 以及其他炎性因子的存在能增强 APC 的效应，刺激 $CD4^+$/T 细胞。许多研究试图说明 HLA Ⅱ在 CRC 中的表达情况，但是目前还缺少统一的说法。有研究表明，44％的 CRC 患者中 HLAⅡ完全缺失，HLAⅡ表达降低的发生频率为 64％～72％，其他的一些研究也报道了 CRC 中 HLA－DR 分子的异常表达，但是结果并不一致。在高侵染性的 CRC 中，HLA－DR 的表达可以看成是一个独立的 HLA－DR 预后指标，但是 HLA－DR 的表达和肿瘤的浸润程度之间并没有明显的规律。在一项放疗加 BCG 的Ⅲ期临床试验中发现，在疫苗细胞中 HLA－DR 和 DP 的高表达与 5 年存活率的增加有关。这一研究表明，HLA－D 的表达可能产生抗肿瘤免疫。总的来说，HLA Ⅱ的表达对于 CRC 患者是一个有利的预后指标。HLA Ⅱ restricted $CD4^+$T 细胞在抗 CRC 的具有关键性的作用。

17.2.6 CRC 的肝转移

肝脏是 CRC 最常见的远位转移器官，初诊时约 10％～25％已有同时性肝转移，此后

20%～25%的患者发生异时性肝转移，CRC 肝转移是影响治疗效果和死亡率的主要因素之一。CRC 肝转移同样也经过癌细胞从原发癌灶脱离、细胞外基质底的破坏、脉管浸润、转移脏器新生血管形成再增殖等过程。多种癌相关基因的异常与 CRC 的发生、浸润及转移等均密切相关，包括黏附分子、血管新生因子、细胞外金属基质蛋白酶等癌基因。目前研究认为 erbB2、K－ras 和 nm23、DCC、DPC4 等癌基因和抑癌基因与 CRC 肝转移有关，此外 β－catenin/E－cadherin、糖蛋白、selectin 以及 CD44 分子等黏附分子在癌细胞从原发癌灶脱离、运动亢进、血管浸润及肝内皮细胞的连接中起重要作用。

17.2.6.1 癌相关致癌基因和抑癌基因

nm23 基因：分 nm23－H1 和 nm23－H2 两种，其基因产物有抑癌作用，在鼠细胞转移模型中表现低转移。nm23－H1 检测低者肝转移高，而与 nm23－H2 无明显相关。

DCC 基因：DCC 基因失活程度与 CRC 的浸润程度及转移成正相关，与 CRC 的复发亦成正相关；DCC 基因可能是通过参与细胞间的信息传导、细胞与细胞、细胞与间质相互作用而在 CRC 的肝转移中起着重要作用。

DPC4 基因：约 20%～30% CRC 存在该基因变异，且进展期癌的变异率显著高于早期癌，认为 DPC4 基因变异有增强转移能力的可能性。

CerbB2 基因：发现 CerbB2 基因的增多伴随出现蛋白质过剩者肝转移率高而且预后差。

ras 基因：属于低分子量 G 蛋白，CRC 中有 50% K－ras 基因的变异与癌早期转移有关，而与浸润、转移关系不大。近来发现 Rho、Rac、CDC4 等 Rho 家族蛋白质参与细胞壁骨架的调节和细胞形态变化、运动、连接等。在 CRC 中 Rho 蛋白发现率的增高与转移及病期相关：Rho 蛋白活性增高，则细胞运动亢进，浸润能力加强，因此认为 Rho 蛋白在 CRC 肝转移中起重要的作用。

E－cadherin/β－catenin：E－cadherin 和 α、β－catenin 形成复合体参与细胞连接，E－cadherin 降低、α、β－catenin 构造及磷酸化异常使细胞连接能力下降导致血行及淋巴转移率增高。

Selectin 和糖蛋白：侵入血管内的癌细胞通过血流向肝内移动，在内皮细胞上着床时需要 sLex 糖蛋白和 sLea 糖蛋白，原来存在于血管内皮细胞的 selectin 和上述糖蛋白的协调在细胞连接中起重要作用。sLex 糖蛋白和 sLea 糖蛋白发现率高的 CRC 肝转移率也增高。

CD44 分子：在 CRC 肝转移中发现含 v6 的 CD44v 和含 v82v10 的 CD44v 与转移密切相关，Okamoto I 等认为其在发癌初期参与肝血管内皮细胞的连接，同时与 ras，Rho 蛋白家族协同促进细胞运动，从而在癌细胞转移中起重要作用。

17.2.6.2 细胞外基质蛋白

ECM 不仅破坏癌周间质和血管内皮基底膜，同时参与免疫回避、细胞连接、血管新生、增殖等复杂的浸润、转移过程。目前以 MMP 为中心的细胞外基质蛋白与肿瘤细胞浸润、转移关系的研究有了新的进展。CRC 浸润、转移相关的细胞外基质蛋白的种类较多，其中 MMP－1 和 MMP－13 促进癌周间质的破坏及癌的增殖、浸润，MMP－2、MMP－3、MMP－7、MMP－9 可破坏构造基底膜的Ⅳ型胶原酶，促进癌细胞进入血管内。MMP－3 是 MMP－1 和 MMP－13 的活性化物质，MMP－7 由癌细胞分泌故癌周围发现率高，且其表达强度与肝转移相关。而 MMP－2、MMP－3、MMP－9 由癌细胞周围的纤维芽孢细胞分泌，可破坏血管内皮细胞基底膜，促进转移。MMP 还能帮助免疫细胞向癌组织内侵入从而抑制癌的浸润和转移。巨噬细胞分泌的 MMP－9 促使巨噬细胞向癌组织内侵入而抑制血行转移，另外 NK 细胞分泌的 MMP－2、MMP－7、MTI－MMP 同样促使 NK 细胞向癌灶侵入而抑制癌浸润和转移。

17.2.6.3 促血管形成因子 CRC

向肝转移的初期新生血管的形成是不可缺少的：为了使肿瘤生长到 1～2 mm，癌细胞以及癌细胞周围的间质中产生血管生长因子，其与血管内皮细胞表面的受体结合而使内皮细胞增生亢进，最后导致癌细胞增殖及转移能力增高。研究表明血管密度增高和血管内皮细胞生长因子（VEGF）的出现与肿瘤转移、复发有密切联系。Takabaxi 等在血管密度与肿瘤转移、VEGF 出现之间的关系的研究中发现血管密度每增高 10%，转移率就增高 50%，VEGF 的出现程度也明显地增高。另一项研究表明癌细胞产生的 VEGF 及其受体在血管内皮上的出现亦即配体/受体系统在新生血管调节中起重要作用。目前还认为除了癌细胞产生的 VEGF 以外，癌细胞周围的间质中产生的血小板源性内皮细胞生长因子（PD－ECGF）对 VEGF 起辅助作用。TGF－β1 能通过改变肿瘤微环境，增强 CRC 细胞的侵袭和转移潜能，可以作为预测 CRC 术后发生肝转移的标志物。EGF 对内皮细胞的迁移、增殖、分化均有促进作用，从而刺激肿瘤的转移及血管生成。结肠癌细胞中 EGF 受体的表达情况直接与其肝转移的能力相关。

总之，在肝转移形成中，上述细胞因子的分泌和旁分泌过程共同制约着新生血管的形成。CRC 肝转移基础研究的进步促进了相关临床研究的发展，用已知的相关癌基因、细胞外基质蛋白、血管生长因子的情况可以推断转移、浸润的程度以及进行肿瘤分期，同时也可作为肝转移的肿瘤标记物来判定预后。MMP 抑制剂和新生血管抑制剂，则可能成为基因治疗的有效手段。

现代分子生物学不断证明 CRC 的发生是一个多基因、多步骤的过程，任何针对单一基因或通路的治疗手段都很难达到完全控制疾病的效果，对于 CRC 发病机制的宏观把握以及综合考虑为提高 CRC 的救治率提供了思路。

17.3 CRC 分子靶向治疗

目前，外科手术仍然是治疗 CRC 的主要手段。以 5－FU 为代表的辅助化疗联合放疗为手术切除后的患者起到延长存活期的作用，在转移癌方面，最近研制的新的化疗药物（oxaliplatin 和 irinotecan）进一步延长了患者的寿命。但是，尽管如此，CRC 的 5 年存活率仍然只有 40%～60%。其中一个主要的原因是约 50%的 CRC 患者最终都发生了转移。因此，我们有必要开发新的治疗策略，以肿瘤分子基因特征为基础的分子靶向治疗为我们带来了希望（图 17－6）。

17.3.1 纠正缺陷基因

17.3.1.1 诱导细胞凋亡

细胞生死间的平衡对于维持结肠上皮是必需的。细胞凋亡在成熟的有机体中起到保持组

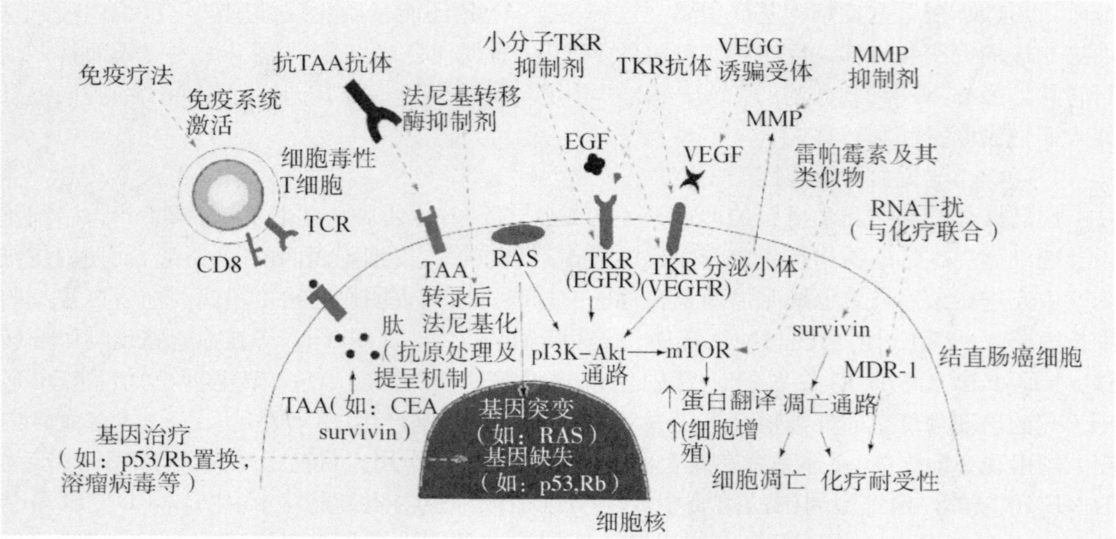

图 17-6　CRC 分子治疗的靶点以及相应的治疗策略

织动态平衡、允许有控制地清除可能造成危害的细胞的作用。由于大多数肿瘤都丧失了凋亡能力以使机体达到恶性状态，诱导细胞凋亡则代表了癌症治疗中的一种最显著的方法。前面的分子机理表明，CRC 的发生与多个癌基因的激活或抑癌基因的失活有关，其中大部分都与细胞凋亡相关，对细胞凋亡路径的直接靶向提供了一条克服凋亡抗性的新策略。50% CRC 患者存在 p53 变异，而 p53 在细胞凋亡路径中发挥着重大的作用。对于腺病毒介导野生 p53 基因体内或体外导入 p53 突变型 CRC 细胞抑制肿瘤生长早在 1996 年就有报道。临床Ⅰ期试验证实了经肝动脉或肿瘤内转导腺病毒为载体的 p53 具有较好的安全性，其中 12 个患者同时接受 Ad-p53 和化疗，11 个患者出现肿瘤抑制反应。野生型 p53 基因复制缺陷型腺病毒（SCH258500）肝动脉注射治疗 CRC 肝转移已进入临床Ⅱ期。Yuer 等用 p53 重组腺病毒对 309 例进展期肿瘤患者行Ⅰ期或Ⅱ期临床治疗以观测其耐受性和安全性。Anderson 等认为，同样剂量的 p53 重组腺病毒肝动脉注射（HAI）较静脉注射（iv）p53 表达明显增高。但是，Maron 等认为 HAI 并不能明显提高肝转移小鼠肿瘤细胞 p53 的表达。Sasaki 等用 p53 家族基因 p73、p51、p63 的腺病毒表达载体分类转染 10 株结肠癌细胞株，结果发现 6 株表现了相同的效应，有趣的是其余 4 株对 p53 介导的凋亡耐受，而转染 p73、p51 和 p63 后出现凋亡现象，表明针对 p53 基因治疗耐受的患者，采用其同族基因治疗可能是可试行的方法。利用腺病毒介导的 PTEN 基因转移到 DLD-1、HT29 和 SW480 人类结肠癌细胞，都能抑制肿瘤细胞生长，PTEN 通过下调 Akt/PKB 途径影响结肠癌细胞。另外，脂质体介导的 APC 基因也能减少大鼠的息肉数量。

对原癌基因的过度表达可用反义寡核苷酸或核糖酶抑制原癌基因的过度表达，这是在 mRNA 水平上特异性的封闭癌基因的表达而达到抑制肿瘤细胞生长和发展。临床前研究表明 K-ras 反义疗法是一种安全相对无毒的治疗方法。体外试验表明腺病毒介导的 survivin 途径能够诱导肿瘤细胞凋亡同时不影响周围正常细胞的增生，其效果优于同等条件下使用阿霉素的结果。最近一项研究显示用 rAAV-Sur-Mut（Cys84Ala）在体外转导结肠癌细胞能抑制细胞增殖、诱导细胞凋亡并能引起有丝分裂紊乱以及抑制血管生成和肿瘤增长。更重要的是 rAAV-Sur-Mut（Cys84Ala）能大大增强 5-FU 的抗肿瘤活性，导致所构建肿瘤的萎缩。Arber 等将反义 Cyclin D1 DNA 导入人结肠癌细胞株 SW480E8，阻止细胞由 G1 期进入 S 期，抑制了肿瘤生长，肿瘤细胞在裸鼠体内丧失了致瘤性。而最近有研究显示，Cyclin G 在结肠癌患者中的过表达频率要高于 Cyclin D1，也许能作为一种新的治疗结肠癌的靶点。Levine 等用带 TGF-α 反义基因的逆转录病毒载体感染人 CRC 细胞能抑制此肿瘤细胞的生长。以人工合成的 Bcl-xl 反义核苷酸作用于结肠癌细胞 Caco-2，同时联合应用放疗或顺铂化疗后，发现 50% Caco-2 细胞特异性 Bcl-xl 蛋白的表达水平明显降低。同时放疗、化疗对肿瘤细胞的杀伤率增长了 3 倍。

通过 RNAi 抑制 K-ras、Bcl-2、CDK-2、C-myc、PLK-1 等肿瘤相关基因能够使 CRC 等多种消化系肿瘤细胞增生速度减慢，恶性程度降低，凋亡加快。β-连环蛋白和 APC 基因是 WNT 信号传导途径的关键成分。这些基因的突变可引起 β-catenin 表达水平增加导致细胞过度增生，促进结肠息肉和结肠癌的发展。构建 β-catenin 基因的 siRNA 并转染结肠癌细胞系 SW480 和 HCT116 能显著降低 β-catenin 基因的表达并抑制癌细胞的增生。siRNA 可以针对 β-catenin 基因的多个靶区域使得蛋白表达量降低 90%。反义寡核苷酸技术虽然也能用于抑制 β-catenin 基因的表达但其抑制效果明显低于 RNAi。进一步用转染 β-catenin 基因 siRNA 的 HCT116 细胞注射裸鼠有 50%成活超过 70 天，而对照组全部死亡。

对死亡受体的直接靶向能激活凋亡机制、杀死肿瘤细胞。死亡受体路径在恶性肿瘤中一般是完好的。TNF-α 和 FasL 是细胞凋亡的有效诱导剂，但却能引起非常严重的副反应。对 TNF 和 FasL 的尝试性应用诱导了 NF-κB 介导的发炎和突发性肝功能衰竭，从而排除了全身性应用的可能性。相反，大量的实验室正在开展对于 TRAIL 蛋白家族的研究。在结肠癌的生成过程中，伴随着肿瘤从良性演化成恶性，对 TRAIL 诱导凋亡的敏感性有一个显著性的提高。用 AAV-TRAIL 体外转导能完全阻碍人增生结肠肿瘤在小鼠中的生长，在体内转导则能显著抑制所构建肿瘤的生长。静脉灌注可溶性重组 TRAIL 也能消除结肠癌在肝中的转移。

17.3.1.2 端粒与 CRC 的基因治疗

端粒酶是目前所发现的恶性肿瘤最广谱的分子标记，在绝大多数恶性肿瘤中被激活，而其在正常体细胞中一般为阴性表达，因此端粒酶也是进行 CRC 基因治疗的理想靶点。将 21nt 双链 RNA 同源物转染人结肠癌细胞，则其或转移到端粒酶的催化亚单位，或转移到它的模板 RNA（human telomeraseRNA，hTR）。这两种转染均可降低肿瘤细胞的端粒酶活性，而且对端粒酶的抑制呈现剂量依赖性。但当其到达一定的浓度时，siRNA 浓度的增加并不增加对端粒酶抑制作用。RNA 上的确切靶位点可能是一个关键的因素。近来，国内外提出更为优越的新策略，即以肿瘤组织端粒酶激活为目标，以端粒酶逆转录酶启动子调控其他抗肿瘤基因、自杀基因或者溶瘤病毒，从而达到靶向肿瘤细胞并破坏肿瘤细胞的目的。其中最有希望的是溶瘤病毒。关于溶瘤病毒在其他肿瘤上的治疗效果已经有满意的报道。另外，端粒酶的活化是细胞永生化和癌变过程中的一个事件，任何一种抑制端粒酶活化的物质都可以使端粒恢复正常衰老过程直至死亡，端粒酶抑制剂为结肠癌的治疗提供了一条新的思路。

17.3.2 改善肿瘤化疗疗效的基因治疗

化学疗法是 CRC 手术切除外最基本的辅助治疗方式。经过近一个世纪的发展，无论是化疗药物、化疗方案还是化疗方式均取得了较大进展，尤其是随着对疾病分子机理的揭示，分子生物学研究的深入以及基因治疗的结合，化疗的有效性得到了进一步的提高，越来越成为 CRC 治疗策略中的一个重要环节。

目前对 CRC 较为有效的药物主要分为氟尿嘧啶类、羟基喜树碱类（hydroxycamptothecin)、铂类等几类抗肿瘤药物。临床经验显示化疗药物的联合使用，能显著提高晚期 CRC 的化疗有效率，延长病人中位生存时间。目前 CRC 治疗中能显著降低癌症复发率和肿瘤切除术后死亡率的标准化疗方案包括 6 个月辅助性的 5－FU 结合甲酰四氢叶酸（LV）治疗，这种治疗方式能明显增加三年无病的几率。然而，这种治疗方式仅对 26％的患者有效。肿瘤细胞抗药性是限制化学疗法有效性的主要原因，而 CRC 细胞的多药耐药性（MDR）原发性高表达及继发性高表达，使得 CRC 细胞的 MDR 明显高于其他肿瘤，化疗的效果明显低于其他肿瘤。另外，肿瘤化疗常常会产生对人体正常组织尤其是造血系统的严重损伤，因此，减小甚至消除化疗引起的全身毒性是提高化疗有效性的必要条件。近年来，对于化疗研究的重点即集中在减小肿瘤药物的 MDR 和避免对正常组织的损伤。

17.3.2.1 针对减小肿瘤 MDR 治疗

MDR 是指由一种药物诱发，同时对其他多种结构和作用机制完全不同的抗癌药物产生交叉耐药的现象。目前认为 MDR 的发生与以下几个方面有关（图 17－7)。

17.3.2.1.1 药物代谢 二氢吡啶脱氢酶（DPD）是 5－FU 代谢的限速酶，在 5－FU 化疗过程中起着重要的作用，与 5－FU 的清除率、化疗的毒性、化疗的疗效密切相关。进入人体的 5－FU 多在肝脏代谢，超过 80％经过 DPD 代谢生成二氢氟尿嘧啶，再分解排出体外。在 DPD 缺乏的病人中经 5－FU 化疗甚至会出现致命的毒性，体外和体内转移瘤模型中均证实了肿瘤中 DPD 的活性是决定肿瘤是否对 5－FU 敏感的重要因素。结直肠肿瘤组织与正常结肠组织 DPD 活性比值约为 0.76，且该比值与肿瘤对 5－FU 的耐药性呈正相关。目前已经开发出多种途径抑制 DPD 介导的 5－FU 降解、增强其生物利用度。一种方式是采用 DPD 抑制剂 Eniluracil；另一种方式是应用 5－FU 替代物卡培他宾（capecitabi)。卡培他宾是 5－FU 的前体药物，在肝脏经羧酸脂酶代谢成 5-脱氧-5-氟胞嘧啶，再经肝内胞苷脱氨酶代谢为 5-脱氧-5 氟尿嘧啶（doxifluridine，DFUR，即氟铁龙)，然后在肿瘤组织内经胸苷酸磷酸化酶（TP）和/或尿苷酸磷酸化酶（UP）转变为 5－FU。TP 和 UP 在肿瘤组织中的表达均远高于相应的正常组织，因而该药对肿瘤细胞具有选择性的杀伤作用。

体外实验已经证实 ABC 转运蛋白家族，包括 P-糖蛋白（P－gp）以及多药抗性蛋白(MRP)，能够引起药物外流——将药物主动运输出细胞从而降低集聚在肿瘤细胞内的药物浓度。人类基因组中有两个 MDR 基因，MDR1 和 MDR2。其中只有 MDR1 基因的表达水平与人体肿瘤耐药有关。MDR1 基因产物为 P-糖蛋白（P－glycoprotein，P－gp)，定位于细胞膜。该蛋白的表达水平与细胞膜的通透性、细胞内药物浓度以及细胞耐药程度有关，P－gp 跨膜结构具有能量依赖性“药泵”功能。P－gp 上既有抗癌药物结合位点，也有 ATP 结合位点，ATP 主要是提供能量，能使细胞内药物转运出细胞外，造成细胞内药物浓度下

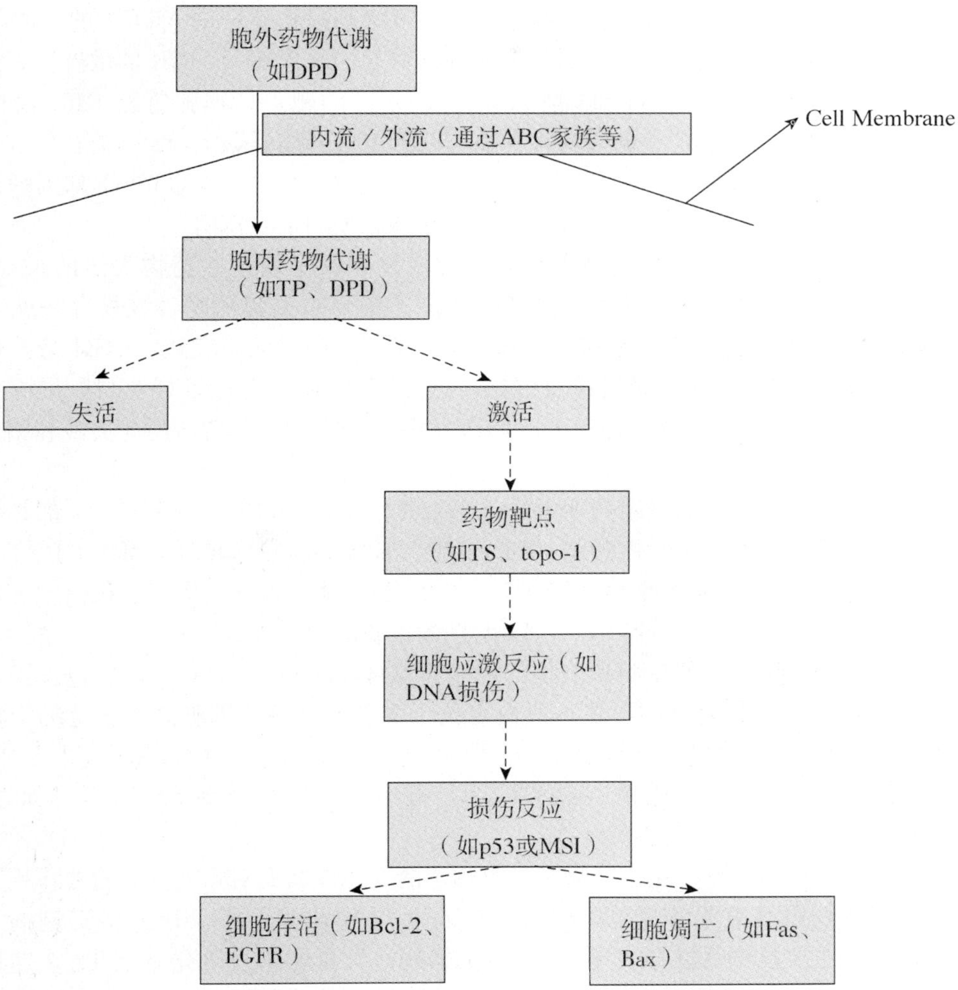

图 17－7 MDR 的发生机制

降，细胞毒作用降低或完全消失，细胞产生耐药。P－gp 是细胞产生 MDR 表型的分子基础，具有 MDR 的肿瘤细胞其 MDR 表达水平与耐药程度成正比。

目前通过对人体各种组织的检测显示，P－gp 在许多人体正常细胞表达，如肝细胞的胆管面、胰导管、小肠和结直肠的腔膜面、皮肤的汗腺、肾脏的近曲小管、肾上腺细胞、脑和睾丸的毛细血管上皮、淋巴细胞、早幼细胞、胎盘等，这说明 P－gp 并非一种异常蛋白，而是有一定的生理功能。这些正常组织中 P－gp 表达的主要作用可能与拮抗外源性毒素、化解产物的排泄、甾类激素的转化以及细胞吞噬的调节有关。可以认为，MDR 基因及其产物 P－gp 是人体的一种防御系统，它可将进入细胞内的化学有害物质排出细胞外，使细胞免遭伤害。如血脑屏障的 P－gp 可阻止抗癌药物的毒性进入中枢神经系统，以保护中枢神经系统不受外来有害物质的伤害，具有重要的生理意义。当然，正常组织中 P－gp 蛋白的表达也有不利的一面。这些正常组织和器官所发生的肿瘤也往往有较高的 MDR 基因表达，且多为天然性耐药，临床上常常表现为化疗不敏感而失去一种有效的治疗机会。利用 P－gp

的抑制剂可以部分消除肿瘤的多药耐药性，而新的策略则是构建靶向 MDR1 的 siRNA，通过 RNAi 抑制 MDR1 的表达，能够有效的反转肿瘤对 P－gp 依赖的 MDR 的敏感性。现已证实 CPT－11 以及活性代谢物 SN－38 是 ABC 转运蛋白的靶点。细胞色素 P450 酶能导致 CPT－11 失活，尿苷二磷酸葡萄糖醛酸转移酶（UGT1A1）能使 SN－38 葡糖苷化。体外研究推测葡糖苷化调控的药物清除与 CPT－11 抗性增加有关。另外，UGT1A1 基因的多态性也与 CPT－11 毒性有关，提示 SN－38 葡糖苷化在临床上的重要作用。

谷胱甘肽（GST）与奥沙利铂等铂类药物形成复合物是使这些药物失活的重要步骤。谷胱甘肽是一种强有力的抗氧化剂。当 GSH 共价连接到铂类药物时，该复合物就变成了 ABC 转运蛋白的底物。在抗铂类药物的肿瘤细胞中存在 GSH 的高表达。GSH 与药物复合受谷胱甘肽-硫转移酶（GST）家族蛋白催化，且 GSTP1 亚型的过量表达与卵巢癌细胞以及肿瘤对顺铂的耐药性有关。然而，Arnould 等发现 GSH 与 GST 的活性与奥沙利铂对一系列结肠癌细胞系的毒性无关。

药物活性降低也是肿瘤细胞耐药性中的一个重要因素。5－FU 与 CPT－11 都必须转化成活性代谢物形式才能发挥抗肿瘤效应。TP、UP、乳清酸磷酸核糖转移酶（OPRT）活性均与肿瘤细胞对 5－FU 的敏感性有关。CPT－11 在羧酸酯酶（CE）作用下转化成 SN－38，体外研究显示 CE 活性是肿瘤细胞 CPT－11 耐性的重要决定因素。

Oosterhoff 等构建了一种复制缺陷型的腺病毒载体 Ad－C28－sCE2，其包含一个编码分泌型人肝 CE2 蛋白的熔合基因，这种蛋白定位于大部分结肠癌细胞高度表达的上皮细胞贴附分子表面抗原（EpCAM）。通过 CE2 对 EpCAM 的靶向定位作用，Ad－C28－sCE2 转导的结肠癌细胞在肿瘤内部表达并分泌活性 CE，将 CPT－11 转化为 SN－38，从而抑制结肠癌的增殖。

17.3.2.1.2 药物靶点 化疗药物靶点表达量的变化或突变对耐药性有重要作用。一种 5－FU 活性代谢物氟脱氧尿嘧啶单磷酸（FdUMP）是胸苷酸合酶（TS）的抑制剂。事实上，5－FU 的最主要抗癌活性即表现在对 TS 的抑制。大量临床前研究显示 TS 表达量是决定 5－FU 敏感性的关键性因素。用 5－FU 处理肿瘤细胞系和实体瘤均能诱导 TS 蛋白的表达。该诱导作用可能源自 5－FU 对 TS 结合并抑制其自身 mRNA 翻译这一负反馈机制的抑制作用。SN－38 能抑制 DNA 拓扑异构酶-Ⅰ（TOP－1）的活性。TOP－1 能在瞬间打断一股 DNA，将另一股 DNA 穿过断裂处，然后又封闭裂口，使两股 DNA 重新组合。SN－38 能稳定 TOP－1 与断裂 DNA 形成的复合体，从而抑制断裂链的重新连接。由稳定的 SN－38/TOP－1/DNA 复合体导致的 DNA 复制叉的解体将这些单链缺刻转化成具更强细胞毒性的双链断裂。在一系列结肠癌细胞系中，TOP－1 活性与 CPT－11/SN－38 敏感性有关，在数例 CRC 异种移植物中，通过检测 TOP－1/DNA 复合体的水平可预测其对 CPT－11 处理的反应。另外，突变的 TOP－1 酶与 SN－38 的亲和性降低，从而会影响 CPT－11 的敏感性。

17.3.2.1.3 DNA 损伤修复 肿瘤细胞修复受损 DNA 的能力会影响其对那些直接（奥沙利铂）或间接（5－FU、CPT－11）导致 DNA 损伤的药物的抗性。核苷酸切除修复（NER）是对铂类药物引发 DNA 损伤的主要修复途径。尽管 NER 包括 17 种不同蛋白的参与，仅有少数几种限速组分的上调能增强细胞核苷酸剪切修复的潜能。其中一种限速因子是核苷酸切除修复交叉互补基因 1（ERCC1），数项临床前研究均显示其在肿瘤对顺铂的敏感性中发挥着重要的作用，ERCC1 表达的增加能导致肿瘤对顺铂的抗性。人着色性干皮病 A 组（XPA）是 NER 机制中的又一重要组分，研究发现其在抗顺铂的 CRC 细胞系中过表达。由此可见，NER（尤其是 ERCC1）在介导产生铂类药物化疗抗性中发挥着重要的作用。

FdUMP 介导的 TS 抑制会导致核苷酸库失衡，扰乱 DNA 合成修复进程。TS 受到抑制，dUMP 向 dTMP 的转化被阻断，dUTP 含量增加。dUTP、FdUTP 均能被误插入 DNA 分子中。这种含有尿嘧啶或 5－FU 的 DNA 分子修复由碱基剪切修复酶尿嘧啶-DNA-糖基化酶（UDG）介导。然而，当（F）dUTP/dTTP 比例很高时这种修复机制是无效的，并且会导致更严重的核苷酸错插。这些无效的误插、剪切、修复循环最终会导致 DNA 链的断裂。dUTP 酶会限制细胞内 dUTP 的积聚，因此增加 dUTP 酶的表达会导致肿瘤细胞对 TS 抑制剂的抗性。

DNA 错配修复系统（MMR）会扫描新合成的 DNA 分子，去除复制过程中产生的单核苷酸错配。MMR 缺陷会导致微卫星不稳定（MSI）表型。临床和临床前研究均提示 MMR 的丧失，尤其是 hMLH1 的丧失，会导致细胞对顺铂的抗性。然而，MMR 缺陷不会影响细胞对奥沙利铂的抗性，这是由于形成 DNA 加合物，而不被 MMR 系统识别。Meyers 等发现在 hMLH1 缺陷的 HCT116 结肠癌细胞中重新表达 hMLH1 能使细胞对 5－FU 更加敏感，提示 MMR 缺陷的细胞可能具有更强的 5－FU 抗性。相反，Magrini 等发现 hMLH1 的缺失能增强 CPT－11 诱导的 HCT116 结肠癌细胞凋亡，提示在 MMR 缺陷（MSI＋）结直肠肿瘤细胞中，TOP－1 抑制剂可能发挥更强活性。

17.3.2.1.4 p53 肿瘤抑制因子 p53 在细胞周期阻滞和细胞死亡中发挥着重要的作用。体外研究证实功能性 p53 的缺失与肿瘤细胞 5－FU 抗性有关，将 p53 基因转入缺失功能性 p53 的肿瘤细胞中，通过促进 p53 依赖性的细胞凋亡能增强放射应答性和常规化疗药物的作用。奥沙利铂诱导的结肠癌细胞凋亡也高度依赖于野生型 p53 基因的存在。然而，在异种移植肿瘤模型和 CRC 细胞系中，p53 失活与否与肿瘤细胞对 CPT－11 的敏感性无关。用 CPT－11 处理 p53 野生型和缺失型的 HCT116 结肠癌细胞能诱导产生相似的凋亡比率，且能同等激发这些细胞系对 Fas 介导凋亡的敏感性。因而可以推论 CRC 细胞对 CPT－11 的敏感性与对奥沙利铂和 5－FU 的敏感性相比较不依赖于 p53 的缺失与否。

17.3.2.1.5 细胞死亡 化疗的最终目标是诱导肿瘤细胞的死亡。细胞凋亡由 caspase 胞内外信号调控。Caspase 激活有两条主要通路：由 BCL－2 家族蛋白调控的内源性通路；由肿瘤坏死因子（TNF）受体超家族成员调控的外源性通路。

Bcl－2 家族成员在调控化疗反应方面的作用已经得到了广泛的研究。体外实验显示 Bcl-2 过表达能抑制多种化疗引发的细胞死亡，而促凋亡 Bcl－2 家族成员 Bax 能使癌细胞对化疗引发的细胞死亡更敏感。研究证实用反义核苷酸下调 Bcl－2 和另一种抑制凋亡 Bcl－2 家族蛋白的 Bcl－xl 能使细胞对包括奥沙利铂的化疗敏感，而 Bax 表达的缺失却能导致细胞对 5－FU、奥沙利铂治疗的敏感性降低。X 射线衍射图谱已经确认在 Bcl－2 和 Bcl－xl 分子上存在 Bax 和 Bak 的小结合域。因而设计出能结合到这些结合域的新型分子来抑制Bcl-2 和 Bcl－xl 的抗凋亡活性。在体外细胞系模型中，Bcl－2 抑制剂 HA14－1 已经表现出促进化疗诱导细胞凋亡的作用。最近有研究报道，5－FU 抗性人结肠癌细胞中 Bcl－xl，Bcl-xs，

Bik 蛋白表达是过量的，用 Bcl－xl 特异性小干扰 RNA 降低 Bcl－xl 蛋白表达能够更有效抑制 5－FU 抗性癌细胞的增殖。用 c－SRc 激酶缺陷型突变物转染转移人结肠癌细胞，导致 Bcl－xl 减少，奥沙利铂和 Fas 诱导的凋亡增加。

外源性凋亡通路受 TNF－受体家族的细胞表面死亡受体调控，这些受体包括 Fas（CD95/APO－1）和 DR5（TRAIL－R1），当受体与其天然配基 FasL、TRAIL 或拮抗性抗体结合后，通过衔接蛋白分子 FADD（Fas 关联死亡域）激活 Caspase－8。体外研究表明用重组死亡配体或拮抗性抗体靶向死亡受体能协同增加化疗诱导的细胞凋亡，提示这可能是一种很有前景的治疗手段。由 Fas 和 DR5 介导的细胞凋亡可被胞浆因子抑制，其中 c－FLIP 的作用尤其显著。最近有研究表明用 RNAi 靶向 c－FLIP 能显著提高一系列结直肠细胞系对 5－FU、奥沙利铂、CPT－11 的敏感性，提示 c－FLIP 在调控 CRC 细胞化疗有效性方面的重要作用。

蛋白酪氨酸激酶（PTKs），例如表皮生长因子受体（EGFR），能调控抗凋亡信号通路而对耐药性产生重要影响。大量研究报道指出在众多人类肿瘤中，包括 CRC，都存在 EGFR 过表达或突变。抗凋亡下游信号被受体酪氨酸激酶激活，包括磷脂酰肌醇－3 激酶（PI3K）/Akt 蛋白激酶 B（PKB）通路以及转录信号传导子与激活子通路（STAT）（尤其是 STAT3 和 STAT5）。体外实验证实 EGFR 过表达能增强肿瘤细胞对化疗药物的抗性。Cetuximab 是一种嵌合 IgG1 单克隆抗体，能与 EGFR 受体竞争 EGFR 的结合位点，抑制受体的自主磷酸化，诱导受体内吞及降解。Cetuximab 在晚期 CRC 治疗中显示出显著的临床疗效。

VEGF 能激活两种受体酪氨酸激酶，VEGFR1 和 VEGFR2。VEGF 与血管内皮细胞上的受体结合能导致细胞增殖，增加血管渗透性、细胞有丝分裂和化学趋向性。许多实体肿瘤分泌大量的 VEGF，从而促进其血管生成和转移形成。研究显示 VEGF 表达量的增加与肿瘤分期和Ⅱ期 CRC 的不良预后有关。在手术后的Ⅲ期结肠癌患者中，VEGF 阳性患者的复发率是阴性患者的 4.5 倍。重组人 VEGF 单克隆抗体 Becacizumab（Avastin™）目前正被用作临床治疗药物。

COX2 是环氧合酶的一种可诱导型同工酶，在正常的结肠黏膜中检测不出其活性，而在 40％的腺瘤、85％的结肠癌中其表达是上调的。COX2 在结肠肿瘤生成过程中的许多步骤都发挥着关键性作用。作用的机理包括抑制细胞凋亡、刺激血管生成、诱导肿瘤侵袭、调节炎症反应、破坏免疫系统以及激活致癌物等。COX2 抑制剂能减少息肉的数目和大小，并能防止从腺瘤状息肉发展成侵袭性癌的进程，因而被 FDA 批准用于 FAP 患者的息肉治疗。COX2 选择性抑制剂 NS398 还能诱导线粒体细胞色素 C 的释放，提高 capspase9、capspase 3 和 PARP 的酶活，在体外能促进 CRC 细胞凋亡，在体内能抑制 CRC 细胞系的生长。COX2 抑制剂非甾体类消炎药（NSAID）。在体外，水杨酸已经被证明具有诱导凋亡的作用。COX2 通过增加 BCL－2 的活性，激活 AKT 和 MEK/ERK 途径而抑制凋亡发生。NSAID 也能抑制 Wnt 信号通路，降低其下游基因的表达，如 Myc 和 suivivin。另外一个 Wnt 通路的靶点是过氧化物酶体增殖物激活受体（PPARδ 和 PPARγ）。它们都是核受体，能被亚麻酸和花生四烯酸代谢物激活，激活的受体能诱导一系列加速 CRC 生长的基因的激活。抑制 COX2 能导致花生四烯酸的积累，刺激细胞凋亡。高浓度的 NSAID 还能通过 BAX 诱导细胞凋亡，NSAID 还能通过抑制 IKB 激酶而影响 NFkB 信号通路，也可以增强死亡受体的敏感性促进细胞凋亡。

另外，通过诱导 HT29 和 HT29－dx 细胞中 NO 的合成，可以降低阿霉素的外流，增加药物在细胞中的聚集，从而逆转癌细胞对阿霉素的抗性。Penuelas 等筛选了 HT29 人类 CRC 细胞甲氨蝶呤（MTX）抗性的基因表达特性，发现 IMPDH、IMPCH、survivin 的表达是上调的，TOPⅠ和波形纤维蛋白则是下调的。功能分析显示，抑制 IMPDH 或 TOPⅠ活性，反义处理 survivin，或者过量表达波形纤维蛋白能够激活抗性 HT29 细胞对 MTX 的反应。

17.3.2.2 化疗靶向性自杀基因治疗

化学疗法的一个主要目的是用毒性药物特异性靶向肿瘤细胞，避免对正常组织的损伤。酶前体药物系统即被用于将毒性药物效应定位于肿瘤细胞，杀伤肿瘤及转移瘤，且对正常组织无损害。基因治疗使这种靶向疗法成为可能，减小了化学疗法所引起的全身毒性反应。酶前体药物系统的一个重要特征是“旁观者效应”，即周围细胞（不表达该酶）也被活性代谢物杀伤。酶的表达受遗传控制，其传递也可靶向定位以保证选择性转入肿瘤。

在 CRC 的化疗靶向性基因治疗中，TK 基因和 CD 基因是研究得最深入且与肿瘤治疗关系最密切的两种“自杀”基因。本书以 CD 基因为基础，介绍自杀基因在 CRC 基因治疗中的作用。

17.3.2.2.1 CD 的作用原理 在许多细菌和真菌中发现了 CD，但哺乳动物细胞中缺少这种酶。由于正常哺乳动物细胞内不含 CD 基因，转导 CD 基因的肿瘤细胞可将无毒性的 5－氟胞嘧啶（5－FC）脱氨基转换成有毒性的 5－FU 从而导致细胞死亡。5－FU 代谢生成 5FdUMP，5FdUMP 是胸苷酸合成酶的不可逆抑制剂，它通过阻止脱氧尿苷生成 dTTP 而抑制 DNA 的合成。与 HSV－TK/GCV 体系一样，CD/5－FC 具有直接杀伤效应和旁观者效应两种作用。目前研究最多的为结直肠杆菌的胞嘧啶脱氨酶基因（EC－CD），其编码区共有 1280 个核苷酸，编码 427 个氨基酸，表达一种 52kd 的蛋白。目前研究主要集中于消化系肿瘤，如胃癌、CRC、肝癌和胰腺癌等。CD 基因治疗 CRC 的作用不仅在于使转导细胞“自杀”，与其相邻的、未转导自杀基因的细胞亦可被杀死，旁观者效应的存在意味着 CD 基因无须转染至每个肿瘤细胞即有可能使肿瘤彻底清除。这对于 CD 基因的临床治疗无疑有重要意义。Kuriyama 等通过实验研究显示，CD/5－FC 基因治疗途径比 HSV－TK/GCV 治疗途径的旁观者效应更强，且不必依赖细胞与细胞之间的缝隙连接，但两种自杀基因均能诱发机体抗肿瘤免疫能力增强。相对于其他自杀基因而言，CD 基因所诱导的旁观者效应在机理上有一点较为明确，CD 基因的表达产物胞嘧啶脱氨酶可以把 5－FC 转变为细胞毒性的 5－FU，后者作为常用的抗肿瘤药物，可以自由穿过细胞膜，从 CD 阳性细胞传递到 CD 阴性细胞造成后者死亡。除了直接杀伤肿瘤细胞和旁观者效应之外，免疫因素也参与了 CD 基因杀伤肿瘤的作用。一方面，以各种载体介导的 CD 基因进入体内，引起机体非特异性炎症反应，从而增加局部肿瘤细胞清除；另一方面，经 CD/5－FC 途径作用后，肿瘤细胞坏死，刺激机体产生急性炎症反应，导致各种免疫效应因子在肿瘤局部积聚，从而杀死肿瘤细胞；同时，随着肿瘤细胞的死亡，增加原来隐蔽的肿瘤抗原的免疫原性，使免疫系统容易识别，起到特异性杀伤作用。含 CD 基因的细胞死亡后释放凋亡小体，被周围吞噬细胞吞噬，传递凋亡信息从而引起周围细胞死亡。Kuriyama 等利用具有免疫能力和缺乏免疫能力（无胸腺）小鼠研究 CD/5－FC 系统对 CRC 肝转移的治疗作用，实验显示转染 CD 基因的肿瘤细胞对 5－FC的敏感性比未转染的亲代细胞大 120 倍以上，不到 5%的肿瘤细胞转染 CD 基因并给予5 -FC 治疗后即可使肿瘤完全消退，并可在肿瘤局部见到大量 CD4、CD8 淋巴细胞和巨噬细胞积聚，同时这些小鼠对其他的肿瘤的抵抗力也明显增强，而在无胸腺小鼠接种按 40∶60 比例配制的 CD 阳性和 CD 阴性肿瘤细胞，尽管给予 5－FC 治疗，但最终几乎所有的裸鼠均感染上肿瘤。还有报道认为 CD 蛋白可能是一种超抗原，通过使淋巴细胞克隆激活而产生抗肿瘤免疫。

17.3.2.2.2 CD 治疗 CRC 的靶向性 如何使 CD 基因治疗 CRC 成功地应用于临床，其中关键的一步是要求 CD 基因能准确、特异地表达于肿瘤细胞内，避免导入正常组织细胞内而引起不良反应。目前主要采用以下几种方法实现肿瘤细胞的特异性转移。

①瘤体内直接注射法 结直肠肿瘤由于其解剖特点，绝大部分突出到肠腔或腹腔内，利用肠镜或腹腔镜的直视指导，直接进行瘤体内注射，有望实现 CD 基因的定位表达。

②利用逆转录病毒 只感染分裂期细胞，而不能感染静止期细胞的特点，可将 CD 基因定位于增殖活跃的肿瘤细胞内，但对于增殖相对缓慢的高分化腺癌等，其应用尚受到一定的限制。利用这种方法也可能使周围处于增殖状态的正常细胞受到非特异性损伤。

③利用受体介导的基因转移 受体介导的内吞作用可转导外源基因进入靶细胞，这是目前所知的比较有效的靶向性基因转导方法。该方法利用能与细胞表面特异性受体相结合的配体或抗体，以多价阳离子辅助物为连接桥与 DNA 形成一种特殊的蛋白质-核酸复合物。受体与配体结合后，复合物被内吞入靶细胞，随后 DNA 可能被转运入细胞核，表达 CD 基因。CRC 细胞表面分布着一些高表达的受体，如整合素（ integrin）受体、凝集素（ lectin）受体、VEGFR 等，可介导 CD 基因的转移和表达。利用该方法虽然较前二种方法有较多优势，但如何在 CRC 细胞表面找到特异性更高的受体；如何使复合物逃避体内溶酶体酶的降解，延长外源基因的表达时间等问题仍有待解决。

④利用 CRC 的特异性调控元件实行定向转导 利用 CEA 启动子连接 CD 基因，使 CD 基因只能在分泌 CEA 的靶细胞中表达。Humphreys 等构建 CEA 基因启动控制的 CD 反转录病毒，肝动脉注射（HAI）1×10^7病毒颗粒 48 小时后腹膜内注射 5－FC，连续 7 天，可见瘤体缩小。Gao 等利用逆转录病毒为载体，分别将 CEA 基因调控的 CD 基因和单独的 CD 基因转移到接种 CRC 细胞的小鼠体内，接种含 CEA 启动子的目的基因的小鼠，仅仅在 CRC 细胞中有 CD 基因表达，经 5－FC 治疗后，CRC 细胞完全消退，且不出现骨髓抑制现象。Zhang 等分别用 CEA－yCD 和 RSV－yCD 门脉注射肝转移模型鼠，发现 CEA－CD 重组腺病毒注入鼠肝肿瘤部分较正常肝组织 CD mRNA 明显升高（＞4 倍），催化 5－FC 变成 5－FU 的效率也明显升高（＞3 倍）。但是和其他启动子相比，如 RVS、CMV，CEA 的表达能力较低，因而 Nyati 等在 CEA 启动子上游插入一2.6 kb 的增强子序列构建了增强型 CEA 启动子。在 CEA 阳性的结肠癌细胞中，这种启动子能使 yCD 基因的表达水平比由 CEA 启动子调控的 yCD 基因表达水平高近 30 倍，其驱动 yCD 基因表达的能力比 Rous 肉瘤病毒启动子更强。Ueda 等构建的 AxCEANCre 和 AxCALNLC 两种腺病毒，利用 Cre/Loxp 调节系统，放大 CEA 启动子的活性，使自杀基因高水平表达。AxCEANCre 腺病毒受 CEA

启动子驱动表达 Cre 重组酶，Cre 重组酶可删除 AxCALNLC 腺病毒基因组中位于 CAG 启动子和 CD 基因之间的缓冲基因，删除了缓冲基因的 AxCALNLC 腺病毒可直接受 CAG 启动子驱动表达 CD。将 AxCEANCre 和 AxCALNLC 腺病毒同时注入动物模型，经 5－FC 治疗，原发结肠癌的瘤体积显著缩小，肝转移得到完全抑制，小鼠生存期延长。由于在大多数结肠癌中存在抑癌基因 APC 的突变，并导致 β－catenin 在肿瘤细胞中的降解受阻而积聚，因此 Lipinski 和 Kwong 等针对结肠癌中活化的 β－catenin/Tcf 通路设计了对 β－catenin/Tcf 响应的启动子，该启动子能使自杀基因在结肠癌中呈特异性高水平表达。Lplastin 启动子和 hTERT 启动子都是目前 CRC 自杀基因研究中已运用过的肿瘤特异性启动子。

17.3.2.2.3　联合基因治疗　治疗肿瘤的最终目的是清除体内所有的肿瘤细胞，目前兴起的各种单一的基因治疗方法还不能达到这一目的。联合基因治疗是目前肿瘤基因治疗的发展方向。其中联合免疫基因和自杀基因治疗是经常使用的一种，一方面，自杀基因治疗可以杀伤相当一部分肿瘤细胞，消除肿瘤负荷：另一方面，免疫基因治疗可以激发机体特异性抗肿瘤免疫反应，同时免疫反应还可以增强自杀基因系统的旁观者效应，将两者联合应用，可以产生协同抗肿瘤作用，更有效的抑制肿瘤细胞的生长，防止复发。Sabaawy 等利用逆转录病毒为载体，联合 IFN－α 基因和 CD 基因进行 CRC 基因治疗的细胞学研究，结果显示两种基因联合治疗使肿瘤细胞的凋亡数是单用 CD 基因治疗的 1.5～2.1 倍。国内有学者也开展了 CD 基因联合 GM－CSF 基因治疗 CRC 以及 CD 基因联合 IL－2 基因治疗 CRC 的实验研究，结果均显示用联合基因治疗后，小鼠的生存率明显提高，对其他肿瘤的抵抗力明显增强。用干细胞因子（SCF）基因和粒细胞/巨噬细胞集落刺激因子（GM－CSF）基因共转染小鼠，小鼠体内抗原提呈细胞数量增多，抗原提呈细胞表面 MHCⅡ 分子和 B7 表达增强。经 AD－SCF/ADCM－CSF/ADCD/ 5－FC 治疗的荷瘤小鼠体内 CTL 活性增强，肿瘤内可测到 IL－2、IL－24、TNF－α 和 IFN－γ 的 mRNA，且对肿瘤生长的抑制比任何单独一种方法或任两种方法联合治疗的小鼠更显著，小鼠的生存期延长。

Stackhouse 等用 CD 基因重组的腺病毒载体转染 WiDrL 结肠癌细胞及动物模型，再用 5－FC 和放射线体外照射，CD/5－FC 能显著提高肿瘤对放射线的敏感性，CD/5－FC 结合多次低剂量体外局部照射也能抑制肿瘤生长，从而在放疗过程中减少放疗剂量，减轻对机体的损伤。因此，自杀基因常能与化疗、放疗产生协同作用，降低毒副作用，提高对 CRC 的治疗效果。

CD/5－FC 系统治疗肿瘤时有一致命缺陷是肠道常居菌产生的 CD 也可将 5－FC 转化成 5－FU，使全身毒副反应增加，另一不足是即使肿瘤细胞转染了 CD 基因也不一定能有效产生 CD 使 5－FC 转化成 5－FU。解决方法有应用酵母菌 CD 代替细菌 CD，或将 CD 与尿嘧啶磷酸核糖转移酶基因（uracil phosphoribosyl transferase）同时转染，可明显提高治疗效果。Nayti 等构建了酵母胞嘧啶脱氨酶（YCD）基因的逆转录腺病毒表达载体，导入结肠癌 HT29 细胞株，标记荧光素后移植于鼠肝左叶内，给予 5－FU 治疗，结果发现 5－FU 使 YCD 表达的肿瘤细胞体积明显缩小。另外，Grant 等研究发现一有趣现象，即用转染 CD 基因的 CRC 细胞脾内注射制造肝转移模型，5－FC 治疗一段时间后再注射野生型 CRC 细胞，动物体内未见野生型 CRC 细胞的生长，表现 CD/5－FC 潜在的疫苗效应。CD 基因治疗作为一种全新的肿瘤的治疗手段，已经进行了大量的细胞学和动物实验研究，但要将 CD 基因用于临床治疗还有大量的工作要做，还需要开发更安全、高效的载体；还需要进一步对 CRC 的分子生物学机制进行深入研究；还需要建立更加合适的动物模型并进行大量的实验研究。相信随着关键技术和一些问题的逐步解决，我们将能从各个方面更加精确的调控 CD 基因的治疗，CD 基因可以在治疗 CRC 乃至其他恶性肿瘤作出特殊的贡献。

17.3.3 病毒疗法

最近，基于调节复制型病毒的基因治疗即病毒基因治疗成为研究的热点。复制型病毒能在肿瘤细胞内特异性的复制，溶解细胞后释放的携带自杀基因的子代病毒体又能转染周围细胞，不仅具有靶向性，还可大大提高基因转移的效率。在 CRC 中应用最多的是基于 HSV－1 的病毒治疗。

HSV－1 是一种嗜神经性的双链 DNA 病毒，结构中包含长特异序列（UL）和短特异序列（US）、TK、UL24、UL5/6、γ34.5、a4 和 a47 的基因定位如图 17－8 所示，其可引起单纯疱疹的轻微症状，亦可引起致命的病毒性脑炎。Martuza 早期在哈佛大学首先将单纯疱疹病毒复制所必需的基因核糖核苷酸还原酶或胸腺嘧啶脱氧核苷激酶（HSV－TK）失活。这样病毒只能在含有上述酶丰富的、分裂迅速的癌细胞内复制，而在正常中枢神经细胞则不能复制，因此，该病毒能有效溶解胶质瘤细胞，而对正常细胞没有损害。但这种病毒有两种危险性存在，其一是可引起致命的脑炎；其二这种病毒可对抗无环鸟苷等一些常规抗病毒药物，因此，如发生毒性反应，这些药物就无法用于阻止病毒的增殖。正是基于此种因素，Martuza 设计出一种新型的 HSV－1 变异缺失病毒 G207。将导致脑炎的病毒双拷贝基因（γ34.5）双双进行 1KB 的缺失突变，并将 LacZ 基因插入编码核苷酶还原酶的基因 UL39（编码核糖核苷酸还原酶大亚基），从而使 UL39 基因失活，保留 TK 基因，使 HSV 能在肿瘤中大量复制，但不能在正常细胞中复制。另外一种 HSV－1 溶瘤病毒是 NV1020，它将内源性的 Tk 和 UL24 基因踢除，插入一段来源于 HSV－2 的序列，以及一个外源的 TK 基因，处于 α4 启动子控制之下，缺少外源的 lacZ 基因。NV1021 是在 NV1020 的基础上，将 lacZ 基因插入，受 ICP47 的启动子控制。NV1022 则将 NV1021 上的外源性 TK 基因也剔除，以构建没有 TK 基因的 HSV－1。NV1023 修复了 NV1022 中缺少的内源性 Tk 和 UL24 基因，NV1027 是将 NV1021 中的控制外源性 TK 基因的 α4 启动子换成了 HCMV 启动子，以增强 TK 基因的表达。NV1042 是将 IL－12 的 cDNA 插入 NV1023 中实现的。

细胞培养和动物实验表明，单纯疱疹病毒 G207 几乎对所有实质性肿瘤均有效，G207 能有效的感染 C85、C86 和 HCT 8 结肠癌细胞系，并引起细胞裂解。在动物模型中，直接注射 G207 能有效抑制 HCT8 和 C86 肿瘤移植模型，通过肝静脉注射 G207 也能有效地抑制肝转移肿瘤的生长。在 UL39 基因（编码核糖核苷酸还原酶的大部分）上游中插入 HRE（10xHRE－UL39），然后利用 G207 处理感染有 10xHRE－UL39 的 CT26 的细胞毒性，G207 对 CT26 的毒性增加 87%。动物模型中，肿瘤重量降低 66%。目前该病毒正在进行 I 期临床实验。

在体外和体内的研究都表明，NV 系列的 HSV 病毒能有效的通过凋亡和坏死两个途径抑制肿瘤细胞生长，多种细胞能快速的转染，肿瘤治疗和肿瘤预防的研究表明，携带 GM－CSF 的 HSV－1 溶瘤病毒载体能产生有效的抗肿瘤作用。经照射处理的肿瘤细胞疫苗能对

80%的老鼠起保护作用。肿瘤内注射溶瘤病毒 HSV-1/GM-CSF 能使 40%的鼠肿瘤生长受到抑制。产生抗肿瘤作用的主要是病毒，而不是包载的基因。其中 NV1020 载体治疗 CRC 已经进行了 I 期临床研究，在 12 例肝转移并且化疗无效的 CRC 患者中，通过动脉灌注 NV1020，然后行全身化疗。没有出现全身感染的症状，只有在一名患者的唾液样本以及两名患者的血液样本中检测到病毒的存在。患者 CEA 水平降低。患者的存活时间都超过 23 个月，其中一名患者在治疗之后 30 个月还活着。他们下一步的策略是利用不同剂量相结合的方法来治疗 CRC，因为在他们的前期研究中发现，NV1020 在多种类型的剂量结合注射效果最明显。另外，局部化疗能很好地促进肝转移结肠癌患者对药物的吸收，如果结合局部化疗和 NV1020，也许能产生意想不到的效果。携带 IL-12 的溶瘤病毒 HSV 重组载体 NV1042 感染 CT26 细胞能导致 100%的肿瘤细胞裂解，动物体内试验也较为理想，低剂量的病毒就能抑制肿瘤生长，治疗效果好于没有 IL-12 的 NV1023。NV1042 还能诱导产生 IFN-γ，激活免疫系统。NV1042 和 NV1023 都能上调肿瘤细胞内 $CD4^+$ 和 $CD8^+$ 淋巴细胞的数量。NV1042 还能有效的抑制结肠癌的肝转移，而 NV1023 却没有作用。NV1027 和 NV1020 的不同之处在于控制外源性 TK 基因的启动子，利用 HCMV 启动子能加强 TK 的表达，从而可以利用 FIAU（5-iodo-2′-fluoro-1-β-D-arabinofuranosyl-uraci）或者 fluoroganciclovir、FHPG 等监控是否存在 HSV-1 的全身散布，使 HSV-1 溶瘤病毒的安全性大大提高。

除了 HSV 之外，条件复制型腺病毒在结肠癌的治疗中应用也较为广泛。Ruan 等利用 ZD55-hTRAIL，联合 5-FU 治疗结肠癌。SW620、HCT116 和 HT29 结肠癌细胞系都对 ZD55-hTRAIL 很敏感，在接种 SW620 的鼠动物模型中疗效显著，在 11 周时，不同治疗组的肿瘤体积如下，PBS 对照组>1700mm³，5-FU > 1300 mm³，ONYX015 1051.3 mm³ ZD55-hTRAIL 600.05 mm³，ZD55-hTRAIL+5-FU 230.2 mm³。携带有 IL-24 的 ZD55-载体对 p53 功能缺失的结肠癌细胞系具有明显的溶瘤作用，其效果要好于 ONYX-015 或 Ad-IL-24 单独处理。血清中的 CEA 含量在 60%的结肠癌肝转移患者中过表达，因此可以利用 CEA 启动子控制 E1A 基因的表达，使其对表达 CEA 的结肠癌的选择性较不表达 CEA 的细胞提高 1000 倍。在移植有 LoVo 细胞系的动物模型中，效果也非常显著。4 周时，对照组的肿瘤增大 10 倍，而处理组没有发现可观测的变化。

17.3.4 免疫治疗

免疫治疗在理论上是一种理想的治疗肿瘤的方法。与化疗的对数杀灭动力学(log-kill kinetics）不同，免疫细胞介导能够清除小到一个细胞的病灶残余；免疫治疗还具有高度的特异性，能最大程度地降低毒副作用；一旦经过免疫处理，免疫系统能够产生对于肿瘤的“毒性记忆”，从而保证长久有效的防御肿瘤的再次发生。然而，尽管临床前的研究结果非常可喜，但是在临床上免疫治疗并没有取得预期的治疗效果。目前，多种应用抗体和疫苗作辅助性治疗的研究正在进行中。

17.3.4.1 细胞因子基因治疗

在基因治疗中，细胞因子基因治疗由于其简单、安全、有效性成为 CRC 中较为常用的基因治疗手段，具有临床应用的巨大潜力。在 20 多种 IL 中，在抗肿瘤免疫和辅助肿瘤治疗

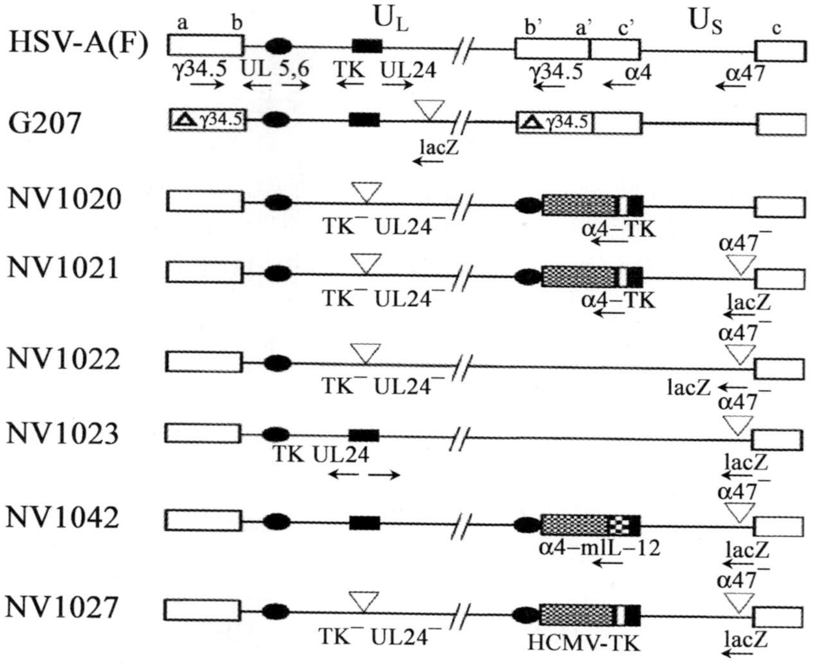

图 17-8 HSV-1 溶瘤病毒

中具有重要作用的是 IL-2、4、6、7、12、12、18。在结肠癌的直接细胞因子基因治疗中研究最多的 IL-2 基因。IL-2 基因导入小鼠 C-26 结肠细胞内发现能够明显增加小鼠的存活率。将重组 IL-12 基因和 PVP（聚乙烯吡咯婉酮）转染结肠癌细胞 CT26 并移植裸鼠皮下，发现瘤体和淋巴结中有 $CD4^+$、$CD8^+$ T 细胞和 NK 细胞，并表达 MHCI 分子，50%的肿瘤停止生长。最新命名的 IL-23 是 IL 家族的新成员，将 IL-23 基因转染结肠癌 Colon26 细胞，可以发现肿瘤的生长明显减缓，鼠脾细胞分泌 IFN 增加，T 细胞介导的抗原免疫力增强。联合 CD80 和 IFNα 的 MC-38 结肠癌细胞，能诱导鼠脾脏产生针对 MC-38 的特殊 $CD8^+$ CTL 细胞，发挥抗肿瘤作用。利用逆转录病毒介导 IFNα 基因到结肠癌细胞系 COLO201 和 NIH3T3 中，发现肿瘤细胞的增生和分化都被明显抑制，且转导 IFNα 基因的结肠癌细胞对 5-FU 的敏感性增加，抗药性降低。也可以利用复制缺陷型病毒载体介导 IFNβ 基因转染结肠癌细胞的免疫缺陷小鼠，发现只有 1%出现肿瘤，绝大多数小鼠肿瘤细胞完全消退。TNF 基因转导结肠癌细胞可以产生轻、中度的抗肿瘤性，同时给予重组 IL-12 则可见明显的疗效。其他取得成功的细胞系还包括 LoVo、LS174T 等。将 IL-2 基因转染成纤维细胞导入鼠结肠癌动物模型 CT-26，24 小时分泌 IL-2 达到 100U，能明显抑制结肠癌肝转移。腺病毒具有亲肝细胞的特点，故以复制缺陷型腺病毒为载体对 CRC 肝转移进行免疫基因治疗颇受关注。Shiratori 等通过模型鼠研究证实：肝区在注入肿瘤细胞前注入 IL-2 重组腺病毒，可以在短期内抑制肿瘤细胞发生肝转移。2000 年，Martinet 和 Chen 等两个课题组几乎同时用含 IL-12 和 4-1BB 共刺激因子的重组腺病毒载体治疗肝转移小鼠，瘤体明显缩小，60%～80%的小鼠获得至少 3 个月的生存期，是不含 4-1BB 共刺激因子重组腺病毒转染组小鼠缓解率的 2～2.5 倍，有明显的抗肿瘤效应。Rubin 等将同时含有 HLA-B7 和微球蛋白 Allovectin－7 以脂质混合的基因传递技术注入 CRC 的肝转移区。PCR 检测表明基因转染效率达 93％，免疫组化检测 50％的病人有 HLA－B7 蛋白重新表达，未报道对肿瘤的确切疗效，目前，此项研究仍处在Ⅱ期临床实验期。

DC 是机体内最强的抗原递呈细胞，具有很强的捕获和加工抗原的能力，而且含有高水平的 HLA 分子、共刺激分子和黏附分子等。将细胞因子基因导入 DC 细胞制成 DC 疫苗诱导抗肿瘤免疫反应已经引起了人们极大的关注。将 IL－2 导入 DC 对结肠癌的肝转移有明显的治疗效果。Satoh 等将 IL－12 基因转入 DC，门脉注射治疗 MC38 CRC 细胞肝转移 C57BL/6 小鼠，发现这种疗法不仅可以抑制肿瘤细胞在肝区的生长，还可激发全身抗肿瘤免疫反应，使机体在全身副反应小的情况下取得较好的临床疗效。

将组织特异性的启动子或其他调控元件与细胞因子基因连接并转染细胞，这样该系统只能在含有必须转录因子的肿瘤细胞中表达，而不侵犯正常的细胞。其中最理想的是将目的基因导入到正在分裂的肿瘤细胞。常用于肠胃道的特异性调控元件有 pCEA、Vilin、ErbB2 等。CEA 在 90％以上的结肠癌中均有表达，利用 CEA 启动子调控的细胞因子自杀基因表达载体转染 CRC 细胞株，能使细胞株对前药的敏感性提高 2000 倍。

由于单一细胞因子基因治疗效果具有不确定性，以及大量表达对机体存在一定的毒性等问题，人们开始考虑将多种细胞因子联合治疗，或者将细胞因子和其他治疗手段相结合。①多种细胞因子基因联合治疗。IL－2＋IL－12、IL12＋GM－CSF、IL－2＋TNF，IL－12＋IFN、IL－2＋TNF＋MHCI 的联合治疗报道较多。在结肠癌动物模型中，转导了 IL－12 和 GM－CSF 基因的鼠结肠癌细胞 K12 经腹腔注射后，腹腔内肿瘤的数目明显减少，小鼠的生存率提高。转导 IL－12 和 GM－CSF 能唤起其他肿瘤细胞和机体的抗肿瘤免疫反应，而 TNF 联合 IL－2 基因转导入 CRC 细胞株 HCT－15 和－16 可使 CRC 耐药基因（MDR1）的表达下降，对化疗的敏感性大大提高。②细胞因子联合自杀基因治疗。将细胞因子和自杀基因联合起来，可以取长补端，一方面，自杀基因的表达可以直接杀伤部分肿瘤细胞，另一方面，细胞因子基因的表达可以激发机体的抗肿瘤免疫功能。IL－2 和自杀基因联合治疗 CRC 的报道较多。IL－12、GM－CSF 和 HSV－Tk 基因联合治疗结肠癌肝转移荷瘤小鼠，其效果优于 TK 基因和 IL－2 基因的单独治疗和联合治疗。将 IL－12 基因和 IFNα 基因分别导入结肠癌细胞 MC38，注射给小鼠，发现 IFNα 的抗肿瘤作用优于 IL－12，而联合治疗则较单独治疗效果都要好。另外也有不少报道将细胞因子基因治疗和放疗或化疗相结合治疗 CRC。

由于机体的免疫反应是众多细胞因子参与，经过多种信号识别、转导的复杂过程，目前尚难以找到一种或几种细胞因子可以全面调动免疫系统并彻底消除肿瘤。另外，细胞因子本身也具有双重性问题。再者，细胞因子本身的作用机制到现在还没有完全清楚，因此细胞因子基因治疗很有很多需要研究的地方。CRC 的细胞因子基因治疗在实验室研究和动物实验中都具有明显的疗效，但在临床上的有效性、安全性都还需要深入的研究。如何使联合治疗更加稳定、高效、安全，是今后研究的一个方向。

17.3.4.2 单克隆抗体（mAb）

mAb 能特异性的结合到肿瘤细胞表面的 TAA，通过补体依赖的细胞毒效应（complement－dependent cytotoxicity，CDC）和抗体依赖性细胞介导的细胞毒效应（antibody－dependent cellular cytotoxicity，ADCC）启动对肿瘤细胞的杀灭作用。Edrecolomab（单抗17－

1A)，一种能识别上皮细胞贴附分子（Ep－CAM）的鼠科单抗，在微型转移瘤的治疗中表现出高效性。一项对于189例经切除术的Ⅲ期CRC患者的调查显示，用Edrecolomab治疗后总体存活率增加32%，癌症复发率降低了23%。mAb能清除循环系统中的肿瘤细胞，而对实体瘤的作用不明显，因此可以用来防治CRC的肝转移。但是针对stage III（Dukes′ C）的CRC患者，17－1A的治疗效果不如标准的化学疗法（如5－FU)，而且17－1A治疗并不会增加5－FU的治疗效果，这一研究发现可能会限制17－1A在CRC治疗中的应用。但是其可能会在上皮性肿瘤的治疗中发挥作用。为了提高mAb的作用效率，研究人员开发出了双特异性单抗。抗CD3/CEA或抗CD3/Ep－CAM的双特异性抗体能够连接T细胞和CRC细胞，使T细胞能直接发挥抗肿瘤作用，这一方法在体外证明具有很好的活性，而且在治疗子宫瘤的实验中疗效也不错，但是目前还没有在CRC中治疗的临床报道。另外，抗CEA/B7能将B7阴性瘤转换成B7阳性瘤，提供功能及肿瘤特异性的信号1和信号2，以激活人初级T细胞，并引发肿瘤特异性的细胞毒活性。另外单克隆抗体也可以用于制备疫苗。这一设想基于Jerne′s独特型网络（Jerne′s idiotypic network）即独特型抗体分子和抗独特型抗体之间相互作用形成的免疫调节网络。多项利用抗独特型抗体的研究已经开始临床实验，包括CEA，Ep－CAM以及CD55。但是在CRC中，这一方法的效果并不理想。

17.3.4.3 过继免疫治疗

在CRC中采用的过继免疫治疗主要有INFγ激活的巨噬细胞、IL－2激活的LAK和TIL，但是临床效果并不是很理想。可能的原因是肿瘤特异性抗原表达频率较低以及HLA－I缺失造成的肿瘤细胞逃避T细胞免疫反应。克服这些困难除了利用上面提到的利用细胞因子修饰肿瘤以提高肿瘤细胞抗原表达能力之外，还可以通过收集大量的非选择性T细胞，人为地增加T细胞识别肿瘤抗原的受体（非HLA和非TCR依赖的方式）来实现。其中了解最多的是T抗体（T－bodies)。它由单克隆抗体的可变区域（Fv或者scFv）作为胞外识别区域，胞内则是淋巴细胞抗原受体的信号亚单位（如TCRs的ξ链和Fc受体的γ链)。在CRC中，体外多种不同形式的T－bodies在加强T细胞对CEA抗原阳性肿瘤细胞的免疫反应中都被证明非常有效。最近的研究显示经基因工程改造表达嵌合单株（scFv）受体的T细胞能同时递呈CD28共刺激信号和T细胞受体zeta株（TCR－zeta）激活信号，这两种信号在与CRC ErbB2肿瘤关联抗原作用后，能产生高水平的细胞因子，迅速增生，并能介导抗原特异性的ErbB2（＋）肿瘤消散。更重要的是全身注射双重特异性的T细胞能延迟皮下ErbB2（＋）肿瘤的增殖。T细胞是抗肿瘤免疫反应中的效应细胞，其最佳激活需要2个独立信号。在体外遗传修饰T细胞，然后将其重新融入癌症患者体内的疗法近来引起了广泛的关注。迄今，还没有关于T－bodies在临床使用的报道，但是我们相信，目前是时候开展相关研究了。

17.3.4.4 以DC为基础的CRC

主动免疫治疗肿瘤细胞规避免疫系统的机制之一表现在缺乏适当的抗原递呈细胞。通过促进在骨髓和淋巴组织中聚集的不成熟髓样细胞分化为DC，能够改进机体对肿瘤的免疫性。目前，多种手段都在研究中。癌胚抗原是CRC细胞分泌的一种糖蛋白，在CRC中高度表达，是CRC免疫治疗中最常用的靶抗原。一些研究者试图在体外用肿瘤来源的RNA靶向DC，另一些研究者们则试图包载重组TAA。将CRC细胞的CEA基因导入杆状病毒、牛痘病毒或者复制缺陷型鸟豆病毒，以产生重组的CEA，再将此种蛋白接种于CRC病人，可以产生细胞免疫应答。在体外，利用CEA来源肽或者CEA RNA脉冲DC，都能诱导CEA特异性CTL。在体内，应用CEA肽脉冲的DC也能诱导抗原特异性免疫应答，并具有良好的安全性和可行性。在CRC切除术后的患者应用抗独特型疫苗（CEAVac），能检测到抗原特异性T细胞应答和高滴度的多克隆抗体。将编码CEA和共刺激分子（B7.1）基因的病毒载体应用于人体，可以提高抗原的呈递能力，促进机体的免疫应答。

尽管接受转染由CEA的树突状细胞疫苗的患者都出现CEA特异性T细胞和抗体反应，但是临床结果缺令人失望。这就导致了HLA-A2限制型CEA肽（CAP-1）的产生。CAP-1的出现促进了DC为基础的主动免疫治疗的第二次临床研究热潮。Flt3L是骨髓来源祖细胞中的一种生长因子，注射Flt3L能动员大量的单核细胞进入外周血液，在正常个体和转移性CRC患者身上都能增加循环系统中的不成熟DC的数量。Flt3L尽管缺乏直接的抗肿瘤作用，但是它可以在抗肿瘤疫苗的制备中发挥重要作用。CAP-1和Flt3L的联合运用，实验结果往往令人振奋，特别是CAP1-6D，其六位上的Asp被Asn取代，I期临床结果表明，利用CAP1-6D脉冲Flt3L-动员的DC疫苗，能有效的治疗肝转移CRC。

腺病毒具有亲肝细胞的特点，故以复制缺陷型腺病毒为载体对CRC肝转移进行免疫基因治疗，颇受关注。Shiratori等通过模型鼠研究证实：肝区在注入肿瘤细胞前注入IL-2重组腺病毒，可以在短期内抑制肿瘤细胞发生肝转移。2000年，Martinet和Chen等两个课题组几乎同时用含IL-12和4-1BB共刺激因子的重组腺病毒载体治疗肝转移小鼠，瘤体明显缩小，60%～80 %的小鼠获得至少3个月的生存期，是不含4-1BB共刺激因子重组腺病毒转染组小鼠缓解率的2～2.5倍，有明显的抗肿瘤效应。Satoh等将IL-12基因转入树突细胞（DCs），门脉注射治疗MC38 CRC细胞肝转移C57BL/6小鼠，发现这种疗法不仅可以抑制肿瘤细胞在肝区的生长，还可激发全身抗肿瘤免疫反应，使机体在全身副反应小的情况下取得较好的临床疗效。Rubin等将同时含有HLA-B7和微球蛋白Allovectin-7以脂质混合的基因传递技术注入CRC的肝转移区。PCR检测表明基因转染效率达93 %，免疫组化检测50 %的病人有HLA-B7蛋白重新表达，未报道对肿瘤的确切疗效，目前，此项研究仍处在Ⅱ期临床实验期。

另外，使用整个肿瘤细胞作为TAA，可以将潜在的所有肿瘤抗原呈递给DC。在Ⅱ、Ⅲ期CRC患者中接种经照射灭活的自体肿瘤细胞和卡介苗（BCG），手术加主动免疫治疗的患者比单独手术者具有更好的预后。另外一组3期临床试验中，对254例Ⅱ、Ⅲ期CRC患者手术切除后进行肿瘤细胞免疫治疗，可以在98%的患者中观察到>5mm的DTH应答，患者的复发率显著下降。

部分研究人员将热休克蛋白（heat shock proteins，HSP）用于DC免疫治疗CRC。HSP是生物用来对抗外在高温环境的蛋白质，细胞中如果缺少这种蛋白质，就会比较容易发生癌症反应。HSP中的gp96、hsp70、hsp90以及calreticulin都被证明具有强烈的免疫特性。当细胞出现应激或细胞坏死时，HSP释放能后能被抗原呈递细胞捕获，并通过HLAI途径交叉呈递到细胞表面，激发机体产生抗原肽非依赖的固有免疫应答和抗原肽依赖的适应性免疫应答。HSP与DC结合，能有效地激活机体的免疫反应。

最近还有几个新的靶抗原用于CRC的免疫治疗，如SART-3、her-2/neu、MART-1

等，针对 p53 的 DC 疫苗也有用于 CRC 免疫治疗的临床报道。

肿瘤主动免疫治疗主要通过 DC 提呈肿瘤抗原，诱导机体产生免疫应答，产生抗肿瘤作用。以 DC 为基础的 CRC 治疗在治疗 CRC 微小病变和残留方面发挥了积极的作用。下一步的研究目标主要集中在提高 DC 的提呈能力、寻找其他 TAA 和更有效的诱导效应 T 细胞的方法。

17.3.4.5 肿瘤细胞疫苗

常规的肿瘤疫苗采用灭活的肿瘤细胞，处理的手段包括 X 或 γ 射线照射、60Co 照射、反复冻融以及丝裂霉素处理等。肿瘤细胞经过 X-射线处理后能被用作疫苗以增强抗肿瘤免疫活性，预防肿瘤在体内的增殖。这种作用可以通过利用非特异性免疫刺激剂，例如卡介苗或棒状杆菌，或用共刺激分子（B7，CD40L）与多细胞因子（IL-2、IL-12、GM-CSF）同时进行基因转导以增强全细胞疫苗的免疫原性而得到改善。John Wayne 癌症研究所用经过照射的肿瘤细胞与卡介苗（BCG）相结合，卡介苗具有强烈的全身免疫刺激性。最近的一项应用自体肿瘤细胞-卡介苗的 CRCⅢ期临床治疗显示，辅助性的 OncoVAX 疫苗能显著性延长术后无复发的时间间隔（减小相对风险的 57.1%），并且能显著增加Ⅱ期病患存活 5 年的几率和无复发几率，但是总的来说，患者的总体存活率并没有得到明显的改善，对于Ⅲ期病患无统计学上的显著益处。而一些学者认为，此类疫苗对Ⅱ期 CRC 患者具有一定的疗效。美国免疫应答公司把三个肿瘤细胞系和分泌 IL-2 的成纤维细胞相结合以增强免疫应答，用于治疗 CRC。另外一种增强对肿瘤抗原的免疫应答的方法是把抗原置于病毒中，采用标准的、高度免疫原性的和容易操作的病毒，用基因工程的方法使他表达特异性的肿瘤抗原。Therion 公司还研制了携带 CEA 的重组病毒用于治疗 CRC。

内皮也被用作疫苗以引起靶向肿瘤血管生成的自体免疫反应。在一个 CRC-26 肺转移模型中，Okaji 等用戊二醛固定的鼠肝窦状小管内皮（HSEs）作为疫苗免疫 BALB/c 小鼠，发现自体 HSEs 疫苗能激发预防和治疗的双重抗肿瘤免疫性，显著抑制了转移瘤的发展。

总的来说，基因免疫治疗 CRC 的临床研究在过去几年中有了一定的进展，但是疗效还不是很理想。不过免疫治疗 CRC 还是一种非常有希望的方法。对于 CRC 分子生物学和免疫机制的了解有助于我们开发 CRC 特异性的肿瘤疫苗。随着“cross-priming”现象以及 DC 细胞了解的深入，其他一些问题也需要进一步的完善。如何寻找新的肿瘤相关抗原、如何确切地评价免疫的引起的免疫反应、如何控制肿瘤逃避免疫监视、如何降低疫苗的毒副作用以及肿瘤如何引起免疫失活等问题。

17.3.5 抗血管生成疗法

抗血管生成疗法具有比常规化学疗法毒性低、不易产生抗药性等优点，是一种非常有前景的 CRC 治疗方法。另外，抗血管生成药物还能使肿瘤脉管系统的异常结构和功能暂时性正常化，以使其更有效地输送药物，提高传统疗法的有效性。2004 年 2 月，美国 FDA 批准 Avastin（bevacizumab）作为治疗 CRC 患者的药物。抑制血管生成已经成为癌症治疗中的第四个特征疗法。

血管生成抑制剂根据其作用机制可分为两类：①直接作用于肿瘤募集的微血管内皮细胞的抑制剂，例如内皮抑素（Endostatin）。②靶向肿瘤生长因子的抑制剂（如 Bavacizumab，一种 VEGF 抗体）或酪氨酸激酶抑制剂（TKIs）（如 Gefitinib，Erlotinib）（表 17－1）。

表 17－1 结直肠癌血管生成抑制剂

药物/化合物	靶标	作用机制	临床试验
Angiostatin	ATP 合酶，Angiomotin，Amexin Ⅱ	抑制上皮细胞增殖	Ⅰ期临床
Endostatin	整合素 α5β1	抑制上皮细胞增残及迁移	Ⅰ期、Ⅱ期临床
Vitaxin	整合素 α5β3	抑制上皮细胞增残及迁移	Ⅰ期、Ⅱ期临床
Canstatin	整合素 α5β3	抑制上皮细胞增残及迁移	尚未开展
Bevacizumab	VEGF	抑制上皮细胞增殖	Ⅱ期、Ⅲ期临床
Cetuximab（C－225）	EGFR，VEGF，bFGF，TGF－α	抑制 EGFR 信号通路、间接抑制上皮细胞增殖	Ⅱ期、Ⅲ期临床
EMD7200	EGFR，bFGF，TGF－α	阻断 EGFR 与天然配基结合及受体介导的下游信号传递	Ⅰ期临床
AMG706	VEGF，PDGF，c－kit	多种激酶小分子抑制剂	Ⅰ期临床
NM－2 Isocoumarin	VEGF	抑制上皮细胞增殖	Ⅰ期临床
Gefitinib（ZD1839）. Erlotinib（OSI－774），CI－1033	VEGF，bFGF，TGF－α	抑制酶氨酸激酶激活	Ⅰ期、Ⅱ期临床
SU－6668，PTK－787	VEGFR－1 和/或 VEGFR－2	抑制受体磷酸化	Ⅱ期、Ⅲ期临床
Combretastatin	微管	上皮细胞凋亡	Ⅰ期临床
2－Methoxyestradiol	微管	上皮细胞凋亡	Ⅰ期临床
Thalidomide 及其类似物	bFGF	抑制上皮细胞增殖	Ⅰ期、Ⅱ期临床

17.3.5.1 内皮细胞迁移、增殖抑制剂

17.3.5.1.1 整合素拮抗剂

17.3.5.1.1.1 整合素（integrin）的结构 整合素是一类细胞表面受体家族，由 α 和 β 两条链通过非共价键连接而成的异源二聚体跨膜糖蛋白。这一类受体参与细胞与基质、细胞与细胞之间的黏附，在很多重要的生理过程中起重要作用，迄今为止发现二十多种整合素亚型。整合素的配体是细胞外基质（ECM）蛋白，包括纤连蛋白（fibronectin，FN）、层粘连蛋白（laminin，LM）、胶原（collagen）、玻连蛋白（vitronectin，Vn）、血小板反应蛋白－1（thrombospondn－1，TSP）、骨桥蛋白（ostepontin）和 vWF 因子等。多数整合素能与几种 ECM 分子结合；同样，一种 ECM 分子能与多种整合素结合。整合素由胞外区、跨膜区和胞内区三个部分组成。胞外区含 8 个域，由 α 和 β 亚基的氨基末端折叠成球状帽子形状，是整合素与配体特异性结合的部位。α 亚基的胞外区由 4 个结构域组成，含 1000～1150 个氨基酸残基，其 N 端的七重折叠区含 60 个氨基酸，形成 β-推动子，直接参与配体的识别。β

亚基的胞外区由 8 个结构域组成，含 740～780 个氨基酸残基，其中 4 个富含半胱氨酸的重复序列单元（EFG）有 40%～48%的同源氨基酸序列，可与特异性配体结合。其 N 端有空间结构高度卷曲插入样域（I-domain like），由特异性识别环（specificity determining loop，SDL）和含 MIDAS（metal ion-dependent adhesion site，金属离子依附位点）、ADMIDAS（adjacent to MIDAS）和 LIMBS（ligand associated metal binding site）的环组成。胞内区部分与细胞骨架结构相连，使细胞成型并具活动能力，许多磷酸化位点分布于此，是细胞激酶调节细胞间反应和信号传导的重要区域。胞内区羧基末端形态多样，与细胞骨架蛋白连接可引起细胞的形态变化，与连接蛋白结合而激活胞内酶链系统，引起信号转导。跨膜区域相对保守，近膜区域侧却变异多样，多种细胞因子及可溶性调节因子通过与此作用调节整合素的功能。

17.3.5.1.1.2 整合素信号传导及其功能 整合素功能多样，参与细胞的增殖、分化、凋亡、细胞周期和淋巴细胞的归巢多种细胞活动。所有这些功能均是整合素通过介导细胞外的 ECM 配体与细胞内的骨架蛋白的信号传递实现的。这种信号是双向传导，即细胞内的信号能调节整合素胞外区的活性，而 ECM 与整合素的胞外区结合，又能将信号传递至细胞内。整合素能激活多种酪氨酸激酶传递信号，包括焦点黏附激酶（focaladhesion kinase，FAK）、Src 家族激酶、整合素连接激酶（integrin-linked kinase，ILK）等。FAK 是一种胞浆酪氨酸激酶，能被多数整合素激活。整合素与 ECM 分子结合后，大量的整合素在焦点黏附点（focal adhesion）聚集，整合素胞浆部分通过骨架蛋白踝蛋白（talin）和吻蛋白（paxilin）与 FAK 作用，促进细胞浆内 FAK 在焦点黏附点募集。多个 FAK 分子通过相互磷酸化（transphophorylation）而被激活。FAK 激活后，通过两个通路将信号向下游传递。一方面 FAK 激活后产生与 Src 同源区 2（SH2）和同源区 3（SH3）结合的位点，引起踝蛋白、张力素（tensin）和 CAS 磷酸化，从而进入 Ras 途径而激活有丝分裂原激活的蛋白激酶（MAPK）；另一方面 FAK 的磷酸化产生了与伴侣蛋白 Grb2 和 mSOS 结合的位点，从而通过 Grb2/SOS 通路进入 Ras 途径。Ras 最终激活 MAPK，产生级联反应，引起细胞生长和增殖。另外，整合素还能激活 Rho 家族，引起细胞骨架重排。整合素传导的信号部分与受体蛋白酪氨酸激酶的信号（RPTK）重叠。RPTK 能与可溶性的生长因子以及细胞因子结合。事实上，越来越多的证据表明，整合素和 RPTK 信号在细胞黏附作用位点上是相互联系的。

17.3.5.1.1.3 整合素与肿瘤血管生成 在血管生成阶段，血管生成依赖以前存在的血管扩展而形成，内皮细胞（EC）必须互相黏附并与细胞外基质黏附以构成并扩充新生微血管。肿瘤血管生成离不开内皮细胞间的互相黏附，内皮细胞的黏附性改变是这一过程中必不可少的步骤。内皮细胞通过细胞-细胞外基质的黏附作用侵入血管周围间质，又通过细胞-细胞的黏附作用促进血管条索的形成。整合素是介导细胞与细胞外基质、细胞间黏附作用的主要因子，在肿瘤血管新生的过程中起着不可缺少的作用。细胞外基质分子可能通过结合内皮细胞表面特异的整合素来控制毛细血管形态的发生。迄今为止，已发现 8 种整合素表达于内皮细胞，包括 α1β1、α2β1、α3β1、α5β1、α6β1、α6β4、αvβ3、αvβ5 整合素。在体外和体内中，α1β1、α2β1、αvβ3、αvβ5 整合素均影响血管生成。整合素表达在血管内皮细胞的有腔面和无腔面，介导内皮细胞的迁移和毛细血管管腔的形成，其中 αvβ3 和 αvβ5 整合素的作用尤为重要且研究最多。αvβ3 和 αvβ5 整合素在静息期或正常血管内皮表面低水平表达，在血管形成之前和血管形成过程中有很高的表达。

血管生成依赖生长因子和黏附分子的相互作用，生长因子传导的信号使细胞连接到胞外基质并促有丝分裂是大多数正常细胞增殖所必需的，这提示整合素和生长因子信号通路在某些位点相遇。αvβ3 在碱性成纤维细胞生长因子（bFGF）的刺激下表达上升，提示 FGF 可能是通过上调 αvβ3 来促进血管生成，研究显示这可能是由于 bFGF 能刺激内皮细胞 MMP 的表达，MMP 能降解血管周围 ECM 中的胶原蛋白，使胶原蛋白的三螺旋结构中暴露出隐藏的精氨酸-甘氨酸-天冬氨酸（RGD）结合位点，αvβ3 整合素与此 RGD 肽结合，引导血管内皮细胞侵入细胞外基质。αvβ3 整合素的功能被抑制后，不仅出现血管内皮细胞的凋亡，而且肿瘤生长受到抑制，甚至出现肿瘤消退。同时，血管内皮细胞 p53 癌基因（突变型）激活，p21 蛋白的表达量上升。由此可见，αvβ3 整合素是通过抑制 p53 激活而抑制内皮细胞的凋亡的。事实上，p53 并非参与所有的细胞凋亡途径，αvβ3 整合素只参与 bFGF 诱导的血管生成。拮抗 αvβ5 整合素的单克隆抗体不能抑制 bFGF 诱发的血管生成，而对 VEGF 诱导的血管生成具有抑制作用。而且，抑制 PKC 传导通路能特异性阻断 VEGF 所致的血管生成，但对 bFGF 诱发的血管生成无影响，表明 bFGF 和 VEGF 通过不同的信号传递路径诱导血管生成。另外，VEGF 和 αvβ5 整合素诱导的血管生成依赖 Src 激酶的活性，而 bFGF 和 αvβ3 整合素对血管生成的作用与 Src 无关，故 αvβ3 整合素参与 bFGF 的作用，而 αvβ5 整合素参与 VEGF 的通路。αvβ3、αvβ5 等整合素能与多种含有 RGD 的配体分子结合，引导血管内皮细胞侵入细胞外基质而发挥促进血管生成的作用。封闭 RGD 序列阻断整合素与胞外基质黏附可有效地抑制血管生成。

然而，αvβ3 和 αvβ5 整合素在体内和体外实验中所表现的介导血管生成的作用并没有得到基因敲除（gene knockout）实验的支持，实验发现 αvβ 族整合素似乎主要参与胚胎的胎盘和脑血管发育，而对胚胎早期的血管生成影响不大。一种可能是 αvβ 族整合素在血管生成方面的功能与其他黏附分子有互补作用，阻断此通路后，其他黏附分子发挥替代作用，使血管生成不致完全被抑制。另一种可能是在原先用单克隆抗体阻断 αvβ 族整合素的实验中，过高地估计了 αvβ 族整合素的作用。

17.3.5.1.1.4　整合素与抗肿瘤血管生成　在动物实验中已被证实，干扰肿瘤细胞连接到整合素连接肽是一个有效的抗肿瘤途径。肿瘤血管内皮的生成依赖整合素家族，而血管生成抑制物阻碍整合素的活性，通过这些整合素把药物导入肿瘤将展示一个新的抗肿瘤的前景。到目前为止，整合素抑制剂大约有三类：抗整合素的单克隆抗体、解整合素、肽和非肽抑制剂。由于整合素，特别是 αvβ3、αvβ5 整合素在血管生成中起重要作用，因此被作为靶点以抑制血管生成。主要体现在以下方面：

内皮细胞表面的某些整合素可与 ECM 结合，促进内皮细胞的迁移，通过结合内皮细胞表面的特异性整合素，ECM 分子可控制毛细血管的形态发生。整合素的单克隆抗体，占据受体与配体的结合部位，促使整合素链构型发生改变，在体内和体外实验中，均能有效抑制血管生成，同时能抑制肿瘤的扩散。在单克隆抗体中，鼠单克隆抗体 MabLM609（抗 αvβ3）研究得最多，MabLM609 直接作用于 αvβ3 阻止新血管生长，通过促使血管芽细胞的凋亡而干扰血管生成的后期阶段。在一系列动物模型中都表现出靶向新生血管、抑制肿瘤生长的作用。基于此，已经开始在 CRC 患者中开展 I/Π 期临床试验以评价 Vitaxin 的安全性、药代动力学以及实际疗效。在一项 I 期临床实验中，Posey 等发现每 3 周给予患者 200mg 剂量的 Vitaxin 能维持血药浓度，且无毒或毒性很小，患者不会产生免疫排斥反应。尽管也没有发现十分明显的抗肿瘤效果，三名经过至少两轮治疗的患者肿瘤稳定期延长了 85 天。在 Π 期临床实验中再次证实 Vitaxin 较好的耐受性，患者中出现的不良反应都不超过 2 级，最常见的反应是抗体注射反应，像发烧、寒战、恶心、脸红，且这种不良反应在二次注射 Vitaxin 时会减小，随后的患者注射 Vitaxin 前口服扑热息痛和苯海拉明则可预防发烧。无任何心、肾、肝或血液毒性等临床严重反应发生。疗效方面在 14 名接受试验的患者中，8 名患者出现肿瘤稳定或部分相应的状况，这种部分肿瘤的相应可以维持到 22 个月。在另一名患者中，仅接受一轮治疗即表现出肿瘤的萎缩。由此可见，Vitaxin 在临床上的应用还是大有开发前景的。另外，Brooks 等报道，vitaxin 也能够抑制鸡胚绒毛尿囊膜移植瘤的血管新生，通过促使血管内皮细胞凋亡增加而明显减少肿瘤细胞的增生，它不但引起内皮细胞凋亡，而且引起肿瘤细胞广泛凋亡。Kumar 等报道 $\alpha v\beta 3$、$\alpha v\beta 5$ 拮抗剂 SCH221153 能有效地抑制血管生成和肿瘤生长。

血管内皮细胞通过整合素的连接附着于细胞外基质，内皮细胞的迁移必须有细胞外基质的参与，内皮细胞侵入基质组织之前，细胞外基质降解，微血管形成之后，新的细胞外基质沉积组成血管管腔。$\alpha v\beta 3$、$\alpha v\beta 5$ 等整合素都是与配体分子中的 RGD 肽结合而发挥促进血管生成的作用，细胞外基质分子中的 RGD 序列是多种整合素与配体结合的部位，环状 RGD 能封闭此结合点，抑制多种整合素，包括 $\alpha v\beta 3$、$\alpha v\beta 5$ 的功能，从而抑制内皮细胞和（或）肿瘤细胞对细胞外基质的黏附，引起内皮细胞和（或）肿瘤细胞的凋亡。在体外实验中，cRGD 的作用较 LM609 更强。甲基化 cRGD 能选择性抑制 $\alpha v\beta 3$ 整合素与 FN 的结合，其抑制肿瘤血管生成的疗效更加明确。

整合素 $\alpha v\beta 3$ 在静息血管内皮细胞不表达或少量表达，在肿瘤血管内皮细胞则高度表达，可作为肿瘤血管内皮细胞特异度标记物。以整合素为基因治疗的靶点，诱导内皮细胞大量凋亡，可为抗血管生成基因治疗肿瘤开辟新的战场。现在被广泛应用的转导载体，如病毒载体、脂质体、裸 DNA 对内皮细胞均无特异度。Hood 等构建了一种含有 $\alpha v\beta 3$ 配体的阳离子小颗粒（$\alpha v\beta 3$-NP），此小颗粒能选择性地与 $\alpha v\beta 3$ 受体结合并传导突变的 raf 基因于肿瘤血管内皮细胞，此基因能抑制内皮细胞内 Raf 基因的活性，阻断血管生成。动物实验中，静脉注射 NP 复合物（$\alpha v\beta 3$-NP-ATPu-Raf）后，肿瘤内血管内皮细胞凋亡数明显增加，微血管密度（MVD）明显降低，最终肿瘤细胞凋亡及原发瘤和转移瘤缩小或消退，但对正常血管和 $\alpha v\beta 3$ 阴性的肿瘤血管无明显影响。Mazzolini 等利用 $\alpha v\beta 3$ 介导的腺病毒表达 IL-12，在转移性结肠癌中能诱导产生 VCAM-1 以及抗肿瘤的细胞毒性 T 细胞免疫反应。

如前所述，整合素可作为肿瘤血管内皮细胞的特异度标记物，应用毒素、抗体或疫苗攻击肿瘤血管系统，使其栓塞，最终造成肿瘤缺血坏死。如整合素配体和细胞毒素等连接后，与新生血管内皮细胞或肿瘤细胞特异结合，直接破坏新生血管和肿瘤细胞而达到抗肿瘤作用。用异基因的血管内皮细胞疫苗打破机体对自身血管内皮细胞的免疫耐受，诱导抗自身肿瘤血管的免疫反应，破坏肿瘤新生血管，抑制肿瘤生长。以完整血管内皮细胞作为疫苗可使内皮细胞的所有分子，包括尚未明确的抗原分子都暴露于免疫系统，诱导针对多个抗原的免疫反应，这对治疗大多数特异抗原还不明确的肿瘤相当重要。Wei 等采用体外增殖的人或牛内皮细胞制成疫苗，小鼠腹腔注射，结果发现该方法能阻止诱发瘤的生长，有效率达 90%，并能抑制移植瘤的生长并最终消退，使荷瘤鼠的生存期明显延长。

血管生成是多种整合素分子参与的复杂过程，抑制单一的某种整合素并不能完全抑制血管生成。体外实验中，单用 $\alpha_5\beta_1$ 或 $\alpha v\beta_3$ 整合素的拮抗剂并不足以影响内皮细胞形成血管管腔的能力，而同时抑制 $\alpha_5\beta_1$ 和 $\alpha v\beta_3$ 整合素的功能，血管生成受阻，说明 $\alpha_5\beta_1$ 和 $\alpha v\beta_3$ 整合素具有协同作用，抑制其中一种整合素，另一种能产生补偿作用。

作为细胞间及细胞与细胞外基质的桥梁，整合素在血管生成和肿瘤细胞转化、生长、侵袭、转移及凋亡过程中起重要作用，为治疗肿瘤提供了新思路。理论上以整合素为靶点抗血管生成治疗肿瘤既可抑制血管生成，又可促进肿瘤细胞凋亡，但由于整合素的种类繁多，相互关系错综复杂，其确切机制有待进一步的研究，目前仍主要集中在实验研究上。未来研究重点应是进一步弄清楚整合素与血管生成及肿瘤之间的关系，为开发研制抗血管生成的新药提供理论依据。

17.3.5.1.2 内皮抑素和血管抑素 内皮抑素和血管抑素是最早被推荐应用于 CRC 抗血管生成治疗的化合物。内皮抑素通过抑制肿瘤血管迁移，对结肠癌肿瘤的增殖和转移都有强烈的抑制作用，并能通过促进细胞凋亡直接达到抗肿瘤的效果。血管抑素是衍生于血浆蛋白原的一种循环抑制剂，受多种基质金属蛋白酶激发，包括 MMP－2，MMP－3，MMP－7，MMP－9 和 MMP－12，能结合到血管内皮细胞表面的 ATP 合酶亚基，通过减少能量供给而抑制血管内皮细胞增殖。O'Reilly 等认为采用血管抑素和内皮抑素治疗的肿瘤，大多可进入“休眠”状态，即虽然病理检查能发现活的肿瘤细胞，但血管成分少，肿瘤不再增大转移。

对于 CRC 模型的临床前研究显示血管抑素和内皮抑素都能够有效地抑制肿瘤增长、减少肿瘤的血管网络。Ⅰ期临床显示二者均具有较低的毒性，但是抗肿瘤活性也相对较低，这可能是由于血管抑素和内皮抑素的半衰期过短（大约 1 小时）。为克服这一缺陷，增强靶向治疗的力度，研究者们通过基因工程手段，将血管抑素和内皮抑素改造成了各种融合分子，因为只保留其羧基末端（例如带有完整二硫键的 4ox 片段）就能保持抗血管生成活性。Dkhissi 构建了重组腺病毒内皮抑素载体 AdEndo，发现在 C51 大鼠结肠癌细胞及 HT29 人类结肠癌细胞诱导产生的大鼠结肠癌模型中注射 AdEndo 后能显著抑制肿瘤的生长（生长下降率分别为 55%和 47%），增加内皮细胞及肿瘤细胞死亡数量（分别为 4～5 倍和 5～10 倍）。然而内皮抑素对大鼠结肠癌 MC38 却无血管抑制活性。Schmitz 等利用腺病毒介导内皮抑素和血管抑素类似分子基因转导治疗大鼠结肠癌，能显著抑制血管内皮细胞增殖、迁移及管道形成，且血管抑素类似分子的效果更为显著。在体内实验中，尽管二者均能减小肿瘤微血管密度，内皮抑素类似分子没有表现出明显的抑制肿瘤生长的作用；血管抑素类似分子能抑制大鼠结肠癌细胞诱导的结肠癌模型中肿瘤的生长，但对人结肠癌细胞诱导的大鼠结肠癌模型是无效的。

多数结直肠肿瘤都具有 Wnt 通路持续激活的特征，包括 FAP 相关的硬纤维瘤。Martinico 发现内皮抑素能直接诱导 APC 基因突变的人类结肠癌细胞系凋亡并抑制 Wnt 信号通路，且这两种作用相互独立。这一结果与在 APC 基因缺陷细胞中重新引入 APC cDNA 能诱导细胞凋亡这一事实似乎是相矛盾。进一步研究表明一种能抑制 Wnt 信号通路的 APC 分子片段不能诱导人结肠癌细胞系 SW480 产生凋亡，证实 APC 介导的细胞凋亡不依赖 Wnt 信号通路。内皮抑素直接诱导 FAP 相关硬性纤维瘤原代细胞凋亡同样独立于 Wnt 通路。

Shi 构建了重组 AAV 内皮抑素载体（AAVEndo）并将其转导入小鼠内皮细胞中，发现能抑制内皮细胞增殖（40%～45%）和迁移（22%～33%）。小鼠肌肉注射 AAVEndo 后可在血清中维持 500ng/ml 的内皮抑素含量，与对照组相比该剂量足够抑制肿瘤细胞诱导的血管形成，且能明显延迟 HT29 异种移植瘤从 200～1000mm^{3}的增长时间（21 vs 34.5 天），与电离辐射相结合可进一步延长肿瘤从 200～1000mm^{3}的增长时间（电离辐射组 34 天；AAV-Endo＋电离辐射组 50 天）。可见通过 AAV 载体介导内皮抑素基因转导能有效提高结肠癌的放疗效果。Mi 等用逆转录病毒介导小鼠内皮抑素（mEndostatin）、人血管抑素（hAngiostatin）、小鼠可溶性 VEGFR2（msVEGFR-2）、小鼠可溶性 VEGFR-1（ms VEGFR-1）、小鼠可溶性 Tie2（msTie-2）基因转导小鼠 CT26 结肠癌细胞，并用逆转录病毒将荧光蛋白酶转入这些细胞中，然后将其经脾注射入 BALB/c 小鼠中，比较了各种抗血管生成因子在治疗结肠癌肝转移上的疗效，发现注射表达 msTie-2、msVEGFR-1、hAngiostatin 细胞的小鼠肝转移瘤明显减小，而注射表达 mEndostatin 细胞对小鼠转移瘤的生长无明显效果。结果表明可能有多条血管生成通路参与了结肠癌肝转移过程，任何一条相关通路都为治疗结肠癌肝转移提供了潜在的靶点。

17.3.5.1.3 Vasohibin 和 Canstatin 最近，Watanable 和他的同事发现了一种新的血管生成抑制剂—vasohibin，这是一种内皮衍生的血管生成负反馈调节剂。它能够抑制内皮细胞的迁移、增殖、网状系统形成以及体内的血管生成，并能作为参与血管生成的活跃内皮细胞的内源、高特异性反馈抑制剂。后来的研究发现内皮细胞中的 vasohibin 表达受到一些转录水平的正调控或负调控因子的调控。这些结果表明外源性 vasohibin 基因转染或 vasohibin 蛋白注射都有可能成为肿瘤血管生成治疗中的有力工具。Canstatin 是一种来源于胶原 IVα 链非胶原区的 24kDa 多肽，在体外能诱导内皮细胞凋亡，且在体内外都能抑制肿瘤血管生成。Canstatin 诱导凋亡的分子机制与其对 PI3-K/Akt 通路的抑制有关。目前关于 Canstatin 在治疗 CRC 方面的研究正在进行中。

17.3.5.2 血管内皮生长因子及相关通路抑制剂

VEGF 是一种与肿瘤血管生成、肿瘤生长以及转移关系密切的生长因子。60%～100% 的结肠癌患者高表达 VEGF，且一般预后较差。目前多种抑制 VEGF 信号传导的治疗手段正处于临床研发阶段，包括 VEGF 单克隆抗体（Bevacizumab）、EGFR 单克隆抗体（Cetuximab，ABX-EGF）、干扰 VEGF 结合或受体信号的小分子以及降解 VEGF 受体 mRNA 的核酶等。

17.3.5.2.1 单克隆抗体

17.3.5.2.1.1 Bevacizumab（BV） 在 CRC 的治疗中，针对肿瘤血管生长因子靶点的抗血管生成药物 BV 已在晚期病例中取得了可喜的结果。BV 是由 Roche 公司研制生产的全球第一个抑制 VEGF 的重组 DNA 人源化单克隆抗体，从中华仓鼠卵巢细胞株中获得，分子量为 149000，93%为人源性 IgG 部分，7%为鼠源抗体部分，其中鼠源抗体部分能识别 VEGF 与内皮细胞膜上受体的结合位点并与之结合，封闭 VEGF，使之失去与内皮细胞结合的能力，从而抑制肿瘤新生血管的生成能力。

临床前研究显示 BV 对包括 CRC 在内的多种鼠移植瘤的生长具有抑制作用，肿瘤的血管密度明显减少。在治疗人肿瘤裸鼠移植瘤实验中，BV 与化疗联合应用的抗肿瘤效果比单用 BV 或单用化疗都要好。临床Ⅰ期实验显示 BV 的耐受性好，在 0.1～10mg/kg 范围内没有出现 3～4 度的不良反应，主要不良反应为乏力、头痛、发热、皮疹、恶心、呕吐、关节痛等。Kabbinavar 等利用 BV 联合 5－FU/LV 对转移性 CRC 患者进行Ⅱ期临床试验，经联合治疗的患者具有较高的反应率，较长的肿瘤进展期和中位生存期，且 BV 低剂量组疗效更优于高剂量组，此机制尚不明确。除与 5－FU＋CF 治疗相关的腹泻、中性粒细胞下降、口腔炎等不良反应外，联合组最严重的不良反应为血栓形成（1 例出现致命的血栓形成），其他不良反应包括高血压、蛋白尿、鼻出血等。2004 年，Hurwitz 等利用 BV 联合 IFL（Irinotecan/FU/LV）方案对转移性 CRC 进行了Ⅲ期临床实验，证明联合治疗可以显著延长转移性 CRC 患者生存率。2005 年 Reddy 又利用 BV 联合 FOLFOX4（FU/LV/Oxaliplatin）对经 IFL 治疗失败的晚期 CRC 患者进行了Ⅲ期临床实验，联合治疗能够显著提高此类患者的中位生存期及无疾病进展生存期。基于上述结果，美国 FDA 批准将 BV 联合化疗用作转移性 CRC 的一线治疗方案，尤其是 BV/FU/LV 方案，与单用 FU/LV 或 IFL 相比能减少 26%的 CRC 病患死亡率。目前，研究者们已经考虑将 BV 作为预治疗无效的 CRC 病患的急救措施，最终的分析结果还在进行中。

17.3.5.2.1.2 Cetuximab EGFR 是一种质膜糖蛋白，现在至少已经发现 6 种 EGF 样配基，其中主要的是 EGF 和 TGF－α，60%～80%的 CRC 患者中都存在 EGFR 基因的高表达，且与患者的低存活率相关。Cetuximab 是一种能高度特异结合 EGFR 的嵌合 IgG1 单克隆抗体，其特异性较 EGF 和 TGF－α 均高，因此能够阻断配基诱导的 EGFR 磷酸化，抑制 EGFR 的活性而增强化疗和放疗的抗肿瘤活性。临床前研究显示 cetuximab 能下调 VEGF、IL－8、bFGF 表达，直接起到抑制血管生成的作用。Ⅱ期研究证明，Cetuximab 可使用于常规化学疗法无效的 CRC 患者，其中最显著的作用是能够逆转肿瘤细胞对 Irinotecan 的抗性。Cetuximab 单独治疗 57 名 EGFR 阳性的 CRC 患者（5FU 和 irinotecan 无效），9%的患者出现部分肿瘤反应。另外一项Ⅱ期临床研究采用 irinotecan 和 cetuximab 联合使用，与单独采用 rinotecan 相比，有效性增加 19%。随后对 irinotecan 治疗无效的 EGFR 阳性的 CRC 患者随机治疗发现，采用 irinotecan 和 cetuximab 联合治疗的总有效率为 23%，而 cetuximab 的有效率为 11%，表明单克隆抗体对于治疗那些治疗无效的 CRC 患者具有一定的效果。另外一种策略是利用酪氨酸激酶抑制剂（erlotinib 和 gefitinib）靶向 EGFR 的催化中心，这一方法已经在 NSCLC 中取得明显的抗肿瘤作用，相信在 CRC 中也会有类似的报道。其临床不良反应主要为呼吸困难、低血压、偶尔的空隙肺脏疾病、痤疮、皮肤干燥、疲倦、发热、便秘等，患者中极少出现超过 2 级的超敏反应。2004 年 2 月，cetuximab 已被 FDA 批准为晚期直、结肠癌三线用药。目前关于 cetuximab 在 CRC 以及扩展到其他癌症治疗的研究正在进行中。

17.3.5.2.2 siRNA 目前，利用 RNA 干扰技术阻断特定靶点基因表达的研究非常热门。然而，在哺乳动物体系内，未经修饰的 siRNA 分子在体内的不稳定性及低生物利用度严重限制 siRNA 技术的应用。Kim 等构建了一种胆固醇基寡聚精氨酸（Chol－R9）载体来运载特异靶向 VEGF 的 siRNA（siVEGF）（图 17－9），这种通过非共价连接的 Chol－R9－siVEGF 在体外能高效转染 293T 细胞，并能抑制小鼠结肠癌细胞系 CT－26 中的 VEGF 表达；体内实验表明经 Chol－R9－siVEGF 复合体处理的荷瘤小鼠肿瘤大小明显萎缩。Chol－R9－siVEGF 复合体系的高生物活性可能要归功于 Chol－R9 与 siRNA 的疏水相互作用以及离子相互作用，因而能更有效被细胞表面吸附，然后经内吞作用进入细胞内。另外，疏水基团与寡聚肽段的结合也会使 DNA（RNA）/载体复合物结构更加紧凑，从而提高转染效率。以病毒为载体的靶向 VEGF 的 RNAi 同样也在 CRC 中具有明显的抗肿瘤血管生成作用，相信随着 RNAi 技术的不断进步，不久的将来就能成为 CRC 治疗的有效手段。

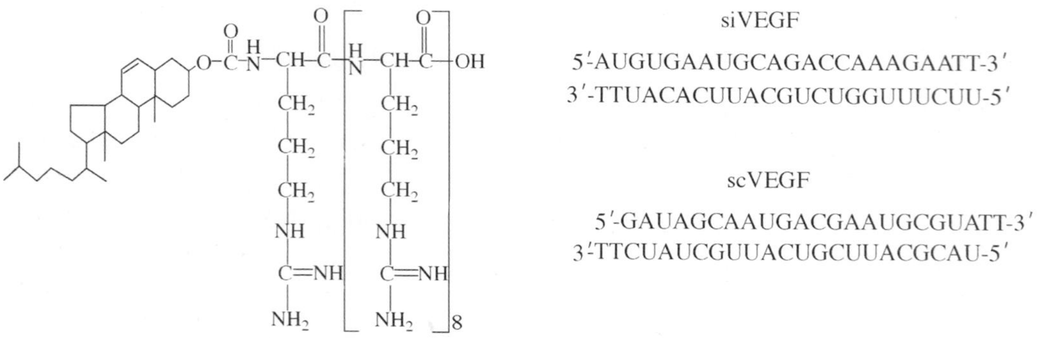

图 17－9　胆固醇基寡聚精氨酸（Chol－R9）载体运载特异靶向 VEGF 的 siRNA（siVEGF）

17.3.5.2.3　针对 VEGFR 的血管生成抑制剂　通过应用抗 VEGFR－1、VEGFR－2 的单克隆抗体与受体的细胞外配体结合区结合，拮抗 VEGF 与 VEGFR 的结合以及信号传导。目前研制出的有抗 VEGFR－1 的单克隆抗体 DC101 和抗 VEGFR－2 的单克隆抗体 IMC－1C11 等，临床前研究已经显示较好的抗血管生成疗效，临床试验正在进行中。循环系统中的 VEGF 可以作为可溶性受体的靶目标。此部分内容在肺癌中已经有不少描述。在 CRC 中，可溶性受体与 VEGF 的结合能力是 BV 的 100 倍，通过基因转到或者人工合成都可以得到可溶性的受体，因此是非常有前景的一种治疗策略，一些研究正在进行当中。另外，也可以通过抑制 VEGFR 的酪氨酸激酶催化中心的活性来抑制 VEGF 的信号传导。Vatalanib 就是其中之一，已经在转移性 CRC 患者身上开始 III 临床试验。

应用小分子活性物质进入细胞内，选择性抑制 VEGFR 细胞内区的酪氨酸激酶，抑制酪氨酸激酶的激活，达到抑制血管生成的作用。目前处于研究中的药物有 SU5416、SU6668、PTK787/ZK222584、PKI166 等。Tie－2 是内皮细胞特异性酪氨酸激酶受体，存在于血管内皮细胞表面。阻断 Tie－2 受体途径能够显著减少肿瘤新生血管的形成。Popkov 等用重组单链细胞内抗体抑制大鼠 Tie－2 受体，结果显示移植到大鼠身上的人类卡波肉瘤或结肠癌的生长都被显著抑制，肿瘤血管密度减少超过 87%。因此，靶向内皮细胞特异性酪氨酸激酶受体 Tie－2 基因治疗可以成为抑制肿瘤血管形成的治疗方法。

17.3.5.3　其他

MMP 在细胞入侵中有重要作用，TIMP 能够反向平衡 MMP 的活性。用重组腺病毒运载 TIMP－2（AdTIMP－2）体外转染能抑制肿瘤细胞和血管内皮细胞侵袭但不影响其增殖；用 AdTIMP－2 预转染的 C51 小鼠结肠癌细胞能抑制超过半数的小鼠体内肿瘤形成；用小鼠结肠癌细胞 C51 预建立的同源结肠癌肿瘤模型上应用 AdTIMP－2 能显著减少微血管密度、抑制肿瘤生长。Brand 等用腺病毒介导 TIMP－2 基因治疗肝转移小鼠，可见肿瘤明显消退。

半乳凝素-7 是复层上皮细胞表达的 β-半乳糖苷结合动物凝集素，是一种凋亡前体蛋白，p53 基因可诱导它的表达。Ueda 等发现，半乳凝素-7 在 DLD－1 人类结肠癌细胞系异常表达使得癌细胞更易于凋亡，经半乳凝素-7 转染的 DLD－1 细胞（DLD－1－Gal7）生长明显减慢，而且细胞集落形成明显减少。DLD－1－Gal7 肿瘤血管密度减低，表明半乳凝素-7 是通过抑制血管生成而起作用的。

Hsyashi 等用反转录病毒将纤溶酶原激活物 tPA 基因导入肿瘤细胞内，以 lacZ 基因导入肿瘤细胞为对照组。用两组肿瘤细胞分别制造肝转移模型，发现 tPA 基因导入组肝肿瘤生长缓慢，试验小鼠生存期明显延长。Mearadjia 等证实生长抑素受体（SSR）介导的肽受体放射性核素治疗（PRRT）对 SSR＋CRC 治疗效果好。将 SSR 基因转入 CC531 肠癌细胞（SSR－）构成新 CC2B 细胞。分别将 CC531 和 CC2B 两种肿瘤细胞门脉注射建肝转移模型，PRRT 治疗，CC2B 组小鼠表现明显的抗肿瘤效应，肝转移数目明显低于对照组。

近年来，有关抗血管生成治疗肿瘤的研究开展得如火如荼，已显示出初步及短期良好的安全性，呈现出良好的应用前景，血管生成抑制剂与传统化疗药物作用机制的差异及其不良反应方面的互补性，为肿瘤的治疗提供了另外一种可能的有效途径。然而，抗血管生成治疗研究也存在一定的问题，首先，由于抗血管生成治疗药物主要是抑制肿瘤的新生血管形成，阻止肿瘤细胞的生长，属于细胞抑制型药物，但是不像细胞毒性药物那样迅速使肿瘤消退，因此不宜简单地用肿瘤大小变化作为疗效评价标准，而用存活时间和病情稳定时间作为疗效评价标准可能更合理。很多学者建议应该尽快建立专门针对血管生成抑制剂的疗效评价标准，也就是以其各自相应作用机制相关的生物学效应作为疗效指标的重要组成部分。其次，不同肿瘤类型的血管生成特点可能不同，许多抗血管生成治疗的临床研究在患者入组时并没有经过分子生物学指标的筛选，导致抗血管生成治疗的针对性不强，结果还不能令人满意。此外，肿瘤的血管生成可能依赖于多种因子的作用，针对单一因子或某一类因子的治疗能否产生有意义的抗肿瘤效果。未来有待解决的问题还包括抗血管生成治疗肿瘤的最佳时间及剂量；抗血管生成治疗药物与化疗、放疗及多种分子靶向药物的联合应用；除了应用于晚期肿瘤治疗外，抗血管生成治疗在辅助治疗中的价值等。随着对肿瘤生物学特性和行为了解的加深，血管靶向治疗研究的进一步深入将为抗肿瘤治疗开辟崭新领域。

17.4 动物模型

人类为研制 CRC 动物模型进行了一系列的探索。早年曾试用电离辐射及化学药物诱发动物 CRC，经 50 多年探索，至 20 世纪 60 年代渐获成功。1965 年 Laqueur 应用苏铁素（cycasin）及其配基-甲基偶氮氧甲醇（MAM）成功地诱发了大鼠 CRC 。当今制作动物 CRC 模型有化学致癌法、同种及异种移植癌和转基因动物等。选用的动物有小鼠、大鼠及豚鼠等。构建动物模型应当依据实验目的，选择适宜实验动物，采用恰当的方法（如足量的致癌剂），尽量做到适用、经济及高效。

17.4.1 自发性模型

自发性 CRC 在哺乳动物中极少发生，仅田鼠较易发生结直肠息肉和肿瘤，小鼠和大鼠发生的几率均<1%。因此构建自发性 CRC 模型主要是提高它的发生几率。近交系的 Wistar - Furth（WF）大鼠 12～15 子代在 3～6 个月大时，无论性别，发展成升结肠腺癌的几率为 30%～40%。组织学检测可以发现分化完全的管状腺癌，但是未发现转移，而在肿瘤中发现了不确定的细菌。1989 年，Miyamoto 和 Tani 在 4 个月大的 WF -大阪大鼠中也发现了分化完全的腺癌，无论性别发生几率也为 30%～40%，并且出现一些区域淋巴结转移；携带 CRC 的大鼠有 40%在 8 个月后肿瘤会出现自发性衰退，后来发现实验室中大部分大鼠都有急性结直肠炎——一般认为是人类结肠肿瘤的早期促进因素。在大多数原发灶和区域淋巴结转移的大鼠细胞内发现有弯曲杆菌。目前认为急性结直肠炎、细胞受弯曲杆菌、螺旋杆菌感染与人和动物的结肠增生性损伤有关。当把原动物房的 WF -大阪大鼠移居到新动物房中，这些大鼠就不会发生 CRC；然而将其重新移回原动物房则又会发生 CRC。表明每间动物房都有其特有的微环境，影响大鼠 CRC 的发生。上述模型能在幼龄动物体内发生恶性 CRC，但是该模型的可预知性及可重复性太差，不足以作为常规动物实验应用。而且淋巴结转移仅在零星几例中出现。另外，不可知的微生物和其他环境因素使得诱导肿瘤发生无法控制。无菌动物与各种细菌联合作用会是研究微环境与结直肠炎或 CRC 病理发生关系的良好模型。

17.4.2 化学致癌模型

17.4.2.1 致癌药物

早年用于诱癌的化学物质多为芳香胺类，如 2，3 -二甲基- 4 氨基联苯、3 -甲基- 2 -氨基萘、联苯胺、N，N - 2，7 -笏基双乙酰胺、黄曲霉素 B_1 和多环碳氢化合物等，其中的大部分诱发肿瘤的器官选择性不强。1965 年，Lapueur 应用苏铁素及其配基——甲基偶氮甲醇（MNM）成功诱发大鼠 CRC，之后又合成一系列类似物，包括二甲肼（DMH）及其代谢物偶氮氧甲烷（AOM）、甲基硝基亚硝胍（MNNG）、乙基硝基亚硝胍（ENNG）、甲基亚硝脲（MNU）等。其中以 AOM 与 DMH 的致癌效果较好，器官选择性也较强。目前用以诱发 CRC 的致癌剂主要是间接致癌剂二甲阱及直接致癌剂亚硝胺类，它们具有较好的致癌效果以及器官选择性。

在烤肉、鱼中发现存在致癌化合物杂环胺（HCA），而氨基-咪唑-砒啶类（主要是 PhIP）被认为是 HCA 中最具突变原性的一种，也被用作化学致癌模型中的致癌剂。动物实验中应用的 PhIP 量要远高于人日常生活中的摄入量（400 ppm PhIP 相当于 400～500kg 烤煳的牛肉中的含量），并且该种致癌剂诱导癌变的潜伏期较长，因而不适宜大多数的实验室研究。然而，PhIP 可以用作研究饲料中成分相互作用的优良模型。

17.4.2.2 二甲肼诱发小鼠 CRC

选体重为 18～20g 的雌性昆明种小鼠，饲以常规饲料，任意饮水。致癌剂：对称的二甲肼（symmetrical 1，1 - dimethylhydrazine，DMH），为白色粉状结晶，每次临注射前以无菌生理盐水配成0.4%溶液，并用 $NaHCO_3$ 将其 pH 调至6.5～7.0。每周给小鼠颈部皮下注射DMH 20mg/kg（即0.4%DMH 溶液0.05ml/10g）一次，连续20（或16）次。于注射日起6（或5）个月末处死动物，检查结直肠的肿瘤。CRC 的发病率为81%～100%。诱发的结直肠肿瘤均系恶性肿瘤。肿瘤发生在肠壁的黏膜面，大多向肠内突出，肿瘤表面光滑，少数有糜烂。全部肿瘤均分布在距肛门6.5cm范围内，以距肛门3～4cm处最密集。肿瘤的组织学检查，绝大多数为腺癌。实验中还诱发了一定量的肛门肿瘤，切片检查均为鳞癌。亦可用C57BL纯系小鼠诱癌，方法同上，但诱癌率低，仅35%，每鼠带瘤数亦少，说明此系小鼠对DMN不敏感。用DMH诱癌法，小鼠较大鼠合适，因为前者主要诱发CRC，后者除诱发出CRC外，小肠癌发病率较高，说明大鼠结直肠组织对DMH敏感性不如小鼠高。此外诱癌率与小鼠的种系亦有关系，一般认为C57BL纯系小鼠诱癌率低。注射DMH及处理小鼠、垫料时需戴手套。加强防护措施。

17.4.2.3 结肠整形模型

在这个模型中，用盲肠来代表结直肠。外科手术分离盲肠最临近回结肠连接的一段，不破坏原有的脉管系统。打开分离的盲肠段，将黏膜外翻，然后将其贴附到皮肤上。术后20天向盲肠黏膜外翻的表面涂抹一种致癌剂：MNU每次1mg，每天一次，持续12天。术后6个月10%大鼠即肉眼可见肿瘤形成，7个月成癌率22%，9个月58%，12个月达到75%。这种由盲肠诱导肿瘤的动物模型在组织学方面很好的模拟了人结肠癌，形成的肿瘤多数是腺癌，但没有转移产生。这种模型具有可直接肉眼观察肿瘤进展和萎缩、活检取样简便易行且不会造成直肠阻塞的优点。然而这个模型中有氧的微环境不同于正常结肠中厌氧性的环境。在人体，一般认为机体的微环境会影响肿瘤的形成。因而这个模型提供了研究厌氧环境缺失在CRC发病机理中的重要作用的可能性。

17.4.2.4 化学致癌作用的影响因素

①致癌剂的选择、用量、注射持续时间和频率以及注射方式和时间选择。

②动物种类、性别、年龄和遗传背景：如以DMH诱癌时，选用小白鼠较大白鼠好。因为前者主要发生CRC，而后者除CRC外，小肠肿瘤的发生率较高（有报道达36%），这是动物结直肠组织对DMH选择性不同的缘故。尚有报导C57BL纯系小鼠的诱癌率较低，并认为应用雌性小白鼠较雄性为好。

③饲料、动物的免疫状况：会干扰致癌剂在动物体内的代谢，从而影响致癌剂的局部浓度。

人癌的主要（约80%）发生机制为环境因素，并经较长过程逐渐成癌，诱发性肿瘤（包括化学致癌）最类似人类CRC发生的实际情况，且这种动物模型的癌细胞增殖动力学特点与人癌亦较接近。致癌的实际效果具有种属特异性和器官特异性，可根据研究需要选用适当的动物。该模型较适研究饮食在肿瘤发生发展中的作用。但是人结肠癌的发生原因十分复杂，往往不是由已知的动物诱癌剂所引起，所发生肿瘤的病理组织学类型及其发展亦不尽与人癌相同。另外，该法需时较长，成癌率也较低，因而动物需求量较大，且各动物发癌先后不齐，判别诱发性内脏肿瘤的发生、发展或退缩较困难，因而不适于研究肿瘤转移的形成。

17.4.3 基因突变模型

基因转移技术在建立人类遗传性疾病的基因突变动物模型上，已有多方面的突破性进展，如基因打靶技术的应用使遗传性疾病的基因突变动物模型渐趋准确和完善。制作基因突变CRC动物模型，可应用的方法包括DNA显微注射法、逆转录病毒感染法、胚胎干细胞（ES）介导法、电脉冲法、精子介导法、磷酸钙共沉淀法、染色体片段显微注射法、微弹轰击法等。

17.4.3.1 肠内多处瘤形成（min）小鼠模型

应用乙酰基亚硝基脲（ENU）诱导小鼠生殖细胞突变可获得大量易形成肠内肿瘤的min小鼠，其最主要特征是能在肠内多处形成能发展为腺癌的腺瘤。Min小鼠的另一个显著特征是会产生贫血症，可以作为识别Min突变携带小鼠的间接标志。雌性Min小鼠的健康状况不足以维持其怀孕，Min突变一般是通过用雄性Min/＋小鼠与雌性C57BL/6J（B7）小鼠杂交来保持。Min小鼠产生的腺瘤贯穿整个小肠，但却很少产生在结肠中。连锁分析显示鼠科动物的同源APC基因（mAPC）与Min基因座紧密连锁。对正常及Min小鼠mAPC基因进行序列比对确认在Min小鼠中mAPC基因发生无义突变，这与在人FAP中发现的现象是类似的。然而，APC突变的Min小鼠在整个肠中均会产生肿瘤，这与FAP病人仅在结肠和十二指肠形成腺瘤是不同的。与自发性模型类似，Min小鼠自身形成肠内肿瘤的几率不高，因此需要额外的体细胞突变以获得较高的致癌率。因此，Min小鼠可用来作为研究遗传性结肠肿瘤发生的通路以及食物中致癌原的作用。

17.4.3.2 APC敲除模型

APC 716敲除小鼠以编码截短的APC多肽为特征。体内实验表明应用C57BL/6小鼠构建此模型可在小鼠整个胃肠道形成多处息肉，多数位于小肠中。另一个APC敲除模型——APC 1638N小鼠是通过靶向APC基因内的1638内含子产生移码突变而获得的。该模型肿瘤发生的比率达到96％，其中包括腺瘤、腺癌以及增生性息肉。平均每只小鼠产生3.3个肿瘤，十二指肠中发生比率最高（42％），其次是空肠（38％）、胃（25％）、回肠（15％）以及结肠（8％）。APC 1638N小鼠是研究胃肠道肿瘤起始、进展、抑制过程的良好模型，然而却不适用于用作研究结肠癌的模型，因为APC 1638N小鼠主要在小肠中产生肿瘤，在结肠中只能产生增生性息肉，而且未发现k－ras、n－ras、h－ras及p53等其他与结肠癌发生相关的基因突变现象，表明尽管人与小鼠肠道肿瘤的发生均与Apc基因失活有关，肿瘤的增长和进展在人与小鼠中可能依循不同的突变路线。

近来研究发现，利用Cre－loxP策略使小鼠生殖细胞Apc缺失第14号外显子而失活，构建出一种新的小鼠Apc突变模型（ApcΔ14/＋）。在ApcΔ14/＋小鼠中，肿瘤主要产生于远端结肠和直肠，常伴有直肠下垂现象。因而推断结直肠肿瘤的形成可能与Apc第14号外显子突变有关，且受环境因素的影响，表现在常规饲养条件下的小鼠较无菌条件下饲养的小鼠更易形成结肠肿瘤。ApcΔ14/＋小鼠模型为研究CRC肿瘤形成的分子机制提供了新的有用工具。

17.4.4 p53 缺失小鼠

利用基因打靶技术使小鼠生殖细胞中的 p53 基因失活可构建类似于人家族遗传性李-佛美尼症候群的模型。缺失（p53 -/-）小鼠产生肿瘤的潜伏期平均为 4.5 个月，半数杂合性（p53+/-）小鼠产生肿瘤的潜伏期为 18 个月。p53 缺陷小鼠在研究 p53 基因缺失对肿瘤进展影响方面是相当有价值的。该模型小鼠主要产生淋巴瘤，但如果用结肠特异致癌剂（如 DMH 或 AOM）处理小鼠，则也会大大增加其对结肠致癌率。

CRC 基因突变动物模型具有繁殖成性的优点，而且，该模型在病因学上更接近于 CRC 的自然发生过程，从而为 CRC 的病理诊断及治疗研究提供较理想的动物模型。在有些基因突变模型中极少出现自发性肿瘤，而与化学致癌剂的联合应用则会大大增加致癌率，这又会与目前关于人体中肿瘤形成多步反应过程这一假设产生分歧。

17.4.5 移植模型

人癌异种移植的研究已有近百年历史，但在早年均未获得满意的结果。20 世纪 60 年代以来，由于遗传突变无胸腺裸鼠的发现，癌异种移植的研究才有了迅速的发展。1969 年 Rygaard 首次将人结肠癌移植裸鼠获得成功，70 年代初一些体外培养的人癌细胞系也相继成功地移植于裸鼠，从而在人体外建立起了人体肿瘤的整体研究体系。近年来，随着免疫缺陷动物构建的改进，对于 CRC 发生、发展以及治疗机理的研究变得更加便捷可靠。

17.4.5.1　免疫缺陷动物分类

在 CRC 的研究中可以应用四种免疫缺陷动物——裸大鼠（Nude）、裸小鼠、重度联合免疫缺陷小鼠（SCID）、Nude/SCID Beige 联合缺陷小鼠。裸鼠是一种无胸腺的免疫缺陷动物，不具备产生 T 淋巴细胞的功能。裸鼠的表型是基于定位于 11 号染色体的隐形 nu 基因。SCID 纯合子小鼠的特征是细胞免疫和体液免疫的联合缺陷，突变发生在 C. B-17Icr 近交系小鼠的 16 号染色体近着丝点端，造成编码免疫球蛋白重链（IgH）和 T 细胞抗原受体（TcR）的基因重排异常，抑制了 B、T 淋巴细胞前体的正常分化，导致小鼠成熟的功能性 B、T 淋巴细胞数量大幅度减少，循环中的免疫球蛋白减少或缺失。Nude/SCID Beige 联合缺陷小鼠是在 NK 细胞活性缺陷的 Beige 小鼠中导入 nu 基因和 SCID 基因而构建，因而该种小鼠具有 T、B 淋巴细胞以及 NK 细胞联合缺陷的表型。目前，在 CRC 的研究中，裸大鼠和 Nude/SCID Beige 联合缺陷小鼠应用较少，其中 Nude/SCID Beige 联合缺陷小鼠模型主要被用作研究 NK 细胞在各种 CRC 治疗手段中的作用。

17.4.5.2　CRC 细胞系移植

用人 CRC 建系细胞注射入无胸腺裸鼠可建立 CRC 动物模型，注射途径包括皮下、盲肠内、脾内注射等。通常皮下注射细胞生成的肿瘤不易浸润转移；盲肠壁注射 CRC 细胞系肝转移率较高；分离肝转移肿瘤细胞并在体外建系，重新注射入脾内，并重复此循环可大大提高肿瘤的肝转移潜力。细胞系移植 CRC 动物模型的构建具有方法简便、成功率高、可连续传代、生物学特性稳定以及成模快速等优点，然而由于体外培养的 CRC 细胞系一般是由单克隆发展而成，具有高度选择性，且由于多次分裂和传代细胞特性较体内组织细胞已有很大差异，因而不能很好的代表体内肿瘤的发生。当用细胞系建模时，一定要详细表述所用细胞系的性质。

17.4.5.3 人癌组织移植

将人 CRC 癌组织原位移植于免疫缺陷动物的结肠或盲肠能导致肿瘤的大量原位增殖和肝转移；所应用的宿主动物免疫缺陷程度越高则肿瘤增殖、转移的比率就越高；在移植早期切除原癌组织可以阻止肿瘤转移的发生。相比于细胞系移植，人癌组织移植可以避免对移植肿瘤组织整体性的破坏以及细胞特性的改变。原位移植模型对研究混合有多种肿瘤细胞的人类肿瘤生物学特性和转移特性是非常有用的。

17.4.5.4 同源移植模型

在移植模型的构建中，免疫缺陷动物的应用使得异种移植的组织及细胞免遭宿主排斥，极大地便利了对于肿瘤增殖及转移特性的研究，然而也正是由于所应用动物免疫系统的缺陷性，使其不能很好的模拟人体内的正常情况。同源移植模型则可以补充这个缺陷。在同源移植模型中，我们将通过化学致癌剂诱导动物产生的肿瘤在体外建系，然后将其移植入同源动物的体内，则宿主即不会移植的肿瘤细胞。动物肿瘤组织也可用于该模型的构建。细胞移植的途径同样包括皮下、盲肠内、直肠内、脾内移植等几种途径。在该模型中，常应用皮下注射的途径，因其操作简便且对动物造成的创伤小。然而与前面提到的类似，皮下注射不能模拟肿瘤的发生位置，移植的细胞表型经常发生变化，且产生的 CRC 极少发生转移。而小鼠直肠黏膜下注射同源 CRC 细胞则能在原位产生具有类似人直肠癌转移性质的肿瘤。该模型的应用局限是不能应用人源的肿瘤组织或细胞系，否则会被动物体排斥。

迄今为止，尚无任何一种动物模型可以完全模拟肿瘤在动物体内产生的真实过程，每种模型都有其独特的优点及缺陷，因而应根据研究的具体目标选择最合适的动物模型，以减少重复率，得出最可靠的实验结果。

参考文献

1. Abdel-Rahman WM, Mecklin JP, Peltomaki P. Crit Rev Oncol Hematol 2006; 58 (3): 208-20
2. Abir F, Alva S, Longo WE. Surg Oncol 2004; 13: 223-34
3. Akiyama T. Cytokine Growth F R 2000; 11 (4): 273-282
4. Aouali N, Lahcen E. Crit RevIn Oncol/Hematol 2005, 56 (1): 61-70
5. Ballestero MR, Monte MJ, Briz O, Jimenez F, Gonzalez-San Martin F, Marin JJG. Biochem pharmacol 2006; 72: 729-38
6. Becker C, Fantini MC, Schramm C, Lehr HA, Wirtz S, Nikolaev A, Burg J, Strand S, Kiesslich R, Huber S, Ito H, Nishimoto N, Yoshizaki K, Kishimoto T, Galle PR, Blessing M, Rose-John S, Neurath MF. Immunity 2004; 21: 491-501
7. Bennett JJ, Malhotra S, Wong RJ, Delman K, Zager J, St-Louis M, Johnson P, Fong Y. Ann Surg 2001; 233: 819-26
8. Brembeck FH, Rosario M, Birchmeier W. Curr Opin Genet Dev 2005; 16 (11): 51-9
9. Cardoso J, Boer J, Morreau H, Fodde R. BBA 2006; 1775 (1): 103-37
10. Castagnola P, Giaretti W, Mutant KRAS. BBA 2005; 1756 (2): 115-25

11. Cervenak J, Andrikovics H, ? zvegy Cs, Tordai A, Nemet K, Váradi A and Sarkadi B. Cancer Lett 2006; 234: 62-72
12. Chung Faye GA, Kerr DJ, Young LS, Searle PF. Mol Med Today 2000; 6 (2): 82-7
13. Clevers H. Cancer Cell 2004; 5 (1): 5-6
14. Colnot S, Niwa-Kawakita M, Hamard G, Godard C; Le Plenier S; Houbron C; Romagnolo B; Berrebi D; Giovannini M; Perret C. Lab Invest 2004; 84: 1619-30
15. Cummings J, Zelcer N, Allen JD, Yao D, Boyd G, Maliepaard M, Friedberg TH, Smyth JF, Jodrell DI. Biochem Pharmacol 2004; 67 (1): 31-9
16. Cutsema EV, Dicatob M, Wils J. Eur J Cancer 2001; 37: 2302-9
17. de Kleijn EM, Punt CJ. Eur J Cancer 2002; 38: 1016-22
18. Decensi A, Costa A. Eur J Cancer 2002; 3 (6): 694-709
19. Deng J, Miller SA, Wang HY, Xia W, Wen Y, Zhou BP, Li Y, Lin SY, Hung MC. Cancer Cell 2002; 2 (4): 323-34
20. Di Vinci A, Infusini E, Peveri C, Sciutto A, Geido E, Risio M, Rossini FP, Giaretti W. Int J Cancer 1998; 75 (1): 45-50
21. Fishel R, Lesco MK, Rao MRS, Gopeland NG, Jenkins NA, Garber J, Kane M, Kolodner R. Cell 1993; 75: 1027-38
22. Giavazzi R, Jessup JM, Campbell DE, Walker SM, Fidler IJ. J Natl Cancer Inst 1986; 77: 1303-8
23. Gouaze-Andersson V, Cabot MC. BBA 2006; 1758: 2096-2103
24. Gunter MJ, Leitzmann MF. J Nutr Biochem 2006; 17 (3): 145-156
25. Hargest R. Curr Genomics 2000; 1 (1): 103-15
26. Haydon AM, Jass JR. Lancet Oncol 2002; 3: 83-8
27. Heaney AP, Singson R, McCabe CJ, Nelson V, Nakashima M, Melmed S. Lancet 2000; 355 (9205): 716-9
28. Heijstek MW, Kranenburg O, Borel Rinkes IHM. Dig Surg 2005; 22: 16-25
29. Hirasawa K, Nishikawa SG, Norman KL, Coffey MC, Thompson BG, Yoon CS, Waisman DM, Lee PWK. Cancer Res 2002; 62: 1696-701
30. Huang Y, Sadee W. Cancer Lett 2006; 239: 168-82
31. Huber AH, Nelson WJ, Weis WI. Cell 1997; 90: 871-82
32. Ilyas M, Straub J, Tomlinson IPM, Bodmer WF. Eur J Cancer 1999; 35 (3): 335-51
33. James DA, Koya K, Li H, Chen S, Xia Z, Ying W, Wu Y, Sun L. Bioorg Med Chem Lett 2006; 16 (19): 5164-8
34. Kern SE, Fearon ER, Tersmette KW, Enterline JP, Leppert M, Nakamura Y, White R, Vogelstein B, Hamilton SR. JAMA 1989; 261 (21): 3099-103
35. Kerr D. Nat Rev Cancer 2003; 3: 615-22
36. Kim WJ, Christensen LV, Jo S, Yockman JW, Jeong JH, Kim YH, Kim S. Mol Ther 2006; 14 (3): 343-350

37. Kinzler KW, Vogelstein B. Cell 1996; 87: 159-70
38. Kobaek-Larsen M, Thorup I, Diederichsen A. Comp Med 2000; 50: 16-26
39. Kooby DA, Carew JF, Halterman MW, Mack J E, Bertino JR, Blumgart LH, Federoff HJ, Fong Y. FASEB J 1999; 13: 1325-34
40. Labianca R, Beretta G, Gatta G, de Braud F, Wils J. Crit Rev Oncol/Hematol 2004; 51: 145-70
41. Lengauer C, Kinzler KW, Vogelstein B. Nature 1997; 386 (6625): 623-7
42. Li R, Hehlman, R Sachs R, Duesberg P. Cancer Genet Cytogen 2005; 163: 44-56
43. Li Y, Chen Y, Dilley J, Arroyo T, Ko D, Working P, Yu DC. Mol Cancer Ther 2003; 2: 1003-09
44. Longley DB, Allen WL, Johnston PG. BBA, 2006.
45. Luo JL, Maeda S, Hsu LC, Yagita H, Karin M. Cancer cell 2004; 6 (3): 297-305
46. Luo BH, Springer TA. Curr Opin Cell Biol 2006; 18 (5): 579-586
47. Lv W, Zhang C, Hao J. World J Gastroenterol 2006; 12 (29): 4636-9
48. Lynch HT, de la Chapelle A. New Eng J Med 2003; 348: 919-32
49. Mancuso A, Sternberg CN. Crit Rev Oncol/Hematol 2005; 55: 67-81
50. Mazzolini G, Narvaiza I, Bustos M, Duarte M, Tirapu I, Bilbao R, Qian C, Prieto J, Melero I. Mol Ther 2001; 3 (5): 665-72
51. McLeod HL, McKay JA, Collie-Duguid ES, Cassidy J. Eur J Cancer 2000; 36: 1706-12
52. Mi J, Sarraf-Yazdi S, Zhang X, Cao Y, Dewhirst MW, Kontos CD, Li CY, Clary BM. J Surg Res 2006; 131: 97-104
53. Michor F, Iwasa Y, Lengauer C, Vogelstein B, Nowak MA. Semin Cancer Biol 2005; 15: 484-93
54. Midgley R, Kerr D. Lancet Oncol 2000; 1: 159-68
55. Mocellin S, Lise M, Nitti D. Trends Mol Med 2005; 11 (7): 327-35
56. Neel JV, Major EO, Awa AA, Glover T, Burgess A, Traub R, Curfman B, Satoh C. Proc Natl Acad Sci USA 1996; 93 (7): 2690-5
57. Nicolella D, Maione P, Gridelli C. Crit Rev Oncol/Hematol 2003; 47: 261-71
58. Nicum S, Midgley R, Kerr DJ. J Roy Soc Med 2000; 93 (88): 416-9
59. O'Dwyer PJ. Oncologist 2006; 11: 992-8
60. Oda S, Zhao Y, Maehara Y. Surgery today 2005; 35 (12): 1005-15
61. Okaji Y, Tsuno NH, Kitayama J, Sakurai D, Tsuchiya N, Saito S, Takegami K, Tsuchiya T, Kawai K, Yazawa K, Asakage M, Yoneyama S, Yamada J, Tokunaga K, Takahashi K, Nagawa H. Cancer Sci 2004; 95: 85-90
62. Peer D, Margalit R. Cancer Lett 2006; 237: 180-7
63. Mayer-Kuckuk P, Banerjee D, Kemeny N, Fong Y, Bertino JR. Mol Ther 2002; 5 (5): 492-500

64. Dalerba P, Maccalli C, Casati C, Castelli C, Parmiani G. Crit Rev Oncol/Hematol 2003; 46 (1): 33 - 57
65. Ruegg C, Dormond O, Mariotti A. BBA 2004; 1654 (1): 51 - 67
66. Scherer SJ, Avdievich E, Edelmann W. Biochem Soc T 2005; 33: 689 - 693
67. Schwartzberg LS. Crit Rev Oncol Hematol 2001; 40: 17 - 24
68. Serini G, Valdembri D, Bussolino F. Exp Cell Res 2006; 312: 651 - 58
69. Shi W, Teschendorf C, Muzyczka N. Radiother Oncol 2003; 66 (1): 1 - 9
70. Tsujii M, Kawano S, Tsuji S, Sawaoka H, Hori M, DuBois RN. Cell 1998; 93 (5): 705 - 16
71. Uyl - de Groot CA, Vermorken JB, Hanna MG Jr, Verboom P, Groot MT, Bonsel GJ, Meijer CJ, Pinedo HM. Vaccine 2005; 23 (17 - 18): 2379 - 87
72. Walker J, Quirke P. Eur J Cancer 2001, 37: S163 - S72.
73. Watson AJ. Crit Rev Oncol/Hematol, 2006; 57: 107 - 21
74. Xu R, Zhou B, Fung PCW, Li X. Histol Histopathol 2006; 21: 867 - 72
75. Yamashita K, Dai T, Dai Y, Yamamoto F, Perucho M. Cancer Cell 2003; 4: 121 - 31
76. Zeh HJ, Stavely - O'Carroll K, Choti MA. Trends Mol Med 2001; 7: 307 - 13

18 干细胞与肿瘤干细胞

王启钊　吕颖慧　许瑞安*

ruianxu@hqu.edu.cn

[1]国立华侨大学分子药物学研究所（院）福建泉州　邮编 362021

[2]分子药物教育部工程研究中心 福建泉州　邮编 362021

目录

干细胞的时代已经来临，毫不含糊的实验已经证明存在于造血系统的干细胞能够提供多种血液细胞，开启了干细胞在再生医学上应用的端倪，也为肿瘤以及其他重大疾病的治疗带来了新的希望。

首先我们常常为“干细胞（stem cell)”这一术语困惑。在定义干细胞的时候，至少两个特性必须加以考虑：其一必须具有无限的自身更新能力，其二必须有能力在病体和活体内分化成一种或多种细胞。具备这一显著的双重能力的“初始细胞（initiated cell)”或“先祖细胞（preprogenitor)”才能称之为干细胞。在成熟个体内，多数细胞在分化过程中，往往完全失去了再分裂的能力并最终衰老而死亡。但是机体在发展适应过程中保留了一部分未分化的干细胞，可以在机体受到损伤或者遇到疾病时激活并产生分化细胞，以替代原有细胞或受损伤的细胞。

干细胞按分化潜能的大小，可分为两种类型：胚胎干细胞（embryonic stem cell，ESC）和成体干细胞（adult stem cell，ASC）。ESC 是一类全能性干细胞（Totipotent stem cell)，它具有形成完整个体的分化潜能，与早期胚胎细胞形态特征相似，可以无限增殖并分化成为机体内所有组织类型的细胞。ASC 是多能性干细胞（Pluripotent stem cell)，它由 ESC 分化而来，存在于大脑、心肺、皮肤、肝胰、肠道等各种组织内。这种干细胞具有分化出多种细胞组织的潜能，但却失去了发育成完整个体的能力，发育潜能受到一定的限制，例如骨髓造血干细胞（hematopoietic stem cell，HSC）能够分化成血液和免疫系统中的各种细胞。另外，还有一类比较特殊的干细胞，可以成为单能干细胞（也称专能、偏能干细胞)，这类干细胞只能向一种类型或密切相关的两种类型的细胞分化，如上皮组织基底层的干细胞、肌肉中的成肌细胞或叫卫星细胞。

目前，干细胞已经成为生命科学研究的前沿，并对治疗损伤、萎缩疾病、肿瘤等重大疾病寄予厚望。干细胞提供了极为丰富的具有不同分化潜能的细胞资源，极大地方便了细胞疗法、药物的发现和毒性的筛选等实验研究。干细胞的研究让人们对医学的明天充满希望，并且已经让医学发生了翻天覆地的革命。

为了全面地统筹这一资源，就必须理解它们的生物学，这里我们将对其历史背景、生物学片断、信号通道机制、调控自我更新和分化、基因转染修饰干细胞方法、干细胞癌与癌的干细胞的关联一一阐述。

18.1 胚胎干细胞生物学和信号通道

18.1.1 简述

简述 ESC 历史将有助于提升大众对 ESC 的科学认识。对于 ESC 的兴趣起因于畸胎瘤分离出的多潜能干细胞。畸胎瘤是一种性腺瘤，它由多种分化细胞混合而成，包括那些从内、中、外胚层中分化的细胞和胚胎瘤细胞（类似于早期胚胎细胞的未分化细胞)。胚胎瘤细胞和有丝分裂受阻的胚胎成纤维细胞（embryonic fibroblast cells）共培养，可以连续扩增，并最终分化为多种细胞系。因而推断在这个过程中成纤维细胞提供一些必要的营养或与相关营养因子促进干细胞的分裂，并称之为饲养层细胞（feeder cells)。不过胚胎瘤细胞并不是理想的研究细胞多潜能性的材料，因为它取材于癌症组织，并且有非倍数的染色体核型[1]。然而对胚胎瘤细胞的研究，为干细胞的研究奠定了雄厚的基础，至使人们在 1981 年成功地分离出小鼠的 ESC。

英国剑桥大学的 Evans 和 Kaufmann 以及加州大学旧金山分校的 Martin 博士分别自小鼠胚囊中分离出 ESC[2,3]。ESC 从预先移植的胚泡中分离获取，胚泡由外部最终发育为胎盘的滋养层细胞（Trophoblast Cell ）和内部可定向发育为身体所有器官和某些胚胎外组织的囊胚内细胞团（Inner cell mass，ICM）组成。ESC 即从 ICM 直接分离或者由有丝分裂不活跃的饲养层细胞支撑经免疫手术取得。免疫手术是利用抗体结合到滋养层细胞破坏其辅助结构使得内细胞团内细胞保持完整，经过一个短暂的扩增期，再将生长的细胞分散至新的饲养细胞层上。这也是首次真正让干细胞走到了人们的视线下，并为以后干细胞克隆研究奠定了基础。

促使细胞自我更新并抑制其分化的因子在 20 世纪 80 年代后期得到了证实，最初称为分化抑制因子（Id）[4]，后来被鉴定为白血病抑制因子（leukemia inhibitory factor，LIF），是白介素 6 的一个家族成员[5,6]。ESC 的繁殖可以脱离饲养层细胞系，在血清和重组 LIF 培养液里进行。在胚胎中，ICM 的存在时间很短，但是 ESC 可在离体条件下迅速扩增。令人惊讶的是胚胎在缺乏 LIF 时仍然可以基本正常的发育，而在离体培养的状况下 ESC 必须依赖于 LIF 才能生长。LIF 的生理作用是维持 ICM 在横越停留期时的存活能力，因此 LIF 的功能除了维持 ESC 正常发育以外，还具有维持多潜能干细胞群落存活的功能。

1998 年 11 月，美国 Wisconsin－Madison 大学的 Thomson 从人早期胚胎胚泡（Blastocyst）的内层细胞团分离培养出世界上第一个人类 ESC 系[7]。至此，几乎无人再怀疑 ESC 研究在生物医学上的重大意义。

18.1.2 ESC 的生物学特征和标识物

ESC 具有细胞体积小、核大、胞浆少等特点，有一个或多个核仁，核质比高，具有正常稳定的二倍体核型并表达高度端粒酶活性。ESC 是具有种间差异的。在形态学上，人类 ESC（hESC）形成平坦松弛的群落，而小鼠的 ESC（mESC）形成紧密的圆形的群体，相较而言人胚胎生殖细胞（EGC）集落则与 mESC 集落更接近，呈紧密牢固结合、多层密集立体生长的无明显细胞界限的集落。另外，hESC 较 mESC 的生长显得更为缓慢并且较难传代。hESC 和 mESC 最显著的差别则在于 LIF 自身不能维持 hESC 自我更新，且 hESC 必须在有 bFGF 存在和饲养细胞层上才能生长。

ESC 的表面表达一组特殊的分子，它们可以用于区分未分化的多潜能 ESC（表 18－1）。这些标记物包括 SSEA－1、SSEA－3、SSEA－4、TRA－1－60、TRA－1－81、TRA－2－49、TRA－2－54、AKP、Oct－4、FoxD3、Nanog 等[8]。mESC 和 hESC 都表达 AKP、Oct－4、FoxD3、Nanog 等。mESC 特异性表达发育阶段性特异胚胎抗原 1（SSEA－1），而在 hESC 和灵长类 ESC 中特异性的表达 SSEA－3 和 SSEA－4。在分化后，hESC 只表达 SSEA－1，而 mESC 表达方式正好与此相反[9]（表 18－1）。另外，hESC 还特异性的表达 TRA－1－60 和 TRA－1－81，其在小鼠 ESC 中并不表达。SSEA－1 的表达与否，可能反映了相对扁平疏松结合的 ESC 集落（ SSEA－1 阴性）与多层叠垛集落的 ESC（ SSEA－1 阳性）之间的差异[10]。

表 18-1　不同来源的 ESC 的标识物比较

抗原	hESC	mESC
SSEA-1	−	+
SSEA-3	+	−
SSEA-4	+	−
TRA-1-60	+	−
TRA-1-81	+	−
TRA-2-49	+	−
TRA-2-54	+	−
GCTM-2	+	−
碱性磷酸酶	+	+
TRF-1	+	+
TRF-2	+	+
Nanog	+	+
Oct3/4	+	+
Sox-2	+	+
Rex-1	+	+
Foxd-2	+	+
Dppa5/Esg1	+	+
FGF4	+	+

尽管上述提到的部分 ESC 标记物并非其所特有，还是可用于区分多潜能细胞和分化细胞。例如，Oct4 是一种典型的不分化的 ESC 基因，它表达 POU 类转录因子。Oct4 表达仅限于单一或多潜能细胞，除了胚泡外，在大多数成熟动物体内 Oct4 基因表达下调，但是，在小鼠的原始生殖细胞和成熟的生殖细胞中也表达 Oct4[11,12]。碱性磷酸酶（AKP）活性是另外一个常被用来作为鉴定 ESC 及其分化与否的重要标志，在早期胚胎中 AKP 活性较高，而在已分化的细胞中活性明显降低。

目前，对 ESC 的认识大部分仍来自小鼠 ESC，但其机理能否直接应用于人类还需要进一步的研究。随着 hESC 研究的持续和限制的解除，利用 hESC 作为检验药物的工具以及用于疾病治疗将会逐步得到实现。一旦把用于 mESC 的技术转移至 hESC，并进一步发展，hESC 的应用必将变得更加诱人。

18.1.3　源自 LIF 受体的信号传导

LIF 受体由其受体亚单位 LIFR 和普通的信号转导蛋白 gp130 组成[13]。LIF 影响自我更新不是唯一的，它还可以经 gp130 蛋白受体起作用，与一系列细胞因子有关[14]。LIF 与其受体结合之后会导致两个胞内信号通道 JAK－STAT 和 SHP2－ERK 的激活。

LIF 结合至其受体复合体之后激活相关的 JAK 酪氨酸激酶，这个酶的主要功能是磷酸化受体链，这些受体中一般包含有一个关键的 SH2 区域。在 JAK 酪氨酸激酶激活后，磷酸化 STAT 并促使 STAT3 二聚体化。二聚体化的 STAT3 转移到细胞核，结合到控制 ESC 自我更新相关基因上。招募并激活 STAT3 对于 LIFR 维持 ESC 自我更新是不可或缺的，干扰这一过程便能阻断 ESC 的自我更新[15,16]。值得一提的是 Matsuda 等人研究证明其构建的 STAT3 不需要受体的刺激即可被他莫昔芬激活[17]，在缺乏被 LIF 激活的 STAT3 存在的状况下，仍足以维持 ESC 的自我更新。

LIF 和 gp130 结合也可以激活 MARK 通道。在这种状况下，酪氨酸磷酸酶 SHP－2 富集在受体位置，与 Gabl 交联促使 Ras 活化，启动一系列包括 Raf 和 MARK 激活在内的磷酸化过程，导致 ERK 激活[18]。ERK 可以磷酸化胞浆蛋白并转移至细胞核以调控转录因子。在 ESC 内激活这一通道是促进分化的信号而不是维持自我更新的信号[19]。因而，添加 MEK 抑制剂到培养液可以促使自我更新，从而加强 STAT3 信号。总而言之，在这一模型中，ESC 有效地自我更新是由于 STAT3 信号激活和来自 LIFR 的 ERK 信号的平衡。

18.1.4 ESC 中的 BMP 信号和无血清培养基[8]

研究 ESC 信号通道的主要障碍是小鼠 ESC 只能在含有小牛血清的培养液里面生长。在这样的培养条件下，血清是必不可少的元素。在 LIF 存在下，没有血清的 ESC 仍然可以分化。另外，ESC 可以在 LIF 存在下用已商品化的培养液添加一种血清取代品来培养，但是在缺乏饲养层细胞时，ESC 必须高密度培养才能繁殖[20]。因此，ESC 自我更新的因子可能存在于血清中。

2003 年 Ying 等[21]发现如果在无血清的培养液里添加 LIF 和 BMP4，即便是单一细胞，ESC 也能够维持生长。在无血清条件下，ESC 发育为具有神经细胞表征的细胞类型，由此 BMP4 被确定为胚泡中抗神经因子。因而推断，一种抗神经元生成的因子可能发挥维持自我更新特征的作用。当 ESC 培养于一种含有 BMP4 但没有 LIF 的培养液里，ESC 分化为中胚层和造血干细胞。然而，在 LIF 与 BMP4 或 LIF 与 GDF 共同存在下则维持多种潜能。在人 ESC 中，FGF 通路的激活和 BMP/Smad 通路的抑制是多潜能性维持所必需的[22]。

BMP4 可以同时结合 2 个 Ⅰ 型受体和 2 个 Ⅱ 型受体形成的复合物，从细胞表面启动信号，导致胞浆蛋白 Samds（1，5，8）的磷酸化，并与 Smad4 形成不对等的双倍体，移入细胞核，抑制或激活靶基因。BMP4 既没有对 STAT3 信号产生直接影响，也不抑制 ERK 通道，显示其作用对 LIF/STAT3 而言，只是起了一个平行的通道而已。在未分化 ESC 内皆可以发现 Ⅰ 型和 Ⅱ 型受体、BMP4 和 GDF6 的转录因子。当 BMP4 发出信号后，Smad1 迅速地磷酸化进而诱导 Id 的表达。Id 基因编码负作用的 bHLH 因子，这些蛋白结合到 HLH 因子（E 蛋白，一类促神经因子），因此 Id 可能发挥抗分化作用。Id 也可能直接参与自我更新的活动，因为在表达 Id1、Id2 和 Id3 而没有 BMP 存在的状况下或者与 LIF 和 BMP 共同培养的状况下，都可引起细胞的生长。另外，在 ESC 中发现血清可以诱导 Id 基因表达。

与 LIFR 的作用方式类似，BMP 与 BMP 受体作用可以同时激活促自我更新通道（如 Id 基因表达）和自我更新抑制通道（如 MAPK 信号）。因此，STAT3、Smad 和 MAPK 激活各自受体活性时可能存在一个平衡，在 mESC 中，LIF/STAT3 通路与 BMP/Smad/Id 通路间的相互作用可能发生多种水平上。BMP 通过作用于 Smad 通道来抑制 ESC 神经外胚层的分化，而 LIF 作用于 STAT3 的通道则阻断 BMP 诱导的内胚层和中胚层的分化，在没有 LIF 状况下，这种分化随即展开。因而 LIF 和 BMP 信号的混杂，通过 STAT3 和 Smad 信号维持 ESC 的多潜能性。一个存在于 Smad 和 STAT3 之间相互作用通道、经过 Smad，STAT3 和转录因子 P300 的三级复合体已被证实存在于神经上皮细胞，这一复合体的存在可能有助于 ESC 调控基因。

ESC 可在无血清状态下培养这一发现将极大地有助于其自我更新能力的研究。无血清培养液将排除那些目前常见的由培养液不同批号所引起的培养液不均一性，必将促进新的 ESC 株的诞生和维持 ESC 在一个统一规范的标准范围。这将使得科学研究有着更大的可比性。我们最终的目标则是全部使用化学化规范的培养液，它将涉及取代的不仅仅是血清而且是具有很小分子化学激活剂的细胞素在不同的信号通道里控制或影响干细胞的自我更新中的作用。

18.1.5 TGFβ 通路和 Wnt 通路

TGFβ 通路与 BMPs 通路所不同的是，TGFβ 首先与Ⅱ型受体（ALK4、ALK5 和 ALK7）结合，再与Ⅰ型受体结合成配体-受体复合物，随之激活 Smad2 和 Smad3，Smad2、Smad3 和 Smad4 形成复合体并转位到核内，与核内辅助因子相互作用共同激活靶基因的转录。

TGFβ 通路在人 ESC 多潜能性的维持中发挥着重要作用。在补充有 TGFβ1、LIF、bFGF、纤连蛋白基质和取代血清的无饲养层无血清培养体系中，hESC 能在长时间内保持其多潜能性。但是仅仅 TGFβ 通路的激活并不足以维持 hESC 的多潜能性，而需要经典 Wnt 通路与其协同作用。

经典 Wnt 通路在 ESC 中起作用是毫无疑问的。Wnt 途径在动物发育过程中能够调节 ESC 在皮肤、神经系统、血液系统的命运决定[23]。经典 Wnt 通路的激活足以维持 ESC 的多潜能性，即使在无饲养层、无血清和无 LIF 的培养体系中，添加重组 Wnt－3a 因子或 BIO（GSK－3 的特异性抑制剂），mESC 或 hESC 也能维持未分化状态；当 BIO 撤除后，ESC 恢复其体外的多向分化潜能和体内的嵌合体形成能力。BIO 通过激活 Wnt 途径可以促进 Oct－4、Rex－1、Nanog 等转录因子表达[24]。ESC 中有内源性的 Wnt/β－catenin 通路活性，多能成体干细胞如造血干细胞、神经干细胞和皮肤干细胞等也是如此。鉴于 Wnt/β－catenin 通路能有效地维持 ESC 的多潜能性，LIF 诱导的小鼠 ESC 的自我更新可能在一定程度上是通过激活 Wnt/β－catenin 信号通路实现的[25]。LIF 能诱导核内 β－catenin 的表达[26]，而 Wnt 通路能上调 STAT3 的表达[27]。

最近的研究表明，在 hESC 中，经典 Wnt 通路与 TGFβ 信号通路之间相互对话，共同维持 hESC 的多潜能性[28]。虽然经典 Wnt 通路的激活与 Smad2、Smad3 的激活之间存在密切的相关性，但我们还不清楚两通路间的相互作用机制。因此，Smad2、Smad3 的激活如何介导 hESC 多潜能性的维持，以及经典 Wnt 通路与 TGFβ 通路在 hESC 多潜能性维持中如何相互对话尚需进一步研究。值得注意的是，TGFβ 通路不参与 mESC 多潜能性的维持。这反映了两种 ESC 在多潜能性维持机制上的显著差异。很明显，BIO 维持 mESC 的未分化状态不依赖于 TGFβ 通路。

18.1.6 ESC 中 Oct4 基因的表达

除了作为一种标识物，Oct4 也是一个调控 ESC 的关键因子，Oct4 在一个临界水平的表达对维持 ESC 自我更新至关重要。在 Oct4 表达小于内源性水平的 2 倍，即可引起 ESC 分化为中胚层和内胚层；在 Oct4 水平小于正常的 50%时，导致 ESC 分化成滋养外胚层；而中等水平的表达是 ESC 多潜能性维持所必需的[29]。

Oct4 不是直接作用于 STAT3，其表达不为 LIF 直接调控，Oct4 也不直接调节 Jak-STAT。当 Oct4 持续地在 ESC 内表达时，撤除 LIF 不会阻碍 ESC 的分化，这说明单一的 Oct4 的表达不足以维持 ESC 的多潜能性，而是需要 STAT3 诱导。但很多 Oct4-Sox2 信号调控的基因都包含有 STAT 结合位点，如 Thrombopoitin 在其羧基末端含有一个序列和 POU 相互作用的序列相似，并可激活 STAT5，调节 ESC 的分化[30]。Sox2 蛋白含单一的 HMG（high-mobility-group）DNA 结合结构域，属于转录因子。缺少 Sox2，ICM 细胞向滋养外胚层或者胚外内胚层分化；缺少 Oct4，ICM 细胞和 ESC 则只衍生滋养外胚层细胞。Oct4 和 Sox2 在功能上是相互协同的，可能主要是通过 Oct4-Sox2 这一复合物发挥这种协同作用。

Oct4 在 ESC 内有多种功能。许多 ESC 的表达基因，在它们的调节元素中具有 Oct4 结合区域，所以 Oct4 可以直接地激活这些靶基因，包括 3%已知蛋白的启动子和 3%的已知 miRNA 的启动子[31]。Oct4 可与包括 Oct4 元件（ATGCAAAT）和 AT 富集区在内的多种 DNA 调控序列结合[32]。结合形式为单体，或以二聚体（同形或异形）形式与 Oct4 识别的回文序列元件结合[33]，调控靶基因的表达。Oct4 的启动子序列在进化上相当保守，含有 2 个增强子：近端增强子（proximal enhancer，PE）和远端增强子（distal enhancer，DE）。两者可能都是 Oct4 在 ESC 中表达所必需的，而后者决定着 Oct4 在生殖细胞中的表达。两个增强子内具有转录因子的结合位点，分别称为 1A 和 2A，这些顺式作用元件特异地决定着两个增强子在不同的干细胞和胚胎生成中的活性。

Oct4 也可以通过与不同的转录共同因子的协调来激活或抑制其他的靶基因。但在远端增强子内有 Oct4-Sox2 的共结合位点，称为 2B，位于 2A 下游约 30bp 处，当 Oct4-Sox2 复合物特异地结合此位点以及其他一些因素的作用下，可激活远端增强子，从而启动 Oct4 自身的表达。研究表明，Oct4 和 Sox2 可同时结合到 Oct4、Nanog、Sox2、Utf1、Zfp42、Rex1、Fgf4 等基因的调控区的相邻位点。

18.1.7 Nanog 和干细胞自我更新的关系

激活 STAT3 通道对 LIFR 的运作以及对 ESC 的自我更新是必不可少的。但是，某些 mESC 不需要 LIF，仍然可以自我更新。这表明在 ESC 内存在一种基础的与 STAT3 通道无关的机制。2003 年，一种新型的在 ESC 自我更新中起重要作用的因子被发现。Chamber 等描述其为一种特异的转录因子，它可以促进 ESC 自我更新、维持多潜能性和表面细胞的生成，并称之为 Nanog[34]。Nanog 特异性地表达于 ESC、EGC 和 ICM，但不存在于造血干细胞、成熟组织或已分化了的细胞。小鼠 Nanog 基因序列全长 7.1 kb，包含 4 个外显子，外显子和内含子间的剪接位点符合 GT-AG 规则，同源框序列位于第 2 和第 3 外显子。其 cDNA 序列由 2184 个碱基组成，含有一个开放阅读框，编码 305 个氨基酸组成的多肽[35]。

在分离 Nanog 以前，人们普遍认为维持 ESC 的自我更新乃是由于 Oct4 的活性，STAT3 激活在 LIFR 里运作的结合。可是高介入性 Nanog 的表达足以以一个独立于 LIF 的方式进行细胞自我更新。在有血清条件下，Nanog 过度表达的 ESC，即便在没有 LIF 状况下，仍然可以维持，然而添加 LIF 增强 ESC 的自我更新，显示这些通道对自我更新的综合影响。在无血清条件下，Nanog 过度表达的 ESC，并不需要 BMP 信号，这可能部分归因于 Nanog 过度表达造成抑制因子蛋白的增加，导致旁路添加来满足抑制因子对 BMP 诱导的需要。这一发现促使我们重新评估这些通道的相互作用及它们与自我更新表征的相关性。

Nanog 的高表达不能诱导 STAT3 的激活，同样 STAT3 也不能诱导 Nanog 的表达。研究者设计了可阻止 STAT3 富集的突变型 gp130，并使之在 ESC 内表达。突变型的 gp130 的表达也不能阻止 Nanog 在 ESC 中的高度表达。最后，添加 Janus 激酶抑制剂（通常用来阻断 STAT3 磷酸化），也不能成功地破坏 Nanog 诱导 ESC 自我更新。所有这些结果证明 Nanog 与 STAT3 无关。可是当 LIF 添加至 Nanog 高度表达的细胞内，其结果是增加细胞的繁殖。因而自我更新经由 Nanog 通道是独立于 STAT3 方式，而两者在一起的时候会产生额外的影响，它可能反映一种在下调转录激活时相互叠加的状况。

Nanog 在个体发育时的表达比 Oct4 稍为迟缓，它出现在桑椹期时的内细胞体。在 Nanog 基因敲除小鼠的发育中，内细胞体内细胞偶然地分化为内脏和腔壁内胚层。因此在胚泡桑椹早期或在形成营养外胚层和内细胞体时，Oct4 起了一个决定命运的关键作用。而 Nanog 只在第二阶段内胚层形成后，减少 Oct4 的表达引起 ESC 的分化。过度表达 Nanog 不能反转这一进程。所有这些表明 Oct4 和 Nanog 在 ESC 的自我更新时一起发挥作用，但 Nanog 的作用居于 Oct4 下方。Nanog 基因的 5′端也存在保守的 Oct4-Sox2 共结合位点，而且 Oct4-Sox2 复合物与此位点的结合足以维持 Nanog 在 mESC 和 hESC 中的适当表达水平[36]。

Nanog 基因还具有调整细胞内基因表达的能力。研究人员使 mESC 与大脑干细胞（一种成体干细胞）进行融合。他们发现加入 Nanog 基因会导致杂合细胞数量的大量增加，而这种杂合细胞表现出 ESC 的特性。最重要的是，这种杂合细胞能够产生许多不同类型的细胞，如心脏细胞和肠道细胞——这意味着大脑细胞的遗传编排已经被撤销并且被一种早期的未分化胚胎细胞编排所替代。但是，在参与重新编码普通细胞的基因中，Nanog 基因只是其中最重要的一种，但并不是唯一的一种，还必须确定出其他的关键基因。

mESC 具有重要抑癌作用的 p53 基因能够用于维持 ESC 的遗传稳定性，mESC 中 DNA 损伤活化的 p53 可直接抑制 Nanog 基因的表达，而 Nanog 基因的抑制促使 ESC 分化成其他类型的细胞，即失去自我更新的能力。因此，p53 阻断了发生 DNA 损伤的 ESC 自我更新并传递 DNA 损伤给子细胞的能力，并有助于已经分化成特定细胞类型的 ESC 中 DNA 损伤的消除，从可以避免细胞的癌变。

18.1.8 OCT4、SOX2 和 NANOG 之间的协同作用[31]

OCT4、SOX2 和 NANOG 这三个基因就像一支精诚合作的团队，往往同时发挥作用，调控其他基因。研究发现，在人类 ESC 中，有 623 个基因受到 OCT4 的影响，1271 个基因明显受到 SOX2 的调控，还有 1687 个基因受到 NANOG 的调控。共有 353 个基因受到全部 3 个基因的调控[31]。OCT4、SOX2 和 NANOG 对大量靶基因及其自身编码基因的转录调控，主要是通过组成前馈系统和自身调节网络来实现的（图 18-1）。由 OCT4、SOX2 和 NANOG 组成的前馈系统，除了涉及这 353 个共有蛋白质编码基因外，至少还包括 2 个 miRNA 基因。这个系统包括一个控制着二级调节器（NANOG）的一级调节器（OCT4-SOX2），并能调节 OCT4、SOX2 和 NANOG 共同拥有的大量靶基因。它有多重调节能力，这对于 ESC 而言是具有特殊意义的。当 OCT4 和 NANOG 这两个基本调节器都处于正向调节时，前馈系统也会表现出持续的活性，并且对外部刺激的改变作出的响应相对缓慢；而当调节器既有正向调节又有负向调节的时候，前馈系统则会发挥“开关”作用，对外部刺激迅速产生响应。这种多重调节使 ESC 在维持多潜能性的同时，又保持对分化信号作出恰当反应的能力。此外，OCT4、SOX2 和 NANOG 还通过组成互联的自身调节网络来共同调控它们自身编码基因的转录（图 18-2）。在 mESC 中，OCT4、SOX2 和 NANOG 的转录调控由 OCT4-SOX2 复合物完成，而且这 3 个转录因子的表达和功能是紧密相关的。这些基因调控机制在 hESC 也同样存在，而且 NANOG 也是这些基因调控机制的重要组成部分。这种互联的自身调节网络被认为既可以缩短 OCT4、SOX2 和 NANOG 对环境刺激的反应时间，又能增加其基因表达的稳定性。

在 353 个基因中，受 OCT4、SOX2 和 NANOG 激活的基因包括染色体重排相关基因和组蛋白修饰复合物相关基因（如 SMARCAD1、MYST3 和 SET），它们在一般的基因转录调节中发挥重要作用；还包括转录因子基因（如 REST、SKIL、HESX1 和 STAT3），它们本身具有调节其他基因表达的功能，如 REST 在 ESC 中含量丰富，并具有抑制神经特异性基因表达的功能。

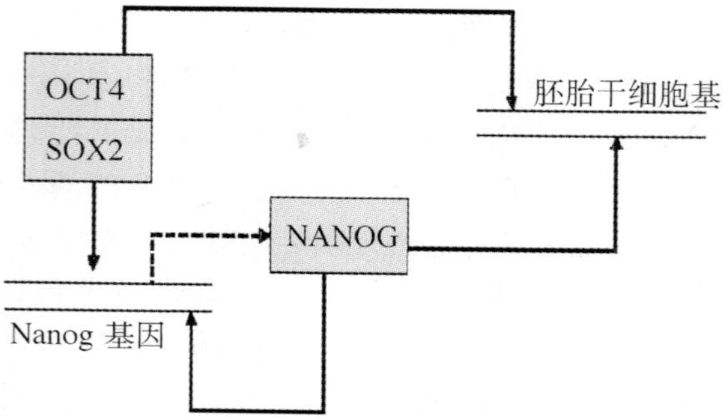

图 18-1 人类 ESC 中转录调节模式 A，前溃系统

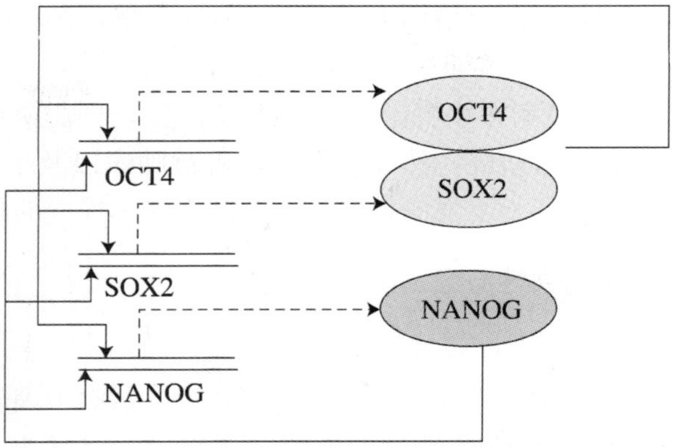

图 18-2 人类 ESC 中转录调节模式自身调节系统

OCT4、SOX2 和 NANOG 至少可以通过调节 TDFG1、LEFTY2/EBAF 和 SKIL 而影响 TGF-β 通路，通过调节 DKK1、FRAT2 而影响 Wnt 通路，从而调控 ESC 的多潜能性和自我更新作用。在 hESC 中，OCT4、SOX2 和 NANOG 也可能通过调节 STAT3 的表达来调控 JAK-STAT3 信号转导通路，从而对细胞的增殖分化产生作用。

在 353 个基因中，受 OCT4、SOX2 和 NANOG 抑制的基因包括在分化和发育过程中起重要作用的转录因子，包括 ESX1l、HOXB1、MEIS1、PAX6、LHX5、LBX1、MYF5、ONECUT1 等。OCT4、SOX2 和 NANOG 的靶基因还涉及 miRNA，它们与 14 个 miRNA 基因相关并至少共同调节 mir-137 和 mir-301 这两个 miRNA 基因的表达。

ESC 多潜能性的维持是内源性和外源性因子协同作用的结果。Oct4、Sox2 和 Nanog 是 mESC 和 hESC 的多潜能性维持都必须的内源性因子，对 ESC 多潜能性的维持起关键作用。外源性因子可能主要通过抑制细胞分化来维持 ESC 的多潜能性。在外源性因子中，LIF、BMP 和 Wnt 对 mESC 自我更新起作用，而 TGFβ、Wnt、bFGF 和/或 ECM 分子等是 hESC 维持所必需的因子。外源性因子诱导的信号通路激活内源性因子的表达，但详细的机制以及通路间的相互作用还有待于进一步研究。不同种属动物来源的 ESC 可能通过不完全相同的机制维持各自的多潜能性，因此，维持 ESC 多潜能性的保守机制和分歧通路的分析可能将最终揭示不同种属动物来源的 ESC 多潜能性维持的详细机制。

18.2 干细胞与肿瘤干细胞的关联

分子生物学的发展把人类对肿瘤的认识推进到了前所未有的高度。各种癌基因、抑癌基因、转移相关基因、周期相关基因、凋亡相关基因、信号传导系统、耐药相关基因等研究乃至人类基因组计划的蓬勃开展，使人们从分子水平的不同侧面观察和理解肿瘤成为可能。20 世纪，几乎所有的科学家都坚信肿瘤的发生起源于细胞特定基因的改变，肿瘤发生的机理最终必须在基因水平得到解释，对肿瘤的控制最终也必须通过对基因的干预才能实现。过去几十年来，大多数肿瘤研究都致力于寻找癌细胞基因的突变或表达异常，加之大规模、高通量的基因分析技术应用日益广泛，在攻克肿瘤的问题上取得了一定的成果。但是，人们对癌症的本质以及如何控制这一恶疾的认识却仍未产生质的飞跃，恶性肿瘤的治疗仍然没有取得突破性的进展。

早在19世纪中期就有科学家在显微镜下发现肿瘤细胞与干细胞十分形似，不过限于当时的技术条件，不可能进行深入研究。然而目前，随着对肿瘤以及干细胞研究的不断深入，发现恶性肿瘤进行性生长、转移和复发的特点与干细胞有许多惊人的相似之处。

18.2.1 干细胞和肿瘤细胞的共性与区别

18.2.1.1 端粒酶活性

一般而言，大多数人组织中的端粒酶活性往往不表达，然而干细胞中的端粒酶活性却呈现高表达。Armstrong 等通过 mESC 端粒酶逆转录亚单位的过度表达以提高端粒酶活性，在端粒酶活性提高后，小鼠 ESC 自我更新能力和增殖能力亦获提高[37]。在人类正常干细胞的恶性转化实验中，端粒酶活性和附加的基因突变是正常干细胞恶性转化的两个必要条件。与此相同的是，在超过80%以上的永生化细胞系及大多数肿瘤组织中检测到活化状态的端粒酶，而绝大多数正常体细胞组织端粒酶活性为阴性，因此普遍认为端粒酶的激活与恶性肿瘤的发生和发展密切相关[38]。

正常干细胞需要端粒酶以防止端粒缩短导致复制衰老，然而，即使在端粒酶缺失的情况下，正常干细胞仍然可以在一定时间内维持其复制能力，因为它具有相对较长的端粒[27]。但是对于肿瘤细胞来说，端粒酶活性的连续性是肿瘤细胞维持其生长所必不可少的，因此端粒长度的不同，可能会导致肿瘤细胞和干细胞对于端粒酶活性抑制剂的反应不同[39]。

18.2.1.2 生长调节机制

许多与癌细胞相关的经典信号转导途径也调控正常干细胞的生长发育，如癌基因 Bcl-2 的表达不但能阻止肿瘤细胞凋亡，也可使造血干细胞的数量增加。其他一些与肿瘤生成有关的信号通路，如 notch、sonic hedgehog、Wnt 信号通路等也参与了干细胞的自我更新[40]。类似的，抑制肿瘤形成的蛋白如 p16 和 p19，在干细胞的自我更新过程中也处于抑制状态[41]。然而两者在生长调节方面也有本质的区别。干细胞可以在某一时间内连续分裂，也可在较长时间内处于相对静止状态，干细胞的自我更新具有反馈机制调节，增殖和分化处于平衡状态，是有序的；而在肿瘤细胞中，这一调节机制并不存在，它的增殖分化是无序的，失控的。

18.2.1.3 分化能力

干细胞具有很强的分化能力，即使成体干细胞也具有分化为其他类型组织细胞的能力。肿瘤细胞除了恶性增殖和侵袭转移以外，另一个重要的特点是其低分化状态。无论肿瘤的组织来源如何，肿瘤总表现出低于其对应组织的分化程度，从未分化状态到高分化状态不等。

18.2.1.4 表型和异质性

表型异质性即由表型或功能不同的细胞组成。干细胞异质性是由于调控干细胞增殖与分化的外部信号对干细胞的不同作用导致的；而肿瘤细胞的异质性是不同的亚克隆细胞在侵袭能力、生长速度、对激素的反应和对抗癌药物的敏感性等方面的差异。这种异质性是由于肿瘤形成过程中经历了不同的环境或积累了不同的突变导致的。

18.2.1.5 增殖能力、迁移（转移）能力

研究证明，体外一个单独的表皮干细胞和某些癌细胞株在相应的培养条件下均可大量增殖并可稳定传代。绝大多数肿瘤本身就是一个肿瘤源性细胞的克隆性产物。它可以产生表型多样的子代，包括具有无限增殖潜力的癌细胞和无增殖潜力的癌细胞。干细胞增殖具有自稳定性，其数目在机体调控下保持恒定，产生子代干细胞和特定分化细胞，子代干细胞仍然保留在其原始位置，而特定的分化细胞可以根据需要迁移到特定的组织和器官。而肿瘤细胞却无自稳定性的特点，但是癌细胞也有视器官和组织转移的能力。干细胞和肿瘤细胞的迁移和增殖能力都受到特异化学因子及其受体的调节。

18.2.1.6 耐药性

干细胞高水平表达多种ABC转运体基因，由它们介导药物的外流，导致耐药性的产生。有研究表明白血病干细胞优先表达ABCG2。Raaijmakers等将KO143作用于LSC，结果KO143特异性抑制ABCG2，给予盐酸米托蒽醌后白血病干细胞内盐酸米托蒽醌含量增加。肿瘤细胞也具有耐药性，例如，AML细胞能将化疗药物泵出胞体[42]。

18.2.1.7 两者在一定条件下可以相互转化

生殖嵴或胚胎植入鼠体内可以诱导成为畸胎瘤，而畸胎瘤细胞注入鼠囊胚内细胞团可以形成正常胚胎，并可以产生发育正常的嵌合型小鼠。对肿瘤细胞的细胞外基质加以干预也可导致肿瘤细胞恶性表型的逆转，而且体内外实验均已表明，通过化学干预可以诱导恶性细胞向正常细胞分化。相反，基因型正常的ESC向同系小鼠腹腔移植可产生极度恶性的肿瘤，正常上皮细胞向不正常微环境的移植或改造细胞的微环境，也可导致肿瘤的产生。

18.2.2 肿瘤干细胞（cancer stem cell）假说

肿瘤细胞和干细胞存在如此之多的相似性以及临床上肿瘤经治疗消退之后往往导致复发的事实，使人们不得不考虑肿瘤中是否也存在肿瘤干细胞，以及肿瘤干细胞可能来源于正常干细胞的恶性转化这一问题。

1963年，Robert Bruce等把小鼠白血病细胞移植到同品系的小鼠体内，发现移植细胞仅有1%～4%能够形成脾脏内克隆[43]。因此得出结论：只有部分肿瘤细胞（而不是全部肿瘤细胞）具有致瘤性。在多发性骨髓瘤中，也仅有1/10000～1/100的肿瘤细胞集落能够在体外克隆增殖。Hamburger等[44]在实体瘤如卵巢癌、肺癌、神经母细胞瘤等的研究中也发现，仅有1/1000～1/5000的肿瘤细胞能在琼脂中形成克隆。后来发现，仅有很少一部分人急性髓系白血病（acute myelogenous leukaemia，AML）细胞具有形成克隆的能力[45]。Dick等[46]认为，癌症是一种由单克隆细胞起源，经过无限增殖而形成的以癌细胞为主体的恶性病变，尽管癌组织中的癌细胞起源于同一细胞，但它们的生物学特性不尽相同。现在，越来越多的证据表明干细胞可能是肿瘤发生的根源并提出了肿瘤干细胞假说，认为肿瘤组织由异质性的细胞群体组成，肿瘤组织中存在的小部分具有干细胞性质的肿瘤干细胞，其具有无限的自我更新能力，可以产生与上一代完全相同的子代细胞，并且具有多种分化潜能和高度增殖能力，能够产生不同表型的肿瘤细胞，并使肿瘤在体内不断扩大，或形成新的肿瘤。

肿瘤干细胞假说为Rudolph Virchow和Julius Cohnheim早在150多年前就提出的肿瘤“胚胎阻止假说（embryonal-rest hypothesis）”提供了现代意义上的解释。肿瘤胚胎阻止假

说基于胚胎和一些特定肿瘤的组织学相似性，如畸胎癌，它们都具有巨大的增殖和分化能力，尽管畸胎癌中的分化异常。这一假说在儿科肿瘤和肾源性剩余（nephrogenic rest，NR）（认为是肾母细胞瘤（又叫 Wilm′s 瘤）的前期病变）中都得到充分的证明。Potter 和 Pierce 在 20 世纪 70 年代将这一假说发展为，肿瘤是组织决定性干细胞的成熟中断（maturation arrest）[47,48]。但是，严格意义上的证据还有待于技术的发展。

肿瘤干细胞假说认为肿瘤组织中存在的小部分具有干细胞性质的肿瘤干细胞具有无限的自我更新能力，它可以进一步分化为肿瘤细胞，是肿瘤生长的根源。目前存在两种假说解释肿瘤细胞内自我更新一致性。阶层假说（hierarchy）认为肿瘤是不均一的，由不同状态的细胞群体（阶层）组成，只有少量的细胞具有肿瘤干细胞功能，不同于其他大多数细胞，致瘤途径对不同的肿瘤细胞作用也不一样。即使破坏了非肿瘤干细胞使肿瘤缓解，但如果肿瘤干细胞依然存在，肿瘤还会复发。但是，在解释肿瘤在自我更新异质性时，随机假说（stochastic model）也具有一定的说服力。随机假说认为肿瘤组织内的每个细胞都是潜在的肿瘤干细胞，它们以很小的几率随机进入细胞周期，致瘤因素对所有细胞有同样作用，肿瘤干细胞随机出现并认为预测和鉴定肿瘤干细胞是不可能的[40]。对这两种假说的检验则需要鉴定肿瘤内部是否存在不同类别的肿瘤细胞。鉴定的方法可以包括细胞表面免疫表型、细胞功能特性、分离不同类型细胞以及长期肿瘤形成能力等。抗体技术和流式细胞技术的发展为鉴定肿瘤细胞的异质性提供了可靠的实验手段。现在大家都趋向认为，肿瘤是一种干细胞疾病，肿瘤的持续生长和增殖依赖于其中的一小部分具有自我更新能力的细胞群体。其中白血病干细胞（LSC）是第一种被鉴定的肿瘤干细胞[49]。

正常干细胞和从肿瘤患者体内分离得到的 AML、ALL、CML 细胞都能移植入 SCID 小鼠并产生增殖。移植正常干细胞的小鼠能分化为除 T 细胞之外的所有细胞；而移植白血病细胞的小鼠能导致白血病的产生。这些研究表明，肿瘤细胞中存在干细胞性质的肿瘤细胞[50-52]。进一步的研究发现，在两种 AML 亚型中（$CD34^+CD38^-$ 和 $CD34^+CD38^+$），带有细胞标志 $CD34^+CD38^-$ 分子的亚型肿瘤细胞移植入 NDO/SCID 小鼠，又可生成与其最初分离的 AML 亚型相同的白血病。因此，认为 $CD34^+CD38^-$ 白血病细胞可能是 AML 的肿瘤干细胞[49]。将造血干细胞和白血病干细胞的表型加以比较发现造血干细胞为 $CD34^+CD38^-Thy21^+$，而后者则 $CD34^+CD38^-Thy21^-$，两者非常相似。因此，白血病干细胞可能来源于 Thy21 -的祖细胞，或者是丧失了 $Thy21^+$ 表达能力的干细胞。更进一步的研究表明，在 AML 中的 LSC 具有 $CD34^+CD38^-CD90^-(IL-3R)^+CD71^-HLA^-DR^-CD117^-$ 的免疫表型[53,54]。

对于非血液系统的肿瘤干细胞，鉴定比较困难。2003 年，乳腺癌干细胞的发现为实体瘤干细胞的研究拉开了序幕。随后，脑肿瘤干细胞、前列腺癌干细胞、肺癌干细胞、视网膜母细胞瘤干细胞、恶性黑色素瘤干细胞相继得到鉴定和分离。

18.2.3 干细胞的分裂模式与肿瘤干细胞形成之间的关系[55]

肿瘤干细胞的出现需要具备多个条件，如细胞分裂模式、细胞周期、细胞信号等细胞相关模式的改变；干细胞微环境的变化；遗传改变的细胞大量扩增等。

干细胞生物学中最为重要的一个课题是自我更新的调节机制。正确地理解正常干细胞的自身更新的调节是了解癌细胞繁殖的基石。

干细胞维持自我更新和分化这两个特性的方式有两种[55]。一种是采取不对称分裂、不均匀分裂（asymmetric division），另外一种是均匀分裂、对称分裂（symmetric divisions）（图 18－3）。根据不均匀分裂模式，干细胞只要分裂一次，即可同时满足干细胞自我更新和分化的需求。关于干细胞的不均匀分裂，目前有两种理论，第一种认为细胞质的不均匀分裂导致细胞命运的不同，称之为内源性的不均匀分裂；另外一种认为，子代细胞具有相同的发育潜能，但是它们所处的细胞微环境不同导致接受的外界信号不同，最终导致细胞命运的差别，称之为外源性的不均匀分裂。内源性的不均匀分裂又有两种解释：一种认为是通过调控极性因子实现不均匀分裂的，而另一种认为通过调整细胞命运决定因子可以实现不均匀分裂。不均匀分裂模式的缺点是干细胞无法增殖，无法适应胚胎发育和组织损伤重建等需要大量干细胞的生物发育和生长进程。因此，干细胞需要另外的分裂模式以适应机体的各种需求。均匀分裂产生的子代细胞具有相同的命运，可以同为干细胞，或者同为分化细胞。可以在机体损伤时短时间内产生大量的干细胞以满足损伤重建的需要。干细胞的均匀分裂模式已经在线虫、果蝇和脊柱动物中得到证实。

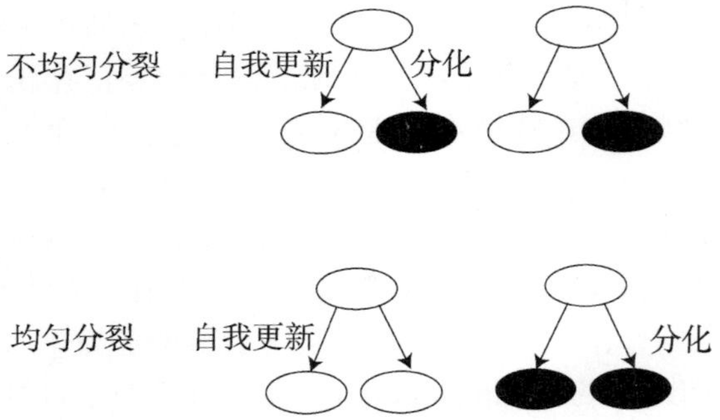

图 18－3　干细胞的均匀分裂和不均匀分裂

干细胞可以只依靠不均匀分裂或者同时依靠不均匀分裂和均匀分裂，两者之节的转换受到发育信号和环境信号的双重调节。一些哺乳动物干细胞可以在不均匀分裂和均匀分裂之间来回跳动，不同的需求、不同的阶段采用不同的分裂模式。例如，神经干细胞和上皮干细胞在胚胎发育过程中最初都是采用均匀分裂以增加干细胞的数量，而在妊娠的中后期则采用不对称分裂以增加各种分化细胞。在神经干细胞中，随着分化细胞在前脑的增加，细胞开始分层，干细胞此时采取不均匀分裂的方式，产生的子代细胞一个保留在室层（ventricular zone），而另外一个细胞则迁移入由不同分化神经元组成的重叠层[56]。在多层表皮的形成过程中，在胚胎发育至第 14.5 天，不均匀分裂开始占主导地位，干细胞产生的子代细胞一个保留在基底层（basal layer），另外一个则迁移入基底上层（suprabasal layer），成为定向祖细胞（committed progenitors），它在分化之前会以均匀分裂的方式产生有限代数的子代细胞[57]。对于这些干细胞，定义均匀分裂还是不均匀分裂取决于一个或者两个子代细胞是否保留在原始位置以及干细胞相关的一些形态学差别。

多数成体干细胞处于静息状态，只有少数处于激活状态，因此对于它们的分裂模式探讨变得较为困难，体内研究可用的数据也非常有限。在多数组织中，我们还不知道究竟是均匀分裂模式还是不均匀分裂模式维系干细胞的动态平衡。然而，已经开始有证据表明，部分成体干细胞在静息态下通过不均匀分裂维持干细胞的数量。位于侧脑室附近的脑室下带神经干细胞，在稳态下，不均匀分裂模式占主导地位，但也可以观察到部分的均匀分裂[58]。另外，克隆形成试验分析表明，未分化的神经祖细胞采用不均匀分裂模式[59]。尽管一些成体干细胞在静息态采用不均匀分裂模式，但是他们仍然具有恢复均匀分裂的能力。在机体遇到损伤或者疾病时，神经干细胞和造血干细胞可以以均匀分裂的模式分裂，以弥补由于损伤引起的干细胞库（stem cell pool）减少。啮齿动物前脑细胞被破坏能引起脑室下带细胞的分裂能力，其中包括采取均匀分裂的细胞数量的增加，反过来促进神经形成[58]。但是脑室下带细胞由不同的细胞组成，因此细胞数量的增加是否完全来自于干细胞的分裂还有待于进一步研究。造血干细胞在损伤的情况下，也可以采用均匀分裂，但是它在静息状态下采取何种分裂方法我们还不得而知。化疗导致造血系统损伤，造血干细胞开始分裂，并以均匀分裂的方式使干细胞数量增加以弥补损伤导致的干细胞库枯竭。

均匀分裂赋予干细胞发育的可塑性，使之具有促进增殖、加强重建的能力，但同时也给肿瘤的发生提供了内源性的机会。正常情况下，果蝇成神经细胞（neuroblasts）具有顶-基轴（apical - basal axis），成神经细胞在有丝分裂时，不同的 mRNA 和蛋白进入不同的细胞质（顶部和底部）（图 18 - 4）。细胞分裂之后，顶部的蛋白停留在较大的细胞中，而底部的蛋白进入较小的细胞中。较大的子代细胞保留自我更新的能力，而较小的子代细胞则成为神经节母细胞（ganglion mother cells，GMC），它可以进一步产生一对神经细胞或者一对神经胶质细胞。通过调节极化因子（PINS 和 aPKC）、细胞决定因子（Numb 和 Prospero）和有丝分裂纺锤体，成神经细胞采用不均匀分裂模式产生子代细胞[60]。但是，当这些调节模式受到破坏之后，成神经细胞开始采用对称分裂并可导致肿瘤的发生[61]。缺少 PINS 的细胞克隆具有致瘤性，而 PINS 和 Lethal giant larvae（LGL）同时突变可导致大量采取均匀分裂的成神经细胞的出现[62]。另外，成神经细胞分裂之后，Brat 不对称的被分割进入 GMC 细胞。Brat 通过与 Mira 蛋白的结合区域结合而共同定位于正在分裂中的成神经细胞的底部皮层。Brat 突变导致具有自我更新能力的子代细胞数量增加伴随分化细胞的减少[63,64]。Pros 突变和能诱导 Pros 和 Brat 进入 GMC 的基因功能缺失（如 mira、l（2）gl 和 pins）也能导致相同的结果。同时 Brat 和 Pros 突变都能导致肿瘤的产生。均匀分裂可能是致瘤性转化的先决条件，肿瘤的产生是细胞为适应均匀分裂模式而采取的可能方式之一。

促使干细胞采取不均匀分裂模式的调控因素在抑制肿瘤形成过程中的作用非常保守[65]。例如，APC 基因对于果蝇的精原干细胞（spermatogonial stem cells）维持不均匀分裂是必须的[66]，它在哺乳动物的肠上皮是一个很重要的抑癌基因。尽管我们还不知道 APC 基因是否在肠上皮具有调节干细胞分裂模式的作用，但是结肠癌细胞除了增殖调控缺失之外，其他的特性都和肠上皮干细胞具有极其相似的功能。另外，人类中 Lgl 和 HUGL - 1 的同源物在肿瘤中也经常缺失[67]，在小鼠中，这些基因的缺失也会导致中枢神经系统的去极化和异常发育[68]。在 Notch 信号通路活跃的乳腺癌细胞中发现 Numb 基因缺失[69]。尽管这些基因产物可以通过多种独立于细胞极化效应的机制抑制肿瘤形成，但是这些基因作为抑癌基因的事实表明，不均匀分裂本身可能具有保护细胞癌变的作用。另一方面，一些参与均匀分裂的基

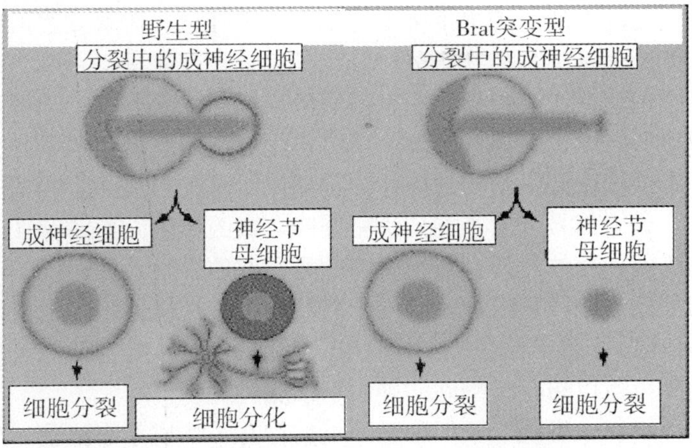

图 18-4 成神经细胞的分裂以及 Brat 突变对细胞分化的影响

因同时也在哺乳动物中起原癌基因的作用。非典型蛋白激酶 aPKC，作为 PAR - aPKC 复合物的一部分，正常情况下定位于成神经细胞的皮质顶部，神经特异性表达 aPKC 能促进成神经细胞的均匀分裂[62]。aPKC 基因在果蝇中具有促进肿瘤发生的潜能，同时在人类肺癌细胞作为原癌基因起作用。因此我们可以推测，不均匀分裂除了维持干细胞自我更新和分化之间的平衡之外，还具有抑制肿瘤发生的作用。

均匀分裂模式也许并不只是促进干细胞的增殖，同时也可能导致非整倍体（aneuploidy）的产生。与此相一致的是，调节不均匀分裂的机制同样可以调节纺锤体的取向。均匀分裂模式导致非整倍体产生的一个源头是中心体的缺陷，或者是形态上不完整，或者是复制过程中出错，最终导致染色体分离时非整倍体的产生。在哺乳动物细胞中，抑癌基因对中心体功能的调节对于细胞避免遗传不稳定也非常重要。事实上，中心体和纺锤体在采用不均匀分裂的细胞中受到严密的调控，以保证子代细胞适应不同的命运。因此，我们可以大胆的推测，中心体的严密调控可以保护染色体的稳定。

不管如何，研究不均匀分裂和均匀分裂的机制能促使我们鉴定一些新的抑癌基因的作用机理，研究干细胞如何调节均匀分裂和不均匀分裂模式之间的平衡是今后的一个重要发展方向，这不但能促进我们对干细胞生物学的了解，同时能加速通过控制干细胞分化治疗重大疾病这一有力手段的实现。

18.2.4 干细胞微环境

从胚胎发育可知，正常组织的发生是一个非常有序的过程。组织内细胞需要增殖到多大程度、向什么方向分化，均取决于细胞与其周围环境不断的信息交流。每一个分化或部分分化的细胞，都通过产生某种信号分子来诱导或抑制其他细胞的增殖程度与分化方向，同时自身又受到其他细胞或间质结构的影响。也就是说，细胞通过不断的信息交流，逐渐获得其分化状态的形态与功能，以形成和维持完整的组织结构。

干细胞周围信息交流的场所称之为干细胞微环境（stem cell niche）。第一次提到干细胞微环境是在 1978 年，Schofield 认为干细胞需要特殊的环境以维持其各种性能。现在认为，干细胞本身状态和所处的微环境决定了干细胞是否处于静息、休眠状态，或是自我更新，或进行分化、成熟，并向何种类型的细胞进行分化。

干细胞和肿瘤干细胞的重要差异之一就是对微环境的依赖程度。干细胞微环境的改变可能为其恶性转化提供了方便。在异常微环境中，再生的细胞其增殖水平与分化方向仍然要接受外界信息的指令。由于微环境结构的破坏，诱导细胞成熟分化的信号分子可能不再产生，或者产生的量减少，或者信号分子不能到达靶细胞，或因致癌因素的存在干扰了信号传导的关键步骤，从配体灭活、受体封闭到对细胞内信号通路的干扰，此时由于增殖的细胞不能分化成熟，机体有功能的细胞数量减少，这一矛盾的存在使得机体不断地产生刺激性的增殖信号，从而使分化不成熟的细胞持续处于增殖状态。此时，恶性增殖便不可避免。因此，了解并控制干细胞的微环境可以防止干细胞向肿瘤干细胞转化。

目前已经在多种组织中发现了干细胞微环境的存在，如成年小鼠脑、皮肤、睾丸和造血组织。干细胞微环境包括基质细胞、细胞外基质（ECM）、细胞因子等成分。例如，骨髓基质细胞包括成纤维细胞、脂肪细胞、内皮细胞、成骨细胞[70,71]以及果蝇卵巢中的帽子细胞(cap cell)[72]等，而硫酸乙酰肝素蛋白聚糖（HSPG）作为ECM广泛存在于包括骨髓微环境在内的组织微环境中。细胞因子如干细胞因子、基质细胞衍生生成因子、N-钙黏素、骨桥蛋白等，在干细胞和基质细胞的相互作用以及信号传导等过程发挥重要作用。

根据干细胞和环境之间相互作用的复杂程度可以将微环境分为简单微环境（simple niche）和复合微环境（complex niche)[73]。简单微环境指一个干细胞与周围的细胞通过紧密而直接的物理联系相互影响。复合微环境指两个或两个以上的干细胞与一个或一个以上的周围细胞存在相互作用。他们之间通过微环境调节信号而起作用。另外，干细胞形成为维持其静息状态而所处的环境可以称为存储微环境（storage niche）。干细胞在存储微环境中的长期“定居”是细胞间相互作用、细胞外基质以及远程胞外信号分子共同作用的结果。正常情况下，基质细胞合成和分泌的大量细胞外基质及其他因子，调控干细胞的数目、增殖以及分化，使其中的干细胞保持着内在特性，并长期停滞在细胞周期的G0期，处于未分化的静息状态。当微环境改变时，如创伤、药物刺激等情况下，微环境和干细胞之间的物理联系(如氧分压）松动，调节信号（如Notch）改变，干细胞便由静息状态转为激活态。同时，微环境和干细胞一起，通过调节各细胞细胞两极的位置、有丝分裂纺锤体的定向、分化细胞和/或干细胞遗传决定因素在子代细胞中的分配，共同决定后者采取均匀分裂还是不均匀分裂模式，并通过各种信号，决定干细胞维持自我更新能力还是走向分化。

包含激活态干细胞的微环境必须具有保证其子代细胞存在的通道，以免子代细胞产生癌变。例如，HSC的子代细胞可从枝状骨（trabecular bone）的造骨细胞（osteoblast）中迁入骨髓中心，而精原细胞（spermatogonia）则动身离开基底层迁移入生精小管（seminiferous tubule）的内腔。我们可以这么认为，当一个细胞达到某一特定的位置，在此由于缺少某一个或者多个重要的信号或者物理黏附，这一环境就不能维持其干细胞的特性，因此它必须离开干细胞微环境，并开始走向分化。

以果蝇卵巢成包囊细胞（ovarian cystoblast）为例，bam基因对于成包囊细胞的命运决定是必须的，而且bam单独就足够决定成包囊细胞的命运（图18-5)。在干细胞中，bam基因表达被关闭，只有那些能分化成成包囊细胞的子代干细胞才能表达bam。干细胞与微环境中的帽细胞（cap cell）比邻，在那里，干细胞能很好地接受BMP信号[74]，BMP受体激活能直接抑制bam转录[75]。脱离帽细胞的干细胞后代能下调BMP信号，上调Bam的表达而获得成包囊细胞的命运。在此过程中，细胞浆移动（cytokinesis）具有重要作用。裂沟闭合、子代细胞BMP信号接受能力丧失以及Bam基因表达直接存在严密的时间关系。通过打开细胞浆移动过程中形成的裂沟可以持续的抑制Bam的转录，这一过程可能是通过Smad复合物的移动实现的。利用裂沟闭合作为控制BMP信号的最后开关，可以保证子代细胞在bam基因表达之前彻底的脱离干细胞而进入分化程序。最新的研究表明，Gonialblasts细胞也采用这一信号途径控制细胞的分化与否。Gonialblasts是生殖干细胞（GSC）在果蝇睾丸里的子代细胞。雄性生殖干细胞并不表达Bam，但是高水平的Bam能诱导雄性GSC分化，而BMP信号在雄性GSC中因Dpp和Gbb的诱导而处于激活状态，并在雌性GSC中具有抑制Bam表达的作用[76,77]。但是，与卵巢中不同，goniolblast分化激活并不一定立即需要Bam，说明还有其他基因参与goniolblast的发育过程。Goniolblast在形成之后，goniolblast和包囊细胞之间的信号相互作用，以保证goniolblast的持续分化[78]。

子代细胞如果再次进入一个空的干细胞微环境，有时会重新转变为干细胞，而多数细胞在开始分化之后，在正常条件下很难逆转其表型。Kai和Spradling[79]研究表明，相互连接的生殖细胞（四个或八个）从周围细胞分离之后，重新置于幼虫卵巢或者置于生殖细胞肿瘤内，都能以很高的频率逆转成干细胞性质的细胞。另外，Brawley和Matunis[80]利用STAT突变的果蝇置于非培养状态的温度下诱导干细胞分化，再将其放回远处观察存活细胞中的逆转情况。他们发现，不管是雄性包囊细胞（精原细胞）还是雌性包囊细胞，都能逆转并具有GSC类似的功能。这些研究表明，干细胞的子代并不是马上就失去干细胞的功能。在各类干细胞中，可能存在特殊的机制以稳定早期分化的细胞，而当这些机制被破坏，已经部分分化的子代干细胞可以重新获得干细胞的功能。在数量上，短暂增殖的细胞远远超过干细胞，因此他们可能在组织修复的过程中代替干细胞而发挥部分功能。

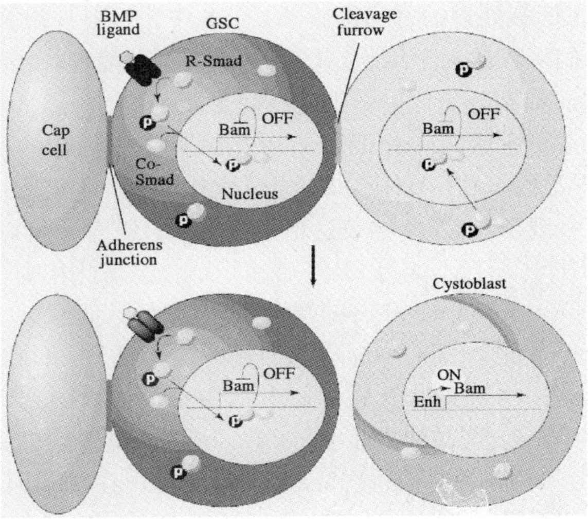

图18-5　果蝇成包囊细胞中BMP信号控制Bam而影响细胞命运

遗传分析和分子分析的联合应用已经表明，许多分子，特别是那些来源于微环境支持细胞的因子，在控制干细胞的特性中具有重要作用。这些分子包括 BMP、Notch、Wnt、JAK -STAT、shh 等，它们提供细胞间的调控信号。

微环境中的局部氧浓度能直接影响干细胞自我更新和分化[81]。干细胞，特别是长寿命的哺乳动物干细胞，微环境可以为其提供一个低氧的区域，将其中的 DNA 氧化破坏降低到最低水平。例如，在骨髓中，氧含量只有 1%～2%。现在，骨髓中的 HSC 与造骨细胞或者窦状内皮细胞（sinusoidal endothelial cells）的相关性正处于激烈的竞争当中，但是，确定骨髓局部区域中的氧浓度是一个非常有意义的课题，尽管还存在不少技术上的难题。无论 HSC 定居在哪里，它们的增殖和功能都受氧浓度的影响。Danet 等证明，在低氧条件下(1.5%)，骨髓 HSC 在免疫缺陷 NOD/SCID 小鼠中的移植和再生能力加强。低氧条件同样可以影响神经干细胞、胎盘中的滋养层干细胞，而且低氧条件能够赋予成神经细胞瘤和乳腺癌细胞系更加不成熟的表型。

低氧对于干细胞功能的影响部分是通过 HIF 蛋白实现的。ARNT 亚基突变导致 HIF - 1α 和 HIF - 2α 功能失常，可以降低 Arnt -/-小鼠胚胎卵黄囊中造血类细胞前体细胞数量的减少。在体外，利用 Arnt -/-胚胎干细胞诱导分化成造血起始细胞的实验同样证明了这一点。分析 Arnt -/-小鼠的胎盘表明，HIF 的活性影响滋养层干细胞的分化，使其发展成占据特定低氧区域的成胶质细胞（spongiotrophoblasts）或者靠近母体富氧螺旋动脉（spiral arteries）的滋养层巨细胞（trophoblast giant cell），体外研究同样证明 HIF 可以影响滋养层干细胞的分化。

Lendahl 等最近的研究表明，低氧条件能以一种依赖于 Notch 的方式阻止肌球蛋白卫星细胞 C2C12（myogenic satellite cell）和神经干细胞的分化。低氧处理增加 Notch 胞内区域转录激活的稳定性，刺激 Notch 靶基因 Hes - 1 和 Hey - 2 表达。在低氧处理的细胞中，HIF -1α 可以招募一种包含 Notch 胞内区域的 DNA 结合复合物。低氧诱导的 Notch 靶基因不但需要 Notch 细胞内区域，而且还需要 HIF - 1α 的 C 末端转录激活功能区域，它可以与 p300/CBP 直接结合。在低氧处理的肾癌细胞 A - 498 中，HIF - 2α 同样可以促进 Notch 靶基因的表达。因此，我们可以认为干细胞定居在低氧的微环境中，需要 HIF - α 蛋白以完全激活 Notch 靶基因，从而抑制分化促进干细胞自我更新。

另外，低氧还可以直接激活特殊的 HIF 靶基因来调节干细胞的功能。HIF - 1α 缺失小鼠胚胎在 E9.5 - E10.5 死亡，利用 HIF - 2α 原位取代 HIF - 1α 能部分恢复 HIF - 1α 的功能。后续研究表明，这一现象与 Oct4 的表达增强有关。HIF - 2α 可以结合到 Oct4 启动子上的低氧调节区域，而 HIF - 1α 却不能与 Oct4 启动子结合。与此相吻合的是，HIF - 2α 缺失的胚胎原始生殖细胞（primordial germ cell）数量大大降低，而原始生殖细胞的存活依赖于 Oct4 的表达。正如上面所说的，HIF - 2α 取代 HIF - 1α 而诱导 Oct4 表达不但影响胚胎的发育，还能促进肿瘤的形成。Oct4 的表达在多种肿瘤中都可以检测到，特别是在肾癌细胞中其表达受到 HIF - 2α 的调控。这些结果表明，Oct4 所在的位置，也许能解除对肿瘤细胞的阻遏作用，促进未分化表型细胞的形成。Jaenisch 等证明，在转基因小鼠中诱导 Oct4 表达可以产生可逆的上皮发育异常（癌变前特征）。而利用 RNAi 抑制 HIF - 2α 小鼠中 Oct4 的表达能缩小畸胎瘤的体积。Oct4 表达异常的上皮细胞以及 HIF - 2α 小鼠中畸胎瘤中都可以发现β-catenin水平的升高，表明Oct4可以在一些细胞中刺激Wnt信号通路。Oct4促进肿瘤生长的能力我们还不清楚，但是它在生殖细胞肿瘤中的重要作用已经有较多的证据。

HIFs与Notch、Oct4之间的联系表明低氧可以抑制干细胞的分化，促进干细胞的维持。另外，其他分子信号，BMPs或Shh或许也与HIF存在相关性，但是到目前还未得到证实。最近的一项研究表明，β-catenin和HIF-1α之间存在物理上的联系，表明Wnt通路也参与了HIF活性对干细胞功能的影响。HIF蛋白也能调节c-Myc的表达，Huang等研究表明，在低氧条件下，HIF-1α通过与c-Myc竞争性的结合转录激活因子Sp1而对抗c-Myc的活性，从而抑制依赖于c-Myc的细胞周期行进。但是，HIF-2α却能通过结合Sp1、Miz1、Max等因子而促进加强c-Myc的作用。低氧调节同样可以诱导干细胞中MDR1、ABCG2和hTERT的表达。

HIF在低氧的肿瘤细胞中可能通过Oct4、Notch以及其他信号通路促使肿瘤细胞产生干细胞特质。如果这一推断成立，低氧的肿瘤组织是肿瘤干细胞生长的温床，尽管肿瘤干细胞可能是正常干细胞由于原癌基因的突变转化而来。但是低氧可能通过上面的多种途径将分化的肿瘤细胞重新逆转成肿瘤干细胞。因此降低肿瘤细胞中的HIF活性也许能促进肿瘤干细胞的分化，从而降低化疗和放疗后肿瘤复发的几率。

18.2.5 干细胞基因与肿瘤形成

控制干细胞特性的基因具有多种功能。在早期发展过程中，需要控制干细胞均匀分裂的基因发挥功能以使干细胞增殖；而后需要通过参与不均匀分裂的基因发挥作用以同时控制细胞的分化和处于静息态干细胞的数量。对于神经干细胞来说，目前已经鉴定的干细胞基因对于肿瘤干细胞的发展都具有潜在的利用价值。

发育形态生成素Notch信号途径是细胞间的相互作用，它精确调控细胞发育、增殖、分化[82]。Notch信号系统组成包括：Notch分子、配体及细胞内效应分子。目前已知有4种哺乳动物Notch基因，即Notch 1-4，线虫中有两种（LIN-12和GLP-1），而果蝇中只有一种（Notch）。果蝇Notch基因编码一种300KD的跨膜蛋白受体，较大的细胞外区域包含36对EGF样重复序列和3个富半胱氨酸的LIN-12/Notch重复序列（LIN-12/Notch repeat，LNR），后者具有配体结合和Notch激活功能。其细胞内区域含有6个串联的锚蛋白（ankyrin）重复序列，一个富谷氨酰胺域（glutamine-rich domain）及PEST序列，PEST结构域单元为蛋白-蛋白间相互作用所涉及的分子，为Notch信号转导所必需。

Notch蛋白不具备任何已知酶的活性，但可通过直接的分子相互作用转导信号。非活化形式的Notch分子在高尔基体中经过一个蛋白水解的过程形成活性形式的Notch分子。细胞表面大多数Notch蛋白是一种杂二聚体形式的分裂片段，含有一小段细胞外区、跨膜区及细胞内区。Notch的配体是DSL（Delta-Serrrate-Lag-2）家族的单向跨膜蛋白，在果蝇中是Delta（Dl）和Serrrate（Ser），在线虫中是Lag-2，在脊椎动物中是Jagged，各配体的细胞外区含数量不等的EGF样重复序列，并有一个富含半胱氨酸的DSL基因序列，该序列在与Notch的相互作用中非常关键。另外，E3泛素连接酶，如Neur和Mib，也在配体激活中起重要作用。

Notch途径从结构到功能上无论是果蝇或者人类均是保守的，其配体和下游信号转导分子及核内应答过程已成为近年来的研究热点。现已确知，当受体受到配体的刺激而激活时，其细胞内区受蛋白酶（presenilin 或 Furin）作用而从近膜处裂解，释放出细胞内区。Notch 受体的细胞内区是 Notch 的活性形式，释放的细胞内区不经过其他信号转导分子的作用而直接进入核，通过其锚蛋白重复序列与 DNA 结合蛋白 Su（H）（ supperssor of hairless）相互作用，Su（H）（在哺乳动物为 CBF1/ RJBK）是 Notch 信号的主要转录因子。Notch 信号的靶位点是 E（spl）（enhancer of split ）基因复合体及哺乳动物的 Hes（hairy and enhancer of split ）家族基因，这些基因编码核碱性螺旋－环－螺旋（ basic helix － loop － helix，bHLH）蛋白。Su（H）转位入核结合于 E（spl）基因的调控序列，使 E（spl）编码的 bHLH 蛋白表达上调，bHLH 蛋白继而又影响下游靶基因的调控。此外，金属蛋白酶 Kuz 和早老素 Presenilin 作为 Notch 信号的调节物质可能直接参与生成和/或转运 Notch 和 Dl、Ser 片段，Notch 的生理抑制剂 Numb 可以阻断其细胞内区向核内的转移。

在骨骼肌中，Delta 配体的表达是内源性干细胞（星状细胞）在遇到损伤之后激活所必需的。而在长期损伤的肌肉中，Delta 上调受到抑制，导致 Notch 信号激活受阻，组织修复能力降低。但是在那些年老的星状细胞中，内源性修复潜能仍然保持完整性，只是不能在老化的肌肉中激活，如果重新将这些星状细胞置于新生的肌肉环境中，Notch 仍可被激活[83]。另外，在那些旧的微环境中，被抑制的细胞因子明显多于新生的微环境，表明负调控因子可能随着时间的增加而逐渐出现，而正调控因子则慢慢消退[84]。在神经系统干细胞中，Notch 活性抑制干细胞分化[85,86]，并且 Presenilin 突变会严重影响神经祖细胞的功能。同样，Notch 在小肠干细胞和造血干细胞的自我更新中具有重要作用[87,88]。

Notch 家族成员是作为原癌基因还是抑癌基因起作用取决于细胞内 Notch 的数量[89,90]。在 T 细胞型 ALL（T－ALL）中，Notch 作为原癌基因起作用的研究较为详细。1991 年发现在部分 T－ALL 患者中持续表达 NOTCH1，后来证明在小鼠动物模型中，NOTCH1 能诱导产生 T－ALL[91,92]。最近的研究表明，超过 50％的 T－ALL 患者体内具有活性的 NOTCH1 点突变。这些突变或者影响异二聚化区域导致胞内 NOTCH1 的裂解和释放，或者影响 PEST 区域的功能。突变的结果都导致 Notch 信号活性增加，并且两种突变之间具有协同作用。Notch 信号活性的增加不但能诱导 T 细胞分化，还可以增加起始造血干细胞的自我更新能力，导致 T－ALL 的产生[93]。

Hedgehog（HH）－Gli 信号调控干细胞基因（stemness genes）的表达，对于 CD133＋神经胶质瘤干细胞维持其自我更新能力是必须的，而胶质瘤细胞的增殖和存活同样依赖于 Hedgehog（HH）－Gli 信号[94]。形态基因 Sonic Hedgehog（Shh）是一种信号蛋白质，分泌后裂解为 19kDa 的 N－末端（Shh－N）和 25kDa 的 C 末端（Shh－C）。其基因有三个外显子，外显子 2 主要编码 Shh－N 信号肽，外显子 3 编码 Shh－C，shh 信号在进化过程中高度保守，由 shh、2 个跨膜蛋白受体 Patched（Ptc）和 Smoothed（Smo）组成的受体复合体，蛋白激酶 A 以及下游转录因子 Gli 家族 Gli1、Gli12、Gli3 组成。在无信号刺激时，Ptc 抑制 Smo，信号转导时，shh 与 Ptc 结合，Ptc 对 Smo 的抑制解除，释放 Smo，Smo 进入胞内，激活下游转录因子 Gli 家族。Shh 信号的靶基因还包括 Wnt、Bmp、Msx 等（图 18－6）。实验表明 Norch 和 Shh 均参与 ESC 的自我更新，且更多实验证明这些信号通道亦存在于其他的组织中。

Wnt 蛋白是目前人们普遍关注的一种细胞间信号转导分子，它能够促进干细胞生长，对组织器官的发育有重要作用。β－catenin 是 Wnt 通道下游的信号分子，其过度表达可引起 HSC 的大量扩增。通过逆转录病毒在表皮干细胞中诱导 β－catenin 基因表达后，表皮干细胞自我更新能力增强而分化能力降低。在转基因鼠的体内也证实，上皮干细胞 Wnt 信号通路的激活可导致转基因鼠发生上皮癌。APC 基因亦是 Wnt 信号转导途径中的成员，其突变引起下游的 β－catenin 从胞质到胞核与转录因子结合，激活 Wnt 途径从而刺激细胞持续增长引起癌变，由此可见肿瘤的发生与 Wnt 表达上调有关。Wnt 信号通道在不同组织中调控自我更新和癌的发生，其中 Wnt 蛋白是许多细胞内调节发育和失调时癌增生的信号分子。Wnt 蛋白在骨髓内表达的实验显示其可能影响造血干细胞。在可移植的造血干细胞库中激活 β－Catenin 高度的表达和异体的 Axin 表达可抑制活体内造血干细胞的繁殖，增加离体的造血干细胞死亡，减少活体内的重建。研究还证实添加 Wnt 上清液也能影响小鼠胚胎肝和人的骨髓干细胞初始细胞的增殖。

对上皮细胞和肠道初始细胞的研究表明 Wnt 信号通道可参与干细胞和初始细胞自身更新。培养较高增殖潜能的人类真核细胞产生的 β－Catenin 远比低潜能增殖的人类真核细胞要高，而且用逆转录病毒转染 β－Catenin 增加了上皮干细胞的自我更新，减少了分化。活体转基因小鼠实验证明激活上皮细胞中的 Wnt 信号通道可导致皮肤癌。若上皮干细胞中缺乏一种 Wnt 信号通道转录因子 TCF－4，则胚胎发育中肠道上皮脊顶的未分化初始细胞会迅速损耗，显示了这个信号通道是维持肠道上皮干细胞更新所必需。

总之，上述的证据充分表明，除了造血干细胞外，Wnt 信号通道可能促进不同种类的上皮组织里的干细胞自我更新。

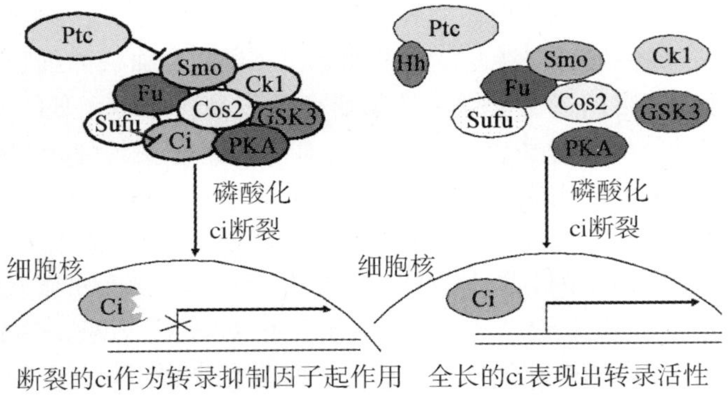

图 18－6　Shh 信号传导通路

除了以上三个信号通路外，其他的信号通路也参与干细胞的自我更新和肿瘤干细胞的增殖与存活。Bmi1 通路包括 PTCH1、Gli1 以及 Gli2 等分子，是 POLYCOMB 家族成员，该家族管理着细胞染色质重塑、控制细胞周期进程，在调控胚胎发育的过程中行使着转录抑制因子的作用。Bmi1 在干细胞正常功能的实现以及造血干细胞引发肿瘤发生的过程中发挥着重要作用。Bmi1 在人和小鼠 ESC 及造血干细胞中呈现高表达，在神经系统等组织中也有表达。在鼠动物模型中，Bmi1 对于白血病干细胞的持续增殖和自我更新是必须的。Shh 等上调 Bmi1 表达的基因信号以及在肿瘤干细胞中受 Bmi1 调节的基因（如 p19Arf、p16Ink4a 和 Tp53 等）也参与 ESC 自我更新的调控过程。

18.2.6 癌基因突变与肿瘤干细胞

调控干细胞自我更新的基因更具有癌基因的特性。那么，这些具有癌基因性质的干细胞基因是如何导致肿瘤干细胞的出现呢?

第一，原癌基因突变使抑制干细胞增殖的机制失活，干细胞转化成肿瘤干细胞。癌基因突变可能使微环境中控制干细胞自我更新的信号受到影响；或者肿瘤干细胞能够产生并释放细胞因子以招募微环境形成细胞（niche - forming cells）进入肿瘤组织，导致微环境本身的有效扩增；也有可能是肿瘤干细胞通过癌基因突变获得自我更新信号途径，而这一途径在正常的干细胞中却不起作用；另外还有一种可能是，肿瘤干细胞激活那些在正常情况下受控于微环境基质细胞的胞内信号，或者持续激活那些正常情况下只存在于微环境基质细胞中的配体，导致细胞自身激活自我更新信号。肿瘤干细胞与正常干细胞之间的诸多相似性，提示肿瘤干细胞很可能由正常干细胞直接转化而来。正常干细胞有被激活的自我更新机制，且干细胞存活时间较长，可以积累较多突变，所以有更多机会突变成为肿瘤干细胞。Cozzio 等[95]研究表明，在逆转录病毒作用下，正常造血干细胞会因为 MLL - ENL 基因的变异，突变为恶性干细胞，引发白血病。

在大多数癌症中，转化突变的靶细胞尚不明确。然而，大量证据表明某些类型的白血病来源于 HSCs 中突变的累积。能在 NOD/SCID 小鼠中引起人 AML 的细胞在大多数的小鼠中具有 $CD34^+CD38^-$ 的 AML 亚型，与正常 HSCs 表型相似。相反，具有 $CD34^+CD38^+$ 亚型的白细胞（显示着白血病母细胞表型），在多数情况下，不能将白血病转移给小鼠。这表明正常 HSCs 较白血病母细胞更像是白血病转化的靶细胞。

最为常见的 AML 染色体异常涉及 8∶21 的易位，导致白血病的细胞中 AML1 - ET0 嵌合转录。在由病人体内获得的造血干细胞株的研究中发现 AML1 - ET0 的转录也存在于骨髓里正常造血干细胞组分内，这些成功分离的造血干细胞株及其初始细胞株是非白血病症的，它们在离体的状态中可分化成正常的 myeloerythroid 细胞株。这显示异位发生于最初的正常 HSCs，进一步的突变发生于这些 HSCs 或其后代时结果导致白血病。在这个研究中，正常的造血干细胞株基因型系列分别是 $CD34^+CD38^-Thy^+$，而在白血病癌细胞株基因型系列为 $CD34^+CD38^-Thy^-$。虽然异位一定是发生于正常 HSCs，后续的转化突变可能发生于 Thy - 1 -祖细胞下游，或者如果新生物增殖的一个结果是失去 Thy - 1 的表达，转化突变也可能发生在 HSCs 下游。干细胞是白血病转化通常的靶细胞，这一想法也在髓系和慢性髓细胞性白血病的研究工作中被证实。化白血病相关染色体重排也是发生于 $CD34^+CD38^-$ 细胞中，因此多数的白血病可能来源于 HSCs 中突变的累积，导致在干细胞及其后代中发生恶性转化。

第二，原癌基因突变使短暂增殖细胞前体细胞获得持续增殖的能力，最终导致肿瘤干细胞的出现。癌基因突变导致短暂增殖细胞内干细胞自我更新调控信号的异常激活，这样就赋予短暂增殖细胞干细胞样的特性，导致一群此类细胞的产生，这些细胞的进一步基因突变导致细胞处于一种可塑性很强的状态。例如，癌基因突变可能破坏一些基因的控制序列，而这些基因调控细胞分化、细胞周期和细胞凋亡，结果对细胞的自我更新产生负调控；或者癌基因突变导致控制短暂增殖细胞分裂能力和有丝分裂的机制失活；当然，短暂增殖细胞也可能逃脱那些控制细胞分裂次数的机制的控制。在数量上，短暂增殖的细胞远远大于干细胞，因此，短暂增殖细胞获得持续增殖能力可能是肿瘤形成过程中非常重要的一步。

在神经系统中，部分分化的短暂增殖细胞已经被证明能够重新去分化形成干细胞。在小鼠前脑脑室下带细胞（subventricular zone cells）灌注抗有丝分裂药物（EGF）之后[96]，多数 EGF 效应细胞并不是来源于静息态的干细胞，而是来自高度有丝分裂、$Dlx2^+$ 的短暂增殖 C 细胞。当 C 细胞暴露于 EGF 下时会下调 Dlx2、扣留神经细胞产物，且变得具有高度增殖和浸染活性。Takahashi 和 Yamanaka[97]（2006）证明，控制四个基因的表达（KLF4、Sox2、Oct4 和 c - Myc）可以将正常鼠胚胎或成体成纤维细胞逆转成类似于干细胞样的细胞。尤其是将这些细胞注入野生型的鼠胚泡中能分化成多种在胚胎发育过程中起作用的细胞类型，尽管这些动物在出生之前就已经死亡。这些结果对于解释肿瘤干细胞的来源可能非常重要。

用 hMRP - 8 启动子控制 BCL - 2 基因特异性转染髓系祖细胞，增强抗凋亡基因 BCL - 2 在髓系细胞的表达所导致的疾病类似于人类慢性髓样单核细胞白血病，表现为成年小鼠的单核细胞增多、脾肿大和中性粒细胞减少。然而，这些小鼠很少发生急性恶变，而 hMRP8 - bcl - 2 转基因小鼠与 lpr/lpr Fas -小鼠杂交之后，却导致 15%的小鼠发生 AML。所有这些小鼠的造血组织中髓母细胞出现增生且在骨髓及外周血中的粒细胞明显减少。在表达 BCL - 2 和缺乏 Fas 的小鼠中仅有 15%进展为 AML 可能是因为这些小鼠的祖细胞也必须获得进一步的突变引起自我更新的异常调节。又如将 MLL - ENL 或者 MOZ - TIF2 原癌基因转染缺失自我更新能力的白血病祖细胞，这些细胞恢复自我更新的能力。体外培养能在连续甲基纤维素板上形成克隆，在液体培养基中则能生长；在体内，转染经过修饰的白血病起始细胞能够产生 AML，而产生的白血病可转移到第二只小鼠重新形成白血病。这些结果并非由于转染逆转录病毒而产生，因为转染突变的 MOZ - TIF 和 MLL - ENL 病不能产生致瘤性[95,98]。

Jamieson 等[99]的研究再次证实定向分化的造血起始细胞能重新获得自我更新的能力，并证明 BCR - ABL1 和 WNT 信号通路之间的联系对于这一自我更新的维持非常重要。CML 是一个逐步发展的疾病，在 CP 期，细胞保留分化的能力，而且功能正常，药物治疗作用明显；而在 BC 期，细胞失去分化能力，药物治疗效果很差。研究者从 CML 患者中分离出不同表型的 CML 细胞。令人惊讶的是，HSC 的细胞种群与 CML 种的细胞种群非常相似，但是髓系起源的组分随着疾病的发展而逐渐增多。在 BC 期患者中，GMP（granulocyte macrophage progenitor）细胞增多，随后的研究发现，GMP 在体外具有自我更新的能力。这一研究表明，在正常情况下没有更新能力的 GMP 种群，在疾病的发展过程中可能重新获得自我更新的能力。在起始的慢性期（CP）CML 中，β - catenin 活性只限于 HSC 细胞；而在 BC 期，β - catenin 活性同样存在于 GMP 细胞。在体外，利用慢病毒转染 β - catenin 至 GMP 能使其获得自我更新能力，而用 Axin（β - catenin 抑制剂）则又能抑制 GMP 的自我更新。另外，在 CP CML 中，BCR - ABL 在干细胞中的表达高过起始细胞，而在 BC 期，这一表达方式恰好相反。这些研究表明，原癌基因的二次突变可能使起始细胞获得自我更新的能力。另外，将致癌性的融合蛋白转染至 GMP 细胞，并将此细胞注入小鼠以观察其产生白血病的能力[100]。这一单基因改变能产生类似于 AML 的寡克隆疾病（oligoclonal disease），其特征是在骨髓中存在一小部分（<1%）可移植的 GMP 细胞。这些白血病起始 GMP 细胞与正常的 HSC 以及 GMP 细胞相比有 363 个基因在 HSC 中高表达，而在正常 GMP 细胞中表达下调，但是在白血病起始 GMP 细胞中却恢复表达。这些基因之间存在等级关系，因此少数调节蛋白和转录因子的激活可能有助于整个自我更新转录信号的激活，但究竟是那些基因直接与自我更新或者其他干细胞功能相关还有待于进一步的证实。

众多的证据证明，短暂增殖细胞可能导致肿瘤干细胞的产生。虽然 HSC 很可能是 LSC 的来源细胞，但是短暂增殖细胞可能是最危险的细胞。在后生动物成体组织中，干细胞是唯一具有自我更新能力的细胞类型，因此具有进化上保守的防止无序自我更新的机制。但是我们并不希望这些机制出现在那些缺少自我更新能力的子代细胞中。在 HSC 中，一些原癌基因的突变（如 BCR - ABL）能被 HSC 所接受，并将之传给后代，形成突变的子代干细胞。这些突变之所以能被干细胞所接受可能是因为它们对于干细胞本身没有影响或者影响较小，但是对于子代细胞却能产生巨大的影响。然而，那些增加自我更新或者削弱分化的突变对 HSC 却可能具有毒性，从而不会被 HSC 所接受。另一方面，这些突变的影响在干细胞本身受到限制而只能影响到子代细胞。因此，实际看来干细胞并不太可能获得基因突变，或者是获得的基因突变并不会对干细胞本身产生明显的影响，但是对于其子代细胞的影响却很大。

18.2.7 实体瘤干细胞

18.2.7.1 乳腺癌

实体瘤干细胞分离成功的报道最早见于乳腺癌。Clarke 等[101]将癌组织制成单细胞悬液，筛选出表达 CD44、ESA、B38.1 的肿瘤细胞注入小鼠乳腺中，观察到只有很小一部分癌细胞可在小鼠体内形成肿瘤。后来，AI - Hajj 等[102]利用癌细胞膜表面抗原的差异，运用特异抗体和流式细胞技术从乳腺癌组织中分离鉴定出表达 CD44（+）CD24（-/low）Lineage（-）的细胞接种 NOD/ SCID 小鼠，只需要 200 个此类表型细胞就可以形成移植瘤，而其他表型的细胞达到 20000 个也不能形成肿瘤。然后切除瘤体，再次分离出此类细胞，并将其注射到另一只小鼠体内也能形成移植瘤。这类细胞在数量上只占乳腺肿瘤细胞的 2%，但是它们具有肿瘤干细胞样特性，与正常干细胞相比自我更新和分化的特征相似。最近 Shackleton 等[103]分离出正常的乳腺干细胞（mammary stem cells，MaSCs），表型为 CD45 - CD31 - TER119 -（Lin -）CD29hiCD24+，为进一步分离和鉴定乳腺癌干细胞提供了新的细胞表面标志的参考。

18.2.7.2 肺癌

肺组织干细胞包括呼吸道黏膜的基底黏液细胞、支气管的 Clara 细胞和 II 型肺泡表皮上皮细胞，在组织损伤修复和癌的发生方面起重要作用。Kim 等[104]（2005）从大鼠细支气管和肺泡管结合部分离出解剖和功能上明显不同的上皮干细胞，称之为支气管肺泡干细胞（bronchioalveolar stem cells，BASCs），具有很强的自我更新和分化能力。这种细胞呈 Sca - 1+CD45 - Pecam - $CD34^+$ 表型。BASCs 在正常情况处于静止状态，当体内支气管和肺泡损伤时发生富集、增殖、分化，研究发现其能够被癌基因蛋白 K - ras 激活，并被认为是肺腺癌发生的起始细胞。Mazieres 等[105]证实了在肺癌细胞信号转导通路中存在与上述干细胞相似的 Wnt 的过度表达、非经典途径 JNK 通路的激活和 Wnt 拮抗剂 WIF-1 的抑制和失活等调节作用。但是，肺组织内在解剖的复杂性和较慢的细胞周期使分离和研究肺癌干细胞具有一定的难度。

18.2.7.3 脑肿瘤

关于脑肿瘤的研究最早是在 2002 年，Ignatova 等发现在脑胶质瘤细胞中存在具有双向分化能力的神经干细胞性质的细胞，并称之为肿瘤干细胞样细胞。Singh 等[106]从不同类型的脑肿瘤（包括星型细胞瘤、恶性成神经管细胞瘤、胶质母细胞瘤等）中成功分离和鉴定出细胞表面标志为 $CD133^+$ 表型的一类细胞，命名为脑肿瘤干细胞（brain tumor stem cell）。$CD133^+$ 肿瘤细胞有较强的增殖和自我更新能力，通常不到 100 个细胞就可以形成新的肿瘤，新形成的肿瘤中的细胞构成和分化模式与原发肿瘤的构成一致[107]。Hemmati 等[108]发现在小儿髓母细胞瘤和胶质瘤这两类细胞中存在与 NSC 性质相似的细胞，表达神经干细胞的表面标志 nestin 和 musashi21，它们可能参与了脑肿瘤形成。后来，Yuan 等[109]也报道在人多形胶质母细胞瘤中分离出与上述性质相似的肿瘤干细胞，它们可在裸鼠活体内移植产生与原肿瘤类似的新肿瘤。

18.2.7.4 视网膜母细胞瘤

Seigel 等[110]使用干细胞表面标志物分析视网膜母细胞瘤中具有肿瘤干细胞特征的细胞亚群，研究发现少量的视网膜母细胞瘤细胞（$<1\%$）表达干细胞的表面标志 ABCG2、ALDH1、MCM2、SCA-1 和 p63，表现出干细胞样特性，尤其是 ABCG2 表达阳性的细胞不仅排斥 Hoechst 染色，而且对 20 多种化疗药物表现出耐药性。

18.2.7.5 恶性黑色素瘤

Fang 等[111]将转移的恶性黑色素瘤组织经酶消化后，使用小鼠胚胎成纤维细胞培养基进行培养，得到一种无黏着力的球状细胞（spheroid cells）。这些细胞表达恶性黑色素瘤的一些标志物，具有自我更新的特征，能够分化成黑色素细胞表型，表现出神经嵴干细胞的可塑性。小鼠移植瘤实验显示，恶性黑色素瘤球状细胞有较强的致瘤性。在恶性黑色素瘤细胞系中鉴定出相似的多能球状细胞，这种具有多功能干细胞性质的细胞存在于 $CD20^+$ 的恶性黑色素瘤球状细胞中。

18.2.7.6 前列腺癌

Collins 等[112]从人前列腺癌组织中分离出表型为 $CD44^+/\alpha_2\beta_{1hi}/CD133^+$ 的前列腺癌干细胞，这些细胞能够分化成多种细胞类型，具有高度增殖潜能。在肿瘤组织中大约 0.1%的细胞具有这种表型，但是 $CD44^+/\alpha_2\beta_{1hi}/CD133^+$ 细胞的数量与肿瘤的分级并没有直接的相关性。最新的研究表明，人类 RC-165N/hTERT 和 RC-92a/hTERT 细胞系具有 $CD133^+$/$CD44^+/\alpha_2\beta_{1+}/34\beta E12^+/CK18^+/p63^-$/androgen receptor $(AR)^-/PSA^-$ 的表型[113]。来源于 RC-165N/hTERT 的 $CD133^+$ 细胞具有很高的增殖潜能并能分化出 AR^+ 表型的细胞。在三维培养试验中，来源于 RC-92a/hTERT 的 $CD133^+$ 的细胞能产生大而不规则的球状体，分支结构较少；而来源于 RC-165N/hTERT 的 $CD133^+$ 细胞则能产生分支结构。在前列腺癌患者中，$CD133^+$ 细胞同样表达 CXCR4，CXCR4 可能参与了前列腺癌干细胞的耐药性。

如果实体瘤细胞的生长是为癌干细胞所驱使，则其将在癌症治疗中发挥巨大的应用。目前，所有表型不同的癌细胞均被视为有无限增殖的潜能和能够获得转移的能力。然而，仅有少数散布的远离肿瘤初始发生部位的癌细胞能在无明确转移癌的病人中被检测到。一种可能性是免疫监视作用在癌细胞形成可检出的肿瘤之前已将散布的癌细胞高效地杀灭。另一可能性是多数癌细胞缺乏形成新的肿瘤的能力，这样仅有极少量的散布肿瘤干细胞能引起癌症转移。如果是这样，在治疗癌症的同时，必须靶向和杀灭这些癌的干细胞群落。大量研究显示来自于不同组织的正常干细胞可能比来源于同一组织的成熟细胞更能耐受化疗药物，虽然其原因尚未完全阐明，但极有可能与抗凋亡蛋白的高水平表达或多药耐受基因有关。鉴于肿瘤干细胞与正常干细胞的相似性以及密切联系，我们可以推断肿瘤干细胞较肿瘤细胞而言对化疗药物更具耐药性。这样即使治疗可使肿瘤完全衰退，剩下的肿瘤干细胞也足以使肿瘤再生。因此针对肿瘤干细胞的治疗效果会更持久，同时能阻止肿瘤的转移。目前，已研发出导致恶性肿瘤缩小的药物，但这种萎缩通常是短暂的，无法彻底治愈癌症。一种解释归属于抗药性和癌细胞的衍化，另一种可能则是现有的方法还无法有效地杀灭癌的干细胞。如果更多的实体恶性肿瘤干细胞成功地被分离，那么我们便有能力去建立新的更为有效的诊断试剂和治疗方法，这为彻底根治实体恶性肿瘤提供了希望。

18.2.8 肿瘤干细胞与药物抗性[114]

多种实体肿瘤干细胞的发现不仅使我们对肿瘤的形成有了全新的认识，也使我们开始怀疑引起肿瘤耐药的内在因素究竟是什么。干细胞大多处于静息状态，很少发生分裂。它们需要特殊的环境以维持自我更新和增殖分化的潜能，这些环境包括其他细胞、基质和各种生长因子等。但是，干细胞还具有另外一个非常重要的特性就是表达高水平特异性 ABC 药物转运体。ABC 药物转运体中目前研究较多的基因是 ABCB1、ABCG2 和 ABCC1，它们分别编码 P 糖蛋白、乳腺癌耐药蛋白、多药耐药相关蛋白。造血干细胞表达高水平的 ABCG2，而在大多数前体细胞和成熟的血细胞中这一基因被关闭。但是，体内研究表明，缺少 ABCG2、ABCB1 或者 ABCC1 基因的小鼠都具有正常的干细胞，说明这些基因对于干细胞的生长并非必不可缺的。然而，这些小鼠却对长春碱、伊维菌素、拓扑替康、米托蒽醌等化疗药物表现出更高的敏感性，提示 ABC 转运体可保护细胞不受化疗药物影响。

干细胞在药物转运体这一方面的特殊性使它可以从非造血干细胞中分离出来。多数非干细胞能吸收 Hoechst 染料（Hoechst 33342）和罗丹明 123，而多数干细胞的 Hoechs33342 和罗丹明 123 染色呈阴性，染料分别通过 ABCG2 和 ABCB1 的作用外流。因此在分离造血干细胞的时候，大部分造血干细胞集中于没有荧光的细胞群当中，这些细胞被称为 SP 细胞（side population），在脑、乳腺、肺、前列腺、睾丸、皮肤、肝等组织中都可以分离到 SP 细胞，这类细胞可能具有干细胞表型。在 23 例复发的神经母细胞瘤临床标本中有 15 例分离出了 SP 细胞，这些 SP 细胞具有持久的扩增能力，并且能进行不均匀分裂，同时生成具有无限增殖能力的 SP 和有限增殖能力的非 SP 细胞。这些 SP 细胞同时也高表达 ABCG2、ABCA3 基因，具有很强的细胞毒性药物抗性。另外，在一些细胞系中也发现 SP 细胞的存在。例如，在大鼠神经胶质瘤 C6 细胞系中成功分离出 SP 细胞，并且只有 SP 细胞才能具有致瘤性。但是，一些非干细胞同样能表达 ABCG2 和 ABCB1，在耐药细胞中，此类基因的表达往往增加。有些干细胞则不表达 ABCG2 和 ABCB1，这也给干细胞的分离带来一定的难度。

肿瘤的耐药机制在结肠癌部分已经有较为详细的叙述，肿瘤可以通过多种途径获得耐药性，包括药物靶点的突变和过表达、促使药物失活或者将药物排出体外等。肿瘤对一种药物产生耐药性之后往往也对其他多种药物产生耐药性。传统的观点认为，肿瘤细胞产生遗传突变而使细胞产生耐药性。但是，如果基于肿瘤干细胞理论，我们可以发现另外几种肿瘤细胞耐药模式。肿瘤干细胞本身就具有耐药性。第一，肿瘤干细胞一般情况下处于静息状态，对药物可能不敏感；第二，肿瘤细胞通过其 DNA 修复能力而产生耐药性；第三，肿瘤细胞通过表达 ABC 转运体而产生耐药性。这些结果导致至少部分肿瘤干细胞能够逃避药物的杀灭作用，最后增殖并导致肿瘤复发。在此模式中，存活的肿瘤干细胞形成复发肿瘤的同时，病人机体中正常的干细胞也可以恢复在化疗过程中受损组织的功能。另外一种模式是获得性耐药，肿瘤干细胞的耐药突变体及其后代数量增加，产生一群耐药肿瘤细胞，导致肿瘤的复发。基于正常干细胞积累突变的同样机制，肿瘤干细胞长期暴露在射线或者致癌物质时，可以导致细胞突变的积累，导致干细胞的后代细胞产生耐药性。另外，在固有耐药（intrinsic resistance）模式中，干细胞和由它分化而来的细胞本身具有耐药性，因此各种治疗手段收效甚微，而导致肿瘤的生长。例如，在肾细胞癌中，所有细胞都表达 ABCB1 而对化疗耐受。

基于肿瘤的耐药机理主要是通过 ABC 转运体实现的，因此抑制主要的化疗药物转运体是克服肿瘤细胞耐药性、消灭肿瘤的一种合理的选择。很多研究者都在致力于开发 ABC 转运体抑制剂。第一代 ABC 转运体抑制剂如戊脉安（verapamil）和环孢霉素（cyclosporine），其临床效果不尽如人意。随后开发出的第二代 ABC 转运体抑制剂如 PSC 833 和 VX-710，治疗的阴性率很高。治疗失败的主要原因是抑制剂和化疗药物之间存在药物代谢上的反应。

肿瘤干细胞表达高水平药物转运体的特性使它对于许多化疗药物都具有抗性，因此新的抗肿瘤药物应该考虑到这些细胞的特殊性。新的 ABC 转运体抑制剂应该被认为是肿瘤干细胞敏感剂，它应该能使多数起关键作用的细胞失去耐药性而治疗肿瘤。而目前大多数抑制剂并没有直接针对肿瘤干细胞。另外，不合理的疗效评价体系也可能影响治疗效果。目前临床判断 ABC 抑制剂有效率的标准是肿瘤体积缩小，但是，根据干细胞耐药模式，ABC 抑制剂主要针对肿瘤细胞群体中为数极少的那部分干细胞，因此不能立即就缩小肿瘤的体积，我们或许可以利用肿瘤复发的频率和时间判断这类药物是否有效。另外，将药物转运体抑制剂和靶向肿瘤干细胞的药物联合使用可能是一个不错的方法。例如，imatinib 能靶向具有 BCR-ABL 融合蛋白的白血病干细胞。

总的来说 ABC 转运体抑制剂的抗肿瘤效果究竟如何目前仍不能确定，对于 ABCB1、ABCG2 和 ABCC1 抑制剂的潜能、毒性和专一性还需要进一步的研究。特别是应用 ABC 抑制剂杀伤肿瘤干细胞的同时也会损伤正常的干细胞，对造血干细胞来说尤其如此，因为造血干细胞主要是通过表达 ABC 转运体来逃避化疗药物的杀伤作用的。是否存在能够杀伤肿瘤干细胞且不损伤正常干细胞的“治疗窗”还有待进一步研究。

相对静止和拥有多种药物转运子的肿瘤干细胞造成了化疗不敏感。然而，体外耐药干细胞模型如何模拟临床的耐药性？目前耐药的干细胞模型并不能解释包括肾癌、胰腺癌、结肠癌等大多数耐药肿瘤化疗后出现极少数细胞死亡的现象。耐药干细胞模型通常可以解释化疗效果不明显的肿瘤在治疗几个月或几年后才出现肿瘤复发的机制。理想的肿瘤干细胞模型需具有以下特质：①用SP表型和致肿瘤性来定义干细胞；②干细胞中有高水平的ABC转运子表达；③必须明确肿瘤的生长如何产生耐药性；④必须研究肿瘤的可塑性（即干细胞的自我更新能力）；⑤必须能解释所有细胞固有耐药性的机制。肿瘤干细胞的存在表明肿瘤的难治性，并且可以解释传统疗法失败的原因。在射线和致癌因子存在的条件下，存活的干细胞能排除毒素。但干细胞耐药模型还有待改进，肿瘤干细胞的研究将对肿瘤靶向治疗起到推动作用。

18.2.9 肿瘤干细胞与肿瘤治疗

如果肿瘤干细胞假说被证明是正确的，那么针对肿瘤起始细胞和肿瘤维持细胞的治疗将为肿瘤的彻底治愈打开理想的大门。干细胞基因将可能成为肿瘤治疗的新靶点。

基因组学可为确定癌细胞的药物作用靶点提供强有力的方法。尽管靶向遗传突变是不需要分离肿瘤干细胞的，但是肿瘤干细胞与增殖潜力有限的肿瘤细胞在基因表达模式上很可能存在差异。微阵列技术在恶性肿瘤上的应用表明可应用肿瘤细胞基因表达模式的不同来区分肿瘤，这通常可反映出不同的突变。因此，我们可应用那些基因表达模式不同而病理差异不明显的肿瘤类型来检验其对治疗手段的敏感性差异。然而，肿瘤组织往往是多种细胞的混合体，其中既包括正常细胞，还包括高度增殖性肿瘤细胞和仅具有限增殖潜力的肿瘤细胞。对肿瘤组织进行基因表达模式分析得到的结果通常是这多种细胞的复合模式，从而模糊了肿瘤之间的差异，毕竟驱动肿瘤生成的高度增殖性肿瘤细胞在肿瘤组织中的比例甚微。仅针对肿瘤干细胞的基因表达模式进行分析则可反映出干细胞实际驱动肿瘤生成的生物学特性，有助于揭示肿瘤生成的真正本质，为根治肿瘤提供新的更加有效的靶标，并且还能使不同类型肿瘤间表达模式的差异变得更为明显。

在脑肿瘤中，最近的研究表明，小鼠MB（Shh的Patched受体（PTC）突变导致的结果）可以通过Shh的拮抗剂shhAntag根除。shhAntag阻止Smo发挥作用，抑制肿瘤细胞中Gli1的表达[115]。同样，在肿瘤干细胞中，针对shh信号通路可能更有效地干扰细胞内组分。另外，干扰其他干细胞基因如SOX-2和Bmi1等也许也能产生同样的效果。

针对那些在肿瘤干细胞中具有重要作用的基因治疗肿瘤面临的一个巨大难题是，这些药物可能同时会影响正常的干细胞，如上面提到的ShhAntag，但是在上面的试验中并没有发现ShhAntag对于神经系统具有损伤作用，也许是因为肿瘤干细胞和正常干细胞对于ShhAntag起作用要求的剂量不同。另一方面，在成体神经系统中，打击正常的神经干细胞维持能力产生的后果可能相对较轻，因为神经干细胞不像造血干细胞，它在成体神经系统中的作用受到较大的限制。

令人惊喜的是，最近的研究表明，正常干细胞与肿瘤干细胞在功能维持机制上也存在区别：在正常情况下PTEN可以抑制PIK3-Akt信号通道，限制细胞增殖和存活。最近的研究表明，PTEN不但在造血干细胞的激活抑制、分化和癌变中起到重要作用，而且对于维持造血干细胞的造血功能是不可或缺的，敲除了PTEN之后，造血干细胞和白血病干细胞虽然短期内都能够增殖[116]，但是造血干细胞却丧失了其造血功能。敲除造血细胞中PTEN基因能诱导骨髓增生性疾病及可移植白血病的产生，而因敲除PTEN引起的造血干细胞增殖部分细胞具有与急性白血病细胞相似的表型，提示PTEN的缺失可能诱导造血干细胞的癌变。Rapamycin 不但能恢复因 PTEN 缺失而导致的造血干细胞功能损伤，还能抑制白血病干细胞的增殖[117]。最终，肿瘤细胞倾向于累积复制错误，而正常干细胞的发育机制则要防止这种现象的出现。这些结果说明，PTEN 对于正常 HSC 维持其静息状态必不可少，缺少 PTEN，HSC 启动细胞周期，最终导致 HSC 消耗。可能的解释是 PTEN 缺少导致 HSC 细胞在外周骨髓中积累而无法回到骨髓中 HSC 的定居位点，在外周的 HSC 逐渐丧失其自我更新能力。因此，鉴定其他参与干细胞自我更新调节的基因，特别是那些在肿瘤干细胞中的作用高于正常干细胞的基因，对于今后开发针对肿瘤干细胞的药物显得非常重要。

另外，正常干细胞和肿瘤干细胞在细胞周期的调节上存在差别。正常干细胞具有正常的细胞周期节点可以保护细胞损伤或者发生转变。即使治疗药物对于肿瘤干细胞和正常干细胞具有同样的作用，由于机体内存在更加原始的正常干细胞，它们可以重新动员补充受损的干细胞库，因此可以降低药物对正常干细胞的影响。

另外一个治疗靶点是端粒酶。正常干细胞需要端粒酶以防止端粒缩短，但是即使端粒酶缺失，正常干细胞也可以在一定时间内维持其复制能力。例如在端粒酶敲除的小鼠中，只在 4～6 代之后才出现缺陷[27]；另外，先天角化不良症（dyskeratosis congenita）主要也是由于端粒酶功能缺失导致，但是，这一症状也只在第二代或者第三代之后才开始显现出来[118]。然而，持续的端粒酶活性对于多数肿瘤细胞的维持和生长是绝对必需的。端粒酶敲除小鼠与 NK4a -/-小鼠或者 APCmin 小鼠杂交能降低杂合小鼠中肿瘤形成后的进一步发展。因此，正常干细胞和肿瘤干细胞中端粒长度的不同使其对端粒抑制剂具有不同的敏感度。

尽管肿瘤干细胞假说所认为的大多数肿瘤来源于正常成体干细胞这一观点非常具有吸引力，但仍有一些证据提出了相反的观点。例如，多步骤的癌变过程只存在于那些长期存活的成体干细胞中，这与一些婴儿肿瘤中存在复杂的基因改变不相吻合。另外，一些儿童时期肿瘤（来源于不成熟的胚胎细胞），如肾母细胞瘤和畸胎瘤，其组织学不同很少在成体肿瘤中发现。因此，肿瘤干细胞的真正来源还需要进一步的科学实验进行论证。

18.3 基因传染修饰干细胞方法

用于基因治疗的目的基因可以通过两种途径导入人体内，一种是直接注射，本书前面所说的大部分基因治疗都是属于这一类。另外一种方法是利用活细胞（干细胞、淋巴细胞和成纤维细胞）作为载体，将目的基因导入体内。利用基因修饰的细胞治疗疾病与直接的基因治疗相比，具有很多优势。第一，细胞的基因修饰过程都在体外，研究人员可以控制细胞的数量；第二，科学家可以通过产生稳定转染的细胞系或者可调控的基因表达细胞系控制细胞表达目的基因的水平。

目前，只有非胚胎人类干细胞被应用于基于细胞的基因治疗，但是这些干细胞本身固有的特性限制了其在细胞基因治疗中的应用，促使科学家开始开发基于 ESC 的基因治疗。

18.3.1 基因修饰干细胞疗法

基因修饰的干细胞疗法可以包括以下四个方面：第一，基因修饰干细胞的潜能。某些干细胞的特性可以由基因转染加以修饰，成体干细胞可能因年龄、遗传或疾病因素而使它们的再生能力受到损害，转录因子相关基因或酶学相关基因修饰可用于维持或加强干细胞的繁殖，或者抑制其分化潜能。第二，基因修饰子代干细胞。基因导入干细胞经由分化传代而由其子代继承，对于基因失序的器官来说，尤其是造血病理学，可以通过骨髓移植的途径来改变。第三，基因修饰加速重建过程。损伤后的组织再生部分主要由干细胞的扩增和分化完成。例如内上皮初始细胞的新血管化，神经干细胞对神经的再生，造血干细胞和间质干细胞对骨髓的重建等。意外伤害，常见疾病，时间延长都可能导致机体固有修复能力的降低。转染促细胞分裂基因或输送反向调控抑制因子都可以用于干细胞的基因修饰，促进干细胞繁殖，加速已被阻滞了的重建进程。第四，重建器官或组织。基因转染后的干细胞可能形成组织或器官，它们将不停地在局部或普遍的水平上，通过载体调控或条件优化表达一定量的治疗分子。

18.3.2 典型的干细胞的基因转染

18.3.2.1 人类胚胎干细胞（hESC）[119]

18.3.2.1.1 人类胚胎干细胞系 hESC 首次从胚泡期（100～200 个细胞）ICM 中分离得到，后来在桑椹胚的晚期（30～40 个细胞）也成功分离出 ESC，现在 ESC 已经可以从 16－24 个细胞以及单个分裂球的 8 细胞期分离得到。截至 2006 年 10 月，世界各地报道的 hESC 已经达到 500 株。其中 455 株是正常的细胞系，而 45 株属于疾病相关的细胞系。正常的细胞系又可以分为符合 NIH 基金要求的（71）和不符合要求的（384）hESC 细胞系。所有符合 NIH 基金要求的 hESC 细胞系都是从 ICM 分离，并利用异基因的成纤维细胞饲养得到，因此很可能会被动物的蛋白或者病毒污染，导致这些细胞用于人类疾病的治疗时的危险性可能增加。目前，我们仅对其中的 15 种细胞系了解较多。在 384 种不符合 NIH 基金要求的 hESC 细胞系中，19%的细胞系在来源、分化、分子标记、分离和培养方法等方面都了解得较为清楚。但是只有很少一部分作了 HLA 分子以及其他遗传差别分析。这些细胞系中，大部分也是利用异基因细胞培养得到。在 45 种疾病相关的细胞系中，并不是所有的细胞系都已经找到导致其变异的基因异常，但是多数疾病相关的细胞系都是疾病的运送者，因此在疾病模型中的应用会受到限制。疾病相关的 hESC 细胞系也许对于那些没有活体动物模型的显性遗传疾病研究至关重要。另有一些疾病并不能用小鼠作为动物模型，如 Lesch－Nyhan 综合征。

18.3.2.1.2 hESC 遗传修饰方法 对于 ESC 的基因修饰采取的手段也包括病毒载体和非病毒载体。hESC 所具有的基因输送能力和基因表达能力使其在多个领域内得到应用，包括发育途径研究、阳性/阴性选择、指示分化、降低免疫性以及基因产物传递等。目前 hESC 基因修饰的研究还处于早期研究阶段，主要内容是比较各种方法转染并表达报告基因的优劣性。

18.3.2.1.2.1 非病毒载体 非病毒载体基因转染方法包括化学方法如包括脂质体、阳离子聚合物以及物理方法如基因枪和核转移（Nucleofection）等（表 18－2）。化学方法转染受到不同 hESC 细胞系、不同促进剂、不同转染试剂以及不同实验室的影响，总的效率相对较低，而且目的基因表达时间短暂。但是如果使用抗生素抗性基因或者其他的筛选基因筛选，也能得到稳定表达目的基因的 hESC 细胞系。

Eiges 等比较了脂质体（lipofectamine 和 FuGENE）、ExGen 500 以及基因枪等方法在 H9 hESC 中的转染效率，以 EGFP 为报告基因（（EF1α 启动子），结果显示三种方法转染的效率都低于 10%。但是，Lebkowski 等却报道 FuGENE 方法在 H9 hESC 中的转染效率能到达 30%～80%（CMV 启动子）。在另一项瞬时转染实验中，Siemen 等报道 FuGENE 或者 lipofectamine 都具有中度的转染效率（28%和 28%），而 ExGen 500 的转染效率低于 5%。Vallier 等研究也表明，lipofectamine 的转染效率是 ExGen 500 的 5 倍。这些结果表明，脂质体在转染时效率高于阳离子聚合物。

最初使用物理方法在 hESC 中的转染效率很低，其中部分是因为转染导致 hESC 存活能力降低。但是有报道称 H9 hESC 中基因枪方法转染目的基因可以达到 40%（EGFP 报告基因，CMV 启动子）。Nucleofection 是在基因枪的基础上发展而来，它在 H9 hESC 和 H1 hESC 中的转染效率可以分别达到 65%和 20%。利用物理方法在进行基因转染时需要考虑转染试剂、促进剂、目的基因和细胞系的不同所导致的转染效率不一致性，但是不管怎样，利用物理方法将目的基因转入 hESC 都会破坏 hESC 的生存能力。

非病毒载体基因转染的一个特征是被转染目的基因都没有发生整合，呈瞬时表达。在细胞复制的过程中，目的基因会随着细胞的繁殖而逐渐降低。对于持续基因表达的转基因研究以及维持未分化状态的自我更新过程中的基因表达需要稳定转染的 hESC 细胞系。少数 hESC 通过使用抗生素抗性基因或者其他的筛选基因筛选之后可得到目的基因的稳定表达。如 Eiges 等利用新霉素抗性分离得到了稳定表达 EGFP 的 H9 hESC，报告基因处于 REX-1 启动子的控制之下。类似方法获得的还有稳定表达荧光报告基因（CAG 启动子）的 H9 hESC 以及表达 EGFP（EF1α 和 Oct-4 启动子）的 H1 hESC。

18.3.2.1.2.2　病毒载体　在四种常用的病毒载体中（Ad、AAV、逆转录病毒载体和慢病毒载体），以慢病毒载体在染色体整合中的研究最多（表 18-3）。

Smith-Arica 等以 β 半乳糖苷酶为报告基因的研究表明，Ad5 在未分化的 hESC 的转染效率为 11%，AAV2、4 和 5 中只有 AAV2 具有转染能力，但转染效率只有 0.01%。利用鼠干细胞病毒，以疱疹性口腔炎病毒 G 蛋白（vesicular stomatitis virus-G protein，VSV-G）囊膜为外壳，转染 EGFP（处于鼠干细胞病毒长末端重复序列控制之下）至 H7 hESC，有效率可达 50%～65%，并且 EGFP 阳性细胞持续表达 SSEA-4，表明 H7 hESC 可以在基因转染之后维持其未分化状态。

在干细胞研究中最常用也是应用最成功的是采用 VSV-G 囊膜的慢病毒载体。慢病毒具有感染分裂细胞和非分裂细胞的能力，在基因转染之后与染色体整合可提供持续的目的基因表达，并且包载容量也大于腺病毒和腺相关病毒。慢病毒介导的基因可以在未分化状态下的 hESC 或者由 hESC 分化产生的子代细胞中持续表达。第一次报道的是处于 CAG 启动子控制下 EGFP 基因在 H1 hESC 细胞系中的表达情况，转染效率可达 100%。目前，可以采用不同的启动子如 EF1α 和 CAG 以保证目的基因的高效表达，也可以添加 WPRE 和 cPPT 修饰载体本身以加强目的基因表达。但是，采用 VSV-G 囊膜的慢病毒可以同时感染饲养层细胞，而采用长臂猿白血病病毒或者 RD114 猫科内源性病毒囊膜的慢病毒只感染 hESC，而不感染饲养层细胞。

表 18－2 用于人类胚胎肝细胞基因修饰的非病毒载体

分类	试剂	细胞系	启动子	靶基因	有效性	持续表达时间	直接分化评估	对hESC影响	分化细胞表达
化学方法无选择性	FuGENE	H9	CMV	EGFP	中 30～80%	NA	No	NA	NA
	Lipofectime 或者 FuGENE	H9	CMV	EGFP	中 28%	NA	No	NA	NA
	Effectene 硅胶微球	HES-2d	CMV	EGFP	中 10%～20%	NA	NA	NA	NA
	LipofectimeFuGENEEffectene	HES-2d	CMV	EGFP	低 5%	短暂	NA	NA	NA
	ExGen500	H9	TK	Luciferase	高（相对 FuGENE）	短暂	No	NA	NA
	LipofectimeFuGENE	H9	EF1a	EGFP	低<10%	短暂	No	NA	NA
	LipofectimeFuGENE	H9	TK	Luciferase	低	短暂	No	NA	NA
	FuGENE	H1	Hb9 enhancer	EGFP	低<7%	NA	Yes	No	Yes
	ExGen500	H9	EF1a	EGFP	低<10%	短暂	No	NA	NA
	ExGen500	HES-2d	CMV	EGEP	低<1%	NA	NA	NA	NA
	FuGENE	SNUhES3	CMV CBA EF1a	EGFP	NA	短暂	NA	NA	NA
化学试剂加选择性	FuGENE 新霉素	H1	hOCT4EF1a	EGFP	中 70%	持久	Yes	No	No
	ExGen 500Lipofectime 嘌呤霉素	H9	CAG	DsRed 2hrGFP	Lipofectime 是 ExGen4 倍	持久	Yes	No	Yes
	ExGen500 新霉素	H9	CMVPGK	EGFP	低<10%	持久	Yes	No	Yes
	FuGENE 新霉素	H9	PGK	EB 病毒核心抗原-1	NA	持久	NA	No	Yes
	FuGENE 新霉素	H1	EF1a	EGFP	NA	持久	Yes	No	Yes
电转移	电转移	H9	CMV	EGFP	中（40%）	NA	No	NA	NA
	电转移	H1	CMV	EGFP	低	NA	No	NA	NA
	电转移	H9	TK	Luciferase	低	短暂	No	NA	NA

续表

分类	试剂	细胞系	启动子	靶基因	有效性	持续表达时间	直接分化评估	对hESC影响	分化细胞表达
电转	核转移	H9	CMV	EGFP	中（65%）	NA	No	No	NA
移加	核转移	H1	CMV	EGFP	中（20%）	NA	No	NA	NA
化学试剂	核转移新霉素	H9	CMV	EGFP	NA	持久	No	NA	NA

表 18-3 用于人类胚胎干细胞基因修饰的病毒载体

载体	亚型	细胞系	启动子	靶基因	有效性	持续表达时间	直接分化评估	对hESC影响	分化细胞表达
腺病毒	5	H9	RSV-LTR	B-galcto sidase	低（11%）	NA	Yes	No	低
腺相关病毒	2	H9	RSV-LTR	B-galcto sidase	很低	NA	Yes	No	低
	4	H9	RSV-LTR	B-galcto sidase	很低	NA	No	NA	NA
	5	H9	RSV-LTR	B-galcto sidase	很低	NA	No	NA	NA
逆转录病毒	VSV-G	H7	MSCV-LTR	EGFP	中	Yes	Yes	No	Yes
慢病毒	LVwc	H1	CAG	EGFP	高（100%）	Yes	No	NA	NA
	LVwc	HES-1	PGK	EGFP	低	NA	No	NA	NA
	LVc	HES-1	EF1a	EGFP	中	持久	Yes	No	
	Bicistronic LVc	H1	EF1a	EGFP	中	持久	Yes	No	
	LVwc	H1	EF1a+IRES	rhGFP+嘌呤霉素抗性基因	中（无选择）高（选择）	持久	Yes	No	Yes
	LVwc	H9	EF1a	EGFP	高	持久	Yes	No	Yes
	LVwcs	H9	EF1a	EGFP	NA	持久	Yes	No	Yes
	LVwcI	H9	EF1a	EGFP	NA	持久	Yes	No	Yes
	LVwcsI	H9	EF1a	EGFP	NA	持久	Yes	No	Yes
	LVc	H1	CAG	EGFP	NA	持久	Yes	No	Yes
	LVc	HES-2	CAG	EGFP	NA	NA	Yes	No	Yes
	LVwcs	H1	U3	EGFP	中	持久	Yes	No	Yes
	LVwcsII	H1	U3	EGFP	低	持久	Yes	No	Yes
	LVwcsG	H1	U3	EGFP	中	持久	Yes	No	Yes

18.3.2.1.3 基因治疗在 hESC 中的应用 目前，大部分关于 ESC 的知识都是源于 mESC，但是并不是所有关于 mESC 的机理和技术都能成功地外推至 hESC。

筛选 通过基因修饰 hESC，可以扩展 hESC 在各类疾病中的潜在治疗作用。经过病毒载体基因修饰的 hESC，目的基因与 hESC 染色体整合，目的基因可以在子代干细胞中持续表达。然而，在多数研究中，基因转染的效率并非 100%，未经选择的细胞群体中同时包含转染和未转染的 hESC。未转染的 hESC 在移植入体内之后可以与基因修饰的 hESC 竞争数量有限的干细胞微环境，从而可能降低异基因干细胞移植的治疗作用。尽管已经有许多研究试图诱导 hESC 朝着某一特定的细胞分化，但是这些研究中始终都还包含有未分化的干细胞，而未分化的 hESC 具有潜在的致瘤性。因此，筛选转染的 hESC 显得非常重要。另外，找出一个普遍的区分分化细胞和未分化细胞的分子标记也显得十分重要。

目前，已有多种药物可以用于清除没有抗性基因的细胞，但是利用药物抗性基因筛选转染细胞可能会有一定的毒性和不可知性。有研究者利用报告基因如 GFP 鉴定转染细胞，并且结合流式细胞仪分离转染的细胞，但是，这一技术难以大规模生产，并不适用于临床。另外一条途径是利用整合载体编码细胞表面标记蛋白，再选用磁性微珠纯化转染细胞，这一方法已经在人类中得到应用，不过还没有应用于 hESC。例如，截短的人低亲和性神经生长因子（LNGFR）可以分布于被转染细胞（T 细胞）的表面，磁性微珠表面固定 LNGFR 抗体，利用抗原抗体结合原理成功分离被转染的 T 细胞，分离出的细胞转染效率可达 100%。LNGFR 具有无毒、无致癌性等特性，也不具有任何功能，而且 LNGFR 的 DNA 非常小（1.2kb），可以将大部分空间让给目的基因。

控制或消除 hESC 及其子代细胞 hESC 的自我更新能力和多潜能性，使其成为再生医学中最具前景的发展方向。但是已有研究表明，即使只有一小部分未分化的 ESC 存在也能导致畸胎瘤的发生。另外，利用整合载体可能导致插入突变，引起细胞周期失调。当前的技术还不能完全保证将未分化的细胞和分化的细胞精确区分，也不能保证所有的基因插入都是安全的。

将遗传元件包载入目的基因表达框，可以通过外来的刺激抑制或者清除不受控制的细胞生长。例如，HSV-TK 基因本身对于转染的细胞没有影响，但是如果添加 GCV 就能杀死表达 HSV-TK 的转染细胞。这一策略已经被证明在皮下鼠干细胞移植中清除畸胎瘤有效。

调整分化 hESC 相对于其他干细胞，最大的优点是多功能性，它几乎能分化成所有类型的细胞。基因转染干细胞的一个重要用途是诱导 hESC 分化。基于 hESCs 在临床上可能存在的危险性，利用生长因子或者转录因子修饰 hESC 的分化途径，可使之成为可更新可移植的临床应用组织来源。将由 hESC 体外诱导分化形成的神经起始细胞移植入啮齿动物大脑内，可分化成神经细胞、星形胶质细胞、少突细胞等，并且不会导致畸胎瘤的产生。

基因产物传递 在多数情况下，目的治疗基因需要长期表达，但是有些情况下瞬时表达更具可取之处，例如，损伤修复、骨重建、神经损伤修复以及血管新生等。利用载体转染 hESC，载体必须包含目的基因、其他补充元件以及调控信号，并使之控制在载体本身所具有的最大包装容量之内。工程载体必须在不同的组织产生不同的治疗物质，如蛋白或者调解性的 RNA。这些都需要特定的启动子、增强子、绝缘子以及其他调控元件以保证目的基因的表达具有药理学水平。载体中多余的空间可以用于自身基因的包装以清除那些具有不当行为的转染细胞及其后代。

遗传性疾病治疗　尽管一些遗传性疾病可以直接利用载体治疗，但如果结合基因治疗和干细胞治疗则可提供额外的治疗效果。从 hESC 分化而来的细胞可以作为药物工厂源源不断地生产出治疗蛋白或者直接作为治疗细胞聚集在疾病患处。为了达到良好的治疗效果，经过基因修饰的 hESC 必须被运输到合适的部位。如果是循环蛋白，其可能聚集在离分泌细胞很远的部位，因此我们只要将从 hESC 分化的细胞定位到那些靠近或易于移植的地方，即使这些地方并不是正常的产物产生位点。而对于非分泌型产物，携带病毒载体的 hESC 必须在特定的环境分化成特定的细胞类型表达转基因产物才能发挥其疗效。

基因修饰的 hESC 在治疗中遇到的另外一个问题是基因产物或者 hESC 本身对受体的毒性或免疫性。从 hESC 分化而来的细胞可能与患者体内产生的细胞不完全相同，导致机体产生免疫反应而清除这些治疗细胞。核转移技术可能为解决这一问题提供可靠的手段。

修饰饲养层细胞　基因转移和干细胞技术的另一个结合点是饲养层细胞。利用基因手段修饰饲养层细胞以维持 hESC 或者使其朝着特定的细胞类型分化。遗传修饰的饲养层细胞可以持续不断地以低成本的方式产生信号分子控制 hESC，整合型的载体在此处具有优势。但是成纤维细胞的寿命相对较短，利用腺病毒或者非病毒载体的瞬时转染策略也具有一定的利用价值。而且瞬时转染载体不大可能引起麻烦，因为多数情况下饲养层细胞都是经过辐射或者化学诱变使其失去增殖能力。

饲养层细胞包括未成熟的成纤维细胞如鼠胚胎成纤维细胞，STO 细胞，人包皮成纤维细胞等，它们主要用于培养未分化的 hESC，而基质成纤维细胞（OP9）则可用于培养分化的 hESC。胚胎成纤维细胞可以通过病毒（腺病毒、逆转录病毒、慢病毒、EB 病毒和 SV40 病毒）或者非病毒载体进行基因修饰。用于人包皮成纤维细胞修饰的载体包括非病毒载体、腺病毒、逆转录病毒、慢病毒。OP9 的转染则可以通过腺病毒和逆转录病毒实现。尽管利用这一方法已经积累了不少经验，但是，在促进 hESC 分化的应用中作用非常有限。Xu 等研究发现，利用逆转录病毒载体将端粒酶基因转入 hESC，可诱导 hESC 分化成成纤维细胞样细胞，可用于维持新生的 hESC。

18.3.2.1.4　hESC 与基因治疗结合所面临的挑战　hESC 结合基因治疗的潜力大于任何一种单一技术，但是如想有效联合这两种技术，必须解决一些关键技术，如基因转染的有效性、多基因传递、插入突变以及控制基因的过度表达等。

有效性问题　根据现有的条件，一次感染整合性的基因转移载体只能转染部分 hESC，被转染的细胞可以通过遗传标记筛选出来，这样得到的转基因细胞纯度可以超过 95%，而且随着技术的发展，针对载体或者转染途径的进一步改善可能会提高 hESC 中的转染效率。但是，一个严重的问题是 hESCs 作为治疗细胞在移植入受体之后的有效率问题。

多数情况下，移植的细胞缺少选择优势，它们必须与正常的内源性组织竞争生长环境。解决这一问题的一个方法是将遗传元件包载入载体，使之与目的基因一起表达，为转染细胞提供选择优势以使 hESC 细胞更易移植和扩增。尽管目前已经有报道利用化学方法和/或放射方法使干细胞在骨髓中具有选择优势，但免疫抑制仍然是个问题，特别是那些需要长期治疗的疾病。另外，骨髓细胞具有增殖性，但是在神经系统、心脏、肝等疾病的治疗中并不需要 hESC 具有很强的增殖能力。在这些组织中，选择优势问题是 hESC 治疗研究中的一个主要障碍。

多基因传递　在一些研究中需要多基因修饰的 hESC。体内传递多基因的一种途径是将两个表达框置于同一启动子控制之下，中间插入内部核糖体进入位点。但是内部核糖体进入位点常常导致第二个基因的表达弱化。另外一个策略是利用两个启动子分别控制两个基因，两个表达框一前一后排列，中间由转录终止信号或者翻译终止信号隔开。但是如果两个启动子相同，会增加同源重组的几率，导致一个开放阅读框消失。为了解决这一问题，来源不同的两个启动子可以尾对尾的方式串连在一起。另外一个使用单一开放阅读框同时表达两个蛋白的方法是利用来源于口蹄疫病毒的 2A 自我拼接序列。2A 序列是一类特殊的寡肽，它能发生自我裂解产生成熟的口蹄疫病毒蛋白。

插入突变　逆转录病毒和慢病毒可以随机的整合入宿主细胞的染色体。但是随机整合本身具有危险性，可以导致插入突变。如果载体插入的位点正好是控制细胞生长的基因，那么就可能导致肿瘤的产生。对于那些来源于孤雌生殖的 ESC，插入突变尤其需要注意。在单倍体细胞中，插入突变导致单拷贝的抑癌基因失活就可能导致肿瘤的产生；反之，在双倍体中细胞双拷贝的抑癌基因同时失活的可能性要小得多。如前面所说，将条件自杀基因包载入 hESC 可以有效控制生长失控的细胞，同时目的基因的治疗效果也由于 hESC 的死亡而降低。因此我们需要一种技术，它只能特异性的杀死那些生长不受控制的异常细胞而不影响正常 hESC。

控制基因过度表达　基因转移之后，如果表达过多可能会对机体产生毒害，而过少则又可能起不到治疗效果。因此，为了有效而安全的利用目的基因治疗疾病我们必须控制基因表达的强度。CMV 启动子、SV 40 T 抗原启动子、Rous 肉瘤病毒长末端重复序列启动子等可以诱导目的基因的高强度表达。但是，基因治疗的成功有赖于治疗基因的持续表达，而 CMV 启动子和其他病毒启动子在一些组织中不具有表达活性。解决这一问题的一个方法是利用真核生物持家基因的启动子，如 hEF1α、磷酸甘油酸激酶（phosphoglycerate kinase）以及杂合的 CAG 启动子。现在，慢病毒介导的 hESC 基因转移中运用最多的启动子是 EF1α。另外，组织特异性调控元件也已经被应用于基因的表达调控。他们可以通过外加药物控制基因的开或者关，这一部分内容我们在第二章中有详细的讲述，他们可以精确的调控目的基因在 hESC 中的表达。

18.3.2.1.5　临床应用 hESC 治疗存在的问题　目前，关于 hESC 疗法的研究聚焦于产生和分化多潜能的干细胞，以替代疾病或者损伤所导致的结构和功能失常的细胞。如前面所说的那样，研究人员在向这些目标努力的过程中，在体外研究就遇到不少难题，而且在将再生组织整合入人体器官的时候会遇到更大的麻烦。除了干细胞技术本身相关的问题之外，另外一个主要挑战是非同源组织移植治疗相关的问题。

免疫排斥　在 hESC 技术用于人类疾病治疗所遇到的一个困难是 hESC 的来源问题，绝大多数情况下，用于治疗的 hESC 与患者没有任何关系。如骨髓移植和器官移植，大多数成功的结果都需要患者与捐赠者的 HLA 分子匹配，以最大限度地降低免疫排斥问题。对于骨髓移植，为了增加患者匹配成功的几率，需要建立大规模的骨髓库（http：//www.marrow.org）。因此，建立一个大规模的干细胞库对于任何现实的干细胞移植治疗是必须的。单单考虑符合 NIH 基金要求的干细胞系用于大规模的治疗是不切实际的。不考虑这些干细胞系潜在的污染情况，NIH 基金支持的干细胞研究只有 71 种，种类非常有限。

除了建立全面的 hESC 库之外，我们可以制备对患者具有专一性的干细胞系。多种技术可能帮助完成这一设想。第一，核移植技术至少在理论上开启了将核转移的 hESCs 用于治疗的大门。我们对于体细胞核控制去分化和再分化的生物学过程还知之甚少，研究只是处于初级阶段，而且这一技术在种间移植上还不容易实现，效率相对较低。但是，讨论核移植技术潜在的应用非常重要，因为它可以通过将 hESC 的基因组移植入患者体内，从而解决免疫排斥问题。通过结合基因转移技术，核转移技术可以为患者提供经过修饰的细胞或者组织，以纠正患者体内变异的 HLA 分子。

首先分离并培养患者的体细胞，如皮肤成纤维细胞。然后通过基因转移技术将持续表达的目的治疗基因导入培养的体细胞，慢病毒和逆转录病毒载体是较为理想的选择，因为他们能整合到宿主细胞的基因组。确定基因转染成功之后，它就可以作为一种核捐献者用于核转移过程。非自体同源的卵细胞可以通过显微注射等方法接受来自成纤维细胞的细胞核，再利用物理或者化学刺激激活卵细胞的细胞周期，产生的胚胎可以作为 hESC 细胞系的来源。建立 hESC 细胞系之后，使之分化成特定细胞或组织，再回输患者体内。另外自体的 ESC 还可以通过其他方法获得。孤雌生殖（parthenogenesis）可以诱导多潜能干细胞的产生，因此，对于女性患者，也许能提供一个很好的用于干细胞治疗的干细胞来源。另外，去甲基化酶和去乙酰基转移酶等负责调整体细胞核程序的酶类，在核移植之后可能在受体细胞中表达，导致体细胞核在原位去分化。这一技术需要进一步的研究以确定单倍体基因组或者去分化的基因组会不会产生额外的威胁。

异基因污染　美国 FDA 规章一般不允许正式批准与基因相关的生物治疗。从这一点来说，hESC 的来历也是个问题。在那些符合 NIH 基金规定的 hESC 细胞系中，所有都是经鼠胚胎成纤维细胞培养而成。尽管一些不符合 NIH 基金规定的 hESC 细胞系已经成功分离，并通过人饲养层细胞培育而成，但是大多数人饲养层细胞也是利用异基因血清培养并繁殖的。为了解决这一问题，最新分离的 hESC 细胞系都是利用人类血清或者营养成分完成清楚的培养基培养。尽管如此，我们还需要注意用于分离细胞克隆的酶的来源，因为多数处理方法中都使用到了那些非人源性的胰岛素、胶原酶和酵素（dispase）等。手工分离可以避免这一问题，手工分离在接种那些具有未分化形态易于辨认的干细胞时具有一定的作用，但是手工接种 hESCs 费时费力，不能用于大规模的生产 hESCs。目前，只有少数 hESC 细胞系是收购分离或者是通过手工与酶相结合得到的。

细胞和组织生理学　即使我们假设患者的 HLA 可以和 hESC 细胞系相匹配，并且 hESC 可以分化成任何一种特定的组织，我们还是会遇到另外一些问题。hESC 在体外的繁殖情况与体内存在明显的区别。第一个差别是 hESC 在分化之前复制的代数问题。在体内，只有在特定的正常发育阶段起作用，之后转化成成体干细胞，并保持其分化潜能。而在体外，hESCs 通过饲养层细胞或者细胞外基质维持其未分化状态，每 24～72 小时分离一次。体外永久性的 hESC 细胞系与自然状态下的 hESC 生理上存在差异。在正常情况下，受精之后 hESC 迅速扩增并分化成多潜能的起始细胞并最终分化成各种分化细胞。连续的体外培养以维持其未分化状态相当于给 hESC 施加人为的压力，可能会导致染色体组型的自发性改变。第二个差别是分化的微环境。尽管 hESC 的最主要临床应用被认为是产生分化细胞表型，但是绝大多数情况下产生的细胞都是混合体，需要从中分离出需要的细胞类型。而在体内，分化依赖于多种细胞的相互作用，其他生理改变如细胞外基质相互作用、胞内信号、血流、气液界面等都可以在干细胞分化的过程中起到重要作用。诱导细胞的条件特殊性导致两个问题：如果用已经在体外分化的细胞进行移植，它将如何与宿主的结构进行整合来发挥功能？处于哪个时期的分化细胞用于移植会产生最大的功能？这些问题的部分答案在于干细胞微环境。

如果 hESC 分化成为组织特异性的干细胞或者前体细胞，可以将这些组织专一性的干细胞移植入组织专一性的干细胞微环境。在骨髓移植中，静脉灌输含有成体造血干细胞或者起始细胞的骨髓，部分细胞可以通过血液循环定居于骨髓。但是，在实体器官中，很难像造血系统中这么容易实现干细胞定位。通过脾脏种植肝实质细胞（可能含有成体干细胞或者起始细胞）以重建肝组织已经在患有败血症的鼠动物模型上实现。在这一动物模型中肝实质细胞中延胡索酰乙酰水解酶（fumarylacetoacetate hydrolase，FAH）发生突变，而被转入的肝实质细胞具有正常的表型，与病变的肝实质细胞相比具有生长优势，导致病变的细胞逐步被正常的细胞所代替。在表皮种植表皮干细胞也能实现皮肤上角化细胞的再增殖。在骨髓移植中，这一策略的成功具有器官和疾病特异性。

在多数应用中，如何将干细胞植入特异性的微环境是干细胞技术面临的一大难题。例如，在现有的技术条件下，很难将神经起始细胞定位于蛛网膜下腔、脑室、脑实质部分等。类似的，如果体外诱导分化的细胞用于体内治疗的话，会遇到更多的麻烦。完全分化的细胞一般缺少可塑性，很难在功能上与被植入的组织产生完全整合。但是，如果在体外能够培养出具有生物学功能的细胞单位，再将之植入体内，或许能与机体的生理功能相结合。与此相关的是最近发展出来的胰岛细胞移植。分离并输送那些小的无血管的分化细胞群体进入肝、肾、皮下等组织已经被证明细胞能存活较长一段时间。因此，来源于 hESC 的胰岛细胞并将之移植入体内在现有的条件下已经具备可行性。

另外，肝细胞也许能在体外形成更大的器官。如从牛胚胎干细胞分化而来的“肾”几经具备产生尿的功能。但是，如何在体外形成完整的、具有功能的循环系统是一个大问题，因为这些由干细胞分化而来的“器官”不同于移植中应用的器官，后者本来就具有自己的脉管系统。

如果体外扩增和分化的问题可以得到成功的解决，并且移植的细胞和预存的组织之间能够在结构和功能上完全吻合，我们还必须考虑经过基因修饰的 hESCs 的子代细胞是否具有额外的威胁，因此在将干细胞用于治疗之前必须先发展预防措施。最基本的危险是可能将那些生长不受控制的未分化 hESC 同时输入体内，导致畸胎瘤的产生。插入突变这一问题也一直伴随着基因治疗。治疗疾病所需的细胞需要成千上万，这些细胞都是潜在的突变危险。基因插入的位点主要在转录激活区域，这就增加了基因编码区发生突变的几率。最后，还存在一些无法检查的遗传失调，特别是那些在早期分化阶段不明显的失调。

18.3.2.2 造血干细胞

造血干细胞是已确定了的多潜能干细胞，它能沿着一系列途径，分化为红细胞、粒细胞、单核细胞、肥大细胞、淋巴细胞和巨核细胞。许多遗传疾病、恶性肿瘤、严重免疫缺陷以及感染性疾病等都与造血干细胞相关。造血干细胞始终可以从动物的外周血、骨髓或脐带血中分离获得，采集十分方便，也易在体外培养，在转入目的基因之后可方便得回输患者体内。回输体内的造血干细胞，无论是外周血还是骨髓中，目的基因表达产物都可以通过血液循环到达靶器官，同时造血干细胞可以分化成各种血液系统细胞，转染的目的基因可随着分化细胞而进入全身。这些特性使造血干细胞被认为是最有潜力的基因治疗靶细胞。

然而，以造血干细胞为靶细胞的转基因（neo）研究最初的目的是追踪造血干细胞移植后恶性肿瘤复发的细胞来源。目前，基于造血干细胞的基因治疗技术已经逐渐成熟，并已经成功地应用于一些疾病的治疗，如 ADA 免疫缺陷综合征、X 染色体连锁免疫缺陷综合征、Gaucher′s 症、范可尼贫血症等。

ADA 免疫缺陷综合征是由 ADA 缺少所引起的，通常采取 PEG - ADA 酶代替疗法，这一方法需要重复注射，且价格昂贵。1990 年，研究人员利用逆转录病毒携带 ADA 基因，转染从患者外周血淋巴 T 细胞为靶细胞。最近的研究证实，正常表达 ADA 的 T 细胞来自于转入的转基因造血干细胞，并在接受治疗后 ADA 可以持续表达 9～94 个月。干细胞基因治疗取得的最大成功是在 X 染色体连锁免疫缺陷综合征的治疗中，此病是由于与 X 连锁的编码淋巴细胞受体 γ 链的基因 IL2RG 突变引起的。2000 年对 2 例患者进行了干细胞基因治疗，疗效显著。但是不幸的是，2002 年，在接受治疗的 10 名患者中有 2 人出现急性粒细胞白血病，还导致一例患者死亡。

18.3.2.3 神经干细胞

在神经系统中，神经元替换被认为是细胞治疗的主要目标。但是，包括干细胞在内的一些细胞已经被用作基因的运载工具以拯救神经细胞而不是替换神经细胞。理论上，原位基因表达或者在损伤部分的临近处表达治疗基因可以恢复神经系统正常的生理功能。在神经系统疾病的基因治疗研究中发现，神经干细胞（NSC）在体外和体内都能接受转染基因，最有效且最受欢迎的方法是利用慢病毒载体将目的基因导入神经干细胞[120]。神经干细胞作为转基因载体具有以下优点[121]：①神经干细胞结构和功能上能与宿主神经系统组织整合。移植的外源性 NSC 具有内源性 NSC 的行为方式，它还具有数量可控性、定位可控性和时间可控性等优点。②神经干细胞能长期、稳定地表达外源基因。神经干细胞即使经过转染外源基因仍能在体外培养时稳定地增殖传代，因为其具有自我复制更新能力，植入体内后，外源基因能够持久地发挥作用，而不会向分化细胞那样在细胞更新过程中被丢失。经过基因修饰的外源性神经干细胞，表达的目的基因可以整合到所植入部位的环境中，如果应用得当，还可以释放治疗基因，甚至产生各种类型的分化细胞。③低免疫原性。神经干细胞属于未完全分化成熟的神经前体细胞，细胞表面成熟的免疫抗原不表达，因此免疫原性极低。④神经干细胞具有极强的迁移能力和自动追踪病灶的能力。神经干细胞可以从室管膜下区长距离迁移到嗅球并分化为神经元。如果将神经干细胞植入脑内远离病灶的部位，神经干细胞也会穿越正常脑组织向病灶部位迁移；而且神经干细胞从静脉途径植入时，会沿着血流向病灶所在的部位迁移。⑤神经干细胞的来源丰富。神经干细胞广泛存在于胚胎脑的端脑、小脑、海马、纹状体、大脑皮质、脑室/脑室下区、室管膜/室管膜下区、脊髓等处以及成年脑的脑室下区、纹状体、海马齿状回、脊髓等处。

神经系统的发育是一个极为复杂的过程，神经系统疾病的发生发展涉及许多基因在不同水平的参与，因此对神经系统疾病的基因治疗可从不同的角度进行。目前常用的基因治疗策略可分为三种途径：第一种是以调节神经干细胞的可塑性为目的的基因治疗，第二种是以纠正或补救神经系统的缺陷基因为目的的基因治疗，第三种是以加快神经系统组织重建为目的的基因治疗。

神经干细胞用于治疗中枢神经系统疾病仍处于实验研究或临床研究阶段，应用范围包括帕金森病（Parkinson′s disease，PD）、老年痴呆症（Alzheimer′s Disease）、肌萎缩性侧索硬化（amyotrophic lateral sclerosis，ALS）、脑内新陈代谢失调、神经性疼痛、脑肿瘤等[120]。神经干细胞基因治疗最先开始于以帕金森病为代表的中枢神经系统退行性疾病的治疗研究。帕金森病主要是由于多巴胺的缺失导致的，利用 l-DOPA（3，4（OH）2-phenylalanine）全身治疗对于早期的帕金森病具有一定的效果，但是它并不能阻止病情继续恶化，最终还是无法治疗帕金森病。因为恶化只是处于一个相对局部的环境中，帕金森病是细胞治疗的最早目标之一。Anton 等[122]将转染了酪氨酸羟化酶基因的神经干细胞植入帕金森病模型大鼠的纹状体中，发现半数以上的模型动物症状缓解。还有研究发现移植携带神经营养因子基因的神经干细胞能阻止模型动物体内多巴胺能神经元的进一步变性，对神经元有长期保护和促生长作用，可明显缓解症状，延长生存时间[123]。Savitz 等[124]发现在病灶周围移植转染了神经营养因子基因的神经干细胞不仅能阻止神经细胞的坏死和凋亡，而且能与宿主细胞结构相整合，替代损伤部位坏死细胞，重建神经环路，为损伤部位上下正常组织提供旁路中继站，从而在结构和功能上修复损伤。Buchet 等[125]用转导 β-葡萄糖苷酸酶基因的神经干细胞治疗粘多糖综合征新生鼠，发现移植细胞弥散到脑的不同区域，β-葡萄糖苷酸酶活性在整个中枢神经轴表达，纠正神经元和胶质细胞的粘多糖聚集。治疗组动物能长大成熟，其行为、神经功能均恢复正常，而非治疗对照组动物在成熟前全部死亡。

中枢神经系统肿瘤是目前神经干细胞基因治疗的研究热点之一。Aboody 最先描述了遗传修饰的 NSC 导入到脑实质部，可以迁移到其他头颅内较远的组织。更加令人惊讶的是，NSC 可以靠近胶质瘤细胞，与之一起从瘤体内迁移出并侵染正常组织。遗传修饰的 NSC 所具有的追踪侵染性肿瘤细胞的能力能为那些令人头痛的神经胶质瘤提供一个有力的解决方法。NSC 具有长距离肿瘤定位能力，能够支配全套转录、翻译和翻译后组分，并且可以携带大量遗传信息，使之成为理想的抗肿瘤载体。能和神经干细胞载体组合的目的基因包括肿瘤信号转导因子、细胞周期调节因子、促凋亡基因、血管生成抑制因子（endostatin）、免疫增强因子（IL）、肿瘤坏死因子（TRAIL）等。例如，Benedetti 等和 Ehtesham 等研究表明，携带 IL-4 和 IL-12 的 NSC 能延长荷瘤小鼠的存活时间。Aboody 等证明，在体内接种转染 CD 基因的 NSC 并注射 5-FC 能显著减少颅内肿瘤的体积。当 NSC 利用自杀基因修饰后，可以通过旁观者效益增加对神经胶质瘤的毒性。NSC 不但具有长距离面向肿瘤迁移能力，而且还能分散到肿瘤的四周，追踪脱离肿瘤团块的神经胶质瘤细胞，这就使胶质瘤细胞周围具有高浓度的前药转换酶，系统注射前药就能在肿瘤附近激活转换酶。

NSC 的另外一个用处是作为可移动可移植的神经胶质瘤病毒包装细胞系。以前，在高度侵染性的脑肿瘤中，病毒介导的基因传递受限于晕轮效应（halo effect）。例如，只有在接受病毒移植的周围一定范围内对肿瘤才起作用。超过这一范围之后，肿瘤可逃脱并建立新的卫星肿瘤。而利用 NSC 本身生产和传递病毒颗粒能加强目的基因（HSV TK）的治疗效果。因此 NSC 可以作为病毒生产的移动工厂。以上研究都是利用细胞毒性物质，它不但能杀伤肿瘤，也能损坏正常的处于分离时期的 NSC。在一定程度上，这也给 NSC 本身产生致瘤性提供了机会。而处于静息态或者已经分化成成熟的神经细胞或者神经胶质细胞的 NSC 却没有这个危险。这一机制促使我们考虑 NSC 和前药的注射时间。在注射前药之前，必须有足够的时间让 NSC 渗透入肿瘤并追踪逃离的肿瘤细胞。

18.3.2.4 间质干细胞

间质干细胞（mesenchymal stem cell，MSC）由于其来源丰富、易在体外分离和培养、低免疫原性并具有自我更新和多系分化的能力而逐渐成为基因治疗载体细胞研究的热点[126]。间质干细胞是来源于发育早期中胚层的一类多能干细胞，具有分化为成骨细胞、软骨细胞、肥大细胞、成纤维细胞、成肌细胞和成心肌细胞等多种潜能[127]。

体外实验证实，MSC 作为靶细胞具有很高的基因转染效率及可长期获得表达，利用逆转录病毒载体转染人 IL-3 基因的 MSC 具有旺盛的增殖能力，可以持续分泌 IL-3 长达 6 个月（连续培养 17 代）[128]。采用三维细胞支架网的形式体外培养转基因 MSC，可以获得更好的效果[129]。体内实验证实，骨髓 MSC 较易导入外源性基因并可实现体内高效长期表达，在骨骼系统、血管系统、血液系统及神经系统中的研究尤为深入。

随着研究者们对间质干细胞在骨形成过程中作用及其分子路径认识的逐步加深，采用间质干细胞对骨损伤进行基因治疗成为可能。MSC 可分化为成骨细胞、软骨细胞。一方面移植入的 MSC 可转化为骨细胞，支持组织重建；另一方面经转染的 MSC 可表达治疗性目的基因，加快治疗的进程。当前，研究者们主要采用的是 BMP 基因（BMP-2 和 BMP-9）及其相关基因对间质干细胞进行修饰后进行骨再生的。例如，Dayoub 等研究了利用重组腺病毒将 BMP-9 转移至间质干细胞促进了啮齿类动物的骨生成。Tang 等[130]利用腺病毒载体以 BMP-2 转染山羊 MSC 后植入裸鼠体内进行异位成骨实验获得成功；Hasharoni 等[131]将转染 rhBMP-2 的 MSC 注入鼠脊柱旁观察到新骨形成，获得脊柱融合；Chang 等[132]利用复制缺陷病毒携带 BMP-2 转染兔 MSC 进行颅骨缺损修复实验，也取得了良好效果。也有学者是直接利用间质干细胞的多潜能性来治疗骨损伤的。Niyibizi 等将报告基因修饰后的间质干细胞移植入有免疫活性的 2 d 新生小鼠体内，7 d 后发现体内间质干细胞有广泛的分布，25 d 后大多数细胞转移至肺组织内，35 d 后在骨组织内报告基因 GFP 有显著表达，在 150 d 内基因有持续表达。再从移植 25 d 后的小鼠股骨取出细胞注射到其他小鼠体内，发现只有骨和软骨中有细胞的单个克隆。这些研究表明，间质干细胞在免疫活性小鼠体内有持续的高表达，参与了骨骼的生长和发育。

但是，MSC 作为基因治疗靶细胞所带来的安全性问题也需谨慎对待，已有报道植入的 MSC 具有致瘤性。Serakinci 等[133]为证实 MSC 是否存在肿瘤效应，在一项体外实验中将端粒酶基因转导入 MSC 中，结果观察 MSC 显示了很高的肿瘤变异性。Rubio[134]的实验结果显示，尽管转基因的 MSC 通过体外实验发现在 6 ～8 周内可以安全有效表达，但是在长期的体外实验中有可能会发生自发性的突变（4～5 个月）。

参考文献

1. Martin G. Science 1980；209：768-76.
2. Evans MJ，Kaufman MH. Nature 1981；292：154-6.

3. Martin G. Proc Natl Acad Sci USA 1981; 78: 7634 - 8.
4. Smith AG, Hooper ML. Dev Biol 1987; 12: 1 - 9.
5. Smith AG, Heath JK, Donaldson DD, et al. Nature 1988; 336: 688 - 90.
6. Williams RL, Hilton DJ, Pease S, Willson T A, Stewart C L, Gearing D P, Wagner E F, Metcalf D, Nicola N A, Gough N M. Nature 1988; 336: 684 - 7.
7. Thomson JA, Itskovitz Eldor J, Shapiro SS, Waknitz MA, Swiergiel JJ, Marshall VS, Jones JM. Science 1998; 282: 1145 - 7.
8. Friel R, van der Sar S, Mee PJ. Adv Drug Deliver Rev 2005; 57: 1894 - 903.
9. Reubinoff BE, Pera MF, Fong CY, Trounson A, Bongso A. Nat Biotechnol 2000; 18: 399 - 404.
10. Brenner CA, Wolny YM, Adler RR. Mol Reprod 2004; 5: 845 - 50.
11. Pesce M, Gross MK, Scholer H. BioEssays 1998; 20: 722 - 32.
12. Yeom YI, Fuhrmann G, Ovitt CE, Brehm A, Ohbo K, Gross M, H bner K, Sch ler HR. Development 1996; 122: 881 - 94.
13. Davis S, Aldrich TH, Stahl N, Pan L, Taga T, Kishimoto T, Ip NY, Yancopoulos GD. Science 1993; 260: 1805 - 08.
14. Yoshida K, Chambers I, Nichols J, Smith A, Saito M, Yasukawa K, Shoyab M, Taga T, Kishimoto T. Mech Dev 1994; 45: 163 - 71.
15. Niwa H, Burdon T, Chambers I, Smith A. Genes Dev 1998; 12: 2048 - 60.
16. Ernst M, Novak U, Nicholson SE, Layton JE, Dunn AR. J Biol Chem 1999; 274: 9729 - 37.
17. Matsuda T, Nakamura T, Nakao K, Arai T, Katsuki M, Heike T, Yokota T. EMBO J 1999; 18: 4261 - 9.
18. Kolch W. Biochem J 2000; 351: 289 - 305.
19. Burdon T, Stracey C, Chambers I, Nichols J, Smith A. Dev Biol 1999; 210: 30 - 43.
20. Ogawa K, Matsui H, Ohtsuka S, Niwa H. Genes Cells 2004; 9: 471 - 7.
21. Ying QL, Nichols J, Chambers I, Smith A. Cell 2003; 115: 281 - 92.
22. Xu RH, Peck RM, Li DS, Feng X, Ludwig T, Thomson JA. Nat Methods 2005; 2 (3): 185 - 90.
23. Cadigan KM, Nusse R. Genes Dev 1997; 11 (24): 3286 - 305.
24. Sato N, Meijer L, Skaltsounis L, Greengard P, Brivanlou AH. Nat Med 2004; 10 (1): 55 - 63.
25. Nakashima K, Colamarino S, Gage FH. Nat Med 2004; 10 (1): 23 - 4
26. Takao Y, Yokota T, Koide H. Biochem Bioph Res Co 2007; 353: 699 - 705.
27. Hao LY, Armanios M, Strong MA, Karim B, Feldser DM, Huso D, Greider CW. Cell 2005; 123: 1121 - 31.
28. James D, Levine AJ, Besser D, Hemmati - Brivanlou A. Development 2005; 132 (6): 1273 - 82.

29. Niwa H, Miyazaki J, Smith AG. Nat Genet 2000; 24: 372 - 6.
30. Xie X, Chan RJ, Yoder MC. FEBS Lett 2002; 529 (2 - 3): 361 - 4.
31. Boyer LA, Lee TI, Cole MF, Johnstone SE, Levine SS, Zucker JP, Guenther MG, Kumar RM, Murray HL, Jenner RG, Gifford DK, Melton DA, Jaenisch R, Young RA. Cell 2005; 122: 947 - 56.
32. Saijoh Y, Fujii H, Meno C, Ikeda M, Yokoyama T, Yokoyama M, Toyoda Y, Hamada H. Genes Cells 1996; 1 (2): 239 - 52.
33. Tomilin A, Remenyi A, Lins K, Bak H, Leidel S, Vriend G, Wilmanns M, Scholer HR. Cell 2000; 103 (6): 853 - 64.
34. Chambers I, Colby D, Robertson M, Nichols J, Lee S, Tweedie S, Smith A. Cell 2003; 113: 643 - 55.
35. Wang SH, Tsai MS, Chiang MF, Li H. Gene Expression Patterns 2003; 3 (1): 99 -103.
36. Okumura - Nakanishi S, Saito M, Niwa H, Ishikawa F. J Biol Chem 2005; 280 (7): 5307 - 17.
37. Armstrong L, Saretzki G, Peters H, Wappler I, Evans J, Hole N, von Zglinicki T, Lako M. Stem Cells 2005; 23 (4): 516 - 29.
38. Shay JW, Zou Y, Hiyama E, Wright WE.. Hum Mole Genet 2001; 10 (7): 667 - 85.
39. Jones RiJ, Matsui W. Biol Blood Marrow Tr 2007; 13: 47 - 52.
40. Reya T, Morrison S, Clarke MF, Weissman IL. Nature 2001; 414: 105 - 111.
41. Molofsky AV, He S, Bydon M, Morrison SJ, Pardal R. Genes Devel 2005; 19 (12): 1432 - 7.
42. Wulf GG, Wang RY, Kuehnle I, Weidner D, Marini F, Brenner MK, Andreeff M, Goodell MA. Blood 2001; 98: 1166 - 73.
43. Bruce WR, Van Der Gaag H. Nature 1963; 199: 79 - 80.
44. Hamburger AW, Salmon SE. Science 1977; 197: 461 - 3.
45. Griffin J, Lowenberg B. Blood 1986; 68: 1185 - 95.
46. Dick JE. Proc Natl Acad Sci USA 2003; 100 (7): 3547 - 9.
47. Pierce GB, Johnson LD. In Vitro 1971; 7: 140 - 5.
48. Potter VR. Br J Cancer 1978; 38: 1 - 23.
49. Bonnet D, Dick JE. Nature Med 1997; 3: 730 - 7.
50. Kamel - Reid S, Letarte M, Sirard C, Doedens M, Grunberger T, Fulop G, Freedman M, Phillips R, Dick J. Science 1989; 246: 1597 - 600.
51. Sirard C, Lapidot T, Vormoor J, Cashman JD, Doedens M, Murdoch B, Jamal N, Messner H, Addey L, Minden M, Laraya P, Keating A, Eaves A, Lansdorp PM, Eaves CJ, Dick JE. Blood 1996; 87: 1539 - 48.
52. Lapidot T, Sirard C, Vormoor J, Murdoch B, Hoang T, Caceres - Cortes J, Minden M, Paterson B, Caligiuri MA, Dick JE. Nature 1994; 367: 645 - 648.

53. Jordan CT, Guzman ML, Howard DS. Leukemia 2000; 14: 1777 - 84.
54. Blair A, Sutherland HJ. Exp Hematol 2000; 28: 660 - 71.
55. Morrison SJ, Kimble J. Nature 2006; 441: 1086 - 74
56. Noctor SC, Martinez - Cerdeno V, Ivic L, Kriegstein AR. Nature Neurosci 2004; 7: 136 - 44.
57. Lechler T, Fuchs E. Nature 2005; 437: 275 - 80.
58. Zhang R, Zhang Z, Zhang C, Zhang L, Robin A, Wang Y, Lu M, Chopp M. J Neurosci 2004; 24: 5810 - 5.
59. Morshead CM, Craig CG, van der Kooy D. Development 1998; 125: 2251 - 61.
60. Doe CQ, Bowerman B. Curr Opin Cell Biol 2001; 13: 68 - 75.
61. Caussinus E, Gonzalez C. Nature Genet 2005; 37: 1125 - 9.
62. Lee CY, Robinson KJ, Doe CQ. Nature 2006; 439: 59 - 8.
63. Lee CY, Wilkinson BD, Siegrist SE, Wharton RP, Doe CQ. Dev Cell 2006; 10 (4): 441 - 9.
64. Betschinger J, Mechtler K, Knoblich JA. Cell 2006; 124: 1241 - 53.
65. Humbert P, Russell S, Richardson H. BioEssays 2003; 25: 542 - 53.
66. Yamashita YM, Jones DL, Fuller, MT. Science 2003; 301: 1547 - 50.
67. Kuphal S, Wallner S, Schimanski CC, Bataille F, Hofer P, Strand S, Strand D, Bosserhoff AK. Oncogene 2006; 25: 103 - 10.
68. Klezovitch O, Fernandez TE, Tapscott SJ, Vasioukhin V. Genes Dev 2004; 18: 559 -571.
69. Regala RP, Weems C, Jamieson L, Murray NR, Fields AP. Cancer Res 2005; 65: 8905 -11.
70. Zhang JW, Niu C, Ye L. Nature 2003; 425 (6960): 836 - 41.
71. Calvi LM, Adams GB, Weibrecht KW. Nature 2003; 425 (6960): 841 - 6.
72. Lin H. Curr Opin Cell Biol 1998; 10 (6): 687 - 93.
73. Ohlstein B, Kai T, Decotto E, Spradling A. Curr Opin Cell Biol 2004; 16: 693 - 9.
74. Kai T, Spradling A. Proc Natl Acad Sci USA 2003; 100: 4633 - 8.
75. Chen D, McKearin D. Curr Biol 2003; 13: 1786 - 91.
76. Shivdasani AA, Ingham PW. Curr Biol 2003; 13: 2065 - 72.
77. Kawase E, Wong MD, Ding BC, Xie T. Development 2004; 131: 1365 - 75.
78. Schulz C, Wood CG, Jones DL, Tazuke SI, Fuller MT. Development 2002; 129: 4523 -34.
79. Kai T, Spradling A. Nature 2004; 428: 564 - 9.
80. Brawley C, Matunis E. Science 2004; 304: 1331 - 4.
81. Keith B, Simon MC. Cell 2007; 129: 465 - 72.
82. Carlson ME, Conboy IM. Current Opinion in Pharmacology 2007; 7: 303 - 9.
83. Conboy IM, Conboy MJ, Wagers AJ, Girma ER, Weissman IL, Rando TA. Nature

2005；433：760－764.

84. Carlson ME，Conboy IM. Aging Cell 2007；6（3）：371－82.
85. Hitoshi S，Alexson T，Tropepe V，Donoviel D，Elia AJ，Nye JS，Conlon RA，Mak TW，Bernstein A，van Der Kooy D. Genes Dev 2002；16：846－58.
86. Wines－Samuelson M，Shen J. Neuroscientist 2005；11：441－51.
87. Crosnier C，Stamataki D，Lewis J. Nat Rev Genet 2006；7：349－59.
88. Burns CE，Traver D，Mayhall E，Shepard JL，Zon LI. Genes Dev 2005；19：2331－42.
89. Weng AP，Aster JC. Curr Opin Genet Dev 2004；14：48－54.
90. Radtke F，Raj K. Nature Rev Cancer 2003；3：756－67.
91. Aster JC，Xu L，Karnell FG，Patriub V，Pui JC，Pear WS. Mol Cell Biol 2000；20：7505－15.
92. Hoemann CD，Beaulieu N，Simard C，Kozak CA，Jolicoeur P. Mol Cell Biol 2000；20：3831－42.
93. Berry LW，Westlund B，Schedl T. Development 1997；124：925－36.
94. Clement V，Sanchez P，de Tribolet N，Radovanovic I，Ruiz i Altaba A. Current biology 2007；17（2）：165－72.
95. Cozzio A，Passegue E，Ayton PM，Karsunky H，Cleary ML，Weissman IL. Genes Dev 2003；17（24）：3029－35.
96. Doetsch F，Petreanu L，Caille I，Garcia－Verdugo JM，Alvarez－Buylla A. Neuron 2002；36：1021－34.
97. Takahashi K，Yamanaka S. Cell 2006；126：663－76.
98. Huntly BJ，Shigematsu H，Deguchi K，Lee BH，Mizuno S，Duclos N，Rowan R，Amaral S，Curley D，Williams IR，Akashi K，Gilliland DG. Cancer Cell 2004；6：587－96.
99. Jamieson CH，Ailles LE，Dylla SJ，Muijtjens M，Jones C，Zehnder JL，Gotlib J，Li K，Manz MG，Keating A，Sawyers CL，Weissman IL. N Engl J Med 2004；351：65767.
100. Krivtsov AV，Twomey D，Feng Z，Stubbs MC，Wang Y，Faber J，Levine JE，Wang J，Hahn WC，Gilliland DG，Golub TR，Armstrong SA. Nature 2006；442：818－22.
101. Clarke MF，Morrison SJ，Wicha MS. United states patent application：2002；20020119565.
102. AI－Hajj M，Wicha MS，Benito－Hernandez A，Morrison SJ，Clarke MF. Proc Natl Acad Sci USA 2003；100（7）：3983－8.
103. Shackleton M，Vaillant F，Simpson KJ，Stingl J，Smyth GK，Wu L，Lindeman GJ and Visvader JE. Nature 2006；439（7072）：84－8.
104. Kim CF，Jackson EL，Woolfenden AE，Lawrence S，Babar I，Vogel S，Crowley D，Bronson RT，Jacks T. Cell 2005；121（6）：823－35.
105. Mazieres J，He B，Your L. Cancer Res 2005；65（12）：5352－7.
106. Singh SK，Clarke ID，Terasaki M. Cancer Res 2003；63：5821－8.
107. Singh SK，Hawkins C，Clarke ID. Nature 2004；432：396－401.
108. Hemmati HD，Nakano I，Lazareff JA. Proc Natl Acad Sci USA 2003；100：15

178 -83.
109. Yuan X, Curtin J, Xiong Y. Oncogene 2004; 23: 9392 - 400.
110. Seigel GM, Campbell LM, Narayan M, Gonzalez - Fernandez F. Mol Vis 2005; 11: 729 - 37.
111. Fang D, Nguyen TK, Leishear K, Finko R, Kulp AN, Hotz S, Van Belle PA, Xu X, Elder DE, Herlyn M. Cancer Res 2005; 65 (20): 9328 - 37.
112. Collins A T, Berry P A, Hyde C, Stower MJ, Maitland NJ. Cancer Res 2005; 65 (23): 10946 - 51.
113. Miki J, Furusato B, Li H, Gu Y, Takahashi H, Egawa S, Sesterhenn IA, McLeod DG, Srivastava S, Rhim JS. Cancer Res 2007; 67: 3153 - 61.
114. Dean M, Fojo T, Bates S. Nature Reviews Cancer 2005; 5: 275 - 84.
115. Romer JT, Kimura H, Magdaleno S, et al. Cancer Cell 2004; 6: 229 - 40.
116. Zhang J, Grindley JC, Yin T, et al. Nature 2006; 441: 518 - 22.
117. Yilmaz ÖH, Valdez R, Theisen BK, Guo W, Ferguson DO, Wu H, Morrison SJ. Nature 2006; 441: 475 - 82.
118. Strulovici Y, Leopold PL, O'Connor TP, Pergolizzi RG, Crystal RG. Mol Ther 2007; 15 (5): 850 - 66.
119. Müller FJ, Snyder EY, Loring JF. Nat Revs Neuoscience 2006; 7: 75 - 84.
120. Yip S, Sabetrasekh R, Sidmand RL. EuroJ Cancer 2006; 1298 - 308.
121. Anton R, Kordower JH, Maidment NT, Anton R, Kordower JH, Maidment NT. Exp Neurol 1994; 127 (2): 207 - 18.
122. Ahn TB, Kim JM, Kwon KM, Lee SH, Jeon BS. Int J Neurosci 2004; 114 (5): 575 - 85.
123. Savitz SI, Rosenbaum DM, Dinsmore JH, Wechsler LR, Caplan LR. Ann Neurol 2002; 52 (3): 266 - 75.
124. Buchet D, Serguera C, Zennon V. Mol Cell Neurosci 2002; 19 (3): 389 - 401.
125. Bielby Ro, Jones E, McGonagle D. Int J Care Injured 2007; 38S1: S26 - S32.
126. Pountos I, Giannoudis PV. Int J Care Injured 2005; 36S: S8 - S12.
127. Lee K, Majumdar MK, Buyaner D, Hendricks JK, Pittenger MF, Mosca JD. Mol T-her 2001; 3 (6): 8572 - 86.
128. Hosseinkhani H, Inatsugu Y, Hiraoka Y, Inoue S, Tabata Y. Tissue Eng 2005; 11 (9 -10): 1459 - 75.
129. Tang TT, Xu XL, Dai KR, Zhu ZA , Yu CF, Lou JR , Zhang XL. Chin J Traumatol 2005; 8 (1): 3 - 7.
130. Hasharoni A, Zilberman Y, Turgeman G, Helm GA, Liebergall M, Gazit D. . J Neu-rosurg Spine 2005; 3 (1): 47 - 52.
131. Chang SC, Chuang H, Chen YR, . J Surg Res 2004; 119 (1): 85 - 91.
132. Serakinci N, Guldberg P, Burns JS, Abdallah B, Schr dder H, Jensen T, Kassem

M. Oncogene 2004；23（29）：5095－8.

133. Rubio D，Garcia－Castro J，Martin MC，de la Fuente R，Cigudosa JC，Lloyd AC，Bernad A. Cancer Res 2005；65（8）：3035－9.

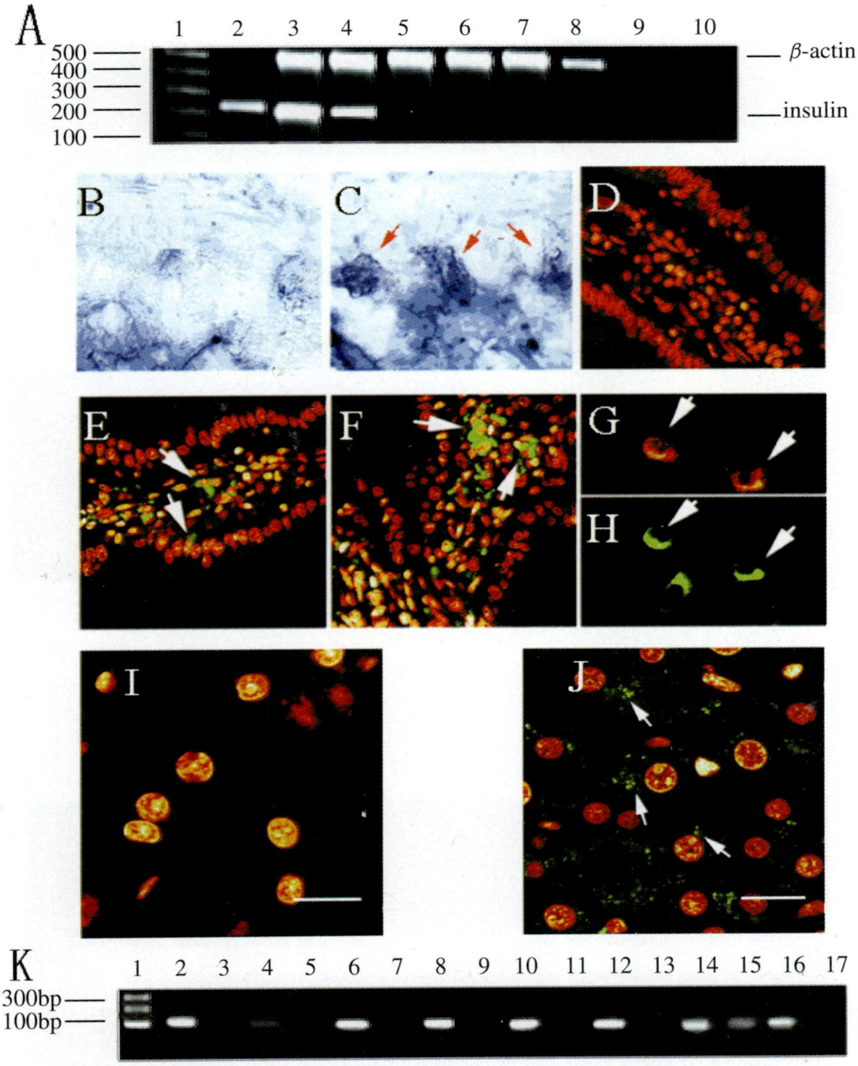

图3-1 (A) 实验大鼠在给药rAAV/RIP-furIns载体一个月后，从实验鼠组织样品中分离出总RNA然后用RT-PCR进行分析。条带1：DNA梯度（尺寸如左边空格处所示）；条带2：阳性对照。用上游和下游引物对胰岛素的cDNA进行扩增（下箭头）。条带3、4、5、6、7和8：样品分别来自肠道、肝脏、脾脏、胃、脑、和睾丸。条带9（无反转录酶）和10（无模板）：阴性对照。β-actin cDNA作为PCR反应的一种内在参照（上箭头）。(B) 对照组的实验鼠和 (C) 给药一个月后的RIP-furIns 实验鼠原位杂交结果的对比。(D) 对照组的大鼠与分别给药 2×10^{11} EF-hIns 和 2×10^{11} RIP-furIns 胰岛素微粒/动物后一个月 (E) 和三个月 (F) 实验大鼠肠道组织切片胰岛素原/胰岛素蛋白表达的免疫染色。利用单克隆抗体对胰岛素原（1：250，稀释度，Biodesign, E8609M）和胰岛素（1：250 稀释度，Linco H145P）进行特异性荧光免疫标记，再用碘化丙啶染色 (E. 1个月, D.对照)。箭头部为胰岛素原/胰岛素免疫染色阳性。切片先与一抗孵育再用Cy-3或Cy-5共轭的二抗处理之后共焦成像。从给药3个月后的实验大鼠肠道组织制作的切片(G，H)，用PC1/3的多克隆抗体(G, 1：250 稀释，Chemicon, AB1260)和抗胰岛素原始抗体(H, 1：250 稀释，Linco, H145P)进行双重免疫荧光标记。(I) 在RIP-furIn给药后肝脏细胞中转基因的表达，(I) 对照，(J) 一个月，片段和未标记的原始抗原(1：250 稀释度, Linco, H145P)一起孵育，并用Cy-3共轭抗体和碘化丙啶染色进行检测，然后共焦成像。箭头部为胰岛素的免疫染色阳性。刻度：(I) 24μm, (J) 20μm。(K)在口服给药 2 × 10e11 rAAV/RIP-furIns 微粒/动物治疗后1、6和8小时时对动物门静脉中获得的血液样品进行PCR分析。说明：每一个时间点动物用量（n=4），本文展示了3小时时间点的所有实验动物的实验结果（治疗组：条带6、8、10、12及对照组：条带7、9、11、13）而在1、6和8小时时间点则每实验组展示各有代表性的实验结果。

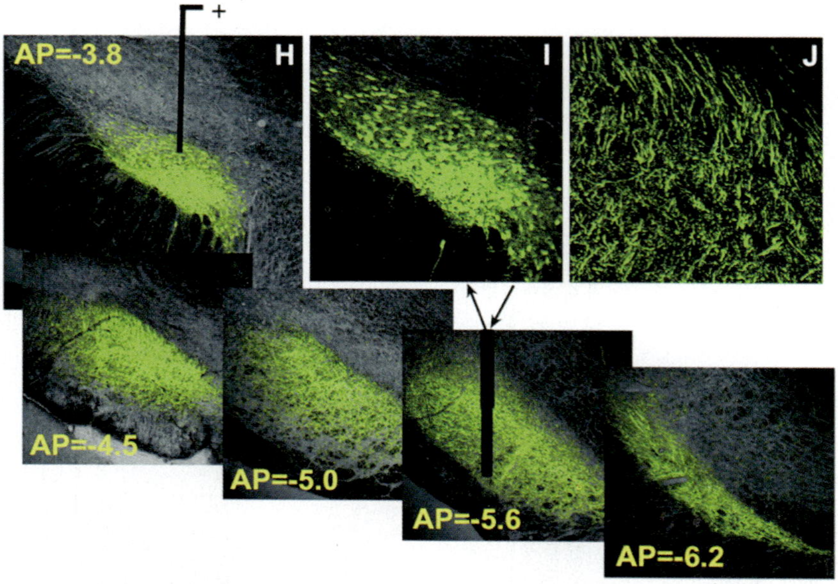

图 7-9：AAV-GFP 转载表达于大鼠 STN 神经元

三周后，GFP 广泛表达并局限于 STN 内神经元（H,I）；STN 神经元种 GFP 的表达随轴突分布于黑质内(J)(Science, 287, 425-9, 2002，[2] 授权发表)。

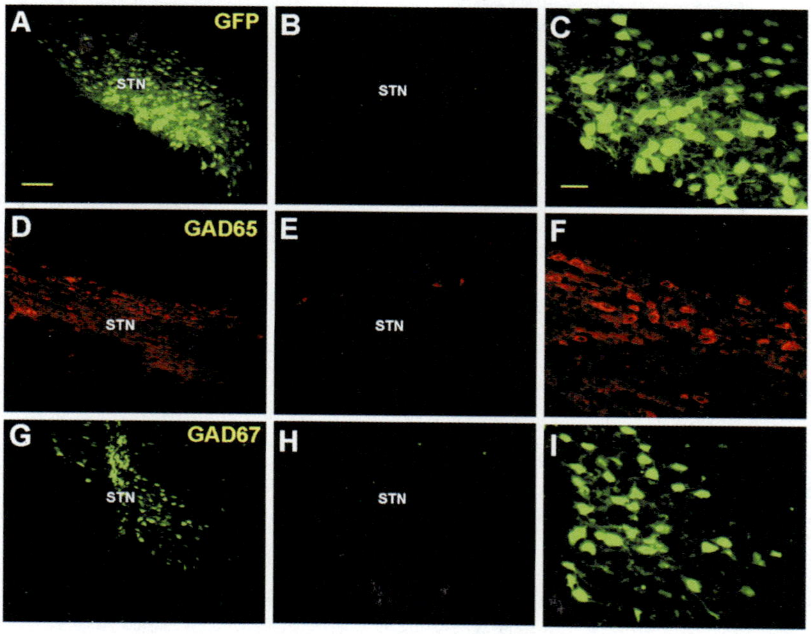

图 7-10：AAV-GFP 及 AAV-GAD65/67 转染后，STN 神经元分别表达 GFP 和 GAD65/67 蛋白

病毒注射三周后，转载蛋白广泛表达并局限于 STN 内；转染后的 STN 谷氨酸能神经元分别表达 GFP(A,C) 和 GAD65(D, F), GAD67(G, I)而呈现免疫活性；未转染的对侧 STN 为阴性(B,E,H)(Science, 287, 425-9, 2002) [2]，授权发表)。

编后记

从事分子药物与基因治疗一线科研工作近二十载，亲身经历与参与这一领域的巨大变化和迅猛发展，并深深地感悟到应用这一高新技术手段造福全人类所肩负的历史重任。分子药物与基因治疗发展从一开始就处处呈现着与现代生物学、医学、药学各个学科错综复杂的联系，内容涉及分子生物学、免疫学、高分子化学、遗传学、细胞生物学、分子病理学、生物医学工程，分子医学、医药检测技术，微生物学、分子毒理学，分子药理学、临床医学等数个学科。

本书力求反映本门学科最新进展的基础上，兼顾知识性和创新性。全书内容丰富，理论与技术密切结合。本书汇集一批长期活跃在国际分子药物学、分子医学、基因工程和细胞工程科研、教学与临床第一线专家以及正在从事科研攻关的青年学者，结合最近十年来该领域的重大的成就与进展，以及各自在科研上的心得体会和成功案例进行详细的介绍与阐述。经过一年不倦地共同努力，玉成此册，是集体奋斗的结晶。

本书在编写的过程中得到中国工程院钟南山院士、国立华侨大学校长，全国政协委员吴承业教授、泉州市科技局局长吴中培大力支持，万祥健康集团总裁蔡友平先生、国家“十一五”863 计划（2007A A02Z194）、福建省自然资金（2007J0105）的鼎力资助及承蒙美国最权威的医学期刊 The New England Journal of Medicine，国际最著名的科学期刊 Science 和 Nature 的厚爱以及 Druyst Aging 的注存，授权我等采用其图表于本书，顿令拙作生辉添彩；谨致不胜谢意！

许瑞安
分子药物教育部工程研究中心
ruianxu@hqu. edu. cn

陈凌
中国科学院广州生物医药与健康研究院
Chen - ling@gibh. ac. cn

肖卫东
美国宾州大学医学院
wxiao@mail. med. upenn. edu